Sprachentwicklung

MW01673828

Steffi Sachse · Ann-Katrin Bockmann · Anke Buschmann
(Hrsg.)

Sprachentwicklung

Entwicklung – Diagnostik – Förderung im Kleinkind- und Vorschulalter

Unter Mitarbeit von Tamara Lautenschläger

Springer

Hrsg.
Steffi Sachse
Institut für Psychologie
Pädagogische Hochschule Heidelberg
Heidelberg, Baden-Württemberg
Deutschland

Ann-Katrin Bockmann
Institut für Psychologie
Universität Hildesheim
Hildesheim, Niedersachsen, Deutschland

Anke Buschmann
ZEL–Zentrum für Entwicklung
und Lernen, Heidelberg
Heidelberg, Baden-Württemberg
Deutschland

Zusätzliches Material zu diesem Buch finden Sie auf http://www.lehrbuch-psychologie.springer.com.

ISBN 978-3-662-60496-0 ISBN 978-3-662-60498-4 (eBook)
https://doi.org/10.1007/978-3-662-60498-4

Die Deutsche Nationalbibliothek verzeichnet diese Publikation in der Deutschen Nationalbibliografie; detaillierte bibliografische Daten sind im Internet über ► http://dnb.d-nb.de abrufbar.

© Springer-Verlag GmbH Deutschland, ein Teil von Springer Nature 2020
Das Werk einschließlich aller seiner Teile ist urheberrechtlich geschützt. Jede Verwertung, die nicht ausdrücklich vom Urheberrechtsgesetz zugelassen ist, bedarf der vorherigen Zustimmung des Verlags. Das gilt insbesondere für Vervielfältigungen, Bearbeitungen, Übersetzungen, Mikroverfilmungen und die Einspeicherung und Verarbeitung in elektronischen Systemen.
Die Wiedergabe von allgemein beschreibenden Bezeichnungen, Marken, Unternehmensnamen etc. in diesem Werk bedeutet nicht, dass diese frei durch jedermann benutzt werden dürfen. Die Berechtigung zur Benutzung unterliegt, auch ohne gesonderten Hinweis hierzu, den Regeln des Markenrechts. Die Rechte des jeweiligen Zeicheninhabers sind zu beachten.
Der Verlag, die Autoren und die Herausgeber gehen davon aus, dass die Angaben und Informationen in diesem Werk zum Zeitpunkt der Veröffentlichung vollständig und korrekt sind. Weder der Verlag, noch die Autoren oder die Herausgeber übernehmen, ausdrücklich oder implizit, Gewähr für den Inhalt des Werkes, etwaige Fehler oder Äußerungen. Der Verlag bleibt im Hinblick auf geografische Zuordnungen und Gebietsbezeichnungen in veröffentlichten Karten und Institutionsadressen neutral.

Einbandabbildung: © Gert Engelmann

Planung/Lektorat: Marion Kraemer
Springer ist ein Imprint der eingetragenen Gesellschaft Springer-Verlag GmbH, DE und ist ein Teil von Springer Nature.
Die Anschrift der Gesellschaft ist: Heidelberger Platz 3, 14197 Berlin, Germany

Geleitwort

In den letzten Jahren haben wir uns daran gewöhnt, den Erfolg von Bildungsverläufen an Standards bzw. dem entsprechenden individuellen Kompetenzerwerb zu messen. Der persönliche Bildungserfolg ist dabei wesentlich vom Erwerb zentraler Schlüsselkompetenzen abhängig. Die Sprache ist zweifelsohne eine solche wenn nicht sogar die zentrale Schlüsselkompetenz in formalen Bildungssystemen wie dem unseren. Es kommt daher nicht von ungefähr, dass der Bund und die Länder in den vergangenen Jahren eine gemeinsame Bildungsinitiative unter dem Motto „Bildung durch Sprache und Schrift" ins Leben gerufen haben.
Die Bedeutung der Sprache für die Entwicklung des Menschen ist allerdings nicht nur auf den Bildungserfolg beschränkt. Jegliches Denken, aber auch soziale Interaktionen und das damit verbundene bzw. dafür erforderliche Handeln sind ohne Sprache nicht möglich. Der Erwerb von Sprache zählt daher zu Recht zu den traditionellen Grundfragen der Entwicklungspsychologie. Bis in die Mitte des letzten Jahrhunderts gehörte die minutiöse Beschreibung sprachlichen Verhaltens in Abhängigkeit vom Lebensalter zu den wichtigsten Aufgaben der entwicklungspsychologischen Grundlagenforschung. Die Frage nach der Erklärung der so beschriebenen Altersabhängigkeit sprachlicher Kompetenzen wurde dabei kaum aufgeworfen. Sie galt nämlich durch die lange Zeit vorherrschende biogenetische Sichtweise menschlicher Entwicklung als hinreichend beantwortet: Vor allem Reifungsprozesse seien für die beschriebenen Altersabhängigkeiten verantwortlich.

In den 1960er-Jahren begann sich eine gewisse Unzufriedenheit mit diesem Selbstverständnis entwicklungspsychologischer Forschung breitzumachen. Die Frage nach dem Warum wurde neu und ernsthaft gestellt, und das Interesse an den Mechanismen alterskorrelierter Verhaltensveränderungen rückte mehr und mehr in den Vordergrund des Interesses. Schließlich waren es John Flavell und Joachim Wohlwill, die die Unterscheidung zwischen dem „formalen" und dem „funktionalen" Aspekt der Entwicklung einführten, um zwischen der traditionellen beschreibenden Morphologie von Verhaltensänderungen und den diesen Änderungen zugrunde liegenden Mechanismen und ihren funktionalen Bedeutungen zu unterscheiden. Die Frage „Was entwickelt sich, wenn die vielfältigen beschriebenen Verhaltensänderungen eintreten?" trat zunehmend in den Vordergrund des Interesses, wobei häufig die reifungstheoretische Perspektive durch eine lerntheoretische abgelöst wurde.

Die Fokussierung auf den funktionalen Aspekt der Entwicklung hatte einen enormen Schub für die Entwicklungspsychologie zur Folge, der durch wenigstens drei Trends charakterisierbar ist. Erstens expandierte die vorher nur untergeordnete experimentelle Ausrichtung in der entwicklungspsychologischen Forschung. Zweitens ergaben sich aus der Entdeckung des funktionalen Aspekts der Entwicklung neue Hoffnungen und Perspektiven für die psychologische Praxis. Die Beschäftigung mit den den spezifischen Entwicklungsveränderungen zugrunde liegenden Mechanismen führte etwa vermehrt zu Bedingungs- und Prädiktionsanalysen alterstypischen Verhaltens und der dabei beobachtbaren interindividuellen Differenzen. Für das Thema der Sprachentwicklung entstanden so die ersten

Ansätze einer differenziellen Sprachentwicklungspsychologie. Und schließlich kam drittens das Interesse an der Entwicklungsbeeinflussung wie der Förderung durch systematisches Training, das durch die Abkehr von den Reifungstheorien beflügelt wurde und sich in der Folgezeit als Nukleus einer angewandten Sprachentwicklungspsychologie erwies.

Seither haben sich alle drei vor etwa einem halben Jahrhundert begonnenen Trends als enorm fruchtbar für die psychologische Forschung und Theorienbildung im Themenfeld der Sprachentwicklung herauskristallisiert. Eine Vielzahl von Fragen zu den allgemeinen Grundlagen des Spracherwerbs, zu den differenziellen Variationen des Spracherwerbs und ihren Gesetzmäßigkeiten sowie den Erfolg versprechenden Beeinflussungsmöglichkeiten der Sprachentwicklung wurde seither systematisch bearbeitet. In dem hier vorliegenden, von Steffi Sachse, Ann-Katrin Bockmann und Anke Buschmann unter Mitarbeit von Tamara Lautenschläger herausgegebenen Lehrwerk werden die wichtigsten Antworten auf viele der gestellten Fragen gegeben. In den von ausgewiesenen Expertinnen und Experten verfassten Kapiteln findet man den aktuellen Kenntnisstand in differenzierter Weise dargelegt. Der interessierte Einsteiger in die Thematik der Sprachentwicklung findet einen reichen Fundus an Details und Reflexionsanstößen. Beim ersten Lesen vieler der in diesem Band versammelten Kapitel mag man den Eindruck gewinnen, von der Komplexität der Sachverhalte, Begriffe und Zusammenhänge „überwältigt" zu werden. Mit fortschreitendem gründlichem Studium der Texte stellt sich jedoch das sichere Gefühl ein, dass es sich lohnt, Zeit und Anstrengung für ein vertieftes Bearbeiten des Lehrbuches zu investieren.

Auch für Fortgeschrittene in der Thematik der Sprachentwicklung ist das Lehrwerk anregend. Selbst Expertinnen und Experten aus der Forschung finden hier eine Reihe von Positionen und Argumentationsketten, die herausfordernd sind und zum Nachdenken animieren. Entscheidend aber scheint mir zu sein, dass auch Expertinnen und Experten aus der Praxis mit dem vorliegenden Lehrwerk eine sehr gute Möglichkeiten erhalten, sich über den aktuellen Stand sowie die bewährten Grundlagen der Diagnostik, Prävention und Behandlung bei Sprachentwicklungsauffälligkeiten zu informieren, nicht ohne darauf hingewiesen zu werden, wo die Lücken unseres Wissens in diesem Bereich sind und welche Fragen aus welchen Gründen derzeit zwangsläufig nicht abschließend beantwortet werden können.

Es bleibt zu hoffen, dass das von Steffi Sachse, Ann-Katrin Bockmann und Anke Buschmann vorgelegte Lehrwerk nicht nur von Studierenden unterschiedlicher Studiengänge genutzt wird, sondern auch von interessierten pädagogischen Fachkräften, die sich etwa in der Kindertagesstätte oder in der Grundschule tagein tagaus um die Unterstützung der Sprachentwicklung von Kindern bemühen, und/oder von in der außerschulischen Praxis tätigen Sprachheilfachkräften, Psychologinnen und Psychologen sowie Therapeutinnen und Therapeuten.

Marcus Hasselhorn
Frankfurt am Main
im März 2020

Vorwort

Fallbeispiel: Paul

Paul ist 5 Jahre alt und wird mit knapp 6 Jahren eingeschult werden. Er wächst zu Hause zweisprachig mit Spanisch und Deutsch auf. Die Familiensprache ist eher Deutsch, da sein Vater nur wenig Spanisch spricht. Die Mutter kommuniziert überwiegend Spanisch mit Paul. Kinderbücher werden ihm und seiner 2 Jahre jüngeren Schwester in beiden Sprachen vorgelesen. Nach unauffälliger Schwangerschaft und Geburt entwickelte er sich in allen Bereichen altersgemäß. Im Alter von 12 Monaten hat er seine ersten Wörter auf Spanisch gesprochen und mit 14 Monaten auf Deutsch. Mit 2 Jahren konnte er bereits 250 Wörter aktiv verwenden und bildete Dreiwortkombinationen wie „Paul Ball pielen" Rasch gelang ihm eine gute Kommunikation über die Dinge seiner täglichen Erlebenswelt. Mit 4 Jahren stellte er nahezu unaufhörlich Fragen an die Erwachsenen.

Paul besucht seit dem 20. Lebensmonat eine Kindertagesstätte. Er ist beliebt bei anderen Kindern, da er gerne hilft und fantasievoll spielt. Er mag es, wenn Geschichten vorgelesen werden, und spielt diese dann gerne mit anderen Kindern nach. Seit einiger Zeit zeigt er großes Interesse an Reimspielen und an Schrift. Es gibt kaum einen Buchstaben, den er nicht entdeckt. Mit Freude rezitierte er auf der Weihnachtsfeier ein Gedicht. Mit Sprache kann er schon viel erreichen. Ihm gelingt es beispielsweise gut, seine Mutter davon zu überzeugen, dass sie auf dem Weg nach Hause noch einmal Halt auf dem Spielplatz machen. Mit seiner Mutter spricht er überwiegend Spanisch. Auf ihre Frage, was er im Kindergarten erlebt habe, antwortet er jedoch fast immer auf Deutsch. Paul ist gut in der Lage, seine Erlebnisse vom Vortag zu erzählen. Er kann sich dabei auf den Wissensstand des Gegenübers einstellen und seine Erzählung daran anpassen, auch wenn er manchmal bestimmte Aspekte vergisst oder verwechselt. Offensichtliche „Fehler" beim Satzbau macht er keine mehr. Er verwendet Nebensätze, wenn er z. B. etwas mit einer Nebensatzkonstruktion mit „weil" begründen will. Nur ab und an hört man nicht korrekte Pluralendungen oder einen fehlerhaften Dativ.

Fallbeispiel: Luis

Luis ist 7 Jahre alt und besucht die 2. Klasse der Grundschule. Er kam in der 26. Schwangerschaftswoche als Frühchen per Notkaiserschnitt zur Welt und wächst mit seiner deutschen Mutter und seinem brasilianischen Vater sowie seiner 2 Jahre jüngeren Schwester zweisprachig mit Deutsch und Portugiesisch auf. Neben der motorischen Entwicklung verlief vor allem die Sprachentwicklung von Luis – auch unter Einbezug der Alterskorrektur (Frühchen) – in beiden Sprachen deutlich verzögert. Erste Wörter sprach Luis mit 20 Monaten und Zweiwortkombinationen gelangen ihm mit 30 Monaten. Sein aktiver Wortschatz vergrößerte sich nur langsam. Immer wieder gab es Phasen der Stagnation, in denen sich die Eltern große Sorgen machten und überlegten, ob sie auf eine der Sprachen verzichten sollten.

Seit seinem 3. Geburtstag besuchte Luis eine Kindertagesstätte. In dieser fiel er durch sein unruhiges und zum Teil aggressives Verhalten auf. Luis ging nicht gerne in die Kita und hatte kaum Freunde. Mit 3;6 Jahren wurde eine rezeptive Sprachentwicklungsstörung im Sozialpädiatrischen Zentrum diagnostiziert. In der Folge erhielt Luis einen Integrationsplatz in einer anderen Kita und eine logopädische Therapie unter engem Einbezug der Eltern und der Kita. Zu Beginn der Therapie griff er häufig auf Umschreibungen zurück, und ohne Kenntnis seines Alltags waren seine Äußerungen nur schwer nachzuvollziehen. Komplexere Sätze konnte er nicht verstehen und auf Fragen antwortete er mit Gegenfragen. Im Verlauf verbesserten sich die sprachlichen Fähigkeiten, es gelang ihm besser, auf andere Kinder zuzugehen, und er konnte mit 6 Jahren eingeschult werden. Seine Lese-, Rechtschreib- und Rechenleistungen liegen am Ende der 1. Klasse unter den Erwartungen. Luis bemerkt seine Schwächen und äußert: „Warum kann ich nicht so gut Mathe und Deutsch?“ sowie „Ich finde es scheußlich, dass ich in der Schule ausgelacht werde“.

Sprachliche Fähigkeiten entwickeln sich in den ersten Lebensjahren in einem rasanten Tempo. Kinder sind sehr gut in der Lage, mit 2 oder mehreren Sprachen aufzuwachsen, und sie treten bereits als Säuglinge in rege (vor-)sprachliche Interaktion mit ihrer Umwelt. Gleichzeitig gibt es – wie in obigen Falldarstellungen präsentiert – gravierende Unterschiede zwischen den Entwicklungsverläufen der Kinder, und es wird offensichtlich, dass Sprachentwicklung im engen Zusammenhang mit anderen Entwicklungs- und Lernbereichen steht.

Mit dem vorliegenden Buch wird versucht, eine Brücke zu schlagen von grundlegendem Wissen über die Sprachentwicklung bei ein- und mehrsprachig aufwachsenden Kindern sowie den Bedingungen der Sprachentwicklung und Verbindungen zu anderen Entwicklungsbereichen hin zur Betrachtung verschiedener sprachlicher Auffälligkeiten. Zudem erfolgt ein Transfer dieses Wissens in angewandte Themen der Diagnostik und Förderung bzw. Therapie von Sprache in verschiedenen Kontexten im Kleinkind- und Vorschulalter:

Im *Teil I* zu den Grundlagen wird insbesondere folgenden Fragen nachgegangen: Wie kann man sprachliche Entwicklung auf den unterschiedlichen sprachlichen Ebenen beschreiben? Welche Fähigkeiten entwickeln sich wann? Welche Erklärungen existieren für den Spracherwerb? Welche kind- und umweltbezogenen Faktoren beeinflussen die sprachliche Entwicklung eines Kindes maßgeblich?

Im *Teil II* zu den speziellen Aspekten der Sprachentwicklung werden Antworten auf folgende Fragen gegeben: Was geschieht im Verlauf der kindlichen Sprachentwicklung im Gehirn? Was bedeutet es, wenn ein Kind mit mehreren Sprachen gleichzeitig aufwächst? Welche Beziehungen gibt es zwischen sprachlicher Entwicklung und der Entwicklung in anderen Bereichen wie der kognitiven oder sozio-emotionalen Entwicklung?

Im *Teil III* des Buches stehen die Auffälligkeiten der Sprachentwicklung und die Sprachentwicklungsdiagnostik im Vordergrund: Die eingangs dargestellten Fallbeispiele (► Fallbeispiel: Paul und ► Fallbeispiel: Luis) verdeutlichen, dass nicht jedes Kind sprachliche Entwicklungsaufgaben nebenbei und mühelos meistert. Ab wann spricht man von sprachlichen Auffälligkeiten oder gar von Störungen? Welche unterschiedlichen Störungen der Sprachentwicklung lassen sich beschreiben? Wie früh kann zuverlässig eine verzögerte Sprachentwicklung festgestellt werden? Welche Verfahren stehen für die unterschiedlichen Altersgruppen zur Verfügung? Wie lässt sich die Sprachentwicklung mehrsprachiger Kinder beurteilen? Was bedeuten sprachliche Auffälligkeiten und Störungen für die weitere Entwicklung der Kinder und welche langfristigen Auswirkungen sind bekannt?

Antworten auf Fragen zur Förderung der Sprachentwicklung finden sich in *Teil IV* des Buches. Aufgrund der großen Bedeutung der Sprachentwicklung für die Gesamtentwicklung von Kindern kommt der Förderung der sprachlichen Fähigkeiten und der Sprachtherapie bei Kindern von Sprachentwicklungsstörungen ein großer Stellenwert zu. Wie können Eltern und andere Bezugspersonen die Kinder in ihrem Alltag optimal unterstützen? Wie können Kinder innerhalb von Kindertagesstätten sprachlich gefördert werden? Was bedeutet Sprachtherapie? Welche Rolle spielen Medien und Musik in der sprachlichen Förderung und Therapie?

Teil V des Buches ist abschließend der Sprachentwicklung unter besonderen Herausforderungen gewidmet: Welche Auswirkungen haben kognitive Einschränkungen für die sprachliche Entwicklung von Kindern? Wie entwickelt sich Sprache bei hörgeschädigten Kindern?

In den einzelnen Kapiteln finden sich auf der einen Seite Vertiefungen und Exkurse, z. B. zu wichtigen Studien oder speziellen Themen, sowie auf der anderen Seite konkrete Fall- oder Anwendungsbeispiele. Wörter, die im Glossar erklärt sind, sind bei der jeweils ersten Nennung innerhalb eines Kapitels fett gedruckt.

Wir möchten an dieser Stelle allen danken, die zur Entstehung dieses Buches beigetragen haben: Zuallererst danken wir den Autorinnen und Autoren, die geduldig den langen Entstehungsprozess des Buches mitgetragen haben. Ohne ihre wertvollen wissenschaftlich fundierten und mit Fall- und Anwendungsbeispielen versehenen Beiträge wäre es nicht gelungen, ein Buch mit dieser Bandbreite von unterschiedlichen Themen und mit dieser inhaltlichen Tiefe zusammenzustellen.

Dem Springer-Verlag danken wir für die Möglichkeit, ein Buch zur Sprachentwicklung aus entwicklungs- und pädagogisch-psychologischer Perspektive herauszugeben und dabei einen großen Bogen von den Grundlagen zu unterschiedlichen Anwendungsbereichen zu spannen. Marion Krämer (Programmplanung) war von Beginn an dabei, hat an entscheidenden Stellen gemeinsam mit uns weitergedacht und das Werk zu einem Abschluss gebracht. Judith Danziger (Projektmanagement) danken wir für ihre Geduld bei der Beantwortung der vielen Fragen, die wir im Bearbeitungsprozess immer wieder an sie gestellt haben. Ganz besonderer Dank gilt Tamara Lautenschläger – ohne ihren unermüdlichen Einsatz, ihr stetes Mitdenken sowie ihr zuverlässiges und akribisches Korrekturlesen hätte dieses Buch nicht fertiggestellt werden können.

Steffi Sachse
Ann-Katrin Bockmann
Anke Buschmann
Heidelberg und Hildesheim
im März 2020

Inhaltsverzeichnis

I Grundlagen

II Spezielle Aspekte der Sprachentwicklung

V Sprachentwicklung unter besonderen Herausforderungen

Autorenverzeichnis

Dr. Maren Aktas Bielefelder Institut für frühkindliche Entwicklung e. V. (Rheinland), Langenfeld, Deutschland

Dr. rer. nat. Ann-Katrin Bockmann Institut für Psychologie, Universität Hildesheim, Hildesheim, Deutschland

Dr. Jens Brauer Max-Planck-Institut für Kognitions- und Neurowissenschaften, Leipzig, Deutschland

Dr. Anke Buschmann ZEL–Zentrum für Entwicklung und Lernen, Heidelberg, Deutschland

Prof. Dr. phil. Solveig Chilla Abteilung Pädagogik für Menschen mit Sprach- und Kommunikationsstörung, Institut für Sonderpädagogik, Europa-Universität Flensburg, Flensburg, Deutschland

Prof. Dr. Johannes Hennies Institut für Sonderpädagogik, Pädagogische Hochschule Heidelberg, Heidelberg, Deutschland

Prof. Dr. phil. Manfred Hintermair Institut für Sonderpädagogik, Pädagogische Hochschule Heidelberg, Heidelberg, Deutschland

Prof. Dr. Tanja Jungmann Institut für Sonder- und Rehabilitationspädagogik, Carl von Ossietzky Universität Oldenburg, Oldenburg, Deutschland

Prof. Dr. Christina Kauschke Institut für Germanistische Sprachwissenschaft Klinische Linguistik, Philipps-Universität Marburg, Marburg, Deutschland

Prof. Dr. rer. nat. Christiane Kiese-Himmel Medizinische Psychologie, Phoniatrisch/Pädaudiologische Psychologie, Universitätsmedizin Göttingen, Göttingen, Deutschland

Dr. Ulrike de Langen-Müller Bezirkskrankenhaus Passau, Kinder- und Jugendpsychiatrie, Passau, Deutschland

Tamara Lautenschläger Institut für Psychologie, Institut für Sonderpädagogik, Pädagogische Hochschule Heidelberg, Heidelberg, Deutschland

Prof. Dr. Carina Lüke Institut für Sonderpädagogik, Lehrstuhl Sonderpädagogik III – Sprachheilpädagogik, Julius-Maximilians-Universität Würzburg, Würzburg, Deutschland

Dr. Sandra Niebuhr-Siebert Fachhochschule Clara Hoffbauer Potsdam, Potsdam, Deutschland

Prof. Dr. med. Michele Noterdaeme Klinik für Kinder- und Jugendpsychiatrie und Psychotherapie, Josefinum Augsburg, Augsburg, Deutschland

Prof. Dr. Ute Ritterfeld Fakultät für Rehabilitationswissenschaften, Fachgebiet Sprache und Kommunikation, Technische Universität Dortmund, Dortmund, Deutschland

Prof. Dr. Steffi Sachse Institut für Psychologie, Pädagogische Hochschule Heidelberg, Heidelberg, Deutschland

Prof. Dr. Stephan Sallat Institut für Rehabilitationspädagogik, Pädagogik bei Sprach- und Kommunikationsstörungen, Martin-Luther-Universität Halle-Wittenberg, Halle, Deutschland

Prof Dr. rer. nat. Klaus Sarimski Institut für Sonderpädagogik (IfS), Pädagogische Hochschule Heidelberg, Heidelberg, Deutschland

Prof. i. R. Dr. Hermann Schöler Heidelberg, Deutschland

Prof. Dr. Markus Spreer Institut für Rehabilitationswissenschaften, Abteilung Pädagogik bei Beeinträchtigungen der Sprache und Kommunikation, Humboldt-Universität Berlin, Berlin, Deutschland

Prof. Dr. Anja Starke Fachbereich Erziehungs- und Bildungswissenschaften, Universitäts-Boulevard, Universität Bremen, Bremen, Deutschland

Prof. Dr. Sabine Weinert Lehrstuhl Psychologie I, Entwicklungspsychologie, Universität Bamberg, Bamberg, Deutschland

Lernmaterialien zur *Sprachentwicklung* im Internet – http://www.lehrbuch-psychologie.springer.com

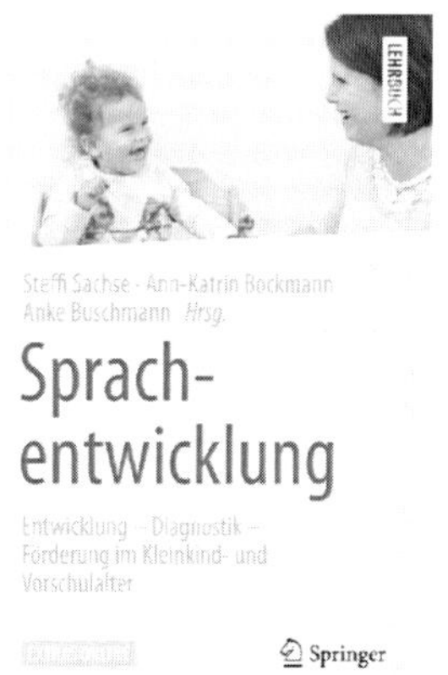

- Das Lerncenter: Zum Lernen, Üben, Vertiefen und Selbsttesten
- Karteikarten: Überprüfen Sie Ihr Wissen
- Glossar mit zahlreichen Fachbegriffen
- Kapitelzusammenfassungen: Das steckt drin im Lehrbuch
- Leseprobe
- Foliensätze für Dozentinnen und Dozenten zum Download

Weitere Websites unter ▶ http://www.lehrbuch-psychologie.springer.com

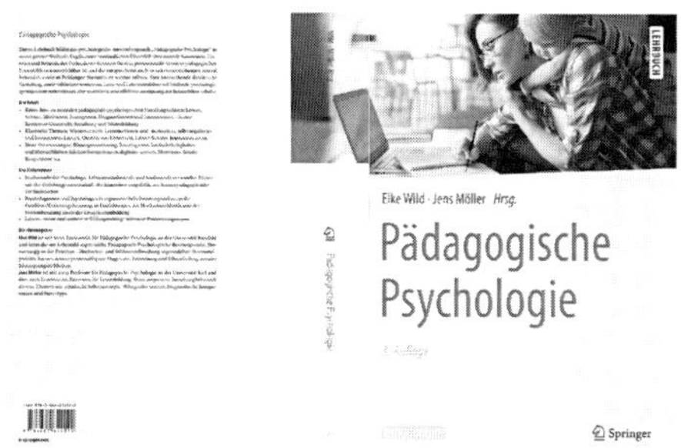

- Karteikarten: Prüfen Sie Ihr Wissen
- Glossar mit über 140 Fachbegriffen
- Verständnisfragen und Antworten
- Zusammenfassungen der 18 Buchkapitel
- Foliensätze sowie Tabellen und Abbildungen für Dozentinnen und Dozenten zum Download

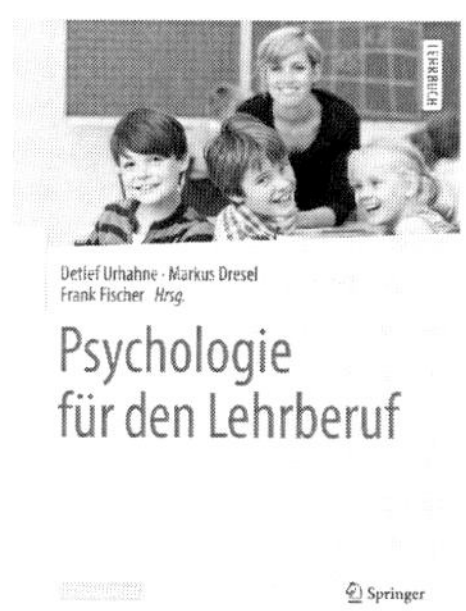

- Verständnisfragen und Antworten
- Glossar mit zahlreichen Fachbegriffen
- Karteikarten: Überprüfen Sie Ihr Wissen
- Kapitelzusammenfassungen
- Foliensätze sowie Tabellen und Abbildungen für Dozentinnen und Dozenten zum Download

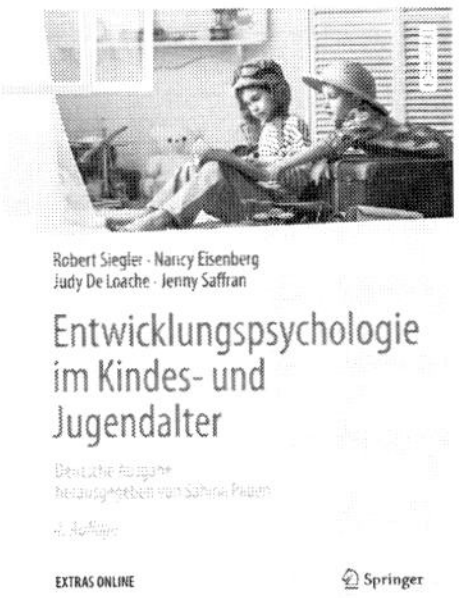

- Kapitelzusammenfassungen
- Karteikarten: Überprüfen Sie Ihr Wissen
- Glossar mit über 400 Fachbegriffen
- Leseprobe
- Dozentenmaterialien: Abbildungen und Tabellen

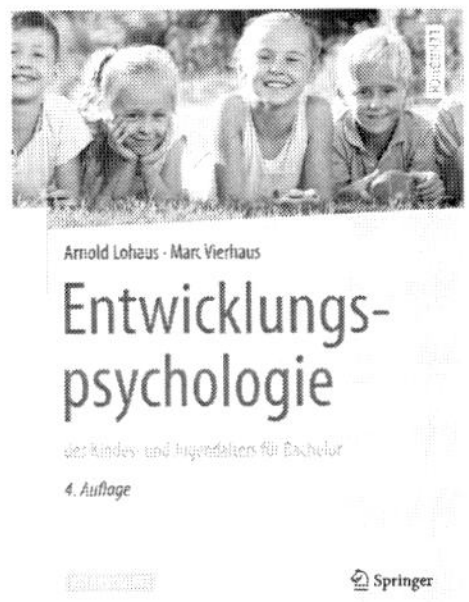

- Vollständige Kapitel im MP3-Format zum kostenlosen Download
- Lehr-Videos: Informativ und unterhaltsam
- Glossar mit über 250 Fachbegriffen
- Karteikarten und Prüfungsquiz
- Foliensätze sowie Tabellen und Abbildungen für Dozentinnen und Dozenten zum Download

Grundlagen

Inhaltsverzeichnis

Sprachentwicklung im Überblick

Ann-Katrin Bockmann, Steffi Sachse und Anke Buschmann

Inhaltsverzeichnis

© Springer-Verlag GmbH Deutschland, ein Teil von Springer Nature 2020
S. Sachse et al. (Hrsg.), *Sprachentwicklung*,
https://doi.org/10.1007/978-3-662-60498-4_1

> » Wie es Kindern gelingt, das komplexe System der Sprache zu erwerben, ist inzwischen zwar intensiv erforscht worden, stellt aber wohl nach wie vor das größte und fesselndste Mysterium der Psychologie dar. (Braine 1963, zitiert nach Quaiser-Pohl und Rindermann 2010, S. 150 ff.)

Auch heute, 50 Jahre nach dieser Aussage des bekannten Sprachforschers Braine, wirft das hoch komplexe Phänomen des Spracherwerbs eine Reihe unbeantworteter Fragen auf und Braines Worte machen deutlich, welche großartige Leistung Kinder vollbringen, wenn sie innerhalb eines Jahres vom Schreien über Lallmonologe zu ersten Wörtern kommen. Anscheinend spielerisch und mühelos tauchen sie in das komplexe System der menschlichen Sprache mit seiner faszinierenden und herausfordernden Vielfalt ein und bewegen sich darin bereits nach 3 bis 4 Jahren weitgehend sicher.

In diesem Kapitel wird ein Überblick über die frühe Sprachentwicklung mit Erläuterungen zum zeitlichen Ablauf und den zugrunde liegenden Prozessen gegeben. Zunächst werden die Ebenen des Sprachsystems erläutert und anhand von Beispielen verdeutlicht. Anschließend werden die Meilensteine der Sprachentwicklung ausführlich für das Vorschulalter und mit einem kurzen Ausblick für das Grundschulalter beschrieben. Zur besseren Übersichtlichkeit sind diese getrennt für das 1. Lebensjahr und das 2. bis 6. Lebensjahr dargestellt und nach den Aspekten Sprachverstehen und Sprachproduktion gegliedert.

1.1 Ebenen des Sprachsystems

Ausdruck unserer Ideen und unserer Vorstellungen ist Sprache – wir übersetzen Ideen in Symbole (Laute und Wörter) und nutzen hierfür eine bestimmte Struktur (entsprechende Lauteinheiten, Wortreihenfolgen, Wortanfänge und -endungen, Pausen- und Betonungsmuster). Wir spezifizieren damit unsere Absichten und verwenden diese Struktur, um bestimmte Kommunikationsziele (z. B. jemanden zu grüßen oder zu fragen) zu erreichen (Owens 2016).

In der Sprachwissenschaft wird die menschliche Sprache in unterschiedliche Komponenten unterteilt. Diese Sprachkomponenten oder -ebenen hängen miteinander zusammen und beeinflussen sich gegenseitig, gleichzeitig stellt die erfolgreiche Entwicklung jeder einzelnen Komponente spezifische Anforderungen an das sprachlernende Kind (Weinert und Grimm 2012). Das Wahrnehmen und Verstehen von Sprache geht in jeder Entwicklungsphase der Sprachproduktion voraus (Sachse 2016).

Bezüglich der Einteilung und der Benennung dieser Komponenten herrschen unterschiedliche Vorgehensweisen. Es kann bei der Beschreibung von Sprache zwischen Form, Inhalt und Gebrauch unterschieden werden (Owens 2012; Pence und Justice 2008). Mit den formalen Aspekten (Form) von Sprache beschäftigen sich **Phonologie** (Lautlehre), **Morphologie** (Wortbau- und Wortformenlehre) und **Syntax** (Satzbaulehre). Der Sinn bzw. der Inhalt, der sprachlich vermittelt werden soll, ist Gegenstand der **Semantik** (Lehre von den sprachlichen Bedeutungen), wobei sich diese in Satzsemantik und Wortsemantik (Wortschatz oder **Lexikon**) einteilen lässt, und der **Pragmatik** (Lehre vom sprachlichen Handeln). Als weitere Sprachebene wird die **Prosodie** in vielen sprachwissenschaftlichen Abhandlungen verstanden als die Lehre von der melodischen Gliederung der Rede, wobei diese sowohl inhaltliche als auch formale Aspekte zum Gegenstand hat (◘ Abb. 1.1).

Die unterschiedlichen Sprachebenen werden im Folgenden näher erläutert und

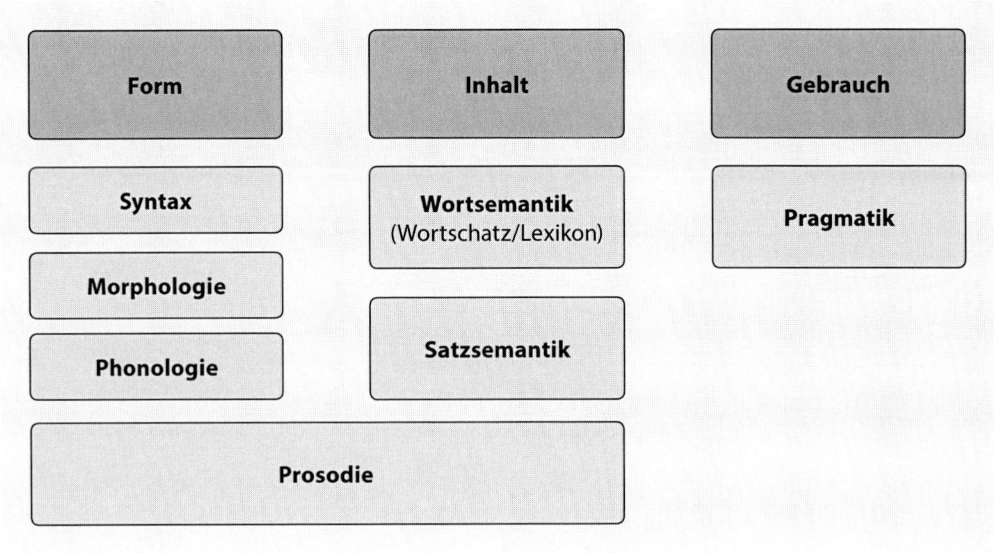

Abb. 1.1 Funktionale Komponenten von Sprache nach Owens (2012)

abschließend anhand von 2 Beispielen veranschaulicht.

- **Phonologie (Lautlehre)**

Die Phonologie befasst sich mit der Lautstruktur der Sprache und mit den Regeln, nach denen aus Sprachlauten Silben und Wörter gebildet werden. Unter einem **Phonem** versteht man die kleinste linguistische Lauteinheit, die in der gleichen Lautumgebung bedeutungsunterscheidend sein kann (z. B. /t/ und /k/ in „Tasse" und „Kasse"). Ein Phonem stellt somit keine physikalische, sondern eine linguistische und psychologische Kategorie dar, denn die Funktion eines Phonems besteht darin, auf einen für die Bedeutung und damit für die Kommunikation relevanten Unterschied zu verweisen (Szagun 2019). Jede Sprache verwendet spezifische Phoneme, die z. B. im Deutschen und im Englischen in Konsonanten und Vokale unterteilt werden. Auch wenn die menschliche Sprache zu einer großen Anzahl von Phonemen (ca. 600) befähigt, ist in vielen Sprachen nur eine kleine Anzahl bedeutungsunterscheidender Phoneme gebräuchlich. So werden im Deutschen je nach verwendetem Klassifikationssystem und Dialekt ca. 45 Phoneme (22 Konsonanten und 23 Vokale) unterschieden (König 2015). Im Englischen teilen sich diese 45 Phoneme auf 21 Vokale und 24 Konsonanten auf (Owens 2016). Im Türkischen wird hingegen von einem Phoneminventar von 28 ausgegangen, im Hawaiianischen lediglich von 18 (Nettle 1995). Umso erstaunlicher ist die große Anzahl an Wörtern, die aus so wenigen Lauteinheiten gebildet wird. Jede Sprache hat eigene Regeln dafür, wie Laute in Wörtern organisiert sind **(Phonotaktik),** welche zu **phonotaktischen** Beschränkungen führen. Im Deutschen ist z. B. die Lautkombination (nicht Buchstabenkombination) /kn/ möglich („Kneipe"), während es diese im Französischen, Englischen und Italienischen nicht gibt. Die Kombination /tw/ hingegen ist im Französischen („toi") und Englischen („twice") möglich, nicht aber im Deutschen und Italienischen. Für diese phonotaktischen Strukturbeschränkungen sind bereits 9 Monate alte Säuglinge sensibel (Friederici und Wessels 1993).

- **Semantik (Lehre von den sprachlichen Bedeutungen)**

Die Semantik ist das Regelsystem für Wortbedeutungen und die Bedeutung von Wortkombinationen und Texten. Sie beschreibt somit die Inhaltsseite von Sprache.

> Bedeutungsvoll zu sein ist die selbstverständlichste Eigenschaft von Sprache, deshalb fällt es relativ schwer, die Semantik „von außen" zu betrachten. (Kannengieser 2019, S. 222)

Für sprachlich hergestellte Bedeutungen (z. B. Bett), muss man wiederum auf Sprache zurückgreifen, um deren Bedeutung zu erklären. Man unterscheidet die *Wortsemantik* (Wortbedeutung, auch Lexikon bzw. Wortschatz) und die *Satzsemantik* (Satzbedeutung). Fragen zur Wortsemantik zielen vor allem auf die Struktur des Lexikons (z. B. Gegensatzbeziehungen von Wörtern wie „wach" und „müde"), wobei sich je nach Satzbedeutung Wortbedeutungen verändern können (z. B. „ich fälle die Entscheidung", „ich fälle den Baum"). Satzbedeutung ist somit mehr als die Bedeutung der Summe der einzelnen Wortbedeutungen (Owens 2016). Einige Wörter haben nur eine Bedeutung (z. B. „Tisch" und „Auto"), bei anderen überlappt die Bedeutung (z. B. „Bus" und „Auto"). Wörter ähnlicher Bedeutung nennt man Synonyme (z. B. „lieben" und „mögen"), Wörter gegensätzlicher Bedeutung „Antonyme" (z. B. „lieben" und „hassen"). Neben Wörtern mit konkreter Bedeutung (z. B. „Gabelstapler") gibt es auch solche mit übertragener Bedeutung (z. B. „laufen" in „das läuft nicht gut") und Bedeutungsgruppen (z. B. „Obst").

Unterhalb der Wortebene gibt es **Morpheme** als kleinste bedeutungstragende Einheiten (z. B. {un} in *unsicher* mit verneinender Bedeutung, s. u.). Weiterhin gibt es die **semantischen** Disziplinen Textsemantik und Diskurssemantik (z. B. bei einer Unterhaltung oder Lehrveranstaltung).

Die *Morphologie* als Wortbau- sowie Wortformenlehre und die *Syntax* als Lehre vom Satzbau bilden zusammen die beiden Teilbereiche der *Grammatik*.

- **Morphologie (Wortbau- und Wortformenlehre)**

Unter Morphologie versteht man das Regelsystem der Wortbildung. Ein *Morphem* ist definiert als die kleinste bedeutungstragende Einheit auf Wortebene und ist eine Einheit der grammatischen Analyse (Szagun 2019). Man unterscheidet *Basismorpheme,* die den Wortstamm beschreiben (meist freie Morpheme) und *grammatische Morpheme,* die frei oder gebunden sein können und für grammatische Funktionen stehen. So besteht das Wort „Kinder" aus 2 Morphemen: dem Stammmorphem {Kind-} und dem grammatischen Morphem {-er}, wobei Letzteres über die Bedeutung des ganzen Wortes im Sinne der Anzahl (in diesem Fall Plural) entscheidet. Weitere grammatische Morpheme sind z. B. Präfixe wie {ver-}, {be-} und {zu-} und Suffixe wie {-keit}, {-lich} und {-heit}. Viele Wörter bestehen aus mehreren Morphemen und werden durch diese verändert. Auf diese Weise sind Morpheme nicht nur ein sprachliches Mittel zur Präzisierung von Wörtern, sondern ermöglichen auch den schnellen Anstieg des Wortschatzes durch eine Vielzahl neuer Wörter bzw. Wortfamilien (z. B. Schule – Vorschule – beschult – Schulen – Schulung; Pence und Justice 2008).

Je nach Sprache müssen unterschiedliche grammatische Kategorien markiert werden (im Deutschen z. B. Anzahl, Fall, Geschlecht und Bestimmtheit wie in der Äußerung „den roten Schuh"; Weinert und Grimm 2012). Darüber hinaus unterscheiden sich Sprachen sehr in ihrer Abhängigkeit von **morphologischen** und **syntaktischen** Komponenten. Im Englischen wird z. B. die Satzbedeutung über die Wortanordnung und nicht über Endungsmorpheme ausgedrückt.

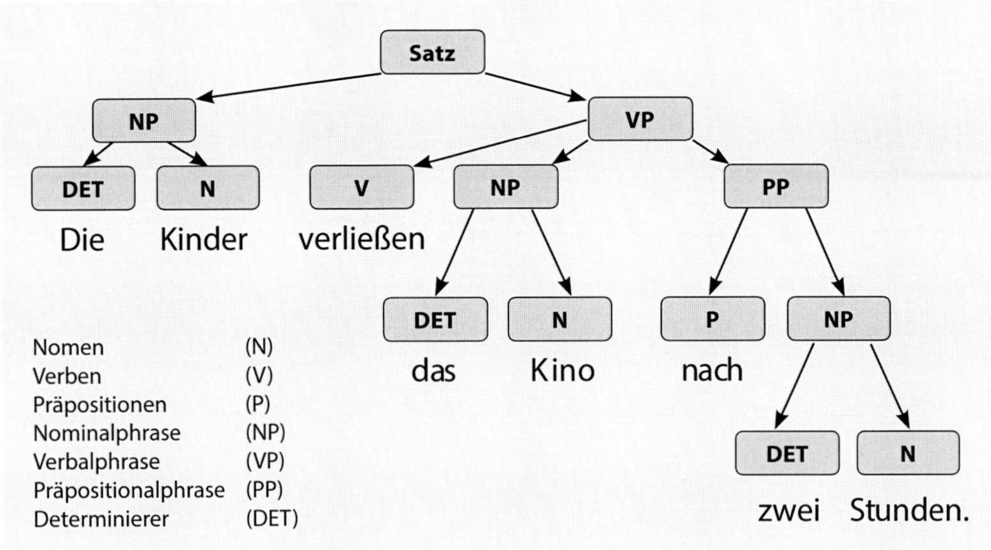

Abb. 1.2 Hierarchische syntaktische Muster

- **Syntax (Satzbaulehre)**

Die Satzstruktur wird festgelegt durch die Syntaxregeln. Diese bestimmen die Anordnung der Wörter, Phrasen und Satzteile innerhalb von Satzkonstruktionen und ermöglichen es z. B. Kindern, einfache Sätze („Er hat es getan") in Fragen umzuwandeln („Hat er es getan?"), Sätze in andere zu integrieren („Mattis, der wütend auf Lena ist, kommt nicht zu ihrem Geburtstag") oder lange Sätze aus vielen kleinen Sätzen zu bilden („Ich war im Kindergarten, und dann hab ich mit Fynn in der Sandkiste gespielt, und dann hat Marie mir die Schaufel weggenommen, und dann hab ich sie gehauen…"). Hierbei können Wortanordnungen im Satz die Bedeutung des Satzes verändern (z. B. „Magdalena ärgert Leo", „Leo ärgert Magdalena"; Weinert und Grimm 2012). Pseudosätze wie etwa der von Noah Chomsky geprägte Satz „colorless green ideas sleep furiously" (Pinker 1994) offenbaren besonders gut, dass wir die Wortordnungsregeln so verinnerlicht haben, dass wir den Satz sofort als grammatisch richtig erkennen, auch wenn dieser sinnfrei ist.

Sätzen liegen abstrakte hierarchische Muster zugrunde, die sich in Form von Baumdiagrammen darstellen lassen. Hauptelemente sind die Nominal- und die Verbalphrase (Abb. 1.2).

Elemente einer syntaktischen Konstruktion müssen im Deutschen kongruent sein bezüglich Genus, Kasus, Numerus und Person: „Ich gebe der Katze Milch" (statt „Ich gebe die Katze Milch" oder „Ich geben die Katzen Milch").

- **Prosodie (Lehre von der melodischen Gliederung der Rede)**

Als **Prosodie,** auch „Suprasegmentalia" genannt, bezeichnet man die Beiträge der Dauer, der Grundfrequenz und der Amplitude zur Bedeutung gesprochener Sprache (**phonetische** Definition) sowie die Zusammensetzung von Phonemen (Lauten) in Silben, Wörtern und Phrasen und die Assoziation von Phonemen mit Tönen (**phonologische** Definition). Man unterscheidet die *Wortprosodie* (wahrgenommen durch Unterschiede der Quantität, des Tons und der Betonung) und die *Satzprosodie* (wahrgenommen durch Unterschiede der

Phrasierung, der Akzentuierung und der Intonation). Zur Prosodie gehören u. a. Sprechtempo, Lautstärke, Tonlage, Rhythmus und Intonation.

Die Betonungs- und Dehnungsmuster sowie die Höhenkonturen unterscheiden sich je nach Sprachfamilie. Im Deutschen kennzeichnen wir eine Frage z. B. durch eine ansteigende Sprachmelodie. Prosodie gibt Auskunft über den emotionalen Zustand des Sprechers/der Sprecherin und vermittelt linguistische Informationen darüber, ob z. B. die Äußerung „Papa kommt heute Abend früher“ als Frage oder Aussage gemeint ist. **Prosodische** Hinweise wie Betonungs- und Pausenmuster geben Hinweise zur Gliederung von Sprache und erleichtern die Speicherung und die Verarbeitung sprachlicher Äußerungen (Weinert und Grimm 2012).

▪ Pragmatik (Lehre vom sprachlichen Handeln)

Pragmatik beschäftigt sich mit der Sprache als Kommunikationsmittel, also den Regeln zum sozialen Gebrauch von Sprache, und weniger mit ihrer Struktur. Denn linguistisches Wissen genügt nicht, um Sprache angemessen nach Situation und kommunikativen Bedingungen im Alltag so einsetzen zu können, dass man verstanden wird. So würde z. B. die ironische Bemerkung: „Das hast du ja mal wieder ganz toll gemacht“, bei jüngeren Kindern aufgrund des fehlenden Verständnisses für Ironie als Lob verstanden werden.

Menschen handeln mit Sprache und verwenden diese zu bestimmten Zwecken, z. B. zum Beruhigen, Fordern, Informieren oder als Ausdruck von Gefühlen, und erreichen diese Zwecke nur, wenn sie sich entsprechend an den Kontext anpassen. Die Gebrauchsfunktion von Sprache lässt sich mit dem Begriff „Kommunikation“ umschreiben, sodass diese Sprachebene auch als kommunikativ-**pragmatisch** bezeichnet wird (Kannengieser 2019).

Die menschliche Sprache ist besonders stark vom Kontext (linguistisch und situationsbezogen) beeinflusst, und es bedarf zunächst einmal des Wunsches, in einer bestimmten Situation zu kommunizieren, bevor die Intention des Sprechers/der Sprecherin in eine sprachliche Form und einen Inhalt überführt wird. Nur wenn ein Kind z. B. ein bestimmtes Spielzeug haben möchte und sich im entsprechenden Kontext befindet, in dem es dieses auch bekommen kann, wird es die Regeln von Morphologie, Syntax, Phonologie und Semantik anwenden, um seinen Wunsch auszudrücken (z. B. „Ball haben“). Vor diesem Hintergrund wird Pragmatik auch als das grundlegende Ordnungsprinzip von Sprache verstanden, was ◘ Abb. 1.3 veranschaulicht.

Sprachlich-kommunikatives Handeln ist ein komplexer Prozess und bedarf des Zusammenspiels von sprachlichen Aspekten (u. a. Prosodie, Morphologie und Syntax) und nichtsprachlichen Aspekten (z. B. Aufmerksamkeit, Gedächtnis und nonverbale Kommunikation; Spreer und Sallat 2015). Pragmatik braucht mehr als die anderen Komponenten von Sprache das Verstehen von Kultur, Sozialisation und Individuum. Zur Pragmatik zählen ebenfalls die Erzählfähigkeiten. Insgesamt sind insbesondere 3 übergreifende Aspekte relevant für den sozialen Sprachgebrauch (Owens 2012, S. 24):

- Kommunikationsabsichten und deren angemessene Umsetzung
- Kommunikationsregeln, soziale Konventionen (z. B. Wissen, wann man was wie sagen sollte)
- Diskurstypen (z. B. Erzählungen und Witze) und deren Konstruktion

Wenn Sprache für soziale Zwecke gebraucht wird, bestimmen pragmatische Regeln linguistische, extralinguistische und paralinguistische Aspekte von Kommunikation, z. B. Wortwahl, Gestik, Mimik, Blickkontakt, Dynamik, Pausen.

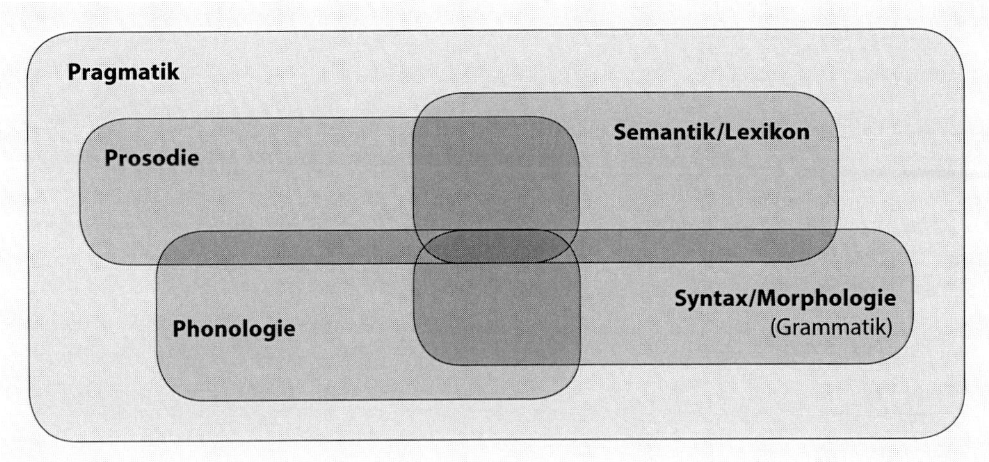

Abb. 1.3 Pragmatik als Ordnungsprinzip von Sprache

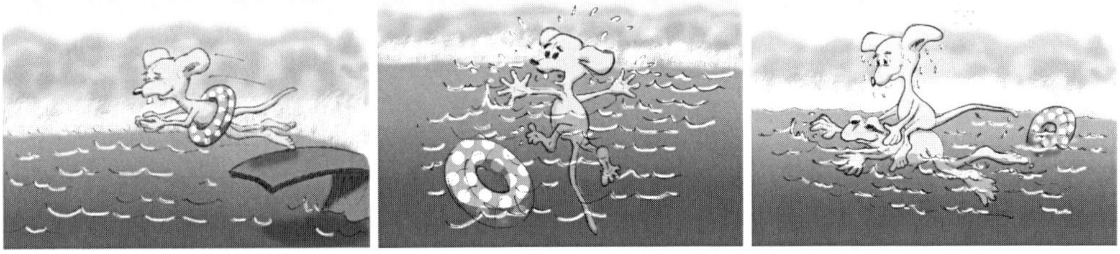

Abb. 1.4 Bildergeschichte. (Abdruck mit freundlicher Genehmigung von Volker Kaufmann)

Die Ebenen des Sprachsystems lassen sich gut anhand der Analyse der Äußerungen des knapp 3-jährigen Jasper und der 4-jährigen Alexandra zu der Bildergeschichte in Abb. 1.4 nachvollziehen.

▶ Beispiel: Veranschaulichung der einzelnen Sprachebenen anhand von Äußerungen sprachlich altersgemäß entwickelter Kinder

Mehreren Kindern wurde eine Bildergeschichte vorgelegt (Abb. 1.4), und es wurden die entsprechenden Sprachäußerungen festgehalten:

Jasper (2;9 Jahre)

- Jasper: „Ein Frosch … und eine Maus … und des … auch eine Maus … und des auch is eine Maus."
- Interviewer: „Was macht die Maus denn da?"
- Jasper: „Da Wasser *psch*ingen die. Die *psch*ingt – Wasser."

Phonologie: Jasper produziert in der Beispieläußerung bereits alle Laute korrekt. Lediglich die komplexe Konsonantenverbindung *„spr"* bereitet ihm noch Schwierigkeiten, was altersangemessen ist.

Semantik: Jasper benennt die abgebildeten Tiere korrekt als Maus und Frosch und

1

wählt für die ausgeführte Handlung das passende Verb „springen".

Grammatik: Bezogen auf die *Syntax* zeigt der erste Satz, dass Jasper die Wortreihenfolge hier nicht gemäß der Struktur des deutschen Hauptsatzes realisiert, sondern das Verb an 3. statt an 2. Satzposition verortet. Im darauffolgenden Satz platziert er das Verb an der korrekten Stelle, lässt jedoch die Präposition „ins" als obligatorisches Funktionswort aus, was ebenfalls unter den Bereich der Syntax gefasst wird. Bezüglich der *Morphologie* verwendet Jasper in der Beispieläußerung zunächst die Infinitivform „springen" anstelle der geforderten Personalform „springt". Im folgenden Satz stellt er dagegen die notwendige Übereinstimmung zwischen Subjekt und Verb (Subjekt-Verb-Kongruenz) her („die springt").

Pragmatik: Jasper zeigt seine Fähigkeit zur Bezugnahme auf einen Gesprächspartner in seiner angemessenen Antwort auf die Frage: „Was macht die Maus denn?" Jaspers Äußerungen stehen noch als Einzelaussagen nebeneinander, er verknüpft die einzelnen Bilder nicht zu einer zusammenhängenden Erzählung („des ... auch eine Maus").

Alexandra (4 Jahre)

- Alexandra: „Da springt eine Maus ins Wasser ... und dann geht der Schwimmreifen weg. Und dann kommt ein Frosch und rettet sie. Und setzt sie auf seinen Rücken ... so ist das alles."

Das Beispiel von Alexandra zeigt bereits eine Erzählstruktur mit Einstieg, Höhepunkt und Schluss der Erzählung, wobei sie ihre Geschichte auch durch erste verbindende Elemente („und dann...") als zusammenhängend verdeutlicht. ◀

Die Sprachkompetenz ergibt sich aus dem Zusammenspiel von Wissenssystemen, die Weinert und Grimm (2018) in Komponenten, Funktion und erworbene Kompetenzen strukturieren, wobei sie die Prosodie (Lehre von der melodischen Gliederung der Rede) als eigenständige Sprachkomponente und Kompetenz hervorheben. Auch Kauschke (2012, S. 2) beschreibt die Betrachtung von Sprache als zergliedertes System von Zeichen, „in dem Einheiten zu größeren Komplexen kombiniert oder in kleinere Elemente zergliedert werden können".

Aber schon einfache Sätze sind „komplexe und vielschichtige Objekte" (Tracy 2000, S. 6), die durch das gleichzeitige komplexe Zusammenwirken aller Sprachkomponenten entstehen. Und die Frage liegt nahe, ob ein solches Komponentenmodell von Sprache überhaupt sinnvoll ist oder vielmehr ein künstlich erzeugtes Hilfsmittel darstellt, um trotz seiner hohen Komplexität über das Phänomen Sprache diskutieren und nachdenken zu können.

Störungen der Sprache im Kindes- und Jugendalter sowie im Erwachsenenalter unterstützen jedoch die Vorstellung vom Bestehen unterschiedlicher Sprachkomponenten: So bilden Patienten mit einer ausgeprägten *Wernicke-Aphasie* als Folge eines Schlaganfalls bei morphosyntaktischer Korrektheit semantisch abweichende bis hin zu völlig unsinnigen Äußerungen in einem scheinbar unkontrollierbaren Redestrom („Logorrhö"), ohne jegliches Verständnis für Kommunikationsregeln wie Turn-Taking (Organisation des Sprecherwechsels in kommunikativen Situationen). Jugendliche mit einem *Asperger-Syndrom,* einer Form des Autismus, zeigen bei sehr guten **lexikalischen** und grammatischen Fähigkeiten häufig massive Probleme mit der situativ-kontextangemessenen Nutzung von Sprache, haben also Schwierigkeiten auf der Ebene der Pragmatik (z. B. Verstehen von Ironie und sprachlichen Redewendungen wie: „Also dann bis später, altes Haus!" oder „Du holst dir ja den Tod!"; Haddon 2005).

■ **Weiterführende Literatur**

Eine ausführlichere Darstellung linguistischer Grundbegriffe bzw. sprachwissenschaftlicher Fachsprache findet sich bei Kannengieser (2019) und Szagun (2019):

- Kannengieser, S. (2019). *Sprachentwicklungsstörungen. Grundlagen, Diagnostik und Therapie* (4. Aufl.). München: Elsevier.
- Szagun, G. (2019). *Sprachentwicklung beim Kind: Ein Lehrbuch* (7. Aufl.). Weinheim, Basel: Beltz.

Weiterführende Erläuterungen zu den Sprachebenen bzw. Komponenten von Sprache lassen sich bei Beyer und Gerlach (Beyer and Gerlach 2019) und Kannengieser (2019) nachlesen:

- Beyer, R., & Gerlach, R. (2019). *Sprache und Denken* (2. Aufl.). Wiesbaden: Springer.
- Kannengieser, S. (2019). *Sprachentwicklungsstörungen. Grundlagen, Diagnostik und Therapie* (4. Aufl.). München: Elsevier.

1.2 Meilensteine der Sprachentwicklung

In diesem Kapitel geht es vorrangig um den einsprachigen Erstspracherwerb der deutschen Sprache, auch wenn generell infrage gestellt werden kann, ob dieser als „reine" Form existiert (vgl. ▶ Kap. 5). Kinder, deren Erstsprache „nur" Deutsch ist, wachsen möglicherweise in einer Region auf, in der Dialekt gesprochen wird, und erlernen diesen ebenfalls. Lehnwörter, die aus anderen Sprachen Einzug in die deutsche Sprache gehalten haben (z. B. Anglizismen wie Baby und Show oder Gallizismen wie Friseur und Café) unterstützen die Argumentation, dass Kinder in Deutschland nicht in „reiner" Einsprachigkeit aufwachsen (vgl. Hellrung 2019, S. 55).

Der Sprachentwicklung im 1. Lebensjahr widmen wir einen eigenen Unterabschnitt (▶ Abschn. 1.2.1) und legen in diesem ebenso einen besonderen Schwerpunkt auf die Entwicklung des Sprachverständnisses sowie bestimmter Sprachverständnisstrategien, da diese besonders relevante Aspekte der Sprachentwicklung darstellen und häufig keine ausreichende Beachtung in Theorie und Praxis finden. Nachfolgend behandeln wir die Sprachentwicklung vom 2. bis zum 6. Lebensjahr (▶ Abschn. 1.2.2). Eine Veranschaulichung wesentlicher Aspekte in Form von Übersichten soll die Wissensvermittlung sowie den späteren Wissensabruf erleichtern.

1.2.1 Sprachentwicklung im 1. Lebensjahr

Erst in den letzten 50 Jahren hat sich die Einschätzung der Fähigkeiten eines Säuglings deutlich gewandelt. Nahm man noch in der ersten Hälfte des 20. Jahrhunderts an, dass Säuglinge im Verhalten primär trieb- und reflexgesteuert und in ihren Wahrnehmungsfähigkeiten stark eingeschränkt seien, geht man heute vom kompetenten Säugling aus. Die experimentalpsychologischen Methoden der Säuglingsforschung haben entscheidend dazu beigetragen, dass nun die Vielfalt und die Relevanz der Entwicklungsschritte, die ein Kind im 1. Lebensjahr erfolgreich bewältigt, anerkannt sind und auch zur Sprachentwicklung fundierte Kenntnisse vorliegen (Pauen 2018).

1.2.1.1 Entwicklung des Sprachverständnisses im 1. Lebensjahr

In Forschung und Praxis werden die Begriffe „Sprachverstehen" und „Sprachverständnis" zumeist synonym verwendet. Dabei bezeichnet *Sprachverständnis* mehr die Wissensstrukturen, die abgerufen werden müssen, um Sprache verstehen zu können, wohingegen *Sprachverstehen* die Informationsverarbeitung während des Verstehensprozesses meint (Hachul und Schönauer-Schneider 2019). Allgemein lassen sich als Ebenen des Sprachverstehens die Wort-, die Satz-, die Text- und die Diskursebene unterscheiden. Beim Verstehen von Wörtern unterscheidet man Inhaltswörter wie Nomen, Verben und Adjektive von Funktionswörtern (z. B. Präpositionen und Konjunktionen).

Dem Sprachverständnis bzw. Sprachverstehen kommt eine Schlüsselrolle in der Sprachentwicklung zu (Rohlfing 2019). Zum einen müssen die Kinder aus den Äußerungen anderer deren Bedeutung und Sinn entnehmen (semantisch), zum anderen aber auch die kommunikative Absicht (kommunikativ-pragmatisch) erfassen (Kannengieser 2019). Im Gegensatz zur Sprachproduktion bedarf das Verstehen von Sprache vieler (auch nicht lautsprachlicher) Fähigkeiten (Kauschke 2015) und ist nicht direkt beobachtbar, was es für Bezugspersonen weniger gut einschätzbar macht (Hellrung 2019).

Eltern erleichtern Kindern das Verstehen von Sprache, indem sie besonders relevante Wörter betonen oder wiederholen und automatisch Hinweise zum Verstehen geben. So wird die Aufforderung: „Schau mal, wer da kommt", von einer Zeigegeste zur geöffneten Tür begleitet. Auch wird das Gesagte gerade bei jüngeren Kindern mit Mimik unterstrichen und es bezieht sich auf den unmittelbaren Kontext. „Wo ist der Ball?", wird gefragt, wenn der Ball direkt im Sichtfeld des Kindes ist, wobei die Augen fragend weit geöffnet sind. Es verwundert also nicht, dass Erwachsene die Sprachverständnisfähigkeiten von Kindern leicht überschätzen (Hellrung 2019; Owens 2016).

Das Sprachverständnis entwickelt sich in Interaktion und Kommunikation mit der Umwelt und wird beeinflusst von sprachlichen, kognitiven und kommunikativen Prozessen (Hellrung 2019). Im 1. Lebensjahr stehen das Verstehen von Wörtern und die auditive Wahrnehmung im Vordergrund, bevor dann semantische Beziehungen zwischen Satzteilen erkannt werden (Kannengieser 2019). Das Wortverständnis ist das Wissen des Kindes über Wörter (Bates et al. 1995) und es entwickelt sich vor der Wortproduktion. Gerade konzeptuelles Wissen wird im 1. Lebensjahr aufgebaut und ist entscheidend für das Verstehen von Sprache (Kauschke 2012). Die genaue Beziehung zwischen Sprachverstehen und Sprachproduktion ist unklar und dynamisch – je nach Alter und sprachlichen Aspekten –, was auf das unterschiedliche Entwicklungstempo und variierende linguistische Anforderungen zurückzuführen ist (Owens 2016).

Lange bevor Kinder das erste Wort sprechen, sind sie fähig, Sprache wahrzunehmen. Bereits im Mutterleib hören und verarbeiten die Kinder Sprache und können von Geburt an zwischen Sprachlauten und anderen Tönen oder Geräuschen differenzieren. Ihre Fähigkeit zum Hören entwickelt sich ab der 26. bis 28. Schwangerschaftswoche (Michaelis 2010), und akustische Eindrücke spielen eine entscheidende Rolle für die weitere Entwicklung des Hörens und der Sprachentwicklung (Kral 2010; Papoušek 2001). Kinder bevorzugen die Stimme der Mutter und nehmen die mit ihr verbundene Melodie und Rhythmik wahr (Friederici 2013; Mampe et al. 2009). So lernen sie schon wenige Tage nach der Geburt die mütterliche Stimme von den Stimmen anderer Menschen (im Überblick Saffran et al. 2006; Kuhl 2004) und ihre Muttersprache von anderen Sprachen zu unterscheiden (Mehler et al. 1988). Sie bevorzugen dabei eindeutig ihre Muttersprache, selbst dann, wenn das Gehörte nicht von der eigenen Mutter stammt.

Doch es ist nicht etwa so, dass Neugeborene das Gesprochene wirklich verstehen, vielmehr orientieren sie sich an den prosodischen Sprachmerkmalen, z. B. der Melodie, der Betonung, der Pausensetzung, und erkennen daran die ihnen vertraute Sprache (Kuhl et al. 1992, vgl. Sprachwahrnehmung vor der Geburt). Emotionale Inhalte nehmen Kinder in diesem jungen Alter ebenfalls über die mütterliche Intonation wahr (Mampe et al. 2009).

Sprachwahrnehmung vor der Geburt

In einem Experiment von DeCaspar und Spence (1986) rezitierten 33 schwangere Frauen während der letzten 6,5 Schwangerschaftswochen täglich dieselbe kurze Kindergeschichte. Nach der Geburt wurde die Reaktion von 16 der Neugeborenen auf die bereits aus dem Mutterleib bekannte sowie eine bisher unbekannte Kindergeschichte beobachtet. Die Neugeborenen konnten durch ihr Saugverhalten an einem präparierten Schnuller beeinflussen, ob die bereits bekannte Geschichte oder die unbekannte Geschichte abgespielt wird. Die Ergebnisse zeigen, dass Neugeborene durch ihr Saugverhalten besonders häufig die bereits bekannte Geschichte abspielten. Bei 7 Säuglingen konnte zudem gezeigt werden, dass diese die bereits bekannte Geschichte auch präferierten, wenn beide Geschichten von einer fremden weiblichen Stimme vorgelesen wurden. Bei den 12 Säuglingen der Kontrollgruppe, deren Mütter während der Schwangerschaft keine der Kindergeschichten rezitiert hatten, wurde dagegen für keine der beiden Geschichten eine Präferenz festgestellt. Die Befunde sprechen dafür, dass die Neugeborenen die Geschichte aufgrund ihrer prosodischen Merkmale wiedererkennen, was auf das Bestehen eines pränatalen Lernens und Gedächtnisses hindeutet.

Studien zeigen, dass Säuglinge ihren Namen ab dem 4. bzw. 5. Monat aus dem Redefluss herausfiltern (Mandel et al. 1995; Parise et al. 2010). Ab dem 6. Monat beginnen Säuglinge gedanklich, sprachliche Äußerungen in Segmente (Wörter, Sätze, Phrasen) zu unterteilen, wobei sie sich verschiedener Strategien bedienen. Kinder mit deutscher Muttersprache folgen z. B. dem im Deutschen typischen trochäischen Betonungsmuster (z. B. „Apfel", zuerst betonte, dann unbetonte Silbe), um Wortanfänge und -enden zu identifizieren, und erkennen das Ende von (Teil-)Sätzen durch Pausen (Morgan 1996; Weber et al. 2004).

Die Fähigkeit, Äußerungen in ihre Bestandteile zu zerlegen, ist eine basale Voraussetzung für die spätere Wortschatz- und Grammatikentwicklung. Ausgehend von erkannten Wörtern im Redefluss, filtern Säuglinge auch neue Wörter heraus, sodass sich ihr Wortschatz sukzessive aufbaut. Eine Studie von Jusczyk und Aslin (1995) zeigte hierzu, dass Kinder bereits mit 7,5 Monaten vertraute Wörter im Redefluss wiedererkennen. Ab dem 8. Lebensmonat beginnen sie, die von ihnen identifizierten Wörter den beiden Kategorien „Inhaltswörter" (Nomen, Adjektive, Verben) und „Funktionswörter" (vor allem Pronomina, Artikel, Präpositionen) zuzuordnen (Höhle 2004; Höhle und Weissenborn 2003).

Mit 6–9 Monaten verstehen Kinder die ersten Nomen (Bergelson und Swingley 2012; Grimm und Weinert 2002), wobei das Verständnis stark an den unmittelbaren sozialen Kontext gebunden ist. Einzelne Wörter ohne den passenden Kontext werden zu diesem Zeitpunkt noch nicht verstanden (Grimm 2003; Weinert 2011).

Das spätere Verständnis von Sätzen baut sich durch die *Schlüsselwortstrategie* auf, bei der Satzinhalte über einzelne Wörter erschlossen werden. Aus dem Alltag vertraute Verben (z. B. „trinken") werden bereits von 10 Monate alten Säuglingen verstanden (Nomikou et al. 2019). Ab dem 10. Lebensmonat entwickelt sich der für die weitere Sprachentwicklung hoch relevante trianguläre Blickkontakt, auch Triangulierung oder Joint Attention **(geteilte Aufmerksamkeit)** genannt (u. a. Tomasello und Farrar 1986; Exkurs: Basale kommunikative Fähigkeiten des Kindes: Turn-Taking, triangulärer Blickkontakt und intentionale Kommunikation).

Exkurs

Basale kommunikative Fähigkeiten des Kindes: Turn-Taking, triangulärer Blickkontakt und intentionale Kommunikation

Bevor Kinder anfangen zu sprechen, existieren bereits viele Kommunikationsformen zwischen ihnen und ihren Bezugspersonen, die auf basalen kommunikativen Fähigkeiten aufbauen. So beobachten wir bei Kindern bereits ab dem 9. Lebensmonat erste Kommunikationsregeln im Sinne eines wechselseitigen Dialogs (Turn-Taking; Hecking 2008). Sie reagieren dann verbal und nonverbal auf Fragen, Aufforderungen oder Sprechpausen ihres Kommunikationspartners (Schlesiger 2009). Ein weiterer grundlegender Mechanismus der Kommunikation ist der trianguläre Blickkontakt, auch Joint Attention oder Triangulierung genannt, der in einer Dreieckssituation aus Kind, einer Bezugsperson und einem Ziel (z. B. einer weiteren Person, einem Tier oder einem Objekt) entsteht. Triangulierung kann durch folgenden Ablauf beschrieben werden (Tomasello und Farrar 1986):

1. Ein Interaktionspartner (Kind oder Bezugsperson) lenkt die Aufmerksamkeit des Gegenübers auf ein Objekt bzw. eine Person.
2. Die Aufmerksamkeit beider Interaktionspartner liegt auf dem Ziel.
3. Das Kind weist auf die Aufmerksamkeit der Bezugsperson hin bzw. nimmt sie wahr.

Zentrale Voraussetzung für diese geteilte Aufmerksamkeit ist die Fähigkeit, die Kognitionen des Gegenübers mental abzubilden, oder anders ausgedrückt: Beide Interaktionspartner müssen über das Wissen verfügen, dass sie durch die gemeinsame Aufmerksamkeit auf ein Ziel miteinander verbunden sind. Dieses Wissen grenzt den triangulären Blickkontakt von einer zufälligen, gemeinsamen Aufmerksamkeit bezüglich eines Zieles ab, die beispielsweise entsteht, wenn 2 Nachbarn aus dem 1. und 2. Stock, ohne von der Aktivität des anderen zu wissen, aus dem Fenster schauen und das Silvesterfeuerwerk beobachten.

Empirische Studien deuten darauf hin, dass der Mechanismus des triangulären Blickkontakts einen entscheidenden Einfluss auf die sprachliche, soziale und kognitive Entwicklung von Kindern hat.

Bezogen auf die sprachliche Entwicklung bietet der trianguläre Blickkontakt einen gemeinsamen Bezugsrahmen für das Kind und seine Bezugsperson, indem eine direkte Beziehung zwischen dem Ziel (z. B. einem Ball) und einer sprachlichen Äußerung der Bezugsperson (z. B. „Das ist ein Ball“) hergestellt werden kann. Auf diese Weise ist es Kindern möglich, sich die Bedeutung von Wörtern zu erschließen (vgl. Racine und Carpendale 2007; Tomasello 1995). Tomasello und Farrar (1986) konnten nachweisen, dass das mütterliche Benennen von Gegenständen im kindlichen Aufmerksamkeitsfokus 15 Monate alter Kinder positiv mit der erlernten Anzahl neuer Wörter mit 21 Monaten zusammenhängt.

Parallel zur Fähigkeit der gemeinsamen Aufmerksamkeit nehmen Kinder zunächst das Verhalten ihrer Eltern als absichtsvoll wahr und setzen dann selbst intentional Gestik, Lautäußerungen oder Verhalten ein (Papoušek 2006). Mit dieser intentionalen Kommunikation machen die Kinder nicht nur dem Gegenüber ihre Bedürfnisse verständlich, sie erwarten hierauf auch eine Reaktion des Kommunikationspartners und nutzen hierfür zum Ende des 1. Lebensjahres Gesten wie das Zeigen auf ein Kuscheltier, damit die Mutter es ihnen bringt.

Entwicklung des Sprachverständnisses – Meilensteine im 1. Lebensjahr
(in Anlehnung an Gebhard 2008; Hachul und Schönauer-Schneider 2012; Mathieu 1995; Schönauer-Schneider und Eiber 2010)

- *Im Mutterleib:*
  - Hören ab der ca. 24. Schwangerschaftswoche
  - Vertrautwerden mit Prosodie der Sprache (Rhythmus, Tempo, Tonfall, Intonation usw.)
  - Reaktion auf geringe lautliche Veränderung ab der 32. Schwangerschaftswoche
- *Nach der Geburt bis zum 6. Monat:*
  - Unterscheidung von Geräuschen und Sprachlauten
  - Kategoriale Unterscheidung aller Laute der Welt
  - Sensibilität gegenüber der Muttersprache
  - Erkennen der prosodischen Sprachmuster der Muttersprache
  - Ab 4. Monat: Erkennen des eigenen Namens aus dem Lautstrom („Wohatsichnurder*johannes*versteckt?")
  - Aktives Zuwenden des Kopfes als Reaktion auf den eigenen Namen
- *6. bis 12. Monat:*
  - Spezialisierung für Laute der Muttersprache
  - Gedankliches Segmentieren von Sprachäußerungen und Herausfiltern neuer Wörter
  - Erkennen von Wahrscheinlichkeiten, mit denen ein Laut auf einen anderen folgt (auf /st/ folgt am Wortanfang /r/ oder ein Vokal, nach /m/ am Wortanfang folgen Vokale usw.)
  - Sensibilität für Verteilungsmuster der Laute: Bestimmte Lautkombinationen gibt es im Deutschen nicht, z. B. /t/ und /m/ oder /t/ und /b/ stehen nie gemeinsam am Wortanfang, aber an Wortgrenzen treffen sie aufeinander („fährt mit", „malt Blätter").
  - Erkennen von Wörtern anhand der Betonungsmuster, zuerst Wörter mit dem typischen Betonungsmuster der Sprache: Im Deutschen werden Zweisilber typischerweise auf der 1. Silbe betont (Trochäus), Drei- und Viersilber auf der vorletzten Silbe.
  - Fähigkeit zur geteilten Aufmerksamkeit (Joint Attention) als Grundlage des Sprachverstehens
  - Lexikalisches Verständnis sehr vertrauter Wörter („Mama", „Papa")
  - Verstehen der Situation, nicht der Aufforderung selbst: „Setz dich auf den Stuhl, es gibt Essen."
  - 10. bis 12. Monat: lexikalisches Verständnis von 50 bis 100 Wörtern

1.2.1.2 Entwicklung der Sprachproduktion im 1. Lebensjahr

■ Phonologie

Als erster kindlicher Laut gilt der Schrei nach der Geburt. Dabei dienen das Schreien und andere Vokallaute dem Säugling in dieser frühen Phase seines Lebens dazu, eigene Befindlichkeiten wie Müdigkeit, Hunger oder Zufriedenheit zu kommunizieren (Papoušek 2014). Bereits dieses Schreien lässt sich als Vorläufer der Sprachentwicklung verstehen, da es muttersprachähnlich bzw. zielsprachtypisch und in Bezug auf die Sprachmelodie und den Rhythmus immer komplexer werdend bereits von 4 Tage alten Säuglingen variiert wird (Fox-Boyer und Schäfer 2015; Mampe et al. 2009). Darüber hinaus konnte gezeigt werden, dass die melodische Komplexität der Schreimuster in den ersten beiden Monaten eine prognostische Validität für die weitere Sprachentwicklung auf weist. So war die Wahrscheinlichkeit einer Sprachentwicklungsverzögerung (SEV) mit 2;6 Jahren 5-fach erhöht für Kinder, deren

Schreie während ihres 2. Lebensmonats unterhalb einer melodischen Komplexität bzw. Variabilität von 45 % lagen (Wermke et al. 2007). Die ersten beiden Lebensmonate werden in der Spracherwerbsforschung als *Phonationsstadium* bezeichnet. In dieser Phase besitzen Säuglinge als „anatomisches Handicap" im Mund- und Rachenraum einen hoch gelagerten Kehlkopf und einen hierdurch zu geringen Raum für die Zunge, um Vokale und Laute deutlich zu artikulieren (Kauschke 2012, S. 30). Erst durch die Streckung des Halses und das Absenken des Kehlkopfes zwischen dem 3. und 6. Lebensmonat entstehen Resonanz- und Bewegungsräume für eine differenziertere Lautproduktion (Kauschke 2012; Ploog 1992).

Nach einer Phase, in der die Säuglinge überwiegend Gurrlaute aus dem Rachenbereich (z. B. „grrr") hervorbringen, entwickeln sie ab dem 3. Lebensmonat die Fähigkeit, Laute gezielter zu produzieren und spielerisch zu explorieren. Auf diese Weise lautieren Säuglinge in einer enorm großen Bandbreite. Sie quietschen, lachen, glucksen, murmeln, brummen, schnalzen, flüstern, seufzen, prusten, zischen, schmatzen und Ähnliches. Kurzum: Sie spielen mit den wachsenden Möglichkeiten ihres Sprechapparats. In dieser Phase erzeugen Säuglinge auch Laute, die nicht in der eigenen Muttersprache existent sind. Das freie Spiel mit verschiedenen Lauten in der ersten Hälfte ihres 1. Lebensjahres ermöglicht es den Säuglingen, ihre eigene Aussprache mit der dargebotenen Aussprache von Lauten abzugleichen und ihre Aussprache allmählich an die Zielsprache anzupassen (Kuhl et al. 2008).

Während Kinder zu Beginn ihres Lebens vor allem Mundbewegungen ihrer Bezugspersonen motorisch imitieren, beziehen sie im 4. und 5. Lebensmonat auch den Klang in das Nachahmen vorgesprochener Vokale mit ein (Kuhl und Meltzoff 1982; Legerstee 1990; Meltzoff und Moore 1977). Zudem sind sie sensibel für Stimmklang und mögliche Stimmungen, die dieser ausdrückt. Diese Entwicklung geht einher mit dem ersten aktiven Zuwenden des Kopfes zu Geräuschquellen sowie der Reaktion auf den eigenen Namen.

Ein Meilenstein in der Sprachentwicklung im 1. Lebensjahr ist das kanonische **Babbeln** bzw. **Lallen** nach etwa einem halben Jahr. Nach einer Vorstufe (marginales Babbeln) sind Kinder fähig, Silben zu sprechen, die aus einer Konsonant-Vokal-Kombination bestehen (z. B. /ba/, /ta/; Oller 1986). Im weiteren Verlauf werden diese Kombinationen zu mitunter sehr langen Silbenketten verknüpft (z. B. „babababa", „tatatatatata") und später mit unterschiedlichen Vokalen und Konsonanten variiert (z. B. „tadatade", „mamemame"), was als reduplizierendes bzw. variiertes Babbeln bezeichnet wird (Hoff 2009). Ab dem 9. Monat ziehen Kinder phonotaktisch zulässige Lautkombinationen aus ihrer Muttersprache denen aus Nichtmuttersprachen vor und erkennen Wörter aus der Muttersprache anhand phonotaktischer Regelmäßigkeiten (Jusczyk et al. 1993). Darauf aufbauend entwickeln Kinder ab dem 10. Monat eine Art „Babbel-Jargon", bei dem sie längere Äußerungen produzieren, die sie an die Melodie und Intonation ihrer Muttersprache anpassen (Kent und Miolo 1995). Auf diese Weise verschwinden nicht der Muttersprache zugehörige Laute zugunsten muttersprachspezifischer Laute aus dem Lautrepertoire des Kindes (Polka und Werker 1994; Werker und Lalonde 1988; Werker und Tees 1984). In einer internationalen Studie konnten Gemeinsamkeiten und Unterschiede des kanonischen Babbelns bei Kindern mit spanischer und deutscher Muttersprache festgestellt werden: So produzierten die deutschen Kinder u. a. mehr Konsonant-Vokal-Folgen und nutzten seltener Vokale am Beginn von Silben (Lléo und Prinz 1996).

Die Entwicklungen in der Babbelphase stehen in engem Bezug zur beginnenden „Dialogführung" zwischen Säugling und Bezugspersonen. Die Kinder lernen in der Interaktion, Laute voneinander abzugrenzen und so ihren eigenen Lautproduktionen mehr Deutlichkeit und Sprachmelodie zu verleihen.

Das Nichteinsetzen des kanonischen Babbelns bis zum 10. Lebensmonat kann in Zusammenhang mit nachfolgenden **Sprachentwicklungsstörungen** (SES) stehen (Oller et al. 1999).

- **Semantik, Lexikon (und Grammatik)**

Die ersten eigenen Wortproduktionen sind zwischen dem 10. und 14. Lebensmonat zu beobachten, wobei es sich in den meisten Sprachen um die Wörter „Mama" und „Papa" handelt (Dale und Fenson 1996; Grimm 2003). Auch hier gilt, dass die Produktion eng mit der Situation und den tatsächlichen sozialen Handlungen (wie „winke, winke", „komm, komm", „heia, heia") verknüpft ist (Kannengieser 2019; Nelson 1995). Des Weiteren zeigt sich, dass Kinder ab dem 9. Lebensmonat prototypische Wörter aus Lautfolgen bilden, die sie kontextgebunden für Gegenstände oder Lebewesen verwenden (z. B. „Bada" für alle Fahrzeuge; ► Exkurs: Wann ist ein Wort ein Wort?).

Exkurs

Wann ist ein Wort ein Wort?

Die ersten Wortproduktionen (die sog. *Protowörter;* Kauschke 2012) bestehen aus einfachen, phonetisch konstanten Silben und Silbenabfolgen. Sie existieren nicht in der Muttersprache, sondern werden eigens vom Kind erschaffen. Kinder benutzen Protowörter stets fest gebunden an wiederkehrende Situationen und auf der Basis lockerer Assoziationen zu Objekten, Handlungen, Gefühlen usw. (z. B. „ha" für den Wunsch, an etwas zu gelangen, „gaga" für Vögel).

Im Unterschied dazu entstammen die ersten *„echten" Wörter* aus dem muttersprachlichen Wortschatz und werden flexibel in verschiedenen Kontexten mit übereinstimmendem semantischem Bezug zwischen Gegenstand, Handlung, Gefühl usw. und Wort eingesetzt. „Echte" Wörter sind es somit erst, wenn Kinder Wörter nicht nur nachsprechen, sondern diese eigenen mentalen Repräsentationen entspringen, d. h., wenn Kinder auch ohne den entsprechenden Kontext ein Bild von etwas „im Kopf" haben. Dies wäre beispielsweise der Fall, wenn ein Kind vom Hund des Nachbarn spricht, obwohl es diesen zum entsprechenden Zeitpunkt nicht wahrnimmt. „Echte" Wörter sind es auch erst dann, wenn sie phonetisch hinreichend korrekt ausgesprochen werden, sodass Erwachsene sie identifizieren können.

Wichtig ist, dass Protowörter nicht plötzlich von „echten" Wörtern abgelöst werden, sondern neben Protowörtern bereits erste „echte" Wörter oder Mischformen aus Protowort und „echtem" Wort (z. B. „Afbaum" für Apfelbaum, „Babaente" für Badeente) geäußert werden (Kauschke 2012).

Zusammenfassend beschreibt Kauschke (2000, S. 11), dass es sich um „echte" Wörter handelt, „wenn das Kind eine konventionell festgelegte lexikalische Form als unabhängiges und flexibles Zeichen in unterschiedlichen Kontexten und mit einem festen inhaltlichen Bezug verwendet".

Gefördert wird der Erwerb vor allem durch die gemeinsame Aufmerksamkeit des Kindes und einer Bezugsperson auf ein Objekt (Tomasello und Farrar 1986; vgl. ► Exkurs: Basale kommunikative Fähigkeiten des Kindes: Turn-Taking, triangulärer Blickkontakt und intentionale Kommunikation).

Pragmatik/kommunikative Strategien

Säuglinge präferieren natürliche Stimmen, Intonation, Prosodie sowie die Stimme der Mutter und versuchen, diese zu imitieren. Das Schreien des Säuglings kann als Signalverhalten für den Wunsch nach Nähe interpretiert werden (Szagun 2019). In den ersten Lebensmonaten entwickeln Kinder soziales Lächeln und einen intensiven Blickkontakt in responsiver Interaktion mit dem Gegenüber (sog. *Protokonversationen;* Bateson 1975), und die Bezugspersonen reagieren auf das Lächeln des Säuglings mit einer Verlängerung der Interaktion. Hierbei werden die kommunikativ-pragmatischen Fähigkeiten entscheidend durch das Behandeln des Kindes als Kommunikationspartner durch seine Bezugspersonen beeinflusst (Kannengieser 2019).

Erst in den folgenden Monaten verbinden die Kinder mit ihrem Verhalten (z. B. Blick und Gestik) eine klare Erwartung (Intentionalität) und beziehen sich auf Dinge außerhalb der Zweierinteraktion (referenzielle Absicht, Tomasello 2002; „triadische Interaktion"), sodass sie Ende des 1. Lebensjahres die Voraussetzungen erworben haben, über den zielgerichteten Austausch mit anderen in das soziale Miteinander unserer Gesellschaft hineinzuwachsen (Liszkowski 2015). So fordern sie ab dem 9. Monat durch Lenken der Aufmerksamkeit der Bezugsperson Objekte und Handlungen ein (Achammer et al. 2016).

Schon in den ersten Wochen sammeln die Kinder durch die Interaktion mit der Mutter Hinweise für die Gesprächsführung über Vokalisation, Gesten und Turn-Taking (Karmiloff und Karmiloff-Smith 2001). Eltern interpretieren die Äußerungen des Kindes frühzeitig als Mitteilung und rahmen diese spätestens ab der ersten Lallphase mit dialogischer Struktur. So entsteht ein Wechselspiel der Äußerungen von Eltern und Kind, und das Kind lernt, in den Sprechpausen der Eltern Äußerungen zu machen (Kauschke 2012).

Die Entwicklung von Witz und Humor ist um das 1. Lebensjahr in Form von inkongruenten Aktionen gegenüber Objekten zu beobachten (Achammer et al. 2016). Auch sind Säuglinge zum Ende des 1. Lebensjahres in der Lage, positive und negative Emotionen anhand der Mimik zu unterscheiden (Saarni et al. 2007). Sie verwenden und verstehen dann Zeigegesten und erkennen ihre eigene Empfängerrolle in der Kommunikation (Spreer und Sallat 2015). Die verwendeten Zeigegesten ab dem 10. bis 12. Monat sind entscheidend für die Lenkung der Aufmerksamkeit von Bezugspersonen und ermöglichen es den Kindern, auf Personen und Objekte hinzuweisen (Achammer et al. 2016).

Entwicklung der Sprachproduktion von der Geburt bis zum Alter von 1 Jahr

(in Anlehnung an: Grimm 2003; Szagun 2019; Wendlandt und Niebuhr-Siebert 2010)

- *Geburt bis 6. Monat:*
  - Gurren, Juchzen und Quietschen
  - Das Schreien wird differenzierter in Bezug auf die Sprachmelodie und den Rhythmus und unterscheidet sich je nach Bedürfnis.
  - Erste reaktive gezielte Lautproduktion und -exploration
  - Vocal play: Sämtliche Laute aus verschiedenen Sprachen der Welt werden ausprobiert und produziert.
  - Soziales Lächeln.
- *6. bis 12. Monat:*
  - Kontrolle über die Sprechwerkzeuge
  - Erste Lautverbindungen werden produziert (kanonisches **Babbeln:** „nananana", „babababa"; variierendes Babbeln: „banadana", „manudi").
  - Betonungsmuster der Umgebungssprache werden nachgeahmt.

- Bevorzugung muttersprachlicher Lautkombinationen, angepasst an die Intonation und die Melodie der Muttersprache („Babbel-Jargon").
- Vordere Konsonanten (/b/, /p/, /m/, /n/, /d/, /t/) werden gesprochen.
- Referenzielle (mit dem Finger auf etwas zeigen) und konventionelle Gesten (Winken) werden eingesetzt.
- Bewusster Einsatz von Mimik und Gestik zur Kommunikation.

- *10. bis 14. Monat:*
  - Produktion erster, noch stark kontextbezogener Protowörter („mimi" für Milch) und echter Wörter („Mama", „Aua", „Ball").
  - Die Zunahme neuer Wörter erfolgt langsam.

1.2.2 Sprachentwicklung vom 2. bis zum 6. Lebensjahr

1.2.2.1 Entwicklung des Sprachverständnis vom 2. bis zum 6. Lebensjahr

Im 2. Lebensjahr liegt der Schwerpunkt der Sprachverständnisentwicklung zunächst weiterhin auf dem *Wortverstehen* (Kannengieser 2019). Das Wortverstehen ist ein komplexer Vorgang, denn die Kinder müssen zunächst mentale Repräsentationen von Objekten und Ereignissen bilden, ihre Aufmerksamkeit fokussieren, das Klangmuster des Wortes erinnern sowie den Höreindruck und den visuellen Eindruck miteinander verbinden (Tincoff und Jusczk 2012). Der passive Wortschatz wächst im 1. und 2. Lebensjahr im Allgemeinen schnell, allerdings mit hoher Variabilität des Tempos.

In der Regel geht das Wortverstehen der Wortproduktion voraus, wobei Kinder mehr Wörter verstehen, als sie benutzen (Kauschke 2015; Pauen 2018). Dies gilt vor allem bis zur *50-Wort-Grenze* (Owens 2016). Man geht bei einem Verstehen von weniger als 50 Wörtern von einer Produktion von 10 Wörtern und beim Verstehen von 100 Wörtern von einem Gebrauch von bis zu 50 Wörtern aus. Dabei ist eine hohe interindividuelle Variation zu beobachten. So verfügen Kinder im Schnitt mit 16 Monaten über einen rezeptiven Wortschatz von 190 Wörtern, mit einer Varianz von 78 bis 303 Wörtern. Ein großer rezeptiver Wortschatz garantiert nicht, dass ein Kind viele Wörter produktiv nutzt (Bates et al. 1995). Kinder zwischen 12 und 18 Monaten verstehen 2 semantische Einheiten in einer bekannten Situation und nutzen die *Schlüsselwortstrategie* zum Verstehen. Fordert man sie z. B. auf, das Spielzeugauto hinzustellen, dann geben sie das Auto der Bezugsperson, weil sie nur das Wort „Auto" verstanden haben. Diese Strategie ist somit stark kontextgebunden (Hachul und Schönauer-Schneider 2019).

Generell ist das Sprachverständnis bis zu 24 Monaten sehr kontextabhängig (Striano et al. 2003). Kinder können jedoch ab dem 2. Lebensjahr reagieren, wenn ihnen nichtsituative Aufforderungen, z. B. ein Spielzeug aus einem anderen Raum zu holen, gestellt werden (Hachul und Schönauer-Schneider 2019). Auch wenn ältere Kinder linguistische Hinweisreize einbeziehen, bleibt der Kontext für das Entschlüsseln der Bedeutung von Sprache wichtig. Beim Verstehen von Verben werden zunächst generelle (z. B. „machen") und dann spezifische Verben (z. B. „essen") erworben.

Interessant ist der Befund von Mani und Borovsky (2017), der zeigt, dass bei 2-jährigen Kindern beim Hören eines Wortes (z. B. „Hund") auch semantisch ähnliche Begriffe (z. B. „Katze") und phonologisch ähnliche Wörter (z. B. „Haus") aktiviert werden. Interpretiert wird dies als Vorteil, um möglichst schnell die Bedeutung eines Wortes vorhersagen und dementsprechend schnell reagieren zu können.

Den 12–16 Monate alten Kindern gelingt es, ein neues Wort einer syntaktischen Strategie zuzuordnen (Höhle et al. 2004). Abweichungen in der Wortbedeutung sind in den ersten Lebensjahren gut zu erkennen. Kinder ordnen z. B. alle vierbeinigen Lebewesen dem Begriff „Katze“ zu *(Überdehnung)* oder das Wort „Hund“ gilt nur für ihren eigenen Hund (*Unterdehnung;* Andresen 2005).

Wichtig ist für Kinder die Fähigkeit zu erkennen, wenn eine Kommunikation misslungen ist und entsprechend zu reagieren (Verständniskontrolle oder Monitoring). Frühe Ansätze des Monitorings lassen sich bereits im Alter von 1;6 bis 2;6 Jahren beobachten, wenn Kinder auf falsche Aufforderungen mit Verweigerung oder Irritation reagieren (Zollinger 1997).

Der Übergang vom Wort- zum Satzverstehen ist fließend (Gebhard 2008). Schon 13–15 Monate alte Kinder können die Struktur einfacher Sätze erkennen, und mit 16–19 Monaten werden *Wortreihenfolgen* von Sätzen verstanden (Hirsh-Pasek und Golinkoff 1996). Zum besseren Verstehen werden ab einem Alter von 28 Monaten im begrenzten Ausmaß Wortreihenfolgen genutzt (Owens 2016).

Im Alter von 18 bis 36 Monaten können einfache Subjekt-Verb-Objekt-Sätze sowie Sätze mit 2 Handlungen verstanden werden. Ironie zu verstehen, gelingt in diesem Alter nicht. Als Sprachverständnisstrategie wird die *pragmatische Strategie* genutzt. Kinder interpretieren sprachliche Äußerungen wie „der Anhänger wird vom Trecker gezogen“ danach, was ihnen aufgrund ihrer bisherigen Erfahrungen am wahrscheinlichsten erscheint: „Der Trecker zieht den Anhänger.“ Eine weitere Sprachverständnisstrategie im frühen Alter von 1 bis 2 Jahren ist die *Kind-als-Handelnder-Strategie,* gemäß der die Kinder Handlungen von Akteurinnen und Akteuren in sprachlichen Äußerungen auf sich beziehen und z. B. bei dem Satz „der Teddy winkt“ selber winken (Hachul und Schönauer-Schneider 2012, S. 23).

Kannengieser (2019) beschreibt den Schwerpunkt des Sprachverstehen im 3. Lebensjahr mit dem *grammatischen Verstehen.* So ziehen 2- bis 3-jährige Kinder grammatische Klassen heran, um neue Wörter zu verstehen (Waxman 1990). Im Alter von 18 bis 24 Monaten werden das Subjekt und das Prädikat in einfachen Sätzen erkannt und die Bedeutung des Verbs aus Informationen der Phrasenstruktur erschlossen (Hirsh-Pasek und Golinkoff 1996).

Im Vorschulalter erschließen Kinder selten die Bedeutung von Sätzen allein aus den morphologischen und den syntaktischen Strukturen (Hachul und Schönauer-Schneider 2019). Im 2. und 3. Lebensjahr können Kinder inhaltlich und sprachlich Bezug auf die Beiträge der Bezugspersonen nehmen und zeigen im weiteren Verlauf ein Bemühen, sich kooperativ den typischen Kommunikationsregeln der Erwachsenen anzupassen. Auch im Alter von 2 bis 6 Jahren unterstützen erwachsenen Bezugspersonen die Entwicklung von Sprachverstehen und -produktion ihrer Kinder durch ihren entsprechend fein abgestimmten sprachlichen Input sowie ihre Rückmeldungen auf die Äußerungen des Kindes (Feintuning).

Der Verstehensprozess von grammatischen Strukturen verläuft je nach grammatischer Kategorie unterschiedlich. Auf Personen bezogene Pronomen werden wie die einfachen Präpositionen „in“ und „auf“ früher verstanden. Ebenso verhält es sich mit Fragepronomen, die nach dem Subjekt fragen („wer, was?“) vor solchen die nach dem Objekt („wen?“), adverbialen Bestimmungen („z. B. wann?“) und kausalen Zusammenhängen („warum?“) fragen (Siegmüller et al. 2005). Verneinungen zu verstehen, lernen Kinder im Verlauf vom einfachen „Nein“ über „nicht“ und „kein“ bis hin zu komplexen Negationsstrukturen (8-Jährige; Schulz und Tracy 2011).

Mit etwa 3 Jahren verstehen Kinder Alternativfragen, mehrgliedrige Aufträge

(„Bitte nimm die Milch und stelle sie in den Kühlschrank“) und einfache Geschichten (Görisch 2014; Hellrung 2002). Im Alter von 3 bis 4 Jahren zeigen Kinder ein gutes Sprachverstehen im Alltag. Sie verstehen Farben und Größen, haben jedoch weiterhin z. B. mit dem Verstehen von Passivkonstruktionen Probleme. Sie interpretieren Sätze im Wesentlichen nach der Satzstellung „Subjekt, Verb, Objekt“ *(Wortreihenfolgestrategie)*.

Das Verstehen von Geschichten gelingt bei einer relativ frühen Vorstellung eines einfachen Geschichtsschemas in Abhängigkeit von der Länge der Geschichte und deren Darbietung (rein mündlich oder mit Bildern) und abhängig von der persönlichen Relevanz und der Konkretheit des Inhalts (Hachul und Schönauer-Schneider 2019).

Bei 6-jährigen Kindern geht man von einem Umfang des rezeptiven Wortschatzes von 9000 bis 14.000 Wörtern aus (Bates et al. 1995). Abweichungen der Wortbedeutung sind deutlich weniger auffällig als in jüngeren Jahren, und doch fällt es Kindern noch schwer, Wörter korrekt zu verstehen, die sich auf innere Vorgänge und Zustände beziehen. So könnte ein 5- bis 6-jähriges Kind z. B. empört äußern, dass Oma gelogen habe, als sie ein schönes Geburtstagsgeschenk angekündigt hat, da es dem Kind überhaupt nicht gefalle.

Kinder fragen zwischen 5 und 6 Jahren bei Nichtverstehen konkret nach („Was heißt eigentlich …?“) und nutzen die *Äußerungsreihenfolgestrategie.* Wird einem Kind gesagt: „Bevor du rausgehst, gib mir deine Kindergartentasche“, wird dieses allein nach der Äußerungsreihenfolge die Bedeutung entschlüsseln und erst rausgehen und danach die Kindergartentasche übergeben.

Eine weitere Sprachverständnisstrategie in dem Alterszeitraum von 4 bis 8 Jahren ist die *Rollenkonservierungsstrategie,* bei der das Kind im Relativsatz das erstgenannte Nomen als Subjekt für die nachfolgende Handlung versteht. Die Aussage: „Das Auto fährt gegen das Glas, das kaputtgeht“, wird verstanden als: „Das Auto fährt gegen das Glas und geht kaputt.“

Bei der *Strategie der möglichen Beziehungen zwischen den Ereignissen* bewerten die Kinder sprachliche Äußerungen nach deren Wahrscheinlichkeit (Hachul und Schönauer-Schneider 2019).

Mit dem schulischen Alltag werden die Kinder mit komplexeren Anforderungen an das Sprachverstehen konfrontiert (z. B. detaillierte mehrgliedrige Arbeitsanweisungen) und müssen hierbei mehr auf die morphologischen und die syntaktischen Strukturen zum Sprachverstehen zurückgreifen (Andresen 2005).

Die folgende Übersicht veranschaulicht die Entwicklung des Sprachverständnisses vom 2. bis zum 6. Lebensjahr.

Entwicklung des Sprachverständnisses: Eckpunkte vom 2. bis 6. Lebensjahr (in Anlehnung an Mathieu 1995; Gebhard 2008; Schönauer-Schneider und Eiber 2010; Hachul und Schönauer-Schneider 2012, 2019)

- *12. bis 18. Monat:*
  - Verstehen von 100 bis 250 Wörtern
  - Verstehen von 2 semantischen Einheiten in bekannten Situationen
  - Syntaktische Strukturen werden noch nicht genutzt.
  - *Schlüsselwortstrategie*
- *18. bis 36. Monat:*
  - Zunehmend situationsunabhängiges Wortverstehen
  - Verstehen von Sätzen mit 2 Handlungen („Wir nehmen den Stein und legen ihn oben drauf“)
  - *Pragmatische Strategie* mit Interpretation der Äußerungen durch Ergänzen eigener Erfahrungen
  - Erkennen widersinniger Aufforderung und fragender Blick bei

Nichtverstehen einer Äußerung (erstes Monitoring)
  - Kein Verstehen von Ironie und indirekter Verneinung („nicht", „kein", „außer")
  - Rapide Zunahme des passiven Wortschatzes
  - Verstehen von 2 semantischen Elementen/Verstehen einfacher Subjekt-Verb-Objekt-Sätze („Wir gehen auf den Spielplatz")
- *3. und 4. Jahr:*
  - Sehr gutes Verständnis im Alltag
  - Verstehen von Farben und Größenbezeichnungen
  - Verstehen indirekter Verneinung („nicht" eher als „kein")
  - Verständnis von **lexikalisch** eindeutigen und satzinternen Pronomen
  - Verstehen einfacher Geschichten
  - Eindeutiges nonverbales Signalisieren bei Nichtverstehen oder Verwendung von Ausdrücken wie „Hä?"
  - Probleme bei Ironie
  - *Wortreihenfolgestrategie* (Interpretation aller Äußerungen nach der Satzstellung „Subjekt, Verb, Objekt")
- *5. und 6. Jahr:*
  - Passiver Wortschatz von ca. 14.000 Wörtern
  - Überwiegendes Verstehen von Aktivsätzen, Singularsätzen und Verneinungen
  - Verstehen von Pronomen, die als Subjektersatz bzw. zuerst in der Geschichte stehen bzw. die Handlung verursacht haben (im Sinne der *Rollenkonservierungsstrategie*)
  - *Äußerungsreihenfolgestrategie* (Interpretation nach Reihenfolge der Äußerung)
  - Spezifisches Nachfragen bei Nichtverstehen („Was heißt …?")

Bezüglich des Sprachverstehens nutzen Kinder je nach Alter spezifische Strategien, die Sie folgender Übersicht mit Erläuterungen und Beispielen entnehmen können.

Sprachverständnisstrategien
(in Anlehnung an Gebhard 2008; Hachul und Schönauer-Schneider 2019; Mathieu 1995; Schönauer-Schneider und Eiber 2010)

- *1. und 2. Jahr:*
  - Schlüsselwortstrategie:
    - Reaktion auf vertraute Schlüsselwörter und damit Befolgen einfacher, eindeutiger und vertrauter Anweisungen
    - Beispiel: Mutter zieht die Jacke an und sagt: „Stell deine Schuhe vor die Tür." Das Kind zieht Schuhe an.
  - Kind-als-Handelnder-Strategie:
    - Handlungen von Akteurinnen und Akteuren wie der Puppe werden auf die eigene Person bezogen.
    - Beispiel: Bei der Aussage: „Der Teddy winkt", winkt das Kind selbst (Hachul und Schönauer-Schneider 2012, S. 23)
- *2. bis 4. Jahr:*
  - Pragmatische Strategien:
    - Interpretation der Äußerungen durch Ergänzen eigener Erfahrungen (erworbenes Weltwissen)
    - Beispiel: Eltern: „Was hat deine Schwester gegessen?" Kind: „Weil sie Hunger hat" (Mathieu 1995, S. 39).
- *3. und 4. Jahr:*
  - Wortreihenfolgestrategie:
    - Interpretation aller Äußerungen nach der Satzstellung „Subjekt, Verb, Objekt", d. h. der die Akteurin oder der Akteur steht an erster Stelle.
    - Beispiel: „Der Junge wird von dem Mädchen getragen" Das

Kind versteht: „Der Junge trägt das Mädchen."
  - Einbezug des Erfahrungswissens:
    - Beispiel: „Das Mädchen wäscht die Mutter." Das Kind versteht: „Die Mutter wäscht das Mädchen."
- *4. bis 8. Jahr:*
  - Äußerungsreihenfolgestrategie:
    - Äußerungsfolgen wie Haupt- und Nebensatz werden in der geäußerten Reihenfolge interpretiert.

Beispiel: Nach der Aufforderung: „Bevor du isst, räume deine Spielsachen auf!", fängt das Kind sofort an zu essen.

- Prinzip des geringsten Abstands:
  - Das Nomen, das näher am Verb ist, ist der Akteur.
  - Beispiel: „Jonas verspricht Paul, ein Bild zu malen", wird interpretiert als: „Paul malt ein Bild."
- Rollenkonservierungsstrategie:
  - Bei Relativsätzen wird das erstgenannte Nomen im Satz als Subjekt betrachtet und auf die nachfolgende Handlung bezogen.
  - Beispiel: Die Aussage: „Der Ball rollt gegen den Karton, der runterfällt", wird vom Kind interpretiert als: „Der Ball rollt gegen den Karton und fällt runter" (Hachul und Schönauer-Schneider 2012, S. 23).
- Strategie der möglichen Beziehungen zwischen den Ereignissen:
  - Äußerungen werden so interpretiert, wie sie am wahrscheinlichsten sind.
  - Beispiel: „Der Luftballon des Kindes ist weggeflogen, weil es geweint hat", wird interpretiert als: „Der Luftballon ist weggeflogen, und das Kind hat geweint" (Hachul und Schönauer-Schneider 2012, S. 23).

1.2.2.2 Entwicklung der Sprachproduktion vom 2. bis 6. Lebensjahr

▪ Phonologie

Kinder müssen neben der korrekten Artikulation (phonetische Ebene) auch die Laute mental als bedeutungsunterscheidende sprachliche Elemente und die Regeln ihrer Kombination (phonologische Ebene) erwerben. Deshalb spricht man von der *phonetisch-phonologischen Entwicklung.* Kinder erlernen im Hochdeutschen muttersprachspezifisch das Lautsystem mit 16 Vokalen und 23 Konsonanten (Kohler 1995) ab dem 2. Lebensjahr und erwerben alle Laute des deutschen Lautrepertoires mit ihren bedeutungsunterscheidenden Funktionen in der Regel bis zu einem Alter von etwa 4,5 Jahren (Hellrung 2019). Die grundlegenden Entwicklungsschritte vollziehen sich in den ersten 3 Lebensjahren, danach wird das phonologische System weiter ausgereift und perfektioniert (Fox-Boyer 2014).

In einer Längsschnittuntersuchung für das Deutsche untersuchten Fox und Dodd (1999) 177 Kinder, um Aussagen darüber machen zu können, wann Kinder welche spezifischen Laute erwerben. Die phonetische Erwerbsreihenfolge von einzelnen Lauten und Lautgruppen lässt sich demnach wie folgt beschreiben (s. Fox und Dodd 1999):

- Um den 1. Geburtstag beherrschen 90 % der Kinder parallel zu den Vokalen die Konsonanten [m], [n], [b], [p], [d] und [t].
- Im Alter von 2;0 bis 2;5 Jahren produzieren Kinder zusätzlich die Laute [v] (wie in „Wolf" oder „Vase") und [l], [f].
- Von 2;6 bis 2;11 Jahren werden von 90 % der Kinder auch die Laute [g], [k], [h], [pf], [x] (wie in „Dach") und [r] beherrscht.
- 3- bis 3,5-Jährige produzieren darüber hinaus [j] und [ŋ] (wie in „Ring").

- Im Alter von 3 bis 5 Jahren produzieren Kinder auch [ç] (wie in „ich“) und [ʃ] (wie in „Tisch“) überwiegend korrekt.
- Bei den Lauten [s] (stimmlos wie in „reißen“), [z] (stimmhaft wie in „reisen“), [ts] (wie in „Zange“) sind auch im Alter von 6 Jahren Vereinfachungen (*Sigmatismus*, umgangssprachlich als „Lispeln“ bezeichnet) alterstypische Phänomene.

Beachtet werden muss bei der Ausspracheentwicklung, dass die Lautproduktion nicht unabhängig von der jeweiligen Lautumgebung ist, d. h., dass beispielsweise Konsonanten in Konsonantenverbindungen schwieriger zu produzieren sind, als wenn ein Vokal folgt (z. B. könnte ein Kind bereits „Schuh“ produzieren, „Sprache“ aber noch nicht). Bezogen auf die Silbenstruktur werden zunächst offene, dann geschlossene Silben als Ein- und später Zweisilber produziert und mit dem entsprechenden Betonungsmuster versehen, wobei lautlich anspruchsvolle Mehrsilber (z. B. „Drache“) auch im Schulalter noch falsch gebildet werden können (Hacker und Wilgermein 2006).

Im Verlauf der phonologischen Entwicklung lassen sich gerade mit dem Anwachsen des Wortschatzes im 2. Lebensjahr regelhaft Vertauschungen oder Auslassungen von Lauten im normalen Spracherwerb beobachten (Fox-Boyer 2016). Im Alter von 2;6 bis 2;11 Jahren, d. h. in der *systematischen Simplifizierungsphase* (Stackhouse und Wells 1997), werden Wörter phonetisch stabiler, konsequenter und systematischer produziert. Zwar gelingen nicht alle Wortrealisationen vollständig konsequent, aber ab dieser Phase lassen sich regelmäßige phonologische Muster erkennen, die sich als sog. **phonologische Prozesse** identifizieren lassen (Fox-Boyer und Neumann 2017). Typische phonologische Prozesse sind die Reduktion von Konsonantenverbindungen (z. B. „Schnecke“ wird zu „Necke“), die Auslassung unbetonter Silben (z. B. „Banane“ wird zu „Nane“) und die Vorverlagerung von Konsonanten („Kindergarten“ wird zu „Tinderdarten“). Bei normalem Sprachentwicklungsverlauf überwinden Kinder im Alter von 2;5 Jahren die Ersetzung von [r] durch [h] und mit 3;6 Jahren die Vorverlagerungen von [k], [g], [ŋ] zu [t], [d], [n]. Mit 3,5 bis 4,5 Jahren werden die Vorverlagerungen von [ç] (wie in „ich“) und [ʃ] zu [s] sowie die Reduktion von Konsonantenverbindungen (wie [blau] zu [lau]) überwunden (Fox-Boyer et al. 2015). Vor dem Schulalter verfügen Kinder somit über alle Laute der deutschen Sprache und können diese regelgerecht anwenden.

▪ Semantik/Lexikon

Bei der Lexikonentwicklung von Kindern betrachtet man verschiedene Aspekte. Zum einen ist die Größe des Wortschatzes (Wortschatzumfang) relevant sowie die Zusammensetzung des Lexikons bezüglich der Wortarten (Komposition). Zum anderen sind die Beziehungen zwischen den Wörtern im Lexikon (Organisation) sowie einzelne Lexeme und ihre Bedeutung, Form und Verwendung entscheidende Aspekte des Wortschatzerwerbs. Des Weiteren kommt es auf die Qualität eines Eintrags im Lexikon ebenso an wie auf den Zugriff und die Verfügbarkeit dieser Einträge (Kannengieser 2019).

Im Rahmen der Wortschatzentwicklung lassen sich zunächst typische erwerbsbedingte phonologische und semantische Fehler beobachten, und nur langsam nähert sich das Lexikon dem von Erwachsenen an. Hierbei spielen Umweltbedingungen und Erfahrungen eine besondere Rolle, und es werden auch noch im Jugendlichen- und Erwachsenenalter fortwährend neue Wörter und Begriffe erworben.

Nach dem 1. Wort mit etwa 12 Monaten erlernen Kinder langsam Wörter bis zu einem durchschnittlichen Repertoire des expressiven Wortschatzes von 50 Wörtern im Alter von 18 Monaten (Lieven et al. 1992). Kinder benutzen viele ihrer ersten Wörter, die man auch als Protowörter bezeichnet (Kauschke 2012), kontextgebunden (Bates et al. 1995; ► Abschn. 1.2.1.2). Die Wörter (vor allem Nomen) beziehen sich dabei auf Konkretes und unmittelbar Erfahrbares in der direkten, kindlichen Umgebung (Bates et al. 1994; vgl. Klann-Delius 2016; Rescorla et al. 2001) und können ab dem Alter von 12 Monaten produziert werden (Grimminger 2016). Kauschke und Hofmeister (2002) fanden in einer Längsschnittstudie mit 13–36 Monate alten, einsprachig deutschen Kindern als erste Wörter solche mit interaktiver Funktion („Hallo") und relationaler Funktion („auf") sowie Eigennamen oder Lautmalereien. Szagun (2019) beschrieb, dass unter den ersten 10 Wörtern Nomen wie „Auto" und „Mama", aber auch Wörter wie „nein" oder „heile" zu finden sind. Als erste echte Wörter bezeichnet Kauschke (2012, S. 44) referenzielle Wörter, da diese eine „stärkere Loslösung von einem festen situativen Kontext" aufweisen.

Allgemein gilt hierbei, dass Nomen (zuerst als Namen) früher erlernt werden als Verben. Verben werden in der Sprachentwicklung deutschsprachiger Kinder erst ab 21 Monaten gebildet (Kauschke 2012, S. 62) und kommen im Wortschatz von 18 bis 23 Monate alten Kindern selten vor. Bis 2;6 Jahren ist dann ein kontinuierlicher Verbenanstieg zu beobachten (Kauschke 2012). Dieses spätere Verbenlernen scheint ein Abbild der Erwachsenensprache zu sein, die ebenfalls im Deutschen mehr Nomen enthält. Koreanisch sprechende Kinder weisen entsprechend der Erwachsenensprache mehr Verben in ihrem frühen Wortschatz auf (Gopnik und Choi 1995). Erstaunlich ist, dass laut Auswertung von Sprachtagebüchern (Meibauer 1999) schon 21 Monate alte Kinder Nomina in Verben umwandeln können und umgekehrt, was für ein Wissen und ein Anwenden beider linguistischer Kategorien spricht.

Es gilt, dass der rezeptive Wortschatz (insbesondere in Bezug auf Verben) bis zum 24. Lebensmonat mehr Wörter beinhaltet als der expressive (Conti-Ramsden und Jones 1997; Owens 2016). Mit steigendem Wortschatzumfang gleicht sich diese Differenz jedoch aus. Generell stellen Studien eine hohe Variabilität im Verlauf des kindlichen Wortschatzerwerbs fest (Kauschke 2000; Klann-Delius 2016; Ptok et al. 2014; vgl. ► Exkurs: Variabilität des frühen Wortschatzes).

Exkurs

Variabilität des frühen Wortschatzes

Bates et al. (1994) zeigten in einer groß angelegten Studie mit 1803 englischsprachigen Kindern, dass die unteren 10 % der Kinder mit 16 Monaten weniger als 8 Wörter sprechen, während die oberen 10 % bereits 179 und mehr Wörter beherrschen. Der Median liegt in diesem Alter bei 44 Wörtern. 8 Monate später, im Alter von 24 Monaten, liegt der Median bereits bei 311 Wörtern, wobei auch hier eine hohe Variabilität zu verzeichnen ist: Die oberen 10 % der Kinder produzieren 534 Wörter und die unteren 10 % der Kinder weniger als 57 Wörter. Es konnte auch gezeigt werden, dass Kinder, die mit 24 Monaten keine 50 Wörter sprechen und/oder (fast) keine Wortkombinationen bilden (sog. **Late Talker**), ein höheres Risiko für die Ausbildung einer SES haben (vgl. Kauschke 2000; Schlesiger 2009).

Insgesamt finden sich Wörter zu Objekten, Personen oder Tieren (z. B. „Haus", „Oma", „Hund"), zu Handlungen und Abläufen (z. B. „essen", „schlafen"), Adjektive (z. B. „kalt", „schnell"), lautmalende Wörter (z. B. „brumm", „miau"), expressive Wörter (z. B. „aua", „oh"), soziale Wörter (z. B. „ja", „tschüss", „bitte"), Demonstrativa (z. B. „da", „weg") und Partikel (z. B. „mehr", „viel", „nochmal") im Wortschatz (Kauschke 2000; Laing 2014). Vielfach verwenden Kinder Partikel wie „zurück" für komplexere Handlungen (z. B. zurückgehen, zurücknehmen, zurückkommen) und im Sinne von Einwortsätzen (z. B. „Zurück!" mit der Bedeutung „Gib mir das zurück!", „Wollen wir zurückgehen?"; vgl. Ptok et al. 2014).

Das Erlernen neuer Wörter geschieht zunächst horizontal, d. h., dass Kinder zunächst viele Wörter von mittlerer Allgemeinheit erlernen. Hierzu zählt z. B. das Wort „Haus", das von der übergeordneten Kategorie „Gebäude" und u. a. der untergeordneten Kategorie „Mehrfamilienhaus" eingerahmt ist. Beide Kategorien werden Kinder lernen, wenn sie die verschiedenen Bedeutungen des Wortes „Haus" vertikal erforschen (Waxman et al. 1991).

Mit etwa 18–21 Monaten vollzieht sich häufig der *Wortschatzspurt,* womit die schnellere Lernrate neuer Wörter bezeichnet wird (vgl. Hintergrundinformation: Verlaufsmuster der „Wortschatzexplosion", s. auch ► Exkurs: Wie lernen Kinder in so kurzer Zeit so viele Wörter? Einige Strategien zur Erklärung). Szagun (2019) beschreibt einen durchschnittlichen Zuwachs von 150 Wörtern im Laufe von 6 Monaten. Ganger und Brent (2004) fanden hingegen bei nur 1/5 aller Kinder einen plötzlichen Zuwachs an Wörtern. Mittlerweile beschreiben Studien eine Reihe unterschiedlicher Möglichkeiten des Verlaufs (Kauschke 2015). Dennoch deutet eine Studie darauf hin, dass die Wortwachstumsgeschwindigkeit in der Phase vom 14. bis zum 30. Lebensmonat einen prognostischen Wert für den Wortschatz mit 4,5 Jahren hat (Rowe et al. 2012).

Verlaufsmuster der „Wortschatzexplosion"

Neben des lange vorherrschenden Konzepts eines exponentiellen Wortschatzwachstums (u. a. Bates et al. 1994) existieren u. a. treppenförmige Verlaufsmuster mit kleinen Zwischensprüngen (Clark 1993), Muster mit abwechselnden Wachstums- und Verlangsamungsphasen (Menyuk et al. 1995) und kubische Muster mit einer Phase beschleunigten Wachstums und anschließender Verlangsamung (Rowe et al. 2012; Überblick bei Kauschke 2015). Gemeinsam ist diesen Modellen oftmals die Beschreibung eines Zeitabschnitts, in dem die Anzahl der Wörter abweichend von einem geradlinigen Wachstum auffallend stark ansteigt (Mayor und Plunkett 2010).

Im Alter von 18 bis 24 Monaten nimmt Szagun (2019) einen aktiven Wortschatz von ca. 50 und einen passiven Wortschatz von 200 Wörtern an.

In der Phase des wachsenden Wortschatzes lassen sich Überdehnungen und Unterdehnungen von Wortkategorien beobachten. So können Kinder *überdehnend* alle Fahrzeuge (auch Lkws, Motorräder, Mopeds, Traktoren) als „Auto" bezeichnen, da sie beispielsweise für das Wort „Auto" nur die Merkmale „Räder" und „Motorengeräusche" abgespeichert haben. *Unterdehnungen* zeigen sich, wenn Kinder beispielsweise ausschließlich eine ganz bestimmte grün-weiß gemusterte Hose als „Hose" benennen und alle anderen Hosen nicht treffend als Hose beschrieben werden. Anders als bei Protowörtern benutzen Kinder über- und unterdehnte Wörter über Kontexte hinweg, d. h., die gemusterte Hose wird immer als „Hose" bezeichnet, egal ob sie vom Kind getragen wird, im Wäschekorb ist oder in der Kindertageseinrichtung als Wechselkleidung bereitliegt (Kauschke 2012).

Mit der Zeit differenzieren Kinder die semantischen Kategorien immer weiter aus (vertikales Wachstum, s. o.). Dies geschieht u. a., indem Kinder lernen, welche

Gemeinsamkeiten zwischen einzelnen Situationen, Gegenständen etc. bestehen *(Wortintension)*, und damit auch, auf welche anderen Situationen, Gegenstände etc. ein Wort übertragen werden kann *(Wortausdehnung)*.

Exkurs

Wie lernen Kinder in so kurzer Zeit so viele Wörter? Einige Strategien zur Erklärung

Es ist sehr beeindruckend zu beobachten, dass Kinder in jungen Jahren Wörter reproduzieren, die sie nur 1 oder 2 Mal zuvor gehört haben. Sie tun dies, weil sie den neuen Wörtern aufgrund einer „ersten Ahnung" eine Bedeutung zuschreiben. Diese schnelle Einordnung wird als **Fast Mapping** (schnelles Abbilden) bezeichnet. Kinder bauen so ein vorübergehendes, „provisorisches" Wortverständnis auf, das sie, mit dem Ziel sich die richtige, umfassende Wortbedeutung anzueignen, weiter ausdifferenzieren. Dabei kann der Prozess des „wirklichen Verstehens" sehr lange dauern. Dingliche Substantive wie „Haus", „Auto" oder „Baum" sind schneller zu verstehen als beispielsweise Wörter, die sich auf mentale oder soziale Vorgänge beziehen wie „denken", „verzeihen", „Glück", „Zorn" und „Freundschaft" (Tracy 2008; Weinert 2004).

Man nimmt an, dass Kinder einfache kognitive Prinzipien nutzen, um zu ihrer „ersten Ahnung" zu kommen. Viele Prinzipien vereinen den Grundgedanken, dass Kinder nicht alle möglichen Annahmen zur Wortbedeutung für gleich wahrscheinlich halten. Vielmehr bevorzugen sie bestimmte Annahmen und begrenzen damit die Anzahl der möglichen Wortbedeutungen. So gelingt es ihnen, Wörter und ihre Bedeutungen systematisch zu gliedern und den gedanklichen Aufwand zu reduzieren, wodurch sie schneller und leichter mögliche Wortbedeutungen erschließen (vgl. Kauschke 2000). Exemplarisch werden nun einige Prinzipien aufgeführt.

- Mithilfe des *Prinzips der Objektganzheit* bzw. *des Ganzheits-Constraints* begrenzen Kinder die Wortbedeutung wie folgt: Benennt ein Elternteil bei einem Besuch in einen Wildtierpark ein für das Kind unbekanntes Tier z. B. als „Wildschwein", geht das Kind direkt davon aus, dass sich das Wort auf „alles" bezieht – in diesem Fall auf das gesamte Wildschwein – und nicht nur auf etwaige Details oder Eigenschaften, z. B. das Fell, die Schnauze, die Fellfarbe, die Größe oder die Position des Wildschweins.
- Das *Prinzip der Formpräferenz* besagt, dass Kinder Gegenstände mit ähnlicher Form gleich benennen. Alle annähernd runden Gegenstände könnten beispielsweise als „Ball" benannt werden.
- Ein weiteres Prinzip besteht darin, dass Kinder taxonomische Beziehungen bilden *(Taxonomie-Constraint)*. Sie ordnen neue Wörter in ein hierarchisches, kategoriales System von „Dingen gleicher Art" ein. Beispielsweise sind Pferde, (Wild-)Schweine und Krokodile Tiere und würden damit in einer Kategorie zusammengefasst. Bananen, Mortadella und Schokolade sind hingegen Nahrungsmittel und gehören in eine andere Kategorie.
- Das *Disjunktions-Constraint* meint in Kurzform „ein Wort = ein Objekt", d. h., Kinder gehen erst einmal davon aus, dass für jedes Objekt nur ein Wort existiert. Kennt ein Kind z. B. schon das Wort „Bagger" und hört beim Ansehen eines Baggers das neue Wort „Schaufel", nimmt es an, dass damit ein Einzelteil oder eine Eigenschaft des Baggers gemeint sein muss. Das Disjunktions-Constraint erweitert damit das Ganzheits-Constraint, indem Kinder Objekte sprachlich differenziert in ihre Bestandteile zerlegen und so Bezeichnungen für Objektdetails und -eigenschaften erlernen (Sachse 2016; Tracy 2008).

In einer Studie zum Wortlernen von Horst und Samuelson (2008) zeigte sich das schnelle Zuordnen von Wörtern zu Referenten *(Fast Mapping)* als oberflächlich und fragil. Kinder vergaßen nach 5 min die neuen Wörter und konnten diese weder aktiv produzieren noch verstehen. In einem Experiment mit Schlafphase nach dem Lernen neuer Wörter stellten Williams und Horst (2014) fest, dass das Vergessen bereits nach 1 min beginnt, und schlussfolgerten, dass der Prozess des Enkodierens entscheidend für das Vergessen ist. Dem Fast Mapping wird in jüngeren Studien das Prinzip des *Slow Mapping* als langfristiges Wortlernen entgegengestellt, bei dem ein neues Wort mit anderen Wörtern, Erfahrungen und Erinnerungen verknüpft wird, was zu einem leichteren Abruf führt (McGregor 2004; Rohlfing 2019). Beim frühen Wortschatzaufbau werden kontinuierlich lexikalische Netzwerke aufgebaut (Wojcik und Saffran 2013).

Im Laufe des 3. Lebensjahres verringert sich der Anteil der Nomen am fortwährend wachsenden Gesamtwortschatz zugunsten von Verben, Adjektiven und Funktionswörtern (Bates et al. 1994; Kauschke 2012; Klann-Delius 2016). Dies geht auch damit einher, dass Kinder im Alter von 2 und 3 Jahren zunehmend interne Zustände wie körperliche Empfindungen (z. B. Schmerz, Hitze), Gedanken und Gefühle (z. B. Angst, Überraschung) benennen (vgl. Bretherton und Breeghly 1982; Klann-Delius 2016). Bei den Verben überwiegen zunächst sog. „General-all-Purpose-Verben“ (GAP-Verben wie „haben“) und Aktionsverben wie „machen“. Kinder im Alter von 2,5 Jahren verfügen über einen aktiven Wortschatz von 200 bis 500 Wörtern, wobei im Lexikon auch semantische Ausdifferenzierungen einer Kategorie (z. B. Fahrzeuge) existieren sowie Pluralformen und Partizipien (Kannengieser 2019).

Ab dem Alter von 3 Jahren strukturieren Kinder ihren nominalen Wortschatz neu, indem sie z. B. Ober- und Unterbegriffe zur Kategorisierung von Nomen bilden (Waxman 1990). Hieran zeigt sich, dass das Wachstum des Wortschatzes mit einer zunehmenden kognitiven Ausdifferenzierung einhergeht (Kauschke 2015). Die meisten Wörter im nun 500–2000 Einträge umfassenden Lexikon werden in diesem Alter flektiert, und die Kinder produzieren zusammengesetzte Wörter und Derivationen. Auch sind nun Pronomina, Artikel, Präpositionen, Konjunktionen und Relativpronomen im Wortschatz enthalten.

Mit etwa 6 Jahren umfasst der expressive Wortschatz 5000 bis 6000 Wörter, sodass Kinder die gebräuchlichsten Ausdrücke und Wendungen mühelos verstehen und sich differenziert ausdrücken können. Man geht in diesem Alter von einer Größe des passiven Wortschatzes von 10.000 bis 14.000 Wörtern aus (Kannengieser 2019).

Zusammenfassend lässt sich der Wortschatzerwerb nach Klann-Delius (2016) wie folgt skizzieren: Nachdem Kinder ihr 1. Wort mit 12 Monaten sprechen, setzt bis zum 2. Geburtstag ein Wachstum auf 50 Wörter ein, gefolgt von einem erheblichen Anstieg (Wortschatzspurt) der beherrschten Wörter bis zum 4. Lebensjahr. Danach verlangsamt sich der Erwerb und gilt im Allgemeinen im Alter von 12 Jahren als abgeschlossen, wobei lebenslang neue Wörter hinzugelernt werden (vgl. auch Grimm 1998). Es wird davon ausgegangen, dass der passive Wortschatz zu jedem Zeitpunkt den aktiven Wortschatz im Umfang übersteigt (Kannengieser 2019).

▪ Morphologie und Syntax

Kinder erwerben im Rahmen ihrer grammatischen Entwicklung Regeln zur Veränderung von Wortformen (Morphologie: z. B. Verbbeugung nach Zeit und

Person sowie Pluralbildung) und Regeln zur Konstruktion von Sätzen (Syntax: z. B. Fragesätze, Verbstellung, Nebensätze). Dabei vollziehen sich die wesentlichen Entwicklungsschritte (mit großen individuellen Unterschieden) im Alter von 1,5 bis 4 Jahren (Szagun 2019). Man geht davon aus, dass syntaktische und morphologische Entwicklungsschritte parallel verlaufen und ein Entwicklungsschritt nicht vollständig abgeschlossen sein muss, bevor der nächste beginnt, was das hohe Tempo gut erklären würde. Die Festlegung von präzisen Altersangaben für grammatische Entwicklungsschritte ist schwierig, da die Kinder unterschiedlich früh mit dem Erwerb beginnen und diesen mit hoch variierendem Tempo vollziehen (Kannengieser 2019).

Bezogen auf die Wortbildung lassen sich vor allem die folgenden beiden Prozesse beobachten: die Neubildung von Wörtern aus zumindest 2 freien Morphemen *(Komposition)* ab ca. 1;6 Jahren und die Ableitung neuer Wörter aus bereits bestehenden Wörtern mittels Wortbildungsmorphemen (z. B. „Püppchen“ aus „Puppe“; *Derivation*) ab 2 Jahren. Kompositionen sind häufiger zu beobachten als Derivationen (Kauschke 2012) und führen zu einem deutlichen Anwachsen des kindlichen Lexikons. Die Pluralbildung, der Erwerb des Kasussystems und der Verbflexion sowie der Tempuserwerb sind weitere Aspekte der morphologischen Entwicklung, die im Folgenden gemeinsam mit der syntaktischen Entwicklung beschrieben und zeitlich eingeordnet werden.

Im Alter von *12 bis 18 Monaten* produzieren Kinder überwiegend Einwortäußerungen, mit denen sie jedoch eine Vielfalt ausdrücken. So kann das Wort „Papa“ je nach Situation bedeuten: „Papa, komm her“, „Wo bist du, Papa?“ oder „Guck mal, Papa!“ Gestik, Mimik, Betonung und Kontext helfen den Bezugspersonen, die Bedeutung zu erschließen. Der Zusammenhang von lexikalischer und grammatischer Entwicklung zeigt sich u. a. darin, dass abhängig von der Größe des Wortschatzes (aktiver Wortschatz von 50 Wörtern als Meilenstein) und begünstigt durch den Anstieg von Verben im kindlichen Wortschatz das Bilden von Wortkombinationen mit *18 bis 24 Monaten* zu beobachten ist (Kauschke 2012, 2015). Clahsen (1986) bezeichnet die ersten Wortkombinationen als einen Meilenstein in der Grammatikentwicklung. Hierbei stehen diese für ganz unterschiedliche Sachverhalte wie das Vorhanden- oder Nichtvorhandensein von Personen und Dingen („Mama da“ oder „Auto weg“), Eigenschaften von Dingen („Essen heiß“), einfache Handlungen („Auto auf“) oder Besitz („Auto Ole“). Frühe Mehrwortäußerungen enthalten häufig noch keine Artikel und werden zum Teil auch ohne Verb oder Subjekt produziert (Kauschke 2012). Häufige Wörter in frühen Mehrwortäußerungen sind „nicht“ und „auch“ („Mama auch schlafen“). Selten sind in diesen frühen Äußerungen schon Verben (meist unflektiert am Ende) zu beobachten (Kauschke 2015). Auch werden erste Pluralformen, wenn auch nicht immer korrekt (z. B. „Apfels“, „Püppis“), gebildet und der Genitiv wie in „Oles Auto“ verwendet. Erste Verneinungen („nich schlafen“), Perfektbildungen („aufmacht“), Artikel („der Auto geht auf“) und Verbformveränderungen („ich bauen“) werden produziert, wobei die Kinder noch die Regeln und Ausnahmen von diesen aus dem Sprachvorbild der Erwachsenensprache erlernen müssen (Kannengieser 2019). Zu bedenken ist, dass wir als Sprachvorbilder häufig selbst im Alltag grammatikalisch nicht korrekt (z. B. in unvollständigen Sätzen) sprechen (Jampert et al. 2009), da sich durch den Kontext einfach erschließen lässt, wovon wir gerade sprechen. Laut einer Studie von Szagun (2007) kombinieren 90 % der Kinder *Ende des 2. Lebensjahres* mindestens 2 Wörter, wobei die durchschnittliche

Äußerungslänge („mean length of utterance“, **MLU**) mit zunehmendem Alter stetig wächst.

Im *3. Lebensjahr* bilden die Kinder längere Sätze und erwerben die typische Verbstellung in Aussage-/Hauptsätzen an 2. Position (Kauschke 2012), wobei sie die Verben entsprechend des Subjekts konjugieren („Nils is lieb“) und Verben im Infinitiv oder Verbpartikel in die finale Position setzen („Muss nach Hause gehen“, „Rike mach das auf“). Davon zu unterscheiden sind vom Kind imitierte Verbbeugungen, z. B. „Nils (s)pielt“, die ein Kind ab ca. 2 Jahren äußert, ohne dass es das entsprechende grammatische Verständnis von selbstständig gebildeten Verbbeugungen hat. Clahsen (1988) beziffert das Zeitfenster für den Erwerb der Verbzweitstellung auf 2;6 bis 3;0 Jahre.

Bezogen auf die Verbformen werden Singular vor Plural und die 1. und 3. Person vor der 2. Person erlernt (Klampfer et al. 2001). Tracy (2007) bezeichnet den Erwerb der Verbzweitstellung als einen Meilenstein in der Grammatikentwicklung, wobei Kinder innerhalb des 3. Lebensjahres darüber hinaus lernen, andere Elemente vor das Verb zu stellen (Kauschke 2015). Ab ca. 2 Jahren zeigen Kinder auch Ableitungen von Verben aus Nomina und bilden zusammengesetzte Wörter, während Substantivierungen ab 3 Jahren produziert werden. Typischerweise halten mit diesem Erwerbsschritt auch Wortneuschöpfungen Einzug in das Repertoire des kindlichen Wortschatzes (z. B. „Kacker“), die mit mehr Kenntnis der muttersprachlichen Wörter ab 5 bis 6 Jahren zurückgehen (Kannengieser 2019).

Das rezeptive Verarbeiten von morphologischen und syntaktischen Strukturen geht dem expressiven Ausdruck laut einiger Autoren deutlich voraus. So merken Höhle und Weissenborn (2003) z. B. an, dass Funktionswörter bereits über 1 Jahr früher rezeptiv nachgewiesen werden können, und Dittmann (2012) interpretiert die Bevorzugung korrekter gegenüber inkorrekter Sätze bei 2-jährigen Kindern als ein Zeichen vorhandenen rezeptiven grammatischen Wissens. Im 3. Lebensjahr bilden Kinder vermehrt die Vergangenheitsform des Perfekts (Partizipformen wie z. B. „gemacht“), womit sie ab 2 Jahren beginnen (Clahsen und Rothweiler 1993). Eine Untersuchung von Rice et al. (2010) bezifferte die durchschnittliche Wortäußerungslänge bei 2,5- bis 3-jährigen Kindern auf 2,9, bei 3- bis 3,5-jährigen Kindern auf 3,4 und mit 4 Jahren auf 4 Wörter. Kinder verwenden im 3. Lebensjahr vorwiegend den Akkusativ, während der Dativ deutlich später erworben wird (van Minnen 2011). Das Bilden von Nebensätzen, beginnend mit einer Konjunktion („weil …“) und endend mit dem flektierten Verb („… der doof ist“), lässt sich bei Kindern ab einem Alter von 30 Monaten beobachten. Ab 2;6 Jahren werden Subjekte seltener ausgelassen (Weissenborn 2000) und obligatorische Artikel mit größerer Sicherheit verwendet (Kauschke 2015).

Informationsfragen mit Fragepronomen tauchen ebenfalls im Alter von 2;6 bis 3 Jahren auf, wobei „wo“ das häufigste Fragepronomen im frühen Alter ist und erst später die Fragewörter „wer“, „was“, „wen“ und „wem“ (Fragen nach Subjekt und Objekt) gebildet werden. Nach diesen nutzen Kindern in Fragen die Pronomen „wann“, „wie“ und „womit“ (Fragen nach adverbialen Bestimmungen (Mills 1985, zitiert nach Kauschke 2012). Lange W-Fragen mit mehreren aneinandergereihten W-Fragen verwenden und verstehen Kinder ab ca. 3;5 Jahren (Guasti 2004).

Typischerweise machen Kinder im Verlauf ihrer grammatischen Entwicklung Fehler, die als „Zwischenstufen“ Ausdruck des Lernens von Regelausnahmen und komplizierten Formen sind („lauften“, „Apfels“). So lassen sich bei 10 % aller

Partizipien im Alter von 3 bis 4 Jahren Fehler finden (z. B. „geesst"), die deutlich machen, dass die Kinder die Regeln zur Partizipienbildung generell verstanden haben, diese aber noch übergeneralisiert auch bei unregelmäßigen Verben anwenden (Rothweiler 2002).

Kinder werden *zwischen 3 und 4 Jahren* flexibler bei der Bildung von Hauptsätzen und ihre Syntax enthält vermehrt unterschiedliche Arten von Nebensätzen, sodass sich in diesem Alter von einem *Grammatikspurt* sprechen lässt (Pinker 2000, S. 97). Kauschke (2012) schreibt Kindern mit ungestörter Sprachentwicklung im Alter von 3,5 bis 4 Jahren eine zielsprachliche komplexe Syntax zu. Mit *4 Jahren* können Relativsätze (Siegmüller et al. 2005) und der Akkusativ gebildet werden (Kauschke und Siegmüller 2010). Der Dativ wird von Kindern erst spät erworben; Clahsen (1984) benennt hierfür das Alter von *5;6 Jahren.*

Mit 7;5 Jahren beträgt die durchschnittliche Äußerungslänge von Kindern 5 Wörter (Rice et al. 2010). Allgemein zeigt sich die Weiterentwicklung der syntaktischen Kompetenzen im späteren Grammatikerwerb weniger in der Äußerungslänge als vielmehr in der Komplexität und der Flexibilität von Satzstrukturen (Kauschke 2012). Auswertungen der Studie „Grammatikerwerb deutschsprachiger Kinder zwischen 4 und 9 Jahren" (GED 4–9; Motsch und Becker 2014; Motsch und Rietz 2014) machen deutlich, dass der Grammatikerwerb im Deutschen nicht schon mit 4 bis 5 Jahren beendet ist. So beherrschen z. B. weniger als 90 % der 9-jährigen Kinder Passivkonstruktionen, die in der deutschen Sprache sehr viel seltener als das Aktiv vorkommen, fehlerfrei. Motsch und Riehemann (2017) betonen, dass das Phasenmodell des Grammatikerwerbs von Clahsen (1986) bezüglich der Altersangaben überdacht werden sollte, da ihre Daten einen späteren Abschluss des Erwerbs nahelegen. Eine ausführliche und übersichtliche Darstellung über die Grammatikerwerbsphasen nach Clahsen (1986) findet sich in Kannengieser 2019 (S. 171 ff.).

■ Pragmatik

Im 2. Lebensjahr setzt das *1. Fragealter* ein. Kinder versuchen, durch eine aufsteigende Tongebung am Ende ihrer Äußerungen neue Informationen zu gewinnen (Kannengieser 2019). Auch sind sie in der Lage, einfache Fragen wie „Wo ist der Ball?" zu beantworten, Aufforderungen umzusetzen, Feststellungen und Bitten zu formulieren sowie Äußerungen zuzustimmen oder diese abzulehnen (Klann-Delius 2016). Bitten stellen Kinder zwischen 12 und 18 Monaten durch imitierendes Vormachen der Handlung, die das Gegenüber ausführen soll (Bruner 2008).

Nachdem das Kind zunächst Monologe führt, die sich nicht an jemand anderen richten, nutzt es zunehmend Dialoge, in denen es aber noch auf die Lenkung durch den Gesprächspartner angewiesen ist und schnell die Themen wechselt (Kannengieser 2019). Kinder halten die Regeln des Turn-Taking ein, bei dem Bezugsperson und Kind abwechselnd miteinander kommunizieren. Nur selten sind gleichzeitige Sprechakte zu beobachten (Klann-Delius und Hofmeister 1997; Levinson 2016). In diesem Rahmen zeigen Studien auch, dass es Kindern im Dialog gelingt, inhaltlich Bezug auf das vorher Gesagte zu nehmen und sich generell länger in zusammenhängenden Äußerungen mitzuteilen (Kany und Schöler 2010; Kaye und Charney 1981; Kiefer 1995). Jedoch ist Perspektivübernahme noch schwierig und folglich beziehen sie das Vorwissen von Gesprächsteilnehmenden noch nicht in ihre Erzählungen mit ein. Hat ein 2-jähriges Kind beispielsweise zugesehen, wie zu Hause ein Kuchen gebacken wird, und erzählt später der pädagogischen Fachkraft in der Krippe „Lecker debacken", dann ist für diese nicht klar, auf welche Situation sich das Kind bezieht. Erst mit 3 bis 4 Jahren verstehen Kinder, dass Gesprächsteilnehmende nicht unbedingt auf das gleiche Wissen zurückgreifen können wie sie selbst, und ergänzen Hintergrundinformationen (Hellrung 2012).

Zwischen 24 und 30 Monaten erwerben Kinder die vollständige Gesprächssequenz (Zollinger 2015; Andresen 2017) und erwarten eine Reaktion des anderen auf ihre Äußerungen, was sich in mehrfachen Wiederholungen bis zur Reaktion des Gesprächspartners auf ihr Gesagtes zeigt. Auch sprechen die Kinder Gesprächspartner mit dem Eigennamen an, lassen sich im Gespräch unterbrechen und korrigieren ihre Äußerungen auf Rückfragen hin (Kannengieser 2019).

Während des *2. Fragealters* mit 3 Jahren bauen Kinder ihr Wissen durch die Verwendung von Fragewörtern (u. a. wann, wie, wo, warum) weiter aus. Zudem lassen sich erste Hinweise für eine Perspektivübernahme finden, und den Kindern gelingt es, Gespräche zu eröffnen und sich fortwährend inhaltlich auf das zuvor Gesagte zu beziehen (Hellrung 2002; Meibauer 2008). Ab 3 Jahren können Kinder Dialoge eröffnen und aufrechterhalten. Wenn sie das Gegenüber nicht verstehen, fragen sie nach, und sie versuchen auch aufzuklären, dass sie falsch verstanden wurden, wenn dies der Fall war (Schrey-Dern 2006).

Im Alter von 4 Jahren verstehen Kinder zunehmend vertieft Sachverhalte und Aufgabenstellungen aus ihrem unmittelbaren Umfeld sowie längere Geschichten. In Gesprächen behandeln sie Inhalte tiefgehender und wechseln weniger häufig das Thema. Ebenfalls im Alter von etwa 4 Jahren beginnt der Erwerb der *Erzählfähigkeit* im engeren Sinn (Achhammer et al. 2016). Kindern gelingt es ab diesem Alter vermehrt, sich von der aktuellen Gesprächssituation zu lösen und vergangene Erlebnisse sowie fiktive Geschichten zu erzählen (Andresen 2017; Hellrung 2002). Hierbei lassen 4- bis 5-jährige Kinder zunächst noch häufig zentrale Ereignisse oder Hintergrundinformationen aus (Boueke et al. 1995; Licandro 2016; Pfeffer 2015) und stellen Ziele und Motive von Handelnden meist noch nicht klar heraus (Kauschke 2012). Einzelne Ereignisse innerhalb der Erzählung werden in diesem Alter noch überwiegend isoliert und ohne inhaltliche Verknüpfung aneinandergereiht. Meist werden die Ereignisse über die Verwendung temporaler Konnektoren (z. B. „dann") nach chronologischer Reihenfolge geordnet. Eine Gewichtung nach Bedeutsamkeit der einzelnen Ereignisse für die Erzählung wird in diesem Alter meist noch nicht vorgenommen. Zudem werden Problem und Lösung noch nicht in Beziehung gesetzt und es fehlen Einleitungs- und Schlusselemente (Schelten-Cornish 2015).

Etwa ab dem Alter von 5 Jahren beginnen Kinder, ihre Erzählungen gemäß des Schemas Anfang, Ereignis, Reaktion und Ende zu strukturieren, und berücksichtigen somit ab diesem Alter die zentralen inhaltlichen Merkmale einer Erzählung, was auf eine erste mentale Vorstellung vom Aufbau einer Geschichte hinweist (Hellrung 2012). So werden zu Beginn der Erzählung nun häufiger die handelnden Personen sowie Ort und Kontext des Geschehens für den Zuhörer eingeführt. Hierbei werden Protagonisten jedoch noch über definite Artikel („der" Hund) eingeführt und somit als dem Hörer bekannt vorausgesetzt, und auch die eindeutige Referenz auf Protagonisten innerhalb der Erzählung gelingt Kindern in diesem Alter noch nicht immer durchgehend (Pfeffer 2015).

Die Kinder geben ihre eigenen Emotionen zu den Geschichten preis und schaffen es in Rollenspielen, die Empfindungen anderer nachzuspielen

(Hellrung 2012). Hinsichtlich der Anordnung der zentralen inhaltlichen Elemente beginnen Kinder im späten Vorschul- bzw. frühen Schulalter zudem damit, ihre Erzählungen um ein zentrales Ereignis herum aufzubauen und somit eine Gewichtung der einzelnen Ereignisse innerhalb der Erzählung vorzunehmen (Ringmann 2013). Allerdings erfolgt auch in diesem Alter zumeist noch keine klare Herausstellung des Höhepunkts (Pfeffer 2015). Dennoch zeigt sich in dieser Entwicklung das deutliche Ansteigen metasprachlicher und metakognitiver Fähigkeiten im Alter von 4 bis 6 Jahren (Andresen 2017).

Mit 6 Jahren setzen die Kinder gängige Kommunikationsregeln um und können Ereignisse und komplexere Geschichten nacherzählen (Hellrung 2002; Kany und Schöler 2010). Sie beginnen mit Sprache zu spielen, erzählen Witze und lernen, dass Äußerungen unterschiedlich interpretiert werden können (Klann-Delius 2016). Auf diese Weise entwickeln 6-Jährige ein neues Verständnis von Sprache und ihrer Vielschichtigkeit („metalinguistic awareness“; Karmiloff und Karmilloff-Smith 2001). Das vollständige Verfolgen eines Gesprächsthemas aus der Sicht des Gegenübers und die entsprechende Reaktion auf das Gesagte unter Einbezug seiner Perspektive *(empathische Gesprächsführung)* gelingen Kindern erst im Alter von 7 bis 10 Jahren (Kannengieser 2019).

▪ Metasprachliche Kompetenzen

Neben dem Erwerb primärsprachlicher Fähigkeiten entwickeln Kinder auch Wissen über die Sprache, sprachliche Einheiten und formale Eigenschaften sowie über die Beziehung von Ausdruck und Inhalt. Dieses metasprachliche Wissen wird von Kindern mit erheblicher Variation erlernt und ist keine verbindliche Entwicklungsaufgabe. So lassen sich bei mehrsprachigen Kindern metasprachliche Kompetenzen oft früher beobachten (vgl. ► Kap. 5). Als Teil des allgemeinen Wissens setzt metasprachliches Wissen einen altersgerechten kognitiven Entwicklungsstand voraus und kann kompensatorisch bei primärsprachlichen Defiziten wirken (Kany und Schöler 2010).

Phonologische Bewusstheit (Wissen um die Lautstruktur von Sprache) ist Teil des Wissens über Sprache und eine wesentliche Voraussetzung für einen gelingenden Schriftspracherwerb. Sie hängt von den Sprachanregungen der Umwelt sowie dem Schriftspracherwerb in der Schule ab. Schon im Vorschulalter lassen sich die phonologische Bewusstheit im weiteren Sinne (Wahrnehmung der gröberen sprachlichen Einheiten wie Silben bzw. Wörter im Satz) z. B. durch Reimspiele und Silbenklatschen sowie die phonologische Bewusstheit im engeren Sinne (bewusster Umgang mit den kleinsten Einheiten der gesprochenen Sprache, den Phonemen) z. B. durch Aufgaben zur Analyse und Synthese von Lauten in bzw. zu Wörtern fördern (Skowronek und Marx 1989), die nachweislich langfristige positive Auswirkungen auf den Schriftspracherwerb haben. Mannhaupt (2002) charakterisiert phonologische Bewusstheit im weiteren Sinne als Voraussetzung fürs Lesen- und Schreibenlernen und phonologische Bewusstheit im engeren Sinne als Folge der Auseinandersetzung mit der Schriftsprache.

Erste Selbstkorrekturen von Kindern im Alter von 27 Monaten könnten als Zeichen für metasprachliches Wissen interpretiert werden. Da unklar ist, ob diese Selbstkorrekturen absichtsvoll oder automatisch ablaufen, vermutet man, dass das metasprachliche Wissen erst deutlich später, im Alter von 5 bis 6 Jahren einsetzt.

In der Übersicht Entwicklung der Sprachproduktion von 2 bis 6 Jahren ist zusammenfassend dargestellt, wie sich die Sprachproduktion in diesem Altersbereich entwickelt, wobei nicht gesondert auf den Bereich der Phonologie eingegangen wird.

Entwicklung der Sprachproduktion von 2 bis 6 Jahren
(in Anlehnung an: Grimm 2003; Szagun 2019; Wendlandt und Niebuhr-Siebert 2010)

- *12. bis 24. Monat:*
  - Erste soziale Wörter werden verwendet („Hallo“ und Winken, „Danke“).
  - Fragen bestehen aus einem Wort und werden durch die Betonung kenntlich gemacht („Haben?“).
  - Pluralformen werden mit den häufigsten Endungen gebildet („Autos“ und „Kuchens“, „Schaufeln“ und „Hunden“).
  - Übergeneralisierung („wauwau“ für alles, was Fell hat)
  - Verben stehen am Satzende.
  - Wortschatzspurt (nicht bei allen Kindern): Das Lexikon wird durch den Zuwachs neuer Wörter neu organisiert
  - Wortschatz: 250–600 Wörter.
- *2. und 3. Jahr:*
  - Die Verbzweitstellung wird erworben.
  - Adjektive kommen zum Wortschatz hinzu.
  - Regelmäßige Verben werden korrekt gebildet; das Verb wird an das Subjekt angepasst („ich gehe“, „du gehst“, „sie geht“).
  - Bei Fragen wird das Verb an den Anfang gestellt („Kommst Du mit?“).
  - Regelmäßige Plural- und Vergangenheitsformen werden korrekt gebildet („Kühe“ statt „Kuhs“, „Löwen“ statt „Löwens“).
  - Das Kind sagt „ich“ und spricht nicht mehr in der 3. Person von sich selbst („Ich habe Hunger“ statt „Lina Hunger“).
  - Es wird auch über Dinge gesprochen, die weder sichtbar sind noch sich in unmittelbarer Nähe befinden.
  - „Nicht“ wird anstelle von „nein“ benutzt und steht an der richtigen Position im Satz (hinter dem gebeugten Verb).
  - Wortschatz mit 3 Jahren: etwa 1000 Wörter
- *3. und 4. Jahr:*
  - Das Konsonanteninventar wird ausgebaut, außer /s/ (<u>S</u>ahne), /ch/ (Bü*ch*er) und /ts/ (<u>Z</u>üge) werden alle Laute korrekt gebildet.
  - Sprache wird kreativ verändert, Wortneuschöpfungen entstehen („Reparierung“ statt „Reparatur“, „Löwenfrisur“ statt „Mähne“).
  - Der Erwerb des Kasussystems beginnt mit der Verwendung des Nominativs (wer?) und Akkusativs (wen?), beispielsweise wird „Mama isst einen Kuchen“ korrekt gebildet, aber: „Ich spiele mit den Ball“ (statt „dem Ball“).
  - Die Kommunikation geschieht unabhängig von gegenwärtigen Handlungen.
- *4. bis 6. Jahr:*
  - Alle Laute sind erworben und auch komplexe Konsonantenverbindungen werden korrekt realisiert („blau“, „Brief“, „Schlumpf“).
  - Dativ (wem?) und Genitiv (wessen?) werden korrekt verwendet („Ich schaue nach dem Ball“, „Das ist Katarinas Buch“).
  - Das Kind spricht bis zu 6000 Wörter.
  - Die Wörter werden abstrakter (auch Dinge, die man nicht sehen oder anfassen kann, werden benannt: „Langeweile“, „Mut“, „besonders“).
  - Geschichten werden immer mehr ausgeschmückt und emotional bewertet („Der ist traurig, weil der wollte das nicht“).
  - Das Kind kann sich in die Situation eines anderen hineinversetzen.
  - Ironie wird bald verstanden.

- **Weiterführende Literatur**

Ausführliche Darstellungen zum monolingualen kindlichen Spracherwerb im Deutschen finden sich in:

- Fox-Boyer, A. (Hrsg.). (2014). *Handbuch Spracherwerb und Sprachentwicklungsstörungen: Kindergartenphase.* München: Elsevier.
- Kauschke, C. (2012). *Kindlicher Spracherwerb im Deutschen. Verläufe, Forschungsmethoden, Erklärungsansätze.* Berlin: de Gruyter.
- Sachse, S. (Hrsg.). (2015). *Handbuch Spracherwerb und Sprachentwicklungsstörungen: Kleinkindphase.* München: Elsevier.
- Szagun, G. (2019). *Sprachentwicklung beim Kind: Ein Lehrbuch* (7. Aufl.). Weinheim: Beltz.

1.3 Sprachentwicklung im weiteren Verlauf (Grundschulalter)

Der Spracherwerb von Kindern ist nicht mit dem Eintritt in die Schule abgeschlossen, auch wenn die wesentlichen sprachlichen Meilensteine dann gelegt sind. Im Grundschulalter differenzieren sich die sprachlichen Fähigkeiten der Kinder sowohl rezeptiv als auch expressiv noch weiter aus, und das sprachliche Wissen der Kinder wird immer expliziter. Die Schuljahre sind in Bezug auf alle Sprachbereiche eine äußerst kreative Phase, wobei die Fortschritte in der semantischen und pragmatischen Entwicklung besonders evident sind (Owens 2016).

Im Vergleich zur vorschulischen Sprachentwicklung reduziert sich das Tempo der Entwicklung im Schulalter im Sinne einer systematischen Entwicklung und Stabilisierung von Wort- und Satzbildungsregeln. Die individuellen Unterschiede sind sehr ausgeprägt, z. B. können bezogen auf den Wortschatz Unterschiede von 6000 Wörtern zwischen durchschnittlichen und sprachschwachen Schülern bzw. Schülerinnen vorliegen (Scott et al. 1992, zitiert nach Owens 2012).

Während Kinder im Vorschulalter insbesondere Regeln lernen, so entdecken sie im Schulalter viele Ausnahmen von Regeln und setzen Sprache ökonomischer ein (z. B. weniger doppelte Verneinungen). In den ersten 6 Schuljahren entwickeln Kinder kognitive und kommunikative Fähigkeiten, die mit 12 Jahren denen von Erwachsenen ähneln (Owens 2016).

- **Sprachverständnis**

Zu Beginn des Grundschulalters (6 bis 8 Jahre) verstehen Kinder Pluralsätze, Komparative, Zeitformen und Nebensatzkonstruktionen, z. B. Kausal- und Relativsätze. Auch Passiv- und Temporalsätze werden verstanden, und die Kinder stellen Verständnisfragen mit Angaben zum Grund ihres Nichtverstehens. Mehrdeutigkeiten werden verstanden (z. B. „heiter" als Stimmungs- und Wetterlage). Adjektive zur Beschreibung des eigenen Befindens wie „ausgeglichen" oder „gelassen" werden verstanden. Im Rahmen des Schriftspracherwerbs entwickelt sich das Lesesinnverständnis.

Ab einem Alter zwischen 8 und 10 Jahren gelingt das differenziertere Verstehen von Pronomen und bildhafter Sprache (z. B. Redewendungen, Sprichwörter und Metaphern) sowie komplexer Negationsstrukturen. Das Textverstehen bildet sich weiter aus (Gebhard 2008; Hachul und Schönauer-Schneider 2019; Mathieu 1995; Schönauer-Schneider und Eiber 2010).

- **Wortschatz**

Vom Vorschulalter in das Grundschulalter hinein (4 bis 7 Jahre) verwenden die Kinder mehr Verben, Adjektive, Adverbien und Präpositionen. Der Verbwortschatz erweitert sich von handlungsorientierten Verben (z. B. „essen“, „gehen“, „spielen“) zu wahrnehmungsbezogenen Verben (z. B. „sehen“, „hören“, „riechen“) und mentalen Verben (z. B. „wissen“, „denken“, „lernen“). Einhergehend mit der Entwicklung weiterer kognitiver Fähigkeiten (z. B. steigender allgemeiner Gedächtniskapazitäten und Ressourcen des Arbeitsgedächtnisses) wachsen die Sprachfähigkeiten. Wörter, die Befinden, Wahrnehmen, Denken und Einfühlen ausdrücken, werden aufgrund der fortschreitenden Entwicklung bezüglich der **Theory-of-Mind**-Fähigkeiten der Kinder vermehrt verwendet (▶ Kap. 6).

Ab dem 7. Lebensjahr werden neue Wörter aus bekannten Wortstämmen abgeleitet (z. B. aus dem Adjektiv „automatisch“ gelingt die Ableitung des Substantivs „Automatisierung“), sodass sich der Wortschatz rasch erweitert. Der Wortschatz wächst auch im Zusammenspiel mit schulischer Bildung an, und neu erlernte Wörter lösen Strukturierungs- und Reorganisationsprozesse aus, z. B. von Kategorien hin zu semantischen Feldern, die stetig neu aufgebaut und verändert werden (Owens 2012; Pomnitz und Rupp 2013).

Metasprachliche Kompetenzen, also die Fähigkeit des Sprachnutzers, den Sprachgebrauch inhaltlich und abstrakt zu reflektieren (z. B. phonologische Bewusstheit; ▶ Abschn. 1.2.2.2), erweitern sich insbesondere in Abhängigkeit von Bildungsanforderungen sowie pragmatischen Fähigkeiten (z. B. Gesprächsführung und das Erzählen von Geschichten).

▪ Pragmatik

Mit der wachsenden Anerkennung für die Perspektiven der anderen verfeinern die Kinder ihre kommunikativen Fähigkeiten so, dass sie zum effektiven Gesprächspartner (Kommunikator) werden (Owens 2016). Die gewachsenen Problemlösefähigkeiten erlauben Kindern nun, Probleme und Fehler zu versprachlichen. Sie entwickeln sich vom „Wahrnehmer“ zum „Erzähler“, denn das Reflektieren und Berichten über die Gegenwart, Vergangenheit und zum Teil auch Zukunft wird möglich. Zusammenhängende Geschichten werden erstmals richtig verstanden und mit Anfang und Ende, Problem und Lösung erzählt (Owens 2016). Es gelingt Kindern nun zunehmend besser, Geschichten um ein zentrales Ereignis herum zu strukturieren und Ereignisse nach ihrer Bedeutsamkeit gewichtet zu erzählen.

Ab etwa 7 Jahren werden auch kausale Beziehungen zwischen Ereignissen („weil“) hergestellt, häufig erfolgt jedoch noch keine klare Darstellung des Höhepunkts der Geschichte (Pfeffer 2015). Vermehrt werden nun mentale Zustände sowohl der Zuhörer als auch der handelnden Personen beim Erzählen mit einbezogen. So gelingt es Kindern im frühen Schulalter, Elemente, die beim Zuhörer Spannung erzeugen (z. B. „plötzlich“), in ihre Erzählungen einzuschließen. Darüber hinaus beginnen sie vermehrt Pläne, Ziele und innere Reaktionen der Protagonisten zu versprachlichen (Boueke et al. 1995), wobei die Versprachlichung dieser Elemente erst ab einem Alter von 10 Jahren zuverlässig vorgenommen wird (Ringmann 2013). Neben verschiedenen temporalen und kausalen werden im späten Grundschulalter auch adversative Verbindungen („obwohl“) zwischen Ereignissen hergestellt (Boueke et al. 1995). Fehler bei der Referenz der Protagonisten treten nur noch selten auf.

Die Fähigkeit zur Organisation von Erzählungen entwickelt sich bis ins Jugend- bzw. Erwachsenenalter hinein weiter (Licandro 2016). Das Verständnis und der Gebrauch von bildhafter Sprache (z. B. Metaphern und Sprichwörter) sowie von Witz und Ironie entwickeln sich noch über die Kindheit hinaus. Auch gelingt Kindern im Schulalter das Sprechen über bestimmte logische und wissenschaftliche Ereignisse, wobei konjunktive Ausdrücke wie „und" früher verwendet werden als disjunktive Ausdrücke wie „aber" und „obwohl" (Owens 2012) und temporale Ausdrücke (z. B. „bevor", „nachdem", „als") früher als konditionale Ausdrücke (z. B. „falls", „wenn"). Argumentative Funktionen wie „nur", „wenigstens" und „höchstens" werden bereits mit 6 Jahren erworben, „fast" jedoch erst mit ca. 10 Jahren.

■ Morphologie

Bezogen auf die morphologische Entwicklung festigen sich im Grundschulalter weniger häufige Wortbildungsmuster und irreguläre Formen (z. B. Plural- und Verbflexionen; Bittner 2013).

■ Syntax

Satzkonstruktionen werden durch die Verwendung von Propositionen wie „bevor", „falls" oder „obwohl" komplexer, wodurch das Einbetten von Phrasen und Nebensätzen möglich wird. Passivsätze entwickeln sich nur langsam im Verlauf der Kindheit (Owens 2012). Die syntaktische Entwicklung, insbesondere bei Verknüpfung mit pragmatischem Wissen, ist Forschungsergebnissen zufolge bis zum Alter von 10 bis 12 Jahren noch nicht abgeschlossen (Berman 2009).

Das nun folgende abschließende Beispiel, in dem die 9-jährige Katharina die gleiche Bildergeschichte (vgl. ◘ Abb. 1.4) wie der 2;9 Jahre alte Jasper zu Beginn dieses Kapitels schildert, vermag besonders eindrücklich zu vermitteln, wie rasant und vielfältig sich die sprachlichen Kompetenzen von Kindern vom Vorschul- bis ins Schulalter hinein entwickeln und ausdifferenzieren.

► Beispiel: Beschreibung der Bildergeschichte von Katharina (9 Jahre)

- Die Maus will schwimmen gehen und hat 'nen Schwimmring um, weil sie noch nicht schwimmen kann.
- Dann geht der Schwimmring verloren – man sieht nicht, wo er ist. Dann strampelt sie und schreit um Hilfe.
- Dann kommt ein Frosch, der sie vielleicht schreien gehört hat oder auch einfach so. Dann darf sie auf ihm reiten, weil er sieht, dass sie sonst ertrinkt, wenn sie noch länger im Wasser ist, und bringt sie an Land. ◄

■ Weiterführende Literatur

Weiterführende Informationen zum Spracherwerb ab dem Grundschulalter finden sich in:

- Ringmann, S., & Siegmüller, J. (2013). *Handbuch Spracherwerb und Sprachentwicklungsstörungen. Schuleingangsphase.* München: Elsevier.
- Ringmann, S., & Siegmüller, J. (2014). *Handbuch Spracherwerb und Sprachentwicklungsstörungen. Jugend- und Erwachsenenalter.* München: Elsevier.

1.4 Zusammenfassung

- Die menschliche Sprache lässt sich in unterschiedliche Sprachebenen bzw. Sprachkomponenten untergliedern, die komplex zusammenwirken, gleichzeitig aber jeweils spezifische Anforderungen an das lernende Kind stellen:
  - Als Phonologie bezeichnet man die Lautlehre, Morphologie ist die Wortbau- und Wortformenlehre, und Syntax ist die Satzformenlehre.
  - Semantik stellt die Lehre von den sprachlichen Bedeutungen dar, wobei man zwischen Satzsemantik und

1

Wortsemantik (Wortschatz, Lexikon) unterscheidet.
  - Pragmatik ist die Lehre vom sprachlichen Handeln und Prosodie meint die Lehre von der melodischen Gliederung der Rede.
  - Wahrnehmen und Verstehen von Sprache geht zu jeder Zeit der Sprachproduktion voraus.
- Im einsprachigen Erstspracherwerb lassen sich sog. „Meilensteine" der Sprachentwicklung beschreiben, wobei zu beachten ist, dass diese mit hoher individueller Variabilität erreicht werden.
- Säuglinge sind schon vor der Geburt mit besonderen Fähigkeiten zur Sprachwahrnehmung ausgestattet, die es ermöglichen, dass ab dem 10. Monat basale kommunikative Fähigkeiten wie Turn-Taking und der trianguläre Blickkontakt als Voraussetzung für die weitere Sprachentwicklung ausgebildet werden.
- Bereits im 1. Lebensjahr nutzen Kinder spezifische Sprachverständnisstrategien zum Entschlüsseln von Äußerungen der Umwelt, die sowohl für die Wahrnehmung von Sprache als auch für die Sprachproduktion relevant sind.
- Vor Eintritt in die Schule sind die wesentlichen Meilensteine der Sprachentwicklung erreicht.
- Im weiteren Verlauf differenzieren sich die sprachlichen Fähigkeiten rezeptiv und expressiv weiter aus (besonders bezüglich der semantischen und pragmatischen Ebene), wobei das Tempo der Entwicklung im Vergleich zum Vorschulalter im Sinne einer systematischen Entwicklung und Stabilisierung von Wort- und Satzbildungsregeln reduziert ist. Weiterhin bestehen große individuelle Unterschiede.

Literatur

Achhammer, B., Büttner, J., Sallat, S., & Spreer, M. (2016). *Pragmatische Störungen im Kindes- und Erwachsenenalter*. Stuttgart: Georg Thieme.

Andresen, H. (2005). *Vom Sprechen zum Schreiben. Sprachentwicklung zwischen dem vierten und siebten Lebensjahr*. Stuttgart: Klett-Cotta.

Andresen, H. (2017). *Vom Sprechen zum Schreiben. Sprachentwicklung zwischen dem vierten und siebten Lebensjahr* (2. Aufl.). Stuttgart: Klett-Cotta.

Bates, E., Dale, P., Fenson, L., Hartung, J., Marchman, V., Reilly, J., Reznick, Z., & Thal, D. (1994). Developmental and stylistic variation in the composition of early vocabulary. *Journal of Child Language, 21*(1), 85–121.

Bates, E., Dale, P. S., & Thal, D. (1995). Individual differences and their implications for theories of language development. In P. Fletcher & B. MacWhinney (Hrsg.), *The Handbook of Child Language* (S. 726–735). Oxford: Blackwell.

Bateson, M. C. (1975). Mother – Infant exchanges: The epigenesis of conversational interaction. *Annals of the New York Academy of Sciences, 263*(1), 101–113.

Bergelson, E., & Swingley, D. (2012). At 6–9 months, human infants know the meanings of many common nouns. *Proceedings of the National Academy of Sciences, 109*(9), 3253–3258.

Berman, J. (2009). Language development in narrative contexts. In E. L. Blavin (Hrsg.), *The Cambridge Handbook of Child Language* (S. 355–375). Cambridge: University Press.

Beyer, R., & Gerlach, R. (2019). *Sprache und Denken* (2. Aufl.). Wiesbaden: Springer.

Bittner, D. (2013). Grammatische Entwicklung. In S. Ringmann & J. Siegmüller (Hrsg.), *Handbuch Spracherwerb und Sprachentwicklungsstörungen. Schuleingangsphase* (S. 51–76). München: Urban & Fischer.

Boueke, D., Schülein, F., Büscher, M., Terhorst, E., & Wolf, D. (1995). *Wie Kinder erzählen. Untersuchungen zur Erzähltheorie und zur Entwicklung narrativer Fähigkeiten*. München: Wilhelm Funk.

Braine, M. D. S. (1963). On learning the grammatical order of words. *Psychological Review, 70*, 323–348.

Bretherton, I., & Beeghly, M. (1982). Talking about internal states: The acquisition of an explicit theory of mind. *Developmental Psychology, 18*(6), 906–921.

Bruner, J. (2008). *Wie das Kind sprechen lernt* (2., erg. Aufl. Nachdr.). Bern: Huber.

Clahsen, H. (1984). Der Erwerb von Kasusmarkierungen in der deutschen Kindersprache. *Linguistische Berichte, 89,* 1–31.

Clahsen, H. (1986). *Die Profilanalyse*. Berlin: Marhold.

Clahsen, H. (1988). *Normale und gestörte Kindersprache: Linguistische Untersuchungen zum Erwerb von Syntax und Morphologie*. Amsterdam: John Benjamins Publishing.

Clahsen, H., & Rothweiler, M. (1993). Inflectional rules in children's grammars: Evidence from German participles. In G. Booij & J. Van Marle (Hrsg.), *Yearbook of morphology* (S. 1–34). Dordrecht: Kluwer.

Clark, E. V. (1993). *The lexicon in acquisition*. Cambridge: Cambridge University Press.

Conti-Ramsden, G., & Jones, M. (1997). Verb use in specific language impairment. *Journal of Speech Language Hearing Research, 40*(6), 1298–1313.

DeCasper, A. J., & Spence, M. J. (1986). Prenatal maternal speech influences newborns' perception of speech sounds. *Infant Behavior and Development, 9*(2), 133–150. ► https://doi.org/10.1016/0163-6383(86)90025-1.

Dale, P. S., & Fenson, L. (1996). Lexical development norms for young children. *Behavioral Research Methods, Instruments, & Computers, 28,* 125–127.

Dittmann, J. (2012). *Der Spracherwerb des Kindes: Verlauf und Störungen*. München: Beck.

Fox, A., & Dodd, B. (1999). Der Erwerb des phonologischen Systems in der deutschen Sprache. *Sprache Stimme Gehör, 23,* 183–191.

Fox-Boyer, A. (2016). *Kindliche Aussprachestörungen. Phonologischer Erwerb. Differenzialdiagnostik. Therapie* (7. überarb. Aufl.). Idstein: Schulz-Kirchner.

Fox-Boyer, A., & Neumann, S. (2017). Aussprachstörungen. In A. Mayer & T. Ulrich (Hrsg.), *Sprachtherapie mit Kindern*. München: Reinhardt.

Fox-Boyer, A., & Schäfer, B. (2015). Die phonetisch-phonologische Entwicklung von Kleinkindern (0–3 Jahre). In S. Sachse (Hrsg.), *Handbuch Spracherwerb und Sprachentwicklungsstörungen. Kleinkindphase* (S. 39–62). München: Elsevier.

Fox-Boyer, A. (2014). Phonologieerwerb. In A. Fox-Boyer (Hrsg.), *Handbuch Spracherwerb und Sprachentwicklungsstörungen Band II: Kindergartenphase* (S. 9–14). München: Elsevier.

Fox-Boyer, A., Groos, I., & Schauß-Golecki, K. (2015). *Kindliche Aussprachestörungen. Ein Ratgeber für Eltern, Erzieher, Therapeuten und Ärzte* (3. überarb. Aufl.). Idstein: Schulz-Kirchner.

Friederici, A. D. (2013). Neurobiologische Grundlagen der Sprachentwicklung. In F. Becker-Stoll, C. Kieferle, & E. Reichert-Garschhamme (Hrsg.), *Sprachliche Bildung von Anfang an: Strategien, Konzepte und Erfahrungen* (S. 74–81). Göttingen: Vandenhoeck & Ruprecht.

Friederici, A. D., & Wessels, J. M. (1993). Phonotactic knowledge of word boundaries and its use in infant speech perception. *Perception and Psychophysics, 54*(3), 287–295.

Ganger, J., & Brent, M. R. (2004). Reexamining the vocabulary spurt. *Developmental Psychology, 40*(4), 621–623.

Gebhard, W. (2008). *Entwicklungsbedingte Sprachverständnisstörungen bei Kindern im Grundschulalter: Status und Diagnostik im klinischen Kontext* (2., aktualis. Aufl.). München: Herbert Utz Verlag (Münchner Beiträge zur Psychologie).

Görisch, O. (2014). *KurzCHECK Sprachliche Entwicklung*. Hamburg: Handwerk und Technik.

Gopnik, A., & Choi, S. (1995). Names, relational words, and cognitve development in English and Korean speakers: Nouns are not always learned before verbs. In M. Tomasello & W. E. Merriman (Hrsg.), *Beyond names for things: Young children's acquisition of verbs* (S. 63–80). Hillsdale: Erlbaum.

Grimm, H. (1998). Sprachentwicklung – allgemeintheoretisch und differentiell betrachtet. In R. Oerter & L. Montada (Hrsg.), *Entwicklungspsychologie* (S. 705–757). Weinheim: Beltz.

Grimm, H. (2003). *Störungen der Sprachentwicklung* (2. Aufl.). Göttingen: Hogrefe.

Grimm, H., & Weinert, S. (2002). Sprachentwicklung. In R. Oerter & L. Montada (Hrsg.), *Entwicklungspsychologie: Ein Lehrbuch* (5. Aufl., S. 517–550). Weinheim: Psychologie Verlags Union.

Grimminger, A. (2016). *Gestische und sprachliche Kommunikation von 12–16 Monate alten Kindern und ihren Bezugspersonen in wiederkehrenden, semi-naturalistischen Interaktionen und individuelle Unterschiede in der späteren Sprachentwicklung*. Dissertation, Uni Paderborn.

Guasti, M. T. (2004). *Language acquisition: The growth of grammar*. Cambridge: MIT Press.

Hachul, C., & Schönauer-Schneider, W. (2012). *Sprachverstehen bei Kindern: Grundlagen, Diagnostik und Therapie*. München: Elsevier.

Hachul, C., & Schönauer-Schneider, W. (Hrsg.). (2019). *Sprachverstehen bei Kindern: Grundlagen, Diagnostik und Therapie* (3. Aufl.). München: Elsevier.

Hacker, D., & Wilgermein, H. (2006). *Aussprachestörungen bei Kindern. Ein Arbeitsbuch für Logopäden und Sprachtherapeuten* (2. Aufl.). München: Ernst Reinhardt Verlag.

Haddon, M. (2005). *Supergute Tage oder Die sonderbare Welt des Christopher Boone* (8. Aufl.). München: Goldmann.

1

Hecking, M. (2008). *Psycholinguistischer Blick auf intradyadische Austauschprozesse als Motor der frühen kommunikativ-sprachlichen und emotionalen Entwicklung.* Inaugural-Dissertation. Ludwig-Maximilian-Universität München, Fakultät für Sprach- und Literaturwissenschaften. ▶ http://edoc.ub.uni-muenchen.de/8399/Hecking_Masche.pdf. Zugegriffen: 16. Aug. 2019.

Hellrung, U. (2012). *Sprachentwicklung und Sprachförderung. Beobachten, verstehen, handeln.* Freiburg: Herder.

Hellrung, U. (2019). *Sprachentwicklung und Sprachförderung. Beobachten, verstehen, handeln.* Freiburg: Herder (Erstveröffentlichung 2002/2007/2012).

Hirsh-Pasek, K., & Golinkoff, R. M. (1996). Dynamic systems theory: Reinterpreting "prosodic bootstrapping" and its role in language acquisition. In J. L. Morgan & K. Demuth (Hrsg.), *Signal to syntax. Bootstrapping from speech to grammar in early acquisition* (S. 449–466). New York: Taylor & Francis.

Hoff, E. (2009). *Language development* (4. Aufl.). Belmont: Wadsworth Cengage Learning.

Höhle, B. (2004). Sprachwahrnehmung und Spracherwerb im ersten Lebensjahr. *Sprache Stimme Gehör, 28*(1), 2–7.

Höhle, B., & Weissenborn, J. (2003). German-learning infants' ability to detect unstressed closed-class elements in continuous speech. *Developmental Science, 6*(2), 122–127.

Höhle, B., Weissenborn, J., Kiefer, D., Schultz, A., & Schmitz, M. (2004). Functional elements in infants' speech processing: The role of determiners in the syntactic categorization of lexical elements. *Infancy, 5,* 341–353.

Horst, J. S., & Samuelson, L. K. (2008). Fast mapping but poor retention by 24-month-old infants. *Infancy, 13*(2), 128–157.

Jampert, K., Zehnbauer, A., Best, P., Sens, A., Leuckefeld, K., & Laier, M. (Hrsg.). (2009). *Kindersprache stärken! Band 1: Wie kommt das Kind zur Sprache?* DJI. Weimar, Berlin: verlag das netz.

Jusczyk, P. W., & Aslin, R. N. (1995). Infants' detection of the sound patterns of words in fluent speech. *Cognitive Psychology, 29*(1), 1–23.

Jusczyk, P. W., Friederici, A. D., Wessels, J. M., Svenkerud, V. Y., & Jusczyk, A. M. (1993). Infants' sensitivity to the sound patterns of native language words. *Journal of Memory and Language, 32*(3), 402–420.

Kannengieser, S. (2019). *Sprachentwicklungsstörungen – Grundlagen, Diagnostik und Therapie* (4. Aufl.). München: Elsevier.

Kany, W., & Schöler, H. (2010). *Fokus: Sprachdiagnostik. Leitfaden zur Sprachstandsbestimmung im Kindergarten* (2. erw. Aufl.). Berlin: Cornelsen Scriptor.

Karmiloff, K., & Karmiloff-Smith, A. (2001). *Pathways to language. From Fetus to Adolescent. The Developing child.* Cambridge: Harvard University Press.

Kauschke, C. (2000). *Der Erwerb des frühkindlichen Lexikons. Eine empirische Studie zur Entwicklung des Wortschatzes im Deutschen.* Tübigen: Gunter Narr.

Kauschke, C. (2012). *Kindlicher Spracherwerb im Deutschen: Verläufe, Forschungsmethoden, Erklärungsansätze.* Berlin: De Gruyter.

Kauschke, C. (2015). Frühe Entwicklung lexikalischer und grammatischer Fähigkeiten. In S. Sachse (Hrsg.), *Handbuch Spracherwerb und Sprachentwicklungsstörungen: Kleinkindphase* (S. 3–14). München: Elsevier.

Kauschke, C., & Hofmeister, C. (2002). Early lexical development in German: A study on vocabulary growth and vocabulary composition during the second and third year of life. *Journal of Child Language, 29,* 735–757.

Kauschke, C., & Siegmüller, J. (2010). *Patholinguistische Diagnostik bei Sprachentwicklungsstörungen* (2. Aufl.). München: Elsevier.

Kaye, K., & Charney, R. (1981). Conversational asymmetry between mothers and children. *Journal of Child Language, 8*(1), 35–49.

Kent, R. D., & Miolo, G. (1995). Phonetic abilities in the first year of life. In P. Fletcher & B. McWhinney (Hrsg.), *The Handbook of Child Language* (S. 303–334). Malden: Blackwell.

Kiefer, D. (1995). *Themenbearbeitung in der Mutter-Kind-Interaktion: eine empirische Analyse diskursiver Fähigkeiten.* Unv. Magisterarbeit, Fachbereich Germanistik, Freie Universität Berlin.

Klampfer, S., Vollmann, R., & Dressler, W. U. (2001). The emergence of verb morphology in Austrian German. In M. Almgren, A. Barrena, M.-J. Ezeizabarrena, I. Idiazabal, & B. MacWhinney (Hrsg.), *Research on child language acquisition. Proceedings of the 8th Conference of the International Association for the Study of Child Language* (S. 1221–1233). Sommerville: Cascadilla Press.

Klann-Delius, G. (2016). *Spracherwerb* (3. Aufl.). Stuttgart: Metzler.

Klann-Delius, G., & Hofmeister, C. (1997). The development of communicative competence of securely and insecurely attached children in interaction with their mothers. *Journal of Psycholinguistic Research, 26,* 69–89.

König, W. (2015). *dtv-Atlas Deutsche Sprache* (18. Aufl.). München: Dtv.

Kohler, K. J. (1995). *Einführung in die Phonetik des Deutschen. Grundlagen der Germanistik* (Bd. 20, 2. Aufl.). Berlin: Schmidt.

Kral, A. (2010). Angeborene Gehörlosigkeit. *Sprache Stimme Gehör, 34*(4), 193–199.

Kuhl, P. K. (2004). Early language acquisition: Cracking the speech code. *Nature Reviews Neuroscience, 5,* 831–843.

Kuhl, P. K., & Meltzoff, A. N. (1982). The bimodal perception of speech in infancy. *Science, 218*(4577), 1138–1141.

Kuhl, P. K., Williams, K. A., Lacerda, F., Stevens, K. N., & Lindblom, B. (1992). Linguistic experience alters phonetic perception in infants by 6 months of age. *Science, 255*(5044), 606–608.

Kuhl, P. K., Conboy, B. T., Coffey-Corina, S., Padden, D., Rivera-Gaxiola, M., & Nelson, T. (2008). Phonetic learning as a pathway to language: New data and native language magnet theory expanded (NLM-e). *Philosophical Transactions of the Royal Society of London, Series B, Biological Science, 363,* 979–1000.

Legerstee, M. (1990). Infants use multimodal information to imitate speechsounds. *Infant Behavior and Development, 13,* 343–354.

Laing, C. E. (2014). A phonological analysis of onomatopoeia in early word production. *First Language, 34,* 387–405.

Lleó, C., & Prinz, M. (1996). Consonant clusters in child phonology and the directionality of syllable structure assignment. *Journal of Child Language, 23*(1), 31–56.

Levinson, S. C. (2016). Turn-taking in human communication – Origins and implications for language processing. *Trends in Cognitive Sciences, 20,* 6–14.

Licandro, U. (2016). *Narrative Skills of Dual Language Learners: Acquisition and Peer-Assisted Support in Early Childhood Education and Care*. Wiesbaden: Springer Fachmedien.

Lieven, E., Pine, J., & Dresner-Barnes, H. (1992). Individual differences in early vocabulary development – Redefining the referential-expressive distinction. *Journal of Child Language, 19,* 287–310.

Liszkowski, U. (2015). Kommunikative und sozial-kognitive Voraussetzungen des Spracherwerbs. In S. Sachse (Hrsg.), *Handbuch Spracherwerb und Sprachentwicklungsstörungen. Kleinkindphase* (S. 27–38). München: Elsevier.

Mampe, B., Friederici, A. D., Christophe, A., & Wermke, K. (2009). Newborns' cry melody is shaped by their native language. *Current Biology, 19*(23), 1994–1997.

Mandel, D. R., Jusczyk, P. W., & Pisoni, D. B. (1995). Infants' recognition of the sound patterns of their own names. *Psychological Science, 6*(5), 314–317

Mani, N., & Borovsky, A. (2017). Building a lexical network. In G. Westermann & N. Mani (Hrsg.), *Early word learning* (S. 57–69). New York: Routledge/Taylor & Francis Group.

Mannhaupt, G. (2002). *Lernvoraussetzungen im Schriftspracherwerb. Zur Entwicklung der Schriftsprache im Vor- und Grundschulalter*. Köln: Kölner Studien Verlag.

Mathieu, S. (1995). Sprachverständnis im Kindergarten – Vergleichende Untersuchung. *Vierteljahresschrift für Heilpädagogik, 64*(1), 36–52.

Mayor, J., & Plunkett, K. (2010). Vocabulary explosion: Are infants full of Zipfs? In S. Ohlsson & R. Catrambone (Hrsg.), *Proceedings of the 32nd Annual Meeting of the Cognitive Science Society* (S. 836–841). Austin: Cognitive Science Society.

McGregor, K. K. (2004). Developmental dependencies between lexical semantics and reading. In C. A. Stone, E. R. Siliman, B. J. Ehren, & G. P. Wallach (Hrsg.), *Handbook of Language and Literacy: Development and Disorders* (S. 302–317). New York: Guilford Press.

Mehler, J., Jusczyk, P., Lambertz, G., Halsted, N., Bertoncini, J., & Amiel-Tison, C. (1988). A precursor of language acquisition in young infants. *Cognition, 29*(2), 143–178.

Meibauer, J. (1999). *Über Nomen-Verb-Beziehungen im frühen Wortbildungserwerb*. Tübingen: Francke.

Meibauer, J. (2008). *Pragmatik: Eine Einführung* (2. verb. Aufl. unver. Nachdr.). Tübingen: Stauffenburg.

Meltzoff, A. N., & Moore, M. K. (1977). Imitation of facial and manual gestures by human neonates. *Science, 198*(4312), 74–78.

Menyuk, P., Liebergott, J. W., & Schultz, M. C. (1995). *Early language development in full-term and premature infants*. Hillsdale: Erlbaum.

Michaelis, R. (2010). Entwicklungsneurologie. In R. Michaelis & G. Niemann (Hrsg.), *Entwicklungsneurologie und Neuropädiatrie. Grundlagen und diagnostische Strategien* (4. Aufl., S. 5–147). Stuttgart: Thieme.

Mills, A. E. (1985). The acquisition of German. In I. D. Slobin (Hrsg.), *The crosslinguistic study of language acquisition* (S. 141–254). Hillsdale: MIT Press.

Morgan, J. L. (1996). A rhythmic bias in preverbal speech segmentation. *Journal of Memory and Language, 35*(5), 666–688.

Motsch, H., & Becker, L. (2014). Grammatikerwerb deutschsprachiger Kinder zwischen 4 und 9 Jahren. *Vierteljahresschrift für Heilpädagogik und ihre Nachbargebiete, 1,* 72–74.

Motsch, H., & Riehemann, S. (2017). Grammatische Störungen. In A. Mayer & T. Ulrich (Hrsg.), *Sprachtherapie mit Kindern* (S. 151–226). München: Ernst Reinhardt.

1

Motsch, H., & Rietz, C. (2014). Testtheoretische Absicherung des ESGRAF 4-9. *Empirische Sonderpädagogik, 4,* 300–312.

Nelson, K. (1995). The dual category problem in the acquisition of action words. In M. Tomasello & W. Merriman (Hrsg.), *Beyond names for things: Young children's acquisition of verbs* (S. 311–339). Mahwah: Erlbaum.

Nettle, D. (1995). Segmental inventory size, word length, and communicative efficiency. *Linguistics, 33,* 359–367.

Nomikou, I., Rohlfing, K. J., Cimiano, P., & Mandler, J. M. (2019). Evidence for early comprehension of action verbs. *Language Learning and Development, 15,* 64–74.

Oller, D. K. (1986). Metaphonology and infant vocalizations. In B. Lindblom & R. Zetterstrom (Hrsg.), *Precursors of early speech* (S. 21–35). New York: Stockton.

Oller, D. K., Eilers, R. E., Neal, A. R., & Schwartz, H. K. (1999). Precursors to speech in infancy: The prediction of speech and language disorders. *Journal of Communication Disorders, 32*(4), 223–245.

Owens, R. E. (2012). *Language development – An introduction* (8. Aufl.). Upper Saddle River: Pearson.

Owens, R. E. (2016). *Language development – An introduction* (9. Aufl.). Upper Saddle River: Pearson.

Papoušek, M. (2001). *Vom ersten Schrei zum ersten Wort. Anfänge der Sprachentwicklung in der vorsprachlichen Kommunikation*. Bern: Huber.

Papoušek, M. (2006). Adaptive Funktionen der vorsprachlichen Kommunikations- und Beziehungserfahrungen. *Frühförderung interdisziplinär, 25,* 14–25.

Papoušek, M. (2014). Kommunikation und Sprachentwicklung im ersten Lebensjahr. In M. Cierpka (Hrsg.), *Frühe Kindheit 0–3 Jahre. Beratung und Psychotherapie für Eltern mit Säuglingen und Kleinkindern* (S. 69). Berlin: Springer.

Parise, E., Friederici, A. D., & Striano, T. (2010). "Did you call me?" 5-month-old infants own name guides their attention. *PLoS ONE, 5*(12), e14208.

Pauen, S. (2018). *Vom Säugling zum Kleinkind – Beobachtung, Begleitung und Förderung in den ersten Jahren* (2. überarb. Aufl.). Heidelberg: Springer.

Pence, K. L., & Justice, L. M. (2008). *Language development from theory to practice*. Upper Saddle River: Pearson Education.

Pfeffer, K. (2015). *Selektieren, verknüpfen, sprachlich umsetzen: Zu viel für Kinder mit einer Sprachentwicklungsstörung? Narrative Fähigkeiten bei Kindern mit und ohne Sprachentwicklungsstörung im Grundschulalter*. Wissenschaftliche Schriften im Schulz-Kirchner Verlag Reihe 13 Beiträge zur Gesundheits- und Therapiewissenschaft Band 11. Idstein: Schulz-Kirchner.

Pinker, S. (1994). *The language instinct*. New York: Williams Morrow & Co.

Pinker, S. (2000). Language acquisition. In L. R. Gleitman & M. Liberman (Hrsg.), *Language – An invitation to cognitive science* (Bd. 1, S. 107–133). Cambridge: MIT Press.

Ploog, D. (1992). The evolution of vocal communication. In H. Papoušek, U. Jürgens, & M. Papoušek (Hrsg.), *Nonverbal vocal communication* (S. 6–30). Cambridge: Cambridge University Press.

Polka, L., & Werker, J. F. (1994). Developmental changes in perception of nonnative vowel contrasts. *Journal of Experimental Psychology: Human Perception and Performance, 20*(2), 421–435.

Pomnitz, P., & Rupp, S. (2013). Lexikonentwicklung. In S. Ringmann & J. Siegmüller (Hrsg.), *Handbuch Spracherwerb und Sprachentwicklungsstörungen. Schuleingangsphase* (S. 25–50). München: Urban & Fischer.

Ptok, M., Kühn, D., & Miller, S. (2014). Wortschatzerwerb: Konstruktion verschiedener in der Praxis eingesetzter Wortschatztests. *HNO, 62*(4), 258–265.

Quaiser-Pohl, C., & Rindermann, H. (2010). *Entwicklungsdiagnostik*. Stuttgart: UTB.

Racine, T. P., & Carpendale, J. I. M. (2007). The role of shared practice in joint attention. *British Journal of Developmental Psychology, 25,* 3–25.

Rescorla, L., Alley, A., & Book, C. J. (2001). Word frequencies in toddlers' lexicon. *Journal of Speech, Language, and Hearing Research, 44*(3), 598–609.

Rice, M. L., Smolik, F., Perpich, D., Thompson, T., Rytting, L. N., & Blossom, M. (2010). Mean length of utterance levels in 6-month intervals for children of 3 to 9 years with and without language impairments. *Journal of Speech, Language and Hearing Research, 53,* 333–349.

Ringmann, S. (2013). Therapie der Erzählfähigkeit. In: S. Ringmann & J. Siegmüller (Hrsg.), *Handbuch Sprachentwicklung und Sprachentwicklungsstörungen. Schuleingangsphase* (S. 163–187). München: Elsevier.

Rohlfing, K. J. (2019). *Frühe Sprachentwicklung*. Tübingen: Narr Francke Attempto.

Rothweiler, M. (2002). Spracherwerb. In J. Meibauer, U. Demske, J. Geilfuß-Wolfgang, J. Pafel, K. H. Ramers, M. Rothweiler, & M. Steinbach (Hrsg.), *Einführung in die germanistische Linguistik* (S. 251–293). Stuttgart: Metzler.

Rowe, M. L., Raudenbush, S., & Goldin-Meadow (2012). The pace of vocabulary groth helps predict later vocabulary skill. *Child Development, 83,* 508–525.

Sachse, S. (2016). Frühe Sprachentwicklung und ihre Auffälligkeiten. *Monatsschrift Kinderheilkunde, 164*(7), 558–564. ► https://doi.org/10.1007/s00112-016-0115-x.

Saffran, J. R., Werker, J. F., & Werner, L. A. (2006). The infant's auditory world: Hearing, speech and the beginning of language. In D. Kuhn & R. S. Siegler (Hrsg.), *Handbook of child psychology* (Bd. 2, S. 58–108)., Cognition, Perception and Language. Hoboken, NJ: Wiley.

Saarni, C., Campos, J. J., Camras, L. A., & Witherington, D. (2007). Volume 3. Emotional development: Action, communication, and understanding. In N. Eisenberg (Hrsg.), *Handbook of Child Psychology* (S. 226–299)., Social, emotional and personality development Hoboken: Wiley & Sons.

Schlesiger, C. (2009). *Sprachtherapeutische Frühintervention für Late Talkers: Eine randomisierte und kontrollierte Studie zur Effektivität eines direkten und kindzentrierten Konzeptes.* Idstein: Schulz-Kirchner.

Schönauer-Schneider, W., & Eiber, M. (2010). Hintergrundinformationen zum Satz- und Anweisungsverständnis. *Praxis Sprache, 2,* 1–3.

Schrey-Dern, D. (2006). *Sprachentwicklungsstörungen. Diagnostik und Therapieplanung.* Stuttgart: Thieme.

Schulz, P., & Tracy, R. (2011). *Linguistische Sprachstandserhebung – Deutsch als Zweitsprache – LiSe – DaZ.* Göttingen: Hogrefe.

Scott, C. M., Nippold, M. A., Norris, J. A., & Johnson, C. J. (1992). *School-age children and adolescents: Establishing language norms.* Paper presented at the annual convention of the American Speech-Language-Hearing Association, San Antonio.

Schelten-Cornish, S. (2015). *Förderung der kindlichen Erzählfähigkeit. Geschichten erzählen mit Übungen und Spielen* (2. überarb. u. erw. Aufl.). Idstein: Schulz-Kirchner.

Siegmüller, J., Herzog, C., & Hermann, H. (2005). Syntaktische und lexikalische Aspekte beim Verstehen von Informationsfragen. Ein Vergleich zwischen Kindern mit spezifischer Sprachentwicklungsstörung und ungestörter Sprachentwicklung. *L.O.G.O.S. interdisziplinär 13*(1), 29–35.

Skowronek, H., & Marx, H. (1989). The Bielefeld longitudinal study on early identification of risks in learning to read and write: Theoretical background and first results. Walter de Gruyter.

Spreer, M., & Sallat, S. (2015). Pragmatikdiagnostik im Kindesalter. Überblick über einen vernachlässigten Bereich der Sprachdiagnostik. *Forum Logopädie, 3*(29), 12–19.

Stackhouse, J., & Wells, B. (1997). *Children's speech and literacy difficulties.* London: Whurr Publishers.

Striano, T., Rochat, P., & Legerstee, M. (2003). The role of modeling request type on symbolic comprehension of objects and gestures in young children. *Journal of Child Language, 30,* 27–45.

Szagun, G. (2007). Langsam gleich gestört? Variabilität und Normalität im frühen Spracherwerb. *Forum Logopädie, 3*(21), 20–25.

Szagun, G. (2019). *Sprachentwicklung beim Kind: Ein Lehrbuch* (7. überarb. Aufl.) Weinheim: Beltz.

Tinkoff, R., & Jusczyk, P. W. (2012). Six-months-olds comprehend words that refer to parts oft he body. *Infancy, 17,* 432–444.

Tomasello, M. (1995). Joint attention as social cognition. In C. Moore & P. J. Dunham (Hrsg.), *Joint attention: Its origins and role in development* (S. 103–130). Hillsdale: Lawrence Erlbaum Associates Inc.

Tomassello, M. (2002). *Die kulturelle Entwicklung des menschlichen Denkens. Zur Evolution der Kognition.* Frankfurt: Suhrkamp. (Erstveröffentlichung 1999).

Tomasello, M., & Farrar, J. (1986). Joint attention and early language. *Child Development, 57,* 1454–1463.

Tracy, R. (2000). Sprache und Sprachentwicklung: Was ist erworben? In H. Grimm (Hrsg.), *Sprachentwicklung. Enzyklopädie der Psychologie, Bd. 3: Sprache* (S. 3–39). Göttingen: Hogrefe.

Tracy, R. (2007). *Wie Kinder Sprachen lernen. Und wie wir sie dabei unterstützen können.* Tübingen: Francke.

Tracy, R. (2008). *Wie Kinder Sprachen lernen. Und wie wir sie dabei unterstützen können* (2. Aufl.). Tübingen: Francke.

Van Minnen, S. (2011). Morphologieerwerb ab dem 2. Lebensjahr. In J. Siegmüller & H. Bartels (Hrsg.), *Leitfaden Sprache – Sprechen – Stimme – Schlucken.* München: Urban und Fischer.

Waxman, S. (1990). Linguistic biases and the establishment of conceptual hierachies: Evidence from preschool children. *Cognitive Development, 5,* 123–150.

Waxman, S. R., Shipley, E. F., & Shepperson, B. (1991). Establishing new subcategories: The role of category sublabels and existing knowledge. *Child Development, 62*(1), 127–138.

Weber, C., Hahne, A., Friedrich, M., & Friederici, A. D. (2004). Discrimination of word stress in early infant perception: Electrophysiological evidence. Brain Research. *Cognitive Brain Research, 18,* 149–161.

Weinert, S. (2004). Wortschatzerwerb und kognitive Entwicklung. The development of vocabulary

1

and cognitive development. *Sprache Stimme Gehör*, *28*, 20–28.

Weinert, S. (2011). Die Anfänge der Sprache: Sprachentwicklung im Kleinkindalter. In H. Keller (Hrsg.), *Handbuch der Kleinkindforschung* (S. 610–642). Bern: Huber.

Weinert, S., & Grimm, H. (2012). Sprachentwicklung. In W. Schneider & U. Lindenberger (Hrsg.), *Entwicklungspsychologie* (7. überarb. Aufl., S. 433–456). Weinheim: Beltz.

Weinert, S., & Grimm, H. (2018). Sprachentwicklung. In W. Schneider & T. Lindenberger (Hrsg.), *Entwicklungspsychologie* (8. Aufl.) (S. 445–469). Weinheim: Beltz.

Weissenborn, J. (2000). Der Erwerb von Morphologie und Syntax. In H. Grimm (Hrsg.), *Sprachentwicklung* (S. 141–169). Göttingen: Hogrefe.

Wendlandt, W., & Niebuhr-Siebert, S. (2010). *Sprachstörungen im Kindesalter.*, Reihe Forum Logopädie Stuttgart: Thieme.

Werker, J. F., & Tees, R. C. (1984). Cross-language speech perception: Evidence for perceptual reorganization during the first year of life. *Infant behavior and development*, *7*(1), 49–63.

Werker, J. F., & Lalonde, C. E. (1988). Cross-language speech perception: Initial capabilities and developmental change. *Developmental Psychology*, *24*(5), 672.

Wermke, K., Leising, D., & Stellzig-Eisenhauer, A. (2007). Relation of melody complexity in infants' cries to language outcome in the second year of life: A longitudinal study. *Clinical linguistics & phonetics*, *21*(11–12), 961–73.

Williams, S. E., & Horst, J. S. (2014). Goodnight book: Sleep consolidation improves word learning via storybooks. *Frontiers in psychology*, *5*, 184.

Wojcik, E. H., & Saffran, J. R. (2013). The ontogeny of lexical networks: Toddlers encode the relationships among referents when learning novel words. *Psychological Science*, *24*(10), 1898–1905.

Zollinger, B. (1997). *Die Entdeckung der Sprache* (3. Aufl.). Bern: Haupt.

Zollinger, B. (2015). *Die Entdeckung der Sprache* (9. Aufl.). Bern: Haupt.

Voraussetzungen und Bedingungen eines erfolgreichen Spracherwerbs

Maren Aktas

Inhaltsverzeichnis

© Springer-Verlag GmbH Deutschland, ein Teil von Springer Nature 2020
S. Sachse et al. (Hrsg.), *Sprachentwicklung*,
https://doi.org/10.1007/978-3-662-60498-4_2

2

In der Regel benötigt ein Kind etwa 4 bis 5 Jahre, bis es in der Lage ist, seine Muttersprache weitgehend fehlerfrei zu sprechen. In diesem Zeitraum erwirbt es das Lautsystem der Sprache, baut einen altersgemäßen Wortschatz auf, leitet die sprachspezifischen **morphosyntaktischen** Regeln ab und wendet diese in der Kommunikation situationsangemessen an. Wenn das Kind Sprache in diesem Sinne als regelgeleitetes Zeichensystem verstanden hat und sein Sprachwissen implizit korrekt verwendet, kann von einem erfolgreichen Spracherwerb gesprochen werden (Karmiloff-Smith 1992). Das bedeutet allerdings nicht, dass das Kind nichts mehr hinzulernen müsste. Im Gegenteil: Diese grundlegenden sprachlichen Fähigkeiten bilden die Ausgangsbasis für den Erwerb akademischer Sprachfähigkeiten, die den Schlüssel zu schulischem und beruflichem Erfolg darstellen. Zur Bildungssprache zählen alle sprachlichen Formen, die das Kind benötigt, um Sprache in komplexen Zusammenhängen zu verwenden, z. B. um Sachverhalte, Hypothesen oder Theorien verstehen und ausdrücken zu können (Heppt et al. 2012). Dazu muss es u. a. über ein reichhaltiges Vokabular verfügen, das auch abstrakte Wörter und Fachbegriffe umfasst, das Genus-Kasus-System beherrschen sowie die Fähigkeit haben, komplexe syntaktische Strukturen zu verstehen und flexibel zu verwenden (Snow 2014). Verfügen Kinder in angemessenem Umfang über solche bildungssprachlichen Kompetenzen sowie entsprechende **pragmatische** Kompetenzen, kann der Spracherwerb auch im weiteren Sinne als erfolgreich bezeichnet werden.

Der Spracherwerb ist biologisch verankert und erfolgt in vorgegebenen Zeitfenstern und Abfolgen (Grimm 1995). Kommen die Fähigkeit zu lernen sowie das Bedürfnis nach wechselseitiger, sozialer Interaktion zusammen und treffen diese auf ein interaktionsbereites Gegenüber, so setzt sich der Spracherwerbsprozess unweigerlich in Gang (Tomasello 2011). Folglich meistert die Mehrzahl der Kinder den Spracherwerb scheinbar mühelos. Selbst unter widrig erscheinenden Umweltbedingungen gelingt es den meisten Kindern, den „sprachlichen Code" im Prinzip zu knacken (Kuhl 2010). Der Grund dafür ist, dass Kinder von Natur aus mit besonderen Voraussetzungen für den Spracherwerb ausgestattet sind. Sie verfügen über angeborene und früh erworbene Fähigkeiten, mit denen sie sprachliche Reize besonders gut verarbeiten können und die ihnen beim Sprachlernen in spezifischer Weise helfen (Kuhl 2010; vgl. ► Abschn. 2.2). Gleichzeitig sind die Bezugspersonen mit intuitivem Verhalten ausgestattet, das es ihnen ermöglicht, den Spracherwerb ihres Kindes von Anfang an optimal zu unterstützen (Papoušek 1994).

In den frühen Phasen des Spracherwerbs kommt insbesondere dem engen Austausch zwischen dem Kind und seinen primären Bezugspersonen eine entscheidende Rolle zu. Eine gute Passung zwischen den kindlichen Fähigkeiten und dem kommunikativ-sprachlichen Verhalten der Bezugsperson erleichtert dem Kind den Spracherwerb und treibt ihn voran (vgl. ► Abschn. 2.1). Die Interaktionen zwischen dem Kind und seiner Bezugsperson finden dabei jedoch nicht isoliert statt, sondern eingebettet in die Sprachumwelt, in der das Kind lebt (vgl. ► Abschn. 2.3). So wird das sprachliche Verhalten der Bezugsperson durch äußere Bedingungen, z. B. ihren Bildungsstand oder die Zahl der Geschwisterkinder in der Familie, beeinflusst. Im Verlauf der Entwicklung wirken

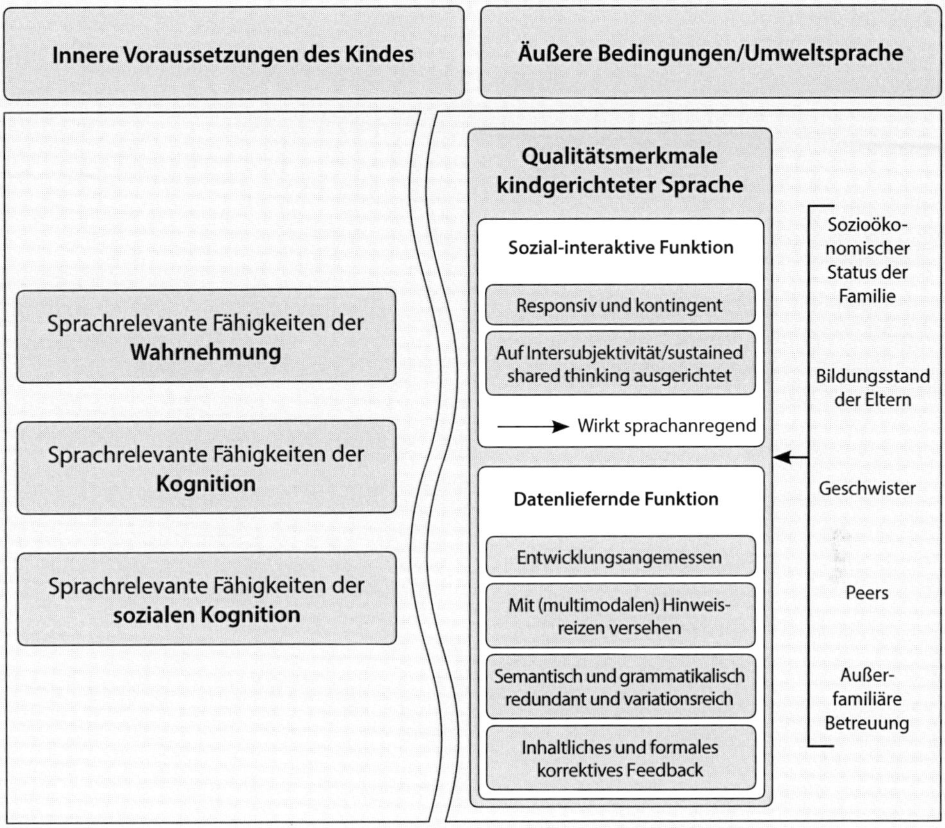

Abb. 2.1 Der Passungsgedanke: innere Voraussetzungen des Kindes und äußere Bedingungen

sich weitere soziale Faktoren auf den Spracherwerb aus, z. B. die Qualität der außerfamiliären Betreuung. Die sprachlichen Umwelten, in denen Kinder aufwachsen, variieren folglich erheblich und reichen von einem anregungsarmen bis zu einem äußerst sprachförderlichen Umfeld. Untersuchungen zeigen, dass die Umweltsprache, die Kinder hören, Einfluss darauf nimmt, wie schnell und mühelos es Kindern ohne **Sprachentwicklungsstörungen** (SES) gelingt, ihren Wortschatz aufzubauen, das sprachliche Regelsystem zu erwerben und bildungssprachliche Kompetenzen zu erlangen (vgl. Huttenlocher et al. 2010; Weinert und Ebert 2013).

2.1 Der Passungsgedanke: innere Voraussetzungen des Kindes und äußere Bedingungen in der Umwelt

Beim Spracherwerb wirken die inneren Voraussetzungen des Kindes und die äußeren Bedingungen, also die sprachliche Umwelt, in der das Kind aufwächst, untrennbar zusammen (Abb. 2.1). Wenn das Lehr-Lern-System von umweltsprachlichem Input und kindlichen Verarbeitungsfähigkeiten gut ausbalanciert ist, steht einer erfolgreichen Sprachentwicklung nichts entgegen:

1. Das Kind als Lerner/-in verfügt über angeborene und sehr früh erworbene sprachrelevante Lern- und Verarbeitungsfähigkeiten, die es ihm/ihr erlauben, die im natürlichen Sprachangebot enthaltenen Informationen effizient zu verarbeiten. Einige dieser Mechanismen werden noch vor dem Sprechen der ersten Wörter wirksam und folglich als **Vorläuferfähigkeiten** für den Spracherwerb bezeichnet. Grimm (2012) schlägt eine Untergliederung in sprachrelevante Fähigkeiten der Wahrnehmung, der Kognition und der sozialen Kognition vor (vgl. ► Abschn. 2.2).
2. Die sprachliche Umwelt bietet dem Kind den zum Spracherwerb notwendigen Erfahrungsraum. Motiviert durch positiv empfundene Interaktionen wird das Kind zunehmend selbst aktiv und beginnt, sich nicht nur nonverbal, sondern auch sprachlich zu äußern. Der Dialogpartner dient als Vorbild dafür, wie sprachlicher Austausch funktioniert und was über Sprache bewirkt werden kann. Damit kommt der an das Kind gerichteten Sprache eine wichtige *sozial-interaktive Funktion* zu (Hoff 2006). Zusätzlich benötigt das kindliche Gehirn ausreichend sprachliche Daten, um die sprachlichen Regeln ableiten zu können. Das bedeutet, dass die an das Kind gerichtete Sprache auch eine *datenliefernde Funktion* erfüllen muss (Hoff 2006).
3. Im Idealfall greifen die internalen kindlichen Verarbeitungsfähigkeiten und das externale umweltsprachliche Angebot passgenau ineinander: Der Spracherwerb gelingt dann besonders leicht, wenn das Kind über intakte Vorläuferfähigkeiten verfügt und es der Bezugsperson gelingt, ihr Kommunikations- und Sprachverhalten gut an den kindlichen Entwicklungsstand anzupassen, d. h., jene Daten und Informationen zu liefern, die das Kind zu diesem Zeitpunkt für das Voranschreiten im Spracherwerb benötigt. In der Regel stellen Bezugspersonen eine derartig sprachanregende Umwelt intuitiv her: Sie kommunizieren mit ihrem Kind über Inhalte, die dieses gerade interessieren und nutzt dazu nonverbale und verbale Mittel, die das Kind sprachlich fordern, ohne es zu überfordern. Die Bezugsperson passt sich also fortlaufend an die Fähigkeiten des Kindes an. Das bedeutet, dass die an das Kind gerichtete Sprache in Abhängigkeit vom Entwicklungsstand des Kindes jeweils andere Merkmale aufweist (► Abschn. 2.3).

Bei den meisten Kindern besteht eine ausreichend gute Passung zwischen den kindlichen Voraussetzungen und dem Sprachangebot der Umwelt, um den Spracherwerb erfolgreich zu meistern. Allerdings kann das Gleichgewicht auch gestört sein. Das ist zum einen der Fall, wenn bei einem Kind sprachrelevante Vorläuferfähigkeiten beeinträchtigt sind (z. B. bei Kindern mit einer **umschriebenen Sprachentwicklungsstörung** (USES), Kindern mit intellektuellen Beeinträchtigungen oder Kindern mit Autismus-Spektrum-Störungen). Diesen Kindern reichen die Informationen, die üblicherweise von der Umwelt angeboten werden, nicht aus, um das komplexe sprachliche Regelsystem zu durchdringen. Zum anderen kann die Passung gestört sein, wenn die Umwelt das minimal notwendige Maß an natürlicher sprachlicher Interaktion vermissen lässt (z. B. bei massiver Vernachlässigung).

Tab. 2.1 Sprachrelevante Fähigkeiten aufseiten des Kindes. (Nach Aktas 2012, S. 12)

Sprachrelevante Fähigkeiten der …	Erwerbsmechanismen und Verarbeitungsfähigkeiten
… Wahrnehmung	– Sensibilität für Prosodie und Betonungsmuster – Differenzierung lautlicher Kontraste – Erkennen korrelativer Muster – Verknüpfung von Informationen unterschiedlicher Modalitäten
… Kognition Denkfähigkeiten	– Mentale Repräsentation – Symbolverständnis – Erschließen von Bedeutung – Kategorisierungsfähigkeit – Abstraktionsfähigkeit/Generalisierung
Gedächtnisfähigkeiten	– Phonologisches Arbeitsgedächtnis – Speicherung längerer sprachlicher Einheiten – Abruf aus dem Langzeitgedächtnis
Aufmerksamkeitsprozesse	– Selektive Aufmerksamkeit – Blicksteuerung
Imitationsfähigkeiten	– Imitation von Gesten und Mimik – Imitation von Sprache (Laute, Wörter, längere Äußerungen)
Planungs- und Steuerungsprozesse	– Entwickeln und Aufrechterhalten einer Absicht – Selbstkontrolle und Fehlerkorrekturen – Zentrale Planung von Sprechbewegungen – Impulskontrolle, Unterdrücken falscher Antworttendenzen
… sozialen Kognition	– Soziale Orientierung, Präferenz für Gesichter – Soziale Erwartungshaltung, Turn-Taking – Intentionalität – Geteilte Aufmerksamkeit – Einsatz vorsprachlicher Mittel: Gesten – Imitationsbereitschaft

2.2 Die inneren Voraussetzungen des Kindes

Im Regelfall wächst ein Kind in einer sprachlichen Umwelt auf, die ihm alle zum Spracherwerb notwendigen Bedingungen liefert. Ob der Spracherwerb tatsächlich glückt, hängt jedoch entscheidend davon ab, ob das Kind die angebotenen kommunikativen und sprachlichen Informationen angemessen verarbeiten kann (Grimm 1995). Tab. 2.1 gibt – ohne Anspruch auf Vollständigkeit – einen Überblick über die Vielzahl der Fähigkeiten, auf die das Kind beim Spracherwerb zurückgreift (vgl. auch Aktas 2012).

Einige der aufgeführten Fähigkeiten sind globaler Natur und werden in vielen Entwicklungsbereichen benötigt (z. B. Langzeitgedächtnisleistung, Fähigkeit zur Aufmerksamkeitssteuerung), andere Erwerbsmechanismen und Verarbeitungsfähigkeiten sind in spezifischer Weise am Spracherwerb beteiligt (z. B. Lautdiskrimination, Analyse von Betonungsmustern, **phonologisches Arbeitsgedächtnis**).

Es wird angenommen, dass die meisten der nachfolgend auszugsweise beschriebenen Verarbeitungsfähigkeiten vorgeburtlich angelegt sind (Mehler et al. 2008). Durch Lernen und frühe Erfahrung lassen sie sich in Bezug auf ihre Effizienz jedoch steigern und automatisieren (Weisleder und Fernald 2013). Die kindlichen Fähigkeiten und der sprachliche Input wirken nämlich nicht nur additiv, sondern bedingen sich gegenseitig (Ritterfeld 2000): Einerseits richten die Bezugspersonen ihr Sprachangebot an den kindlichen Fähigkeiten aus, andererseits modulieren frühe Interaktionserfahrungen auch die Verarbeitungsfähigkeiten des Kindes (Kuhl 2010).

2.2.1 Sprachrelevante Fähigkeiten der Wahrnehmung

Zu den sprachrelevanten Operationen der Wahrnehmung zählt vor allem die Fähigkeit, auditive Informationen zu beachten, zu analysieren und zu verarbeiten. Ein intaktes Gehör ist hier die Voraussetzung.

▪ Sensibilität für Prosodie und Betonungsmuster

Der Spracherwerb beginnt im Mutterleib, sobald das Kind ab ca. der 20. Schwangerschaftswoche zu hören beginnt (DeCasper und Spence 1986). Es versteht zu diesem frühen Zeitpunkt zwar noch keine Inhalte, nimmt jedoch den Klang seiner Muttersprache wahr und hört sich in deren Rhythmus und Melodie ein. Hierzu reicht es, die unteren Frequenzbereiche der Sprache zu hören, wie es im Mutterleib der Fall ist (vgl. Höhle 2005).

Der **prosodischen** Struktur der Sprache kommt zu diesem frühen Zeitpunkt im Lautspracherwerbsprozess eine entscheidende Bedeutung zu. Sie kann wie eine „Luke" aufgefasst werden, durch die das Kind in den Lautspracherwerb einsteigt (Ritterfeld 2003, S. 7). Über die Stimmfärbung und die Sprachmelodie drückt die Bezugsperson Wärme und emotionale Nähe aus. Über diese sozial-emotionale Funktion hinaus liefert die **Prosodie** eine Vielzahl sprachstrukturierender Informationen. Da das Kind Lautsprache als kontinuierlichen Lautstrom hört, besteht eine erste Aufgabe darin, diesen Sprachstrom zu segmentieren, d. h., die der Muttersprache entsprechenden Lautkategorien zu bilden, Wortgrenzen zu erkennen und einzelne Elemente zu gruppieren. Die über die Prosodie transportierten Hinweise auf Strukturgrenzen und Bedeutungen werden von den Kindern wahrgenommen und verarbeitet (Hennon et al. 2000).

▪ Differenzierung lautlicher Kontraste

Schon mit 1 Monat nehmen Säuglinge Sprachlaute kategorial wahr (Eimas et al. 1971). Während sie anfangs noch die Laute aller Sprachen unterscheiden können, findet gegen Ende des 1. Lebensjahres eine Feineinstellung auf die Laute ihrer Muttersprache(n) statt (Werker und Tees 2002). Wie auch bei anderen Fähigkeiten spezialisiert sich das Gehirn, um seine Kapazitäten effizient zu nutzen. Häufig genutzte Verbindungen werden gestärkt und wenig genutzte geschwächt, was zu einer schnelleren Verarbeitung führt (Kuhl 2010). Untersuchungen zeigen, dass Kinder, die im 1. Lebensjahr Laute besser diskriminieren können, im 2. Lebensjahr einen größeren Wortschatz aufweisen als Kinder, denen dies nicht so gut gelingt (Tsao et al. 2004).

▪ Erkennen korrelativer Muster

Zum Erwerb des sprachlichen Regelsystems müssen „aus ganz konkreten Sprachwahrnehmungen (…) abstrakte Wissenselemente abgeleitet werden" (Grimm 2012, S. 41). Das Kind leitet dieses Struktur- und Regelwissen über implizite Lernprozesse ab. Das bedeutet, dass die notwendigen Datenanalysen im kindlichen Gehirn – sofern intakt – automatisiert ablaufen. Dem Kind sind die Analyseprozesse und Lernprinzipien weder bewusst noch ist das Lernen von ihm beabsichtigt (Breitenstein und Knecht 2003).

Mit den intuitiv verwendeten Analysestrategien werden über die Häufigkeit und Verteilung von Lauten und Lautverbindungen im Sprachinput (Distributionsanalyse) wiederkehrende Muster identifiziert. Über die Analyse dieser Muster werden Lautverbindungen zu Wörtern und Wörter zu größeren Einheiten gruppiert sowie Prinzipien der Wortordnung abgeleitet (Breitenstein und Knecht 2003; Mehler et al. 2008). Um sich im Sprachstrom zu orientieren, nutzen die Kinder überdies Betonungsmuster (im Deutschen z. B. betont/unbetont bei 2-silbigen Wörtern; Höhle 2005). Es liegt auf der Hand, dass diese Analyseprozesse auf ausreichend umfangreiches Datenmaterial angewiesen sind (Mehler et al. 2008).

Wie viel Input benötigt wird, um eine Regel ableiten zu können, kann allerdings nicht generell bestimmt werden. Kinder im Alter von 8 Monaten konnten bereits „Wörter" von „Nichtwörtern" einer Kunstsprache unterscheiden, nachdem sie 2 min lang dem entsprechenden Silbenstrom gelauscht hatten (Saffran et al. 1996; Statistisches Lernen bei 8 Monate alten Säuglingen). Bildgebende Verfahren zeigen ebenfalls, dass diese kurze Zeitspanne bereits ausreicht, bis beim Hören eines bestimmten sprachlichen Inputs Veränderungen der Hirnaktivitäten auftreten (Gervain et al. 2008). Allerdings ist die natürliche Sprache komplexer als der in diesen experimentellen Studien verwendete künstliche Input. Es ist anzunehmen, dass sowohl die Komplexität der zu erlernenden Regel und die Eindeutigkeit des Inputs als auch die Effizienz der kindlichen Verarbeitungsfähigkeiten bestimmen, wie viele Daten jeweils als „Berechnungsgrundlage" benötigt werden, um die Regeln abzuleiten (Mehler et al. 2008).

Statistisches Lernen bei 8 Monate alten Säuglingen

(Statistical Learning by 8-Month-Old Infants; Saffran et al. 1996)

Hintergrund: Die Abfolge und Anordnung von Sprachlauten in einer Sprache unterliegen gewissen statistischen Regelmäßigkeiten. So kommen bestimmte Lautkombinationen häufiger vor (in der Regel innerhalb von Wörtern), andere Kombinationen treten eher selten auf und markieren häufig Wortgrenzen.

These: Bereits 8 Monate alte Kinder können einzelne Wörter allein anhand der statistischen Regelmäßigkeiten aus einem Sprachstrom herausfiltern.

Stichprobe: 24 Kinder im Alter von 8 Monaten

Methode: Familiarisierungs-Präferenz-Methode

Familiarisierungsphase: Die Kinder hörten 2 min lang einen kontinuierlichen Sprachstrom („bidakupadotigolabubudaki…"), der aus 4 Kunstwörtern mit 3 Silben bestand (z. B. „bidaku", „padoti"). Die Kunstwörter wurden in zufälliger Reihenfolge aneinandergereiht. Die einzigen Hinweise auf die Wortgrenzen waren die Übergangswahrscheinlichkeiten zwischen den Silben. Innerhalb eines Wortes war die Wahrscheinlichkeit immer 1,0 („bi-da"), zwischen Wörtern nur 0,3 („da-ku").

Testphase: Die Kinder hörten erneut Sprachströme. Dabei bestanden 2 der 4 Sprachströme aus den in der Familiarisierungsphase gehörten Kunstwörtern, 2 aus neuen Kunstwörtern. Die neuen Kunstwörter bestanden aus denselben Silben wie die vertrauten Kunstwörter; die Silben waren jedoch neu kombiniert worden.

Ergebnis: Die Kinder reagierten auf die Sprachströme aus neuen Kunstwörtern mit erhöhtem Interesse, was darauf hinweist, dass sie sich nicht nur an den Silben orientierten, sondern in der nur 2 min andauernden Familiarisierungsphase ganze Wörter aus dem Sprachstrom herausgefiltert hatten.

Fazit: Kinder verfügen über ausgesprochen effiziente Verarbeitungsfähigkeiten, um aus statistischen Regelmäßigkeiten sprachliche Informationen ableiten zu können.

2.2.2 Sprachrelevante Fähigkeiten der Kognition

■ Denkfähigkeiten

Das Kind muss den Lautstrom nicht nur in Einheiten unterteilen, es muss den

2

identifizierten Sprachelementen auch eine Bedeutung zuschreiben. Dazu muss es erkennen, dass eine eindeutige Zuordnung zwischen einem gehörten Wort und seinem Referenten, also dem Objekt oder der Person, auf die es sich bezieht, besteht. Um die Bedeutung des Gehörten zu entschlüsseln, nutzt das Kind alle verfügbaren nonverbalen und verbalen Hinweisreize, die es in den Interaktionen entdecken kann, z. B. beachtet es die Mimik und Blickrichtung seiner Bezugsperson sowie deren gestisches Verhalten (Rohlfing 2013).

Durch diese Fähigkeiten sowie eine Reihe kognitiver Fortschritte wie das Vermögen, Objekte, Ereignisse und Personen mental zu repräsentieren und Kategorien zu bilden (Weinert 2004), beschleunigt sich der Worterwerb zusehends. Das zunehmende Symbolverständnis ermöglicht eine mentale Abbildung der Welt und erlaubt es dem Kind, über das Hier und Jetzt hinaus zu kommunizieren, also sich von der unmittelbaren Situation zu lösen.

- **Lernfähigkeiten**

Die bereits unter den Wahrnehmungsfähigkeiten beschriebenen Verarbeitungsfähigkeiten gehen mit generellen Abstraktions- und Generalisierungsfähigkeiten einher (Mehler et al. 2008). Die aus dem Sprachinput abstrahierten Muster werden als Regeln gespeichert und auf ähnliches Datenmaterial übertragen. Das Kind wendet die erworbenen Regeln an und überwacht kontinuierlich, ob Unstimmigkeiten auftreten. So wird beispielsweise eine abgeleitete **morphologische** Regel (z. B. „Tisch" – „Tische", „Tier" – „Tiere") folgerichtig auf andere Wörter generalisiert. Auf der Verhaltensebene äußert sich dieser Entwicklungsschritt unter Umständen als Fehler („Hand" – „Hande") (Grimm 2012). Registriert das kindliche Gehirn Diskrepanzen zwischen den abgeleiteten Regeln und der gehörten Sprache („Hand" – „Hände"), korrigiert es seine Regel. Auf diese Weise verfeinert das Kind fortlaufend sein grammatisches Regelsystem (Farrar 1992; Saxton 2000).

- **Gedächtnisfähigkeiten**

Unbekannte Lautfolgen müssen präzise und vollständig abgespeichert werden, damit das Kind ein Wort korrekt repräsentieren und wiedergeben kann (Baddeley et al. 1998). Der Funktionsfähigkeit des phonologischen Arbeitsgedächtnisses kommt folglich eine herausragende Rolle für den Worterwerb zu (Gathercole et al. 1992). Gleichermaßen müssen wenig hervorstechende morphologische Markierungen und unbetonte Funktionswörter präzise abgespeichert werden, um die grammatischen Regeln zu lernen (vgl. Hasselhorn und Werner 2000). Schließlich muss für den Erwerb der **Syntax** genügend zusammenhängendes Sprachmaterial der Verarbeitung zugänglich sein:

> Indem längere Spracheinheiten übernommen und gespeichert werden, können über Vergleichsprozesse Wortklassen und Wortstellungsmuster aufgefunden werden. (Grimm 2012, S. 129)

Kinder, deren phonologisches Arbeitsgedächtnis beschränkt ist und die Schwierigkeiten haben, längere Sequenzen abzuspeichern, sind nicht nur beim Spracherwerb benachteiligt, sie tragen auch ein höheres Risiko zur Ausbildung schriftsprachlicher Probleme (Goldammer et al. 2010).

- **Aufmerksamkeits-, Planungs- und Steuerungsprozesse**

Diese helfen dem Kind, sich auf die jeweils wesentlichen Informationen im Sprachangebot zu fokussieren und das eigene Verhalten zu überwachen und anzupassen (Ritterfeld 2003).

2.2.3 Sprachrelevante Fähigkeiten der sozialen Kognition

- **Soziale Orientierung**

Neugeborene kommen mit einer ausgeprägten sozialen Orientierung und einem hohen Bedürfnis, zu kommunizieren, auf die Welt: Kinder bevorzugen menschliche Stimmen vor Geräuschen, menschliche Gesichter vor anderen vergleichbaren symmetrischen und kontrastreichen Reizen sowie natürliche Bewegungsmuster vor unnatürlichen (vgl. Hennon et al. 2000; Rohlfing 2013). Mit wenigen Wochen konzentriert sich das Kind auf die Augen- und Mundpartie des Gesichts und gleicht gehörte Sprachlaute mit den entsprechenden Mundbewegungen ab (Kuhl und Meltzoff 1982). Bis zum Alter von ca. 6 Monaten gelingt es Kindern sogar, alleine an den Mundbewegungen ihre Muttersprache von anderen Sprachen zu unterscheiden (Weikum et al. 2007).

Dieses angeborene Interesse am menschlichen Gegenüber, vor allem dem Gesicht, stellt eine ideale Ausgangsbasis für den Lautspracherwerb dar, da von Beginn an die Aufmerksamkeit auf potenziell sprachrelevante Informationen gerichtet ist (Locke 1993).

- **Soziale Erwartungshaltung und Intentionalität**

Wenn die Mutter mit ihrem Neugeborenen interagiert, bildet sich innerhalb eines kurzen Erfahrungszeitraums Vertrautheit aus. Zu Beginn ist die Mutter die führende Kraft bei der Kommunikation. Das Kind sendet in den ersten Wochen zwar kommunikative Signale aus, ist sich dessen aber weder bewusst noch handelt es absichtsvoll. Wenn es Hunger hat, schreit es. Wenn es glücklich ist, lacht es. Die Mutter interpretiert diesen Ausdruck des Befindens jedoch als absichtsvolle Äußerung und reagiert entsprechend.

Wenn das Kind im vertrauten Rahmen wiederkehrend erlebt, dass auf sein Signal prompt in gleicher Weise geantwortet wird, erkennt es, dass es mit seinem Verhalten etwas bewirken kann. Die bislang präintentionalen Verhaltensweisen werden nun intentional, also bewusst und absichtsvoll eingesetzt.

Werden die kommunikativen Signale des Kindes von der Mutter jeweils zeitnah aufgegriffen und angemessen beantwortet, baut das Kind soziale Erwartungen über das Wesen von Interaktionen auf (Bruner 1975). Antwortet die vertraute Person einmal nicht wie gewohnt, reagiert das Kind verstört und versucht verzweifelt, die normale Interaktion wieder in Gang zu bringen (Tronick et al. 1978).

- **Einsatz vorsprachlicher Mittel/Gesten**

Der Übergang von der präintentionalen zur intentionalen Kommunikation stellt einen entscheidenden Entwicklungsschritt beim Spracherwerb dar (Tomasello 2011). Das Kind spricht zwar häufig noch keine Wörter, setzt jedoch Vokalisationen, Blicke und ab ca. 9 Monaten auch Gesten zur Kommunikation ein. Die Rolle vorsprachlicher Gesten als Vorläuferfähigkeit für den Spracherwerb wird seit Jahrzehnten intensiv erforscht (Bates et al. 1987; Iverson und Goldin-Meadow 2005; Liszkowski 2011).

Aktuell erhält insbesondere die kulturübergreifend beobachtbare und humanspezifische Zeigegeste besondere Beachtung (Colonnesi et al. 2010; Liszkowski 2015; Tomasello 2011). Mit der Zeigegeste drückt das Kind verschiedene Funktionen aus, die sowohl kommunikativer als auch sozial-kognitiver Natur sind. So fordert ein Kind z. B. sein Gegenüber per Zeigegeste auf, ihm einen Wunsch zu erfüllen und etwas zu geben. Zudem sind bereits 1-Jährige in der Lage und gewillt, eine Person per Zeigegeste zu warnen oder mit

Informationen zu versorgen (z. B. wo ein gesuchtes Objekt zu finden ist; Liszkowski 2011). Schließlich zeigt das Kind auf Objekte oder Ereignisse, um mit seinem Gegenüber in Austausch darüber zu treten und seine Gefühle mitzuteilen (Tomasello et al. 2007).

Kinder, die früh mit vorsymbolischen und symbolischen vorsprachlichen Gesten kommunizieren, sind auch frühe Sprecher/-innen (Bates et al. 1987), und umgekehrt deuten Forschungsergebnisse an, dass Verzögerungen und Abweichungen beim Gebrauch der Zeigegeste (z. B. fehlendes Zeigen mit ausgestrecktem Zeigefinger im Alter von 12 Monaten) Frühindikatoren für Spracherwerbsprobleme darstellen können (Lüke 2015).

- **Geteilte Aufmerksamkeit/Joint Attention**

Zeitnah mit dem Beginn des intentionalen Verhaltens und der Gestennutzung bilden die Kinder die Fähigkeit zur gemeinsamen Aufmerksamkeit aus. Bei dieser als triadisch bezeichneten Form der Interaktion beziehen das Kind und seine Bezugsperson in die bisher dialogische Kommunikation ein weiteres Element mit ein. Anfangs ist es die Bezugsperson, die dem Kind z. B. ein Spielzeug ins Blickfeld hält und zur Betrachtung anbietet. In dieser Situation entsteht ein besonderer Aufmerksamkeitszustand, der in der Literatur als Joint Attention (**geteilte Aufmerksamkeit** im Sinne einer gemeinsamen Aufmerksamkeitsfokussierung) bezeichnet wird (Moore und Dunham 1995). In Situationen von Joint Attention schieben das Kind und die Bezugsperson ihre Aufmerksamkeit wie „Lichtkegel" übereinander (Ritterfeld 2003).

Die Aufmerksamkeit dergestalt auszurichten, stellt kognitive Anforderungen an das Kind: Es muss seinen Blick steuern und die Blickrichtung sowie hinweisende Gesten seines Gegenübers deuten können (Butterworth und Cochran 1980). Zudem muss es sich regelmäßig vergewissern, ob die gemeinsame Aufmerksamkeit noch besteht oder die Bezugsperson inzwischen ein anderes Objekt in den Blick genommen hat. Darüber hinaus besitzt Joint Attention eine soziale Komponente, da sie vermehrt dort entsteht, wo Bezugsperson und Kind echtes Interesse aneinander haben und einen gemeinsamen Erfahrungshintergrund teilen (Tomasello 2011).

Empirisch zeigt sich, dass Kinder, die den Joint-Attention-Initiativen ihrer Bezugsperson gut folgen können, sowie Kinder, die selbst Zeiten gemeinsamer Aufmerksamkeitsfokussierung einfordern, beim Worterwerb im Vorteil sind (Mundy und Gomes 1998).

2.3 Äußere, umweltsprachliche Bedingungen

Eine optimal sprachförderliche Umwelt erfüllt sowohl eine sozial-interaktive als auch eine datenliefernde Funktion. Im Einzelfall werden diese Bedingungen jedoch in sehr unterschiedlichem Ausmaß erfüllt, wie Studien belegen, in denen die natürliche Sprachumwelt von Kindern untersucht wurde (Hart und Risley 1995; Huttenlocher et al. 2010). Die Unterschiede betreffen sowohl die Quantität als auch die Qualität des sprachlichen Inputs, den die Kinder erhalten, wobei die Bedeutung der Qualität die der Quantität übertrifft (vgl. Hirsh-Pasek et al. 2015; Weinert und Ebert 2013). Die Studien zeigen eindrucksvoll, wie stark die sprachlichen Anregungsbedingungen variieren. Untersucht wird dabei jeweils nur der sprachliche Input, der direkt an das Kind gerichtet ist (Weisleder und Fernald 2013).

Definition

Im wörtlichen Sinne handelt es sich bei der *an das Kind gerichteten Sprache* um sprachliche Äußerungen, die in der direkten Interaktion mit dem Kind zu ihm gesprochen werden. Wenn Erwachsene miteinander sprechen oder das Radio läuft, hört ein Kind zwar auch Sprache; diese mitgehörte Sprache wirkt sich auf den Spracherwerbsprozess jedoch kaum aus. Entscheidend ist die direkt an das Kind gerichtete Sprache (Weisleder und Fernald 2013).

In der Fachsprache wird die *Infant Directed Speech* (IDS)/*Child Directed Speech* (CDS) oder **kindgerichtete Sprache** enger definiert. Demnach handelt es sich um einen besonderen Sprachstil, den Erwachsene zumeist intuitiv wählen, wenn sie mit jungen Kindern sprechen. Sie passen ihre Sprache auf verschiedenen Ebenen an die noch geringen sprachlichen Fähigkeiten der Kinder an. Prosodische Modifikationen zeigen sich darin, dass langsamer und deutlicher gesprochen wird und über Pausensetzungen, Betonungen und Sprachmelodie sprachlich relevante Merkmale besonders hervorgehoben werden.

Darüber hinaus werden linguistische Vereinfachungen vorgenommen, was sich u. a. an kürzeren Sätzen zeigt. Über sprachliche und inhaltliche Redundanzen, viele Wiederholungen sowie eine ausdrucksvolle Mimik und Gestik wird das Sprachverständnis gesichert, z. B. mithilfe von Ammensprache, stützender Sprache, lehrender Sprache (► Abschn. 2.3.2).

Während in einer Untersuchung manche Eltern 1200 Wörter pro Stunde mit ihren Kindern sprachen, hörten andere Kinder in demselben Zeitraum nur 67 Wörter (Weisleder und Fernald 2013). Hochgerechnet auf 3 Lebensjahre liegen zwischen Wenig- und Vielhörern an die 30 Mio. Wörter (Hart und Risley 1995). Wie viel Sprache an Kinder gerichtet wird, variierte dieser groß angelegten Studie zufolge in Abhängigkeit vom sozioökonomischen Status der Familie: In Familien mit einem höheren sozioökonomischen Status wurde deutlich mehr mit den Kindern gesprochen als in Familien mit einem niedrigen sozioökonomischen Status (Hart und Risley 1995). Allerdings liegen auch innerhalb einer Sozialschicht erhebliche interindividuelle Unterschiede in dem Ausmaß vor, in dem mit den Kindern gesprochen wird (Fernald und Weisleder 2015; Weisleder und Fernald 2013). Zu bedenken ist, dass die Anzahl der Wörter, die an das Kind gerichtet wird, nur ein grobes Maß für die Umweltsprache darstellt, auch wenn die Quantität und die Qualität der kindgerichteten Sprache häufig miteinander korrelieren: Eltern, die insgesamt mehr mit ihren Kindern sprechen, gehen dabei in der Regel auf vielfältigere Themen ein und bieten einen umfangreicheren Wortschatz an (Rowe 2012). Zudem greifen sie die Äußerungen ihrer Kinder stärker auf, führen sie häufiger weiter und geben mehr **korrektives Feedback** (Fernald und Weisleder 2015). Eltern mit einem höheren Bildungsgrad achten oft darauf, viele Situationen gemeinsamer Aufmerksamkeit zu schaffen, z. B. indem sie mit ihren Kindern Bücher anschauen. So erlebt das Kind mehr sprachanregende Lehrsituationen als ein Kind aus einer bildungsfernen Familie (Farrant und Zubrick 2012). Es sind also weniger die äußeren Merkmale wie der sozioökonomische Status der Familie oder der Bildungsstand der Eltern an sich, die beeinflussen, wie schnell und mühelos ein Kind die Sprache erwirbt (Fernald und Weisleder 2015). Vielmehr muss spezifiziert werden, in welchem Ausmaß die jeweiligen Bedingungen die sozial-interaktive sowie die datenliefernde Funktion des Sprachinputs erfüllen (Hoff 2006).

2

Betrachtet man in diesem Sinne den Befund, dass erstgeborene Kinder im Mittel bessere sprachliche Fähigkeiten aufweisen als ihre jüngeren Geschwister (Hoff 2006), so zeigen sich ebenfalls Unterschiede in der Quantität und der Art der Lerngelegenheiten: Mütter von Erstgeborenen und Einzelkindern haben mehr Gelegenheit, mit dem Kind in den dialogischen Austausch zu treten, sie stellen mehr Joint-Attention-Situationen her, schauen mehr Bilderbücher mit ihnen an und führen dabei öfter Benennrituale durch. Wenn mehrere Kinder in einer Familie leben, kann die Bezugsperson nicht jedem Kind dieses Ausmaß an exklusiven Lerngelegenheiten bieten (Farrant und Zubrick 2012). Erstgeborene zeigen daher erwartungskonform einen Vorsprung im Wortlernen im Vergleich zu Geschwisterkindern (für eine Übersicht s. Hoff 2006). Jüngere Geschwisterkinder erleben folglich eine andere sprachliche Umwelt als ihre älteren Geschwister, was sich wiederum auf ihre sprachlichen Kompetenzen auswirkt: So klinken sie sich schon früh mit kurzen Phrasen und sozialen Ausdrücken in das kommunikative Geschehen der Familie ein („Ich auch!“, „Gib, meins!“) und erwerben schneller sozial-pragmatische Fähigkeiten als ihre älteren Geschwister. Diese anfänglichen Unterschiede in der Erwerbsgeschwindigkeit und den Erwerbsverläufen zwischen Geschwistern verlieren sich mit zunehmendem Alter jedoch wieder (Hoff 2006).

2.3.1 Die sozial-interaktive Funktion der kindgerichteten Sprache

Kinder sind auf soziale Interaktion ausgerichtet und benötigen ein menschliches Gegenüber, um Sprache zu erwerben. Es reicht nicht aus, Sprache im Fernsehen oder Radio zu hören, vielmehr ist der direkte wechselseitige Austausch mit der gegenseitigen Bezugnahme in Inhalt und Form ein entscheidender Sprachmotor.

▪ Responsivität und zeitliche Kontingenz

Wie beim Bindungsaufbau spielen auch beim Spracherwerb die elterliche Responsivität und eine enge zeitliche Verknüpfung (Kontingenz) zwischen den Äußerungen des Kindes und dem Antwortverhalten der Eltern eine entscheidende Rolle. Papousek und Papousek (1987) beschreiben, dass Eltern von Geburt an stetig Situationen herbeiführen, in denen der Säugling den Zusammenhang zwischen seinem Verhalten und der darauf folgenden Reaktion entdecken kann. Wichtig dabei ist, dass die Eltern zeitnah auf die Signale des Kindes reagieren. In einer Studie zeigten Goldstein et al. (2003), dass das zeitlich kontingente Antworten der Mütter auf Vokalisationen ihrer Kinder, z. B. indem sie sie anlächelten und berührten, die Kinder zu weiteren Vokalisationen anregte. Antworteten die Mütter nicht unmittelbar auf die Vokalisationen, sondern zeigten das liebevolle Zuwendungsverhalten zeitlich unabhängig vom Verhalten des Kindes, nahmen die Lautäußerungen der Kinder hingegen ab.

Kinder, die von ihren Müttern im Alter zwischen 2 und 5 Monaten häufig und auf eine responsive Art und Weise zum spielerischen Kommunizieren angeregt worden waren, wiesen mit 2 Jahren einen größeren rezeptiven Wortschatz auf und zeigten mehr Symbolspiel als Kinder weniger aktiver Mütter (Tamis-LeMonda und Bornstein 1989). Besonders gut lernen Kinder, wenn sich die Bezugsperson am Fokus des Kindes orientiert und nicht umgekehrt die Aufmerksamkeit des Kindes auf etwas auszurichten versucht (Tomasello und Farrar 1986).

Definition

Responsives Elternverhalten meint die elterliche Bereitschaft und Fähigkeit, angemessen auf die kindlichen Bedürfnisäußerungen und Kommunikationsangebote zu reagieren. Das Konzept der *Responsivität* geht auf das aus der Bindungstheorie bekannte Konzept der Feinfühligkeit von Ainsworth zurück (Bell und Ainsworth 1972). Demnach beobachten feinfühlige, responsive Eltern ihr Kind genau und nehmen die zum Teil subtilen und nonverbalen kindlichen Signale gut wahr. Darüber hinaus gelingt es ihnen, sich in das kindliche Befinden und sein Denken hineinzuversetzen und somit die kindlichen Befindlichkeitsäußerungen und Kommunikationsangebote richtig zu interpretieren. Schließlich gelingt es responsiven Eltern auch, angemessen auf die kindlichen Bedürfnisse zu reagieren. Zudem achten sie darauf, wann das Kind besonders aufnahmebereit ist, und nutzen diese kurzen Zeitspannen für Interaktionen.

- **Pragmatische Rahmen**

Spracherwerb findet nicht im luftleeren Raum statt, sondern muss bedeutungshaltig sein. Beispielsweise schreiben Rohlfing und Grimminger (2019) dem gemeinsamen Handeln eine wichtige Rolle zu. Vertraute Handlungsrahmen (pragmatic frames) bieten demnach gute Möglichkeiten, z. B. Wörter zu lernen. Mit den Rahmen sind Interaktionssequenzen gemeint, in denen Bezugsperson und Kind miteinander agieren und dabei auf ein gemeinsames Ziel ausgerichtet sind (z. B. miteinander Spaß haben, den Hunger des Kindes stillen). Beide sind beteiligt, wenngleich nicht immer im gleichen Ausmaß. Anfangs ist die Bezugsperson aktiver und steuert die Interaktion stärker, nach und nach übernimmt das Kind einzelne Aufgaben. In dem bedeutungsvollen Miteinander setzt das Kind jene Kommunikationsmittel ein, die es bereits beherrscht (Blick, Geste, Laut, Wort, Satz etc.), und die Mutter stimmt sich darauf ein. Sie wiederum unterstützt mit multimodalen Hinweisreizen das Sprachverständnis des Kindes und fordert es gleichzeitig immer wieder heraus, ein neues Kompetenzniveau zu erreichen (Rohlfing 2019; Rohlfing und Grimminger 2019).

- **Ausrichtung auf Intersubjektivität (sustained shared thinking)**

In ► Abschn. 2.2.3 zu den sozial-kognitiven Vorläuferfähigkeiten des Kindes wurde die besondere Bedeutung der geteilten Aufmerksamkeit für den kindlichen Spracherwerb bereits ausgeführt. Aus dem Blickwinkel der Umweltsprache geht es bei der Herstellung von Joint Attention darum, ein echtes Interesse am Kind und seiner Gedankenwelt aufzubringen und sich um ein intersubjektives Verstehen und Einfühlen zu bemühen (Tomasello 2011). Joint Attention in diesem Sinne bedeutet bei einer Bilderbuchbetrachtung also nicht, nur pflichtbewusst Gegenstände und Situationen zu benennen. Vielmehr geht es darum, auf der Basis eines echten gemeinsamen Interesses und Aufmerksamkeitsfokus das Abgebildete sprachlich zu umkreisen und Zusammenhänge zur Erfahrungswelt des Kindes herzustellen (Beispiel: Intersubjektivität bei der Betrachtung eines Bilderbuches).

► Beispiel: Intersubjektivität bei der Betrachtung eines Bilderbuches

Mutter und Kind schauen sich ein Bilderbuch an. Das Kind blättert, hält inne und zeigt auf ein Bild: „Da, Eisebahn."
Mutter: „Oh ja, eine Eisenbahn. Na, schau mal. Die ist ja lang, die Eisenbahn!"
Kind: „Jaaaaa, doll lang."
Mutter: „Was meinst du, wo fährt die Eisenbahn hin?" (Das Kind überlegt.)

2

Mutter: „Vielleicht zur Oma? So wie wir letzten Monat?"
Kind: „Ja, die Eisebahn fahrt Oma."
Mutter: „Genau, die Eisenbahn fährt zu Oma. Die Oma hat schon am Bahnhof auf uns gewartet, weißt du noch?"
Kind: „Ja! … Und Oma Eis bracht!"
Mutter: „Stimmt, das war das tollste, nicht? Dass die Oma dir ein Eis mitgebracht hat!" ◀

Bei älteren Kindern gilt es, alltägliche Sprechanlässe zu nutzen, um weiterführend und vertieft ins Gespräch zu kommen, z. B. indem der Erwachsene Fragen stellt, die zum Nachdenken anregen und die über die unmittelbare Situation hinausführen. Dabei lösen sich die Gesprächsinhalte zunehmend von der Anschauung und führen in die Erlebens- und Gedankenwelt des Kindes. Beide Partner begeben sich also in einen gemeinsamen Denkprozess, dem sog. „sustained shared thinking" (Siraj-Blatchford et al. 2002).

Derartig ausgestaltete responsive, kontingente und auf Intersubjektivität ausgerichtete Interaktionen lassen das Kind Sprache als lustvoll und gewinnbringend erleben. Erfährt das Kind, dass seine Kommunikationsversuche – so unvollständig und fehlerbehaftet sie auch sein mögen – beantwortet werden, wird es zu weiteren sprachlichen Aktivitäten motiviert. Als demotivierend haben sich hingegen ein kontrollierend-dirigierender elterlicher Sprachstil sowie elterliche Nichtengagiertheit herausgestellt (Baumwell et al. 1997). Es ist naheliegend, dass Kinder weniger sprechen, wenn sie lediglich Anweisungen hören oder wenn ihre Kommunikationsversuche ins Leere laufen (z. B. bei vernachlässigten Kindern oder Kindern depressiver Mütter).

Auch der Besuch einer Kindestageseinrichtung kann eine sozial-interaktive, motivierende Sprachumwelt darstellen. Pomnitz und Siegmüller (2013) zeigten an einer kleinen Stichprobe deutschsprachiger Kinder, dass der Wortschatzzuwachs in der Tagesbetreuung und in der Kindertagesstätte höher war als bei einer Betreuung zu Hause. Ein Grund dafür mag sein, dass die Kinder im Kontakt mit Gleichaltrigen ihre kommunikativ-sprachlichen Fähigkeiten schon früh einsetzen müssen. Während Erwachsene noch bereit sind, die kindlichen Wünsche zu erahnen, müssen anderen Kindern gegenüber die eigenen Interessen ausgedrückt und Kompromisse ausgehandelt werden, um mit ihnen spielen und an der Gemeinschaft teilhaben zu können. **Peer**-Interaktionen stellen daher eine wichtige Motivationsquelle dar. Zudem helfen und berichtigen sich Kinder auch untereinander (Licandro 2016). Die datenliefernde Funktion der Umweltsprache kann jedoch nur durch sprachkompetente Sprecher/-innen erfüllt werden. Ist das Betreuungsverhältnis ungünstig und sind in einer Einrichtung zu wenige kompetente Gesprächspartner vorhanden, können sich folglich negative Auswirkungen auf den Spracherwerb zeigen (Hoff 2006).

Eine Kindertageseinrichtung zu besuchen, bedeutet daher nicht zwangsläufig, dass durch die dortige Anregung sprachliche Unterschiede zwischen Kindern auch tatsächlich verringert werden (Weinert und Ebert 2013). Für die Einflüsse der Tagesbetreuung gilt wie für die häusliche Anregung, dass neben der Quantität der sprachlichen Interaktionen auch die Qualität des sprachlichen Inputs stimmen muss (Huttenlocher et al. 2010).

2.3.2 Die datenliefernde Funktion der kindgerichteten Sprache

Der kindliche Spracherwerb schreitet kontinuierlich voran, und mit jedem neu erworbenen **semantischen** oder grammatischen Element verändert sich das sprachliche System. Das bedeutet, dass das Kind stets neue Entwicklungsaufgaben zu bewältigen hat. Ein qualitativ hochwertiger sprachlicher Input hat folglich jeweils diejenigen Daten zu liefern, die das Kind für den nächsten Entwicklungsschritt benötigt. Eine Längsschnittstudie von Rowe (2012) verdeutlicht dies. Darin wurden die Quantität sowie einige Qualitätsmerkmale der elterlichen Sprache bei Kindern im Alter von 18, 30 und 42 Monaten untersucht und mit den sprachlichen Fähigkeiten der Kinder 1 Jahr später in Verbindung gebracht. Es zeigte sich, dass die reine Anzahl der mit 18 Monaten gehörten Wörter den rezeptiven Wortschatz 1 Jahr später vorhersagte. Mit 30 Monaten war die Quantität nicht mehr so wichtig, entscheidend war jetzt die Zahl der unterschiedlichen und seltenen Wörter, die das Kind hörte. Mit 42 Monaten schließlich war das Ausmaß der dekontextualisierten Sprache, die das Kind in Gesprächen erlebte (z. B. Erklärungen, Erzählungen, So-tun-als-ob-Spiele), maßgeblich, um die sprachlichen Fähigkeiten 1 Jahr später am besten vorhersagen zu können.

Das entscheidende Qualitätsmerkmal des sprachlichen Inputs ist also, dass die Bezugspersonen ihre Sprache eng an die aktuellen Sprachfähigkeiten des Kindes anpassen. Somit verändert sich die an das Kind gerichtete Sprache fortlaufend. Unter den Begriffen „Ammensprache“, „stützende Sprache“ und „lehrende Sprache“ sind 3 Sprechstile in die Literatur eingegangen, in denen die Merkmale der kindgerichteten Sprache zu unterschiedlichen Zeiten im Entwicklungsverlauf zusammengefasst werden (u. a. Grimm 1995, 2012).

- **Ammensprache/Babytalk**

In der ersten Hälfte des 1. Lebensjahres besteht die Aufgabe des Kindes darin, den Lautstrom zu segmentieren und das Gehörte zu strukturieren. Dem kommen die Bezugspersonen entgegen, indem sie einen Sprachstil verwenden, der als Ammensprache (Babytalk) bezeichnet wird. Grimm (2012) definiert diesen als ein spezielles Register, das sich durch eine überzogene Intonationskontur, einen hohen Tonfall (400–600 Hz) sowie lange Pausen an Phrasenstrukturgrenzen auszeichnet. Die Bezugsperson verwendet kurze, einfache Sätze und spricht klar und deutlich. Über die Stimmlage, melodisch modulierte Vokale und klare Pausensetzungen „malt (sie) die Wörter (regelrecht) in die Luft“ (Grimm 2012, S. 44). Dabei wiederholt sie ihre Äußerungen wieder und wieder, variiert sie nur leicht, bleibt in einem langsamen Tempo und unterstützt das Gesagte durch eine ausdrucksstarke Mimik (Papousek 2006; Beispiel: Babytalk).

▶ Beispiel: Babytalk

„Na, duu bist aber ein süüßes Baby! … Hast du schön geschlaaaafen? Jaaaa? … Und schau mal … da ist ja der TEDDY! Der kleine TEDDY!“ ◀

Mit der Ammensprache kommt die Bezugsperson intuitiv den Verarbeitungsfähigkeiten des Kindes entgegen: Die Kinder hören besonders gut im hochfrequenten Bereich; die Pausensetzungen und überdeutlichen Betonungen wichtiger Wörter (z. B. „Mama“, „Papa“, „Nein“) versorgen die statistischen Verarbeitungsmechanismen mit zusätzlichen Hinweisreizen zu den Wort- und Phrasengrenzen; mit Diminutiven („Mausi“) wird die rhythmische Struktur der Sprache hervorgehoben.

- **Stützende Sprache/Scaffolding**

Hat das Kind die lautliche Struktur der Sprache erfasst und begonnen, intentional zu kommunizieren, besteht die nächste Entwicklungsaufgabe darin, die vorsprachlichen Kommunikationsmittel (Gesten, Blicke, Vokalisationen) durch Wörter zu ersetzen. Die Merkmale der Inputsprache, mit denen Eltern den frühen Worterwerb optimal unterstützen, werden unter der Bezeichnung „stützende Sprache“ bzw.

„Scaffolding" zusammengefasst (Grimm 2012). Die Worteinführung erfolgt im Dialog, und zwar unter Zuhilfenahme sog. „Formate" (Bruner 1975). Dabei handelt es sich um „konventionalisierte soziale Routinen, die drei wichtige Elemente für den Spracherwerb enthalten" (Grimm 2012, S. 46):

1. Die Bezugsperson begrenzt die Informationen, sodass das Kind damit umgehen kann. Dazu nutzt sie eine „vertikale Dialogstruktur" mit konstanter Reihenfolge der Äußerungen (Beispiel: Dialogstruktur der stützenden Sprache). Die Struktur des Dialogs wird dem Kind durch stete Wiederholung vertraut, sodass das jeweils neu eingeführte Wort in den Vordergrund tritt.

▶ Beispiel: Dialogstruktur der stützenden Sprache (aus: Grimm 2012, S. 46)

- Vokativ: „Oh schau mal, was das ist!"
- Frage: „Was ist das nur?"
- Benennung: „Das ist ein Hühnchen!"
- Bestätigung: „Ja, das stimmt, das ist ein Hühnchen." ◀

2. Die Bezugsperson erhöht – je nachdem zu welchen sprachlichen Leistungen das Kind bereits in der Lage ist – ihre Ansprüche an die Benennung, die sie vom Kind akzeptiert. Ist sie sicher, dass das Kind Wörter schon annähernd korrekt sprechen kann, lässt sie z. B. keine Lallsequenzen mehr gelten.
3. Schließlich erwartet die Bezugsperson, dass sich das Kind zunehmend aktiv am Dialog beteiligt.

Bei der stützenden Sprache kommt es auf eine angemessene Balance von Wiederholung und Variation an. Formate bieten eine sich wiederholende Dialogstruktur, in denen die Wörter ebenfalls mehrfach wiederholt werden. Der vertraute strukturelle Rahmen wird dann zur Einführung neuer Wörter genutzt. Ist eine erste Wort-Bedeutungs-Zuordnung gelungen, ist es wichtig, dass das Kind dasselbe Wort in variierenden Situationen hört. Nur so kann es schrittweise den Bedeutungsumfang erschließen („Elefant" ist nicht nur das geliebte Plüschtier; Beispiel: Stützende Sprache).

▶ Beispiel: Stützende Sprache

„Sieh mal! Da ist ja deine *Puppe*. Oh, die *Puppe* will spielen. Ich glaub, die *Puppe* will mit Lisa spielen. Die *Puppe* spielt gerne Ball – so wie Lisa. Wollen wir mit der *Puppe* Ball spielen? Oh schön! Da freut sich die *Puppe*." ◀

Schließlich helfen die Bezugspersonen dem Kind beim Lösen des Referenzproblems, indem sie in Benennsituationen multimodale und redundante Hinweise geben (Rohlfing 2013): Untersuchungen zeigen, dass Kinder in Situationen geteilter Aufmerksamkeit nicht nur beachten, auf welches Objekt die benennende Person ihren Blick richtet, sondern auch einbeziehen, worauf sie zeigt, welches Objekt sie berührt oder welches sie auf andere Weise hervorhebt: Je mehr Hinweisreize kombiniert werden, desto leichter fällt dem Kind das Wortlernen, wobei die Kombination aus Blick und Zeigegeste am wichtigsten zu sein scheint. Es wird vermutet, dass das Kind auf diese Weise die Benennabsicht der Bezugsperson am ehesten entdeckt (Booth et al. 2008). Auch bei den multimodalen Hinweisen nehmen Mütter eine intuitive Anpassung an den Entwicklungsstand des Kindes vor: Je besser die sprachlichen Fähigkeiten des Kindes sind, desto weniger Hinweisreize geben sie (Grimminger et al. 2010).

▪ Lehrende Sprache/Motherese

Bei der lehrenden Sprache (Motherese) steht die Ausgestaltung und Verfeinerung des grammatischen Regelsystems im Zentrum (Grimm 2012). Die Äußerungen der Bezugspersonen werden länger und grammatikalisch komplexer, neben Ja-Nein-Fragen werden vermehrt W-Fragen gestellt und die Bezugspersonen setzen vermehrt Lehrstrategien ein, mit denen sie dem Kind nicht nur inhaltlich, sondern auch formal Feedback über seine Äußerungen geben. Die Eltern greifen dabei die anfangs noch bruchstückhaften kindlichen Äußerungen auf, erweitern diese inhaltlich und formen sie grammatisch um. Genauso geben sie eine korrigierte gute Gestalt vor, wenn die Äußerung des Kindes fehlerhaft ist. Das Feedback und die Erweiterungen erfolgen dabei auf allen Ebenen, wie die Beispiele: Korrektives Feedback zeigen (vgl. u. a. Ritterfeld 2000 für detaillierte Beschreibungen der Sprachlehrstrategien).

▶ Beispiele: Korrektives Feedback

- Phonologisch: „Papa tommt." – „Oh ja, Papa kommt."
- Semantisch: „Der Hase geht da." – „Oh ja, der Hase hoppelt über das Feld."
- Grammatikalisch: „Ich geb den Hund seine Futter." – „Ja prima, du gibst dem Hund sein Futter. Soll ich dann dem Esel sein Futter geben?" ◀

▪ Bildungssprachlicher Input

Im Alter von 4 bis 5 Jahren schließt das Kind den sprachlichen Regelerwerb im engeren Sinne ab. Zu diesem Zeitpunkt verfügt es über implizites Sprachwissen und kann Sprache so gut wie fehlerfrei verwenden (Karmiloff-Smith 1992). Bis ins Schulalter hinein besteht die Aufgabe nun darin, die bildungssprachlichen Fähigkeiten auszubauen. Dazu ist das Kind auf hinreichend komplexen und abstrakten umweltsprachlichen Input angewiesen. Um Hypothesen bilden und diskutieren zu können, längere Zusammenhänge und Geschichten zu erdenken und zu erzählen, Erlebnisse zu reflektieren, zusammenzufassen oder auszuschmücken, muss das Kind mit unterschiedlichen Satzkonstruktionen und textgrammatischen Mitteln flexibel umgehen können. Zudem benötigt es ein reichhaltiges Vokabular, das Fachbegriffe, Abstrakta und auch seltene Wörter umfasst.

Kinder aus bildungsfernen Familien weisen in der Regel niedrigere akademische Sprachfähigkeiten auf als Kinder aus Familien mit einem höheren sozioökonomischen Status. Hoff (2006) sieht darin jedoch eher ein Performanz- als ein Kompetenzproblem: Die Beobachtung, dass Kinder aus Familien mit einem höheren sozioökonomischen Status Sprache häufiger nutzen, um zu reflektieren, zu begründen oder zu rechtfertigen, mag damit zusammenhängen, dass ihre Eltern diese Art zu kommunizieren mit ihnen praktizieren und von ihnen einfordern. Kinder aus bildungsfernen Familien sind es oft nicht gewöhnt, Sprache auf diese Weise zu verwenden. Das heißt jedoch nicht zwangsläufig, dass sie es nicht könnten.

2.4 Zusammenfassung

- Beim Spracherwerb wirken die inneren Voraussetzungen des Kindes und die äußeren Bedingungen der Sprachumwelt untrennbar zusammen.
- Das Kind ist mit angeborenen und früh erworbenen Wahrnehmungs- und Verarbeitungsfähigkeiten ausgestattet, die es ihm ermöglichen, das sprachliche Regelwissen über implizite Lernprozesse aus den gegebenen sprachlichen Informationen zu extrahieren.
- Die Sprachumwelt erfüllt gleichermaßen eine sozial-interaktive, eine sprachmotivierende sowie eine datenliefernde Funktion.
- Eine gute Passung liegt vor, wenn die Bezugspersonen ihre an das Kind gerichtete Sprache und ihr

2

Interaktionsverhalten optimal am sprachlichen Entwicklungsstand und an den Verarbeitungsfähigkeiten des Kindes ausrichten.
- Unterschiede der Qualität und der Quantität der an das Kind gerichteten Sprache wirken sich auf die Geschwindigkeit und den Verlauf der Sprachentwicklung von Kindern mit intakten Lernvoraussetzungen aus.

2.5 Weiterführende Literatur

In Grimm (2012) werden die Vorläuferfähigkeiten sowie die Sprachlehrstile erläutert. Gut lesbar und ausführlich wird erklärt, wie SES entstehen und wie man sie frühzeitig erkennen und behandeln kann:
- Grimm, H. (2012). *Störungen der Sprachentwicklung. Grundlagen – Ursachen – Diagnose – Intervention – Prävention* (3. Aufl.). Göttingen: Hogrefe.

Ritterfeld (2000) erläutert in ihrem Enzyklopädiebeitrag die Rolle des Inputs: Welche Funktion erfüllt der sprachliche Input und wie sieht sprachförderlicher Input aus?
- Ritterfeld, U. (2000). Welchen und wieviel Input braucht das Kind? In H. Grimm (Hrsg.), *Enzyklopädie der Psychologie. Band 3: Sprachentwicklung* (S. 403–410). Göttingen: Hogrefe.

Hoff (2006) und Weinert und Ebert (2013) gehen vertiefend auf die Umweltfaktoren ein, die sich förderlich oder hinderlich auf den Spracherwerb auswirken:
- Hoff, E. (2006). How social contexts support and shape language development. *Developmental Review* 26(1), 55–88.
- Weinert, S., & Ebert, S. (2013). Spracherwerb im Vorschulalter. Soziale Disparitäten und Einflussvariablen auf den Grammatikerwerb. *Zeitschrift für Erziehungswissenschaft* 16(2), 303–332.

Literatur

Aktas, M. (2012). Sprachentwicklung: Theoretische Grundlagen. In M. Aktaş (Hrsg.), *Entwicklungsorientierte Sprachdiagnostik und -förderung bei Kindern mit geistiger Behinderung. Theorie und Praxis* (S. 7–46). München: Urban & Fischer.

Baddeley, A. D., Gathercole, S. E., & Papagno, C. (1998). The phonological loop as a language learning device. *Psychological Review, 105,* 158–173.

Bates, E., O'Connell, B., & Shore, C. (1987). Language and communication in infancy. In J. Osofsky (Hrsg.), *Handbook of infant development* (S. 149–203). New York: Wiley.

Baumwell, L., Tamis-LeMonda, C. S., & Bornstein, M. H. (1997). Maternal verbal sensitivity and child language comprehension. *Infant Behavior and Development, 20*(2), 247–258.

Bell, S. M., & Ainsworth, M. D. (1972). Infant crying and maternal responsiveness. *Child Development, 43,* 1171–1190.

Booth, A. E., McGregor, K. K., & Rohlfing, K. J. (2008). Socio-pragmatics and attention: Contributions to gesturally guided word learning in toddlers. *Language Learning and Development, 4*(3), 179–202.

Breitenstein, C., & Knecht, S. (2003). Spracherwerb und statistisches Lernen. *Nervenarzt, 74,* 133–143.

Bruner, J. (1975). The ontogenesis of speech acts. *Journal of Child Language, 2,* 1–19.

Butterworth, G., & Cochran, E. (1980). Towards a mechanism of joint visual attention in human infancy. *International Journal of Behavioral Development, 3*(3), 253–272.

Colonnesi, C., Stams, G., Koster, I., & Noom, M. J. (2010). The relation between pointing and language development: A meta-analysis. *Developmental Review, 30*(4), 352–366.

DeCasper, A. J., & Spence, M. J. (1986). Prenatal maternal speech influences newborns' perception of speech sounds. *Infant Behavior and Development, 9,* 133–150.

Eimas, P.-D., Siqueland, E. R., Jusczyk, P., & Vigorito, J. (1971). Speech perception in infants. *Science, 171,* 303–306.

Farrant, B. M., & Zubrick, S. (2012). Early vocabulary development: The importance of joint attention and parent-child book reading. *First Language, 32*(3), 343–364.

Farrar, M. J. (1992). Negative evidence and grammatical morpheme acquisition. *Developmental Psychology, 28,* 90–98.

Fernald, A., & Weisleder, A. (2015). Twenty years after "Meaningful Differences," it's time to reframe the "deficit" debate about the importance of children's early language experience. *Human Development, 58*(1), 1–4.

Gathercole, S. E., Willis, C., Emslie, H., & Baddeley, A. D. (1992). Phonological memory and vocabulary development during the early school years: A longitudinal study. *Developmental Psychology, 28,* 887–898.

Gervain, J., Macagno, F., Cogoi, S., Pena, M., & Mehler, J. (2008). The neonate brain detects speech structure. *PNAS, 105,* 14222–14227.

Goldstein, M. H., King, A., & West, M. J. (2003). Social interaction shapes babbling: Testing parallels between birdsong and speech. *PNAS, 100,* 8030–8035.

Grimm, H. (1995). Sprachentwicklung - allgemeintheoretisch und differentiell betrachtet. In R. Oerter & L. Montada (Hrsg.), *Entwicklungspsychologie. Ein Lehrbuch* (3. Aufl., S. 705–757). Weinheim: Psychologie Verlags Union.

Grimm, H. (2012). *Störungen der Sprachentwicklung. Grundlagen – Ursachen – Diagnose – Intervention – Prävention* (3. überarb Aufl.). Göttingen: Hogrefe.

Grimminger, A., Rohlfing, K. J., & Stenneken, P. (2010). Children's lexical skills and task demands affect gestural behavior in mothers of late-talking children and children with typical language development. *Gesture, 10,* 251–278.

Hart, B., & Risley, T. (1995). *Meaningful differences in the everyday experience of young American children*. Baltimore: Brookes.

Hasselhorn, M., & Werner, I. (2000). Zur Bedeutung des phonologischen Arbeitsgedächtnisses für die Sprachentwicklung. In H. Grimm (Hrsg.), *Enzyklopädie der Psychologie. Band 3: Sprachentwicklung* (S. 363–378). Göttingen: Hogrefe.

Hennon, E., Hirsh-Pasek, K., & Golinkoff, R. M. (2000). Die besondere Reise vom Fötus zum spracherwerbenden Kind. In H. Grimm (Hrsg.), *Enzyklopädie der Psychologie. Band 3: Sprachentwicklung* (S. 41–103). Göttingen: Hogrefe.

Heppt, B., Dragon, N., Berendes, K., Stanat, P., & Weinert, S. (2012). Beherrschung von Bildungssprache bei Kindern im Grundschulalter. *Diskurs Kindheits- und Jugendforschung, 3,* 349.

Hirsh-Pasek, K., Adamson, L. B., Bakeman, R., Owen, M. T., Golinkoff, R. M., Pace, A., Yust, P. K. S., & Suma, K. (2015). The contribution of early communication quality to low-income children's language success. *Psychological Science, 26*(7), 1071–1083.

Hoff, E. (2006). How social contexts support and shape language development. *Developmental Review, 26*(1), 55 88.

Höhle, B. (2005). Der Einstieg in die Grammatik: Spracherwerb während des ersten Lebensjahres. *Forum Logopädie, 19,* 16–21.

Huttenlocher, J., Waterfall, H., Vasilyeva, M., Vevea, J., & Hedges, L. (2010). Sources of variability in children's language growth. *Cognitive Psychology, 61*(4), 343–365.

Iverson, J. M., & Goldin-Meadow, S. (2005). Gesture paves the way for language development. *Gesture and Language Development, 16,* 367–371.

Karmiloff-Smith, A. (1992). *Beyond modularity. A developmental perspective on cognitive science*. Cambridge: MIT Press. (Learning, development, and conceptual change, 1st MIT Press pbk. ed.).

Kuhl, P. K. (2010). Brain mechanisms in early language acquisition. *Neuron, 67*(5), 713–727. ► https://www.sciencedirect.com/science/article/pii/S0896627310006811. Zugegriffen: 2. Dez. 2014.

Kuhl, P. K., & Meltzoff, A. N. (1982). The bimodal perception of speech. *Science, 218,* 1138–1141.

Licandro, U. (2016). Peer-Interaktionen in der inklusiven Kindertageseinrichtung als Motor für die Entwicklung ein- und mehrsprachiger Kompetenzen. *Gemeinsam Leben, 3,* 142–149.

Liszkowski, U. (2011). Three lines in the emergence of prelinguistic communication and social cognition. *Journal of Cognitive Education and Psychology, 10*(1), 32–43.

Liszkowski, U. (2015). Kommunikative und soziale kognitive Voraussetzungen des Spracherwerbs. In S. Sachse (Hrsg.), *Handbuch Spracherwerb und Sprachentwicklungsstörungen* (Vol. Kleinkindphase, S. 27–38). München: Urban & Fischer. in Elsevier.

Locke, J. L. (1993). The role of the face in vocal learning and the development of spoken language. In B. de Boysson-Bardies, et al. (Hrsg.), *Developmental neurocognition: Speech and face processing in the first year of life* (S. 317–328). Dordrecht: Kluwer.

Lüke, C. (2015). *Gestische Kommunikation als Vorläufer von Sprache* (Sprachentwicklung-Verlauf, Störung, Intervention, band 8). Frankfurt a. M.: PL Academic Research.

Mehler, J., Nespor, M., & Peña, M. (2008). What infants know and what they have to learn about language. *European Review, 16*(04), 429.

Moore, C., & Dunham, P. J. (Hrsg.). (1995). *Joint attention. Its origins and role in development*. Hillsdale: Erlbaum.

Mundy, P., & Gomes, A. (1998). Individual differences in joint attention skill development in the second year. *Infant Behavior and Development, 21*(3), 469–482.

Papoušek, M. (1994). *Vom ersten Schrei zum ersten Wort. Anfänge der Sprachentwicklung in der vorsprachlichen Kommunikation* (1. Aufl.). Bern: Huber.

Papousek, M. (2006). Adaptive Funktionen der vorsprachlichen Kommunikations- und

2

Beziehungserfahrungen. *Frühförderung interdisziplinär, 25,* 14–25.

Papoušek, H., & Papoušek, M. (1987). Intuitive parenting: A dialectic counterpart to the infant's integrative competence. In J. D. Osofsky (Hrsg.), *Handbook of infant development* (2. Aufl., S. 669–720). New York: Wiley.

Pomnitz, P., & Siegmüller, J. (2013). Ergänzende Daten zur Variabilität und Kontinuität im frühkindlichen Lexikon: eine Tagebuchstudie. *Forschung Sprache, 1,* 51–66.

Ritterfeld, U. (2000). Welchen und wieviel Input braucht das Kind? In H. Grimm (Hrsg.), *Enzyklopädie der Psychologie* (Bd. 3, S. 403–410)., Sprachentwicklung Göttingen: Hogrefe.

Ritterfeld, U. (2003). Auditive Aufmerksamkeit und Sprachlernen: Explikation eines impliziten Zusammenhangs. *Die Sprachheilarbeit, 48,* 4–10.

Rohlfing, K. J. (2013). *Frühkindliche Semantik* (Narr Studienbücher). Tübingen: Narr.

Rohlfing, K. (2019). *Frühe Sprachentwicklung.* Tübingen: UTB.

Rohlfing, K., & Grimminger, A. (2019). *Utilizing pragmatic frames as an analytical tool for children's performance during word learning.* 2019 Joint IEEE 9th International Conference on Development and Learning and Epigenetic Robotics (ICDL-EpiRob) Oslo, Norway, August 19–22, 2019.

Rowe, M. L. (2012). A longitudinal investigation of the role of quantity and quality of child-directed speech in vocabulary development. *Child Development, 83*(5), 1762–1774.

Saffran, J. R., Aslin, R. N., & Newport, E. L. (1996). Statistical learning by 8-month-old infants. *Science, 274,* 1926–1928.

Saxton, M. (2000). Negative evidence and negative feedback: Immediate effects on the grammaticality of child speech. *First Language, 20*(60), 221–252.

Siraj-Blatchford, I., Sylva, K., Muttock, S., Gilden, R., & Bell, D. (2002). *Researching effective pedagogy in the early years* (Research Report RR356). University of Oxford: Department of Educational Studies.

Snow, C. E. (2014). Input to interaction to instruction: Three key shifts in the history of child language research. *Journal of child language, 41*(Suppl. 1), 117–123.

Tamis-LeMonda, C. S., & Bornstein, M. H. (1989). Habituation and maternal encouragement of attention in infancy as predictors of toddler language, play, and representational competence. *Child Development, 60,* 738.

Tomasello, M. (2011). *Die Ursprünge der menschlichen Kommunikation* (Suhrkamp Taschenbuch Wissenschaft, Bd. 2004, 1., neue Ausg). Berlin: Suhrkamp.

Tomasello, M., & Farrar, M. J. (1986). Joint attention and early language. *Child Development, 57,* 1454–1463.

Tomasello, M., Carpenter, M., & Liszkowski, U. (2007). A new look at infant pointing. *Child Development, 78,* 705–722.

Tronick, E., Als, H., Adamson, L., Wise, S., & Brazelton, T. B. (1978). The infant's response to entrapment between contradictory messages in face-to-face interaction. *Journal of the American Academy of Child and Adolescent Psychiatry, 17,* 1–13.

Tsao, F.-M., Lui, H.-M., & Kuhl, P. K. (2004). Speech perception in infancy predicts language development in the second year of life: A longitudinal study. *Child Development, 75,* 1067–1084.

von Goldammer, A., Mähler, C., Bockmann, A.-K., & Hasselhorn, M. (2010). Vorhersage früher Schriftsprachleistungen aus vorschulischen Kompetenzen der Sprache und der phonologischen Informationsverarbeitung. *Zeitschrift für Entwicklungspsychologie und Pädagogische Psychologie, 42*(1), 48–56.

Weikum, W. M., Vouloumanos, A., Navarra, J., Soto-Faraco, S., Sebastián-Gallés, N., & Werker, J. F. (2007). Visual language discrimination in infancy. *Science (New York, N.Y.), 316*(5828), 1159. ► http://science.sciencemag.org/content/316/5828/1159. Zugegriffen: 16. Dez. 2014.

Weinert, S. (2004). Wortschatzerwerb und kognitive Entwicklung. *Sprache · Stimme · Gehör, 28*(1), 20–28.

Weinert, S., & Ebert, S. (2013). Spracherwerb im Vorschulalter. Soziale Disparitäten und Einflussvariablen auf den Grammatikerwerb. *Zeitschrift für Erziehungswissenschaft, 16*(2), 303–332.

Weisleder, A., & Fernald, A. (2013). Talking to children matters: Early language experience strengthens processing and builds vocabulary. *Psychological Science, 24*(11), 2143–2152.

Werker, J. F., & Tees, R. C. (2002). Cross-language speech perception: Evidence for perceptual reorganization during the first year of life. *Infant Behavior and Development, 25*(1), 121–133.

Spracherwerbstheorien

Hermann Schöler

Inhaltsverzeichnis

© Springer-Verlag GmbH Deutschland, ein Teil von Springer Nature 2020
S. Sachse et al. (Hrsg.), *Sprachentwicklung*,
https://doi.org/10.1007/978-3-662-60498-4_3

3

„The individual's linguistic knowledge has both a genetic and a social source. But the former is not specific to language. Whatever is specific to language is social." Klein (1996, S. 88)

3.1 Von Paradigmenwechseln und vertanen Chancen – eine persönliche Vorbemerkung

■ Die kognitive Wende

Die Kritik von Chomsky (1959) an dem Buch *Verbal Behavior* von Skinner (1957) kann als Ausgangspunkt für die jüngere Geschichte der Spracherwerbsforschung gelten. Diese Rezension gilt als ein Meilenstein der sog. „kognitiven Wende", die zu einer radikalen Abkehr von den bislang herrschenden behavioristischen Theorien in den Sozialwissenschaften führte. Durch diesen Paradigmenwechsel (Kuhn 1976) wurde ein regelrechter Boom an Untersuchungen zum Spracherwerb ausgelöst, und eine Vielfalt mentalistischer Theorien zur Ontogenese sprachlicher Leistungen und der als zugrunde liegend postulierten kognitiven Systeme entstand. Im Laufe meiner eigenen 1972 begonnenen wissenschaftlichen Beschäftigung mit diesem Thema hatte ich das Glück, viele Vertreter/-innen der unterschiedlichen Ansätze persönlich kennenzulernen.

Bis zum Erscheinen dieser Rezension war das Buch von Skinner in der Spracherwerbsforschung so gut wie nicht zur Kenntnis genommen worden. Anschließend zählt es zwar zu den am häufigsten zitierten psychologischen Büchern, die Zitationen verraten jedoch, dass es in der Regel meist sekundär oder sogar tertiär zitiert wird. Viele Fehldeutungen von Chomsky werden so immer wieder tradiert – leider gilt dies auch für die meisten psychologischen Lehrbücher zum Spracherwerb. Ickler (1994b) hat diese Fehlinterpretationen in dem Artikel „Skinner und „Skinner" – Ein Theorien-Vergleich" dokumentiert (s. dazu auch bereits MacCorquodale 1970; Palmer 2006; vgl. auch Moerk 2000).[1]

Die funktional-analytische, radikal behavioristische Perspektive von Skinner (1957) wurde – wenn auch aufgrund einer unzutreffenden Kritik – als wissenschaftlich untauglich verworfen. Aber auch die nativistischen Erklärungsansätze in der Tradition von Chomsky veränderten sich danach in steter Regelmäßigkeit. Es mehrten sich Gegenentwürfe in immer neuen Varianten aus kognitivistischen, konstruktivistischen, strukturalistischen Perspektiven und den als bedingend für den Spracherwerb betrachteten Faktoren: Ist Spracherwerb bei Skinner das Lernen eines Verhaltenssystems unter anderen, so ist nach Chomsky das Lernen einer Muttersprache gar nicht möglich. Nach anderen Ansätzen basiert der Spracherwerb auf angeborenen **semantischen** oder auf allgemein-kognitiven Strukturen. Und neben den Theorien, dass das sprachliche Handeln in sozialen Gemeinschaften den Motor für Spracherwerb darstellt, nehmen in den letzten Jahrzehnten – falls man deren Begrifflichkeiten übersetzt – auch wieder Annahmen zu, dass Sprachlernen wesentlich lerntheoretisch erklärbar und durch die sozialen Interaktionen bedingt ist und sprachliches Wissen und Verhalten ohne Annahme angelegter *sprach*spezifischer Strukturen erworben werden kann.

Die jeweilige Perspektive für die Darstellung der Theorien zu Sprachentwicklung, -erwerb, -aneignung und -lernen enthält meist schon eine explizite Bewertung des Prozesses durch die gewählte Beschreibungssprache. Ich werde diesen Prozess als *Sprachlernen* oder

1 Nachlesenswert ist die Position der Verhaltensanalyse von Skinner auch in der freien Enzyklopädie Wikipedia in dem als exzellent gekennzeichneten Artikel „Verbal Behavior" dargestellt (Bördlein 2007).

synonym als *Spracherwerb* bezeichnen. Die Darstellung erfolgt aus einer sprach(entwicklungs-)psychologischen Perspektive und kann einer strukturlinguistischen Perspektive sicher nicht gerecht werden – dazu sind die aus verschiedensten disziplinären Perspektiven entstandenen Theorien in ihrer Axiomatik und Methodik zu unterschiedlich.

▪ Eine Chance für neue Wege in Therapie und Förderung?

In der ersten Euphorie für die mentalistische Theorie von Chomsky hatten allzu viele seine Kritik an Skinners Ansatz übernommen, ohne dessen Originaltext zu beachten. Leider gilt dieses Versäumnis einige Zeit für mich ebenso, und ich hatte damit die Vorgaben meiner wissenschaftlichen Lehrer sträflich außer Acht gelassen. Zwar spekulierte ich bereits Ende der 1970er-Jahre beim Start meiner Untersuchungen zur **spezifischen Sprachentwicklungsstörung** (SSES; für einen Überblick s. Schöler et al. 1998), dass sich der gestörte Spracherwerb eher im Sinne einer Bedingungsanalyse nach Strohner (1976) beschreiben ließ. Unsere Untersuchungen zeigten nämlich, dass die Auftretenshäufigkeit sprachlicher Formen und der Erwerb von *frames* (Skinner 1957) eine dominante Rolle für das Lernen zu spielen schien. Aber erst durch die Darstellung von Ickler (1994a, b) wurde mir deutlich, dass eine ernsthafte wissenschaftliche Auseinandersetzung mit den Überlegungen von Skinner gar nicht stattgefunden hatte. Pauschal war „der Behaviorismus" sozusagen niedergemacht worden, er passte auch nicht mehr in eine Epoche, in der solche Modelle als zu mechanistisch, zu funktionalistisch und als letztlich inhuman und menschenverachtend bewertet wurden.

In vielen Teilen der wissenschaftlichen Disziplinen, die sich mit Spracherwerb und vor allem den Therapie- oder Förderansätzen befassen, scheint „behavioristisch" nach wie vor tabuisiert zu sein. Leider werden damit auch viele Erkenntnisse nicht (mehr) wahrgenommen, die heute noch Gültigkeit haben: Hierunter fallen Ergebnisse zu menschlichem Lernen und Verhaltensänderungen aus einer verhaltenstheoretischen Perspektive und die Anwendung dieser Kenntnisse, um auf deren Basis Lernfortschritte zu erzielen und gestörtes Lernen, z. B. auch im Bereich der Sprache, durch andere Lernwege zu kompensieren (Schöler 2019).

Dabei möchte ich betonen, dass die Überlegungen[2] von Skinner nun nicht „die" Erklärung für das Phänomen des individuellen Spracherwerbs bieten können. Dazu sind seine Ausformulierungen bezogen auf den Erwerb meines Erachtens zu wenig differenziert. Aber seine funktional-analytische Herangehensweise könnte Möglichkeiten bieten, die für die Therapie und Förderung von sprachlichen Behinderungen von Nutzen sein können. Denn der Blick wird auf das *sprachliche Verhalten* gerichtet – ungetrübt durch die vorgegebenen linguistisch definierten „Sprachkomponenten", die nun keineswegs die für eine Therapie sprachlichen Lernens und Verhaltens erforderlichen Einheiten darstellen müssen. Für Therapiekonzepte nach einem verhaltenstheoretischen Ansatz liegen tatsächlich Evidenzen für deren Wirksamkeit vor (für einen Überblick s. Greer 2008). Gerade vor dem Hintergrund der mangelhaften Evidenz sprachtherapeutischer Ansätze, die eher eminenz-, denn evidenzbasiert vertreten werden, könnten bislang ungenutzte Wege betreten werden. Die Diskussion in einer interdisziplinären Arbeitsgruppe für die Erstellung einer Leitlinie für die Therapie von **Sprachentwicklungsstörungen** (SES), der ich anfänglich angehörte, hat mir wieder gezeigt, wie wenig

2 Eine Theorie hat Skinner sie explizit nicht genannt, obwohl er mehr als 20 Jahre an seinem wichtigsten Werk, wie er sein Buch *Verbal Behavior* selbst einschätzte, geschrieben hat.

3

über die Wirkung der derzeit eingesetzten Therapien bekannt ist – um nicht zu sagen: Substanzielle empirische Evidenz liegt so gut wie keine vor.

Wenn man sich jahrelang, auch schreibend, mit einem Bereich befasst hat, ist die Wahrscheinlichkeit hoch, dass sich Formulierungen wiederholen – auch ohne „Copy-and-paste". Viele der vorliegenden Überlegungen habe ich in Diskussionen mit meinem früheren Mitarbeiter und Kollegen Werner Kany entwickelt. Während unserer letzten gemeinsamen Arbeiten zu diesem Thema ist er im Februar 2010 leider unerwartet verstorben. Auf zwei dieser gemeinsam begonnenen Artikel habe ich mich sehr gestützt (Kany und Schöler 2014a, b).

3.2 Zur Entwicklungsaufgabe Spracherwerb

Zunächst werden einige Klärungen grundlegender Begriffe vorgenommen. Der Spracherwerb wird als eine Entwicklungsaufgabe des Kindes gesehen, und die für die Lösung einer solchen Aufgabe wesentlichen Voraussetzungen werden beschrieben. Dazu zählen unterschiedliche Mechanismen, die allgemein Lernen und Verhaltensänderungen bewirken sollen.

3.2.1 Mechanismen der Entwicklung und Verhaltensänderung

Nicht nur phylogenetisch gehört sprachliches Verhalten zu den hervorstechendsten Merkmalen des Menschen, auch ontogenetisch zählt der Spracherwerb unbestritten zu seinen wichtigsten Leistungs- und Verhaltensbereichen. Die zu meisternde Aufgabe wird dabei als sehr komplex beschrieben – zumindest gilt dies, wenn man die linguistischen Strukturbeschreibungen der Sprache als grundlegend für individuelles sprachliches Verhalten und Wissen heranzieht. Fakt ist, dass ein sich unauffällig entwickelndes Kind ohne sichtbare größere Schwierigkeiten jede menschliche Sprache in einem Maße lernen kann, dass es von der betreffenden Sprachgemeinschaft als Muttersprachler bzw. Muttersprachlerin wahrgenommen wird.

Über die zentrale Relevanz dieser menschlichen Fähigkeit besteht Einigkeit. Wie sich diese Sprachfähigkeit ontogenetisch aber herausbildet, ist umstritten. Insbesondere die beiden Fragen „*Was* wird überhaupt gelernt?" und „*Wie* wird „Sprache" gelernt?" werden je nach Perspektive sehr unterschiedlich beantwortet: Geht man davon aus, dass das Kind ein Verhaltenssystem lernen muss, dann werden die Beobachtungs- und die Analysemethodik anders sein, als wenn man davon ausgeht, dass die Grammatik der zu lernenden Sprache erschlossen werden muss. In Abhängigkeit davon, ob der Spracherwerb eher nach einem genetisch bedingten Programm oder eher durch externe Faktoren gesteuert verläuft, ergeben sich andere Annahmen über die Mechanismen der Entwicklung und Verhaltensänderung. Unter Mechanismen der Entwicklung bzw. Verhaltensänderung werden jene Mechanismen bzw. Prozesse unterschieden, die allgemein als zugrunde liegend für Entwicklungen postuliert werden wie Lernen oder Reifung.

Mechanismen der Entwicklung bzw. Verhaltensänderung

Für Entwicklungen bzw. Verhaltensänderungen werden unterschiedliche Prozesse angenommen. Die am häufigsten genannten Mechanismen sind Lernen, Sozialisation, Reifung, Wachstum und Prägung. Lernen und Sozialisation gelten dabei eher als extern gesteuerte, die anderen als eher interne, auf die genetische Ausstattung bezogene Prozesse.

Lernen ist eine Sammelbezeichnung für diejenigen Prozesse, die in einer Person ablaufen und durch

irgendeine Erfahrung oder Übung zu einer dauerhaften Veränderung des Verhaltens (bzw. Wissens) führen. „In diesem Sinne bewegen sich die Lernvorgänge zwischen den Polen Habituation als dem simpelsten Lernprozess und den komplexen Prozessen des Wissenserwerbs" (Städtler 1998, S. 634). Obwohl Lernen ein im Menschen ablaufender Prozess ist (s. auch Schöler 2004), initiieren meist kontrollierende Bedingungen bzw. Umweltereignisse das Lernen (mit), im engeren psychologischen Sinne ist Lernen insofern erfahrungsgeleitet.
Sozialisation kann ebenfalls als ein Lernen für umschriebene Verhaltensänderungen gelten, nämlich die Übernahme von Rollen, Werten etc. einer gegebenen Gruppe bzw. Gesellschaft. Stabile Verhaltensänderungen, die durch Lernen zustande kommen, werden meist von solchen abgegrenzt, die durch Reifung, Wachstum, Prägung, aber auch Ermüdung, Pharmaka oder mechanische Eingriffe bewirkt worden sind.
Mit *Wachstum, Reifung* und Prägung werden Entwicklungen bzw. Veränderungen gekennzeichnet, die im Wesentlichen durch angelegte, biologische Programme bestimmt sind und daher in einer universell vorgegebenen Reihenfolge, meist auch in bestimmten Lebensabschnitten verlaufen. Wie das Beispiel der Prägung von Graugänsen (Lorenz 1935) zeigt, spielt die Außenwelt aber insofern eine bedeutsame Rolle, als das Gänseküken auf das zu einem bestimmten Zeitpunkt der Entwicklung (in einer sog. „sensiblen Phase") anwesende Lebewesen oder Objekt geprägt wird.

3.2.2 Voraussetzungen für das Gelingen des Spracherwerbs

Da der Mensch dafür prädestiniert ist, eine Sprache lernen zu können, müssen bestimmte Voraussetzungen dafür vorhanden sein. Klein (1996) unterscheidet folgende 3 Determinanten, die für alle Spracherwerbstypen (wie Erst-, Zweit-, **Fremdsprachenerwerb;** zur Unterscheidung s. Klein 1987, S. 27) gegeben sein müssen (s. auch Kany und Schöler 2014a):

1. Sprachverarbeiter
2. Input
3. Antrieb

▪ Sprachverarbeiter

Der Mensch muss sprachliche Informationen verarbeiten können. Der Sprachverarbeiter, wie Klein diese Grundausstattung (Sprachvermögen) benennt, umfasst periphere und kortikale Komponenten. Als peripher gelten der Artikulationsapparat und das auditorische System, die für die Erzeugung und Verarbeitung von Sprachlauten notwendig und somit eine Voraussetzung für die Sprachfähigkeit sind.[3] Von Lebensbeginn an sind Merkmalsdetektoren vorhanden, mittels derer sprachliche Signale von anderen auditiven Informationen unterschieden werden. Zur kortikalen Komponente des Sprachvermögens zählen Fähigkeiten wie Assoziieren, Wahrnehmen, Behalten, Lernen und vieles mehr. Moerk (2000, S. 23) nennt darüber hinaus „contingencies, especially fine tuning and corrections; frequency effects; pattern abstraction; covariations between differential input and acquisition; and the continuity of development from the earliest to higher levels of language skills".

Das Sprachlernen dauert Jahre, in deren Verlauf sich Wissen (Fähigkeiten und Fertigkeiten) akkumuliert. Durch diesen akkumulativen Prozess wird der Sprachverarbeiter stetig verändert. Somit ist das Sprachvermögen kein ausschließlich biologisch vorgegebenes System, sondern verändert sich unter dem Einfluss des Inputs, d. h. durch erfahrungsbestimmte Informationen von Lebensbeginn an.

Ob die Lernmechanismen sprachspezifisch oder allgemein für jede Informationsverarbeitung wirksam sind, ist umstritten. Empirische Evidenz spricht dafür, dass für das Sprachlernen nicht unbedingt sprachspezifische Mechanismen angenommen werden müssen und es z. B. mit Skill-Lernen (Lernen von Fertigkeiten) verglichen werden kann (Moerk 2000).

3 Bei gehörlosen Menschen kann das auditorische durch ein gestisches System kompensiert werden (vgl. hierzu ▶ Kap. 19).

■ Input

Unerlässlich für Spracherwerb ist ein Sprachangebot. Ein Kind muss mit Sprache in einem sozialen Umfeld in Kontakt sein, um sprachliche Äußerungen aufnehmen, verarbeiten und lernen zu können. Sozial isoliert aufwachsende Kinder wie sog. „Wolfskinder" (s. z. B. die traurige Geschichte von *Genie: A scientific tragedy;* Rymer 1994) können keine Sprache erlernen. Input bedeutet dabei mehr als sprachliche Informationen. Neben dem Lautstrom der jeweiligen Sprache erhält das Kind gleichzeitig Informationen über die das Sprechen begleitenden Handlungen und den Kontext. Deshalb ist der Input „not just a trigger for a biological process – it is meaningful actions in social context" (Klein 1996, S. 101 f.), wie in nativistischen Theorien angenommen (s. die radikale Variante von Piatelli-Palmarini 1969).

> » Den Schallstrom in kleinere Einheiten aufzubrechen und diese mit einem bestimmten Sinn zu versehen, ist die erste Aufgabe des Lerners, und wenn er dazu nur die Schallwellen zur Verfügung hätte, dann wäre sie nicht zu lösen. Wenn man einen Lerner Tage, Wochen, ja Jahre in ein Zimmer einsperren und mit Inuktitut beschallen würde, so würde er es doch nicht lernen. Man benötigt dazu auch die gesamte begleitende Information, Gesten, Handlungen, den ganzen situativen Kontext, mit dessen Hilfe es möglich ist, einzelne Teile aus dem Schallstrom herauszubrechen und sinnvoll zu interpretieren. (Klein 2001, S. 608)

Zu diesen als bedeutungsvoll interpretierten sozialen Handlungen zählen – beabsichtigt oder unbeabsichtigt – Maßnahmen wie Verstärken, Nichtbeachten, Betonen, Hervorheben, Lehren, die eine Bezugsperson in Form **kindgerichteter Sprache** (Moerk 1991, 1992, 1996; für einen Überblick s. Szagun 2019, Kap. 8; s. auch ► Kap. 2) einsetzt, um das Kind beim Lernen zu unterstützen. Säuglinge und (Klein-)Kinder befinden sich beim (Sprach-)Lernen stets in einer sozialen Interaktion, meist in einer Dyade. Und solche (Entwicklungs-)Dyaden sind asymmetrisch, es gibt einen Novizen und einen Experten, ein Kind und einen Erwachsenen. Bruner (1983) postuliert sogar das Unterstützungssystem *Language Acquisition Support System (LASS)*, mit dem der Spracherwerb des Kindes erst möglich und gefördert wird.

Dieser Input hat noch weitere Eigenschaften, die für die Informationsverarbeitung bedeutsam sind: So werden bestimmte Formen unterschiedlich häufig oder in bestimmten Kombinationen geboten, sie sind wahrnehmbarer, kognitiv oder linguistisch einfacher oder komplexer als andere (vgl. Hennon et al. 2000; Jusczyk 1997; Moerk 2000; Szagun 2006). Bei der Aufgabe des Kindes, den Lautstrom zu segmentieren, helfen ihm so beispielsweise **prosodische** und **phonotaktische** Informationen (z. B. Übergangswahrscheinlichkeiten zwischen einzelnen Lauten in Lautkombinationen; Aslin et al. 1999; Saffran et al. 1996).

Manche sprachlichen Formen haben für einzelne Lerner/-innen eine geringere kommunikative Bedeutung als andere und werden deshalb erst später oder gar nicht erworben (möglicherweise werden sie erst im Rahmen der Schriftsprache bedeutsam).

All diese Faktoren haben einen Einfluss auf die Merkmale des Spracherwerbs, auf dessen Struktur, seinen Verlauf (Tempo) und den Endzustand. Ohne diese unterschiedlichen Informationen könnte es dem Kind nie gelingen, den sprachlichen Input in **Phoneme,** Worte und Sätze zu segmentieren und ihm Bedeutung zuzuweisen.

■ Antrieb (Sprachmotivation)

Zusätzlich zu einem Sprachangebot muss der Lernende motiviert sein zum Sprachlernen.

Dies ist wesentlich beim Zweit- oder Fremdsprachlernen. Beim Erstspracherwerb ist diese Voraussetzung im Normalfall erfüllt: Ein Baby ist neugierig und zum Sprachlernen intrinsisch motiviert, es besitzt einen Antrieb zur Integration und zur Ausbildung einer sozialen Identität sowie die Neigung, mit anderen in Austausch zu treten (Bruner 1983). Das Bedürfnis nach Identität und Integration hilft dem Kind möglicherweise auch, die seltsamsten und unlogischen Strukturen seiner Muttersprache zu lernen (s. auch Tomasello 1992):

> » Ein Kind, das /s/ in allen Positionen gleich ausspräche, konsequent bei allen Objekten den Artikel ‚das' verwendete und ‚laufte' und ‚schwimmte' statt ‚lief' und ‚schwamm' sagen würde, wäre im Grunde viel logischer und vernünftiger als seine soziale Umgebung – aber es wäre in dieser Umwelt ein Außenseiter. (Klein 2001, S. 610)

In dieser Hinsicht unterscheidet sich der Erstspracherwerb bedeutsam von anderen Formen des Sprachlernens. So haben etwa Zweit- und Fremdsprachlerner/-innen bereits eine soziale Identität, und der Antrieb ist deshalb weniger bedeutsam. Und schließlich erreichen individuelle Lerner/-innen – auch beim Erstsprachlernen – aufgrund unterschiedlich ausgeprägter Determinanten unterschiedliche Zielzustände (s. zusammenfassend Determinanten des Sprachlernens).

Determinanten des Sprachlernens

Beim Sprachlernen müssen nach Klein (1996) zumindest folgende Voraussetzungen gegeben sein:

1. Der Sprachverarbeiter mit peripherem und kortikalem Sprachvermögen.
2. Der sprachliche und nichtsprachliche Input, d. h. die Lernangebote bzw. der Sprachzugang in einem sozialen Kontext.
3. Der Antrieb, d. h. die Sprachmotivation, die für ein die Muttersprache lernendes Kind als gegeben gilt.

Im zeitlichen Verlauf des Sprachlernens werden zunehmend innere Strukturen („Wissen", Fähigkeiten und Fertigkeiten) aufgebaut. Startet das Sprachlernen beim Säugling zunächst mit wenig mehr als Reflexen, dem Bedürfnis zur Interaktion und zur Imitation, also durch äußere Bedingungen („Input") bestimmt (Bottom-up gesteuert), so gewinnen im weiteren Verlauf vermehrt innere Voraussetzungen, d. h. Wissensstrukturen (Top-down-Prozesse), an Bedeutung für das Sprachlernen.

Unbestritten ist, dass diese Voraussetzungen, z. B. das Vermögen, Sprachlaute wahrnehmen und erzeugen zu können, eine generelle kognitive Ausstattung, die Möglichkeit und die Bereitschaft zum Lernen sowie die Motivation zur Teilhabe an einer (Sprach-)Gemeinschaft, vorliegen müssen. Fraglich ist aber nach wie vor, inwieweit diese Voraussetzungen sprachspezifisch sind. Nativistische Ansätze nehmen eher genetisch vorgegebenes Sprachwissen und sprachspezifische Lernmechanismen an (z. B. Pinker 1994), die teilweise erst im Verlauf der Entwicklung durch Reifung aktiviert werden (Felix 1992). Im Unterschied dazu betonen empiristische Ansätze eher die Relevanz und die Wirksamkeit äußerer Faktoren, die Lernformen werden zumeist als sprachunspezifisch angenommen (Moerk 2000; Skinner 1957; Tomasello 1995).

3.2.3 Argumente für ein Lernen sprachlichen Verhaltens und Wissens ohne genetisch vorgegebene sprachspezifische Strukturen

Gegen ein Lernen der Sprache und für die Notwendigkeit genetisch angelegter sprachlicher Strukturen bzw. sprachspezifischer Mechanismen werden in nativistischen Ansätzen 3 wesentliche Argumente vorgebracht:

1. Der sprachliche Input ist zu unvollständig und zu defizitär (Poverty-of-Stimulus-Argument).

2. Das Sprache lernende Kind erhält kein Feedback zu seinen sprachlichen Äußerungen (No-negative-Evidence-Argument).
3. Der Spracherwerb ist universell, verläuft schnell, mühelos und fehlerfrei.

▪ Unvollständigkeit des sprachlichen Inputs?

Chomsky (1988) illustriert die Situation des Sprache erlernenden Kindes am Beispiel des Marsianers, der Menschen beim Sprechen beobachtet. Dessen Situation ist jedoch mit der Situation eines Sprache lernenden Kindes nicht vergleichbar. Zum einen bleibt der zeitliche Verlauf, d. h. die Entwicklung unberücksichtigt. Zum anderen lernt das Kind keine 2. Sprache, es geht nicht mit Vorwissen einer 1. Sprache an eine neue Sprache heran. Es ist nicht auf sich allein gestellt und muss keine abstrakten Regeln aus dem Input extrahieren. Es erhält Unterstützung von älteren (Bruner 1983; Tomasello 2008), deren sprachliche Äußerungen, wie oben beschrieben, durch Parallelinformationen („meaningful actions in social context", Klein 1996, S. 102) sowie zusätzliche Informationen (Häufigkeit, kognitive vs. linguistische Komplexität, kommunikative Bedeutsamkeit) begleitet werden.

Gegen die Annahme eines defizitären sprachlichen Inputs sprechen die empirischen Belege für die entwicklungsangemessene, den zeitlichen Verlauf des Sprachlernens berücksichtigende Feinabstimmung des Inputs. Über kindgerichtete und stützende Sprache (wie Motherese, Scaffolding, vgl. ► Kap. 2; Bruner 1983; Snow 1977) findet eine altersgemäße Abstimmung beim Muttersprachlernen statt.

Aus entwicklungspsychologischer Sicht kann daher die Erwachsenensprache nicht der Ausgangspunkt des Lernens sein, ein solcher „descending approach" (Deutsch 1984) wäre für eine Beschreibung und Erklärung wenig angemessen. Nicht nur die Komplexität des Erwerbszieles, sondern auch der Input und damit verbunden die Situation des Sprachlernens ist eine andere als in nativistischen Ansätzen postuliert wird.

▪ Keine Korrektur beim Sprachlernen?

Auch das No-negative-Evidence-Argument ist nicht aufrechtzuerhalten: Die Bezugspersonen nehmen zwar keine expliziten Korrekturen vor, aber sie zeigen sehr differenzielle Reaktionen gegenüber grammatikalisch fehlerhaften Äußerungen des Kindes. Bei einer Reanalyse der Transkripte der sprachlichen Äußerungen von „Adam", „Eve" und „Sarah" (Brown 1973) konnte Moerk (1980, 1990, 1991, 1992) belegen, dass Korrekturen sogar sehr oft zu beobachten und zudem effektiv für das Sprachlernen sind. Bei seinen Analysen beachtete Moerk nicht nur die sprachlichen Äußerungen, sondern bezog die Äußerungen der anderen Personen in seine Analyse ein (s. dazu auch Bohannon und Stanowicz 1988; Dale et al. 2008).

> » Kinder erhalten ein implizites Feedback über die Fehlerhaftigkeit oder Korrektheit von Äußerungen. Sie werden damit auf unaufdringliche Art über ihre Fehler informiert und bekommen durch die Art, wie sie informiert werden, nämlich die Reformulierung oder erweiterte Wiederholung, gleichzeitig die korrekte Form angeboten. Damit sind fehlerhafte und korrekte Form im Gespräch unmittelbar kontrastiert. Es passiert also genau das, was nativistische Theorien als nicht-existent deklarieren. (Szagun 2006, S. 197)

Das sich entwickelnde Kind ist eben nicht in der Lage des einsamen Marsianers, sondern in komplexe soziale Beziehungen eingebunden. Es ist auch bereits pränatal mit der zu erlernenden Sprache konfrontiert: Schon der Fötus lernt und speichert bestimmte prosodische Merkmale der Sprache der Mutter wie Rhythmik und Melodie (s. z. B. Gervain et al. 2008). Ab der Geburt erhält das Kind Rückmeldungen über seine zunächst nichtsprachlichen, dann sprachlichen Äußerungen, die dem Kind den Einstieg in die bedeutungsvolle und später „grammatikalisierte" Kommunikation ermöglichen (s. Szagun 2019, Kap. 7).

- **Universalität und Kreativität?**

Aufgrund von Lernformen wie Imitation und Lernen am Erfolg wäre die sprachliche Kreativität, unendlich viele neue, also noch nicht vorher gehörte Sätze bilden zu können, nicht entwickelbar – so das Argument aus nativistischer Perspektive. In einer ersten umfassenden Bedingungsanalyse zeigte Strohner (1976, S. 19), dass „in einer Aufeinanderfolge von Veränderungen sprachlicher Verhaltenssysteme sprachliche Kreativität erzeugt werden kann". Mit einem systemanalytischen Vorgehen bei der Beschreibung des Erwerbs von Kombinationen sprachlicher Verhaltenssysteme kann auch der Fehlschluss („formalistic fallacy", Skinner 1969, S. 89) weitgehend vermieden werden, der durch „die Überbetonung der strukturellen Charakteristika der Sprache und die Vernachlässigung ihrer funktionalen Abhängigkeiten von Situationsereignissen" (Strohner 1976, S. 20) entsteht. Eine reine Analyse sprachlicher Äußerungen, wie dies in (psycho-) linguistischen Ansätzen geschehe, könne sprachliches Verhaltens weder beschreiben noch erklären. Für eine Beschreibung sind immer gleichzeitig die Bedingungen zu beachten, unter denen sprachliches Verhalten auftritt. Nach Skinner spielen die Beziehungen zwischen den Merkmalen einer Situation für den Aufbau sprachlichen Verhaltens eine große Rolle.

> » Diese durch die Situations-Relationen bedingten sprachlichen Ereignisse (…) nannte Skinner ‚Rahmen' (frame). Die in dem neuen Situationssystem neu auftretenden Situationsereignisse rufen zusätzlich die entsprechenden sprachlichen Ereignisse hervor, so daß das kreative Verhalten nichts anderes als eine neue Kombination aus Reaktionen auf Situationsrelationen und Situationsereignisse ist, die beide vorher getrennt geübt worden sind. (Strohner 1976, S. 22)

Auch Staats (1971) erläutert, wie Äußerungen, die vorher nie gehört wurden, durch das Kind erstmals – sozusagen kreativ – produziert werden, wobei die von Skinner beschriebenen Lernformen als zugrunde liegend postuliert werden. Ähnlich sieht dies Stemmer in seiner Schlussfolgerung:

> » Children learn grammatical behavior with the help of three types of contingencies (that may overlap). The first are the contingencies by which children learn relational words and the words that occur in the corresponding arguments. The second are the contingencies that give controlling efficacy to functional properties, such as the property of being a relational word or of being an argument of holds. The third are the contingencies that give origin to grammatical generalizations. These generalizations permit the transformation of the structures determined by the relational words into other structures, and the controlling properties of the generalizations are appropriate functional properties. (Stemmer 1990, S. 314)

Dass die postulierten Lernformen effektiv sind, belegen Trainingsstudien bei mental, sprachlich retardierten oder autistischen Kindern (s. dazu eine Beschreibung früherer Studien bei Strohner 1976; einen Überblick über jüngere Studien gibt Greer 2008). Seine Bedingungsanalyse des Spracherwerbs hat Strohner selbst für erfolgreich durchgeführte Trainings genutzt (s. Strohner und Strohner 1978, 1980; vgl. auch Strohner 1994).

3

3.3 Theorien des Sprachlernens

Bei allen Spracherwerbstheorien werden interne und externe, mit der Ontogenese sprachlicher Wissenssysteme in Zusammenhang stehende Bedingungsfaktoren in unterschiedlicher Weise gewichtet. Den unterschiedenen Positionen liegen allerdings so unterschiedliche Methoden und Annahmen zugrunde, dass zwischen den nativistischen und konstruktivistischen Positionen „eine Verständigung kaum möglich ist" (Szagun 2019, S. 265).

> Die nativistische Herangehensweise sucht nach einer fertigen Grammatik im Kind und oft auch den dazugehörigen angeborenen neuronalen Strukturen. Die konstruktivistische Herangehensweise bemüht sich, die Entwicklungswege bei der Konstruktion einer grammatikalisierten Sprache und ihre neuronale Repräsentation aufzuzeigen. Diese beiden Ziele sind so verschieden, dass es den beiden Positionen kaum möglich ist, sich zu treffen (Szagun 2019, S. 265).

Auf einem nativistisch-empiristischen Kontinuum könnten die Überlegungen von Skinner dem empiristischen, die von Chomsky dem nativistischen Pol als jeweils radikalste Position zugeordnet werden (Kany und Schöler 2014b). Der von Hirsh-Pasek und Golinkoff (1993) vorgenommenen Dichotomisierung[4] nach den beiden Polen in Inside-out- und Outside-in-Theorien liegt ein vergleichbares Kontinuum zugrunde, es dient im Folgenden der Kategorisierung der unterschiedlichen Positionen. Dabei können nur die wesentlichen Charakteristika der unterschiedlichen Positionen kurz dargestellt werden. Denn es wäre ein zu anspruchsvolles und umfangreiches Unterfangen, für das auch der zur Verfügung stehende Raum nicht ausreicht, die Ansätze in all ihren verschiedenen Facetten darzustellen. Hinzu kommt, dass auch die Begrifflichkeiten der verschiedenen Ansätze innerhalb der definierten Kategorien stark variieren.

3.3.1 Inside-out-Ansätze

Kennzeichnend für Inside-out-Ansätze ist, dass der Spracherwerb im Wesentlichen durch angeborenes sprachliches Vorwissen gesteuert wird. Die sprachliche Umwelt trägt zum Gelingen des Erwerbs nur minimal bei, sie dient lediglich als Impuls für das Festlegen von sprachstrukturellen Parametern (s. z. B. Chomsky 1988). Der Spracherwerb wird daher in aller Regel losgelöst von anderen Entwicklungsdomänen und als unabhängig etwa von anderen kognitiven Leistungen betrachtet (s. z. B. Cromer 1981). Dabei variieren die Ansätze in der Annahme von Ausmaß und Art der genetisch vorgegebenen internen Strukturen. Nach Bickerton (1990) läuft der Spracherwerb durch ein Bioprogramm gesteuert ab. Für Pinker (1984, 1994) ist Sprache ein Instinkt. Er nimmt angeborenes Wissen über sowohl **syntaktische** Kategorien wie Nomen und Verb als auch Regeln zur Verbindung dieser Kategorien („linking rules", z. B. „agent" → „subject") an. Charakteristisch ist ebenfalls, dass das Wesentliche der menschlichen Sprache in ihrer formalen Struktur liegt: Sprache wird auf Grammatik reduziert. Für den Aufbau der Sprachkompetenz (s. Chomsky 1965),

4 Wie jede Grobgliederung werden diese beiden Kategorien nicht jeder Differenzierung gerecht. Darüber hinaus findet man Dreiteilungen der Ansätze, sog. „rational-konstruktivistische Ansätze" werden als „radikale Mitte" (Hirsh-Pasek und Golinkoff 1996) dazwischengestellt.

d. h. der Fähigkeit, alle Strukturen einer Sprache korrekt generieren zu können, ist die identitätsstiftende und kommunikative Funktion irrelevant.

Sprachkompetenz entsteht aufgrund angeborener grammatischer Strukturen und bedarf nur des Anstoßes durch Äußerungen in der jeweiligen Umgebungssprache, damit der angeborene Spracherwerbsmechanismus, von Chomsky (1965) als Language Acquisition Device (LAD) bezeichnet, die notwendigen Pfade in der angelegten Struktur entdecken kann (s. Piatelli-Palmarini 1969). Sprachlicher Input triggert nur die entsprechenden Parametereinstellungen. Mit diesem Primat der **Syntax** ist auch gleichzeitig die Annahme einer universell gültigen Grammatik (UG: Universalgrammatik) notwendig. Insofern wird nach den ersten grammatikalischen Strukturen „im" Kind gesucht, die in den grundlegenden Strukturen ja in allen Sprachen auf der Welt zu finden sein müssten (s. u. a. Greenberg 1963; zur Kritik s. Klein 1987; Levelt 1975). Da die Äußerungen der Kinder nicht von Sprechbeginn an grammatikalisch wohlgeformt sind, ist darüber hinaus die Annahme von grammatischen Zwischenstufen notwendig bzw. die kindlichen Äußerungen werden als Ausdruck grammatischer Strukturen interpretiert. Bereits die ersten kindlichen Äußerungen sind demnach Wörter, mit denen ein Satz – die Basiseinheit einer Grammatik im Sinne der Transformationsgrammatik nach Chomsky (1965) – ausgedrückt wird (McNeill 1970). Bei Zweiwortsätzen sind die beiden Wörter entsprechend grammatisch markiert, sie stehen für Wortklassen und Satzpositionen. Ausgehend von den Auftretenshäufigkeiten bestimmter Wortklassen und ihrer Position in kindlichen Äußerungen wurde eine sog. „Angelpunkt-Grammatik" („pivot grammar"; Braine 1963, 1976) zur Beschreibung der Syntax solcher Zweiwortäußerungen abgeleitet. Bei diesen Annahmen einer im Kopf implementierten kindlichen Grammatik wird also vorausgesetzt, dass Kinder für das, was sie sprachlich ausdrücken wollen, zuallererst angeborene syntaktische Strukturen nutzen.

Diese „pivot grammar" bietet allerdings kein angemessenes Beschreibungsmodell für kindliche Äußerungen (s. z. B. Bloom 1971; Bowerman 1973). Reanalysen von Zweiwortäußerungen (s. Tomasello und Brooks 1999) zeigen, dass die Struktur auch nicht der Struktur einer Phrasenstrukturgrammatik entspricht (s. auch Ninio 1994).

Neben das Primat der Syntax wurde daher schon bald ein Primat der **Semantik** gestellt. Keine grammatischen, sondern semantische Strukturen wie Agent, Aktion, Lokalisation, Patient wurden als angeboren angenommen. Schlesinger spricht von Intention Markers, die in syntaktische Strukturen transformiert werden (Schlesinger 1971, 1977; s. auch Bloom 1973).

3.3.2 Outside-in-Ansätze

Nach Outside-in-Ansätzen ist Sprache – wie anderes Wissen auch – zu lernen. Sprachspezifische Mechanismen werden daher für das Sprachlernen meist nicht angenommen. Zu den Outside-in-Ansätzen zählen konstruktivistische und empiristische Ansätze, die im Folgenden sehr grob in

1. kognitionspsychologische,
2. sozial-interaktionistische,
3. konnektionistisch-epigenetische und
4. lerntheoretische Ansätze untergliedert werden.

Eine grundlegende Annahme ist, dass das Kind mit ausreichend feinen Lern-, Differenzierungs- und Abstraktionsmöglichkeiten ausgestattet ist. Bei angemessenem Sprachangebot reicht diese Ausstattung aus, um in Interaktion mit der sprachlichen und nichtsprachlichen Umwelt kokonstruktiv und in Rückkopplung mit der Umwelt sprachliches Verhalten und sprachliches Wissen aufzubauen bzw. zu lernen. Im zeitlichen Verlauf spielt dabei erworbenes, nicht prädisponiertes Sprachwissen eine immer größere Rolle.

3.3.2.1 Kognitionspsychologische Ansätze

Kognitionspsychologisch-konstruktivistische Ansätze stehen oft in der Piaget-Tradition, dessen Arbeiten in den USA neu entdeckt wurden (u. a. Flavell 1963; einen sehr guten Überblick hierzu gibt Hoppe-Graff 2014) und zur kognitiven Wende beitrugen. Nach Piaget (1970) ist die sprachliche von der kognitiven Entwicklung abhängig, die kognitive geht der sprachlichen Entwicklung voraus: Zuerst müssen kognitive Konzepte erworben werden, bevor sie sprachlich ausgedrückt werden können (Primat der Kognition). Beispielsweise muss das Mehrzahlkonzept erworben sein, bevor das Kind die Pluralform für ein Wort bilden kann. Konzepte wie Zeit und Kausalität wurden im Harvard-Projekt (Brown 1973) untersucht, sie können danach erst sprachlich ausgedrückt werden, wenn die entsprechenden kognitiven Konzepte ausgebildet sind (Cromer 1974).

Vor dem Hintergrund sprachvergleichender Studien unterscheidet Slobin (1973, 1985) bei einer sprachlichen Form die kognitive (begriffliche) und die linguistische Komplexität und betrachtet beide Faktoren als bestimmend für den Zeitpunkt ihres Erwerbs. Kinder lernen grammatische Formen leichter, bei denen zwischen ihrer Form und ihrer Funktion eine eindeutige Beziehung besteht. So konnte z. B. bei 2 bilingual mit Ungarisch und Serbokroatisch aufwachsenden Mädchen beobachtet werden, dass sie lokative Ausdrücke auf Ungarisch bereits korrekt formulierten, die sie im Serbokroatischen noch nicht äußern konnten. Im Ungarischen werden lokative Beziehungen deutlicher (mit Richtungsangabe und Kasusendungen am Substantiv) als im Serbokroatischen markiert. Die Reihenfolge des Erwerbs wird demnach nicht nur von der kognitiven, sondern auch von der sprachlichen Komplexität bestimmt.

3.3.2.2 Sozial-interaktionistische Ansätze

Als Reaktion auf die unterstellte Armut des Inputs (► Abschn. 3.2.3) entstanden viele verschiedene Ansätze, die sich unter diesem Etikett subsumieren oder als sozial-konstruktivistisch (z. B. Tomasello 1995) kennzeichnen lassen. Einen wichtigen Beitrag für diese Positionen liefert die Forschung zur kindgerichteten Sprache (Snow 1977; Szagun 2019, Kap. 8; vgl. ► Kap. 2). Nicht nur die Äußerungen der Bezugspersonen, selbst von älteren Kindern, werden an das Entwicklungsniveau des Sprache lernenden Kindes angepasst (s. z. B. LASS, ► Abschn. 3.2.2; Bruner 1983), auch das Kind erhält auf seine sprachlichen Äußerungen sehr differenzierte Rückmeldungen.

Noch nicht abschließend geklärt ist, ob die kindgerichtete Sprache eine notwendige Voraussetzung für den Spracherwerb ist oder ihr nur eine unterstützende Funktion zukommt (Schieffelin 1985; Szagun 2019) und ob zwischen förderlichen und weniger förderlichen Angeboten differenziert werden kann (Hoff-Ginsberg 1986, 1990). Unabhängig davon, ob die kindgerichtete Sprache universell gültig und damit notwendig für den Spracherwerb ist, hat sie bei sprachentwicklungsauffälligen Kindern einen förderlichen Einfluss (Szagun 2006, S. 199 ff.).

Bei einem sozial-konstruktivistischen Ansatz wird angenommen, dass Sprache nur im Zusammenwirken (in der Zusammenarbeit) einer Gruppe als ein System bzw. eine soziale Konstruktion entsteht. Bruner (1983) und Tomasello (1995) betonen dabei die Bedeutung der **geteilten Aufmerksamkeit** als eines Ursprungs sprachlichen Verhaltens (► Kap. 2). Über gelenktes Blickverhalten, z. B. auf ein Objekt, wird die Aufmerksamkeit zwischen Mutter und Kind geteilt, der gemeinsame Fokus führt zum Benennen und gilt als eine Grundlage für den Wortschatzerwerb. Aber nicht nur der Wortschatz, auch grammatische Strukturen leiten sich aus den Handlungskontexten ab und können dann sozusagen eine Fortsetzung des Handelns mittels sprachlicher Formen darstellen.

3.3.2.3 Neokonnektionistische Modelle bzw. Sprachlernen aus epigenetischer Perspektive

Mit ersten Netzwerkmodellen konnten Rumelhart und McClelland (1986) zeigen, dass diese Programme reguläre und irreguläre Vergangenheitsformen lernen konnten. Dabei gelang dieses Lernen und Differenzieren von Formen ohne symbolische Repräsentationen, d. h. allein aufgrund der Eingabehäufigkeiten. Wegen der zu künstlichen Situation und zu simplen Modellierung des Lernens wurden diese Modelle noch scharf kritisiert (s. u. a. Marcus et al. 1992). Mit elaborierteren Modellvarianten (z. B. Plunkett und Marchman 1993) konnte das empirisch beobachtbare Sprachlernen von Kindern mindestens genauso gut, meist sogar besser abgebildet werden als durch strukturlinguistische Beschreibungen.

> » An advantage of connectionist systems is that they can learn while symbolic systems are notoriously impenetrable and static. They typically embody universal principles which cannot be extracted unaided from the stimuli to which they are exposed. (Plunkett 1995, S. 71)

Während mit Netzwerkmodellen simuliert werden soll, wie das Lernen eines Systems wie Sprache auch ohne eine Grammatik (symbolische Repräsentation) möglich ist, wird mit epigenetischen Modellen wie dem *Competition Model* (Bates und MacWhinney 1989), dem *Emergenist Model* (Ellis 1998; MacWhinney 1999) oder dem *Probalistic Constraints Model* (Seidenberg 1997) das kindliche Sprachlernen direkt beschrieben. Aus epigenetischer Perspektive entsteht Sprache als ein Ergebnis in einem komplexen dynamischen System, das sich durch die Interaktion von genetischen und Umweltinformationen im Entwicklungsverlauf verändert. Aufgrund dieser Dynamik ergeben sich zu unterschiedlichen Entwicklungszeitpunkten Systemzustände, die allein aus einer Interaktion von Erbe und Umwelt entstanden sein können. Durch die Interaktion des Kindes mit der Umwelt werden neue Strukturen geschaffen – oder anders formuliert: Die Wechselwirkungen zwischen genetischen Prädispositionen, neuronalen Entwicklungsveränderungen und äußerer Umwelt führen zu neuen Strukturen (Elman et al. 1996). Dabei sind die Ergebnisse dieses dynamischen interaktiven Prozesses nicht aus den Teilinformationen vorhersagbar. Als Beispiel für eine solche Struktur, die nicht durch die Teilinformationen vorhergesagt werden kann, wird oft die Bienenwabe genannt:

> » Die einzelnen Bienenwaben nehmen eine sechseckige Form an. Das einzelne Sechseck ist nicht vorhersagbar aus dem Wachs, den die Biene sammelt und als kreisförmigen Tropfen ablegt, auch nicht vom Honig, der darin ist, oder vom Verhalten der einzelnen Biene. (…) Sie entsteht als Ergebnis des Zusammenwirkens der einzelnen Faktoren, möglicherweise weil das die stabilste Lösung zu den Problemen darstellt, kreisförmige Wachsteilchen zusammenzupacken. (Szagun 2001, S. 14 f.)

3.3.2.4 Lerntheoretische Ansätze

In lerntheoretischen Ansätzen wird der Spracherwerb als das Lernen eines

Verhaltenssystems beschrieben, das durch kontingente, verstärkende und modellierende Bedingungen aufgebaut wird bzw. unter deren Kontrolle steht. Das Kind ist prädisponiert, aus Erfahrungen lernen zu können, sein enormes Lernpotenzial ermöglicht ihm dabei, auch sprachliches Verhalten zu erlernen. Nach der vermeintlich fundamentalen Kritik am Behaviorismus galten lerntheoretische Ansätze zumeist nur noch als Beispiele dafür, wie Spracherwerb nicht stattfinden kann. Dennoch ist ihre Bedeutung für das Sprachlernen nach wie vor hoch einzuschätzen. Wie sollte das Kind auch nur ein Wort lernen können, wenn dies nicht über Lernformen wie Imitation, Lernen am Erfolg oder auch klassische Konditionierung möglich wäre?

Die Rolle der *klassischen Konditionierung* für den Spracherwerb, bei dem Lernen als eine Assoziation zwischen einem unwillkürlichen Verhalten und einem Stimulus durch das Prinzip der zeitlichen Kontiguität erfolgt, ist noch weitgehend unklar. Erste prosodische Muster oder Wörter könnten so gelernt werden, daher wird diese Lernform vor allem im Zusammenhang mit dem Wortschatzerwerb diskutiert (s. auch die frühen Studien zum „reversal/nonreversal shift“, Kendler und Kendler 1959).

> Auch kann eine Verhaltenssteuerung durch Konditionierung über Lautmuster durchaus erfolgreich sein, wobei allerdings nicht von formalsprachlichen Strukturen wie Wörtern ausgegangen werden kann. Kontiguitäten von Laut- bzw. prosodischen Mustern und bestimmten Situationen oder Objekten könnten jedoch beim Bedeutungserwerb unterstützend sein, wie dies für die **Bootstrapping**-Prozesse (Pinker 1984) postuliert wird. (Kany und Schöler 2014a, S. 478)

Die Rolle des Modelllernens (Bandura 1969) ist für das Sprachlernen bedeutsam. So propagierten bereits Speidel und Nelson (1989), einen differenzierteren Blick auf die Imitation und ihre Bedeutung für das Sprachlernen zu werfen. Mit Imitation meint Bandura dabei nicht allein papageienhaftes Nachplappern, sondern als Sonderformen nennt er die abstrakte und die kreative Modellierung.

> Bei der abstrakten Modellierung besteht die Modellwirkung in der Übernahme von Regeln und Prinzipien, die dem Modellverhalten zugrunde liegen. Diese Regeln werden auf neue Anwendungszusammenhänge übertragen. Abstrakte Modellierung setzt demnach (a) das Erkennen wesentlicher Merkmale einer sozialen Situation, (b) die Abstraktion der Gemeinsamkeiten in Form einer Regel, (c) die Anwendung der Regel in neuen situativen Feldern voraus. Demgegenüber werden bei der kreativen Modellierung die Einflüsse mehrerer Modelle vom Beobachter zu neuen Kombinationen zusammengefügt. Je vielfältiger dabei die ‚Modellumgebung‘, desto wahrscheinlicher die Entstehung neuer Verhaltensmuster. (Schermer 2006, S. 85 f.)

■ Funktions- und verhaltensanalytische Vorstellungen von Skinner[5]

Den umfassendsten lerntheoretischen Ansatz formulierte Skinner (1957; s. dazu Kany und Schöler 2014b). Skinner stellt 3 Lernformen als phylogenetisch bedeutsam für die Entwicklung des Menschen heraus: die beiden oben schon genannten Formen, die klassische Konditionierung und das Modelllernen, sowie das Lernen am Erfolg. Gerade für den Menschen ist die operante Konditionierung sehr wesentlich, weil sich dieser relativ rasch an sehr unterschiedliche Umwelten anpassen und viel lernen muss.

---

5 In den meisten Lehrbüchern fehlen korrekte Darstellungen der funktions- und verhaltensanalytischen Perspektive auf den Spracherwerb von Skinner (1957), dies gilt nicht nur für die deutschsprachigen (Ickler 1994b), sondern auch für die englischsprachigen Bücher (s. bereits Todd und

> Since a species which quickly acquires behavior appropriate to a given environment has less need for an innate repertoire, operant conditioning could not supplement the natural selection of behavior, it could replace it. (Skinner 1988, S. 12)

Sprachliches Verhalten wird von den aktuellen und den vergangenen Erfahrungen bestimmt, es steht unter der Kontrolle von vielfältigen Bedingungen. Wirksam sind die vorausgehenden *(Antecedents)* und die dem Verhalten *(Behavior)* folgenden Bedingungen, die direkten (sofort auf das sprachliche Verhalten folgend) oder indirekten Konsequenzen *(Consequences)*, auch als *ABC-Schema* bezeichnet. Indirekt sind soziale oder erzieherische Konsequenzen. Merkmale der physischen Umwelt, das sprachliche Verhalten anderer Personen und das eigene sprachliche Verhalten sowie der motivationale Zustand gehen dem Verhalten voraus. Verhalten steht also zum einen unter Stimulus-, zum anderen unter Verstärkerkontrolle. Skinner spricht von einer Dreifachkontingenz (s. auch Catania und Harnard 1988). Sprachliches Verhalten wird nicht direkt durch physikalische Umweltbedingungen ausgelöst und aufgebaut, sondern nur indirekt durch sprachliches Verhalten anderer Menschen. Wichtig ist hier zu betonen, dass für Skinner jedes sprachliche Verhalten durch eine Vielzahl von Bedingungen kontrolliert wird, „any sample of verbal behavior will be a function of many variables operating at the same time“ (Skinner 1957, S. 228).

Morris 1983). Die folgende Darstellung enthält daher ungewöhnlich viele längere Zitate, deren Auswahl zwar immer subjektiv ist, durch die längeren und wörtlichen Zitate hofft der Verfasser aber, diese in einen größeren Kontext zu betten.

Ein grundsätzliches und weitreichendes Missverständnis betrifft den Begriff „Kontrolle“: Der Mensch werde so als passiv, lediglich durch äußere Reize gesteuert betrachtet. Skinner selbst sieht aber den Menschen durchaus in einer aktiven und vor allem interaktiven Rolle, wenn er gleich zu Beginn programmatisch feststellt:

> Men act upon the world, and change it, and are changed in turn by the consequences of their action. (Skinner 1957, S. 1)

Methodisch bedeutet die Beobachtung sprachlichen Verhaltens, dass eine alleinige Analyse sprachlicher Äußerungen unzureichend ist. Erforderlich ist die Bestimmung der Variablen, die mit diesen Äußerungen in Beziehung stehen bzw. diese bedingen. Damit wird sprachliches Verhalten zu einer abhängigen Variablen. Um es beschreiben und untersuchen zu können, muss es in sprachliche Einheiten („operants“) kategorisiert werden, die mit unabhängigen Variablen in einem Bedingungszusammenhang stehen. Weil sprachliches Verhalten nicht nur in den üblichen Formen wie Phonem, **Morphem,** Wort oder Satz, sondern auch als ein einzelner Laut, eine Betonung oder mehrere Sätze beschrieben werden kann, erfindet Skinner neue Begriffe für verschiedene Typen sprachlicher Einheiten („verbal operants“): „mands“, „tacts“, „echoic behavior“, „textual behavior“, „transcriptions“, „intraverbal behavior“ und „autoclitics“. Damit unterliegt er auch nicht der Gefahr der vorkategorisierten Alltagssprache (s. dazu Ickler 1994a), die aus einer mentalistischen oder erlebnisbezogenen Sprache stammt. Weil Skinner alle für eine Verhaltensbeschreibung notwendigen Begriffe empirisch operationalisiert und definiert, bezeichnet er selbst seinen Ansatz als radikal behavioristisch.

Diese elementaren sprachlichen Einheiten bilden die Basis für komplexere sprachliche Verhaltensweisen und Fertigkeiten. Skinner nimmt dabei an, dass sich die 3 Einheiten „mands", „tacts" und „autoclitics" funktional deutlich unterscheiden und nicht miteinander korreliert sind.

Mands beschreiben eine Interaktion zwischen Sprecher/-in und Hörer/-in, z. B. Aufforderungen oder Fragen. Das Kind will eine Banane essen (antezedente Bedingung), es äußert „Nane haben" *(mand),* die Konsequenzen sind: Die Mutter gibt ihm ein Stück Banane (direkte Konsequenz) und äußert gleichzeitig: „Du möchtest gerne eine Banane essen, hier hast du ein Stückchen" (erzieherische Verstärkung).

Tacts werden z. B. durch Eigenschaften von Objekten ausgelöst, mit denen das Kind in Kontakt tritt. Das kleine Kind sieht z. B. einen Hund (antezedente Bedingung) und sagt: „Wauwau" *(tact),* und die Mutter äußert: „Stimmt" oder „Ja, das ist richtig, das ist ein kleiner Hund" oder sie lächelt auch nur (alle diese Äußerungen sind unspezifische Konsequenzen bzw. generalisierte Verstärker).

Skinner (1957) betont, dass der Begriff „tact" nicht mit der Referenz oder Bedeutung eines Wortes gleichgesetzt werden darf:

> The only useful functional relation is expressed in the statement that the presence of a given stimulus raises the probability of occurrence of a given form of response. This is also the essence of the tact. (Skinner 1957, S. 82)

> A given response 'specifies' a given stimulus property. This is the 'reference' of semantic theory. Roughly speaking, the mand permits the listener to infer something about the condition of the speaker regardless of external circumstances, while the tact permits him to infer something about the circumstances regardless of the condition of the speaker. (Skinner 1957, S. 83)

> The most familiar examples of functional units are traditionally called words. In learning to speak the child acquires tacts of various size: words (doll), phrases (on the table), and sentences (Kitty's going to sleep). These larger units are not composed by the speaker in the sense of Chapter 14[6]: they are unitary responses under the control of particular stimuli. (…) From such behavior there eventually emerges a basic repertoire of smaller functional units also at the level of the word. The child who has acquired the responses I have a doll and I have a kitten upon separate occasions may show some functional unity in the expression I have a … which is later combined with novel responses under novel circumstances – for example, when the child says for the first time, and without separate conditioning, I have a drum. The process may go further. From responses such I have a … and I want a …, a smaller unit response I emerges. Small functional units may, of course, be separately learned, particularly through the educational reinforcement supplied by those who teach children to speak, but they also appear to emerge a by-products of the acquisition of larger textual behavior. Just as a speaker who possesses well-developed minimal repertoire of tacts may 'describe' a new complex situation when seen for the first time. (Skinner 1957, S. 119 f.)

Echoic behavior ist das vollständige oder nur teilweise Nachahmen des sprachlichen Verhaltens einer anderen Person. Solches Verhalten liegt z. B. auch vor, wenn ein Kabarettist den Akzent eines Politikers

6 In ▶ Kap. 14 beschreibt Skinner die „autoclitics", die u. a. dem Aufbau „grammatischer" Strukturen und der Kombination funktionaler verbaler Einheiten dienen.

nachahmt. Als *intraverbal* wird sprachliches Verhalten bezeichnet, das durch ein anderes sprachliches Verhalten bedingt ist und quasi wie eine Satzergänzung betrachtet werden kann. Von Skinner genannte Beispiele für „intraverbal behavior" sind die Antwort „Vier" auf die Frage „Zwei plus zwei?" oder die Antwort „Paris" auf die Frage „Hauptstadt von Frankreich?" (Skinner 1957, S. 71 ff.). Auch Antworten in einem längeren Satz, z. B. „weil …" auf eine Warum-Frage zählen zu intraverbalem Verhalten.

Mit *autoclitics* definiert Skinner sprachliches Verhalten, das auf anderem sprachlichen Verhalten basiert oder von ihm abhängt (Skinner 1957, S. 315). Die grammatischen Strukturen von verbalen Äußerungen zählen zu den „autoclitic processes":

» The manipulation of verbal behavior, particulary the grouping and ordering of responses, is also autoclitic. (Skinner 1957, S. 332)

» The speaker is the organism which engages in or executes verbal behavior. He is also a locus – a place in which a number of variables come together in a unique confluence to yield an equally unique achievement. (Skinner 1957, S. 313)

Salzinger (2008, S. 292) merkt hierzu an:

» This class of responses is surely one of the most interesting ones but it is also one of the most difficult to deal with or to explain because the autoclitic is also supposed to deal with the problem of grammatical utterance. In some sense there is consideration of controlling the utterance of a verbal response before it is uttered and there is of course the problem of grammatical utterances not being simply a matter of responses occurring in a particular order.

Für Skinner bilden das Sprachverstehen (Hörerrolle) und die Sprachproduktion (Sprecherrolle) unterschiedliche Verhaltenssysteme, die sich beide funktional unterscheiden. Das Lernen des einen Systems kann zwar das andere erleichtern,

» (…) but this must also be understood in behavioral terms (in terms of motivative variables, stimuli, responses, and consequences) rather than in terms of learning the meanings of words as a listener and then using the words in various ways as a speaker. (Palmer 2008, S. 297)

Diese Differenzierung von Verstehen und Produktion entspricht zudem eher einer entwicklungspsychologischen Position. Zunächst ist das Kind in der Hörerrolle und wird bereits früh ein effektiver Zuhörer, weil zwischen bestimmten verbalen und nonverbalen Verhaltensweisen viele Kontingenzen bestehen. Dabei betont Skinner, dass verbales Verhalten zwar nur durch eine andere Person verstärkt werden kann, die Ausführung des sprachlichen Verhaltens aber nicht der Anwesenheit von anderen Personen bedarf (Skinner 1957, S. 52).

» This behavior of 'early listening' may very well precede any type of language production. It could eventually flow into the onset of influence from social contingencies, such as mother's touch, a subtle contingency among others that may induce 'socially guided statistically learning' early on (Goldstein und Schwade 2008). (Dale et al. 2008, S. 358)

Aus entwicklungspsychologischer Perspektive ist auch folgende Äußerung von Skinner interessant:

» Eine Sprache unter Zuhilfenahme eines Lexikons und einer Grammatik zu sprechen, ist nicht dasselbe wie eine Sprachbeherrschung, die durch eine Konfrontation mit einer Sprachgemeinschaft erworben worden ist. (Skinner 1978, S. 144)

Hier wird der Unterschied zwischen einem Erst- und Fremdsprachenerwerb deutlich (s. auch Krashen 1980), ein Unterschied, der ab der mittleren Kindheit von einem Wechsel in der Art des Lernens von einem eher kommunikations- zu einem eher kognitionsorientierten Lernen (s. Cummins 1979) hinweist (s. auch Krashen 1975; Lamendella 1978; Schöler 1982).

Skinner wird u. a. vorgeworfen, dass er das Sprachlernen als ein Lernen von Regeln sehe, das durch positive und negative Verstärkung gelernt würde, so beispielsweise von Grimm (1982, S. 565):

> Das Kind soll deshalb nach den Regeln der Grammatik zu sprechen lernen, weil es für die Befolgung richtiger Regeln ‚belohnt' (positiv verstärkt) wird und für die Anwendung falscher Regeln ‚betraft' wird.

Skinner (1978, S. 146) selbst schreibt zum Regelerwerb:

> Die sogenannten Regeln der Grammatik sind jüngst Gegenstand einer weitläufigen Kontroverse geworden. In dieser Kontroverse wurde behauptet, daß es Regeln und Anweisungen gibt, die die Sprachgemeinschaft beherrschen und denen wir gehorchen, ohne uns dessen bewußt zu sein. Gewiß haben die Menschen über Jahrtausende grammatisch gesprochen, ohne zu wissen, daß es grammatische Regeln gibt. Ein grammatisches Verhalten wurde damals wie heute durch die verstärkenden Praktiken einer Sprachgemeinschaft geformt, aufgrund derer sich einige Arten von Verhalten als wirksamer erwiesen als andere. Durch das Zusammenwirken vergangener Verstärkungen und eines gegenwärtigen Problemaufbaus wurden Sätze erzeugt. Der Sprachgebrauch aber wurde von Kontingenzen und nicht von Regeln beherrscht, ob diese nun explizit formuliert gewesen sind oder nicht.

Empirische Untersuchungen belegen viele Überlegungen von Skinner. Beispielsweise konnte in einer Untersuchung mit 2-Jährigen, denen neue, unbekannte Wörter syntaktisch falsch vorgegeben wurden (z. B. „Big bird the car gopping"), gezeigt werden, dass sie die falsche Wortfolge auch später einsetzten (Akhtar 1999), während Kinder ab 3 Jahren diese falsche Wortfolge häufiger korrigierten. Wie andere Befunde (Lieven et al. 1997; Theakston et al. 2001) spricht dies dafür, dass Kinder bottom-up oder item-basiert (Tomasello 2003) grammatische Strukturen als „frames" im Sinne von Skinner lernen.

Gerade der Erwerb syntaktischer Strukturen, der als prototypisch für nativistische Theorien des Spracherwerbs gelten kann, gleicht dem Lernen von anderen Verhaltensstrukturen (s. Tomasello 2001): Über Nachahmung lernen die Kinder zunächst eine Reihe von erwachsensprachlichen Äußerungen oder Teilen davon, es finden Generalisierungen und Differenzierungen statt, und es bilden sich hierarchische Strukturen.

3.3.3 Zusammenfassende Wertung

Als Ergebnis all dieser wissenschaftlichen Bemühungen und Vielfalt kann man lediglich sehr verallgemeinernd mit Friederici (2013, S. 82) feststellen: Der Spracherwerb ist ein „Zusammenspiel von biologischer Anlage (nature) und Umwelt (nurture)". Eine einheitliche Theorie des Spracherwerbs liegt nicht vor und dürfte wohl auch noch geraume Zeit auf sich warten lassen, denn die unterschiedlichen Positionen stehen unversöhnlich nebeneinander. Nach Akhtar (2004) stehen hinter einer nativistischen und einer epigenetisch-konstruktivistischen Perspektive sogar unterschiedliche Weltanschauungen – und solange glaubensmäßige Prämissen gesetzt werden, lassen sich diese wissenschaftlich nicht gemeinsam diskutieren.

Während die lerntheoretischen Positionen nach der anscheinend vernichtenden Kritik von Chomsky (1959) an Skinner (1957) weitgehend aus dem Mainstream verschwunden blieben, mussten auch die nativistischen Positionen ständig revidiert und viele der ersten Annahmen von Chomsky aufgegeben werden. Aus diesen Modifikationen entwickelten sich auch Gegenströmungen, die inhaltlich und methodisch durchaus wieder als lerntheoretisch zu charakterisieren sind – ohne sich allerdings als Lerntheorien zu bezeichnen. Lerntheoretische Gesetzmäßigkeiten werden neu entdeckt, die Assoziation erscheint nun in Netzwerkmodellen, die auf Assoziationsgesetzmäßigkeiten basieren, die bereits in der klassischen Gedächtnispsychologie um 1900 aktuell waren (s. Strube 1984). Die Assoziationsstärke, d. h. die Häufigkeit des gemeinsamen Auftretens zweier Reize, zählt zu den zentralen Merkmalen des „Konnektionismus", insbesondere der lernenden Netzwerke (s. McClelland et al. 1986).

Die kognitiven Modellierungen und die Wiederentdeckung von Lernformen blieben nicht ohne Auswirkung auf die Spracherwerbstheorien. Das schon selbst zur Beschreibung als nicht mehr tauglich angesehene Nachahmen erlebte fast so etwas wie eine Renaissance in der Beschreibung und Erklärung des Sprachlernens (s. Speidel und Nelson 1989). Funktionalistische Ansätze entstanden, z. B. das *Competition Model* (Bates und MacWhinney 1982, 1989) oder der sozial-konstruktivistische Ansatz von Tomasello (1995, 2003).

Aus entwicklungspsychologischer Perspektive sind epigenetische Ansätze und ihre konnektionistischen Modellierungen (s. Elman et al. 1996) sehr Erfolg versprechend für eine umfassende Beschreibung und Erklärung des sprachlichen Verhaltens, des Sprachlernens und des Aufbaus sprachlichen Wissens. Damit könnte auch eine Beantwortung der Frage nach den Anteilen von Erbe und Umwelt überflüssig werden.

3.4 Weiterführende Literatur

Ein guter Überblick zu Erklärungsansätzen des Spracherwerbs (wie nativistische oder epigenetische Theorien) findet sich in:

- Szagun, G. (2019). *Sprachentwicklung beim Kind* (7. Aufl.). Weinheim: Beltz.

Die wesentlichen Aufgaben, vor die ein Kind beim Spracherwerb gestellt ist, die zu erreichenden Meilensteine, Voraussetzungen und Bedingungen für den Sprachlernerfolg sowie die Diskussion um Erklärungsprobleme des Spracherwerbs werden dargestellt in:

- Weinert, S., & Grimm, H. (2018). Sprachentwicklung. In W. Schneider & U. Lindenberger (Hrsg.), *Entwicklungspsychologie* (8. Aufl., S. 445–469). Weinheim: Beltz.

Mit seinen Überlegungen, wie die Ontogenese aus einer behavioristischen Perspektive aussehen könnte, legte Skinner ein Buch vor, das bis heute überwiegend falsch zitiert, von vielen Zitierenden jedoch nie gelesen wurde:

- Skinner, B. F. (1957). *Verbal Behavior*. New York: Appleton-Century-Crofts.

Literatur

Akhtar, N. (1999). Acquiring basic word order: Evidence for data-driven learning of syntactic structure. *Journal of Child Language, 26*, 339–356.

Akhtar, N. (2004). Nativist versus constructivist goals in studying child language. *Journal of Child Language, 31*, 459–462.

Aslin, R., Saffran, J., & Newport, E. (1999). Statistical learning in linguistic and nonlinguistic domains. In B. MacWhinney (Hrsg.), *The emergence of language* (S. 359–380). Mahwah: Erlbaum.

Bandura, A. (1969). *Principles of behavior modification*. New York: Holt, Rinehart and Winston.

3

Bates, E., & MacWhinney, B. (1982). Functionalist approaches to grammar. In L. Gleitman & E. Wanner (Hrsg.), *Language acquisition: The state of the art* (S. 173–218). Cambridge: Cambridge University Press.

Bates, E., & MacWhinney, B. (1989). Functionalism and the competition model. In B. MacWhinney & E. Bates (Hrsg.), *The cross-linguistic study of sentence processing* (S. 3–73). Cambridge: Cambridge University Press.

Bickerton, D. (1990). *Language and species*. Chicago: University of Chicago Press.

Bloom, L. (1971). Why not pivot grammar? *Journal of Speech and Hearing Disorders, 36,* 40–50.

Bloom, L. (1973). *One word at a time: The use of single word utterances before syntax*. The Hague: Mouton.

Bohannon, J., & Stanowicz, L. (1988). The issue of negative evidence: Adult responses to children's language errors. *Developmental Psychology, 24,* 684–689.

Bördlein, C. (2007). Kann sprachliches Verhalten durch einen behavioristischen Ansatz erklärt werden? ► http://www.verhalten.org/grundlagen/chomsky.html. Zugegriffen: 14. Aug. 2015.

Braine, M. D. S. (1963). The ontogeny of English phrase structure: The first phase. *Language, 39,* 1–13.

Braine, M. D. S. (1976). Children's first word combinations. Monographs of the Society for Research in Child Development 41 (Serial No. 164).

Bowerman, M. (1973). Structural relationships in children's utterances: Syntactic or semantic? In T. Moore (Hrsg.), *Cognitive development and the acquisition of language* (S. 197–213). New York: Academic Press.

Brown, R. (1973). *A first language: The early stages*. Cambridge: Harvard University Press.

Bruner, J. (1983). *Child's talk: Learning to use language*. New York: Norton.

Catania, A. C., & Harnard, S. R. (Hrsg.). (1988). *The selection of behavior: The operant behaviorism of B. F. Skinner: Comments and consequences*. New York: Cambridge University Press.

Chomsky, N. (1959). Review of B. F. Skinner's Verbal Behavior. *Language, 35,* 26–58.

Chomsky, N. (1965). *Aspects of the theory of syntax*. Cambridge: MIT Press.

Chomsky, N. (1988). *Language and problems of knowledge: The managua lectures*. Cambridge: MIT Press.

Cromer, R. (1974). The development of language and cognition: The cognition hypothesis. In B. Foss (Hrsg.), *New perspectives in child development* (S. 184–252). Harmondsworth: Penguin Books.

Cromer, R. F. (1981). Reconceptualizing language acquisition and cognitive development. In R. L. Schiefelbusch & R. R. Bricker (Hrsg.), *Early language: Acquisition and intervention* (S. 52–137). Baltimore: University Park Press.

Cummins, J. (1979). Cognitive/academic language proficiency and linguistic interdependence, the optimum age question and some other matters. *Working Papers on Bilingualism, 19,* 1–43.

Dale, R., Roche, J., & Duran, N. (2008). Language is complex. *International Journal of Psychology and Psychological Therapy, 8,* 351–362.

Deutsch, W. (1984). Language control processes in development. A tutorial review. In H. Bouma & D. G. Bowhuis (Hrsg.), *Attention and performance, Bd. 10 Control of language processes* (S. 395–416). Hillsdale: Erlbaum.

Ellis, N. C. (1998). *Emergentism, connectionism and language learning*. New York: Cambridge University Press.

Elman, J., Bates, E., Johnson, M., Karmiloff-Smith, A., Parisi, D., & Plunkett, K. (1996). *Rethinking innateness: A connectionist perspective on development*. London: Bradford.

Felix, S. W. (1992). Language acquisition as a maturational process. In J. Weissenborn, H. Goodluck, & T. Roeper (Hrsg.), *Theoretical issues in language acquisition. Continuity and change in development* (S. 25–51). Hillsdale: Erlbaum.

Flavell, J. H. (1963). *The developmental psychology of Jean Piaget*. New York: Van Nostrand Reinhold Company.

Friederici, A. D. (2013). Neurobiologische Grundlagen der Sprachentwicklung. In C. Kiefer, E. Reichert-Garschhammer, & F. Becker-Stoll (Hrsg.), *Sprachliche Bildung von Anfang an. Strategien, Konzepte und Erfahrungen* (S. 74–82). Göttingen: Vandenhoeck & Ruprecht.

Gervain, J., Macagno, F., Cogoi, S., Peña, M., & Mehler, J. (2008). The neonate brain detects speech structure. *Proceedings of the National Academy of Sciences, 105,* 14222–14227.

Goldstein, M. H., & Schwade, J. A. (2008). Social feedback to infants' babbling facilitates rapid phonological learning. *Psychological Science, 19,* 515–523.

Greenberg, J. H. (Hrsg.). (1963). *Universals of language*. Cambridge: MIT Press.

Greer, R. D. (2008). The ontogenetic selection of verbal capabilities: Contributions of Skinner's verbal behavior theory to a more comprehensive understanding of language. *International Journal of Psychology and Psychological Therapy, 8,* 363–386.

Grimm, H. (1982). Sprachentwicklung. In R. Oerter & L. Montada (Hrsg.), *Entwicklungspsychologie* (S. 506–566). München: Urban und Schwarzenberg.

Hennon, E., Hirsh-Pasek, K., & Golinkoff, R. M. (2000). Die besondere Reise vom Fötus zum spracherwerbenden Kind. In H. Grimm (Hrsg.), *Enzyklopädie der Psychologie, Serie III Sprache* (Bd. 3, S. 41–103)., Sprachentwicklung Göttingen: Hogrefe.

Hirsh-Pasek, K., & Golinkoff, R. M. (1993). Skeletal supports for grammatical learning: What the infant brings to the language learning task. In C. K. Rovee-Collier & L. P. Lipsitt (Hrsg.), *Advances in infancy research* (Bd. 8, S. 299–338). Norwood: Ablex.

Hirsh-Pasek, K., & Golinkoff, R. M. (1996). How children learn to talk. In W. R. Dell (Hrsg.), *The world book health & medical annual* (S. 92–105). Chicago: World Book.

Hoff-Ginsberg, E. (1986). Function and structure in maternal speech: Their relation to the child's development of syntax. *Developmental Psychology, 22,* 155–163.

Hoff-Ginsberg, E. (1990). Maternal speech and the child's development of syntax: A further look. *Journal of Child Language, 17,* 85–99.

Hoppe-Graff, S. (2014). Denkentwicklung aus dem Blickwinkel des strukturgenetischen Konstruktivismus. In L. Ahnert (Hrsg.), *Theorien in der Entwicklungspsychologie* (S. 148–173). Berlin: Springer SAV.

Ickler, T. (1994a). Geborgter Reichtum – Ehrliche Armut. Psychologische Sprache als semiotisches Problem zwischen Mentalismus und Behaviorismus. *Sprache und Kognition, 13,* 103–112.

Ickler, T. (1994b). Skinner und „Skinner". Ein Theorien-Vergleich. *Sprache und Kognition, 13,* 221–229.

Jusczyk, P. W. (1997). *The discovery of spoken language*. Cambridge: MIT Press.

Kany, W., & Schöler, H. (2014a). Theorien zum Spracherwerb. In L. Ahnert (Hrsg.), *Theorien in der Entwicklungspsychologie* (S. 468–485). Berlin: Springer SAV.

Kany, W., & Schöler, H. (2014b). Skinner und Chomsky: zwei Protagonisten der Spracherwerbsforschung. In L. Ahnert (Hrsg.), *Theorien in der Entwicklungspsychologie* (S. 486–501). Berlin: Springer SAV.

Kendler, T. S., & Kendler, H. H. (1959). Reversal and nonreversal shifts in kindergarten children. *Journal of Experimental Psychology, 58,* 56–60.

Klein, W. (1987). Zweitspracherwerb (2. Aufl.). Frankfurt a. M.: Athenäum.

Klein, W. (1996). Essentially social: On the origin of linguistic knowledge in the individual. In P. B. Baltes & U. M. Staudinger (Hrsg.), *Interactive minds. Life-span perspectives on the social foundation of cognition* (S. 88–108). Cambridge: Cambridge University Press.

Klein, W. (2001). Typen und Konzepte des Spracherwerbs. In L. Götze, G. Helbig, G. Henrici, & H.-J. Krumm (Hrsg.), *Deutsch als Fremdsprache 1* (S. 604–616). Berlin: De Gruyter.

Krashen, S. D. (1975). The development of cerebral dominance and language learning. More new evidence. In D. P. Dato (Hrsg.), *Developmental psycholinguistics: Theory and application* (S. 179–192). Georgetown: Georgetown University Press.

Krashen, S. D. (1980). Relating theory and practice in adult second language acquisition. In S. W. Felix (Hrsg.), *Second language development* (S. 185–204). Tübingen: Narr.

Kuhn, T. S. (1976). *Die Struktur wissenschaftlicher Revolutionen* (2. Aufl.). Frankfurt a. M.: Suhrkamp.

Lamendella, J. T. (1978). General principles of neurofunctional organization and their manifestation in primary and nonprimary language acquisition. *Language Learning, 27,* 155–198.

Levelt, W. J. M. (1975). *What became of LAD? [Essay]*. Lisse: Peter de Ridder Press.

Lieven, E., Pine, J. M., & Baldwin, G. (1997). Lexically-based learning and early grammatical development. *Journal of Child Language, 24,* 187–210.

Lorenz, K. (1935). Der Kumpan in der Umwelt des Vogels. *Journal für Ornithologie, 83*(2), 137–213.

MacCorquodale, K. (1970). On Chomsky's review of Skinner's Verbal Behavior. *Journal of the Experimental Analysis of Behavior, 13,* 83–99.

MacWhinney, B. (1999). *The emergence of language*. Mahwah: Erlbaum.

Marcus, G. F., Pinker, S., Ullman, M., Hollander, M., Rosen, T. J., & Xu, F. (1992). Overregularization in language acquisition. *Monographs of the Society for Research in Child Development, 57*(4), 228.

McClelland, J. L., Rumelhart, D. E., & The PDP Research Group. (Hrsg). (1986). Parallel distributed processing: Explorations in the microstructure of cognition, Vol. 2 Psychological and biological models. Cambridge: MIT Press.

McNeill, D. (1970). Developmental psycholinguistics. In F. Smith & G. A. Miller (Hrsg.), *The genesis of language* (S. 15–84). Cambridge: MIT Press.

Moerk, E. L. (1980). Relationships between parental input frequencies and children's language acquisition: A reanalysis of Brown's data. *Journal of Child Language, 7,* 105–118.

Moerk, E. L. (1990). Three-term contingency patterns in mother child verbal interactions during first language acquisition. *Journal of the Experimental Analysis of Behavior, 54,* 293–305.

Moerk, E. L. (1991). Positive evidence for negative evidence. *First Language, 11,* 219–251.

Moerk, E. L. (1992). *First language: Taught and learned*. Baltimore: Brookes.

Moerk, E. L. (1996). Input and learning processes in first language acquisition. *Advances in Child Developmental Behavior, 26,* 181–228.

3

Moerk, E. L. (2000). *The guided acquisition of first language skills*. Stamford: Ablex.

Ninio, A. (1994). Predicting the order of acquisition of three-word constructions by the complexity of their dependency structure. *First Language, 14,* 119–152.

Palmer, D. C. (2006). On Chomsky's appraisal of Skinner's Verbal Behavior, A half century of misunderstanding. *The Behavior Analyst, 29,* 253–267.

Palmer, D. C. (2008). On Skinner's definition of verbal behavior. *International Journal of Psychology and Psychological Therapy, 8,* 295–307.

Piaget, J. (1970). Piaget's theory. In P. Mussen (Hrsg.), *Carmichael's manual of child psychology* (S. 703–732). New York: Wiley.

Piatelli-Palmarini, M. (1969). Evolution, selection and cognition: From "learning" to parameter setting in biology and in the study of language. *Cognition, 31,* 1–44.

Pinker, S. (1984). *Language learnability and language development*. Cambridge: Harvard University Press.

Pinker, S. (1994). *The language instinct: How the mind creates language*. New York: Morrow.

Plunkett, K. (1995). Connectionist approaches to language acquisition. In P. Fletcher & B. MacWhinney (Hrsg.), *The handbook of child language* (S. 36–72). Oxford: Blackwell.

Plunkett, K., & Marchman, V. (1993). From rote learning to system building: Acquiring verb morphology in children and connectionist nets. *Cognition, 48,* 21–69.

Rumelhart, D., & McClelland, J. (1986). On learning the past tenses of English verbs. In J. L. McClelland, D. E. Rumelhart, & PDP research group (Hrsg.), *Parallel distributed processing: Explorations in the microstructure of cognition, Bd. 2 Psychological and biological models* (S. 216–271). Cambridge: MIT Press.

Rymer, R. (1994). *Genie: A scientific tragedy*. London: Harper Perennial.

Saffran, J. R., Aslin, R. N., & Newport, E. L. (1996). Statistical learning by 8-month-old infants. *Science, 274,* 1926–1928.

Salzinger, K. (2008). Skinner's Verbal Behavior. *International Journal of Psychology and Psychological Therapy, 8,* 287–294.

Schermer, F. J. (2006). *Lernen und Gedächtnis*. Stuttgart: Kohlhammer.

Schieffelin, B. (1985). The acquisition of Kaluli. In D. I. Slobin (Hrsg.), *The cross-linguistic study of language acquisition* (Bd. 1, S. 525–593). Hillsdale: Erlbaum.

Schlesinger, I. M. (1971). Production of utterances and language acquisition. In D. I. Slobin (Hrsg.), *The ontogenesis of grammar* (S. 63–101). New York: Academic Press.

Schlesinger, I. M. (1977). *Production and comprehension of utterances*. Hillsdale: Erlbaum.

Schöler, H. (1982). *Zur Entwicklung des Verstehens inkonsistenter Äußerungen*. Frankfurt a. M.: Fischer.

Schöler, H. (2004). „Viel Lern um Nichts!"? ► http://www01.ph-heidelberg.de/wp/schoeler/Datein/Lern-um-Nichts.pdf. Zugegriffen: 16. Aug. 2015.

Schöler, H. (2019). *Entwicklung und Bildung im Kindesalter – Eine Kritik pädagogischer Begriffe und Konzepte*. Stuttgart: Kohlhammer.

Schöler, H., Fromm, W., & Kany, W. (Hrsg.). (1998). *Spezifische Sprachentwicklungsstörung und Sprachlernen. Erscheinungsformen, Verlauf, Folgerungen für Diagnostik und Therapie*. Heidelberg: Edition Schindele im Universitätsverlag C. Winter.

Seidenberg, M. S. (1997). Language acquisition and use: Learning and applying probabilistic constraints. *Science, 275,* 1599–1603.

Skinner, B. F. (1957). *Verbal Behavior*. New York: Appleton-Century-Crofts.

Skinner, B. F. (1969). *Contingencies of reinforcement: A theoretical analysis*. New York: Appleton-Century-Crofts.

Skinner, B. F. (1978). *Was ist Behaviorismus?* Reinbek: Rowohlt.

Skinner, B. F. (1988). Selection by consequences. In A. C. Catania & S. R. Harnard (Hrsg.), *The selection of behavior: The operant behaviorism of B. F. Skinner: Comments and consequences* (S. 11–20). New York: Cambridge University Press.

Slobin, D. (1973). Cognitive prerequisites for the development of grammar. In C. Ferguson & D. Slobin (Hrsg.), *Studies of child language development* (S. 175–208). New York: Holt, Rinehart & Winston.

Slobin, D. (1985). *The cross-linguistic study of language acquisition*. Hillsdale: Erlbaum.

Snow, C. (1977). Mothers' speech research: From input to interaction. In C. Snow & C. Ferguson (Hrsg.), *Talking to children: Language input and acquisition* (S. 31–49). Cambridge: Cambridge University Press.

Speidel, G. E., & Nelson, K. E. (Hrsg.). (1989). *The many faces of imitation in language learning*. New York: Springer.

Staats, A. W. (1971). Linguistic-mentalistic theory versus an explanatory S-R learning theory of language development. In D. I. Slobin (Hrsg.), *The ontogenesis of grammar* (S. 104–150). New York: Academic Press.

Städtler, T. (1998). *Lexikon der Psychologie*. Stuttgart: Kröner.

Stemmer, N. (1990). Skinner's Verbal Behavior, Chomsky's review, and mentalism. *Journal of the Experimental Analysis of Behavior, 54,* 307–315.

Strohner, H. (1976). *Spracherwerb. Versuch einer Bedingungsanalyse*. München: Fink.

Strohner, H. (1994). Warum nicht Lerntheorie? Argumente für eine Integration von Grundlagenforschung und angewandter Forschung in der Sprachtherapie. In H. Grimm & S. Weinert (Hrsg.), *Intervention bei sprachgestörten Kindern* (S. 105–116). Stuttgart: Fischer.

Strohner, R., & Strohner, H. (1978). Training kreativer Satzproduktion bei einem geistig behinderten Mädchen. *Die Rehabilitation, 17,* 102–107.

Strohner, R., & Strohner, H. (1980). Langfristige Auswirkungen eines Sprachtrainings bei einem geistig behinderten Mädchen. *Die Rehabilitation, 19,* 44–48.

Strube, G. (1984). *Assoziation*. Berlin: Springer.

Szagun, G. (2001). *Wie Sprache entsteht*. Weinheim: Beltz.

Szagun, G. (2006). Sprachentwicklung beim Kind (vollst. überarb. Neuausgabe). Weinheim: Beltz.

Szagun, G. (2019). *Sprachentwicklung beim Kind* (7. Aufl.). Weinheim: Beltz.

Theakson, A. L., Lieven, E., Pine, J. M., & Rowland, C. (2001). The role of performance limitations in the acquisition of verb-argument structure: An alternative account. *Journal of Child Language, 28,* 127–152.

Todd, J. T., & Morris, E. K. (1983). Misconceptions and miseducation: Presentations of radical behaviorism in psychology textbooks. *The Behavior Analyst, 6*(2), 153–160.

Tomasello, M. (1992). The social bases of language acquisition. *Social Development, 1,* 67–87.

Tomasello, M. (1995). Language is not an instinct. *Cognitive Development, 10,* 131–156.

Tomasello, M. (2001). The item-based nature of children's early syntactic development. In M. Tomasello & E. Bates (Hrsg.), *Language development: The essential readings* (S. 169–186). Oxford: Blackwell.

Tomasello, M. (2003). *A usage-based theory of language*. Cambridge: Harvard University Press.

Tomasello, M. (2008). *Origins of human communication*. Cambridge: MIT Press.

Tomasello, M., & Brooks, P. J. (1999). Early syntactic development: A construction grammar approach. In M. Barrett (Hrsg.), *The development of language* (S. 161–190). London: Psychology Press.

Spezielle Aspekte der Sprachentwicklung

Inhaltsverzeichnis

Sprachentwicklung und Gehirn

Jens Brauer

Inhaltsverzeichnis

© Springer-Verlag GmbH Deutschland, ein Teil von Springer Nature 2020
S. Sachse et al. (Hrsg.), *Sprachentwicklung*,
https://doi.org/10.1007/978-3-662-60498-4_4

4

Sprachverarbeitung ist eine Leistung des Gehirns. Insofern sind auch der Spracherwerb und die Sprachentwicklung im Kontext entwicklungsbedingter hirnfunktioneller und hirnanatomischer Veränderungen zu betrachten. Mit elektrophysiologischen und funktionell bildgebenden Methoden lassen sich konkrete Verarbeitungsprozesse des Gehirns direkt beobachten sowie in Abhängigkeit von Alter und Sprachentwicklungsstand vergleichen. Dieser direkte Zugang zur Sprachverarbeitung bietet die bedeutsame Möglichkeit, die der Sprachverarbeitung zugrunde liegenden Prozesse sowie Sprache als neurokognitive Funktion besser zu verstehen. Zugleich lassen sich strukturell-anatomische Aspekte der Hirnentwicklung im Zusammenhang mit Meilensteinen des Spracherwerbs betrachten und damit die entscheidenden Bausteine und Verknüpfungen des Sprachnetzwerks im Gehirn und seiner Entwicklung aufzeigen. In diesem Kapitel werden wichtige Untersuchungsmethoden und die neurokognitiven Grundlagen der Sprachentwicklung eingeführt und deren Bedeutung an einigen wichtigen empirischen Befunden erläutert.

4.1 Die spezifisch menschliche Fähigkeit zur Sprache

Tiere und sogar Pflanzen transportieren Informationen zwischen den Mitgliedern einer Spezies und auch im Zusammenspiel unterschiedlicher Spezies basierend auf chemischen oder physikalischen, visuellen oder akustischen Signalen. Das kann der Duft oder die leuchtende Farbe einer Blüte sein, die Bienen oder andere Insekten anlockt, das prächtige Federkleid eines geschlechtsreifen Paradiesvogels, der ein Weibchen zu beeindrucken sucht, oder der Warnruf eines Erdmännchens, wenn sich eine Schlange seinen in die Nahrungssuche vertieften Artgenossen nähert. Der Mensch ist jedoch die einzige Spezies, die eine Sprache entwickelt hat, also ein abstraktes System aus Zeichen und Lauten, das über die lautlichen Einheiten der **Phonologie** Wörter zu Begriffsinhalten eines **Lexikons** bestimmt, die durch das Regelsystem der **Syntax** zu beliebigen Aussagen kombiniert werden können sowie Metainhalte zu übermitteln vermag. Die Sprache erlaubt es uns, über Dinge zu sprechen, die wir sehen oder hören, genauso wie über solche, die wir weder sehen noch hören können, oder über Dinge, die waren, sind oder erst noch sein werden. Wir können Fragen stellen oder einen Gedanken teilen. Wir können sogar die Gedanken längst vergangener Kulturen entdecken, wenn diese sie schriftlich festgehalten haben und wir diese Schrift zu lesen verstehen.

Trotz der Komplexität der menschlichen Sprache wird sie von Kindern vergleichsweise schnell und scheinbar mühelos erworben. Dabei gleichen sich die Entwicklungsschritte auffällig, die ein Kind in seinem Spracherwerb durchläuft, egal mit welcher Sprache es aufwächst. Schreien und erste Vokalisationen werden zu **Lallen** und **Babbeln** bestehend aus Vokalen und Konsonanten, erste Wörter werden zu Zwei- und Mehrwortsätzen bis hin zu immer komplexeren Satzkonstruktionen. Es scheint, als ob Kinder damit einem biologisch vorgegebenen Programm folgen, das in unseren Genen angelegt ist. Der Ort, an dem Sprachverstehen und Sprachproduktion und damit auch der Spracherwerb stattfinden, ist das Gehirn. Es stellt die grundlegenden Voraussetzungen für das komplexe Informationsverarbeitungssystem zur Verfügung, das es uns erlaubt, Sprache zu nutzen. Um ein besseres Verständnis für dieses für die Sprache so existenziellen Organs zu erlangen, nähern sich Wissenschaftler ihm mithilfe verschiedener Methoden. Diese erlauben es, die der Sprachverarbeitung und ihrer Entwicklung zugrunde liegenden

Hirnfunktionen zu untersuchen sowie die dafür verantwortlichen Hirnregionen und deren entwicklungsbedingte Veränderungen anatomisch zu beschreiben und mit linguistischen Fähigkeiten sowie wichtigen Meilensteinen der Sprachentwicklung zu vergleichen.

Zum besseren Verständnis der in diesem Kapitel dargelegten Inhalte sind wichtige Begriffe der Sprachwissenschaften sowie der neurophysiologischen und neuroanatomischen Methoden unter Terminologie und Definitionen erläutert.

Terminologie und Definitionen

Brodmann-Areal (BA): Die durch Korbinian Brodmann bereits zu Beginn des 20. Jahrhunderts auf mikroskopischen Untersuchungen basierende zytoarchitektonische Kartierung des menschlichen Kortex bietet auch heute noch eine sinnvolle Orientierung bei der anatomischen und funktionellen Beschreibung der Hirnrinde.

Diffusionsbildgebung: Eine spezielle Technik der Magnetresonanztomografie (MRT) misst die Diffusionseigenschaften von Wassermolekülen, man spricht dann auch von diffusionsgewichteter Bildgebung. Da die Nervenfasern im Gehirn in sehr geordneten Bahnen als Faserverbindungen *(Fasciculi)* organisiert sind, findet die Diffusion von Wasser vor allem entlang dieser Nervenbahnen statt. Die Messung dieser Diffusionsprozesse erlaubt damit einen indirekten, aber recht präzisen Blick auf die Organisation der Nervenfaserverbindungen des Gehirns.

Elektroenzephalografie (EEG): Informationsaustausch zwischen Nervenzellen findet durch elektrische Signale statt. Die dabei auftretenden elektrischen Impulse lassen sich mit entsprechender Verstärkung und Signalaufbereitung bei einer EEG-Aufzeichnung über Elektroden auf der Kopfhaut ableiten und auswerten. Wird dabei das kontinuierliche EEG-Signal als Antwort auf einen gegebenen Reiz gemittelt und ausgewertet, spricht man vom ereigniskorrelierten Potenzial (EKP).

Fasciculus: Nervenfaserverbindungen zwischen weiter entfernt liegenden Hirnregionen werden in Faserbündeln, sog. „Fasciculi", zusammengefasst. Dabei handelt es sich um die Axone von Neuronen, die über elektrische Impulse Informationen übertragen. Wichtige Fasciculi des Sprachnetzwerks sind etwa der Fasciculus arcuatus (AF) oder der Fasciculus longitudinalis superior (SLF).

Gyrus frontalis inferior (IFG): Der IFG ist ein Hirnareal im unteren Bereich des seitlichen Frontallappens. Der linke IFG ist eine für die Sprachverarbeitung besonders entscheidende Region. Sie ist identisch mit dem Broca-Areal und für ihre Rolle bei der Verarbeitung **syntaktischer,** aber auch **semantischer** Informationen bekannt. Die Brodmann-Areale BA 44 und BA 45 fallen in den Bereich des IFG.

Gyrus temporalis superior (STG): Der STG ist ein Hirnareal im oberen Bereich des Temporallappens. Der linke STG deckt den Bereich des Wernicke-Areals ab und ist als wichtige sprachverarbeitende Hirnregion Teil des linkshemisphärischen Sprachnetzwerks.

Magnetresonanztomografie (MRT): Der Drehimpuls von Wasserstoffkernen, auch Kernspin genannt, führt in einem Magnetfeld zu einer Kreiselbewegung der Teilchen, die in einer angelegten Spule einen sehr kleinen jedoch messbaren Strom erzeugen können. Diese elektrischen Signale können aufgenommen und verstärkt sowie bestimmten Orten im Magnetfeld zugewiesen werden. Dadurch ist es möglich, dreidimensionale hochauflösende Bilder von z. B. Körpergewebe zu erzeugen. Im Gehirn lassen sich zudem aktive Hirnareale ausmachen,

da die durch die Nervenaktivität erhöhte Stoffwechselaktivität und Sauerstoffversorgung das erzeugte Signal beeinflusst. Diese aktivitätsabhängige Signalveränderung wird auch *BOLD-Kontrast* (BOLD = blood-oxygen-level dependent) genannt.
Anmerkung: Für die Definition relevanter linguistischer Termini sei an dieser Stelle auf ▶ Kap. 1 verwiesen.

4.2 Untersuchungsmethoden der neuronalen Grundlagen der Sprachverarbeitung

Aus der Vielzahl der zur Verfügung stehenden Untersuchungsmethoden kommt für Studien zur Sprachentwicklung nur eine bestimmte Auswahl in Betracht. Dies sind für Untersuchungen am Menschen und insbesondere mit Kindern grundsätzlich nur nichtinvasive Methoden, die ihre Unbedenklichkeit für den menschlichen Organismus unter Beweis gestellt haben. Für alle Methoden, die dieses Kriterium erfüllen wie die EEG, die Magnetenzephalografie (MEG) oder die MRT gibt es jeweils bestimmte Anwendungsbereiche und Voraussetzungen. Je nach Fragestellung ist zudem zu prüfen, ob es zur Erforschung einer bestimmten Hirnfunktion z. B. eher von Interesse ist, deren räumlich-anatomische Einordnung besser zu verstehen oder aber deren zeitlicher Ablauf während der Informationsverarbeitung im Fokus stehen soll.

Elektrophysiologische Methoden wie die *EEG* oder die *MEG* sind sehr gut dazu geeignet, die *zeitliche Abfolge* neuronaler Verarbeitungsprozesse bis in den Bereich von Millisekunden zu erfassen. Das kann entscheidend sein, wenn es darum geht, die sehr schnell ablaufenden elektrischen Ladungsmuster der Aktivität der Nervenzellen des Gehirns zu untersuchen.

Bei der *MEG* werden dabei die mit der elektrischen Aktivität einhergehenden magnetischen Felder erfasst, die sich mit Lichtgeschwindigkeit bis hin zu den Spulen des MEG ausbreiten, die in einer Haube über dem Kopf des Studienteilnehmers angeordnet sind. Ihre Ausbreitung, Verteilung und Änderung gibt Auskunft über die Nervenzellaktivität.

Hier wird zunächst etwas näher auf die *EEG* eingegangen, da diese eine bei Studien mit Kindern häufig verwendete Methode ist. Dabei werden mehrere Elektroden auf der Kopfhaut einer Versuchsperson angebracht. Über diese können direkt die sehr kleinen elektrischen Impulse der Nervenzellen unter der Kopfhaut registriert und an einen Verstärker geleitet werden, wo die Signale amplifiziert, gewandelt und weitergeleitet werden und schließlich in eine Aufzeichnung einfließen, die nicht nur die exakten Signalstärken an jeder Elektrode zu jedem Zeitpunkt erfasst, sondern auch die genauen Zeitpunkte registriert, zu denen der Versuchsperson bestimmte Stimuli (z. B. Töne, Wörter oder Sätze) dargeboten worden sind. So kann anschließend das Elektrodensignal über die Zeitpunkte der mehrmaligen Stimuluspräsentation ausgeschnitten und gemittelt werden. Dies führt dazu, dass die zufälligen, nicht zur neuronalen Verarbeitung des Signals gehörigen elektrischen Aktivitäten anderer Nervenzellen als Rauschsignale herausgemittelt werden. Das Ergebnis ist ein EKP. In diesem werden die typischen Wellenmuster der elektrophysiologischen Hirnantwort auf einen Reiz erfasst und abgetragen. Diese lässt sich sodann anhand bestimmter Parameter des EKP beschreiben und vergleichen. Dazu gehören etwa die Polarität des EKP (positiv oder negativ), die Latenz der Wellenverläufe (als Zeit zwischen Reizpräsentation und Ausschlag im EKP), die Amplitude (Höhe) einer Welle oder ihre Dauer. ◘ Abb. 4.1 zeigt schematisch die Schritte einer EEG-Ableitung hin zu einem EKP.

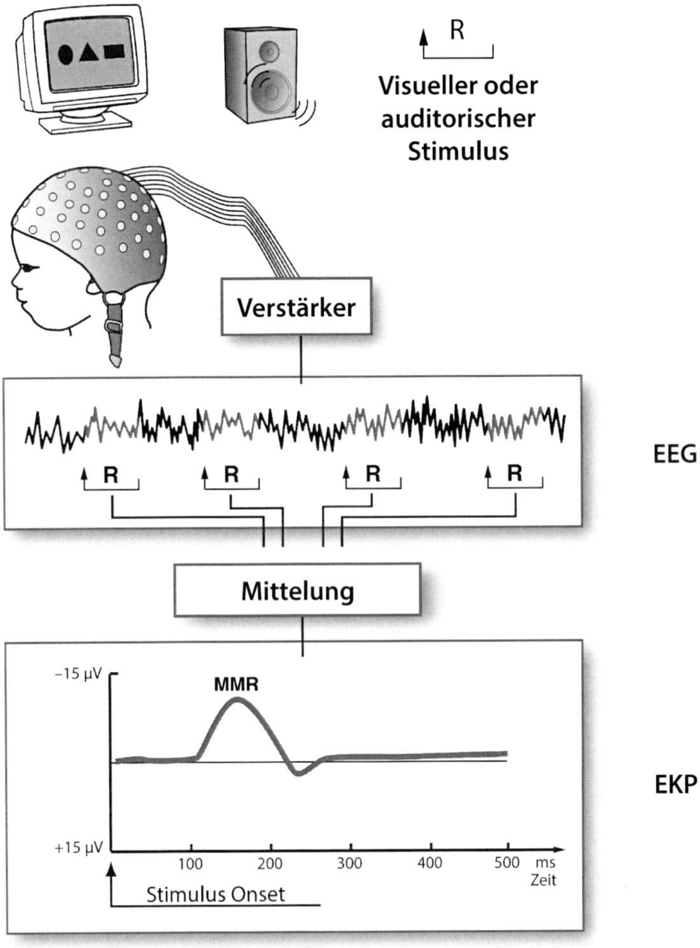

Abb. 4.1 Elektroenzephalografie (EEG). Das über Elektroden registrierte Signal wird aufgenommen und über mehrere gleichartige visuelle oder auditorische Stimuli *(Reize R)* jeweils zu Beginn der Stimuluspräsentation *(Stimulus Onset)* gemittelt. Die Wellenform des ereigniskorrelierten Potenzials *(EKP)* wird anhand der Polarität der Ausschläge, der Latenz des Auftretens von Wellenmaxima sowie der Dauer und der Amplitude der Wellenmuster beschrieben. Negative Werte werden laut Konvention nach oben abgetragen. (Nach Friederici 2009, Abdruck mit freundlicher Genehmigung der Cambridge University Press)

Anders als die EEG dient die *MRT* vermehrt der *räumlichen Zuordnung* der Verarbeitungsprozesse. Die funktionelle MRT misst die Stoffwechselprozesse, die der in der EEG gemessenen elektrischen Aktivität zugrunde liegen. Da diese Prozesse, z. B. die Sauerstoffsättigung des Blutes oder die Glukoseverbrennung, etwas langsamer ablaufen, kann die MRT funktionelle Verarbeitungsleistungen des Gehirns nur mit einer deutlich schlechteren Auflösung beschreiben, die sich eher im Sekundenbereich wiederfindet. Für viele Fragestellungen ist dies aber durchaus immer noch ausreichend. Die große Stärke des MRT-Verfahrens liegt jedoch in seiner sehr hohen räumlichen Auflösung. Hier können die verarbeitenden Hirnregionen im Millimeterbereich präzise zugewiesen werden. Zudem lassen sich mit der MRT sehr genaue dreidimensionale hirnanatomische Landkarten erstellen. Mit ihrer Hilfe können die an der Sprachverarbeitung beteiligten Hirnstrukturen untersucht und damit auch beispielsweise ihre morphologische Entwicklung beschrieben werden.

Bildgebende Methoden wie die MRT haben viel dazu beigetragen, dass wir heute ein weitaus besseres Verständnis der an der Sprachverarbeitung beteiligten Hirnstrukturen haben. Es lohnt sich, zunächst einen genaueren Blick auf diese Hirnstrukturen und das von ihnen gebildete Sprachnetzwerk zu werfen.

4.3 Das Netzwerk sprachverarbeitender Hirnregionen

Das menschliche Gehirn umfasst die Neuronen, ihre Verbindungen sowie weitere Zelltypen des in der Schädelkalotte gelegenen Teils des Zentralnervensystems. In der Hirnrinde (Kortex, graue Substanz) liegen die Nervenzellkörper, darunter befinden sich die die Nervenzellen verbindenden Nervenfasern (weiße Substanz). Die eigentliche Informationsverarbeitung der Nervenzellen des Gehirns findet also in der lediglich wenige Millimeter dicken Hirnrinde statt. Jedoch sind es die Verknüpfungen der etwa 100 Mrd. Nervenzellen, die die Komplexität des Gehirns ausmachen. Jede Nervenzelle ist über Nervenenden mit etwa 10.000 anderen Nervenzellen verbunden, und jede dieser Verbindungen ist potenziell dazu in der Lage, die Nervenzelle in ein Netzwerk mit jeweils anderen Nervenzellen einzubinden.

Ein Blick auf das Gehirn zeigt die gefurchte Struktur seiner äußeren Oberfläche (◘ Abb. 4.2). Die Wülste *(Gyri)* und Furchen *(Sulci)* dienen der Oberflächenvergrößerung, sodass der Kortex eine maximale Ausdehnung auf möglichst kompaktem Raum erreicht. Jeder Gyrus und jeder Sulcus hat einen Namen und gehört zu einem bestimmten Hirnareal. Die dort versammelten Nervenzellen lassen sich bestimmten Hirnfunktionen zuordnen. So sind etwa die Hirnareale des IFG und des STG u. a. besonders in die Verarbeitung von Sprache eingebunden.

Wichtig ist es dabei zu verstehen, dass einzelne Hirnregionen nicht solitär aktiv sind, sondern wie oben erwähnt immer eingebunden in Netzwerke. Erst diese Vernetzung ist es, die die Komplexität und Multimodalität hirnfunktioneller Prozesse möglich macht, und es ist die Komplexität dieser neuronalen Netzwerke des Gehirns, die in ihrer Vielfalt zur funktionellen Polypotenz des Gehirns beitragen. Die direkten Verbindungen zwischen IFG und STG, also zwischen dem Broca- und dem Wernicke-Areal des Sprachnetzwerks, lassen sich entlang der beiden folgenden Faserverbindungen festmachen: Es gibt eine ventrale (untere, bauchwärts gelegene) Verbindung durch das Nervenfaserbündel des Fasciculus inferior frontooccipitalis (IFOF) sowie eine dorsale (obere, rückenwärts gelegene) Verbindung durch die Faserbündel des AF und des SLF.

Die MRT bietet die Möglichkeit, die an der Sprachverarbeitung beteiligten Hirnstrukturen zu untersuchen und zu beschreiben. Durch zahlreiche Studien ist die Beteiligung bestimmter Hirnregionen an sprachrelevanten Verarbeitungsprozessen belegt. Dabei ist die linke Hemisphäre funktionell dominant im Vergleich zur rechten Hemisphäre. In ◘ Abb. 4.2 sind die wichtigsten der sprachverarbeitenden Hirnregionen sowie ihre Nervenfaserverbindungen dargestellt, die gemeinsam den Kern des Sprachnetzwerks bilden. Insbesondere das Broca-Areal (IFG, BA 44/45) und das Wernicke-Areal (STG) sind wichtige sprachverarbeitende Areale. Ebenfalls schematisch eingetragen sind die Nervenfaserverbindungen, die die beteiligten Hirnregionen zu einem interaktiven Netzwerk machen (◘ Abb. 4.2).

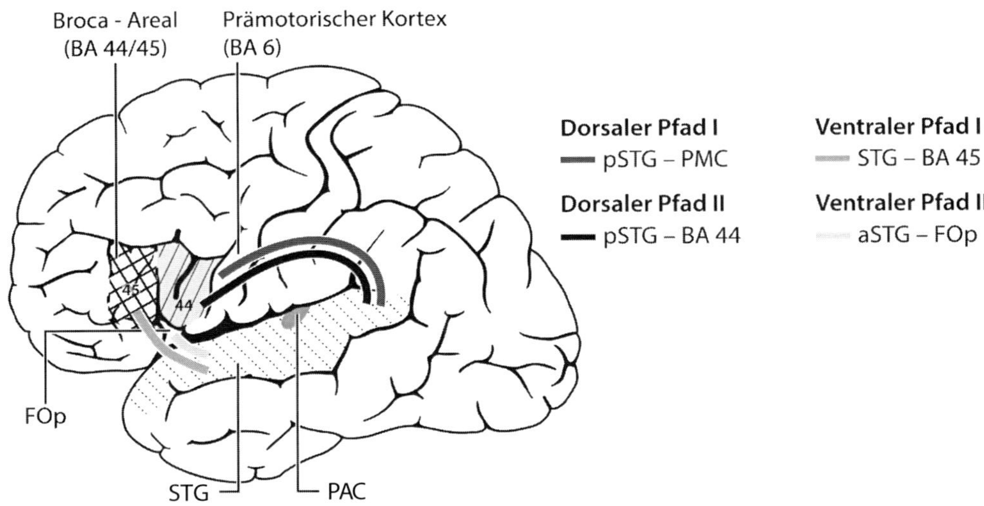

Abb. 4.2 Sprachverarbeitende Hirnareale. Ansicht von links auf ein schematisches Gehirn. Das Broca- und das Wernicke-Areal sind über einen dorsalen (oberen) sowie einen ventralen (unteren) Pfad miteinander verbunden. *BA* Brodmann-Areal, *FOp* Operculum frontale, *PAC* primärer auditorischer Kortex, *PMC* prämotorischer Kortex, *STG* Gyrus temporalis superior, *aSTG* anteriorer (vorderer) Anteil des Gyrus temporalis superior, *pSTG* posteriorer (hinterer) Anteil des Gyrus temporalis superior. (Adaptiert nach Friederici 2011)

4.4 Aspekte der Sprachverarbeitung im Gehirn

4.4.1 Verarbeitung phonologischer, syntaktischer, semantischer und prosodischer Informationen

Für ein besseres Verständnis der neuronalen Grundlagen der Sprachentwicklung ist es sinnvoll, zunächst erst einmal zu betrachten, wie Sprache vom erwachsenen Gehirn verarbeitet wird, sozusagen als Modell, auf dessen Grundlage dann die entwicklungsbedingten Besonderheiten des kindlichen Sprachverarbeitungssystems besser zu verstehen sind. Wichtige Vorarbeiten zum Verständnis der Sprachverarbeitung im Gehirn sind bereits im 19. und frühen 20. Jahrhundert gelegt worden (▶ Exkurs: Die Arbeiten Paul Brocas, Carl Wernickes und Korbinian Brodmanns).

Exkurs

Die Arbeiten Paul Brocas, Carl Wernickes und Korbinian Brodmanns

Bereits Mitte des 19. Jahrhunderts ist die Bedeutung des IFG für die Sprachverarbeitung vom französischen Arzt und Anatom Paul Broca erkannt worden. Broca hatte einen Patienten, der zwar nicht in der Lage war, frei in ganzen Sätzen zu sprechen, jedoch Aussagen und Fragen durch Intonation kenntlich machen konnte. Allerdings verwendete er für alles Gesagte lediglich eine einzige Silbe, die Silbe „tan". Monsieur „tan", wie er später in die Literatur eingehen sollte, wurde *post mortem* von Paul Broca untersucht, wobei der Arzt erkannte, dass ein Teil des linken Frontallappens dieses Patienten eine Läsion aufwies, und zwar genau im IFG. Broca beschrieb auf diesen Erkenntnissen sowie auf dem Störungsbild des Patienten aufbauend den IFG als produktives Sprachzentrum. Einige Jahre später erschloss sein deutscher Kollege Carl Wernicke aus seiner Arbeit mit Aphasikern (Patienten mit Läsionen in sprachrelevanten Hirnregionen, z. B. durch einen Schlaganfall) die Bedeutung, die dem dorsalen Anteil des Temporallappens, insbesondere dem STG, als sensorischem Sprachzentrum für das Sprachverstehen zukommt. Im Zusammenspiel sind in der Folge das von Broca beschriebene produktive sowie das von Wernicke beschriebene sensorische Sprachzentrum gemeinsam als ein erstes Modell eines Sprachnetzwerks in die Literatur eingegangen.

Mittlerweile wissen wir, dass Sprachverarbeitung etwas komplexer ist als eine einfache Teilung zwischen einem sensorischen Areal im STG und einem produktiven Areal im IFG. So wird heute etwa die wichtige Rolle des Broca-Areals beim Satzverstehen (sprachsensorische Funktion) viel besser verstanden. Dennoch sind die Arbeiten von Paul Broca und Carl Wernicke wichtige Pionierleistungen, auf denen auch aktuelle Forschung zur Neuroanatomie der Sprachverarbeitung aufbaut.

Anfang des 20. Jahrhunderts war es dem deutschen Arzt und Neuroanatom Korbinian Brodmann zu verdanken, dass das Wissen über die Neuroanatomie der Hirnrinde fundamental erweitert wurde. Auf Grundlage akribischer zytoarchitektonischer Studien erkannte Brodmann, dass die Großhirnrinde Felder unterschiedlicher zellarchitektonischer Beschaffenheit aufweist, und er vermutete bereits, dass sich diese neuromorphologische Kartierung auch in funktionellen Charakterisierungen der jeweiligen Areale widerspiegeln müsste. Hierbei handelt es sich um die Brodmann-Areale BA 44 und BA 45, die wir heute auch gemeinsam als das für die Sprachverarbeitung so wichtige Broca-Areal bezeichnen, und das BA 22, auch Wernicke-Areal genannt.

Sprachverständnis beruht auf der Verarbeitung **phonologischer,** syntaktischer, semantischer und **prosodischer** Informationen, die in ihrer Gesamtheit das ausmachen, was wir als Sprache bezeichnen. Aus dem Sprachstrom, der als akustisches Signal über das Gehör und den Hirnstamm zunächst den primären auditorischen Kortex (PAC) und dann angrenzende Areale des Temporallappens (STG) erreicht, wird über eine akustische Analyse die **phonetische** und phonologische Information der Sprachlaute verarbeitet (vgl. ◘ Abb. 4.2). Dies sind Prozesse, die in den ersten 100 ms stattfinden.

Kurz darauf, bis etwa 200 ms, wird die so verarbeitete Information in eine erste Phrasenstruktur eingebunden, die die Verknüpfung mit den weiteren eintreffenden Informationen aus dem Sprachstrom zu sinnvollen Einheiten erleichtert. Bereits zu diesem Zeitpunkt findet auch ein Informationsaustausch mit frontalen Hirnarealen statt.

Nach etwa 400 ms erfolgt eine semantische, also inhaltliche Einordnung, während gleichzeitig die hinzukommende syntaktische Information über die initiale Phrasenstrukturbildung hinaus weiterverarbeitet wird. Für beide Prozesse ist jeweils ein frontotemporales Netzwerk aus IFG und STG verantwortlich, wobei die semantische Verarbeitung vornehmlich im ventralen Anteil des IFG (BA 45/47) und die syntaktische Verarbeitung vornehmlich im dorsalen Anteil des IFG (BA 44) lokalisiert sind. Damit einhergehend lässt sich für den frontotemporalen Informationsaustausch semantischer Informationen eine etwas stärkere Gewichtung auf die ventrale Netzwerkverbindung feststellen, während für syntaktische Informationen hauptsächlich die dorsale Netzwerkverbindung verantwortlich zeichnet.

Schließlich werden nach etwa 600 ms die syntaktischen und semantischen Informationen integriert. Verorten lässt sich dieser abschließende Prozess im posterioren Teil des STG. Insgesamt sind die hier beschriebenen Schritte der Sprachverarbeitung vornehmlich im oben skizzierten Sprachnetzwerk der linken Hemisphäre lokalisiert. Die rechte Hemisphäre ist jedoch wie bereits erwähnt nicht inaktiv, sie ist lediglich schwächer involviert, während die linke dominant ist. Allerdings gibt es einen Aspekt sprachlicher Informationen, der hauptsächlich in der rechten Hemisphäre verarbeitet wird, nämlich die **Prosodie**, also die Intonation oder Sprechmelodie, mit der Silben, Wörter und Sätze betont werden. Prosodieverarbeitung findet in einem rechtshemisphärischen frontotemporalen Netzwerk statt, das dem der semantischen und syntaktischen Verarbeitung spiegelbildlich entspricht. Ein umfassender Überblick über die Neuroanatomie der Sprachverarbeitung findet sich z. B. in Friederici (2011).

Den hier beschriebenen zeitlichen Verarbeitungsschritten lassen sich jeweils spezifische EKP im EEG zuordnen. Diese EKP-Komponenten lassen sich mit den entsprechenden Komponenten vergleichen, die die Sprachverarbeitung im sich entwickelnden Sprachverarbeitungssystem bei Kindern kennzeichnen. Dadurch sind Schlussfolgerungen möglich, die es erlauben, die Entwicklung der für die Sprachverarbeitung nötigen funktionell-neurokognitiven Prozesse zu beschreiben. Im Folgenden wird eines dieser EKP-Muster, die sog. „Mismatch Response" (MMR), vorgestellt und ihre Aussagekraft für die Erforschung der Sprachentwicklung an einem Beispiel näher beleuchtet.

4.4.2 Frühe Verarbeitungsleistungen phonologischer Informationen

Für den Eintritt in die Sprachverarbeitung wird angebnommen, dass Säuglinge sehr schnell phonologische Muster in der gesprochenen Sprache erkennen und nutzen lernen. Eine Voraussetzung dafür ist die Fähigkeit, entsprechende phonologische

Merkmale zu erfassen und zu verarbeiten. Säuglinge können bereits sehr früh, etwa auf der phonetischen Ebene, Konsonanten von Vokalen unterscheiden. Dies lässt sich anhand von Verhaltensdaten zeigen (Jusczyk 1999).

Wenn es darum geht, die zugrunde liegenden Hirnprozesse der kindlichen Sprachverarbeitung zu untersuchen, ist es wichtig, als Besonderheit zu beachten, dass beispielsweise Kinder im Säuglingsalter nicht dazu in der Lage sind, eine bestimmte experimentelle Aufgabe im gleichen Maße auszuführen, wie das etwa ein erwachsener Versuchsteilnehmer tun würde. Für Kinder in diesem Alter haben sich daher spezielle Methoden etabliert, die weniger aufmerksamkeitsabhängig und sehr einfach anzuwenden sind.

Dazu gehört auch eine spezielle EKP-Methode, die keine Mitarbeit erfordert, sondern sozusagen en passant Verarbeitungsprozesse erfasst. Diese Methode ist das *MMR-Paradigma*. Dabei werden seltene Stimuli oder Ereignisse (deviante Reize) innerhalb einer Sequenz häufiger Stimuli oder Ereignisse (Standardreize) präsentiert, beispielsweise auf 100 Standardreize 20 deviante Reize, die zufällig daruntergemischt sind. Für die Verarbeitung phonetischer Informationen kann das beispielsweise ein bestimmter Sprachlaut sein, der sich in einem spezifischen Merkmal von einem anderen Sprachlaut unterscheidet. Beide Laute werden dann als Standardreiz und devianter Reiz in ein MMR-Paradigma eingebunden und etwa über Lautsprecher präsentiert, ohne dass es des konzentrierten Zuhörens bedarf, denn die MMR ist eine sehr automatische und aufmerksamkeitsunabhängige EKP-Komponente. Bei Erwachsenen zeigt sich die Diskriminationsleistung zwischen den beiden Reizen als negative Welle im EKP nach etwa 200 ms (Näätänen et al. 2011). Für Säuglinge ist die Latenz weniger klar umrissen, stattdessen zeigt sich häufig eine länger anhaltende Welle. Sogar die Polarität kann bei ihnen umkehrt sein, sodass die MMR eine positive Welle erzeugt. Dies ist als unreife Form der MMR interpretiert worden, sozusagen als früher Entwicklungsschritt hin auf dem Weg zu einer typischen negativen MMR.

Es hat sich gezeigt, dass solche Diskriminierungsmuster bereits sehr früh sprachspezifisch ausgeprägt sind. Schon im Alter von wenigen Monaten zeigen Säuglinge unterschiedliche Reaktionen auf Betonungsmuster in Silben, wenn diese dem gängigen Betonungsmuster der Umgebungssprache widersprechen (Friederici et al. 2007). In dieser Studie wurden 4 Monate alten Säuglingen unbekannte Wörter präsentiert, die aus jeweils 2 Silben bestanden und deren Betonungsakzent entweder auf der 1. Silbe oder der 2. Silbe lagen. Die EKP-Komponente der MMR weist bereits bei Säuglingen in diesem Alter auf eine sprachspezifische Verarbeitungsleistung des Gehirns hin. Deutschsprachige Säuglinge reagieren dabei mit einer MMR, wenn sie Wörter hören, die auf der 2. Silbe betont sind, ein Betonungsmuster, das im Deutschen eher untypisch (deviant) ist. Im Gegensatz dazu reagieren französische Säuglinge, in deren Umgebungssprache diese Betonung der Normalfall ist, mit einer MMR, wenn der Akzent auf der für das Französische eher untypischen 1. Silbe lag (◘ Abb. 4.3).

Erklären lässt sich dies mit einer sehr frühzeitigen Prägung der Sprachverarbeitung auf die Umgebungssprache, die übrigens bereits bei wenige Tage alten Neugeborenen festgestellt werden kann (Mampe et al. 2009). Dabei spielt es auch eine Rolle, dass das Hörsystem des Fötus bereits vorgeburtlich im Mutterleib dazu befähigt ist, Töne und damit auch Sprachlaute zu verarbeiten, von denen besonders die Sprache der Mutter einen wichtigen und ubiquitären Reiz darstellt.

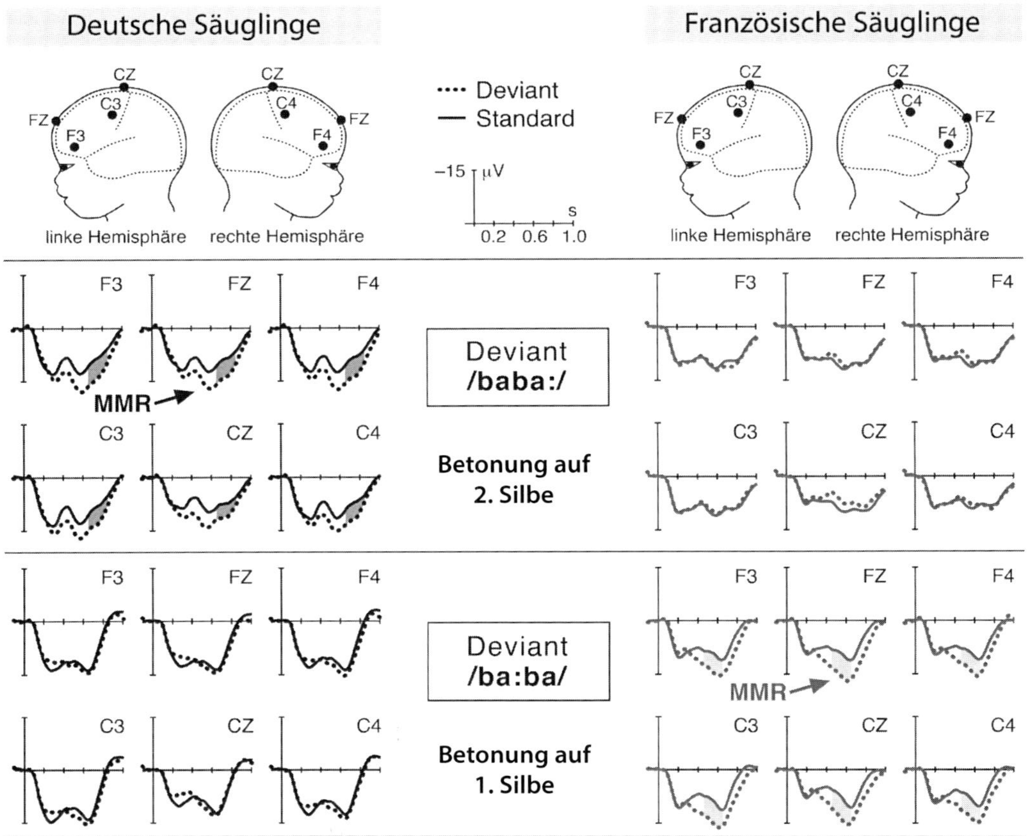

Abb. 4.3 Sprachspezifität früher Sprachverarbeitungsleistungen. Je nach Muttersprache (links: deutsche Säuglinge, rechts: französische Säuglinge) fällt die Reaktion in einem MMR-Paradigma auf Standardreize (durchgezogenen Linie) und deviante Reize (gepunktete Linie) anders aus. Deutsche Säuglinge reagieren mit einer MMR für deviante Reize mit Akzent auf der 2. Silbe (oberer Teil der Abbildung), während französische Säuglinge mit einer MMR für deviante Reize mit Akzent auf der 1. Silbe reagieren (unterer Teil der Abbildung). (Nach Friederici et al. 2007, Abdruck mit freundlicher Genehmigung des Elsevier Verlags)

4

4.4.3 Entwicklung des funktionellen Netzwerks zur Verarbeitung syntaktischer und semantischer Informationen

Mithilfe von Untersuchungen zur funktionellen Neuroanatomie der Sprache lassen sich die während der Sprachverarbeitung aktiven Hirnregionen sehr genau lokalisieren und ihre Aktivität, z. B. als Reaktion auf bestimmte Sprachreize, erforschen. Die wichtigsten Strukturen des Sprachnetzwerks sind bereits in ► Abschn. 4.3 beschrieben worden (◘ Abb. 4.2). Grundsätzlich nutzen Kinder für die Sprachverarbeitung dieselben Hirnareale und neuronalen Netzwerke wie Erwachsene. Dennoch gibt es einige wesentliche Unterschiede zwischen der frühen Sprachverarbeitung im sich entwickelnden kindlichen Gehirn und derjenigen im adulten Gehirn. Im Folgenden soll daher der Fokus darauf gerichtet werden, welche Anteile des Sprachnetzwerks im Gehirn wichtige Aspekte sprachlicher Informationen funktionell verarbeiten und welche Entwicklungsschritte dabei zu beobachten sind.

In einer Studie hierzu haben Skeide et al. (2014) zeigen können, dass Kinder bis zum Alter von 7 Jahren semantische und syntaktische Informationen auf hirnfunktioneller Ebene noch nicht unabhängig voneinander verarbeiten. Erst im Alter von 10 Jahren zeigt sich eine Selektivität der Verarbeitung der verschiedenen sprachlichen Aspekte, bei der die syntaktische Information unabhängig von der semantischen Information verarbeitet wird, ähnlich wie dies bei Erwachsenen der Fall ist. Für diese Studie wurden 4-jährige, 6-jährige und 10-jährige Kinder eingeladen, gesprochener Sprache zuzuhören, die entweder einfache, leicht zu verstehende Sätze oder aber a. syntaktisch komplexere Konstruktionen bzw. b. semantisch implausible Aussagen beinhalteten. Die Kinder hatten jeweils die Aufgabe, ein zum Satz zugehöriges Bild zu identifizieren. Bei Sätzen, die syntaktisch komplex oder semantisch implausibel sind, wird angenommen, dass sie die jeweils zuständigen Hirnareale für syntaktische und semantische Verarbeitung besonders fordern, sodass diese Regionen eine höhere neuronale Aktivität aufweisen, die sich im funktionellen MRT nachweisen lässt. In Studien mit Erwachsenen ist dies vielfach bestätigt worden (vgl. Price 2010).

Für die Verarbeitung **lexikalisch-**semantischer und syntaktischer Informationen nutzen sowohl Kinder als auch Erwachsene inferior-frontale und superior-temporale Hirnregionen. Es zeigt sich dabei, dass die Aktivität der beteiligten Hirnareale, insbesondere im IFG, mit dem Alter ansteigt. Zugleich sinkt die Aktivität in den primären sensorischen Verarbeitungsregionen (Brown et al. 2005). Die entwicklungskorrelierte Aktivitätssteigerung geht zudem mit einer Akzentuierung der Segregation der Verarbeitungsprozesse und einer Spezialisierung der involvierten Kortexareale einher. Während 4-Jährige hauptsächlich einen Interaktionseffekt im STG aufweisen, sind bei 7-Jährigen zusätzlich die Haupteffekte für die Syntax- und die **Semantik**verarbeitung zu erkennen (STG). Erst bei 10-jährigen Kindern ist diese Segregation weitgehend abgeschlossen und darüber hinaus der IFG involviert, der damit seine Rolle bei der Verarbeitung syntaktischer Informationen ausfüllt (◘ Abb. 4.4), so wie dies aus Studien mit Erwachsenen bekannt ist (Santi und Grodzinsky 2007). Beachtenswert ist zudem, dass bei Erwachsenen schließlich eine noch weitreichendere Segregation, auch innerhalb des IFG, zu beobachten ist (Newman et al. 2010).

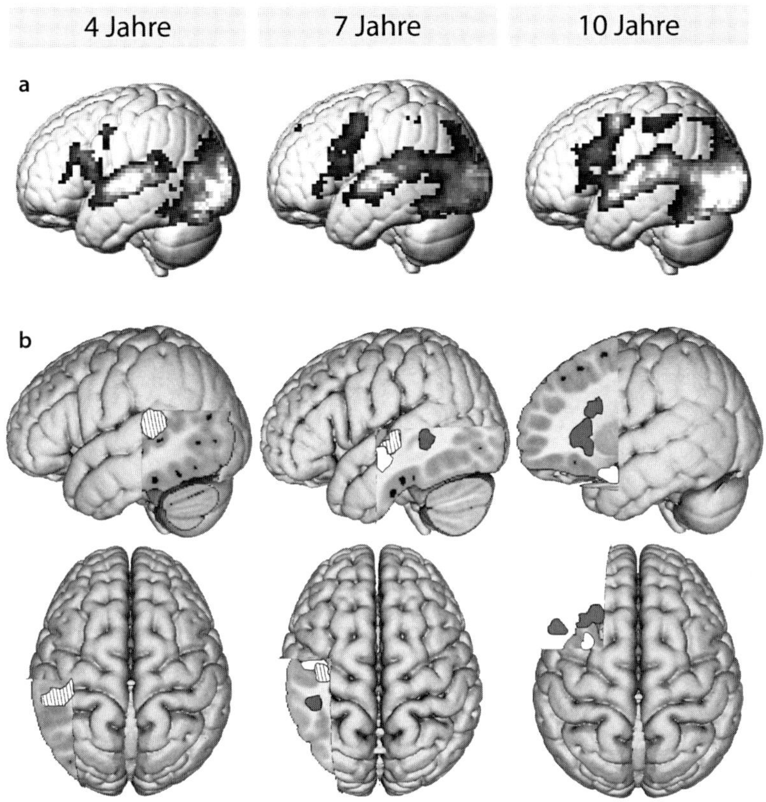

Abb. 4.4 Funktionelle Aktivierung des Gehirns während der Sprachverarbeitung gesprochener Sätze für 4-, 7- und 10-Jährige. **a** Aktivierung des Sprachnetzwerks über alle Bedingungen (Baseline-Kontrast). **b** Statistische Karten in der Ansicht von links sowie von oben für die Lokalisation der Haupteffekte der Aktivierung für Syntax (syntaktische Komplexität, grau), Semantik (semantische Implausibilität, weiß) sowie die Interaktion syntaktischer und semantischer Informationen (gestreift). Mit steigendem Alter ist eine stärkere Segregation der Verarbeitung syntaktischer und semantischer Informationen sowie eine zunehmende Involvierung des Gyrus frontalis inferior (IFG) zu erkennen. (Nach Skeide et al. 2014, Abdruck mit freundlicher Genehmigung des Elsevier Verlags)

4.5 Hirnstrukturelle Aspekte der Sprachentwicklung

Nicht nur die funktionellen Verarbeitungsprozesse entwickeln sich im Verlauf der sprachlichen und allgemeinen kindlichen Entwicklung, auch die Hirnreifung und damit einhergehende hirnmorphologische Entwicklungsprozesse haben einen Einfluss auf die Sprachentwicklung, schließlich bilden sie die anatomische Grundlage der Sprachverarbeitungsleistung im Gehirn. Dies betrifft die Entwicklung sowohl des Kortex als auch der Nervenfaserverbindungen. So verringert sich die Kortexdicke der grauen Substanz entwicklungsbedingt während der Hirnreifung, was sich beispielsweise darauf zurückführen lässt, dass ungenutzte Synapsen ausgedünnt werden, während funktionell aktive Zellverbindungen gestärkt werden.

Dieser physiologisch sinnvolle und ganz normale Abnahmeprozess der Kortexdicke beginnt schon sehr früh nach der Geburt und setzt sich bis ins junge Erwachsenen-

alter fort (Zielinski et al. 2014). Ebenso früh und lange finden die Veränderungen der Faserverbindungen in der weißen Substanz statt. Allerdings handelt es sich hierbei um eine Volumenzunahme (Lebel und Beaulieu 2011). Diese beruht zum einen auf dem volumetrischen Wachstum der Nervenfortsätze (Axone), zum anderen auf einer zunehmenden Myelinisierung der Markscheiden, also einer Anlagerung von Lipidschichten, die sich um die Axone legen und die die Erregungsleitung beeinflussen (Paus 2010). Eine stärkere Myelinisierung führt zu einer besseren und schnelleren Erregungsleitung und damit zu einem effektiveren Informationsaustausch zwischen räumlich getrennten Hirnarealen, die in einem Netzwerk organisiert sind. Das MRT-Verfahren der Diffusionsbildgebung kann hier wertvolle Einsichten ermöglichen, da sie die Untersuchung der Faserverbindungen des Gehirns ermöglicht.

Für die Entwicklung des Sprachnetzwerks sind dabei vor allem natürlich die bereits bekannten Nervenfaserverbindungen der ventralen und dorsalen Verbindungspfade zwischen den temporalen und frontalen sprachverarbeitenden Hirnregionen von Interesse. Die Nervenfasern des Sprachnetzwerks verbinden die frontalen und temporalen Hirnregionen. Diese beiden Pfade sind in ■ Abb. 4.5 im Gehirn von Neugeborenen, 7-jährigen Kindern sowie Erwachsenen dargestellt. Dabei zeigt sich, dass der ventrale Pfad bereits bei Neugeborenen gut ausgebildet ist und im Laufe der Kindheit weiter an Volumen zunimmt, bis er bei jungen Erwachsenen seine volle Stärke erreicht (■ Abb. 4.5, rechts). Gleichzeitig reift auch der dorsale Pfad. Bei diesem ist auffällig, dass er 2 unterschiedliche Terminierungspunkte im frontalen Kortex aufweist: Zum einen gibt es eine Verbindung vom Temporallappen zum prämotorischen Kortex, die bereits bei Neugeborenen gut ausgeprägt ist; zum anderen gibt es eine Verbindung zum IFG (BA 44). Diese ist erst bei 7-Jährigen sichtbar, bei Neugeborenen hingegen noch nicht ohne Weiteres beobachtbar (■ Abb. 4.5, links). Das muss aber nicht zwangsläufig heißen, dass die Verbindung zwischen Temporallappen und Broca-Areal bei Neugeborenen nicht existiert, sie ist jedoch noch so schwach ausgeprägt und unreif, dass sie für die Methode der Diffusionsbildgebung (noch) unsichtbar bleibt.

Die späte Reifung der Faserverbindung zum Broca-Areal hat Konsequenzen für die frühe Verarbeitungsleistung bei Kindern. Man kann davon ausgehen, dass die bereits bei Neugeborenen gut entwickelte Faserverbindung zum prämotorischen Kortex wichtige sensomotorische Funktionen erfüllt, wie sie zur Wahrnehmung und Wiedergabe von Sprachlauten notwendig sind (Saur et al. 2008). Dies passt zu der schnellen Entwicklung phonologischer (rezeptiver sowie produktiver) Verarbeitungsleistungen, die bereits im Säuglingsalter bemerkenswert ausgeprägt sind. Für höhere Sprachfunktionen wie die Verarbeitung komplexer Syntax sind jedoch die Aktivierung des Broca-Areals und seine Einbindung in das Sprachnetzwerk entscheidend. Es dauert jedoch mehrere Jahre, bis die dorsale Faserverbindung so weit gereift ist, dass das frontotemporale Netzwerk hinreichend etabliert ist. Interessant ist, dass der dorsale Pfad selbst bei 7-Jährigen noch nicht vollständig ausgereift ist (■ Abb. 4.5, Mitte) und dass Kinder in diesem Alter gleichzeitig immer noch Probleme dabei haben, syntaktisch komplexe Sätze zu verarbeiten und dabei

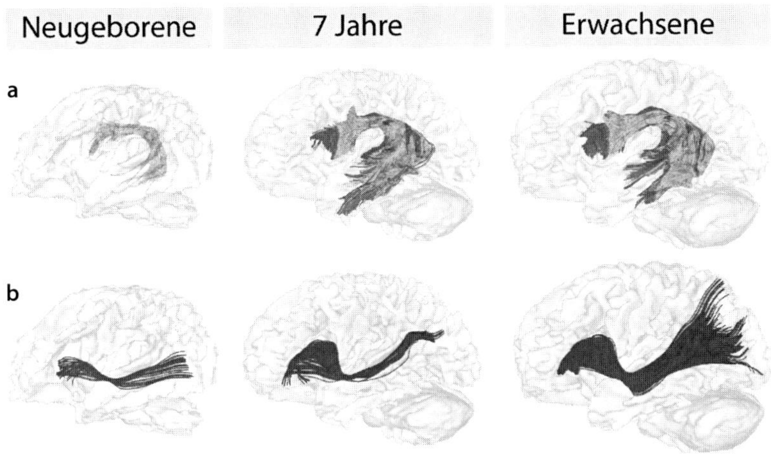

Abb. 4.5 Entwicklung der Nervenfaserverbindungen des Sprachnetzwerks. **a** Der dorsale Pfad entlang des AF/SLF zeigt bei Erwachsenen eine klare Differenzierung seiner Anteile, die entweder zum PMC führen (hellgrau) oder bis in den IFG (Broca-Areal) hineinreichen (dunkelgrau). Auch bei 7-Jährigen sind diese beiden Anteile gut zu unterscheiden. Bei Neugeborenen hingegen ist die Verbindung in den IFG noch nicht erkennbar; stattdessen ist ausschließlich die hellgraue Verbindung bis zum PMC sichtbar. **b** Der ventrale Pfad entlang des IFOF (schwarz) ist bereits bei Neugeborenen gut erkennbar und entwickelt sich kontinuierlich weiter (vgl. 7-Jährige, Erwachsene). *AF* Fasciculus arcuatus, *IFG* Gyrus frontalis inferior, *IFOF* Fasciculus frontooccipitalis inferior, *PMC* prämotorischer Kortex. (Nach Brauer et al. 2013, Abdruck mit freundlicher Genehmigung des Elsevier Verlags)

BA 44 selektiv zu aktivieren (Brauer et al. 2011).

Es lässt sich also bereits auf hirnanatomischer Ebene nachvollziehen, warum die Entwicklung der Sprachverarbeitung bei Kindern bis ins Schulalter hinein andauert, insbesondere wenn es sich um Verarbeitungsprozesse syntaktisch komplexerer sprachlicher Konstruktionen handelt.

▶ Praxisbeispiel: Dyslexie[1]

Von Dyslexie Betroffene haben Schwierigkeiten beim Erlernen des Lesens und Schreibens, was in der heutigen Wissensgesellschaft zu Problemen in der Schule und im weiteren beruflichen Leben führt. Die Probleme sind zum Teil gravierend, auch wenn so mancher Betroffene Strategien und Wege findet, das Handicap zu kompensieren. Es handelt sich schließlich um intelligente Kinder und Erwachsene, bei denen lediglich das Lesen und Schreiben nicht recht gelingen mag.

Bekannt ist, dass die Dyslexie auch genetische Ursachen hat. So steigt beispielsweise das Risiko einer Dyslexie für ein Kind um das 3- bis 4-Fache, wenn ein Elternteil eine Dyslexie aufweist. In Studien zu den Ursachen von **Sprachentwicklungsstörungen** (SES) zeigt sich, dass es sehr spezifische hirnfunktionelle oder hirnstrukturelle Parameter gibt, die sich bestimmten Störungsbildern zuordnen lassen. So konnte gezeigt werden, dass Auffälligkeiten in Bezug auf die Stärke der dorsalen Nervenfaserverbindung zwischen den Spracharealen (AF) mit dem genetischen Risiko für Dyslexie korrelieren (Skeide et al. 2015). Dabei lässt sich die Qualität der Faserverbindung sowohl mit der genetischen Variation auf einem Basenpaar eines dyslexierelevanten

1 Dyslexie entspricht im deuten Sprachraum einer Lese-Rechtschreib-Störung. Im englischen Sprachraum wird diese Störung meist nur über das Lesen definiert und deshalb in englischen Studien der Begriff „Dyslexia“ verwendet.

Gens in Verbindung bringen als auch gleichzeitig mit der Ausprägung der **phonologischen Bewusstheit,** einer für die Sprachverarbeitung wichtigen Fähigkeit, die bei von Dyslexie Betroffenen für gewöhnlich etwas geringer ausgeprägt ist. Mehr noch, längsschnittlich betrachtet lässt sich sogar ein Zusammenhang zwischen der Qualität der Nervenfaserverbindung im Vorschulalter und der späteren Diagnose einer Dyslexie feststellen (Vanderauwera et al. 2017).

4

Klinische Relevanz erhält dies in dem Moment, wenn sich mit einer höheren Sicherheit eine spätere Dyslexie schon im Vorschulalter vorhersagen ließe. Denn dann wäre es möglich, bereits frühzeitig unterstützende Angebote bereitzuhalten. Diese mögen dann klassische Trainingsprogramme sein oder in Zukunft möglicherweise ein direktes „Hirntraining“. Noch ist die Forschung zwar nicht so weit, allerdings gibt es bereits vielversprechende Anhaltspunkte, dass sich hirnstrukturelle Parameter der Nervenfaserverbindungen und der Hirnrinde durch Training beeinflussen lassen, etwa wenn Probanden durch das Üben mit Jonglierbällen nachweisbare Veränderungen in für die visuell-motorische Koordination zuständigen Hirnregionen und Faserverbindungen erfahren (Draganski et al. 2004; Scholz et al. 2009).◄

4.6 Zusammenfassung

- Studien zu den hirnfunktionellen und hirnanatomischen Grundlagen der frühen Sprachentwicklung sind bislang noch rar und erlauben im Vergleich zu den vorliegenden Verhaltens- und Beobachtungsdaten vorerst noch unvollkommene Einblicke in die Entwicklung der Sprache.
- Die vorliegenden Befunde bieten dennoch einen eindrucksvollen und vielversprechenden Ausgangspunkt für ein tieferes Verständnis der Entwicklungs- und Reifungsprozesse des Gehirns, die der Sprachentwicklung zugrunde liegen.
- Funktionell-neurokognitiv direkt beobachtbare Verarbeitungsmuster erlauben bereits bei Säuglingen Rückschlüsse auf spezifische Verarbeitungsschritte sprachlicher Informationen. Anhand des Vergleichs zwischen Altersgruppen lassen sich Entwicklungsstufen der Informationsverarbeitung hin zu einem adulten Sprachverarbeitungssystem ableiten.
- Gleichzeitig weisen die verfügbaren anatomischen Ergebnisse auf wichtige hirnorganische Grundlagen hin, die eine gelingende Sprachentwicklung erst ermöglichen, und können bei Problemen der Sprachentwicklung wichtige diagnostische Anhaltspunkte liefern.

4.7 Weiterführende Literatur

Einen vertiefenden Einblick in die aktuelle Forschung zur Frage, wie Sprache im Gehirn repräsentiert und verarbeitet wird, bietet Friederici (2017). Dort findet sich auch ein besonderes Augenmerk auf den Zusammenhang zwischen der Sprachentwicklung bei Kindern und den damit einhergehenden hirnfunktionellen und hirnanatomischen Entwicklungsveränderungen:

- Friederici, A. D. (2017). *Language in our brain.* Cambridge: MIT Press.

Literatur

Brauer, J., Anwander, A., & Friederici, A. D. (2011). Neuroanatomical prerequisites for language functions in the maturing brain. *Cerebral Cortex, 21*(2), 459–466.

Brauer, J., Anwander, A., Perani, D., & Friederici, A. D. (2013). Dorsal and ventral pathways in language development. *Brain and Language, 127*(2), 289–295.

Brown, T. T., Lugar, H. M., Coalson, R. S., Miezin, F. M., Petersen, S. E., & Schlaggar, B. L. (2005). Developmental changes in human cerebral functional organization for word generation. *Cerebral Cortex, 15*(3), 275–290.

Draganski, B., Gaser, C., Busch, V., Schuierer, G., Bogdahn, U., & May, A. (2004). Changes in grey matter induced by training. *Nature, 427,* 311.

Friederici, A. D. (2009). Neurokognition of language development. In E. L. Bavin (Hrsg.), *The Cambridge handbook of child language* (S. 51–67). New York: Cambridge University Press.

Friederici, A. D. (2011). The brain basis of language processing: From structure to function. *Physiological Reviews, 91*(4), 1357–1392.

Friederici, A. D. (2017). *Language in our brain.* Cambridge: MIT Press.

Friederici, A. D., Friedrich, M., & Christophe, A. (2007). Brain responses in 4-month-old infants are already language specific. *Current Biology, 17*(14), 1208–1211.

Jusczyk, P. W. (1999). How infants begin to extract words from speech. *Trends in Cognitive Sciences, 3*(9), 323–328.

Lebel, C., & Beaulieu, C. (2011). Longitudinal development of human brain wiring continues from childhood into adulthood. *The Journal of Neuroscience, 31*(30), 10937–10947.

Mampe, B., Friederici, A. D., Christophe, A., & Wermke, K. (2009). Newborns' cry melody is shaped by their native language. *Current Biology, 19*(23), 1994–1997.

Näätänen, R., Kujala, T., Kreegipuu, K., Carlson, S., Escera, C., Baldeweg, T., et al. (2011). The mismatch negativity: An index of cognitive decline in neuropsychiatric and neurological diseases and in ageing. *Brain, 134*(12), 3435–3453.

Newman, S. D., Ikuta, T., & Burns, T. (2010). The effect of semantic relatedness on syntactic analysis: An fMRI study. *Brain and Language, 113*(2), 51–58.

Paus, T. (2010). Growth of white matter in the adolescent brain: Myelin or axon? *Brain and Cognition, 72*(1), 26–35.

Price, C. J. (2010). The anatomy of language: A review of 100 fMRI studies published in 2009. *Annals of the New York Academy of Sciences, 1191*(1), 62–88.

Santi, A., & Grodzinsky, Y. (2007). Working memory and syntax interact in Broca's area. *Neuroimage, 37*(1), 8–17.

Saur, D., Kreher, B. W., Schnell, S., Kämmerer, D., Kellmeyer, P., Vry, M.-S., et al. (2008). Ventral and dorsal pathways for language. *Proceedings of the National Academy of Sciences of the United States of America, 105*(46), 18035–18040.

Scholz, J., Klein, M. C., Behrens, T. E. J., & Johansen-Berg, H. (2009). Training induces changes in white-matter architecture. *Nature Neuroscience, 12*(11), 1370–1371.

Skeide, M. A., Brauer, J., & Friederici, A. D. (2014). Syntax gradually segregates from semantics in the developing brain. *NeuroImage, 100,* 106–111.

Skeide, M. A., Kirsten, H., Kraft, I., Schaadt, G., Müller, B., Neef, N., et al. (2015). Genetic dyslexia risk variant is related to neural connectivity patterns underlying phonological awareness in children. *NeuroImage, 118,* 414–421.

Vanderauwera, J., Wouters, J., Vandermosten, M., & Ghesquière, P. (2017). Early dynamics of white matter deficits in children developing dyslexia. *Developmental Cognitive Neuroscience, 27,* 69–77.

Zielinski, B. A., Prigge, M. B. D., Nielsen, J. A., Froehlich, A. L., Abildskov, T. J., Anderson, J. S., et al. (2014). Longitudinal changes in cortical thickness in autism and typical development. *Brain, 137*(6), 1799–1812.

Mehrsprachige Entwicklung

Solveig Chilla

Inhaltsverzeichnis

© Springer-Verlag GmbH Deutschland, ein Teil von Springer Nature 2020

S. Sachse et al. (Hrsg.), *Sprachentwicklung*,
https://doi.org/10.1007/978-3-662-60498-4_5

Unter den Terminus „Mehrsprachigkeit“ fallen verschiedene Dimensionen: Territoriale Mehrsprachigkeit meint das gleichzeitige Vorhandensein mehrerer Sprachen auf einem Territorium (wie in Belgien oder der Schweiz), institutionelle Mehrsprachigkeit die Nutzung verschiedener Sprachen in Institutionen und Behörden (z. B. im Europäischen Parlament in Brüssel), die gesellschaftliche Mehrsprachigkeit bezeichnet z. B. Grenzregionen oder tatsächlich bi- und multilinguale Länder (Kanada, Luxemburg), und individuelle Mehrsprachigkeit bezeichnet schließlich die Fähigkeit einer Person, in mehr als einer Sprache zu kommunizieren. Die Mehrheit der Weltbevölkerung ist der letzten Definition folgend damit mehrsprachig.

In Deutschland sprechen von den ca. 30 % Kindern mit Migrationshintergrund ca. 2/3 neben Deutsch noch mindestens eine weitere Sprache (Autorengruppe Bildungsberichterstattung 2018). In diesem Licht betrachtet, ist „mehrsprachige Entwicklung“ auch in Deutschland als Normalfall der kindlichen Entwicklung anzusehen.

5.1 Modelle der mehrsprachigen Entwicklung

Jeder Mensch, ob ein- oder mehrsprachig, bildet im Laufe seines Lebens sog. „Lernervarietäten“ aus (Eubank et al. 1995; Selinker 1974). Lernervarietäten können als selbstständige und individuelle Sprachsysteme verstanden werden, die durch eine eigene Organisation und ein eigenes **Lexikon** charakterisiert sind (Klein und Dimroth 2003). „Endvarietäten“ sind voll entwickelte Einzelsprachen (Deutsch, Türkisch, Russisch, Englisch), bei denen der oder die Sprecher/-in aufgehört hat, weiter zu lernen, weil zwischen seiner bzw. ihrer eigenen Sprache („der eigenen Varietät“) und der Umgebungssprache kein nennenswerter Unterschied mehr besteht – er bzw. sie beherrscht diese eine Sprache „perfekt“. In der Regel wird zumindest eine Sprache gut gelernt, die meisten Sprecher/-innen verfügen aber noch über weitere Varietäten (Beispiele: Szenarien zum Erwerb der Mehrsprachigkeit). Das Konstrukt „perfekte Sprachbeherrschung“ beschreibt daher nur eine Variante der Sprachfähigkeiten. Die typische Manifestation des angeborenen menschlichen Sprachvermögens sind also regelmäßig mehrere Lernervarietäten.

▶ Beispiele: Szenarien zum Erwerb der Mehrsprachigkeit

- Abdukadir wurde als 1. Kind der Familie in Deutschland geboren, seine Mutter und sein Vater, die beide in der Türkei geboren wurden, sprechen mit ihm Türkisch. Die Familie wohnt in Berlin. Bis zum 3. Lebensjahr sprach er fast ausschließlich Türkisch, seit diesem Alter besucht er eine deutschsprachige Kindertagesstätte.
- Rosa ist Erzieherin in einer deutschsprachigen Kindertagesstätte. Sie spricht zu Hause den schwäbischen Dialekt und hat in der Schule Englisch und Französisch gelernt.
- Lisa ist das Kind einer bilingual-binationalen Familie. In Paris als 1. Kind einer Französin und eines Deutschen geboren, kam sie mit 3 Monaten in eine Krippe. Ihr Vater spricht mit ihr Deutsch, ihre Mutter nur Französisch. Mit 4 Jahren zieht sie mit ihrer Familie und dem jüngeren Geschwisterkind nach Hamburg um, wo sie eine binationale Vorschule und Schule besucht.
- Rasim wurde in Syrien geboren und musste mit seiner Familie im Alter von 4 Jahren fliehen. Er war 2 Jahre in einem

Flüchtlingslager in der Türkei untergebracht, bevor er mit seiner Mutter und den beiden älteren Geschwistern nach Deutschland weiterreisen konnte. Seit seinem 7. Lebensjahr besucht er in Mannheim eine Vorbereitungsklasse.

- Peer wächst in Schleswig mit Schleswigisch (die in Schleswig gesprochene Form des Niederdeutschen) als Familiensprache auf. Er blieb bis zum 6. Lebensjahr zu Hause, in der Schule lernt er Hochdeutsch und Dänisch.
- Zeynep wird in Eberbach geboren. In ihrer Familie wird Deutsch gesprochen, ihre Großeltern sprechen Immigrant Turkish. In ihrer 3. Grundschulklasse finden sich insgesamt 20 verschiedene Muttersprachen, die Unterrichtsprachen sind Deutsch und im Fachunterricht Englisch. ◀

In allen Fallbeispielen spielt es für die individuelle Entwicklung und den Alltag der Personen eine Rolle, dass sie eine mehrsprachige Umgebung haben und selbst mehr als eine Sprache nutzen. Ob sie im sprachwissenschaftlichen Sinne auch als Bilinguale bezeichnet werden oder ob die Modelle der mehrsprachigen Entwicklung überhaupt geeignet sind, die individuelle Mehrsprachigkeit zu erfassen, ist nicht immer eindeutig.

Wichtig für die Definition ist, inwiefern die folgenden Faktoren Berücksichtigung finden:

- Migrationsstatus
- Alter zu Beginn des Erwerbs
- Quantität des Sprachangebots (Inputs) in Erst- (L1) und Zweitsprache (L2) und ggf. weiteren Sprachen
- Qualität des Inputs
- Sprachenerwerbsdauer
- Sprachenerwerbsverlauf und/oder Endzustand des Sprachenerwerbs

Hinzu kommt die Überlegung, ob die Beherrschung von Sprachen in verschiedenen Modalitäten (z. B. Schriftsprachen, **bimodaler** Erwerb von Laut- und Gebärdensprachen, ▶ Kap. 19) mitbedacht wird. Darüber hinaus berücksichtigen nur wenige, meist soziolinguistische Definitionen die individuelle Bedeutsamkeit von Sprachen und die Wechselwirkung von Mehrsprachigkeit und Identitätsentwicklung (z. B. Diehm und Panagiotopoulou 2011). Grundsätzlich lässt sich konstatieren, dass der Mehrsprachenerwerb (Multilingualität) bisher weit weniger wissenschaftliche Beachtung fand als der Zweisprachenerwerb (Bilingualität).

In nationalsprachlich geprägten Gesellschaften wie in Deutschland dominiert oft die Vorstellung, dass es „echte Bilinguale" gäbe, die beide Sprachen „perfekt" beherrschen. Dies deckt sich mit der ursprünglichen Definition von Bloomfield (1935), nach der nur diejenige Person zweisprachig sei, die über muttersprachliche Kenntnisse in (mindestens) 2 Sprachen verfüge. Er spricht von „(…) the native-like control of two languages" (Bloomfield 1935, S. 56).

Offen ist, was „muttersprachliche Kenntnisse" in beiden Sprachen auszeichnet und wie sich diese sprachlichen Fähigkeiten und Fertigkeiten von denen derjenigen Sprecher/-innen abgrenzen lassen, die „non-native-like control of two languages" zeigen. Bilinguale wären also in Sprachbeherrschung und Sprachgebrauch zu keinem Zeitpunkt ihrer Sprachenentwicklung von monolingualen Sprechern und Sprecherinnen im gleichen Entwicklungsalter zu unterscheiden. In Elternhaus und Schule hielten sich der Input und der Sprachgebrauch in beiden Sprachen ungefähr die Waage. Als Erwachsene nutzten sie beide Sprachen im Alltag, hätten in keiner der beiden Sprachen einen hörbaren Akzent, kämen nie in Versuchung, im Gespräch mit Monolingualen Elemente aus der anderen Sprache hineinzumischen und könnten sich in beiden Sprachgemeinschaften „wie Monolinguale" (Thiery 1978) mühelos bewegen.

Ein solches Ideal lässt nicht nur außer Acht, dass die wenigsten Bilingualen ihm entsprechen. Weiter wird suggeriert, dass z. B. alle erwachsenen Sprecher/-innen einer Sprachgemeinschaft (also z. B. alle 43-Jährigen in Deutschland) dasselbe Niveau des Deutschen in Laut- und Schriftsprache beherrschten. Es leuchtet ein, dass diese Definition viele hinterfragbare Grenzen hat. Sollte dies die einzig gültige Definition von Bilingualität sein, fehlte es z. B. an einer Beschreibung für die vielen Zweisprachigen, die zwar nicht über muttersprachliche Fähigkeiten verfügen, aber im Alltag ihre Sprachen genauso flüssig wie Muttersprachler/-innen sprechen. Akzentsprecher/-innen wären „imperfekte" Bilinguale, genauso wie Dialektsprecher/-innen nicht als bilingual bezeichnet würden. Nach einer solchen Definition wäre von oben genannten Fallbeispielen nur „Lisa" als bilingual zu bezeichnen.

Um der realen Zwei- und Mehrsprachigkeit im Alltag eines Sprechers bzw. einer Sprecherin gerecht zu werden, sollen hier die Beschreibungen von Grosjean (1996) und Kohnert (2010) herangezogen werden.

Definition

Mehrsprachigkeit wird definiert als: „Bilinguals are those who use two or more languages (or dialects) in their everyday lives" (Grosjean 1996). Kinder, die während der dynamischsten Phase ihrer kommunikativen Entwicklung regelmäßigen Input in (mindestens) 2 Sprachen erhalten (Kohnert 2010, S. 457), wachsen mehrsprachig auf und können als *Dual Language Learners* (DLL) bezeichnet werden.

Diese Definitionen berücksichtigen zum einen, dass ein rein schulischer bzw. institutioneller **Fremdsprachenerwerb,** wie er z. B. in Deutschland im Französischunterricht vermittelt wird, eine Person nicht als „bilingual" charakterisiert, wenn sie ihre in der Schule erlernte Fremdsprache nicht auch im außerschulischen Kontext alltäglich nutzt. Weiter betont Grosjean (1996), dass der Zusammenhang zwischen Bilingualität und Bikulturalität zwar oft gegeben, aber nicht zwingend ist. Die Mehrzahl der Bilingualen ist in 2 Kulturen zu Hause, doch bedeutet dies im Umkehrschluss nicht, dass sie auch über 2 Identitäten und/oder 2 Kulturen verfügen. Vielsprachige Sprecher/-innen in der Schweiz leben oft nur eine Kultur, in Indien und Singapur ist Mehrsprachigkeit ein Statussymbol und mit einer spezifischen kulturellen Schicht eng verbunden. Ebenfalls ist es möglich, bikulturell und monolingual zu sein.

Ein weiterer wichtiger Aspekt der Mehrsprachigkeit als „spezielle Sprachentwicklung" ist die Frage nach den Vor- oder Nachteilen von Bilingualität. Dabei ist es aus der Perspektive einer nationalsprachlich und monolingual geprägten Gesellschaft wie Deutschland nicht unbedeutend, welche Sprachenpaare ein Kind erwirbt. Traditionell verbinden viele deutschsprachige Menschen mit dem Erwerb gesellschaftlich und politisch bedeutsamer Sprachen (Englisch, Französisch, Spanisch) einen hohen Wert, der es dem Kind ermöglichen soll, im späteren Berufsleben erfolgreicher als Monolinguale zu sein. Dies spiegelt sich auch im hohen Anstieg bilingualer Kindertagesstätten in Deutschland wider. Dagegen werden Minderheitensprachen von Migranten und Migrantinnen weitaus seltener als Wert an sich betrachtet, das Primat des Deutscherwerbs tritt für diese Gruppe von Kindern in den Vordergrund.

Eine Vielzahl von Studien belegt, dass – unabhängig von den Sprachenkonstellationen – die Vorteile einer bilingualen Entwicklung überwiegen. Nachteile werden stets dann offenbar, wenn Bilinguale in einer ihrer beiden Sprachen mit der monolingualen Norm verglichen werden. Tatsächlich entwickeln Bilinguale andere kognitive Strukturen, zeigen veränderte kognitive Verarbeitungsmechanismen und schneiden global betrachtet in vielen Untersuchungen zur kognitiven Leistungsfähigkeit besser ab als Monolinguale („the bilingual advantage"; ◘ Tab. 5.1).

Bezogen auf den Erwerb der beiden Sprachen liegen verschiedene Beschreibungsansätze vor (◘ Tab. 5.2). Der bilinguale Erwerb wird zunächst in Bezug auf den Erwerbskontext und die Erwerbsstrategien modelliert. Dabei ist zu konstatieren, dass die überwiegende Zahl von Erwerbsmodellen lediglich 2 Sprachen betrachtet. Der Mehrsprachenerwerb an sich wurde bisher nur selten erforscht und findet deshalb kaum Eingang in die Modellbildung.

Sprachenerwerb wird oft zeitlich biografisch geordnet, sodass eine Sprache als Erstsprache festgelegt wird, der die anderen

◘ Tab. 5.1 Vorteile und Nachteile von Bilingualität im Vergleich mit monolingualen **Peers** (Auswahl)

Nachteile von Bilingualität	**Studie**	**Vorteile von Bilingualität**	**Studie**
Kein Vorteil in Bezug auf **exekutive Funktionen,** höchstens in sehr selektiven Bereichen	Paap et al. (2015)	Bessere exekutive Funktionen, z. B. „Multitasking" oder Aufmerksamkeitssteuerung, da ständig zwischen 2 Sprachen gewechselt wird	Bialystok et al. (2012) Hilchey und Klein (2011)
Geringere rezeptive Wortschatzmenge in einer Sprache	Bialystok und Craik (2010) Bialystok und Luk (2012)	Vorteile in Bezug auf kognitive Konfliktlösestrategien	Costa et al. (2009a, b)
Langsameres Verständnis und Produktion von Wörtern	Ransdell und Fischler (1987) Ivanova und Costa (2008)	Verzögertes Einsetzen von Demenz (um bis zu 5 Jahre) Bilinguale Alzheimerpatienten zeigen bessere kognitive Leistungen als monolinguale	Craik et al. (2010) Schweitzer et al. (2012)
Verlangsamte Abrufgeschwindigkeit	Bialystok et al. (2008a, b)	Vorteile beim Lernen neuer Fremdsprachen, z. B. durch folgende Fähigkeiten: – Rascheres Lernen neuer Wörter – Schnellere Erfassung von Reimen und anderen Beziehungen zwischen Wörtern – Bessere Verarbeitung neuer Informationen – Ausgeprägtere Wortkategorisierungsfähigkeiten – Bessere Problemlösestrategien – Bessere Kommunikationsfähigkeiten – Bessere Fähigkeit, zuzuhören	ASHA (2016)
Mehr „Es-liegt-mir-auf-der-Zunge"-Momente als Monolinguale	Gollan und Acenas (2004)		

folgen (L1, L2, …, Ln). Weiter werden die Erwerbsbedingungen berücksichtigt, indem eine Unterscheidung zwischen gesteuertem Fremdsprachenerwerb und ungesteuertem Zweitspracherwerb vorgenommen wird. Gesteuerter **Fremdsprachenerwerb** meint in diesem Zusammenhang den Erwerb einer 2. Sprache in einer Institution der Mehrheitsgesellschaft (Schule) innerhalb der (monolingualen) Mehrheitsgesellschaft. Dabei wird die Sprache durch Lehrkräfte unterrichtet; außerhalb der Institution spielt die 2. Sprache nur eine marginale Rolle und wird allenfalls im Urlaub verwendet.

Ungesteuerter Erwerb von 2 Sprachen findet statt, wenn der Erwerb in einer Mehrheitsgesellschaft ohne gezielte schulische (institutionelle) Unterweisung erfolgt und beide Sprachen im Alltag eine Rolle spielen. Dabei wird je nach Alter zu Beginn des Erwerbs, dem **Age of Onset** (AoO), und nach Sozialisationskontext bestimmt, welche Sprache die Erst- und welche die Zweitsprache ist.

Simultan-bilinguale Kinder wachsen von Geburt an mit 2 Sprachen auf oder beginnen, innerhalb der ersten beiden Lebensjahre eine 2. Sprache zu erwerben. Einige Autoren setzen die Grenze zwischen simultanem und sukzessivem Erwerb jedoch auch früher an und bezeichnen z. B. nur Kinder, bei denen der Erwerbsbeginn der L2 innerhalb des 1. Lebensjahres liegt, als simultan mehrsprachig (de Houwer 1998). Bei simultan mehrsprachig aufwachsenden Kindern sprechen die Eltern oder engen Bezugspersonen oft je eine Sprache mit ihrem Kind (Ronjat 1913).

Sukzessiv-bilinguale Kinder beginnen nach dem 2. Geburtstag mit ihrer 2. Sprache, die ebenfalls Familiensprache sein kann. Oft ist dies die Sprache der Mehrheitsgesellschaft, die ab dem Eintritt in eine Institution (Kindertagesstätte, Schule) für das Kind bedeutsam zu werden beginnt. L1 ist dann die Familiensprache, L2 die Umgebungssprache. Die Literatur unterscheidet hier weiter zwischen frühem kindlichem Zweitspracherwerb (eL2) und kindlichem Zweitspracherwerb (cL2), da sich gezeigt hat, dass Kinder mit einem AoO >4,6 Jahren andere Erwerbswege gehen als Kinder mit einem AoO <4 Jahren. Erwerbsgeschwindigkeit und Erwerbsverlauf sind in beiden Sprachen vom Erwerbszeitpunkt, d. h. vom Alter zu Beginn des Erwerbs der Erst- und der Zweitsprache(n) sowie von der Menge des sprachlichen Angebots (Inputs) in beiden Sprachen abhängig (Armon-Lotem et al. 2011). Darüber hinaus wird aktuell die Rolle des Eintritts in die Institutionen der Mehrheitsgesellschaft (Kindertagesstätte, Schule) als relevanter Faktor für den Erst- und den Zweitspracherwerb diskutiert (Tuller 2015).

Erste Studien belegen deutliche qualitative und quantitative Unterschiede des Sprachenerwerbs simultan-bilingualer (AoO 0–2 Jahre), früh sukzessiv-bilingualer (AoO ca. 2–4 Jahre) und spät sukzessiv-bilingualer (AoO 6–8 Jahre) Kinder, wobei sich die Datenlage für Kinder, die zwischen 4 und 6 Jahren mit dem Deutschen beginnen, keinem Modell eindeutig zuordnen lässt.

Bisher kaum untersucht ist, inwieweit frühe Literalitätserfahrungen und schriftsprachliche Fähigkeiten auf den Erwerb der L1 und der L2 im Kindesalter, d. h. vor dem Schuleintritt wirken. Auch fehlt es speziell in Deutschland an systematischen Studien zum bimodal-bilingualen Erwerb, d. h. zum parallelen Erwerb von Gebärden- und Lautsprache (▶ Kap. 19; s. Chilla et al. 2017). Weiter werden erwachsene Zweitsprachlerner/-innen (aL2) als eigene Gruppe gesehen, die eigene Schritte im Erwerb einer Zweitsprache vollziehen.

Als besondere Personen, die sprachwissenschaftlich eine Lücke zwischen Modellen des ungesteuerten und des gesteuerten Erwerbs füllen und erst seit Kurzem intensiv beforscht werden, können sog. „Polyglotte“ oder „Hyperpolyglots“ gelten. Hyltenstam (2016) definiert diese

Tab. 5.2 Modelle des bilingualen Erwerbs

Erwerbsmodell	Strategie	Lernort	Motivation	Alter zu Beginn des Erwerbs (L2)	Beispiel
Fremdsprachenerwerb	Gesteuert	Schule, Volkshochschule	Obligatorischer Unterricht, persönliche Motivation (Urlaub etc.)	>8 Jahre, Erwachsene	Spanischunterricht
Zweitspracherwerb Erwachsender (aL2)	Ungesteuert	Mehrheitsgesellschaft	Migration	>Pubertät	Auswanderer
Sukzessiv-bilingualer Erwerb von älteren Kindern und Schülern bzw. Schülerinnen (cL2)	Ungesteuert	Mehrheitsgesellschaft/ Schule	Migration	>4,6 Jahre	Deutsch als Zweitsprache bei geflüchteten Schülern und Schülerinnen
Sukzessiv-bilingualer Erwerb von Kindern (eL2)	Ungesteuert	Mehrheitsgesellschaft/ Kindertagesstätte	Migration, Familiensprache als Minderheitensprache	>2,9 Jahre	Deutsch als Zweitsprache bei Kindern, die in ihrer Familie vor Eintritt in die Kindertagesstätte nur wenig Kontakt zum Deutschen haben
Simultan-bilingualer Erwerb	Ungesteuert	Mehrheitsgesellschaft/ Familie, binationale Elternpaare/Familien	Elternteile sprechen verschiedene Sprachen, binationale Familie	<2 Jahre	Kinder, deren Eltern das Partnerprinzip im Alltag verfolgen

als Menschen, die nach der Pubertät mindestens 6 Sprachen eigenständig gelernt haben und diese regelmäßig nutzen.

5.2 Unterschiede zwischen monolingualen und bilingualen Kindern und Erwachsenen

Werden die Modelle mehrsprachigen Erwerbs nebeneinandergestellt, können die beiden folgenden Beschreibungsdimensionen identifiziert werden: Einerseits wird der Endzustand des Sprachenerwerbs („final status") erfasst, andererseits soll der Erwerbsverlauf berücksichtigt werden. Als Bezugsnorm werden dabei entweder die sprachlichen Fähigkeiten eines erwachsenen Sprechers bzw. einer erwachsenen Sprecherin der (weißen) Mittelschicht oder die monolinguale altersgleiche Entwicklung von Kindern und Jugendlichen, die einen ungesteuerten Erwerb durchlaufen (L1-Erwerb), herangezogen (zusammenfassend und zur Kritik vgl. Hyltenstam und Abrahamsson 2003).

Penfield und Roberts (1959) formulierten als eine der ersten die Idee, dass Kinder Sprachen auf eine andere Art und Weise lernen als Erwachsene, wobei Kinder biologische und neurologische Vorteile gegenüber erwachsenen Lernern bzw. Lernerinnen einer 2. Sprache haben sollen. Sie stellten auch in den Raum, dass es für das Sprachenlernen „(…) a biological clock of the brain" (Penfield und Roberts 1959, S. 237) gäbe, die das direkte Sprachenlernen aus dem Input und damit die Flexibilität des Gehirns zeitlich begrenze. Letztlich seien Unterschiede in Bezug auf den Erfolg beim Sprachenlernen und die Beherrschung einer Zweitsprache bei Erwachsenen, ergo das Erreichen des perfekten „final status", vom Alter zu Beginn des Erwerbs der 2. Sprache (AoO) abhängig.

Seit den 1960er-Jahren werden „sensible Perioden" für das (Zweit-)Sprachenlernen („critical period hypothesis"; Lenneberg 1967) immer wieder diskutiert. Tatsächlich liegen empirische Belege dafür vor, dass das Lernen einer Sprache innerhalb einer bestimmten Lebensspanne beginnen sollte, um eine regelrechte Sprachentwicklung vollziehen zu können (Mayberry und Lock 2003). Weitgehend unbestritten ist auch, dass es viele Sprecher/-innen gibt, die selten „native-like competencies" in dieser Zweitsprache erwerben, wenn sie nach einem bestimmten Lebensalter mit dem Erwerb derselben begonnen haben.

Doch gilt es hier die folgenden beiden Aspekte voneinander zu trennen: Aus den Belegen dafür, dass erwachsene Zweitsprachlerner/-innen nur selten über Fähigkeiten in ihrer Zweitsprache verfügen, die denen monolingualer Erwachsener in demselben Alter gleichen und der Annahme sensibler Phasen für den Erstspracherwerb sollte nicht abgeleitet werden, dass es auch eine kritische Phase für den Zweitspracherwerb als Ganzes gibt (Conboy 2013). Dies ist wichtig, da die Datenlage zum kindlichen Zweitspracherwerb Hinweise darauf bereithält, dass sich beispielsweise Erwerbsschritte im Grammatikerwerb bei Kindern, die z. B. bis zum 3. oder nach dem 6. Lebensjahr mit der Zweitsprache Deutsch begonnen haben, deutlich unterscheiden (vgl. ► Abschn. 5.3.3 sowie z. B. Chilla 2008; Hammer et al. 2014; Meisel 2009). Dies bedeutet aber zunächst nur, dass sich die Erwerbswege unterscheiden, und keinesfalls, dass der zu erreichende Endzustand zwingend abweichen muss. Sprachverarbeitungsstudien konnten bisher nicht nachweisen, dass Kinder, die eine genügend gute und sehr frühe Sprachanregung in wenigstens einer Sprache erfahren haben (was für die meisten Menschen der Fall ist), notwendigerweise auch sehr früh in ihrem Leben mit der 2. Sprache in Kontakt kommen müssen, um diese im späteren Leben auf einem sehr hohen Niveau zu beherrschen. Wichtiger scheinen die Sprachgebrauchsbedingungen und hier vor allem das individuelle Zusammenspiel zwischen Input und tatsächlicher Sprachverwendung aller Sprachen eines Kindes im Alltag zu sein (Conboy 2013).

In nationalsprachlich geprägten Forschungskontexten wird als Bezugsgröße vieler Studien der monolinguale Erwerb herangezogen. Die für den L1-Erwerb bestehenden Modelle des **morphosyntaktischen, phonetisch-phonologischen, semantisch-lexikalischen** und **pragmatischen** Erwerbsverlaufs werden verwendet, um die einzelsprachlichen Varietäten von Bilingualen zu untersuchen und zu charakterisieren. Dabei werden Abweichungen vom monolingualen Erwerb im Erwerbsprozess als sog. „Interlanguage-Phänomene" beschrieben.

Wenn der zu erreichende Endzustand von erwachsenen Sprechern bzw. Sprecherinnen betrachtet wird, stehen im Vergleich mit den Sprachfähigkeiten monolingualer erwachsener Sprecher/-innen oft „Fehler" im Vordergrund. Alle sprachlichen Bereiche können von derartigen Abweichungen vom monolingualen Modell betroffen sein. Im Bereich der Aussprache ist dies z. B. das Vorliegen eines starken Akzents. In Bezug auf die Flexions- und die Satzstrukturebene können dies die bei sehr kompetenten und in der Spontansprache kaum auffallenden erwachsenen Sprechern nur durch differenzierte Diagnostik festzustellende Interpretationstoleranz bei komplexen grammatischen Konstruktionen sein. Der Wortschatz kann sehr am Alltagsgebrauch des individuellen Sprechers bzw. der individuellen Sprecherin orientiert sein, sodass nur bestimmte Bereiche ausdifferenziert sind (z. B. das im Kohlebergbau nötige Vokabular). Pragmatisch können bestimmte Konversationsregeln nicht angemessen flexibel gehandhabt werden.

Es ist aus der Perspektive eines mehrsprachigen Erwerbs verwunderlich, dass die Forschungsergebnisse zum Erstspracherwerb im Migrationskontext nur selten in den Blick genommen werden. Oft wird angenommen, dass der Mensch seine L1 „perfekt" erwirbt, d. h. nach einer standardsprachlichen Norm und den Schritten des für diese Sprache verfügbaren Modells folgend. Wird berücksichtigt, dass die Übergänge im Erwerb fließend sind und Mehrsprachenerwerb nicht statisch verläuft, wird deutlich, dass eine rein parallele Betrachtung von 2 und mehr Sprachen für die Beschreibung der Kompetenzen mehrsprachiger Personen nicht ausreicht. Mehr noch, oft werden gerade für die Erstsprachen im Migrationskontext Forschungsergebnisse für den monolingualen Erwerb zugrunde gelegt (z. B. die standardsprachliche Varietät des Türkischen in der Türkei), die Kinder mit der Familiensprache Türkisch in Deutschland nicht mehr erwerben (vgl. Chilla und Şan 2017; Gagarina 2014). Kinder der 3. und 4. Generation von türkischsprachigen Familien erwerben eine Varietät der Erstsprache Türkisch („heritage language", sog. „Immigrant Turkish"), die sich nicht nur lexikalisch, sondern auch morphosyntaktisch deutlich von der Standardsprache unterscheidet (Beispiel: Immigrant Turkish und Standardtürkisch im Vergleich).

▶ Beispiel: Immigrant Turkish und Standardtürkisch im Vergleich

(Beispiele von deutsch-türkischen Kindern aus dem BiLaD-Korpus – BiLaD: Bilingual Language Development: Typically Developing Children and Children with Language Impairment, gefördert durch das bilaterale DFG-ANR-Programm, DFG CH 1112/2-1, 2013–2016; Tuller et al. 2018)

1. Veränderungen des Wortschatzes:
   - Immigrant Turkish: „Burnu" – *„ihre/seine Nase"*
   - Standardtürkisch: „Burun" – *„Nase"*

2. Veränderungen der Grammatik:
   - Immigrant Turkish: „Su yapıyor." – *„Er/sie macht Wasser."*
   - Standardtürkisch: „(Yangını) söndürüyor." – *„Er löscht das Feuer."* ◀

Weitere Forschungslücken bestehen hinsichtlich der systematischen Beschreibung des mehrsprachigen Erwerbs an sich, zum bilingual-bimodalen Erwerb, zum Erwerb des Deutschen als Dritt-, Viert- und Fünftsprache, wie es z. B. bei geflüchteten Kindern und Jugendlichen der Fall ist, und insgesamt zur Variabilität von Modellen des Sprachenerwerbs und des -verlusts der deutschen Lautsprache über die Lebensspanne.

Vergleichsweise viele Ergebnisse liegen dagegen für den simultan- und den sukzessiv-bilingualen Erwerb von 2 Lautsprachen vor, die im Folgenden dargestellt werden.

5.3 Erwerb zweier Lautsprachen

5.3.1 Genuin bilinguale Erwerbscharakteristika: Sprachdominanz, Transfer, Sprachmischungen und „chunks"

Wie die Metaanalyse von Hammer et al. (2014) zeigt, verfügen bilingual aufwachsende Kinder bereits sehr früh über 2 separate Systeme. Sprachdominanz, Sprachmischungen oder Transfer sind typische Erscheinungen von Bilingualität (vgl. zusammenfassend Armon-Lotem et al. 2015; Hamann 2012).

Speziell der *Sprachdominanz* wird ein Einfluss auf den Erwerb von 2 Sprachen zugeschrieben, dabei ist es allerdings umstritten, welche spezifischen Bereiche durch die Dominanz beeinflusst werden. Bei einem bilingualen Kind kann eine der beiden Sprachen dominant sein, d. h., es entwickelt sich in einer seiner beiden Sprachen schneller als in der anderen. Einige Autoren betonen, dass Sprachdominanz die Ursache von *Transfer*, also Übertragungen von Strukturen von einer Sprache in die andere, sein kann. Transfer kann sich in gemischten Äußerungen oder in Übertragungen in monolinguale Strukturen zeigen (Bernardini und Schlyter 2004; Genesee et al. 1995; Petersen 1988; Yip und Matthews 2000). Intersententionale Mischungen zeichnen sich z. B. durch lexikalische Entlehnungen eines Wortes der L2 in einen L1-sprachlichen Satz aus („I want to have my Flummi!") oder können zwischen Sätzen vorkommen („I want my ball. Oder ich schreie!").

Oft wird dabei betont, dass speziell im grammatischen Bereich Sprachdominanz unidirektional auf den Transfer wirkt: So soll stets die schwächere Sprache von der stärkeren beeinflusst werden. Dieser naheliegenden Interpretation widersprechen Autoren wie Müller und Hulk (2001), die zeigen, dass Übertragungen von einer Sprache in die andere durchaus auch bei balancierten Bilingualen vorkommen. Es ist notwendig, nicht nur die Sprachdominanz zu einem bestimmten Zeitpunkt zu erheben, sondern auch den (morphosyntaktischen) Bereich genauer zu betrachten, in dem Übertragungen erwartet werden (Chilla und Hamann 2018; Kupisch 2007). Sogenannte „sprachinterne Faktoren" können dazu beitragen, dass einige grammatische Domänen im Erwerb zu Beschleunigungen beitragen und andere den Erwerb verlangsamen können. Kupisch und Bernadini (2007) nennen als Beispiel die Vokalharmonie zwischen nomenfinalen Determinierern (z. B. Artikeln) und Vokalen im Determinierer selbst („la ragazza" vs. „il ragazzo"). Sie beobachten, dass dies ein sprachinterner Faktor sein könnte, der dazu beiträgt, den Erwerb der Determinierer zu beschleunigen. Wenn also eine Sprache stärker entwickelt ist als eine andere und über Eigenschaften verfügt, die den Erwerb bestimmter morphosyntaktischer Merkmale beschleunigen können, kommt es zu Übertragungen von der stärkeren in die schwächere Sprache. Werden aber grammatische Merkmale betrachtet, die an sich nicht zur Beschleunigung im Erwerb beitragen, genügt es nicht, dass eine Sprache stärker entwickelt wird, um den Erwerb zu beeinflussen (Kupisch und Bernadini 2007).

Aus der Perspektive monolingualer Erwerbsmodelle und Meilensteine können sich zweisprachig aufwachsende Kinder und Jugendliche in einigen Entwicklungsbereichen von monolingualen unterscheiden und sie zeigen Charakteristika, die weder im monolingualen noch im simultan oder frühen sukzessiven Erwerb beschrieben werden, z. B. „dummy verbs" oder „chunks" (Chilla et al. 2013; Haberzettl 2003). Diese *Interlanguage-Phänomene* treten bei sukzessiv-bilingualen Kindern und Jugendlichen häufiger auf als bei monolingualen, was nicht zuletzt daran liegt, dass sukzessiv-bilinguale Kinder aufgrund ihres höheren Lebensalters zu Beginn ihres Deutscherwerbs kognitiv weiter entwickelt sind als monolinguale Kinder. Ein 6-jähriges Kind ist kognitiv in der Lage, komplexe und längere sprachliche Einheiten zu speichern und abzurufen. Ein Weg, sich das Deutsche als Zweitsprache zu erschließen, liegt dann z. B. darin, mittels nicht analysierter bedeutsamer syntaktischer Einheiten schnell in die Sprachproduktion zu kommen (Beispiel: Sprachproduktion über syntaktische Einheiten).

▶ Beispiel: Sprachproduktion über syntaktische Einheiten

Ein 8-jähriges syrisches Mädchen telefoniert mit seiner Oma auf Arabisch. In dem Gespräch fragt sie ihre Oma, ob sie ihr den ersten deutschen Satz sagen soll, den sie kennt. Als diese das bejaht, sagt sie ermutigt: *„Hast du dein Schreibheft dabei?"* A. (8,9 Jahre) ◀

Wie Haberzettl (2003) und Chilla et al. (2013) herausstellen, bietet sich über die Nutzung von Teilsätzen mit **Verbzweitstellung** („Ich nehme ...", „Ich mache ...", „Das ist ...") den älteren sukzessiv-bilingualen Kindern die Möglichkeit, sich die Deutsche Hauptsatzstruktur schnell und effektiv zu erschließen. Eine Hürde stellt dann für ältere sukzessiv-bilinguale Kinder, Jugendliche und Erwachsene der Erwerb von Kongruenzen (**Subjekt-Verb-Kongruenz** und Kasus-Numerus-Genus-Kongruenz) dar, wie folgende Beispiele: Ältere sukzessiv-bilinguale Kinder und erwachsene Zweitsprachlerner/-innen illustrieren.

▶ Beispiele: Ältere sukzessiv-bilinguale Kinder und erwachsene Zweitsprachlerner/-innen

(Beispiele aus dem aus dem ZISA-Korpus, Clahsen et al. 1983; für ältere sukzessiv-bilinguale Kinder aus dem Augsburg-Korpus, Wegener 1992)

- Mein schwester kennen nischt bei siemens? (aL2 Zita 1)
- Aber ich sagen nich die nummer? (aL2 Ana 2)
- Wie sagen ich? (aL2 Zita 1)
- Frosch ist hier bleiben. (cL2 Me12/17)
- Ich macht viel esse. (cL2 Ne4/10)
- Die Katze ist die so gemacht. (cL2 Me5) ◀

5.3.2 Simultan-bilingualer Erwerb

Der simultan-bilinguale Erwerb ist in allen sprachlichen Bereichen umfangreich erforscht worden (Überblick in de Houwer 2009; Meisel 2011; Müller et al. 2011).

Wird der bilinguale **Phonologie**erwerb mit dem monolingualer Gleichaltriger verglichen, kann es gleichermaßen zu Beschleunigungen (Lléo et al. 2003) oder Verzögerungen (Gildersleeve-Neumann et al. 2008) kommen. Dabei dominiert keinesfalls die Erwerbsverzögerung, auch wenn Kleinkinder im direkten Vergleich mit monolingualen Gleichaltrigen einen Rückstand aufweisen können. Diesen holen sie jedoch im Vorschulalter zumeist auf (Hammer et al. 2014). Im Allgemeinen bewegen sich bilinguale Kinder innerhalb der Variationsbreite, die auch von monolingualen Kindern im Erwerb bekannt ist. Dies ist umso bemerkenswerter, da im Erwerb von 2 Lautsystemen Bilinguale gegenüber Monolingualen zusätzliche Sprachverarbeitungsprozesse und Speicherkapazitäten aktivieren müssen, was wiederum einen Einfluss auf die Erwerbsgeschwindigkeit und die Erwerbsqualität der beiden phonetischen Systeme haben kann.

Für den Bereich der Phonologie werden Interaktionen der beiden Sprachen im Bereich der **Prosodie** und in anderen suprasegmentalen Strukturen, hier speziell im Bereich der **Allophone,** berichtet (Barlow et al. 2013; Fabiano und Goldstein 2005; Fabiano-Smith und Barlow 2010; Lleó 2006). Der Transfer sprachspezifischer Laute in die jeweils andere Sprache ist aber eher selten (Fabiano-Smith und Goldstein 2010a).

Gerne möchte man voraussagen können, ob und wann es im phonetisch-phonologischen Erwerb zu Interaktionen kommt und wovon diese abhängen. Übergreifend werden vor allem sprecherunabhängige Faktoren wie Häufigkeit, Markiertheit von **Phonemen** und Gemeinsamkeiten/Überschneidungen von phonetischen Systemen und einzelsprachlichen Phonemen diskutiert (Arias und Lleó 2014; Barlow 2014; Fabiano-Smith und Goldstein 2010b). Wie bereits Flege (1995) belegt hat, sind Interaktionen in den Bereichen wahrscheinlicher, in denen sich die beiden Sprachen sehr ähneln, oder bei Phänomenen, die in beiden Systemen vorkommen. Wenn beide Sprachen stark voneinander abweichen, sind Interaktionen dagegen seltener zu beobachten (Flege et al. 1999; MacWhinney 2004). Sprecherabhängige Faktoren, z. B. AoO, Inputbedingungen, Sprachfähigkeiten und Sprachdominanz zu einem bestimmten Zeitpunkt des Erwerbs, spielen eine ebenso bedeutende Rolle (Flege et al. 2002; Lee und Iverson 2012).

Konsequenterweise sind die phonologischen Fähigkeiten in beiden Sprachen weder während, noch zum Ende der Entwicklung hin identisch (Überblick in Fox-Boyer und Salgert 2014). Die bilingualen Kinder sind nicht immer langsamer als monolinguale Gleichaltrige (Hambly et al. 2013), und es finden sich – abhängig vom beobachteten Entwicklungszeitpunkt – beim phonologischen Erwerb eines individuellen bilingualen Kindes sowohl eine Beschleunigung als auch eine Verlangsamung.

Studien zum semantisch-lexikalischen Erwerb von simultan-bilingualen Kindern belegen, dass die Wortschatzmengen zum einen besonders von den Erwerbsbedingungen, zum anderen – wie auch bei monolingualen Kindern – vom sozioökonomischen Status abhängig sind (▶ Kap. 2). Mittlerweile wird daher nicht nur empfohlen, den Wortschatz in beiden Sprachen zu erheben, sondern es wird betont, dass ein Vergleich mit monolingualen Normen idealerweise nur auf dem konzeptuellen Wortschatz basieren sollte. So wird die Gesamtzahl der zugrunde liegenden Begriffe, für die ein Wort aus mindestens einer der Sprachen zur Verfügung steht, ermittelt (Gatt et al. 2015; Klassert und Kauschke 2014). Wird so vorgegangen, gleichen sich die Wortschatzmengen in den ersten Lebensjahren an, während Bilinguale mit Eintritt in die Vorschule in normierten Tests schlechter als monolinguale Gleichaltrige abschneiden können.

Leider liegen bisher nur wenige systematische Studien vor, die Effekte des sozioökonomischen Status der Familien auf den semantisch-lexikalischen Erwerb bei Zwei- und Mehrsprachigen systematisch untersuchen. Erste Schlussfolgerungen können aus einer aktuellen Studie zum trilingualen Erwerb von Kindern in Südafrika, die mit den Sprachen Afrikaans, isiXhosa und South African English aufgewachsen sind, gezogen werden (Potgieter und Southwood 2016). Ihre Fähigkeiten in der Sprache, in der sie den größten Input erhielten, waren nicht geringer als die gleichaltriger Monolingualer. Allerdings war ihr Wortschatz in den beiden anderen Sprachen signifikant kleiner als bei monolingualen Peers; dieses Bild bestätigte sich in allen Teiluntersuchungen (Potgieter 2016). Je mehr Input in der Einzelsprache erfolgte, desto größer war der Wortschatz und desto höher das Erwerbstempo (vgl. auch Hoff et al. 2012). Detailanalysen zeigen weiter, wie sehr sich Kinder aus Familien mit einem niedrigen und einem mittleren sozioökonomischen Status in Bezug auf die Anzahl ihrer Nomina, aber nicht in Bezug auf den Umfang der Verblexika unterschieden.

Verschiedene Studien belegen, dass junge bilinguale Kinder beim Erwerb der **Morphosyntax** hinter Gleichaltrigen zurückbleiben oder sich schneller entwickeln können. Dies gilt für simultan- und sukzessiv-bilinguale Kinder gleichermaßen. Eine Erklärung für die Unterschiede wird in der Sprachdominanz gesucht: Wird der Morphologieerwerb bilingualer Kinder in ihrer „stärkeren" Sprache betrachtet, wird eher erwartet, dass sich keine Unterschiede zur monolingualen Norm finden lassen, in der nicht dominanten Sprache werden Unterschiede und Verzögerungen zugestanden. Weiter sollte genau unterschieden werden, ob diese Differenzen zwischen Monolingualen und Bilingualen lediglich dann auftreten, wenn sehr seltene oder komplexe morphosyntaktische Elemente betrachtet werden. In den Arbeiten von u. a. Kupisch (2007) wird die Frage aufgeworfen, ob allein die Sprachdominanz zu einem bestimmten Zeitpunkt Ursache von Unterschieden des Grammatikerwerbs von Monolingualen und Bilingualen ist.

Grundsätzlich ist zu konstatieren: Die Erwerbsdauer und die grammatische Komplexität sind für den Erwerbsverlauf bedeutsam. Damit kann der Inputqualität und der Inputdauer in der jeweiligen Einzelsprache eine genauso große Bedeutung für den Grammatikerwerb beigemessen werden wie der zu erwerbenden Struktur und ihrer Komplexität (Gathercole 2007; Paradis 2010).

Lange Zeit wurde die These vertreten, dass simultan-bilinguale Kinder ihre Grammatiken früh trennen und daher beide grammatischen Systeme parallel zu denen monolingualer Kinder aufbauen (Überblick in Genesee et al. 2004; Meisel 2011; Paradis 2009). Und tatsächlich gibt es viele Gemeinsamkeiten in Bezug auf die Erwerbswege monolingualer, simultan-bilingualer und früh sukzessiv-bilingualer Kinder in den wesentlichen kerngrammatischen Bereichen des Deutschen wie dem Erwerb der Subjekt-Verb-Kongruenz, dem Satzstrukturerwerb und speziell der Verbzweitstellung im deutschen Hauptsatz. Allerdings belegen diese Studien auch, dass sich die beiden Sprachen auf grammatischer Ebene nicht völlig synchron entwickeln und dass in den sprachwissenschaftlichen Studien oft völlig außer Acht bleibt, dass Kinder ihre Sprachen „mono- und translingual handelnd" erwerben (Panagiotopoulou 2016, S. 6).

Im Vergleich mit der monolingualen Norm wird der morphosyntaktische Erwerb zumeist ausschließlich im Hinblick auf die zur Verfügung stehenden Erwerbmodelle betrachtet, sodass jeweils eine stärkere und eine schwächere Sprache identifiziert werden.

Für früh sukzessiv- und simultan-bilinguale Kinder belegen verschiedene Studien (u. a. Chilla 2008; Kostyuk 2005; Rothweiler 2006; Thoma und Tracy 2006) nicht nur, dass wesentliche Elemente der deutschen Satzstruktur nach 8 bis 20 Monaten Kontakt mit der Zweitsprache erworben sind (AoO bis zu 3 Jahre), sondern auch, dass die für monolinguale Kinder zur Verfügung stehenden Grammatikerwerbsmodelle (Clahsen 1982; Tracy 1990) zu den Erwerbsschritten passen. Simultan-bilinguale Kinder bewegen sich im Erwerb der Grammatik innerhalb der aus dem monolingualen Erwerb bekannten Variationsbreite.

In Erhebungen zu Grammatikalitätsurteilen schneiden bilinguale Kinder oft besser ab als monolinguale. Dabei korreliert jedoch der rezeptive Wortschatz mit der Fähigkeit, grammatikalisch korrekte Sätze zu beurteilen (Barac et al. 2014).

Es ist dagegen weitgehend unerforscht, ob die Morphologie in der nicht dominanten Sprache tatsächlich langsamer erworben wird als in der dominanten. Wie Studien zum simultan-bilingualen Erwerb der Nominalphrase und zum Genuserwerb zeigen (Eichler et al. 2013; Serratrice 2013), ist die Erwerbsqualität nicht immer von der Sprachdominanz abhängig. Auch wenn der Erwerb der Genusmorphologie in der schwächeren Sprache langsamer verläuft, bedeutet dies nicht automatisch, dass die Kinder das Genus weniger akkurat erwerben. So sollte in jeder Studie mittels eines Type-Token-Verhältnisses geprüft werden, ob die bilingualen Kinder Genus an nur wenigen Nomina korrekt beherrschen oder ob sie es auch auf unbekannte Wörter übertragen können.

5.3.3 Sukzessiv-bilingualer Erwerb

Wie verschiedene Studien zeigen, beeinflusst das Alter zu Beginn des L2-Erwerbs maßgeblich die Quantität und die Richtung der Interaktion der beiden phonetischen Systeme. Alle oben beschriebenen Einflussfaktoren wirken sich auf die Aussprachefähigkeiten zu einem bestimmten Entwicklungszeitpunkt in beiden Sprachen aus (Goldstein und McLeod 2012). So zeigen u. a. Baker et al. (2008) für koreanisch-englische Kinder, dass ein früher Erwerb der L2 zu bidirektionalem Einfluss führen kann, der späte sukzessive L2-Erwerb eher Einflüsse der Erst- auf die Zweitsprache erwarten lässt. Dagegen diskutiert Barlow (2014), wie sich die beiden phonetischen Systeme spanisch-englisch bilingual aufgewachsener Erwachsener gegenseitig beeinflussen, und zwar vor allem in den Phonemen, die in beiden Sprachen vorkommen. Bei genauerer Betrachtung anhand des Allophons /l/ und des AoO der Probanden zeigen sich jedoch Unterschiede: Wiederum beeinflusst das Spanische (als L1) das Englische in allen Probandengruppen. Erwachsene, die früh mit dem Englischen beginnen (AoO ca. 2;4 Jahre), zeigen einen größeren Einfluss des Spanischen auf das Englische als Erwachsene, die im Alter von durchschnittlich 8;3 Jahren mit ihrer L2 Englisch begonnen haben. Interessanterweise konnte jedoch für genau diese letzte Gruppe sukzessiv-bilingualer Erwachsener konstatiert werden, dass der Einfluss der englischen Phonologie auf das Spanische größer war. Einige Beispiele dafür, wie sich Lautsysteme beim mehrsprachigen Erwerb von Kindern mit einem AoO unter 4 oder über 7 Jahren gegenseitig beeinflussen können, sind unter Beispiel: Übertragungen bei Schülern und Schülerinnen mit L1 syrisches Arabisch dargestellt.

▶ Beispiel: Übertragungen bei Schülern und Schülerinnen mit L1 syrisches Arabisch

(Beispiele aus dem BiLaD-Projekt, Tuller et al. 2018)

Bei den simultan bilingualen Kindern sowie bei den bilingualen Kindern mit einem AoO <4 Jahren ließen sich keine Transfereffekte der L1 Arabisch auf die L2 Deutsch beobachten. Im Gegenteil wurde das arabische Zungenspitzen-R [r] von einigen Kindern als ein Reibe-R [ʁ] realisiert.

Schüler/-innen mit einem AoO >7 Jahren ersetzen den deutschen *ich*-Laut [ç] durch den arabischen präpalatalen [ʃ], z. B. *[mu:ʃte]* *<möchte>*. Wichtig ist, dass die Schüler/-innen mit der komplementären allophonischen Verteilung des ich- und ach-Lautes vertraut sind und keine Probleme bei der Realisierung des [x] haben, da sie diesen Laut aus ihrer Muttersprache kennen, jedoch als eigenständiges Phonem und nicht als eine allophonische Variante des Grundphonems [ç].

Weiter erweist sich der velare Nasal [ŋ] als problematisch und wird hauptsächlich durch die Konsonantenabfolge [ng] ersetzt:

- [gɪng] <ging>
- [gəgangən] <gegangen>

Der Murmelvokal (Schwa-Laut [ə]) wurde fast von allen Schüler/-innen in der Studie als [ɛ] oder [e] artikuliert. Aus diesem Grund wurden reduzierte Silben wie die Präfixe <ge-> und die Suffixe <-en> oft als [gɛ-] sowie [-ɛn] realisiert. Das gleiche galt für die R-Vokalisation, die nur von einem Kind gut realisiert wird. Die restlichen Kinder produzieren [-ɛr] anstelle von [ɐ] in unbetonten Suffixen, wobei einige häufige Wörter wie „Vater", „Bruder", „Wasser" mit R-Vokalisation realisiert werden. Dies führt manchmal zu falscher Wortakzentuierung:

- [zu:ruk] <zurück>
- [wu:rde] <würde>
- [mu:ʃte] <möchte> ◀

Die kommunikativen Anforderungen, die an sukzessiv-bilinguale Kinder in ihrer Zweitsprache und damit meist in der Sprache der Mehrheitsgesellschaft gestellt werden, übersteigen oft ihre lexikalischen Fähigkeiten. Gleichzeitig ist der (bildungssprachliche) Wortschatzaufbau aber wichtig, um den kognitiven Leistungen angemessene schulische Leistungen zu erbringen (Paradis 2010).

Bilinguale Kinder verwenden ihre Sprachen häufig in unterschiedlichen Kontexten und zu unterschiedlichen Zwecken, was besonders bei Sukzessiv-Bilingualen in unterschiedlich zusammengesetzten Lexika resultiert (Überblick in Klassert und Kauschke 2014). Wie Rinker et al. (2016) belegen, unterscheidet sich bei 3-jährigen sukzessiv-bilingualen Kindern der konzeptuelle Aufbau des Lexikons. Ebenfalls können sich Lexika kultur- und erwerbsumgebungsspezifisch aufbauen, sodass z. B. Wörter, die Familienbeziehungen oder Einrichtungsgegenstände bezeichnen, eher in der Familiensprache gekonnt werden als institutionelle Alltagsbegriffe (Essen und Trinken, Unterrichtsmaterialien; Rinker et al. 2016). Die bilinguale Erwerbssituation wirkt sich auch auf den Wortabruf aus: Der durch die Bilingualität bedingte seltenere Abruf bestimmter Wörter aus der jeweiligen (nicht dominanten) Einzelsprache kann erschwert sein. Dieser – im Vergleich zu monolingualen Sprechern und Sprecherinnen – seltenere Abruf bestimmter Worteinträge kann dazu führen, dass sich schwächere Verbindungen zwischen den semantisch-konzeptuellen und den phonologischen Repräsentationen der Wörter aufbauen (Gollan et al. 2008).

Motivationale Faktoren, Alltagsbedeutung und individuelle Bedeutsamkeit von Sprachen beeinflussen den Erwerb

(Goldberg et al. 2008). Gerade im **Semantik-** und Lexikonbereich ist die Wertigkeit von Sprachen bedeutsam. Haben beide Sprachen keinen Minderheitenstatus, sondern verfügen über ein hohes gesellschaftliches Prestige, ist es sehr wahrscheinlich, dass die Kinder beide Sprachen balanciert erwerben. Wie eine Studie zu Englisch-Hebräisch aufwachsenden Kindern zeigt, ist es bei Sprachen mit hohem Prestige dann eher die Häufigkeit des Inputs („frequency of exposure"), die den semantisch-lexikalischen Erwerb maßgeblich beeinflusst und weniger das Alter zu Beginn des Erwerbs (Armon-Lotem und Ohana 2016). Ohne Unterstützung der Erstsprache wird die Lexikonentwicklung in der Herkunftssprache stagnieren oder sogar absinken (z. B. Klassert 2011).

Bis vor Kurzem gab es über den späten sukzessiven Grammatikerwerb von Kindern nur wenige gesicherte Ergebnisse, wobei in neuerer Forschung der sukzessive kindliche Spracherwerb über einen AoO zwischen 3 und 8 Jahren definiert wird. Wenn der Spracherwerb später beginnt, zeigen sich bereits Muster wie beim L2-Erwerb Erwachsener (Überblick in Meisel 2011). Obwohl Arbeiten zu kindlichem L2-Erwerb des Deutschen in letzter Zeit zugenommen haben und deshalb Untersuchungen von Transfereffekten und Vergleiche von simultanem und sukzessivem Zweitspracherwerb vorliegen (Chilla 2008; Dimroth 2008; Lindner et al. 2014; Prévost 2003; Rothweiler 2006; Thoma und Tracy 2006), gibt es wenige Untersuchungen, die den Einfluss der Erstsprachen systematisch berücksichtigen. Insgesamt wird wie beim simultan-bilingualen Erwerb die Erwerbgeschwindigkeit von den Erwerbsbedingungen in beiden Sprachen und auch von den zu erwerbenden Strukturen beeinflusst, wie z. B. Studien von Paradis (2010) aus Kanada zeigen. In Bezug auf den Grammatikerwerb ähneln sich die Erwerbswege monolingualer, simultan-bilingualer und früh sukzessiv-bilingualer Kinder in den wesentlichen kerngrammatischen Bereichen, wobei die Systeme früh getrennt werden (Überblick in Genesee et al. 2004; Meisel 2011).

Allerdings belegen diese Studien auch, dass sich die beiden Sprachen auf grammatischer Ebene nicht völlig synchron entwickeln; meist verfügen Kinder auch hier über eine stärkere und eine schwächere Sprache. In Bezug auf den lautsprachlichen Erwerb der deutschen **Syntax** und **Morphologie** durch bilinguale Kinder kann festgehalten werden, dass bei sich typisch entwickelnden Kindern mit einem AoO $\leq$4 Lebensjahren und ausreichendem Input des Deutschen grammatische Kernbereiche wie der Erwerb von Subjekt-Verb-Kongruenz, Verbzweitstellung im Hauptsatz, Verbklammer, Subjekt-Verb-Inversion, W-Fragen und Satzstruktur stabil und innerhalb eines 1,5-jährigen Kontakts mit dem Deutschen erworben werden (Chilla 2008; Kostyuk 2005; Rothweiler 2006; Tracy und Thoma 2009). Gleichzeitig werden diese Bereiche als „vulnerable domains" (Platzack 2001) offenbar besonders stark vom Erwerbsalter beeinflusst, sodass sukzessiv-bilinguale Kinder mit einem AoO $\geq$5 Lebensjahren in den genannten morphosyntaktischen Bereichen Erwerbsschritte durchlaufen, die stark von dem monolingualen bzw. simultan-bilingualen Erwerb abweichen: So erfolgt die Verbzweitstellung im Hauptsatz und Nebensätze werden produziert, bevor die Subjekt-Verb-Kongruenz-Regel durchgängig eingehalten wird, sodass die Subjekt-Verb-Kongruenz nicht immer korrekt ist. Die im Deutschen obligatorische **Verbendstellung** in Nebensätzen erfolgt nicht kontinuierlich. Zudem werden viele formelhafte Wendungen, Verbdritt- und Verbviertsätze konstruiert und viele Infinitive treten in Verbzweitstellung auf (Chilla 2008; Chilla und Bonnesen 2011, 2012; Haberzettl 2005).

Der Erwerb der Nominal- und Präpositionalphrase und der darin auszudrückenden Kongruenzen sowie weiterer, besonders stark vom Umfang des Lexikons abhängiger morphosyntaktischer Merkmale, z. B. Plural, verläuft äußerst heterogen (Montanari 2010; Ruberg 2013; Schönenberger et al. 2013; Wegener 1992). Hier zeigen sich – unabhängig von den Erstsprachen – bei sukzessiv-bilingualen Kindern verschiedene Abweichungen von der monolingualen Altersnorm (Beispiel: Äußerungsbeispiele typisch entwickelter sukzessiv-bilingualer Kinder).

▶ Beispiel: Äußerungsbeispiele typisch entwickelter sukzessiv-bilingualer Kinder

(Beispiele aus dem Hamburg-Projekt, Rothweiler 2006, und dem NOWETAS-Projekt, Hamann et al. 2010; Chilla 2008)

- *Sukzessiv-bilinguale Kinder* (AoO ca. 3 Jahre, L1 Türkisch):
  - „ich geschenke den auto polizei." A. (5,8 Jahre)
  - „und das war die löff(el) für den oma." D. (5,6 Jahre)
- *Sukzessiv-bilinguale Kinder* (AoO ca. 3 Jahre, L1 Russisch):
  - „weil der die ziege an den bein genehm hat." D. (6,8 Jahre)
  - „die denkt, ihrer mama wurde es nicht rechtzeitig schaffen." Y. (6,2 Jahre)
  - „des ziegenkind braucht hilfe von ihrer mama." V. (5,8 Jahre)◀

5.4 Zusammenfassung

- Bisher liegen nur wenige Studien zum Mehrsprachenerwerb vor, es dominieren Forschungen zum zweisprachigen Erwerb.
- Oft beziehen sich Erkenntnisse zum bilingualen Erwerb auf ausgewählte Probandengruppen und ausgewählte sprachliche Phänomene, sodass diese nur bedingt zu der sprachlichen Heterogenität bilingual aufwachsender Kinder passen.
- Das Zusammenspiel von Sprachenerfahrungen, Sprachdominanz, Inputbedingungen, sozioökonomischem Status, Sprachenstatus und individuellen Sprachfähigkeiten bildet ein komplexes Bedingungsgefüge für den individuellen Mehrsprachenerwerb und die wissenschaftliche Modellierung regelrechten bilingualen Erwerbs.
- Besonders Voraussagen und Rückschlüsse zur gegenseitigen Beeinflussung von Sprachen beim bilingualen Erwerb bedürfen einer sorgfältigen Abwägung und Prüfung der internen und externen Erwerbsbedingungen.

5.5 Weiterführende Literatur

Für eine vertiefende Beschäftigung mit verschiedenen Aspekten mehrsprachiger Entwicklung bieten sich die folgenden Werke an:

- Armon-Lotem, S., Marinis, T., & Meir, N. (Hrsg.). (2015). *Assessing multilingual children disentangling bilingualism from language impairment.* Bristol: Multilingual Matters.
- Chilla, S., & Haberzettl, S. (Hrsg.). (2014). *Handbuch Sprachentwicklung und Sprachentwicklungsstörungen: Mehrsprachigkeit.* München: Elsevier.
- Chilla, S., & Niebuhr-Siebert, S. (2017). *Mehrsprachigkeit in der KiTa. Grundlagen – Konzepte – Bildung.* Stuttgart: Kohlhammer.
- De Houwer, A. (2009). *Bilingual first language acquisition.* Bristol: Multilingual Matters.
- Hammer, C. S., Hoff, E., Ushikoshi, Y., Gillanders, C., Castro, D. C., & Sandilos, L. E. (2014). The language and literacy development of young dual language learners: A critical review. *Early Childhood Research Quarterly, 29*(4), 715–733.

5

Literatur

American Speech-Language-Hearing Association. (2016). Teaching your child two languages. ▸ http://www.asha.org/eweb/OLSDynamicPage.aspx?title=Teaching%20Your%20Child%20Two%20Languages%20(English)&webcode=olsdetails. Zugegriffen: 29. Juni 2016.

Arias, J., & Lleó, C. (2014). Rethinking assessment measures of phonological development and their application in bilingual acquisition. *Clinical Linguistics & Phonetics, 28*(3), 153–175.

Armon-Lotem, S., & Ohana, O. (2016). A CDI study of bilingual English-Hebrew children – Frequency of exposure as a major source of variation. *International Journal of Bilingual Education and Bilingualism, 20*(2), 201–217.

Armon-Lotem, S., Walters, J., & Gagarina, N. (2011). The impact of internal and external factors on linguistic performance in the home language and in L2 among Russian-Hebrew and Russian-German preschool children. *Linguistic Approaches to Bilingualism, 1*(3), 291–317.

Armon-Lotem, S., Marinis, T., & Meir, N. (Hrsg.). (2015). *Assessing multilingual children disentangling bilingualism from language impairment*. Bristol: Multilingual Matters.

Autorengruppe Bildungsberichterstattung. (2018). Bildung in Deutschland 2018. Ein indikatorengestützter Bericht mit einer Analyse zu Wirkungen und Erträgen von Bildung. ▸ https://www.bildungsbericht.de/de/bildungsberichte-seit-2006/bildungsbericht-2018/pdf-bildungsbericht-2018/bildungsbericht-2018.pdf. Zugegriffen: 11. Juni 2018.

Baker, W., Trofimovich, P., Flege, J. E., Mack, M., & Halter, R. (2008). Child-adult differences in second-language phonological learning: The role of cross-language similarity. ▸ http://journals.sagepub.com/doi/10.1177/0023830908099068. Zugegriffen: 2. Juli 2016.

Barac, R., Bialystok, E., Castro, D. C., & Sanchez, M. (2014). The cognitive development of young dual language learners: A critical review. *Early Childhood Research Quarterly, 29*(4), 699–714.

Barlow, J. A. (2014). Age of acquisition and allophony in Spanish-English bilinguals. *Frontiers in psychology, 5*(288), 1–14.

Barlow, J. A., Branson, P. E., & Nip, I. S. B. (2013). Phonetic equivalence in the acquisition of /l/ by Spanish-English bilingual children. *Bilingualism: Language and Cognition, 16*(1), 68–85.

Bernardini, P., & Schlyter, S. (2004). Growing syntactic structure and code-mixing in the weaker language: The ivy hypothesis. *Bilingualism: language and cognition, 7*(1), 49–69.

Bialystok, E., & Craik, F. I. M. (2010). Cognitive and linguistic processing in the bilingual mind. *Current Directions in Psychological Science, 19*(1), 19–23.

Bialystok, E., & Luk, G. (2012). Receptive vocabulary differences in monolingual and bilingual adults. *Bilingualism: Language and Cognition, 15*(2), 397–401.

Bialystok, E., Craik, F. I. M., & Luk, G. (2008a). Lexical access in bilinguals: Effects of vocabulary size and executive control. *Journal of Neurolinguistics, 21*(6), 522–538.

Bialystok, E., Craik, F. I. M., & Luk, G. (2008b). Cognitive control and lexical access in younger and older bilinguals. *Journal of Experimental Psychology. Learning, Memory, and Cognition, 34*(4), 859–873.

Bialystok, E., Craik, F. I. M., & Luk, G. (2012). Bilingualism: Consequences for mind and brain. *Trends in Cognitive Sciences, 16*(4), 240–250.

Bloomfield, L. (1935). *Language*. London: Allen & Unwin.

Chilla, S. (2008). *Erstsprache, Zweitsprache, Spezifische Sprachentwicklungsstörung? Eine Untersuchung des Erwerbs der deutschen Hauptsatzstruktur durch sukzessiv-bilinguale Kinder mit türkischer Erstsprache*. Hamburg: Kovac.

Chilla, S., & Bonnesen, M. (2011). A cross-linguistic perspective on child SLA: The acquisition of questions in German and French. *Linguistische Berichte, 228*, 413–442.

Chilla, S., & Bonnesen, M. (2012). A cross-linguistic perspective on questions in German and French adult second language acquisition. *Linguistik Online, 57*. ▸ https://bop.unibe.ch/linguistik-online/article/view/248/329. Zugegriffen: 2. Juli 2016.

Chilla, S., & Hamann, C. (2018). Mehrsprachigkeit und Umschriebene Sprachentwicklungsstörungen (USES): Methoden der Diagnostik in der Zweitsprache Deutsch. *Sprache – Stimme – Gehör, 42*(2), 78–81.

Chilla, S., & Şan, H. (2017). Möglichkeiten und Grenzen der Diagnostik erstsprachlicher Fähigkeiten: Türkisch-deutsche und türkisch-französische Kinder im Vergleich. In C. Yildiz, N. Topaj, R. Thomas, & I. Gülzow (Hrsg.), *Sprachen 2016. Russisch und Türkisch im Fokus* (S. 175–205). Berlin: Lang.

Chilla, S., Haberzettl, S., & Wulff, N. (2013). Dummy auxiliaries in first and second language acquisition in German. In E. Blom, I. van de Craats, & J. Verhagen (Hrsg.), *Dummy auxiliaries in first and second language acquisition* (S. 209–250). Boston: De Gruyter.

Chilla, S., Hennies, J., & Hofmann, K. (2017). Hörende Kinder gehörloser Eltern (Codas):

Sprachentwicklung und Prävention. *LOGOS Interdisziplinär, 25*(3), 181–189.

Clahsen, H. (1982). *Spracherwerb in der Kindheit: eine Untersuchung zur Entwicklung der Syntax bei Kleinkindern*. Tübingen: Narr.

Clahsen, H., Meisel, J. M., & Pienemann, M. (1983). *Deutsch als Zweitsprache: Der Spracherwerb ausländischer Arbeiter*. Tübingen: Narr.

Conboy, B. (2013). Neuroscience research: How experience with one or more languages affects the developing Brain. In State advisory Council on Early Learning and Care (Hrsg.), *California's best practices for young dual language learners*. Research Overview Papers. California Department of Education, Sacramento.

Costa, A., Hernández, M., Costa-Faidella, J., & Sebastian-Galles, N. (2009a). On the bilingual advantage in conflict processing: Now you see it, now you don't. *Cognition, 113*(2), 135–149.

Costa, A., Strijkers, K., Martin, C., & Thierry, G. (2009b). The time-course of word retrieval revealed by event-related brain potentials during overt speech. *Proceedings of the National Academy of Sciences, 106*(50), 21442–21446.

Craik, F. I., Bialystok, E., & Freedman, M. (2010). Delaying the onset of Alzheimer disease: Bilingualism as a form of cognitive reserve. *Neurology, 75*(19), 1726–1729.

De Houwer, A. (1998). By way of introduction: Methods in studies of bilingual first language acquisition. *International Journal of Bilingualism, 2*(3), 249–263.

De Houwer, A. (2009). *Bilingual first language acquisition*. Bristol: Multilingual Matters.

Diehm, I., & Panagiotopoulou, A. (Hrsg.). (2011). *Bildungsbedingungen in europäischen Migrationsgesellschaften. Ergebnisse qualitativer Studien in Vor- und Grundschule*. Wiesbaden: VS-Verlag.

Dimroth, C. (2008). Age effects on the process of L2 acquisition? Evidence from the acquisition of negation and finiteness in L2 German. *Language Learning, 58*(1), 117–150.

Eichler, N., Jansen, V., & Müller, N. (2013). Gender acquisition in bilingual children: French-German, Italian-German, Spanish-German and Italian-French. *International Journal of Bilingualism, 17*(5), 550–572.

Eubank, L., Selinker, L., & Sharwood Smith, M. (Hrsg.). (1995). *The current state of interlanguage*. Amsterdam: John Benjamins.

Fabiano, L., & Goldstein, B. (2005). Phonological cross-linguistic effects in bilingual Spanish-English speaking children. *Journal of Multilingual Communication Disorders, 3*(1), 56–63.

Fabiano-Smith, L., & Barlow, J. (2010). Interaction in bilingual phonological acquisition: Evidence from phonetic inventories. *International Journal of Bilingual Education and Bilingualism, 13*(1), 1–17.

Fabiano-Smith, L., & Goldstein, B. (2010a). Phonological acquisition in bilingual Spanish-English speaking children. *Journal of Speech, Language, and Hearing Research, 53*(1), 1–19.

Fabiano-Smith, L., & Goldstein, B. (2010b). Early-, middle-, and late-developing sounds in monolingual and bilingual children: An exploratory investigation. *American Journal of Speech-Language Pathology, 19*(1), 66–77.

Flege, J. (1995). Two procedures for training a novel second-language phonetic contrast. *Applied Psycholinguistics, 16*(4), 425–442.

Flege, J., Yeni-Komshian, G., & Liu, S. (1999). Age constraints on second language acquisition. *Journal of Memory and Language, 41*(1), 78–104.

Flege, J., MacKay, I., & Piske, T. (2002). Assessing bilingual dominance. *Applied Psycholinguistics, 23*(4), 567–598.

Fox-Boyer, A., & Salgert, K. (2014). Erwerb und Störungen der Aussprache bei mehrsprachigen Kindern. In S. Chilla & S. Haberzettl (Hrsg.), *Handbuch Mehrsprachigkeit. Reihe Sprachentwicklung und Sprachentwicklungsstörungen* (S. 109 119). München: Elsevier.

Gagarina, N. (2014). Diagnostik von Erstsprachkompetenzen im Migrationskontext. In S. Chilla & S. Haberzettl (Hrsg.), *Handbuch Mehrsprachigkeit. Reihe Sprachentwicklung und Sprachentwicklungsstörungen*. (S. 73–83). München: Elsevier.

Gathercole, V. C. M. (Hrsg.). (2007). *Language transmission in bilingual families in Wales*. Cardiff: Welsh Language Board.

Gatt, D., O'Toole, C., & Haman, E. (2015). Using parental report to assess early lexical production in children exposed to more than one language. In S. Armon-Lotem, T. Marinis, & N. Meir (Hrsg.), *Assessing multilingual children disentangling bilingualism from language impairment* (S. 151–195). Bristol: Multilingual Matters.

Genesee, F., Nicoladis, E., & Paradis, J. (1995). Language differentiation in early bilingual development. *Journal of Child Language, 22*(3), 611–631.

Genesee, E., Paradis, J., & Crago, M. (2004). *Dual language development and disorders: A handbook on bilingualism and second language learning*. Baltimore: Brookes.

Gildersleeve-Neumann, C. E., Kester, E. S., Davis, B. L., & Peña, E. P. (2008). English speech sound development in preschool-aged children from bilingual English-Spanish environments. *Language, Speech, and Hearing Services in Schools, 39*(3), 314–328.

5

Goldberg, H., Paradis, J., & Crago, M. (2008). Lexical acquisition over time in minority first language children learning English as a second language. *Applied Psycholinguistics, 29*(1), 41–65.

Goldstein, B., & McLeod, S. (Hrsg.). (2012). *Multilingual aspects of speech sound disorders in children*. Bristol: Multilingual Matters.

Gollan T. H., & Acenas, L. A. (2004). What is a TOT? Cognate and translation effects on tip-of-the-tongue states in Spanish-English and Tagalog-English bilinguals. *Journal of Experimental Psychology: Learning, Memory, and Cognition, 30*(1), 246–269

Gollan, T. H., Montoya, R. I., Cera, C., & Sandoval, T. C. (2008). More use almost always means a smaller frequency effect: Aging, bilingualism, and the weaker links hypothesis. *Journal of Memory and Language, 58*(3), 787–814.

Grosjean, F. (1996). Bilingualismus und Bikulturalismus: Versuch einer Definition. In H. Schneider & J. Hollenweger (Hrsg.), *Mehrsprachigkeit und Fremdsprachigkeit: Arbeit für die Sonderpädagogik?* (S. 161–184). Luzern: Edition SZH.

Haberzettl, S. (2003). ‚Tinkering' with chunks: Form-oriented strategies and idiosyncratic utterance patterns without functional implications in the IL of Turkish speaking children learning German. In C. Dimroth & M. Starren (Hrsg.), *Information structure, linguistic structure and the dynamics of language acquisition* (S. 45–63). Amsterdam: Benjamins.

Haberzettl, S. (2005). *Der Erwerb der Verbstellungsregeln in der Zweitsprache Deutsch durch Kinder mit russischer und türkischer Muttersprache*. Tübingen: Niemeyer.

Hamann, C. (2012). Bilingual development and language assessment. In A. K. Biller, E. Y. Chung, & A. E. Kimball (Hrsg.), *Proceedings of the 36th annual Boston University conference on language development* (S. 1–28). Somerville: Cascadilla Press.

Hamann, C., Rothweiler, M, & Chilla, S. (2010). Bilinguale Kinder mit Spezifischen Sprachentwicklungsstörungen (NOWETAS). ► http://www.fb12.uni-bremen.de/de/inklusive-paedagogik-sprache/forschungsprojekte/bilinguale-kinder-mit-spezifischen-sprachentwicklungsstoerungen-nowetas.html. Zugegriffen: 27. März 2020.

Hambly, H., Wren, Y., McLeod, S., & Roulstone, S. (2013). The influence of bilingualism on speech production: A systematic review. *International Journal of Language & Communication Disorders, 48*(1), 1–24.

Hammer, C. S., Hoff, E., Ushikoshi, Y., Gillanders, C., Castro, D. C., & Sandilos, L. E. (2014). The language and literacy development of young dual langauge learners: A critical review. *Early Childhood Research Quarterly, 29*(4), 715–733.

Hilchey, M. D., & Klein, R. M. (2011). Are there bilingual advantages on nonlinguistic interference tasks? Implications for the plasticity of executive control processes. *Psychonomic Bulletin & Review, 18*(4), 625–658.

Hoff, E., Core, C., Place, S., Rumiche, R., Señor, M., & Parra, M. (2012). Dual language exposure and early bilingual development. *Journal of Child Language, 39*(1), 1–27.

Hyltenstam, K. (Hrsg.). (2016). *Advanced proficiency and exceptional ability in second languages*. Berlin: De Gruyter.

Hyltenstam, K., & Abrahamsson, N. (2003). Maturational constraints in SLA. In C. Doughty & M. H. Long (Hrsg.), *Handbook of second language acquisition* (S. 539–588). Oxford: Blackwell.

Ivanova, I., & Costa, A. (2008). Does bilingualism hamper lexical access in speech production? *Acta Psychologica, 127*(2), 277–288.

Klassert, A. (2011). Lexikalische Fähigkeiten bilingualer Kinder mit Migrationshintergrund. Eine Studie zum Benennen von Nomen und Verben im Russischen und Deutschen. ► http://archiv.ub.uni-marburg.de/diss/z2011/0621/. Zugegriffen: 15. Nov. 2014.

Klassert, A., & Kauschke, K. (2014). Semantisch-lexikalische Entwicklungsstörungen bei mehrsprachigen Kindern und Intervention bei mehrsprachigen Kindern mit lexikalischen Störungen. In S. Chilla & S. Haberzettl (Hrsg.), *Handbuch Mehrsprachigkeit. Reihe Sprachentwicklung und Sprachentwicklungsstörungen* (S. 121–133, 173–181). München: Elsevier.

Klein, W., & Dimroth, C. (2003). Der ungesteuerte Zweitspracherwerb Erwachsener: ein Überblick über den Forschungsstand. *IMIS-Beiträge, 21*, 127–161.

Kohnert, K. (2010). Bilingual children with primary language impairment: Issues, evidence and implications for clinical actions. *Journal of Communication Disorders, 43*(6), 456–473.

Kostyuk, N. (2005). *Der Zweitspracherwerb beim Kind: Eine Studie am Beispiel des Erwerbs des Deutschen durch drei russischsprachige Kinder*. Hamburg: Kovac.

Kupisch, T. (2007). Determiners in bilingual German-Italian children: What they tell us about the relation between language influence and language dominance. *Bilingualism: Language and Cognition, 10*(1), 57–78.

Kupisch, T., & Bernardini, P. (2007). Determiner use in Italian Swedish and Italian German children: Do Swedish and German represent the same parameter setting? *Nordlyd, 34*(3), 208–229.

Lee, S. A. S., & Iverson, G. K. (2012). Stop consonant productions of Korean-English bilingual children. *Bilingualism: Language and Cognition, 15*(2), 275–287.

Lenneberg, E. H. (1967). *Biological foundations of language*. New York: Wiley.

Lindner, K., Held, J., Lomako, J., & Gagarina, N. (2014). Verbale und nonverbale Indikatoren zur Identifizierung von umschriebenen Sprachentwicklungsstörungen bei sukzessiv bilingualen Kindergartenkindern. *Forschung Sprache, 2*(2), 58–68.

Lleó, C. (2006). The acquisition of prosodic word structures in Spanish by monolingual and Spanish-German bilingual children. *Language and Speech, 49*(2), 207–231.

Lleó, C., Kuchenbrandt, I., Kehoe, M., & Trujillo, C. (2003). Syllable final consonants in Spanish and German monolingual and bilingual acquisition. In N. Müller (Hrsg.), *(In)vulnerable domains in multilingualism* (S. 191–220). Amsterdam: Benjamins.

MacWhinney, B. (2004). Parameters or cues? *Bilingualism: Language and Cognition, 7*(1), 35–36.

Mayberry, R. I., & Lock, E. (2003). Age constraints on first versus second language acquisition: Evidence for linguistic plasticity and epigenesis. *Brain and Language, 87*(3), 369–384.

Meisel, J. M. (2009). Second language acquisition in early childhood. *Zeitschrift für Sprachwissenschaft, 28*(1), 5–34.

Meisel, J. M. (2011). *First and second language acquisition. Parallels and differences*. New York: Cambridge University Press.

Montanari, E. (2010). *Kindliche Mehrsprachigkeit: Determination und Genus. Dissertation*. Münster: Waxmann.

Müller, N., & Hulk, A. (2001). Crosslinguistic influence in bilingual language acquisition: Italian and French as recipient languages. *Bilingualism: Language and Cognition, 4*(1), 1–21.

Müller, N., Kupisch, T., Schmitz, K., & Cantone, K. (2011). *Einführung in die Mehrsprachigkeitsforschung: Deutsch – Französisch – Italienisch* (3., überarb Aufl.). Tübingen: Narr.

Paap, K. R., Johnson, H. A., & Sawi, O. (2015). Bilingual advantages in executive functioning either do not exist or are restricted to very specific and undetermined circumstances. *Cortex, 69*, 265–278.

Panagiotopoulou, A. (2016). Mehrsprachigkeit in der Kindheit: Perspektiven für die frühpädagogische Praxis WiFF-Expertise. Deutsches Jugendinstitut. ▶ https://www.weiterbildungsinitiative.de/uploads/media/Exp_Panagiotopoulou_web.pdf. Zugegriffen: 10. Juni 2017.

Paradis, J. (2009). Maturation: For better or for worse? Peer commentary on Meisel J (2009) Second language acquisition in early childhood. *Zeitschrift für Sprachwissenschaft, 28*(1), 41–45.

Paradis, J. (2010). The interface between bilingual development and specific language impairment. *Applied Psycholinguistics, 31*(2), 227–252.

Penfield, W., & Roberts, L. (1959). *Speech and brain-mechanisms*. Princeton: Princeton University Press.

Petersen, J. (1988). Word-internal code-switching constraints on a bilingual child's grammar. *Linguistics, 26*(3), 479–493.

Platzack, C. (2001). The vulnerable C-domain. *Brain and Language, 77*(3), 364–377.

Potgieter, A. P. (2016). Lexical and grammatical development in trilingual speakers of isiXhosa, English and Afrikaans. *South African Journal of Communication Disorders, 63*(2). ▶ http://www.scielo.org.za/scielo.php?pid=S2225-47652016000200004&script=sci_arttext&tlng=en. Zugegriffen: 4. Juli 2016.

Potgieter, A. P., & Southwood, F. (2016). A comparison of proficiency levels in 4-year-old monolingual and trilingual speakers of Afrikaans, isiXhosa and South African English across SES boundaries, using LITMUS-CLT. *Clinical Linguistics & Phonetics, 30*(2), 87–100.

Prévost, P. (2003). Truncation and missing inflection in initial child L2 German. *Studies in Second Language Acquisition, 25*(1), 65–97.

Ransdell, S. E., & Fischler, I. (1987). Memory in a monolingual mode: When are bilinguals at a disadvantage? *Journal of Memory and Language, 26*(4), 392–405.

Rinker, T., Budde-Spenger, N., & Sachse, S. (2016). The relationship between L1 and L2 lexical development in young Turkish-German children. Special issue: Risk and protective factors for early bilingual language acquisition. *International Journal of Bilingual Education and Bilingualism, 20*(2), 218–233.

Ronjat, J. (1913). *Le développement du langage observé chez un enfant bilingue*. Paris: Champion.

Rothweiler, M. (2006). The acquisition of V2 and subordinate clauses in early successive acquisition of German. In C. Lleó (Hrsg.), *Interfaces in multilingualism. Hamburg studies on multilingualism* (S. 91–133). Amsterdam: Benjamins.

Ruberg, T. (2013). *Der Genuserwerb ein- und mehrsprachiger Kinder*. Hamburg: Kovac.

Schönenberger, M., Sterner, F., & Rothweiler, M. (2013). The acquisition of case in child L1 and child L2 German. In S. Stavrakaki, M. Lalioti, & P. Konstantinopoulou (Hrsg.), *Advances in language acquisition* (S. 191–199). Cambridge: Cambridge Scholars Publishing.

Schweitzer, F., Biesinger, A., & Edelbrock, A. (2012). *Religiöse Vielfalt in der Kita. So gelingt interreligiöse und interkulturelle Bildung in der Praxis*. Berlin: Cornelsen.

Selinker, L. (1974). Formal written communication and ESL. *Journal of Technical Writing and Communication, 4*(2), 81–89.

Serratrice, L. (2013). Acquisition of features in the nominal domain in bilingual acquisition. *International Journal of Bilingualism, 17*(5), 657–664.

Thiery, C. (1978). True bilingualism and second-language learning. Language interpretation and communication. *NATO Conference Series, 6,* 145–153.

Thoma, D., & Tracy, R. (2006). Deutsch als frühe Zweitsprache: Zweite Erstsprache. In B. Ahrenholz (Hrsg.), *Kinder mit Migrationshintergrund. Spracherwerb und Fördermöglichkeiten* [Children with a migration background: Language acquisition and options of language training] (S. 58–79). Freiburg: Fillibach.

Tracy, R. (1990). *Sprachliche Strukturentwicklung: Linguistische und kognitionspsychologische Aspekte einer Theorie des Erstspracherwerbs*. Tübingen: Narr.

Tracy, R., & Thoma, D. (2009). Convergence on finite V2 clauses in L1, bilingual L1 and early L2 acquisition. In P. Jordens & C. Dimroth (Hrsg.), *Functional categories in learner language* (S. 1–43). Berlin: De Gruyter.

Tuller, L. (2015). Clinical use of parental questionnaries in multilingual contexts. In S. Armon-Lotem, T. Marinis, & N. Meir (Hrsg.), *Assessing multilingual children disentangling bilingualism from language impairment* (S. 301–330). Bristol: Multilingual Matters.

Tuller, L., Hamann, C., Chilla, S., et al. (2018). Identifying language impairment in bilingual children in France and Germany. *International Journal of Language and Communication Disorders. 53*(4), 888–904.

Wegener, H. (1992). Kindlicher Zweitspracherwerb. Untersuchungen zur Morphologie des Deutschen und ihrem Erwerb durch Kinder mit polnischer, russischer und türkischer Erstsprache. Eine Längsschnittuntersuchung. Habilitationsschrift, Universität Augsburg.

Yip, V., & Matthews, S. (2000). Syntacic transfer in a Cantonese-English bilingual child. *Bilingualism: Language and Cognition, 3*(3), 193–208.

Sprachentwicklung im Kontext anderer Entwicklungsbereiche

Sabine Weinert

Inhaltsverzeichnis

© Springer-Verlag GmbH Deutschland, ein Teil von Springer Nature 2020
S. Sachse et al. (Hrsg.), *Sprachentwicklung*,
https://doi.org/10.1007/978-3-662-60498-4_6

6.1 Einführung

Eine der wichtigsten Folgerungen aus der entwicklungspsychologischen Forschung der letzten 40 Jahre ist, dass die kindliche Entwicklung weit weniger synchron und homogen verläuft, als dies im Rahmen globaler strukturtheoretischer Stufentheorien, wie beispielsweise jener von Jean Piaget (1970), angenommen wurde. Trotz einiger grundlegender, bereichsübergreifender Fähigkeiten und Veränderungen erweist sich das Entwicklungsgeschehen als „domänenspezifisch": Unterschiedliche Bereiche der Entwicklung (z. B. Sprach-, Gedächtnis-, sozial-kognitive und sozial-emotionale Entwicklung, Konzepterwerb) stellen jeweils eigene und damit zumindest teilweise verschiedene Anforderungen an die Kinder, die diese jeweils mehr oder weniger schnell und gut oder aber langsamer und mit mehr Mühe bewältigen (Karmiloff-Smith 1999). Zugleich lassen sich vielfältige Beziehungen zwischen Entwicklungsbereichen, Fortschritten, aber auch Verzögerungen in unterschiedlichen Fähigkeits-, Fertigkeits- und Kompetenzbereichen beobachten, z. B. zwischen Wortschatz- und Konzepterwerb; Wortschatz und Arbeitsgedächtnis; Sprachkompetenzen und sozial-kognitiver sowie sozial-emotionaler Entwicklung (vgl. z. B. Weinert 2000, 2004a, 2010). Diese Einsicht hat wichtige Konsequenzen sowohl für das Verständnis des Entwicklungsgeschehens mit seiner Dynamik und seinen Einflussfaktoren als auch für die Diagnostik und die Förderung/Intervention.

6.1.1 Entwicklungsbereiche: eigenständige Phänomene mit vielfältigen Beziehungen

Der Erwerb der Sprache entfaltet sich weder gebunden an die Ausbildung genereller, bereichsübergreifender kognitiver oder kognitiv-konzeptueller Strukturen/Fähigkeiten noch erfolgt er vollständig unabhängig von kognitiven, kognitiv-konzeptuellen und sozial-kognitiven Fähigkeiten und Entwicklungen. Dies wird nicht zuletzt anhand der Beobachtung abweichender Entwicklungsverläufe und heterogener Entwicklungsprofile deutlich. So weisen etwa Kinder mit **spezifischer** bzw. **umschriebener Sprachentwicklungsstörung** (SSES bzw. USES) trotz zunächst altersgemäßen nonverbalen Intelligenztestleistungen einen verzögerten Wortschatzerwerb und insbesondere gravierende Einschränkungen bei der Ausbildung grammatischer Strukturformen auf; Kinder mit Williams-Beuren-Syndrom bilden bei deutlich reduzierten Intelligenztestleistungen vergleichsweise gute kommunikative, narrative und auch grammatische Fertigkeiten aus (für einen Überblick s. Weinert 2000). Solche Störungsbilder verweisen darauf, dass Sprache und Kognition eigenständige Phänomenbereiche der Entwicklung sind und sich keineswegs wechselseitig determinieren.

Darüber hinaus stellen auch die „Kognition" und die „Sprache" keineswegs jeweils homogene Entwicklungsbereiche dar. Vielmehr beinhalten sie selbst verschiedene Fähigkeits- und Fertigkeitsbereiche, deren Entwicklung jeweils bereichsspezifische Anforderungen an die sich entwickelnden Kinder stellt, und die für jeweils unterschiedliche Anregungen und Förderungen empfänglich sind, sich aber zugleich auch wechselseitig beeinflussen. So erweisen sich die Entwicklungs- und Leistungsprofile von Kindern mit Entwicklungsstörungen in der Regel sowohl innerhalb des kognitiven als auch innerhalb des sprachlichen Bereichs als inhomogen. Kinder mit USES zeigen zwar altersgemäße nonverbale kognitive Leistungen, weisen jedoch deutliche Einschränkungen im **(phonologischen) Arbeitsgedächtnis** und bei spezifischen Aspekten der Informationsverarbeitung auf; der Erwerb sprachlicher Bedeutungen ist weniger eingeschränkt als der Erwerb sprachlicher Formen (vgl. Weinert 2005). Kinder mit Williams-Beuren-Syndrom besitzen trotz eingeschränkter visuell-räumlicher Fähigkeiten und Intelligenztestleistungen vergleichsweise gute Fähigkeiten im Bereich der Gesichter- und Musikverarbeitung und weisen zudem keinen vollständig unbeeinträchtigten, sondern einen verzögerten Spracherwerb auf (Weinert 2000 für einen kurzen Überblick).

6.1.2 Anforderungen beim Erwerb von Sprache

Der frühkindliche Spracherwerb stellt vielfältige Anforderungen an die kindliche Kognition, an Informationsverarbeitungs- und Lernfähigkeiten. Das Kind muss den Lautstrom der Umweltsprache in sinnvolle Einheiten (Sätze, Teilsätze, Satzteile, Wörter) untergliedern und die phonologische Struktur der jeweiligen Erstsprache(n) erwerben. Es muss, wenngleich nicht bewusst, herausfinden, welche Lautkombinationen in der/den jeweiligen Sprache(n), die es erwirbt, zulässig/üblich **(Phonotaktik)** und welche Lautkontraste bedeutungsunterscheidend **(Phonologie)** sind (z. B. sind /r/ und /l/ im Deutschen, nicht aber im Japanischen bedeutungsunterscheidend). Wortformen (/dobus/, /plabel/, /haus/, /essen/) müssen im Lautstrom segmentiert/wiedererkannt (und gespeichert) sowie mit Bedeutungen verbunden werden: Worauf bezieht sich das jeweilige Wort (hier: /dobus/, /plabel/; Herstellung von Referenz)? Welche verwandten Dinge/Ereignisse werden hiermit möglicherweise noch bezeichnet (Wortextension)? Was bedeutet das Wort (Wortintension)?

Darüber hinaus gilt vor allem der Erwerb grammatischen Wissens als Kernstück des Spracherwerbs, also der Erwerb **morphologischer** Regelmäßigkeiten (Wortbildung) und **syntaktischer** Satzbauregeln (hierarchischer Satzbau/Wortordnung) und damit eines höchst komplexen, impliziten Wissens. Über dieses können selbst erwachsene, kompetente Nutzer einer Sprache kaum Auskunft geben, obgleich sie es beherrschen und sogar bei Fantasiewörtern anwenden können. Sie wissen z. B., dass der (nur teilweise verständliche) Pseudosatz „Der Luch, der die Plabeln verummelt, krielt" grammatikalisch korrekt ist und dass man auch bilden könnte: „Es waren die Luche, die die Plabeln verummelt haben; zudem haben sie gekrielt"; die Regeln benennen können sie hingegen nicht.

Schließlich besteht der Spracherwerb aber natürlich nicht nur aus dem Wort- und dem Satzerwerb. Insbesondere muss Sprache situations- und kontextangemessen kommunikativ genutzt werden (vgl. auch Weinert und Grimm 2018).

Um entsprechende Fähigkeiten erwerben zu können, sind vielfältige kognitive und sozial-kognitive Fähigkeiten wichtig: Fähigkeiten der auditiven Informationsverarbeitung, des Arbeits- und Langzeitgedächtnisses, des Konzepterwerbs, der sozial-kognitiven Entwicklung, des Lernens. Dabei ist stets zu betrachten, für welche Aspekte des Spracherwerbs welche kognitiven/sozial-kognitiven Fähigkeiten, Fertigkeiten und Entwicklungen jeweils bedeutsam sind.

6.1.3 Bedeutung von Sprache/Spracherwerb für die kindliche Entwicklung

Zugleich beeinflussen aber auch die Sprache und der Spracherwerb die kindliche Informationsverarbeitung, seine

Gedächtnisleistungen, den Konzepterwerb, die sozial-kognitive und sozial-emotionale Entwicklung und das Lernen (Weinert 2008). Sprache stellt schon im Kindesalter ein wichtiges Kommunikations-, Repräsentations- sowie Steuerungsmittel und -medium dar.

Bereits frühzeitig wird die kindliche Aufmerksamkeit durch Sprache gesteuert – z. B. auf das Gesicht des Kommunikationspartners sowie auf Objekte, auf (kategoriale) Zusammenhänge zwischen Objekten – und beeinflusst hierüber die konzeptuelle Entwicklung. Generell erweisen sich Sprache und sprachliche Kommunikation als zentrale Mittel und Quellen des Wissenserwerbs, dessen Bedeutung für die kognitive und sozial-kognitive Entwicklung nicht überschätzt werden kann.

Darüber hinaus ist Sprache ein hocheffizientes Codier- und Steuerungssystem mit wichtigen Effekten auf Arbeits- und Langzeitgedächtnisleistungen und den Erwerb und die Nutzung von Selbststeuerungen einschließlich emotionaler Selbstregulation. Schließlich zeigen vielfältige neuere Studien, dass Sprache und Spracherwerb wichtig sind für den Erwerb eines Verständnisses der Kognitionen anderer und der eigenen Kognition, d. h. dem Erwerb einer **Theory of Mind** sowie metakognitiver Fähigkeiten, Fertigkeiten und Wissensbestände (► Abschn. 6.5.2). Sprache erweist sich damit auf vielen Wegen als bedeutsam für die Entwicklung und Bildung von Kindern, für ihr außerschulisches, schulisches und selbstgesteuertes Lernen und Leisten (Weinert 2008, 2014, 2016).

Last, not least ist sprachliche Kommunikation wichtig für soziale Beziehungen einschließlich der Lösung von Konflikten; entsprechend zeigen sich auch bedeutsame Zusammenhänge mit der sozial-emotionalen Entwicklung von Kindern (Rose et al. 2016, 2018a, b).

6.1.4 Zusammenhänge zwischen der sprachlichen Entwicklung und anderen Bereichen der Entwicklung

Zwar ist die Persönlichkeit des Einzelnen ebenso wie die kommunikative Sprachnutzung ein ganzheitliches Phänomen, das durch das einzigartige Zusammenspiel von Eigenschaften, Motiven, Zielen, Kompetenzen (Laux und Renner 2011, S. 212) und durch „die komplexe Organisation von Kognitionen, Emotionen und Verhalten, die dem Leben der Person Richtung und Zusammenhang" geben (Pervin 2002, S. 414), charakterisiert ist (vgl. Weinert 2016); einzelne Entwicklungsbereiche stellen jedoch, wie bereits angesprochen, jeweils spezielle Anforderungen an das sich entwickelnde Kind. Beispielsweise stellt das Speichern einer Wortform (z. B. „DOBUS") andere Anforderungen als der Erwerb seiner Bedeutung. Die Herstellung einer Referenz zwischen einem geäußerten Wort (sprachliche Form) und z. B. einem Objekt oder einem Ereignis, auf das sich das Wort bezieht, erfordert wieder andere Fähigkeiten. Ebenso stellen der Erwerb von Grammatik und Phonologie spezielle Herausforderungen dar.

Dabei scheinen jeweils spezifische kognitive und sprachliche Fähigkeiten/Anforderungen zueinander in Beziehung zu stehen; in der Regel erweisen sich diese Zusammenhänge aber nicht als deterministisch, sondern als begünstigend/erleichternd oder aber auch als erschwerend. Hervorzuheben ist dabei, dass oftmals verschiedene Entwicklungspfade möglich sind: Ein und dasselbe Entwicklungsziel kann auf unterschiedlichen Wegen erreicht werden. So verweisen z. B. Studien mit gehörlosen Kindern darauf, dass Sprache das Denken zwar nicht determiniert, aber viele Denkvorgänge und Entwicklungen beeinflusst und erleichtert (Furth 1966; Oléron 1977; für einen Überblick s. Weinert 2000); dabei sind Kompensationen durch andere (z. B. kognitive) Anregungen möglich (s. auch Carroll und Casagrande 1958). Zugleich nehmen kognitive Fähigkeiten Einfluss auf den Spracherwerb; Fallstudien zeigen aber auch, dass es Personen mit geistiger Retardierung gibt, die vergleichsweise gute Sprachfähigkeiten ausbilden (Rondal 1995), auch wenn dies alles andere als der Regelfall ist (Rondal 1988; zusammenfassend Weinert 2006b).

Vor diesem Hintergrund werden im Folgenden verschiedene Anforderungen und Leistungen beim Erwerb sprachlicher Kompetenzen im Kontext anderer Entwicklungsbereiche beleuchtet. Dabei wird sowohl auf die Einflüsse anderer Entwicklungsbereiche auf den Erwerb sprachlicher Fähigkeiten und Fertigkeiten eingegangen als auch auf die Bedeutung von Sprache und Spracherwerb für andere Entwicklungsbereiche.

6.2 Frühkindlicher Spracherwerb im Kontext der Entwicklung der Informationsverarbeitung

Eine der zentralen frühen Aufgaben des Säuglings ist es, Wissen über die phonologisch-**prosodische** Struktur der Sprache(n), die er erwirbt, aufzubauen. Hierfür bringt er wichtige Voraussetzungen der Informationsverarbeitung mit, die selbst unter dem Einfluss des Erwerbs phonologisch-prosodischen Wissens modifiziert werden (für einen Überblick s. Weinert 2006a, 2011; ▶ Abschn. 6.2.1). Bezogen auf den Einstieg in den Bedeutungserwerb wird angenommen, dass Kleinkinder über sog. „Constraints" oder „Biases" der Informationsverarbeitung verfügen, d. h. über Erwartungen/Vorannahmen, durch die die Zuordnung der phonologisch-prosodischen Wortformen zu Bedeutungen entscheidend erleichtert/begünstigt wird (▶ Abschn. 6.2.2).

6.2.1 Frühe Fähigkeiten der Informationsverarbeitung und der Erwerb phonologisch-prosodischen Sprachwissens

Säuglinge können schon in den letzten 3 Monaten vor der Geburt vergleichsweise gut hören (für einen Überblick s. Saffran et al. 2006) und sind von Geburt an sensitiv für jene Lautkontraste, die in den verschiedenen Sprachen der Welt phonologisch relevant, also bedeutungsunterscheidend sind (Eimas et al. 1971; vgl. Wie können frühkindliche Sensitivitäten für phonologisch relevante Lautkontraste und prosodische Muster getestet werden?). Ebenso sind sie ausgesprochen sensitiv gegenüber den rhythmisch-prosodischen Merkmalen ihrer Umwelt (Fernald und Kuhl 1987; Moon et al. 1993). Diese Fähigkeiten und Sensitivitäten legen eine Basis für den Spracherwerb: für eine effiziente Verarbeitung und Speicherung des Sprachangebots (Mandel et al. 1994), für die Untergliederung (Segmentierung) des Lautstroms der Umweltsprache in Sätze, Teilsätze, Satzteile und Wörter (Jusczyk und Kemler Nelson 1996) und für den Erwerb zugrunde liegender grammatischer Regeln (Weinert 1991, 2009).

Wie können frühkindliche Sensitivitäten für phonologisch relevante Lautkontraste und prosodische Muster getestet werden?

Eimas et al. (1971) nutzten das *Habituations-Dishabituations-Paradigma*, um zu zeigen, dass Säuglinge von Geburt an **phonetische** Informationen kategorial verarbeiten und insbesondere für solche Kontraste sensitiv sind, die in den Einzelsprachen phonologisch relevant sind. Genutzt wird dabei, dass Säuglinge auf Reize, die man ihnen präsentiert (z. B. ein /ba/), mit Aufmerksamkeit/Interesse reagieren. Bei wiederholter Präsentation desselben Reizes sinkt ihr Interesse, sie „habituieren". Dies wird als

Hinweis darauf interpretiert, dass die Säuglinge eine Repräsentation des Reizes aufgebaut haben. In einer anschließenden Testphase wird den Säuglingen ein neuer Reiz präsentiert, z. B. ein /pa/ oder ein physikalisch-artikulatorisch vom /ba/ der Habitutationsphase deutlich abweichendes neuerliches /ba/. Erkennen die Säuglinge den Unterschied zwischen dem neuen und dem zuvor präsentierten Reiz, so steigt ihre Aufmerksamkeit/ihr Interesse wieder an, sie „dishabituieren". In der Studie von Eimas et al. (1971) war dies nur dann der Fall, wenn der neue Laut die „**Phonem**grenze" überschritt, also bei der Präsentation eines /pa/, nicht aber eines physikalisch-artikulatorisch ebenso unterschiedlichen anderen /ba/. Dies zeigt, dass die Kinder den Unterschied zwischen /ba/ und /pa/ bemerken, denjenigen zwischen den beiden ebenso unterschiedlichen /ba/ aber ignorieren, die phonetische Information also kategorial verarbeitet haben. Als Indikator für das kindliche Interesse wurde das Saugverhalten der Kinder verwendet, durch das sie die Reizpräsentation steuern konnten: Nur wenn sie verglichen mit einer Baseline hochfrequent saugten, wurde ihnen der jeweilige Reiz präsentiert (High-Amplitude-Sucking-Methode).

Moon et al. (1993) nutzten ebenfalls das kindliche Saugverhalten, um zu prüfen, ob Säuglinge ihre Umweltsprache gegenüber einer anderen Sprache präferieren und damit beide Sprachen unterscheiden können. Durch ihr Saugverhalten konnten die Säuglinge die Reizpräsentation (Sprachprobe der eigenen Umweltsprache, einer anderen Sprache) steuern, indem sie z. B. bei hochfrequentem Saugen die jeweilige Umweltsprache, bei niederfrequentem Saugen eine Sprachprobe einer anderen Sprache hörten (sowie natürlich auch umgekehrt). Die Säuglinge demonstrierten, dass sie die Umweltsprache von einer anderen Sprache (einer anderen Rhythmusfamilie) unterscheiden konnten und gegenüber dieser präferierten.

Kinder sind zudem mit Informationsverarbeitungs- und Lernfähigkeiten ausgestattet, die es ihnen erlauben, Wissen über die statistischen Wahrscheinlichkeiten von Phonemabfolgen (Phonotaktik) zu erwerben (Marcus et al. 1999; Saffran et al. 1996) und Informationen intermodal zu koordinieren. Beispielsweise betrachten sie ein Gesicht länger, wenn Mundstellung und Laut bzw. Mundbewegungen und Sprachprobe übereinstimmen, als wenn dies nicht der Fall ist (Dorn et al. 2018; Kuhl und Meltzoff 1982; Patterson und Werker 2003).

Dabei verändern sich die frühkindlichen Fähigkeiten und Sensitivitäten der Informationsverarbeitung unter dem Einfluss der Sprachumwelt und dem Erwerb prosodisch-**phonologischen** und **phonotaktischen** Wissens innerhalb des 1. Lebensjahres rasant und werden bezogen auf die Sprache(n), die das Kind erwirbt, modifiziert und „optimiert". Dies ist mit Gewinn, Verlust und Umstrukturierung verbunden (Saffran et al. 2006; Weinert 2006a, 2011; Werker und Desjardins 2001). Mit 4 bis 5 Monaten wird die eigene Erstsprache zunehmend besser auch von Sprachen der gleichen Rhythmusgruppe unterschieden, während fremde Sprachen, auch wenn sie zu unterschiedlichen Rhythmusgruppen (z. B. silben- vs. betonungsorientierte Sprache) gehören, nun auf Basis rhythmisch-prosodischer Merkmale nicht mehr unterschieden werden können (Mehler und Christophe 1995; Nazzi et al. 2000; Sebastián-Gallés und Bosch 2001). Im Alter von ca. 10 Monaten hat sich auch die Wahrnehmung sprachrelevanter phonetischer Kontraste bezogen auf die eigene(n) Erstsprache(n) optimiert; die Sensitivität für phonetische Kontraste, die in anderen, nicht aber der eigenen Sprache bedeutungsunterscheidend sind, ist gesunken („perceptual narrowing"; Polka und Werker 1994; Werker und Tees 1984). Mit 9 Monaten haben die Säuglinge zudem phonotaktisches Wissen erworben, das ihnen hilft, Wörter aus dem Lautstrom herauszulösen und in unterschiedlichen Kontexten wiederzuerkennen (Jusczyk 2001; Jusczyk et al. 1993).

Diese und viele weitere Befunde zeigen eindrucksvoll, dass Fähigkeiten zur auditiven Informationsverarbeitung als Basis dienen und zugleich durch den Erwerb sprachlicher Kompetenzen modifiziert werden. Auch jenseits des 1. Lebensjahres beeinflussen die verfügbaren Fähigkeiten zur Informationsverarbeitung die Sprachverarbeitung und den Spracherwerb und werden selbst durch diese beeinflusst. Hierauf wird in ► Abschn. 6.3 zum Spracherwerb im Kontext der Gedächtnisentwicklung näher eingegangen.

6.2.2 Frühe Biases der Informationsverarbeitung und der Erwerb sprachlicher Bedeutungen

Im Alter von 9 Monaten können Kinder Wortformen aus dem Sprachstrom der Umweltsprache herauslösen (segmentieren) und speichern; zugleich ist ein erstes Wortverständnis zu beobachten. Dieses ist noch weit von der Erwachsenensprache entfernt und oft stark kontextgebunden – das Wort wird assoziativ mit einer Gesamtsituation verbunden (Grimm 1995; Nelson 1985). Jedoch scheinen Wörter bereits in diesem jungen Alter die Aufmerksamkeit der Kinder auf kategoriale Zusammenhänge zwischen Objekten zu lenken (Balaban und Waxman 1997; vgl. für einen Überblick Weinert 2011) und wenige Monate später, mit ca. 1,5 Jahren und bei einem (produktiven) Wortschatz von ca. 50 Wörtern, beziehen die Kinder neue Wörter (Nomen) spontan auf kategorial-verwandte Dinge (Weinert und Zhang 2007). Sie tragen, so vermuten viele Forscher, Erwartungen bzw. Vorannahmen über die Bedeutung neuer Wörter aktiv und spontan, wenngleich nicht bewusst, an Wortlernsituationen heran (für einen Überblick s. Weinert 2011). Diese Vorannahmen ermöglichen es ihnen, eine schnelle erste Referenz bzw. Bedeutung zu erschließen und diese spontan auf weitere Referenten auszudehnen.

In einer Reihe von Studien konnte gezeigt werden, dass Kinder annehmen, dass sich neue Wörter auf ganze Dinge und nicht auf deren Teile oder Eigenschaften beziehen („Ganzheits-Constraint"; Landau et al. 1988), und dass sie eine Tendenz haben, Nomen auf Dinge gleicher Art auszudehnen und nicht auf themenverwandte Dinge (Markman 1989; Markman und Hutchinson 1984). Solche Vorannahmen (Biases oder Constraints) begünstigen den Erwerb von Wortbedeutungen, d. h. die Herstellung von Referenz (worauf bezieht sich ein Wort?) und die Wortextension (welche anderen Dinge können mit demselben Wort bezeichnet werden?).

Auch wenn ihr theoretischer Status noch nicht vollständig geklärt ist, scheinen entsprechende Erwartungen in frühen Tendenzen der Informationsverarbeitung zu fußen (Balaban und Waxman 1997), zugleich aber – zumindest in Teilen – auch auf Basis des Spracherwerbs gelernt zu werden (Smith 2001; Weinert 2003). Die frühen Aufmerksamkeitslenkungen durch Sprache/sprachbezogene Informationsverarbeitung begünstigen zugleich den frühkindlichen Konzepterwerb (Weinert 2004a; vgl. ► Abschn. 6.4).

6.3 Spracherwerb im Kontext der Gedächtnisentwicklung

Die Beziehungen zwischen Spracherwerb und Gedächtnis/Gedächtnisentwicklung sind vielfältig (für einen Überblick s. Weinert 2010). Das menschliche Gedächtnis ist dadurch charakterisiert, dass es auf der einen Seite sehr viel Information/Wissen unterschiedlichster Provenienz über lange Zeiträume hocheffizient speichern kann (Langzeitgedächtnis) und auf der anderen Seite über eine sehr begrenzte, individuell unterschiedliche Verarbeitungs- und Speicherkapazität im sog. „Kurzzeit-/Arbeitsgedächtnis" verfügt.

Im Folgenden wird etwas vereinfacht eines der klassischen Modelle der Gedächtnisforschung veranschaulicht, das besonders häufig in der allgemeinpsychologischen und entwicklungspsychologischen Forschung Verwendung findet: das sog. „Mehrspeichermodell" nach Atkinson und Shiffrin (1968), das in ◘ Abb. 6.1 veranschaulicht

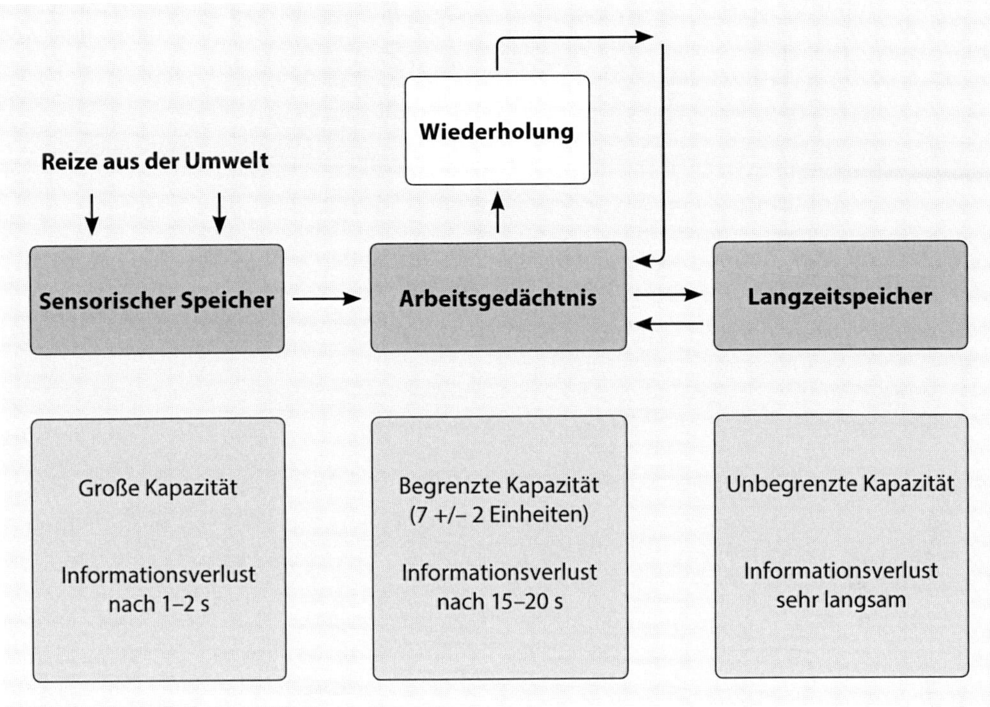

Abb. 6.1 Mehrspeichermodell nach Atkinson und Shiffrin (1968)

wird. Die einzelnen Speicher unterscheiden sich in dem Format der Codierung der Information, der Kapazität und der Haltedauer.

Definition

Im *Mehrspeichermodell* nach Atkinson und Shiffrin (1968) werden Charakteristika der Speicher (Kapazität, Haltedauer und Format, das z. B. im sensorischen Speicher noch sehr reiznah, im Langzeitgedächtnis dagegen in Form von Schemata, Skripten, Propositionen usw. vorliegt) sowie Prozessmerkmale der Verarbeitung, z. B. zur Aufrechterhaltung von Information im Arbeitsgedächtnis und zum Transfer ins Langzeitgedächtnis, unterschieden (Abb. 6.1).

Für den Spracherwerb besonders relevant sind das Arbeits- und das Langzeitgedächtnis. Das *Langzeitgedächtnis* ist wichtig, da hier alle Informationen zum sprachlichen und nichtsprachlichen, episodischen, **semantischen** und prozeduralen Wissen gespeichert sind.

Das *Arbeitsgedächtnis* bildet quasi das „Nadelöhr“ der Informationsverarbeitung. Baddeley (1986, 2000) unterscheidet eine zentrale Exekutive zur aktiven Steuerung/Kontrolle der Informationsverarbeitung und verschiedene Hilfssysteme, die phonologische Schleife (zur kurzzeitigen Speicherung und Aufrechterhaltung phonologischer Informationen), den visuell-räumlichen Skizzenblock (zur kurzfristigen Speicherung visuell-räumlicher Informationen) sowie den episodischen Puffer (zur Integration von Arbeitsgedächtnis- und Langzeitgedächtnisrepräsentationen).

Die Fähigkeit, neue phonologische Formen zu verarbeiten und zu speichern, ist eine zentrale Basis des Wortschatzerwerbs. Der interindividuell unterschiedlichen phonologischen Schleife bzw. dem *phonologischen Arbeitsgedächtnis* kommt hier eine entscheidende Funktion zu (▶ Abschn. 6.3.1). Zugleich wird der *zentralen Exekutive* eine wichtige Rolle beim Erwerb der Bedeutungen entsprechender phonologischer Formen (also der Wortbedeutungen) zugeschrieben (▶ Abschn. 6.3.2).

Interessanterweise sind die Beziehungen zwischen Arbeitsgedächtnis und Wortschatzerwerb dynamisch und verändern sich mit dem Erwerb sprachlichen (phonologischen und **lexikalischen**) Wissens, das zunehmend Einfluss auf Arbeitsgedächtnisleistungen und deren Veränderungen nimmt (▶ Abschn. 6.3.3). Vielfältige Forschungsarbeiten belegen zudem überzeugend, dass sprachliche Fähigkeiten und Fertigkeiten, sprachliche Codierungen und Strategien von großer Bedeutung für Gedächtnisleistungen und kognitives Lernen sind (▶ Abschn. 6.3.4). Welche Bedeutung dem interindividuell unterschiedlichen Arbeitsgedächtnis für den Grammatikerwerb zukommt, wird dagegen nach wie vor kontrovers diskutiert. Auf diese Zusammenhänge wird im Folgenden eingegangen.

6.3.1 Phonologisches Arbeitsgedächtnis und Wortschatzerwerb

■ Bedeutung der phonologischen Schleife für den Wortschatzerwerb

Entwicklungspsychologische, experimentelle und neuropsychologische Studien zeigen übereinstimmend, dass das kapazitätsbegrenzte **phonologische Arbeitsgedächtnis** (die phonologische Schleife) insbesondere für den Erwerb und die Speicherung neuer Wörter (phonologische Wortformen) bedeutsam ist.

Seine individuell unterschiedliche Kapazität wird z. B. über *Pseudowortreproduktionen* gemessen. Aufgabe der Probanden ist es, Pseudowörter zunehmender Länge unmittelbar nachzusprechen. Als Indikatoren werden auch sog. „Spannenaufgaben" verwendet; bei diesen müssen Ziffern- oder Wortfolgen zunehmender Länge, deren Elemente (Ziffern, Wörter, Buchstaben) im Sekundentakt vorgegeben werden, unmittelbar in gleicher Reihenfolge wiedergegeben werden. Vom Kindes- zum Jugendalter steigen die Leistungen bei entsprechenden Aufgaben von z. B. 3–4 Einheiten („chunks") bei 3- bis 4-jährigen Kindern bis zu 7+/−2 Einheiten bei Jugendlichen und Erwachsenen an (z. B. Dempster 1981). Diese Leistungen stehen in einem korrelativen Zusammenhang mit dem Wortschatzumfang der Kinder: Kinder, die bessere Leistungen bei einer entsprechenden (phonologischen) Arbeitsgedächtnisaufgabe zeigen, weisen zugleich einen größeren Wortschatzumfang auf.

Die Unterschiede in entsprechenden Arbeitsgedächtnisleistungen erweisen sich dabei nicht nur als prädiktiv für den zeitgleichen und späteren Wortschatzumfang der Kinder. Darüber hinaus sagen sie auch dessen individuell unterschiedliche Entwicklung/Veränderung vorher. Kinder mit besseren Leistungen in Bezug auf das phonologische Arbeitsgedächtnis zeigen einen größeren Zuwachs im Wortschatz als Kinder mit geringeren Arbeitsgedächtnisleistungen – die Schere im Wortschatz geht also in Abhängigkeit von der Arbeitsgedächtniskapazität auf, wie in ◘ Abb. 6.2 illustriert (Ebert et al. 2013; Weinert et al. 2012). Letzteres gilt – sowohl im Erst- als auch im Zweitspracherwerb – vor allem in den frühen Stadien des Wortschatzerwerbs, also bei noch vergleichsweise weniger fortgeschrittenem Wortschatzumfang (vgl. Weinert und Ebert 2017).

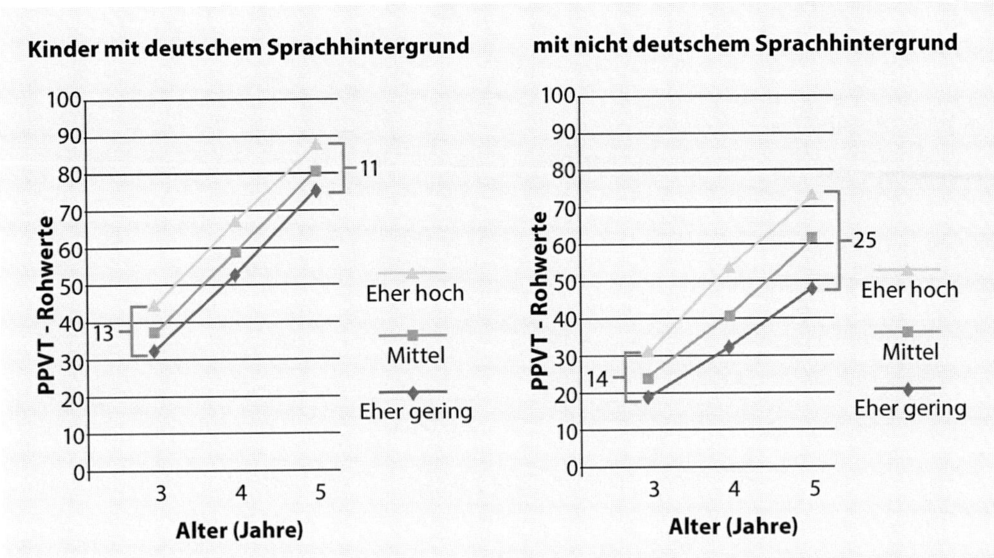

Abb. 6.2 Wortschatzentwicklung in Abhängigkeit von Arbeitsgedächtniskapazität und Sprachhintergrund (nach Weinert und Ebert 2017). PPVT-Rohwerte: Leistungen in einem rezeptiven Wortschatztest (deutsche Forschungsversion des Peabody Picture Vocabulary Test, Dunn und Dunn 1981). Die Arbeitsgedächtnisgruppen (eher hoch, mittel, eher gering) wurden aus den Residuen (nach Kontrolle des Alters zu den 3 Messzeitpunkten) gebildet.

Dabei erweisen sich insbesondere die Leistungen bei der Reproduktion längerer Pseudowörter, die der/den jeweiligen Erstsprache(n) *unähnlich* sind, als prädiktiv für die weitere Wortschatzentwicklung (Gathercole 1995, 2006; Knöferle 2014; vgl. für einen Überblick Weinert 2010). Bei fortgeschrittenem Wortschatzumfang sind die weiteren Wortschatzzuwächse unabhängig von der individuellen Kapazität des phonologischen Arbeitsgedächtnisses und verlaufen für Kindergruppen mit größerer oder geringerer Arbeitsgedächtniskapazität parallel (Abb. 6.2; Ebert et al. 2013; Weinert et al. 2012).

Wodurch wird die Leistung im Kurzzeitgedächtnis bestimmt?

Spannen- oder Pseudowortreproduktionsaufgaben sind Indikatoren der Leistung des Arbeitsgedächtnisses. Diese Leistung wird durch unterschiedliche Faktoren beeinflusst: a. durch die strukturelle Kapazität des Speichers; b. durch die Effizienz der grundlegenden Verarbeitungsprozesse (vgl. z. B. Case 1985) sowie – hiermit zusammenhängend – c. durch die Bildung von Informationseinheiten („chunks“) und d. durch die Artikulationsgeschwindigkeit (Baddeley 1986).

Die strukturelle Kapazität ist nach Case (1985) begrenzt, individuell unterschiedlich und ändert sich im Verlauf der Entwicklung nicht. Sehr wohl ändert sich aber die Nutzung des kapazitätsbegrenzten Arbeitsgedächtnisses. Je schneller und effizienter die eingehenden Informationen verarbeitet (identifiziert, wiedererkannt, codiert) werden können, desto mehr Kapazität ist für die Speicherung von Informationen sowie für anspruchsvollere Operationen (Strategienutzung, Überwachung, Steuerung der Informationsverarbeitung) verfügbar.

Die Effizienz der grundlegenden Informationsverarbeitungsprozesse wird dabei durch Wissenserwerb, Übung/Automatisierung und biologische Reifung (Myelinisierung) beeinflusst. Entsprechend können Listen sinnvoller Wörter („Stein – Kind – Berg – …“) besser wiedergegeben werden als Listen sinnfreier Wörter („Steid – Terg – Lemp – …“) und Listen auftretenshäufiger Wörter besser als Listen selten gebrauchter Wörter; wortähnliche Pseudowörter („Glösterkeit“ im Deutschen) werden im Vergleich zu wort- oder phonotaktisch unähnlichen Pseudowörtern („przepreszan“) besser reproduziert. Dies gilt auch für grammatisch sinnvolle Wortfolgen im Vergleich zu Zufallsfolgen derselben Wörter („Indianer glücklichen den gießt viereckige in Kuchen Sack der einen"; vgl. Weinert 2004a, 2010).

Spannen- oder Pseudowortreproduktionsaufgaben werden auch diagnostisch zur Messung der Leistung des Arbeitsgedächtnisses genutzt.

- **Einfluss des Wortschatzumfangs auf Arbeitsgedächtnisleistungen**

Dass nicht nur die Kapazität der phonologischen Schleife Einfluss auf den Wortschatzerwerb nimmt, sondern umgekehrt auch das phonologische und lexikalische Wissen die Arbeitsgedächtnisleistungen beeinflussen, ist leicht zu demonstrieren. Sowohl Kinder als auch Erwachsene können Pseudowörter, die ihrer/ihren Erstsprache(n) phonologisch ähnlich sind, besser reproduzieren als solche, die deren Phonotaktik unähnlich sind (vgl. auch Gathercole 1995, 2006; Masoura und Gathercole 2005; Service 1992). Zudem können Folgen sinnvoller Wörter besser wiedergegeben werden als Pseudowortfolgen (Hulme et al. 1991). Anders formuliert: Schon Kinder nutzen ihr im Langzeitgedächtnis gespeichertes sprachliches Wissen, das die Verarbeitung von bekannten Wörtern und muttersprachähnlichen Pseudowörtern im Arbeitsgedächtnis erleichtert (vgl. auch Wodurch wird die Leistung im Kurzzeitgedächtnis bestimmt?).

- **Entwicklungstypische Änderung der Wirkzusammenhänge**

Die obige Darstellung macht deutlich, dass die Arbeitsgedächtnisleistung und der Wortschatzumfang zu jedem Zeitpunkt assoziiert und wechselseitig prädiktiv sind. Betrachtet man aber die individuellen Fortschritte, die die Kinder in der nächsten Zeit machen (also welche Kinder sich mehr oder weniger in ihrem Wortschatz und/oder ihrer Arbeitsgedächtnisleistung verbessern), so ist zunächst die interindividuell unterschiedliche Gedächtnisspanne, insbesondere die Leistungen bei der Reproduktion muttersprachferner Pseudowörter zunehmender Länge (Gathercole 1995, 2006; Knöferle 2014), ein Prädiktor für die Wortschatzentwicklung (Ebert et al. 2013; Weinert et al. 2012). Später ist es vor allem der Wortschatzumfang, der die weitere Veränderung interindividueller Unterschiede in der Arbeitsgedächtnisleistung vorhersagt (Gathercole et al. 1992).

Das heißt, sobald ein hinreichend großer Wortschatz erworben wurde (in der Studie von Gathercole und Baddeley 1989, 1993, im Alter von 5 Jahren), sind speziell die Wortschatzunterschiede und auch das Lesen der Kinder dazu geeignet, die unterschiedlichen Fortschritte der Kinder in Bezug auf die phonologische Arbeitsgedächtnisleistung vorherzusagen.

6.3.2 Arbeitsgedächtniskapazität und Wortbedeutungserwerb

Über den Erwerb von phonologischen Wortformen hinaus dürfte die zentrale Exekutive (oder generell die individuell unterschiedliche Arbeitsgedächtniskapazität; vgl. Case 1985) Einfluss auf den Erwerb von Wortbedeutungen nehmen, wie verschiedene Studien nahelegen. Dies gilt insbesondere, wenn eine schnelle erste Bedeutung auf der Basis phonemischer, visueller, semantischer und syntaktischer Merkmale erschlossen werden muss.

Daneman und Green (1986) betrachten das Arbeitsgedächtnis als einen zentralen Speicher, der sowohl der Verarbeitung als auch der Verfügbarhaltung von Information dient (s. auch Wodurch wird die Leistung im Kurzzeitgedächtnis bestimmt?). Die Ergebnisse ihrer Studie zeigten, dass komplexe Indikatoren der zentralen Exekutive des Arbeitsgedächtnisses (hier: Lesespanne) mit der Erschließung der Bedeutung neuer Wörter kovariiert. Zugleich verbessert sich aber auch die Nutzung der zentralen Exekutive/des Arbeitsgedächtnisses und damit deren funktionale Kapazität mit zunehmendem Sprachwissen.

Anders formuliert: Je effizienter der Leseprozess bzw. die Sprachverarbeitung ist, desto weniger Kapazität wird hierfür benötigt und desto mehr Kapazität steht zur Verfügung, um sprachlich-kontextuelle Hinweise im Arbeitsgedächtnis zu halten und auf dieser Grundlage die Bedeutung eines neuen Wortes abzuleiten. Die Lese- und die Hörspanne verändern sich mit zunehmender Effizienz des Leseprozesses und der Sprachverarbeitung; zugleich ist Sprache ein wichtiges Mittel der Selbststeuerung (▶ Abschn. 6.6.2).

6.3.3 Arbeitsgedächtnis und Grammatikerwerb

Unbestritten ist eine Verarbeitung des Sprachangebots und die Entdeckung von Regelmäßigkeiten, nach denen Wörter **(Morphologie)** und Sätze **(Syntax)** gebildet werden, bedeutsam für den Erwerb der konkreten morphosyntaktischen Strukturen der jeweiligen Einzelsprache(n). Entgegen mancher begründeter Erwartung belegen experimentelle und neuropsychologische Studien übereinstimmend, dass dem individuell unterschiedlichen phonologischen Kurzzeitspeicher *keine* zentrale Funktion bei der Sprachproduktion und Sprachverarbeitung erwachsener Personen zukommt; lediglich bei sehr komplexen und langen Sätzen scheint ein Rückgriff auf das phonologische Arbeitsgedächtnis zu erfolgen (s. zusammenfassend Gathercole und Baddeley 1993; Vallar und Shallice 1990). Zusammenhänge mit der funktionalen Kapazität der zentralen Exekutive, die allerdings in der Regel über sprachliche Aufgaben gemessen wird, sind dagegen beobachtbar, wobei die Einflussrichtung entsprechend offenbleibt (▶ Abschn. 6.3.2).

Bezogen auf den Spracherwerb im Kindesalter lassen sich verschiedene Annahmen formulieren:

a) Die kapazitätsbegrenzte phonologische Schleife beeinflusst den Grammatikerwerb *indirekt,* indem sie Einfluss auf den Wortschatzerwerb (Erwerb neuer Wörter/Wortformen) nimmt, der wiederum den Grammatikerwerb (mit-) beeinflusst.
b) Über diesen indirekten Weg hinaus könnte der Kapazität des phonologischen Arbeitsgedächtnisses im Kindesalter (im Unterschied zum Erwachsenenalter) auch eine *direkte* Funktion sowohl bei der Sprachproduktion als auch bei der Sprachverarbeitung zukommen; dies wird durch korrelative Zusammenhänge zwischen Arbeitsgedächtnisleistungen einerseits und Maßen des Sprachverständnisses sowie der Spontansprache (Äußerungslänge) andererseits nahegelegt (Adams und Gathercole 1995, 1996; Blake et al. 1994).

Die Befundmuster zeigen, dass sich jüngere Kinder mit vergleichsweise besseren vs. schlechteren Arbeitsgedächtnisleistungen (Ziffernspanne, Reproduktion von Pseudowörtern) bei der Produktion und beim Verständnis vergleichsweise komplexer und langer Sätze unterscheiden; allerdings lassen sie keinen eindeutigen Schluss zu, dass sich die Kinder tatsächlich beim *Erwerb* und nicht nur bei der *aktuellen Verarbeitung/Produktion* grammatischer Strukturformen, die unterschiedliche Arbeitsgedächtnisanforderungen darstellen, unterscheiden.

Ob auf direktem oder indirektem Weg – bezogen auf den Erwerb grammatischer Strukturformen vermutet Grimm (1987, 2003), dass die Verarbeitung und möglicherweise sogar die Speicherung größerer wortübergreifender sprachlicher Einheiten eine wichtige, wenn nicht sogar notwendige Rolle beim Grammatikerwerb spielt. Hierfür sprechen u. a. Studien mit Kindern mit USES. Eine Hypothese ist, dass diese Kinder aufgrund ihrer deutlich begrenzten Arbeitsgedächtniskapazität und/oder

Einschränkungen bei der Verarbeitung (langsame Informationsverarbeitung, geringe Nutzung prosodischer Informationen) lediglich einzelne Wörter aus dem Sprachangebot aufnehmen, nicht aber größere Einheiten, auf deren Basis sie die zugrunde liegenden Regeln erwerben könnten (für eine ausführliche Diskussion der verschiedenen Annahmen und empirischen Evidenzen vgl. u. a. Weinert 2010).

6

Less-is-more-Hypothese Ergänzend soll darauf hingewiesen werden, dass eine kapazitätsbegrenzte Informationsverarbeitung zugleich funktional für den Erwerb höchst komplexer, wenig offensichtlicher Regeln zu sein scheint. Hier dürfte es ein optimales „Kapazitätsfenster" geben. Wird dieses zu klein, kann das zu Problemen führen (s. o.); ist die Kapazität hingegen zu groß oder gar nicht restringiert, werden alle möglichen, irrelevanten Muster des Sprachsignals registriert und der Regelerwerb zumindest behindert. Die als Less-is-more-Hypothese bekannte Annahme besagt, dass gerade einige der Begrenzungen der kindlichen Informationsverarbeitung funktional für den frühkindlichen Erwerb von Sprache sind und Kinder deshalb – im Vergleich zu Erwachsenen – besonders gute Sprachlerner/-innen sind (Elman 1993; Newport 1990; Weinert 2004b, 2010).

6.3.4 Bedeutung von Sprache/Spracherwerb für Gedächtnisleistungen und Lernen

Dass sprachliches Wissen die Leistungen („funktionale Kapazität") der phonologischen Schleife und der zentralen Exekutive des Arbeitsgedächtnisses beeinflusst, wurde bereits dargestellt. Vorbereitet im Vorschulalter erwerben Kinder darüber hinaus im Schulalter schrittweise die Fähigkeit, Sprache zunehmend auch strategisch und erleichternd für Gedächtnisleistungen zu nutzen. Sprachliche Codierungen begünstigen/beeinflussen das Erinnern visueller Informationen (z. B. von Bildern), einschließlich filmisch dargebotener Szenen (Bandura 1976; Coates und Hartup 1969; Kurtz und Hovland 1953). Während ältere Kinder oftmals spontan sprachlich codieren, wenn sie eine Reihe von Bildern oder einen Film sehen, gilt dies nicht für jüngere Kinder (Coates und Hartup 1969; Hitch et al. 1991). Diese können, wenn sie sich im Stadium des sog. „Produktionsdefizits" der Nutzung sprachlicher Gedächtnisstrategien befinden, veranlasst werden, diese mit positiven Effekten für die Gedächtnisleistung zu nutzen (Ornstein et al. 1977), z. B. indem man Kinder, die dies noch nicht spontan tun, zur Benennung von zu erinnernden Bildern oder zur Versprachlichung filmischer Szenen auffordert (vgl. Weinert 2010) oder ihnen verbale Gedächtnisstrategien zeigt und erklärt, z. B. Wiederholen („rehearsal"), sprachliche Zusammenfassungen, Elaborationen, Organisationen von zu erinnerndem Material (Schneider 2015; Schneider und Lindenberger 2018).

Dabei beeinflusst Sprache/Sprachentwicklung die Lern- und die Gedächtnisleistungen und deren Entwicklung sowohl auf direktem Weg (wie oben beschrieben) und zusätzlich auf indirektem Weg, da Sprache und sprachliche Kommunikation zentrale Mittel des Wissenserwerbs sind, dessen immense Bedeutung für Gedächtnisleistungen und die Gedächtnisentwicklung eindrucksvoll demonstriert worden sind (Chi 1978).

6.4 Frühkindlicher Spracherwerb im Kontext der konzeptuellen Entwicklung

Sprache wird genutzt, um Bedeutungen zu kommunizieren. Zwischen der konzeptuellen Entwicklung und dem Erwerb sprachlicher Bedeutungen bestehen entsprechend enge Beziehungen.

Nicht nur der Spracherwerb, sondern auch der Erwerb konzeptuellen Wissens und konzeptueller Unterscheidungen beginnt frühzeitig und ist eine zentrale Entwicklungsaufgabe. Kategoriale Unterscheidungen, z. B. die Unterscheidung von „belebt" – „unbelebt" oder der Erwerb differenzierter hierarchisch geordneter Kategorien (z. B. Unterscheidung von Tieren und Pflanzen und auf einer niedrigeren Hierarchieebene von Hunden und Katzen sowie die Unterdifferenzierung von bestimmten Hunderassen usw.) stellen wichtige Leistungen dar, die es Kindern erlauben, angemessene Schlussfolgerungen auf der Basis konkreter Erfahrungen zu ziehen (etwas, was über einen Hund gelernt wurde, gilt auch für andere Hunde usw.).

Kinder besitzen nach heutigem Erkenntnisstand sehr frühzeitig grundlegendes (Kern-)Wissen über die physikalische Objektwelt (z. B. über Kontinuität, Solidität von Objekten) sowie über biologische und psychologische Phänomene, die von vielen Forschern als intuitive Theorien konzeptualisiert werden (Sodian 2018). Solche frühen inhaltlichen Wissensbestände gelten als phylogenetisch präformiert und werden durch die Erfahrungen mit der Umwelt ausgebaut und verändert.

Es ist an dieser Stelle nicht möglich, einen Überblick über die theoretischen Annahmen zur Repräsentation, zu Erwerbsmechanismen und zu Entwicklungsverläufen des Aufbaus eines konzeptuellen Verständnisses und Wissens über die Welt (Erwerb kategorialer Unterscheidungen, intuitiver Theorien über große Wissensbereiche, z. B. physikalisches, psychologisches, biologisches Wissen, einschließlich eines Verständnisses von Raum, Zeit, Kausalität, Finalität, mentaler Phänomene usw.) zu geben. Festzuhalten ist aber, dass – entgegen der strukturtheoretischen Auffassung von Jean Piaget (1970) – konzeptuelles Wissen nach unserem heutigen Kenntnisstand inhaltsbereichsspezifisch erworben und in Teilen genetisch verankert ist und dass die Beziehungen zwischen der konzeptuellen Entwicklung und dem Erwerb sprachlicher Bedeutungen vielfältig sind.

Unstrittig werden manche, z. B. hoch abstrakte Konzepte sprachlich vermittelt erworben; andere werden auch ohne Sprache ausgebildet. Schon in frühen Phasen der Entwicklung gilt, wie eine Fülle von Studien zeigt, dass die Beziehungen zwischen Sprach- und Konzepterwerb weder generell noch deterministisch sind; zudem ist weder der Konzepterwerb noch der Erwerb sprachlicher Bedeutungen ein homogener Entwicklungsbereich. Anders formuliert: Kinder können jeweils und je nach Konzept (bzw. sprachlicher Bedeutung) mehr oder weniger weit in ihrer Entwicklung fortgeschritten sein – die Korrelationen innerhalb jedes Bereichs sind ebenso wie die generellen Korrelationen zwischen den Bereichen niedrig (Corrigan 1979; für einen Überblick s. Weinert 2000). Sehr wohl zeigen sich aber spezifische Zusammenhänge und Beziehungen zwischen der kognitiv-konzeptuellen Entwicklung und dem Erwerb sprachlicher Bedeutungen (Gopnik und Meltzoff 1986, 1993). Die Wirkrichtungen und Zusammenhänge sind dabei vielfältig und nicht einseitig gerichtet, wie im Folgenden gezeigt wird.

6.4.1 Spezifitätshypothese zum Zusammenhang von Konzepterwerb und dem Erwerb sprachlicher Bedeutungen

Insbesondere die Arbeitsgruppe um Gopnik und Meltzoff (1987, 1992, 1993) hat in vielen Studien gezeigt, dass es eine Vielzahl enger, spezifischer Zusammenhänge zwischen dem frühkindlichen nichtsprachlichen Konzepterwerb und dem Erwerb sprachlicher Bedeutungen gibt. Kinder erwerben in den ersten beiden Lebensjahren z. B. ein Verständnis für das Verschwinden von Dingen/Objekten, das sich u. a. in ihrem Suchverhalten zeigt (Erwerb eines Objektbegriffs sensu Piaget); zugleich erwerben sie ein Verständnis für Wörter, die entsprechende Vorgänge beschreiben/benennen. Sie lernen, Objekte erschöpfend (wenngleich nicht bewusst strategisch) in Kategorien zu ordnen, und zeigen zeitnah einen substanziellen Anstieg ihres Benennungswortschatzes („Benennungsspurt"). Sie lernen, Mittel-Zweck-Relationen zu verstehen, und erwerben zugleich Wörter, die sich auf den Erfolg oder Misserfolg von Handlungen beziehen. Dies deutet darauf hin, dass Kinder bestimmte Konzepte/Bedeutungen in zeitlicher Nähe und vermutlich eng miteinander verbunden sowohl im sprachlichen als auch im kognitiv-konzeptuellen Bereich erwerben. Diesen engen zeitlichen und vermutlich funktionalen Zusammenhängen können unterschiedliche Entwicklungsbeziehungen zugrunde liegen, wie im Folgenden erläutert wird.

6.4.2 Beziehungen zwischen dem Erwerb konzeptuellen Wissens und dem Erwerb sprachlicher Bedeutungen (Wortbedeutungen)

Bezogen auf die Zusammenhänge zwischen der konzeptuellen Entwicklung und dem Erwerb von Wortbedeutungen sind verschiedenste Beziehungen empirisch beobachtbar.

In einigen Fällen handelt es sich um sog. „homologe" Entwicklungen *(lokale Homologie):* Das Kind erwirbt eine kognitiv-konzeptuelle Voraussetzung, die sich dann in seinem nichtsprachlichen und in seinem sprachlichen Verhalten und deren jeweiligen Entwicklungsfortschritten widerspiegelt (◘ Abb. 6.3a).

Daneben haben Tomasello und Farrar (1984, 1986) gezeigt, dass ein kognitiver Meilenstein eine Voraussetzung für den Erwerb hierauf bezogener sprachlicher Bedeutungen sein kann, also auch direkte *Voraussetzungsbeziehungen* bestehen können (◘ Abb. 6.3b). In Längsschnitt- und Trainingsstudien haben die Autoren belegt, dass das Verhalten, das Kinder in nicht sprachlichen Suchaufgaben zeigen (Objektpermanenz 5./6. Stadium sensu Piaget), eine Voraussetzung dafür darstellt, ob sie Wörter mit einer entsprechenden Bedeutung lernen können. Solange die Kinder noch nicht in der Lage waren, nach Objekten zu suchen, die verdeckt an verschiedenen Orten versteckt wurden, konnten sie auch keine Wörter lernen, die sich auf nicht sichtbare Verlagerungen bezogen.

Schließlich kann es sich bei den Zusammenhängen zwischen Sprach- und Konzepterwerb auch um eine Wechsel- bzw. *Interaktionsbeziehung* handeln (◘ Abb. 6.3c): Die Kinder „arbeiten" an einem semantisch-konzeptuellen Verständnis im sprachlichen und nichtsprachlichen Bereich, und diese „Arbeit" befruchtet sich wechselseitig. Dabei können die Fortschritte in einem Bereich Einfluss auf jene in dem jeweils anderen Bereich nehmen. Das Kind erwirbt zunächst eine schnelle, noch sehr vorläufige sprachliche Bedeutung **(Fast Mapping),** die dann ebenso wie das Konzept schrittweise „geschärft" wird.

Bei *Vorhersagebeziehungen* können sich die Wirkrichtungen zwischen dem jeweils verfügbaren kognitiv-konzeptuellen Verständnis und dem Erwerb sprachlicher Bedeutungen auch entwicklungstypisch wandeln (◘ Abb. 6.3d). So zeigen Analysen von Ebert (2011), dass zunächst ein allgemeines (metakognitives) Wissen über das Gedächtnis ein Schrittmacher für den Erwerb der Bedeutung mentaler Verben

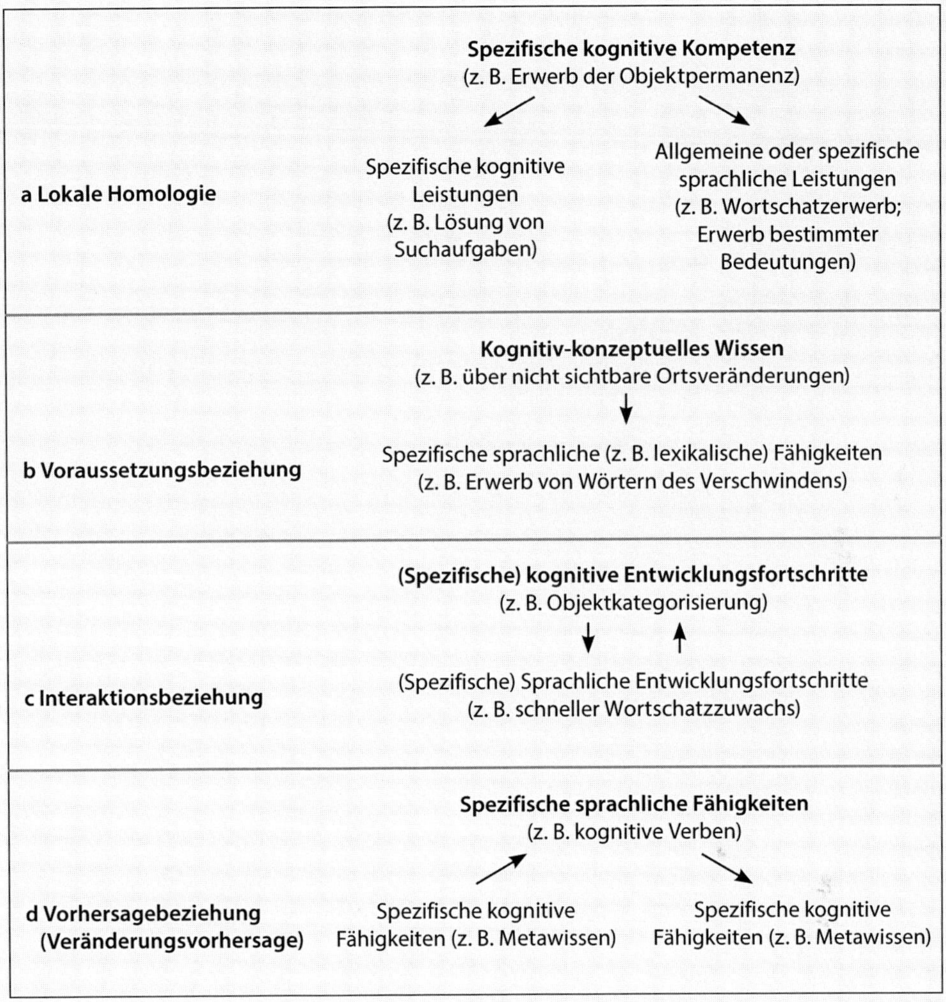

Abb. 6.3 Zusammenhänge zwischen Spracherwerb und konzeptionellem Verständnis. **a** Lokale Homologie, **b** Voraussetzungsbeziehung, **c** Interaktionsbeziehung, **d** Vorhersagebeziehung (Veränderungsvorhersage)

(wie etwa „wissen“, „glauben“, „verstehen“) ist. Ist im Alter von ca. 5 Jahren ein fortgeschrittenes Verständnis entsprechender Verben erworben, so erweisen sich interindividuelle Unterschiede des Verständnisses mentaler Verben als Schrittmacher der Veränderung interindividueller Unterschiede des Wissens über Gedächtnis/Kognition in den folgenden Monaten (Ebert 2011).

Auf Zusammenhänge zwischen Spracherwerb und einem konzeptuellen Verständnis der mentalen Welt im Sinne des Erwerbs einer Theory of Mind wird in ► Abschn. 6.5.2 ausführlicher eingegangen.

Für alle diese Beziehungen und deren Veränderungen gibt es empirische Belege. Dabei gilt, dass die Zusammenhänge, wie bereits gezeigt, oft nicht generell, sondern *spezifisch* sind und somit zwischen spezifischen Konzepten und hiermit verbundenen sprachlichen Bedeutungen bzw. deren Erwerb bestehen. Trotz solcher spezifischer Beziehungen können der Erwerb eines bestimmten Konzepts und seiner sprachlichen Realisierung zeitlich auseinandertreten: Ist eine sprachliche Form z. B. besonders komplex (wie etwa im Arabischen die Pluralbildung bei Nomen), so kann sie auch in deutlicher Distanz zum Erwerb eines entsprechenden Konzepts erworben werden (vgl. Slobin 1973).

Zudem sind die Zusammenhänge zwischen Konzept- und Bedeutungserwerb oft nicht deterministisch, sondern *erleichternd.* So können sprachliche Bedeutungen oftmals auch dann erworben werden, wenn kein nichtsprachlicher Zugang zu einer entsprechenden konzeptuellen Unterscheidung möglich ist. Dies zeigen die eindrucksvollen Studien zum Erwerb von Wörtern, die sich auf das Sehen oder visuelle Merkmale der Umwelt (Farbbezeichnungen) bei blinden Kindern beziehen. Obgleich diesen Kindern die konzeptuelle Basis fehlt, erwerben sie entsprechende sprachliche Bezeichnungen nahezu im gleichen Alter wie sehende Kinder (Landau und Gleitman 1985). Umgekehrt können vielfältige konzeptuelle Unterscheidungen auch, wenngleich oft stark verzögert, bei sehr eingeschränkten Sprachkompetenzen erworben werden, wie die bereits erwähnten Studien mit gehörlosen Kindern zeigen (Furth 1966; Oléron 1977; für einen Überblick s. Weinert 2000).

Und schließlich sind die Beziehungen zwischen konzeptueller Entwicklung und dem Erwerb sprachlicher Bedeutungen in der Regel nicht einseitig gerichtet, sondern stehen in *Wechselwirkung* zueinander: Der Konzepterwerb ist eine wichtige Basis des Spracherwerbs und wird zugleich und von Anfang an durch diesen beeinflusst. So scheinen Kinder – entgegen der Annahme von z. B. Slobin (1973, 1985) – nicht mit universellen Bedeutungen zu starten, die sie dann versprachlichen (Bowerman 1985a, b); vielmehr scheinen sprachliche Bedeutungen von Beginn an sprachspezifisch geprägt zu sein, wie Bowerman und Choi (2001) für den Bereich räumlicher Relationen eindrucksvoll gezeigt haben.

Dass Sprache und der Erwerb sprachlicher Bedeutungen zudem frühzeitig Einfluss auf den Konzepterwerb nehmen, belegen experimentelle und kulturvergleichende Studien (Balaban und Waxman 1997; Choi und Bowerman 1991; Gopnik et al. 1996). So sind Kinder, die Koreanisch und damit eine verb- und morphologieorientierte Sprache erwerben, gegenüber Englisch sprechenden Kindern (nomenzentrierte Sprache) fortgeschritten, wenn es um den Erwerb von Erfolgs- und Misserfolgswörtern und Mittel-Zweck-Relationen geht; beim Zeitpunkt des Benennungsspurts und dem Erwerb von Objektkategorisierungen sind sie dagegen weniger weit fortgeschritten als englischsprachig aufwachsende Kinder. Diese Befundmuster zeigen, dass

a) die bereits beschriebenen engen Beziehungen zwischen bestimmten sprachlichen und kognitiv-konzeptuellen Fortschritten *kulturübergreifend* gelten (hier z. B. zwischen dem Erwerb von Erfolgs-/Misserfolgswörter und der Fähigkeit, Mittel-Zweck-Aufgaben einsichtsvoll zu lösen; zwischen dem Zeitpunkt des Benennungsspurts und dem Erwerb der Fähigkeit, Objekte zu kategorisieren);
b) in Abhängigkeit von der Sprache, die ein Kind hört und erwirbt, sowie von entsprechenden Kommunikationsmustern bestimmte sprachliche Fortschritte und hiermit zusammenhängende kognitiv-konzeptuelle Leistungen *unterschiedlich früh* (schnell) erworben werden und somit die Sprachumwelt Einfluss auf die kognitiv-konzeptuelle Entwicklung nimmt (zusammenfassend Weinert 2004a).

6.4.3 Kognitiv-konzeptuelle Entwicklung und der Erwerb sprachlicher Formen

Bezogen auf den Erwerb sprachlicher Formen (morphologische Markierungen, Syntax) ist zu betonen, dass viele Studien zeigen, dass diese oftmals *nicht* vermittelt über konzeptuelle Unterscheidungen erworben werden. Vielmehr sind Kinder frühzeitig sensitiv für formale phonologische Regularitäten.

So zeigt z. B. Karmiloff-Smith (1979), dass das grammatische Genussystem im Französischen nicht auf Basis der konzeptuellen Unterscheidung von männlich und weiblich erworben wird, obgleich die Kinder diese Unterscheidung kennen. Vielmehr orientierten sich die Kinder an den phonologischen Regelmäßigkeiten. Karmiloff-Smith präsentierte den Kindern 2 eindeutig weibliche Fantasiewesen, die sie mit „deux bicr*on*" (männliche Endung; die korrekte weibliche Endung wäre „bicr*onne*") benannte. Die Kinder bezeichneten die Wesen in der Folge mit „le bicron" (männlicher Artikel).

Auch morphologische Fehler, die Kinder machen, orientieren sich eher an innersprachlichen Regeln als an Bedeutungsunterschieden (s. auch ► Abschn. 6.5.3). Hier zeigt sich somit erneut die Bedeutung von Fähigkeiten der Informationsverarbeitung und der Abstraktion formaler Regularitäten (s. auch ► Abschn. 6.1).

6.5 Sprache im Kontext der sozial-kognitiven und kommunikativen Entwicklung

Sprache wird in einer kommunikativen Umwelt erworben; allein auf Basis eines nichtkommunikativen Sprachangebots scheint kein Spracherwerb möglich (Sachs et al. 1981). Durch Kommunikation bilden sogar gehörlose Kinder ohne Sprachangebot ein sprachähnliches Gebärdensystem aus (Gleitman 1986; Goldin-Meadow und Mylander 1998). Darüber hinaus wurden Einflüsse der sozialen Interaktion auch auf die frühe Verarbeitung der Lautstruktur und des Sprachangebots nachgewiesen (Kuhl et al. 2003; vgl. auch Saffran et al. 2006).

Zugleich sind Kinder schon frühzeitig aktive kommunikative Partner und Wortlerner/-innen, die eine Vielzahl von Quellen nutzen, um die Bedeutung neuer Wörter zu erschließen (Hollich et al. 2000). Eine besonders wichtige Rolle dürfte hier ihren frühen sozial-kognitiven Fähigkeiten zukommen (► Abschn. 6.5.1).

Umgekehrt sind Sprache und sprachliche Kommunikation wichtig für den Erwerb sozial-kognitiver Fähigkeiten, insbesondere für das Verständnis, dass Wünsche, Absichten, Überzeugungen handlungsleitend sind und von der objektiven Realität abweichen können (Erwerb einer Theory of Mind, ► Abschn. 6.5.2).

6.5.1 Sozial-kognitive Fähigkeiten als Basis eines erfolgreichen Spracherwerbs

Insbesondere die Arbeitsgruppen um Tomasello (z. B. 2001) und Baldwin (1995) haben überzeugend gezeigt, dass Kinder im Alter von ca. 1,5 Jahren neue Wörter nicht einfach passiv mit Objekten oder Situationen assoziieren, sondern aktiv die Blickrichtung, den Gesichtsausdruck und die hieraus erschließbaren kommunikativen Intentionen des Kommunikationspartners beachten. Schaut der Kommunikationspartner auf ein anderes Spielzeug als das Kind, wenn er ein neues Wort äußert, so vermeiden schon 14 Monate alte Kinder eine falsche referenzielle Zuordnung; mit 16–17 Monaten gelingt ihnen bereits die korrekte Zuordnung auf Basis der

Blickrichtung (Baldwin 1993) oder des Gesichtsausdrucks des Kommunikationspartners (Tomasello 2001).

Entsprechende sozial-kognitive und kommunikative Fähigkeiten, die auch als frühe Vorläufer einer Theory-of-Mind-Entwicklung gelten, werden heute als wichtige Basis des Spracherwerbs, insbesondere des Erwerbs von Wortbedeutungen, gesehen. Kinder mit Autismus-Spektrum-Störung haben, im Unterschied zu Kindern ohne entsprechende Probleme, Schwierigkeiten, einen gemeinsamen Aufmerksamkeitsfokus herzustellen (**geteilte Aufmerksamkeit** bzw. Joint Attention, ► Kap. 2) oder kommunikative Absichten zu interpretieren (Luyster und Lord 2009; Preissler und Carey 2005).

6.5.2 Bedeutung von Sprache/Spracherwerb für den Erwerb einer intuitiven Psychologie (Theory of Mind)

Zugleich zeigen aktuelle Längsschnittstudien gemeinsam mit Trainingsstudien und quasi-experimentellen Studien, dass Sprache und Spracherwerb bedeutsam für den Erwerb einer Theory of Mind sind. Einer der wichtigen Entwicklungsschritte beim Erwerb einer Theory of Mind wird in der Regel im Alter von 4 bis 5 Jahren vollzogen: Die Kinder beginnen zu verstehen, dass Überzeugungen falsch und von der Realität abweichend sein können. Noch mit 3 Jahren glauben Kinder, wenn ihnen gezeigt wird, dass sich in einer Eierschachtel ein Pinguin oder in einer Smarties-Packung Bleistifte befinden, dass sie dies schon immer gewusst haben und dass auch jeder andere – auch wenn er noch nie in die Schachtel geschaut hat – dies weiß (Perner et al. 1987; Wimmer und Perner 1983). Erst mit 4–5 Jahren verstehen Kinder, dass Personen, die keinen Zugang zu der Information haben, dies auch nicht wissen können. Nach Perner (1991) erwerben sie sog. „Metarepräsentationen", die es ihnen ermöglichen, Propositionen mit unterschiedlichem Wahrheitsgehalt gleichzeitig zu repräsentieren und damit „falsche Überzeugungen" bei sich selbst und anderen zu verstehen. Diese Fähigkeit, eigene mentale Vorgänge und diejenigen anderer zu verstehen, gilt sowohl für die soziale als auch für die kognitive Entwicklung als bedeutsam.

Dafür, dass Sprache und Spracherwerb wichtige Einflussgrößen auf den Erwerb eines entsprechenden Verständnisses darstellen, sprechen verschiedene Befundmuster: Zum einen weisen gehörlose Kinder hörender Eltern nicht nur einen verzögerten Spracherwerb, sondern auch eine verzögerte Entwicklung der Theory of Mind auf, während dies für gehörlose Kinder gehörloser Eltern nicht gilt (z. B. Peterson und Siegal 2000; Schick et al. 2007). Ebenso weisen Kinder mit spezifischen Spracherwerbsstörungen signifikante Einschränkungen der Theory of Mind auf (Nilsson und de Lopez 2016). Solche quasi-experimentellen Evidenzen werden durch experimentelle Trainingsstudien unterstützt, die zeigen, dass ein sprachbezogenes Training zugleich die Leistungen in Theory-of-Mind-Aufgaben verbessert (Lohmann und Tomasello 2003, Sellabona et al. 2013). Und schließlich erweisen sich Unterschiede des Sprachstands mit 3 Jahren als prädiktiv für spätere Theory-of-Mind-Leistungen und die weiteren diesbezüglichen Fortschritte (Astington und Jenkins 1999; de Villiers und Pyers 2002; Ebert 2011; Lockl und Schneider 2007). Vieles deutet darauf hin, dass die Annahme eines rein oberflächlichen Zusammenhangs (die Bearbeitung sprachlich gestellter Aufgaben erfordert Sprachfähigkeiten) nicht ausreichend ist, die beobachtbaren Zusammenhänge zu erklären; vielmehr scheinen Sprache und Sprachentwicklung bedeutsam für den Erwerb eines entsprechenden Verständnisses zu sein (Nilsson und de López 2016).

Dabei sind unterschiedliche Wege denkbar, über die Sprache Einfluss auf die Theory-of-Mind-Entwicklung nimmt. Zum einen stellt Sprache ein hocheffizientes Codiersystem dar. Nebensatzkonstruktionen, wie „denken, dass …"; „glauben, dass …"; „wissen, dass …" werden in etwa demselben Alter erworben wie ein Verständnis falscher Überzeugungen und könnten zentral für die Repräsentation von solchen Überzeugungen, die von der Realität abweichen, sein (de Villiers 2005; de Villiers und Pyers 2002). Darüber hinaus könnte auch der schrittweise Erwerb sprachlicher Bedeutungen (lexikalisch-semantische Sichtweise), d. h. eines „mentalen" Wortschatzes – wie bereits in ▶ Abschn. 6.4 dargestellt – einen wichtigen Beitrag leisten (Bartsch und Wellman 1995; Ruffman et al. 2002). Und schließlich ist Sprache ein wichtiges Mittel, um sich über mentale Zustände austauschen und diese kommunizieren zu können (Harris 2005; Ontai und Thompson 2002). Auf welchem Weg bzw. welchen Wegen Sprache die Theory-of-Mind-Entwicklung beeinflusst, wird nach wie vor untersucht (z. B. Nilsson und de López 2016; Sellabona et al. 2013).

Die geschilderten Zusammenhänge legen nahe, dass Sprache und Spracherwerb wichtige Einflussgrößen auf den Erwerb einer Theory of Mind und damit der sozial-kognitiven und sozialen Entwicklung im Vorschulalter sind, dass es aber zuvor in einem frühen Entwicklungsstadium vor allem auch Vorläufer einer Theory of Mind sind, die den Erwerb von Wortbedeutungen und damit den Spracherwerb begünstigen (Interpretation kommunikativer Absichten; Herstellung eines gemeinsamen Aufmerksamkeitsfokus usw.; ▶ Abschn. 6.5.1). Auch hier scheint die dominante Wirkrichtung einem entwicklungstypischen Wandel zu unterliegen (vgl. ◘ Abb. 6.3 sowie ▶ Abschn. 6.3.1).

6.5.3 Kommunikative Intentionen und der Erwerb formaler Regularitäten

Trotz der Bedeutung der kommunikativen Basis und der Nutzung kommunikativer Intentionen sprechen vielfältige theoretische Argumente und empirische Befunde dafür, dass sich der Spracherwerb – trotz der geschilderten Zusammenhänge – nicht auf den Erwerb kommunikativer Intentionen „reduzieren" lässt. Viele Merkmale und morphologische Unterscheidungen werden ohne kommunikative Absichten (und wie bereits dargestellt) nicht vermittelt über entsprechende konzeptuelle Unterscheidungen erworben. Dafür, dass junge Kinder nicht nur für semantische, sondern schon frühzeitig auch für formale morphophonologische Regularitäten sensitiv sind, sprechen auch die in der Kindersprache beobachtbaren (sowie die nicht beobachtbaren) Fehlertypen, die sich eher an formalen Regelmäßigkeiten orientieren als an den semantisch-konzeptuellen Kategorien, mit denen diese kovariieren (für eine zusammenfassende Darstellung s. Maratsos und Chalkley 1980; Weinert 2006a).

Um hier nur ein Beispiel zu nennen: Obgleich formale Wortklassen wie Verben, Nomen, Adjektive partiell mit Bedeutungskategorien wie Handlung, Objekt/Objektklassen, Qualität/Zustand kovariieren, machen Kinder kaum „Wortklassenfehler", indem sie – semantisch motiviert – fälschlich ein Adjektiv mit Handlungsbedeutung als Verb behandeln oder ein Verb, das sich auf eine Qualität bezieht, fälschlich als Adjektiv verwenden; Fehler wie „she carefulled the toy" statt „she was careful with the toy" kommen so gut wie nicht vor; fehlerhafte Generalisierungen formaler Regelmäßigkeiten, die semantische Grenzen verletzen, sind dagegen durchaus häufig (z. B. bei Übergeneralisierungen der regelmäßigen Vergangenheit- und Pluralbildung). Kinder scheinen, wie eine Fülle von Befunden nahelegt (für einen Überblick s. Weinert 2000, 2006a), formale morphosyntaktische Regelmäßigkeiten unabhängig von konzeptuellen Unterscheidungen und kommunikativen Notwendigkeiten zu beachten. Entsprechende Regularitäten können umgekehrt Einfluss auf kognitiv-konzeptuelle Leistungen und Entwicklungen nehmen (Carroll und Casagrande 1958).

6.6 Sprache im Kontext der Entwicklung kindlichen Lernens

Dass Lernfähigkeiten wichtig für den Spracherwerb sind, wurde bereits betont. Die Ableitung von konkreten Regularitäten der jeweiligen Einzelsprache muss das Kind selbst leisten. Unter „Lernen" wird in der Psychologie die Veränderung von Verhalten, Verhaltensmöglichkeiten und kognitiven Strukturen durch Erfahrung und Übung verstanden, wobei die Veränderungen relativ überdauernd sein müssen. Lernfähigkeiten spielen entsprechend bezogen auf alle Komponenten des Spracherwerbs eine wichtige Rolle.

Vielfältige Aspekte wurden bereits bezogen auf die Bedeutung von Fähigkeiten der Informationsverarbeitung, des Gedächtnisses und des Konzepterwerbs sowie bezogen auf sozial-kognitive Aspekte besprochen. Im vorliegenden Abschnitt soll daher auf einen besonderen Aspekt kindlicher Lernfähigkeit eingegangen werden: den Zusammenhang zwischen dem Spracherwerb und der Intelligenzentwicklung sowie zwischen dem Spracherwerb und den nicht bewussten, impliziten Lernfähigkeiten.

6.6.1 Lernfähigkeiten als Basis des Spracherwerbs

Kinder erwerben vielfältige formale, phonologische und morphosyntaktische sowie semantisch-bedeutungsbezogene Regularitäten (Wort-, Satzbedeutungen) in einem Alter, in dem ihre bewussten Selbststeuerungsfähigkeiten im Bereich des Gedächtnisses, des Problemlösens und des Konzepterwerbs noch nicht ausgebildet sind. Zudem können die Sprach- und die Intelligenzentwicklung deutlich auseinandertreten, wie bereits gezeigt wurde: Auch wenn Kinder mit eingeschränkter kognitiver Leistungsfähigkeit oftmals noch eingeschränkter in ihrer sprachlichen Entwicklung sind (Rondal 1988), ist dies nicht notwendigerweise der Fall (Cromer 1994; Curtiss 1982; Rondal 1995). Zwar bilden Fähigkeiten der Informationsverarbeitung eine wichtige Basis des Spracherwerbs, doch gilt dies nicht gleichermaßen für bewusst gesteuerte Problemlöseprozesse, wie sie in vielfältigen Intelligenztests verlangt werden.

Beim frühen Spracherwerb scheinen implizite, nicht bewusste Lernprozesse von größerer Bedeutung zu sein (Weinert 1991). Diese erweisen sich insbesondere dann als effektiv, wenn es um den Erwerb komplexer, wenig offensichtlicher Regularitäten geht. Nach vorliegenden Studien weisen implizite Lernprozesse eine vergleichsweise geringe Varianz und weitgehende Unabhängigkeit von der allgemeinen Intelligenz sowie dem Alter auf (Reber et al. 1991; Weinert 1991, 2009). Kovariierende Inputmerkmale, wie sie für Sprache(n) charakteristisch sind, begünstigen den impliziten Abstraktionsprozess, insbesondere die Abstraktion von Kontingenzregeln und Kategorien (Weinert 1991, 2009).

6.6.2 Bedeutung von Sprache für die Intelligenzentwicklung

Die bereits erwähnten Studien mit gehörlosen Kindern zeigen, dass auch mit geringen Sprachkompetenzen vielfältige kognitive Leistungen, wenngleich in der Regel verzögert, möglich sind. Zugleich nimmt Sprache aber auf verschiedenen Wegen Einfluss auf die kindliche Intelligenzentwicklung: über den Wissenserwerb und den Erwerb verbaler Gedächtnis- und Lernstrategien einschließlich des Erwerbs der verbalen Steuerung von Problemlösungen.

Insbesondere Wygotski (1978) hat hervorgehoben, dass die Übernahme von Sprache als Mittel der Selbststeuerung einen zentralen Schritt in der Entwicklung höherer geistiger Funktionen wie der bewussten Aufmerksamkeit, dem bewusst gesteuerten Gedächtnis und Problemlösen darstellt. Das Kind, so die Annahme, übernimmt aktiv die in sozialen Gemeinschaften ausgebildeten und zunächst in der sozialen Interaktion eingesetzten soziokulturellen Mittel (insbesondere die Sprache). Die zunächst laut geäußerte selbstbezogene Sprache dient als Mittel der Selbststeuerung und wird schrittweise verinnerlicht.

Die Funktionalität der *selbstbezogenen Sprache* wird durch verschiedene empirische Studien gestützt: So zeigten u. a. Bivens und Berk (1990) in einer Längsschnittstudie, dass verbale Selbststeuerungen im Mathematikunterricht der 1./2. Klasse die Leistungsveränderungen in Mathematik im kommenden Jahr vorhersagten. Neubauer (2009) konnte zudem in einer experimentellen Studie nachweisen, dass selbstbezogene Sprache nicht nur Ausdruck verfügbarer Problemlösefähigkeiten ist, sondern tatsächlich funktional für den Transfer von Erfahrungen auf ähnliche Problemlösesituationen.

Sprache kann entsprechend bei sprachlichen, aber auch bei sog. „nonverbalen Intelligenztestleistungen“ hilfreich sein. Sie trägt substanziell zur Entwicklung bewusster Selbststeuerungen und damit zum Erwerb von Kompetenzen selbstgesteuerten Lernens bei.

6.7 Sprache im Kontext schulischer Leistungsentwicklung

Der Erwerb von Sprache (einschließlich **Fremdsprachen**) und **sprachliche Bildung** sind selbst wichtige Ziele von Schule und Unterricht und werden inzwischen auch im Vorschulalter zunehmend betont. Auch wenn grundlegende Sprachfähigkeiten in der/den Erstsprache(n) bereits in den ersten 3 Lebensjahren erworben und Satzstrukturen und der Wortschatz im Vorschulalter ausgebaut werden, finden auch im Schulalter noch wichtige Entwicklungsschritte statt.

Über den Erwerb von Fremdsprachen und schriftsprachlichen Kompetenzen (Lese- und Schreibkompetenz) hinaus gelten insbesondere sog. „bildungssprachliche“ Kompetenzen als bedeutsam für den Schulerfolg in unterschiedlichsten Fächern, einschließlich der Mathematik, und als wichtige Determinante sozial- und migrationsbezogener Disparitäten bei Schulleistungen (Cummins 2000; Schleppegrell 2004). Unter bildungssprachlichen Kompetenzen versteht man dabei im weitesten Sinne diejenige Sprache bzw. dasjenige Sprachregister, die/das in der Schule verwendet wird, um Wissen zu erwerben und weiterzugeben (vgl. Berendes et al. 2013; Gogolin et al. 2011; Schleppegrell 2004).

Bildungssprache wird nach Cummins (2000) insbesondere dann benötigt, wenn – wie im Schulunterricht – bei vergleichsweise geringer sozialer und situativer Einbettung kognitiv anspruchsvolle Inhalte vermittelt und entsprechende Aufgaben gestellt und bearbeitet werden. Das hierbei verwendete sprachliche Register unterscheidet sich von der Alltagssprache u. a. durch den vermehrten Gebrauch von Nominalisierungen, die Verwendung von langen, morphologisch abgeleiteten Wörtern sowie durch einen charakteristischen Wortschatz. Während Fachwörter (z. B. „Addition", „multiplizieren") in der Regel im Unterricht explizit eingeführt und erläutert werden, gilt dies für fächerübergreifende Ausdrücke des bildungssprachlichen Wortschatzes (z. B. „eine Übersicht erstellen", „vervollständigen"), die oftmals zugleich eine (abweichende) alltagssprachliche Bedeutung haben, nicht in gleichem Maße, sodass sie seitens der Schülerinnen und Schüler leicht fehlverstanden werden können (Köhne et al. 2015).

In Bezug auf grammatische Merkmale sind bildungssprachlich geprägte Texte u. a. durch eine häufigere Verwendung von komplexen Haupt- und Nebensatzkonstruktionen sowie durch Passivkonstruktionen und lange Nominal- und Präpositionalphrasen charakterisiert (vgl. z. B. Heppt et al. 2014). Die Bedeutung bildungssprachlicher Kompetenzen für die Schulleistung und den Schulerfolg ist inzwischen vielfach nachgewiesen (z. B. Schuth et al. 2017).

Effekte sprachlicher Kompetenzen auf Schulleistungen sind auf verschiedenen Wegen möglich – z. B. über den Einfluss von Sprachkompetenzen auf das Verständnis des Unterrichts und den Erwerb inhaltlichen Wissens, über das Aufgabenverständnis und die Lesekompetenz, über verbale Gedächtnis- und Lernstrategien, verbale Selbststeuerung und den Erwerb metakognitiven Wissens hinsichtlich relevanter Aufgaben-, Person- und Strategievariablen, also darüber, was Aufgaben schwer oder leicht macht, welche Strategien geeignet sind und welche Stärken und Schwächen man selbst aufweist. Dass dies bereits im Vorschulalter nachdrücklich durch Sprache beeinflusst wird, zeigen u. a. die Befunde von Ebert (2011; s. zusammenfassend Weinert und Ebert 2017).

6.8 Sprache im Kontext der sozial-emotionalen Entwicklung

Die sozial-kommunikative Basis des Spracherwerbs wurde bereits beschrieben (Tomasello 1992, 2001). Umgekehrt sind spezifisch sprachgestörte Kinder hochanfällig für die Ausbildung vielfältiger sozial-emotionaler Folgeprobleme (für einen Überblick s. Weinert 2005). Geringe sprachliche Kompetenzen der Kinder sind z. B. verbunden mit negativ auffallendem Verhalten im Vorschulkontext (Stowe et al. 2000), geringerem prosozialem Verhalten (Cassidy et al. 2003) sowie Schwierigkeiten bei der emotionalen Selbstregulation und bei sozial-kognitiven Problemlösestrategien (Petersen et al. 2013; vgl. Rose et al. 2016). Sprachliche Einschränkungen in der frühen Kindheit erweisen sich als prädiktiv für die Ausbildung von emotionalen Störungen und Verhaltensauffälligkeiten im Grundschulalter (Stevenson et al. 1985) und gelten als Risikofaktor für delinquentes und externalisierendes Verhalten im Jugendalter (Brownlie et al. 2004). Kinder mit Defiziten bei der frühen Sprachentwicklung sind zudem häufig unbeliebter bei Gleichaltrigen (Gertner et al. 1994) und berichten in der Adoleszenz von weniger Kontakten zu **Peers** sowie von einer geringeren Qualität ihrer Freundschaften (Durkin und Conti-Ramsden 2007).

Rice (1993) argumentiert, dass sprachliche Einschränkungen mit Defiziten einhergehen, Sprache in sozialen Situationen angemessen zu verwenden. Dies kann zu Zurückweisungen durch Gleichaltrige führen, auf die die Kinder mit ungünstigen Coping-Strategien reagieren, die langfristig zu Problemen im sozialen und schulischen Kontext führen. Zudem wird diskutiert, dass ein geringes Sprachverständnis zu häufigen Missverständnissen und daraus resultierenden Konfliktsituationen mit Gleichaltrigen und Bezugspersonen führt und hierüber zu eingeschränkten sozial-emotionalen Kompetenzen und mehr aggressiven Verhaltensweisen (McCabe und Meller 2004).

Die Ergebnisse einer aktuellen Längsschnittstudie mit ca. 550 teilnehmenden Kindern („BiKS-Studie: Bildungsprozesse, Kompetenzentwicklung und Selektionsentscheidungen im Vorschul- und Schulalter") zeigen darüber hinaus, dass diese Zusammenhänge nicht nur für Kinder mit Spracherwerbsstörungen gelten (Rose et al. 2016). Pfadanalysen belegen auch hier einen spezifischen, gerichteten Zusammenhang zwischen der frühen Sprachentwicklung im Alter von 3 Jahren und wichtigen Facetten der sozial-emotionalen Entwicklung der Kinder in den nächsten Jahren vom Eintritt in die Kindertagesstätte bis in die 2. Grundschulklasse. Die frühe sozial-emotionale Entwicklung erwies sich dagegen nicht als prädiktiv für die sprachliche Entwicklung der Kinder.

Untersucht wurden in der BiKS-Studie zunächst die Effekte früher Unterschiede des Sprachstands der Kinder im Alter von 3 Jahren auf die Entwicklung des kooperativen Verhaltens, der physischen Aggression und der emotionalen Selbststeuerung im Alter von 7 Jahren. Pfadmodelle, die speziell die Entwicklungsveränderungen in den Blick nehmen, indem für Ausgangsunterschiede zwischen den Kindern kontrolliert wird, zeigten bedeutsame Effekte früher Sprachkompetenzen auf alle 3 Facetten der sozial-emotionalen Entwicklung (Rose et al. 2016). Dieses Befundmuster änderte sich auch nicht, wenn zusätzlich weitere potenzielle Einflussgrößen, wie die nonverbalen kognitiven Grundfähigkeiten der Kinder, der familiäre Sprachhintergrund und der sozioökonomische Status der Familien kontrolliert wurden.

Weitere Analysen (Rose et al. 2018b) zeigen allerdings signifikante Geschlechterunterschiede: Während sich bei den Jungen insbesondere Effekte früher rezeptiver Sprachkompetenzen auf die Entwicklung der 3 Facetten der sozial-emotionalen Entwicklung in den kommenden Jahren zeigten, erwiesen sich bei den Mädchen die frühen produktiven Sprachfähigkeiten als vergleichsweise bedeutsamer. Dies galt wiederum auch dann noch, wenn neben frühen sozial-emotionalen Unterschieden zwischen den Kindern auch der sozioökonomische Status der Familie, die Familiensprache und die nichtsprachlichen kognitiven Fähigkeiten der Kinder kontrolliert wurden.

Schließlich zeigen Befunde von Rose et al. (2018a) sowohl Effekte früher Sprachkompetenzen als auch früher familiärer Sprachanregung auf die sozial-emotionale Entwicklung der Kinder 5 Jahre später. Die Ergebnisse legen nahe, dass die frühen Sprachkompetenzen im Alter von 3 Jahren sowohl einen direkten Effekt auf die Entwicklung emotionaler Selbstregulation aufweisen als auch – vermittelt über die Sprachkompetenzen im Alter von 5 Jahren – auf die Entwicklung des (durch Eltern, Erzieher/-innen und Lehrer/-innen eingeschätzten) kooperativen und (geringen) physisch-aggressiven Verhaltens der Kinder.

Interessanterweise scheint die frühe familiäre Sprachanregung, etwa über Bücherlesen, einen doppelten Effekt auf die sozial-emotionale Entwicklung zu haben: einerseits vermittelt über ihre Effekte auf die Sprachkompetenzen der Kinder 2 Jahre später, andererseits über einen direkten Pfad. Letzterer lässt sich möglicherweise darüber erklären, dass in Bilderbüchern häufig soziale Situationen thematisiert werden, was sich positiv auf das kooperative und (niedrig) physisch-aggressive Verhalten auswirken könnte. Hervorzuheben ist erneut, dass es sich hierbei nicht um einfache prädiktive Zusammenhänge, sondern um die Vorhersage von Entwicklungsveränderungen unter

Kontrolle von Ausgangsunterschieden und wichtigen potenziellen Einflussgrößen handelt.

6.9 Zusammenfassung

- Vorliegende Befunde zeigen vielfältige Beziehungen zwischen Fähigkeiten der Informationsverarbeitung, des Gedächtnisses, des Konzepterwerbs, der sozial-kognitiven und sozial-emotionalen Entwicklung sowie der Lernfähigkeiten einerseits und dem Erwerb teilweise unterschiedlicher Aspekte der Sprache andererseits (Wortform, Bedeutung [Mapping, Extension, Intension], Morphosyntax, kommunikative Sprachnutzung).
- Dabei lassen sich wichtige kognitive und sozial-kognitive Bedingungen des Spracherwerbs nachweisen; umgekehrt beeinflussen der Erwerb von Sprache sowie die sprachliche Kommunikation die kindliche Entwicklung auf vielen verschiedenen Wegen.
- Entwicklungszusammenhänge können sich dabei entwicklungstypisch ändern. Dies gilt z. B. für die Zusammenhänge zwischen (phonologischer) Arbeitsgedächtnisleistung und Wortschatzerwerb, aber auch für die Beziehungen zwischen sozial-kognitiver und sprachlicher Entwicklung.
- Differenziertes Wissen über diese Zusammenhänge ist sowohl theoretisch als auch praktisch bedeutsam für das Verständnis des typischen Entwicklungsverlaufs einschließlich der vielfältigen interindividuellen Unterschiede zwischen Kindern und von Störungen der Entwicklung sowie für die Diagnostik und die Förderung/Intervention. Beispielsweise weisen Kinder, die wegen psychosozialer Probleme auffallen, oftmals ein unentdecktes Sprachproblem auf (Cohen und Lipsett 1991). Das Verständnis von Entwicklungszusammenhängen und Wirkrichtungen erlaubt es, gezielt – z. B. Basisfähigkeiten für einen Bereich – zu fördern und kindliche Ressourcen zu nutzen.
- Die Bedeutung von Sprache für die Bildung und für Disparitäten bei Schulleistungen im Zusammenhang mit dem familiären Hintergrund von Kindern ist dabei kaum zu überschätzen.

6.10 Weiterführende Literatur

Einen breiten Einblick in den Spracherwerb und wichtige Beziehungen zur kognitiven Entwicklung gibt Weinert (2006):

- Weinert, S. (2006). Sprachentwicklung. In W. Schneider & B. Sodian (Hrsg.), *Kognitive Entwicklung* (Enzyklopädie der Psychologie, Serie Entwicklungspsychologie, Bd. 2, S. 609–719). Göttingen: Hogrefe.

Ein Überblick über Zusammenhänge zwischen der Gedächtnisentwicklung und dem Spracherwerb findet sich in:

- Weinert, S. (2010). Beziehungen zwischen Sprachentwicklung und Gedächtnisentwicklung. In H.-P. Trolldenier, W. Lenhard, & P. Marx (Hrsg.), *Brennpunkte der Gedächtnisforschung: Entwicklungs- und pädagogisch-psychologische Perspektiven* (S. 147–170). Göttingen: Hogrefe.

Zusammenhänge zwischen dem Wortschatz und der kognitiven Entwicklung werden zusammenfassend dargestellt in:

- Weinert, S. (2004). Wortschatzerwerb und kognitive Entwicklung. *Sprache – Stimme – Gehör, 28,* 20–28.

Ein kürzerer Überblick insbesondere über Sprachwirkungen auf die kognitive Entwicklung gibt Weinert hier:

- Weinert, S. (2008). Wie Sprache das Denken, Lernen und Wissen von Kindern beeinflusst. In H. Rieder-Aigner (Hrsg.), *Zukunftshandbuch Kindertageseinrichtungen/ Bildungsarbeit im Mittelpunkt* (59. Aufl., S. 1–16). Regensburg: Walhalla.

Verschiedene Befunde der BiKS-Studie werden berichtet in:

- Weinert, S., & Ebert, S. (2017). Verlaufsmerkmale und Wirkfaktoren der frühen kognitiv-sprachlichen Entwicklung – Ergebnisse aus der BiKS-3-10 Studie. In V. Mall, F. Voigt, & N. H. Jung (Hrsg.), *Entwicklungsstörungen und chronische Erkrankungen: Diagnose, Behandlungsplanung und Familienbegleitung* (S. 13–33). Lübeck: Schmid-Römhild.

Literatur

Adams, A.-M., & Gathercole, S. E. (1995). Phonological working memory and speech production in preschool children. *Journal of Speech and Hearing Research, 38,* 403–414.

Adams, A.-M., & Gathercole, S. E. (1996). Phonological working memory and spoken language development in young children. *The Quarterly Journal of Experimental Psychology, 49A,* 216–233.

Astington, J. W., & Jenkins, J. M. (1999). A longitudinal study of the relation between language and theory-of-mind development. *Developmental Psychology, 35,* 1311–1320.

Atkinson, R. C., & Shiffrin, R. M. (1968). Human memory: A proposed system and its control processes. In K. W. Spence & J. T. Spence (Hrsg.), *The psychology of learning and motivation* (Bd. 2, S. 90–197). New York: Academic Press.

Baddeley, A. (1986). *Working memory*. New York: Oxford University Press.

Baddeley, A. (2000). The episodic buffer: A new component of working memory? *Trends in Cognitive Science, 4,* 417–423.

Balaban, M. T., & Waxmann, S. R. (1997). Do words facilitate object categorization in 9-month-old infants? *Journal of Experimental Child Psychology, 64,* 3–26.

Baldwin, D. A. (1993). Infants' ability to consult the speaker for clues to word reference. *Journal of Child Language, 20,* 395–418.

Baldwin, D. A. (1995). Understanding the link between joint attention and language. In C. Moore & P. J. Dunham (Hrsg.), *Joint attention: Its origins and role in development* (S. 131–158). Hillsdale: Erlbaum.

Bandura, A. (1976). Die Analyse von Modellierungsprozessen. In A. Bandura (Hrsg.), *Lernen am Modell. Ansätze zu einer sozial-kognitiven Lerntheorie* (S. 9–67). Stuttgart: Klett.

Bartsch, K., & Wellman, H. M. (1995). *Children talk about the mind.* New York: Oxford University Press.

Berendes, K., Dragon, N., Weinert, S., Heppt, B., & Stanat, P. (2013). Hürde Bildungssprache? Eine Annäherung an das Konzept „Bildungssprache" unter Einbezug aktueller empirischer Forschungsergebnisse. In A. Redder & S. Weinert (Hrsg.), *Sprachförderung und Sprachdiagnostik. Interdisziplinäre Perspektiven* (S. 17–41). Münster: Waxmann.

Bivens, J. A., & Berk, L. E. (1990). A longitudinal study of the development of elementary school children's private speech. *Merrill-Palmer-Quarterly, 36,* 443–463.

Blake, J., Austin, W., Cannon, M., Lisus, A., & Vaughan, A. (1994). The relationship between memory span and measures of imitative and spontaneous language complexity in preschool childern. *International Journal of Behavioral Development, 17,* 91–107.

Bowerman, M. (1985a). Beyond communicative adequacy: From piecemeal knowledge to an integrated system in child's acquisition of language. In K. E. Nelson (Hrsg.), *Children's language* (S. 369–398). Hillsdale: Erlbaum.

Bowerman, M. (1985b). What shapes children's grammars? In D. I. Slobin (Hrsg.), *The crosslinguistic study of language acquisition* (Bd. 2, S. 1257–1319). Theoretical issues. Hillsdale: Erlbaum.

Bowerman, M., & Choi, S. (2001). Shaping meanings for language: Universal and language-specific in the acquisition of spatial semantic categories. In M. Bowerman & S. C. Levinson (Hrsg.), *Language acquisition and conceptual development* (S. 475–511). Cambridge: Cambridge University Press.

Brownlie, E. B., Beitchman, J. H., Escobar, M., Young, A., Atkinson, L., Johnson, C., Wilson, B., & Douglas, L. (2004). Early language impairment and young adult delinquent and aggressive behavior. *Journal of Abnormal Child Psychology, 32,* 453–467.

Carroll, J. B., & Casagrande, J. B. (1958). The function of language classifications in behavior. In E. E. Macoby, T. M. Newcomb, & E. L. Hartley (Hrsg.), *Readings in social psychology* (3. Aufl., S. 18–31). New York: Holt.

Case, R. (1985). *Intellectual development: Birth to adulthood.* New York: Academic Press.

Cassidy, K. W., Werner, R. S., Rourke, M., & Zubernis, L. S. (2003). The relationship between psychological understanding and positive social behaviors. *Social Development, 2,* 198–221.

Chi, M. T. H. (1978). Knowledge structures and memory development. In R. S. Siegler (Hrsg.), *Children's thinking: What develops?* (S. 73–96). Hillsdale: Erlbaum.

Choi, S., & Bowerman, M. (1991). Learning to express motion events in English and Korean: The influence of language-specific lexicalization patterns. *Cognition, 41,* 83–121.

Coates, B., & Hartup, W. W. (1969). Age and verbalization in observational learning. *Developmental Psychology, 1,* 556–562.

6

Cohen, N. J., & Lipsett, L. (1991). Recognized and unrecognized language impairment in psychologically disturbed children: Child symptomatology, maternal depression, and family dysfunction: Preliminary report. *Canadian Journal of Behavioural Science, 23,* 376–389.

Corrigan, R. (1979). Cognitive correlates of language: Differential criteria yield differential results. *Child Development, 50,* 617–631.

Cromer, R. F. (1994). A case of study of dissociations between language and cognition. In H. Tager-Flusberg (Hrsg.), *Constraints on language acquisition: Studies of atypical children* (S. 141–153). Hillsdale: Erlbaum.

Cummins, J. (2000). *Language, power and pedagogy: Bilingual children in the crossfire*. Clevedon: Multilingual Matters LTD.

Curtiss, S. (1982). Developmental dissociations of language and cognition. In L. Obler & L. Menn (Hrsg.), *Exceptional language and linguistics* (S. 285–312). New York: Academic Press.

Daneman, M., & Green, I. (1986). Individual differences in comprehending and producing words in context. *Journal of Memory and Language, 25,* 1–18.

Dempster, F. N. (1981). Memory span: Sources of individual and developmental differences. *Psychological Bulletin, 89,* 63–100.

de Villiers, J. G. (2005). Can language acquisition give children a point of view? In J. W. Astington & J. A. Baird (Hrsg.), *Why language matters for theory of mind* (S. 186–219). New York: Oxford University Press.

de Villiers, J. G., & Pyers, J. E. (2002). Complements to cognition: A longitudinal study of the relationship between complex syntax and false-belief-understanding. *Cognitive Development, 17,* 1037–1060.

Dorn, K., Weinert, S., & Falck-Ytter, T. (2018). Watch and listen – A cross-cultural study of audio-visual-matching behavior in 4.5-month-old infants in German and Swedish talking faces. *Infant Behavior and Development, 52,* 121–129. ► https://doi.org/10.1016/j.infbeh.2018.05.003.

Dunn, L. M., & Dunn, L. M. (1981). *Peabody picture vocabulary test-revised.* Circle Pines: American Guidance Service Inc.

Durkin, K., & Conti-Ramsden, G. (2007). Language, social behavior, and the quality of friendships in adolescents with and without a history of specific language impairment. *Child Development, 78,* 1441–1457.

Ebert, S. (2011). *Was Kinder über die mentale Welt wissen – Die Entwicklung von deklarativem Metagedächtnis aus der Sicht der „Theory of Mind".* Hamburg: Dr. Kovač.

Ebert, S., Lockl, K., Weinert, S., Anders, Y., Kluczniok, K., & Roßbach, H.-G. (2013). Internal and external influences on vocabulary development in preschool children. *School Effectiveness and School Improvement, 24,* 138–154.

Eimas, P. D., Siqueland, E. R., Jusczyk, P. W., & Vigorito, J. (1971). Speech perception in infants. *Science, 171,* 303–306.

Elman, J. L. (1993). Learning and development in neural networks: The importance of starting small. *Cognition, 48,* 71–99.

Fernald, A., & Kuhl, P. (1987). Acoustic determinants of infant preference for motherese speech. *Infant Behavior and Development, 10,* 279–293.

Furth, H. G. (1966). *Thinking without language. Psychological implications of deafness.* New York: Free Press.

Gathercole, S. E. (1995). Is nonword repetition a test of phonological memory or long-term knowledge? It all depends on the nonwords. *Memory and Cognition, 23,* 83–94.

Gathercole, S. E. (2006). Nonword repetition and word learning: The nature of the relationship. *Applied Psycholinguistics, 27,* 513–543.

Gathercole, S. E., & Baddeley, A. D. (1989). Evaluation of the role of phonological STM in the development of vocabulary in children: A longitudinal study. *Journal of Memory and Language, 28,* 200–213.

Gathercole, S. E., & Baddeley, A. D. (1993). *Working memory and language.* Hove: Erlbaum.

Gathercole, S. E., Willis, C. S., Emslie, H., & Baddeley, A. D. (1992). Phonological memory and vocabulary development during early school years: A longitudinal study. *Developmental Psychology, 28,* 887–898.

Gertner, B. L., Rice, M. L., & Hadley, P. A. (1994). Influence of communicative competence on peer preferences in a preschool classroom. *Journal of Speech and Hearing Research, 37,* 913–923.

Gleitman, L. R. (1986). Biological dispositions to learn language. In W. Demopoulos & A. Marras (Hrsg.), *Language learning and concept acquisition: Foundational issues* (S. 3–28). Norwood: Ablex.

Gogolin, I., Dirim, I., Klinger, T., Lange, I., Lengyel, D., Michel, U. Neumann, U., Reich, H. H., Roth, H.-J., & Schwippert, K. (2011). *Förderung von Kindern und Jugendlichen mit Migrationshintergrund (FörMig). Bilanz und Perspektiven eines Modellprogramms.* Münster: Waxmann.

Goldin-Meadow, S., & Mylander, C. (1998). Spontaneous sign systems created by deaf children in two cultures. *Nature, 391,* 279–281.

Gopnik, A., Choi, S., & Baumberger, T. (1996). Cross-linguistic differences in early semantic and cognitive development. *Cognitive Development, 11,* 197–227.

Gopnik, A., & Meltzoff, A. N. (1986). The relations between semantic and cognitive development in the one-word stage: The specificity hypothesis. *Child Development, 57,* 1040–1053.

Gopnik, A., & Meltzoff, A. N. (1987). The development of categorization in the second year and its relation to other cognitive and linguistic developments. *Child Development, 58,* 1523–1531.

Gopnik, A., & Meltzoff, A. N. (1992). Categorization and naming: Basic-level sorting in eighteen-month-olds and its relation to language. *Child Development, 63,* 1091–1103.

Gopnik, A., & Meltzoff, A. N. (1993). Words and thought in infancy: The specificity hypothesis and the development of categorization and naming. In C. Rovee-Collier & L. P. Lipsitt (Hrsg.), *Advances in infancy research* (S. 217–249). Norwood: Ablex.

Grimm, H. (1987). Developmental dysphasia: New theoretical perspectives and empirical results. *The German Journal of Psychology, 11,* 8–22.

Grimm, H. (1995). Sprachentwicklung – Allgemeintheoretisch und differentiell betrachtet. In R. Oerter & L. Montada (Hrsg.), *Entwicklungspsychologie* (3. Aufl., S. 705–757). Weinheim: PVU.

Grimm, H. (2003). *Störungen der Sprachentwicklung.* Göttingen: Hogrefe.

Harris, P. L. (2005). Conversation, pretense, and theory of mind. In J. W. Astington & J. A. Baird (Hrsg.), *Why language matters for theory of mind* (S. 70–83). New York: Oxford University Press.

Heppt, B., Stanat, P., Dragon, N., Berendes, K., & Weinert, S. (2014). Bildungssprachliche Anforderungen und Hörverstehen bei Kindern mit deutscher und nicht-deutscher Familiensprache. *Zeitschrift für Pädagogische Psychologie, 28,* 139–149.

Hitch, G. J., Halliday, M. S., Schaafstal, A. M., & Heffernan, T. M. (1991). Speech, "inner speech", and the development of short-term memory: Effects of picture-labeling on recall. *Journal of Experimental Child Psychology, 51,* 220–234.

Hollich, G., Hirsh-Pasek, K., & Golinkoff, R. M. (2000). Breaking the language barrier: An emergentist coalition model for the origins of word learning. *Monographs of the Society for Research in Child Development, 65* (Serial Nr. 262).

Hulme, C., Maughan, S., & Brown, G. D. A. (1991). Memory for familiar and unfamiliar words: Evidence for a long-term memory contribution to short-term memory span. *Journal of Memory and Language, 30,* 685–701.

Jusczyk, P. W. (2001). Learning language: What infants know about it, and what we don't know about that. In E. Dupoux (Hrsg.), *Language, brain, and cognitive development* (S. 363–377). Cambridge: MIT Press.

Jusczyk, P. W., Friederici, A. D., Wessels, J. M. I., Svenkerud, V. Y., & Jusczyk, A. M. (1993). Infants' sensitivity to the sound patterns of native language words. *Journal of Memory and Language, 32,* 402–420.

Jusczyk, P. W., & Kemler Nelson, D. G. (1996). Syntactic units, prosody, and psychological reality during infancy. In J. L. Morgan & K. Demuth (Hrsg.), *Signal to syntax: Bootstrapping from speech to grammar in early acquisition* (S. 389–408). Mahwah: Erlbaum.

Karmiloff-Smith, A. (1979). *A functional approach to child language.* New York: Cambridge University Press.

Karmiloff-Smith, A. (1999). *Beyond modularity – A developmental perspective on cognitive science.* Cambridge: MIT Press.

Knöferle, A. M. (2014). *Is it rhythm? – Zusammenhänge zwischen Arbeitsgedächtnisleistungen, Prosodienutzung und musikalischen Fähigkeiten beim Worterwerb.* Hamburg: Dr. Kovač.

Köhne, J., Kronenwerth, S., Redder, A., Schuth, E., & Weinert, S. (2015). Bildungssprachlicher Wortschatz – Linguistische und psychologische Fundierung und Itementwicklung. In A. Redder, J. Naumann, & R. Tracy (Hrsg.), *Forschungsinitiative Sprachdiagnostik und Sprachförderung – Ergebnisse* (S. 67–92). Münster: Waxmann.

Kuhl, P. K., & Meltzoff, A. N. (1982). The bimodal perception of speech in infancy. *Science, 218,* 1138–1141.

Kuhl, P. K., Tsao, F.-M., & Liu, H.-M. (2003). Foreign-language experience in infancy: Effects of short-term exposure and social interaction on phonetic learning. *Proceedings of the National Academy of Sciences, 100,* 9096–9101.

Kurtz, K. H., & Hovland, C. I. (1953). The effect of verbalization during observation of stimulus objects upon accuracy of recognition and recall. *Journal of Experimental Psychology, 45,* 157–164.

Landau, B., & Gleitman, L. R. (1985). *Language and experience: Evidence from the blind child.* Cambridge: Harvard University Press.

Landau, B., Smith, L. B., & Jones, S. S. (1988). The importance of shape in early lexical learning. *Cognitive Development, 3,* 299–321.

Laux, L., & Renner, K.-H. (2011). Persönlichkeitspsychologie. In A. Schütz, M. Brand, H. Selg, & S. Lautenbacher (Hrsg.), *Psychologie. Eine Einführung in ihre Grundlagen und Anwendungsfelder* (S. 208–232). Stuttgart: Kohlhammer.

Lockl, K., & Schneider, W. (2007). Knowledge about the mind: Links between theory of mind and later metamemory. *Child Development, 78,* 148–167.

6

Lohmann, H., & Tomasello, M. (2003). The role of language in the development of false belief understanding: A training study. *Child Development, 74,* 1130–1144.

Luyster, R., & Lord, C. (2009). Word learning in children with autism spectrum disorders. *Developmental Psychology, 45,* 1774–1786.

Mandel, D. R., Jusczyk, P. W., & Kemler Nelson, D. G. (1994). Does sentential prosody help infants organize and remember speech information? *Cognition, 53,* 155–180.

Maratsos, M., & Chalkley, M. A. (1980). The internal language of children's syntax: The ontogenesis and representation of syntactic categories. In K. E. Nelson (Hrsg.), *Children's language* (S. 127–214). New York: Gardener Press.

Marcus, G. F., Vijayan, S., Bandi Rao, S., & Vishton, P. M. (1999). Rule learning by seven-month-old infants. *Science, 283,* 77–80.

Markman, E. M. (1989). *Categorization and naming in children. Problems of induction.* Cambridge: MIT Press.

Markman, E. M., & Hutchinson, J. E. (1984). Children's sensitivity to constraints on word meaning: Taxonomic versus thematic relations. *Cognitive Psychology, 16,* 1–27.

Masoura, E. V., & Gathercole, S. E. (2005). Phonological short-term memory skills and new word learning in young Greek children. *Memory, 13,* 422–429.

McCabe, P. C., & Meller, P. J. (2004). The relationship between language and social competence: How language impairment affects social growth. *Psychology in the Schools, 41,* 313–321.

Mehler, J., & Christophe, A. (1995). Maturation and learning of language in the first year of life. In M. S. E. Gazzaniga (Hrsg.), *The cognitive neurosciences* (S. 943–954). Cambridge: MIT Press.

Moon, C., Cooper, R. P., & Fifer, W. P. (1993). Two-day-olds prefer their native language. *Infant Behavior and Development, 16,* 495–500.

Nazzi, T., Jusczyk, P. W., & Johnson, E. K. (2000). Language discrimination by English-learning 5-month-olds: Effects of rhythm and familiarity. *Journal of Memory and Language, 43,* 1–19.

Nelson, K. (1985). *Making sense: The acquisition of shared meaning.* New York: Academic Press.

Neubauer, C. (2009). *Funktionale Relevanz und Mikrogenese selbstbezogener Sprache im Vorschulalter.* Berlin: Logos.

Newport, E. L. (1990). Maturational contraints on language learning. *Cognitive Science, 14,* 11–28.

Nilsson, K. K., & de Lopez, K. J. (2016). Theory of mind in children with specific language impairment: A systematic review and meta-analysis. *Child Development, 87,* 143–153.

Oléron, P. (1977). *Language and mental development.* Hillsdale: Erlbaum.

Ontai, L. L., & Thompson, R. A. (2002). Patterns of attachment and maternal discourse effects on children's emotion understanding from 3 to 5 years of age. *Social Development, 11,* 433–450.

Ornstein, P. A., Naus, M. J., & Stone, B. P. (1977). Rehearsal training and developmental differences in memory. *Child Development, 13,* 15–24.

Patterson, M. L., & Werker, J. F. (2003). Two-month-olds match vowel information in the face and voice. *Developmental Science, 6,* 191–196.

Perner, J. (1991). *Understanding the representational mind.* Cambridge: MIT Press.

Perner, J., Leekham, S., & Wimmer, H. (1987). Three-year olds' difficulty with false-belief: The case for a conceptual deficit. *British Journal of Developmental Psychology, 5,* 125–137.

Pervin, L. A. (2002). *The science of personality.* New York: Wiley.

Petersen, I. T., Bates, J. E., D`Onofrio, B. M., Coyne, C. A., Pettit, G. S., Lansford, J. E., Dodge, K. A., & Van Hulle, C. A. (2013). Language ability predicts the development of behavior problems in children. *Journal of Abnormal Psychology, 122,* 542–557.

Peterson, C. C., & Siegal, M. (2000). Insights into a theory of mind from deafness and autism. *Mind & Language, 15,* 123–145.

Piaget, J. (1970). Piaget's theory. In P. H. Mussen (Hrsg.), *Carmichael's manual of child psychology* (Vol. I, S. 703–732). New York: Wiley.

Polka, L., & Werker, J. F. (1994). Developmental changes in perception of non-native vowel contrasts. *Journal of Experimental Psychology: Human Perception and Performance, 20,* 421–435.

Preissler, M. A., & Carey, S. (2005). The role of inferences about referential intent in word learning: Evidence from autism. *Cognition, 97,* B13–B23.

Reber, A. S., Walkenfeld, F. F., & Hernstadt, R. (1991). Implicit and explicit learning: Individual differences and IQ. *Journal of Experimental Psychology: Learning, Memory, and Cognition, 17,* 888–896.

Rice, M. L. (1993). Social consequences of specific language impairment. In H. Grimm & H. Skowronek (Hrsg.), *Language acquisition problems and reading disorders: Aspects of diagnosis and intervention* (S. 111–128). Berlin: de Gruyter.

Rondal, J. A. (1988). Down's syndrome. In D. Bishop & K. Mogford (Hrsg.), *Language development in exceptional circumstances* (S. 165–176). Edinburgh: Churchill Livingstone.

Rondal, J. A. (1995). *Exceptional language development in down syndrome*. Cambridge: Cambridge University Press.

Rose, E., Ebert, S., & Weinert, S. (2016). Zusammenspiel sprachlicher und sozial-emotionaler Entwicklung vom vierten bis zum achten Lebensjahr – Eine längsschnittliche Untersuchung. *Frühe Bildung, 5,* 66–72. ► https://doi.org/10.1026/2191-9186/a000254.

Rose, E., Lehrl, S., Ebert, S., & Weinert, S. (2018a). Long-term relations between children's language, the home literacy environment, and socioemotional development from ages 3 to 8. *Early Education and Development, 29,* 342–356. ► https://doi.org/10.1080/10409289.2017.1409096.

Rose, E., Weinert, S., & Ebert, S. (2018b). The roles of receptive and productive language in children's socioemotional development. *Social Development, 27,* 777–792. ► https://doi.org/10.1111/sode.12317.

Ruffman, T., Slade, L., & Crowe, E. (2002). The relation between children's and mothers' mental state language and theory-of-mind understanding. *Child Development, 73,* 734–751.

Sachs, J., Bard, B., & Johnson, M. L. (1981). Language learning with restricted input: Case studies of two hearing children of deaf parents. *Applied Psycholinguistics, 2,* 33–54.

Saffran, J. R., Aslin, R. N., & Newport, E. L. (1996). Statistical learning by eight-month-old infants. *Science, 274,* 1926–1928.

Saffran, J. R., Werker, J. F., & Werner, L. A. (2006). The infant's auditory world: Hearing, speech, and the beginnings of language. In W. Damon, R. M. Lerner, R. S. Siegler, & D. Kuhn (Hrsg.), *Handbook of child psychology: Bd. 2. Cognition, perception, and language* (6. Aufl., S. 58–108). New Jersey: Wiley.

Schick, B., de Villiers, P., de Villiers, J., & Hoffmeister, R. (2007). Language and theory of mind: A study of deaf children. *Child Development, 78,* 376–396.

Schleppegrell, M. J. (2004). *The language of schooling: A functional linguistics perspective*. Mahwah: Lawrence Erlbaum.

Schneider, W. (2015). *Memory development from early childhood through emerging adulthood*. Cham: Springer.

Schneider, W., & Lindenberger, U. (2018). Gedächtnis. In W. Schneider & U. Lindenberger (Hrsg.), *Entwicklungspsychologie* (8. Aufl., S. 423–444). Weinheim: Beltz.

Schuth, E., Köhne, J., & Weinert, S. (2017). The influence of academic vocabulary knowledge on school performance. *Learning & Instruction, 49,* 157–165. ► https://doi.org/10.1016/j.learninstruc.2017.01.005.

Sebastián-Gallés, N., & Bosch, L. (2001). On becoming and being bilingual. In E. Dupoux (Hrsg.), *Language, brain, and cognitive development* (S. 379–393). Cambridge: MIT Press.

Sellabona, E. S., Sánchez, C. R., Vallés-Majoral, E., Guitart, M. E., Caballero, F. S., & Ortiz, J. S. (2013). Labelling improves false belief understanding. A training study. *The Spanish Journal of Psychology, 16,* 1–14.

Service, E. (1992). Phonology, working memory, and foreign-language learning. *Quarterly Journal of Experimental Psychology, 45A,* 21–50.

Slobin, D. I. (1973). Cognitive prerequisites for the development of grammar. In C. A. Ferguson & D. I. Slobin (Hrsg.), *Studies of child language development* (S. 175–208). New York: Holt.

Slobin, D. I. (1985). Crosslinguistic evidence for the language-making capacity. In D. I. Slobin (Hrsg.), *The crosslinguistic study of language acquisition* (Bd. 2, S. 1157–1256)., Theoretical issues Hillsdale: Erlbaum.

Smith, L. B. (2001). How domain-general processes may create domain-specific biases. In M. Bowermann & S. C. Levinson (Hrsg.), *Language acquisition and conceptual development* (S. 45–70). Cambridge: Cambridge University Press.

Sodian, B. (2018). Entwicklung des Denkens. In W. Schneider & U. Lindenberger (Hrsg.), *Entwicklungspsychologie* (8. Aufl., S. 395–422). Weinheim: Beltz.

Stevenson, J., Richman, N., & Graham, P. (1985). Behaviour problems and language abilities at three years and behavioural deviance at eight years. *Journal of Child Psychology and Psychiatry, 26,* 215–230.

Stowe, R. M., Arnold, D. H., & Ortiz, C. (2000). Gender differences in the relationship of language development to disruptive behavior and peer relationships in preschoolers. *Journal of Applied Developmental Psychology, 20,* 521–536.

Tomasello, M. (1992). The social bases of language acquisition. *Social Development, 1,* 67–87.

Tomasello, M. (2001). Perceiving intentions and learning words in the second year of life. In M. Tomasello & E. Bates (Hrsg.), *Language development* (S. 111–128). Malden: Blackwell.

Tomasello, M., & Farrar, M. J. (1984). Cognitive bases of lexical development: object permanence and relational words. *Journal of Child Language, 11,* 477–493.

Tomasello, M., & Farrar, M. J. (1986). Object permanence and relational words. *Journal of Child Language, 13,* 495–505.

Vallar, G., & Shallice, T. (1990). *Neuropsychological impairments of short-term memory*. Cambridge: Cambridge University Press.

Weinert, S. (1991). *Spracherwerb und implizites Lernen*. Bern: Huber.

Weinert, S. (2000). Beziehungen zwischen Sprach- und Denkentwicklung. In H. Grimm (Hrsg.), *Sprachentwicklung* (Enzyklopädie der Psychologie, Serie Sprache, Bd. 3, S. 311–361). Göttingen: Hogrefe.

6

Weinert, S. (2003). Entwicklung von Sprache und Denken. In W. Schneider & M. Knopf (Hrsg.), *Entwicklung, Lehren und Lernen* (S. 93–108). Göttingen: Hogrefe.

Weinert, S. (2004a). Wortschatzerwerb und kognitive Entwicklung. *Sprache-Stimme-Gehör, 28,* 20–28.

Weinert, S. (2004b). Fremdsprachenerwerb in der Langzeitperspektive: Sind Kinder die besseren Sprachlerner? In G. Faust, M. Götz, H. Hacker, & H.-G. Roßbach (Hrsg.), *Anschlussfähige Bildungsprozesse im Elementar- und Primarbereich* (S. 119–138). Bad Heilbrunn: Klinkhardt.

Weinert, S. (2005). Umschriebene Entwicklungsstörungen der Sprache. In P. F. Schlottke, R. K. Silbereisen, S. Schneider, & G. W. Lauth (Hrsg.), *Störungen im Kindes- und Jugendalter – Grundlagen und Störungen im Entwicklungsverlauf (Enzyklopädie der Psychologie, Serie Klinische Psychologie* (Bd. 5, S. 483–543). Göttingen: Hogrefe.

Weinert, S. (2006a). Sprachentwicklung. In W. Schneider & B. Sodian (Hrsg.), *Kognitive Entwicklung* (Enzyklopädie der Psychologie, Serie Entwicklungspsychologie, Bd. 2, S. 609–719). Göttingen: Hogrefe.

Weinert, S. (2006b). Sprachstörungen. In J. Funke & P. A. Frensch (Hrsg.), *Handbuch der Allgemeinen Psychologie – Kognition* (S. 665–673). Göttingen: Hogrefe.

Weinert, S. (2008). Wie Sprache das Denken, Lernen und Wissen von Kindern beeinflusst. In H. Rieder-Aigner (Hrsg.), *Zukunftshandbuch Kindertageseinrichtungen/Bildungsarbeit im Mittelpunkt* (59. Aufl., S. 1–16). Regensburg: Walhalla.

Weinert, S. (2009). Implicit and explicit modes of learning: Similarities and differences from a developmental perspective. *Linguistics, 47,* 241–271.

Weinert, S. (2010). Beziehungen zwischen Sprachentwicklung und Gedächtnisentwicklung. In H.-P. Trolldenier, W. Lenhard, & P. Marx (Hrsg.), *Brennpunkte der Gedächtnisforschung: Entwicklungs- und pädagogisch-psychologische Perspektiven* (S. 147–170). Göttingen: Hogrefe.

Weinert, S. (2011). Die Anfänge der Sprache: Sprachentwicklung im Kleinkindalter. In H. Keller (Hrsg.), *Handbuch der Kleinkindforschung* (S. 610–642). Bern: Huber.

Weinert, S. (2014). Entwicklung im Kindesalter – Alte Fragen, neue Perspektiven. In P. Cloos, K. Koch, & C. Mähler (Hrsg.), *Entwicklung und Förderung in der frühen Kindheit. Interdisziplinäre Perspektiven* (S. 24–42). Weinheim: Beltz.

Weinert, S. (2016). Natürliche Sprache(n) und Formelsprache(n) in der Bildung. In J. Killian, B. Brouër, & D. Lüttenberg (Hrsg.), *Handbuch Sprache in der Bildung* (S. 3–24). Berlin: De Gruyter.

Weinert, S., & Ebert, S. (2017). Verlaufsmerkmale und Wirkfaktoren der frühen kognitiv-sprachlichen Entwicklung – Ergebnisse aus der BiKS-3-10 Studie. In V. Mall, F. Voigt, & N. H. Jung (Hrsg.), *Entwicklungsstörungen und chronische Erkrankungen: Diagnose, Behandlungsplanung und Familienbegleitung* (S. 13–33). Lübeck: Schmid-Römhild Verlag.

Weinert, S., & Grimm, H. (2018). Sprachentwicklung. In W. Schneider & U. Lindenberger (Hrsg.), *Entwicklungspsychologie* (8. Aufl., S. 445–470). Weinheim: Beltz.

Weinert, S., & Zhang, D. (2007). *Early lexical development and the emergence of the taxonomic bias in 15- and 18-month-old German infants.* Poster presented at the Biennial meeting of the society for research in child development, Boston.

Weinert, S., Ebert, S., Lockl, K., & Kuger, S. (2012). Disparitäten im Wortschatzerwerb: Zum Einfluss des Arbeitsgedächtnisses und der Anregungsqualität in Kindergarten und Familie auf den Erwerb lexikalischen Wissens. *Unterrichtswissenschaft, 40,* 4–25.

Werker, J. F., & Desjardins, R. N. (2001). Listening to speech in the 1st year of life: Experiential influences on phoneme perception. In M. Tomasello & E. Bates (Hrsg.), *Language development* (S. 26–33). Malden: Blackwell.

Werker, J. F., & Tees, R. C. (1984). Cross-language speech perception: Evidence for perceptual reorganization during the first year of life. *Infant Behavior and Development, 7,* 49–63.

Wimmer, H., & Perner, J. (1983). Beliefs about beliefs: Representation and constraining function of wrong beliefs in young children's understanding of deception. *Cognition, 13,* 103–128.

Wygotski, L. S. (1978). *Mind in society. The development of higher psychological processes.* Cambridge: Harvard University Press.

Auffälligkeiten der Sprachentwicklung und Sprachentwicklungsdiagnostik

Inhaltsverzeichnis

Grundlagen zu Auffälligkeiten und Diagnostik im Kontext der Sprachentwicklung

Steffi Sachse und Markus Spreer

Inhaltsverzeichnis

© Springer-Verlag GmbH Deutschland, ein Teil von Springer Nature 2020
S. Sachse et al. (Hrsg.), *Sprachentwicklung*,
https://doi.org/10.1007/978-3-662-60498-4_7

Kinder durchlaufen den komplexen Prozess des Spracherwerbs normalerweise problemlos und benötigen dafür keine spezielle Unterstützung, so wie dies im Teil I dieses Buches beschrieben ist. Allerdings gibt es auch einen substanziellen Anteil von Kindern mit sprachlichen Auffälligkeiten oder sogar Störungen. In diesem Kontext können sich ganz unterschiedliche Fragstellungen ergeben, die im Rahmen einer sprachlichen Diagnostik zu beantworten wären. Die unten aufgeführten Beispiele für Fragestellungen, die im Zusammenhang mit sprachlichen Auffälligkeiten von Kindern auftreten können, illustrieren, dass es um ganz unterschiedliche Formen geht und dass die aufgeworfenen Fragen in verschiedenen Kontexten zu beantworten sind. In allen Beispielen ist mit unterschiedlichen Zielstellungen eine Diagnostik notwendig, um damit einen Ausgangspunkt für Entscheidungen über die richtige Förderung oder auch Therapie für ein Kind zu erhalten.

▶ Beispiele für Fragestellungen, die im Zusammenhang mit sprachlichen Auffälligkeiten von Kindern auftreten können

- Ein mehrsprachiges Kind lernt seit 2 Jahren die deutsche Sprache, allerdings sind gravierende Probleme im Deutschen offensichtlich: Das Kind kann sich schlecht verständlich machen, es fehlen viele Wörter und es sind viele grammatikalische Fehler hörbar. Nun steht der Schulbeginn bevor: Wie sind die sprachlichen Leistungen dieses Kindes einzuschätzen? Ist die Entwicklung im Kontext der Mehrsprachigkeit des Kindes als „normal" anzusehen? Zeigt das Kind auch Probleme beim Gebrauch seiner Erstsprache? Besteht hier ggf. sonderpädagogischer Förderbedarf und muss dafür ein geeigneter Beschulungsort gefunden werden?
- Ein Kind wird im Alter von 24 Monaten im Rahmen der U7 beim Kinderarzt untersucht. Zu dieser Zeit spricht das Kind nur ca. 10 Wörter, obwohl andere Kinder in diesem Alter schon im Mittel 150–200 Wörter sprechen. Hierbei stellen sich folgende Fragen: Ist die Größe des Wortschatzes noch als altersgemäß zu bewerten? Handelt es sich um eine rein sprachliche Verzögerung oder ist auch die allgemeine Entwicklung betroffen? Liegt bei dem Kind ein unauffälliges Hörvermögen vor? Wie wahrscheinlich ist es, dass das Kind ein „sprachlicher Spätstarter" ist und die Verzögerung von allein aufholen wird?
- Ein 4-jähriges Kind besucht seit 1 Jahr den Kindergarten. Den Erziehern und Erzieherinnen fällt auf, dass es viel schlechter spricht als andere Kinder. Das Kind zeigt Besonderheiten bei der Aussprache, sodass es oft nicht verstanden wird, und macht viele grammatikalische Fehler: Wie sind diese Auffälligkeiten einzuschätzen? Liegt hier eine Sprachstörung vor? Wäre ein Sprachtherapie sinnvoll oder sollte das Kind intensiver im Kindergarten gefördert werden?
- Ein Kind im Alter von 3 Jahren hat vor ca. 3 Wochen begonnen, sehr unflüssig zu sprechen: Es wiederholt Wörter sehr oft und stockt vor manchen Wörtern, bevor es weiterspricht. Ist eine Abklärung beim Spezialisten notwendig? Handelt es sich hier um ein vorübergehendes Entwicklungsphänomen oder könnte es sich um den Beginn eines echten Stotterns handeln?
- Ein Kind fällt Erziehern und Erzieherinnen dadurch auf, dass es viele Wörter nicht kennt und wenig über sich und Erlebtes erzählen kann. Das Kind kommt aus einem wenig anregungsreichen Elternhaus, schaut sehr viel fern und besucht nur unregelmäßig die Kindertagesstätte. Wie ist die gesamtsprachliche Entwicklung des Kindes einzuschätzen? Sind die beobachteten Auffälligkeiten wirklich auf die anregungsarme Umwelt zurückzuführen? Was wäre hier ein sinnvolles Vorgehen?

- Ein 4-jähriges Kind mit Fluchterfahrung besucht seit einigen Monaten eine Kindertagesstätte. Es macht extrem langsame sprachliche Fortschritte, und den Erziehern und Erzieherinnen ist nicht klar, ob und was das Kind überhaupt versteht. Es stellt sich die Frage, was hinter den langsamen Fortschritten stecken könnte – die Folgen traumatischer Erlebnisse, eine nicht erkannte Hörstörung, allgemeine Probleme beim Spracherwerb, eine Intelligenzminderung?◀

7.1 Auffälligkeiten und Störungen der Sprachentwicklung

Kinder können aus ganz verschiedenen Gründen bzw. vor dem Hintergrund unterschiedlicher Bedingungen sprachliche Auffälligkeiten zeigen:

1. Auffälligkeiten der Sprachentwicklung können *im Zusammenhang mit anderen Störungen/Krankheiten* auftreten. Haben Kinder z. B.
   - sensorische Beeinträchtigungen, vor allem Hörstörungen,
   - neurologische Schädigungen, z. B. durch einen Unfall, oder eine neurologische Erkrankung wie eine Epilepsie,
   - genetische Syndrome wie das Down-Syndrom,
   - globale Entwicklungsverzögerungen und kognitive Beeinträchtigungen oder
   - Autismus-Spektrum-Störungen,

   können diese Störungen/Grunderkrankungen dazu führen, dass die Kinder auch im sprachlichen Bereich auffällig sind (vgl. ▶ Kap. 11). Ein Kind mit gravierenden Hörstörungen oder Kinder mit gravierenden allgemeinen kognitiven Beeinträchtigungen (im Sinne einer geistigen Behinderung) wird Lautsprache anders erwerben als Kinder ohne diese Hintergründe. In ▶ Kap. 18 und 19 wird auf die Sprachentwicklung unter diesen beiden besonderen Bedingungen eingegangen. In diesem Zusammenhang spricht man auch von sekundären Sprachentwicklungsstörungen (SES) bzw. von SES bei **Komorbidität(en).**
2. Sogenannte *Störungen der Sprachentwicklung,* u. a. **umschriebene/spezifische Sprachentwicklungsstörungen** (USES/SSES), sind dadurch gekennzeichnet, dass die Kinder gravierende Probleme bei der Sprachentwicklung zeigen, ohne eine erkennbare verursachende Bedingung (s. o.) dafür verantwortlich wäre. Eine Übersicht und genauere Beschreibungen zu SES findet sich in ▶ Kap. 11.
3. Auffälligkeiten können auch bestehen, obwohl keine „Störung" im Ausmaß einer klinisch relevanten Störung vorliegt, wohl aber eine *sprachliche Förderbedürftigkeit:*
   a) So können Kinder „umgebungsbedingte" Auffälligkeiten der Sprachentwicklung zeigen, die nicht als Störung zu werten sind. Dies kann beispielsweise der Fall sein, wenn Kinder in einem sehr anregungsarmen Umfeld aufwachsen, dort wenig Sprache angeboten bekommen und wichtige sprachliche Erfahrungen überhaupt nicht machen. Die Folge kann ein eingeschränkter Wortschatz sein oder auch sehr eingeschränkte Fähigkeiten, Geschichten zu erzählen oder über Erlebtes zu berichten.
   b) Mehrsprachig aufwachsende Kinder können noch nicht ausreichend Gelegenheit gehabt haben, Deutsch zu lernen. Sie haben in diesem Bereich dann einen spezifischen Förderbedarf. Das heißt nicht, dass mehrsprachige Kinder gefährdet wären, häufiger SES zu haben (vgl. ▶ Kap. 5 und 10). Denkbar ist aber, dass ihr Deutsch

aufgrund mangelnder Lerngelegenheiten (später Beginn des Deutschlernens oder wenig Kontakt mit der deutschen Sprache) noch nicht sehr weit entwickelt ist.

Auffälligkeiten oder Störungen im sprachlichen Bereich sind bzw. bleiben in den meisten Fällen nicht auf den sprachlichen Bereich beschränkt. Sie sind oft mit gravierenden Konsequenzen für die Kinder im schulischen, sozialen und emotionalen Bereich verbunden (vgl. ► Kap. 12). Eine gelingende Sprachentwicklung ist somit entscheidend für die weitere kindliche Entwicklung, sodass alle Auffälligkeiten, Störungen, aber auch Schwächen im sprachlichen Bereich beachtenswert und förderungswürdig sind.

7.2 Sprachdiagnostik im Kontext sprachlicher Bildung, Förderung und Therapie

Die beschriebenen sprachlichen Auffälligkeiten oder Störungen werden zu unterschiedlichen Zeitpunkten sichtbar bzw. erkannt. Für eine möglichst frühzeitige Erfassung werden die sprachlichen Fähigkeiten eines Kindes bzw. entsprechende Vorläuferfähigkeiten obligatorisch zu unterschiedlichen Zeitpunkten der Entwicklung bei allen Kindern überprüft: Dies erfolgt zunächst im Rahmen der *Vorsorgeuntersuchungen (U1–U9)*, bei denen diese Fähigkeiten durch den Kinderarzt erfasst werden sollen. Darüber hinaus werden in nahezu allen Bundesländern entsprechende Diagnoseverfahren eingesetzt, die den *sprachlichen Entwicklungsstand der 4- bis 5-jährigen Kinder* in Kindertagesstätten in den Blick nehmen sollen (Neugebauer und Becker-Mrotzek 2013). Die konkrete Umsetzung, d. h., welche diagnostischen Methoden und Verfahren dabei durch welche Personengruppe zur Anwendung kommen, ist sehr unterschiedlich geregelt (für einen Überblick s. Neugebauer und Becker-Mrotzek 2013). Auch in den *amtsärztlichen Untersuchungen zum Schuleintritt* werden die sprachlichen Fähigkeiten eines Kindes in allen Bundesländern in der Regel mittels eines **Screeningverfahrens** überprüft. Wie viel Zeit für jedes Kind dann wirklich zur Verfügung steht, ob psychometrisch abgesicherte Verfahren eingesetzt werden oder wie mit den Ergebnissen verfahren wird, variiert allerdings ebenfalls stark.

Neben diesen für alle Kinder „obligatorischen“ Zeitpunkten für die Diagnostik sprachlicher Fähigkeiten erfolgt diese auch über die Aufgabe der „Beobachtung und Dokumentation“ der kindlichen Entwicklung durch pädagogische Fachkräfte in Kindertagesstätten.

Ein weiterer möglicher Untersuchungsanlass sind die, in der Regel durch die Eltern initiierten Fragen nach einer möglichen Indikation für eine Heilmittelverordnung einer Stimm-, Sprech- und/oder Sprachtherapie („Rezept für Logopädie“) aufgrund einer beispielsweise vermuteten Entwicklungsverzögerung im Bereich der Sprache. Hierfür ist gemäß den Heilmittelrichtlinien eine Eingangsdiagnose notwendig (GBA 2011). Die Aufgaben im Bereich der Diagnostik liegen dabei in der konkreten Erfassung der sprachlichen und nichtsprachlichen Fähigkeiten eines Kindes (als Grundlage für eine ggf. notwendige Interventionsplanung), einer sich daraus ergebenden Indikation eines Unterstützungsbedarfs und in der abschließenden Evaluation von durchgeführten Maßnahmen. Der Unterstützungsbedarf kann sich dabei von Kind zu Kind stark unterscheiden: Er reicht von allgemeinen Formen der Sprachförderung bis hin zur individualisierten Sprachtherapie.

Entscheidungen darüber, welche Maßnahmen für welches Kind angezeigt sind, werden oft nicht einheitlich getroffen.

Auch sind Übergänge zwischen den einzelnen Maßnahmen häufig fließend und bestimmte Auffälligkeiten oder Störungen können im Einzelfall nur schwer voneinander abgegrenzt werden. Die folgende Aufteilung, die sich auch durch die weiteren Kapitel des Buches zieht, wird z. B. ebenfalls im Rahmen der Expertise Bildung durch Sprache und Schrift (BISS-Expertise; Schneider et al. 2012) favorisiert (◘ Abb. 7.1):

- **Sprachliche Bildung** richtet sich demnach an alle Kinder und wird als zentrale und definierte Aufgabe aller Bildungsinstitutionen verstanden. Bei der Umsetzung ihres Auftrags zur sprachlichen Bildung schaffen pädagogische Fachkräfte in Kindertagesstätten Lern- und Bildungssituationen, die Kinder bei der Entwicklung und Erweiterung ihrer sprachlichen Fähigkeiten unterstützen (vgl. Sallat et al. 2017).
- Erweitert und unterstützt wird dies durch Angebote der **Sprachförderung,** vor allem im Rahmen von Kindertagesstätten. Diese bezieht sich auf spezifische Herangehensweisen oder Maßnahmen für Kinder mit einem sprachlichen Förderbedarf (betrifft alle oben erwähnten Gruppen von Kindern), in besonderem Maße bzw. als alleinige Maßnahme die Gruppe von Kindern mit umgebungsbedingten Sprachauffälligkeiten.
- Innerhalb der Gruppe von Kindern mit einem sprachlichen Förderbedarf befinden sich außerdem Kinder mit klinisch relevanten Störungen der Sprachentwicklung (Gruppen 1 und 2 in ▶ Abschn. 7.1). Diese Kinder sind auf sprachliche Anregungen im alltäglichen pädagogischen Umfeld angewiesen, benötigen aber zusätzlich eine **Sprachtherapie** von dafür ausgebildeten Fachleuten (z. B. im Sinne einer Heilmittelverordnung für Stimm-, Sprech- und/oder Sprachtherapie oder im Rahmen der Komplexleistung Frühförderung).

Um beurteilen zu können, welche Form der Unterstützung für das jeweilige Kind angemessen ist und wie diese Maßnahmen dann ausgestattet/ausgelegt sein müssen (Intensität, Qualität), ist eine differenzierte Diagnostik inklusive der Erhebung der sprachlichen Fähigkeiten und der Gesamtentwicklung eines Kindes notwendig!

7.3 Grundlagen der Sprachdiagnostik

7.3.1 Allgemeine diagnostische Grundlagen

Unter Diagnostik versteht man einen zielgerichteten und umfassenden Prozess, der immer von einer konkreten Fragestellung ausgeht und diese zu beantworten versucht. Dabei werden Hypothesen überprüft und ggf. auch wieder verworfen. Beispiele für die durchaus komplexen Fragestellungen finden sich am Anfang dieses Kapitels. Der diagnostische Prozess umfasst die Klärung der Fragestellung, die Auswahl, die Anwendung und die Auswertung geeigneter Methoden und Verfahren, die Interpretation der Ergebnisse und die Befunderstellung sowie die Festsetzung von Interventions-/Fördermaßnahmen (Kubinger und Jäger 2003). Damit ist eine Diagnostik weit mehr als ein ungefähres „Hinschauen“ und unspezifisches Beschreiben von sprachlichen Auffälligkeiten.

Um eine diagnostische Fragestellung zu klären, werden Daten des Entwicklungsverlaufs des Kindes (Anamnese), der Exploration (Befragung, Beobachtung sprachlicher und sonstiger Fähigkeiten) und der Anwendung von bestimmten (Test-)Verfahren zusammengeführt. Zu leisten ist in diesem Zusammenhang immer eine Differenzialdiagnostik, d. h., ver-

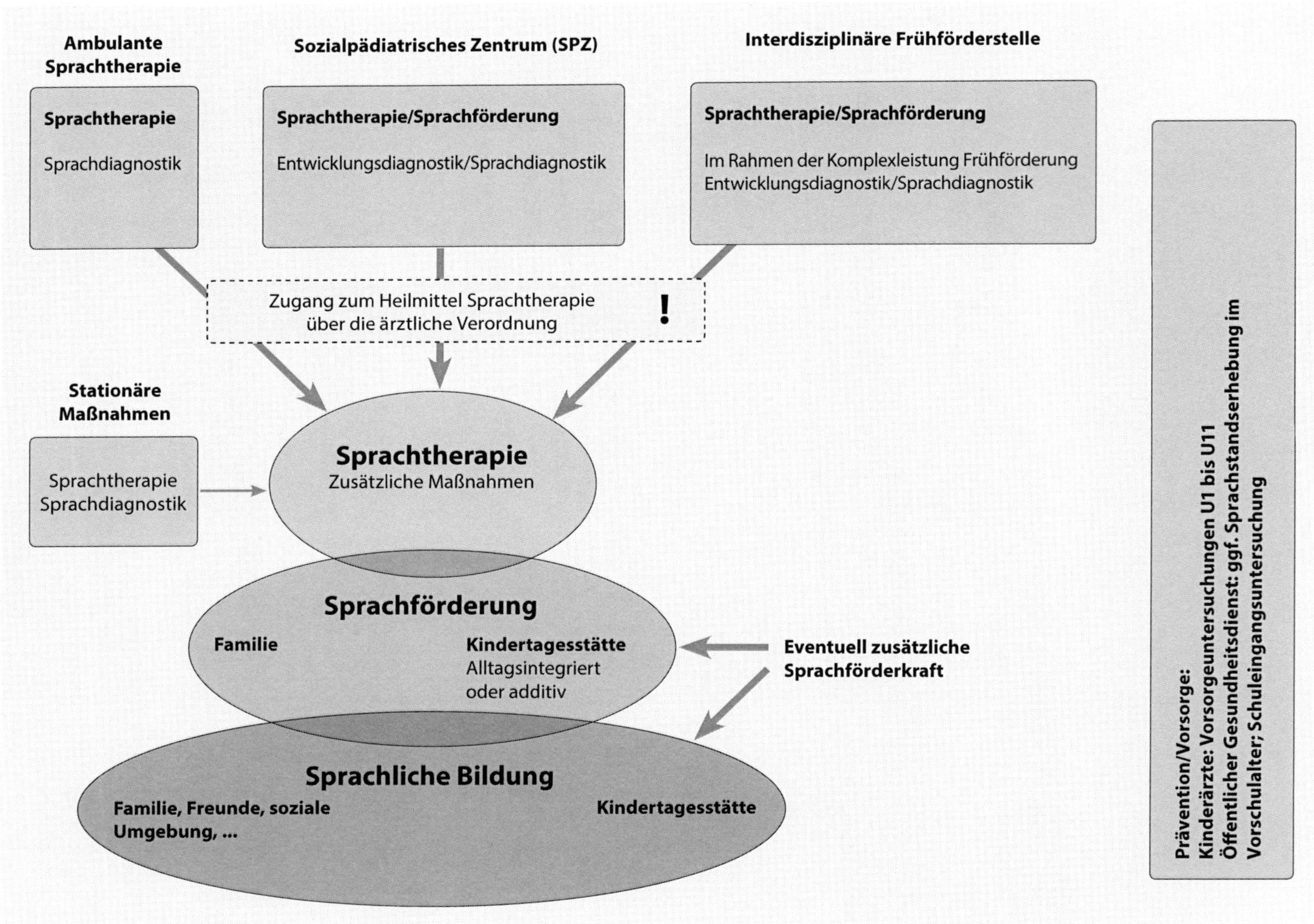

■ Abb. 7.1 Sprachbildung, Sprachförderung und Sprachtherapie

schiedene ähnliche oder teilweise in ihrem Erscheinungsbild übereinstimmende Auffälligkeiten und Störungen sind gegeneinander abzugrenzen. Am Ende des diagnostischen Prozesses steht zwingend die Ableitung von Empfehlungen, z. B. im Sinne der Feststellung eines konkreten Förder- oder Therapiebedarfs (und -inhalts).

Die Diagnostik im Bereich der Sprache und Kommunikation erfolgt in der Regel interdisziplinär. Je nach Alter des Kindes und der konkreten Fragestellung ist es notwendig, die Expertise unterschiedlicher Berufsgruppen in den diagnostischen Prozess einzubeziehen. Ausgehend von ersten diagnostischen Schritten im Rahmen früher Bildungskontexte oder beim Kinderarzt ist zur Diagnostik von SES in der entsprechenden Diagnostikleitlinie beispielsweise festgehalten, dass diese in interdisziplinären Praxisteams, beispielsweise in Sozialpädiatrischen Zentren (SPZ), phoniatrischen und pädaudiologischen oder kinder- und jugendpsychiatrischen Kliniken und anderen auf Sprachentwicklungsdiagnostik spezialisierten Einrichtungen stattfinden soll. In diesen sind die diagnostischen Aufgaben über Ärzte/Ärztinnen, Psychologen/Psychologinnen sowie Sprachtherapeuten/-therapeutinnen und Logopäden/Logopädinnen verteilt (vgl. AWMF 2011, S. 46).

In der Realität findet eine solche umfassende Diagnostik derzeit sicher nicht immer statt. Damit einher gehen unsichere Diagnosen und Unklarheiten bezüglich der Zuständigkeiten und Kapazitäten für die Sprachdiagnostik, der Verordnung von Sprachtherapie oder der Zuweisung von Sprachfördermaßnahmen. Sprachtherapie wird derzeit direkt vom Kinderarzt verordnet und erfolgt zumeist nicht im Zuge einer umfassenden Diagnostik im Sinne des oben beschriebenen Prozesses. Logopädie gehört zu den am häufigsten verordneten Heilmitteln (z. B. erhalten laut Heil- und Hilfsmittelreport der Barmer im Alter von 5 bis 9 Jahren 14,2 % der Jungen und 8,4 % der Mädchen Logopädie, die damit den drittgrößten Anteil an den Ausgaben für Heilmittel darstellt; Barmer 2018).

Der Zugang zu Sprachfördermaßnahmen, z. B. in Kindertagesstätten, wird ebenfalls sehr uneinheitlich gehandhabt und oft unsystematisch oder rein auf Grundlage von subjektiven Beobachtungsdaten betrieben. Gerade bei mehrsprachigen Kindern besteht eine große Unsicherheit bei der Diagnosestellungen (vgl. ► Kap. 10), was zu Fehldiagnosen in beiden Richtungen führt: So erhalten Kinder mit Sprachstörungen keine Therapie, weil sie für Kinder mit einem ausschließlichen Förderbedarf in der deutschen Sprache gehalten werden; oder Kinder mit sprachlichem Förderbedarf im Deutschen erhalten Verschreibungen für Logopädie, obwohl eigentlich keine Sprachstörung vorliegt, sondern eine Förderung z. B. in frühpädagogischen Kontexten angezeigt wäre.

Folgende Übersicht veranschaulicht die diagnostischen Schritte bei der Erfassung von SES:

Diagnostische Schritte bei der Erfassung von SES

Im Rahmen einer interdisziplinären Diagnostik können folgende diagnostische Schritte bearbeitet werden (vgl. von Suchodoletz 2013):

- Erhebung einer auf das im Mittelpunkt stehende sprachliche Problem bezogenen Anamnese (Exploration des Kindes/Jugendlichen/Erwachsenen, der Eltern, anderer Bezugspersonen)
- Abklärung möglicher (organischer) Ursachen (z. B. Hörstörungen, neurologische Erkrankungen)
- Beobachtung der Spontansprache in Gesprächs- oder Spielsituationen
- Differenzierte Beurteilung sprachlicher Fähigkeiten (mit standardisierten/informellen Testverfahren)
- Erfassung möglicher Begleit- und Folgestörungen

- Beurteilung der allgemeinen kognitiven Fähigkeiten, Beurteilung von Stärken und Schwächen, auch um Kompensationsmöglichkeiten abzuschätzen
- Beurteilung des psychosozialen Umfelds

7.3.2 Diagnostische Methoden

Für die Diagnostik der sprachlichen Fähigkeiten eines Kindes stehen 3 unterschiedliche Gruppen diagnostischer Methoden zur Verfügung: die Befragung, die direkte Beobachtung (z. B. spontansprachlicher Äußerungen) und Elizitationsmethoden, die überwiegend in den Bereich der Testdiagnostik fallen und die bestimmte sprachliche Äußerungen von Kindern „herausfordern". Zur Einschätzung der sprachlichen Kompetenzen sollten in der Regel alle der genannten Methoden zum Einsatz kommen, wobei in Abhängigkeit von der Fragestellung eine Schwerpunktsetzung notwendig sein kann.

▪ Beobachtung

Eine professionelle Beobachtung versteht sich als aufmerksames und vor allem zielgerichtetes Wahrnehmen von Merkmalen und Verhaltensweisen (Kany und Schöler 2010) und stellt eine der grundlegenden Methoden für die Erfassung sprachlicher Fähigkeiten in verschiedenen Kontexten dar. Zur Strukturierung, Dokumentation und Auswertung beobachteter Fähigkeiten kann auf unterschiedliche Beobachtungsmaterialien (z. B. Beobachtungsbögen, Einschätzskalen) zurückgegriffen werden. Die Anwendung von möglichst standardisierten Beobachtungsbögen erscheint unerlässlich, um nicht zu verzerrten und mit Beobachtungsfehlern überlagerten Beobachtungen zu kommen. Zu den Beobachtungen können auch Spontansprachanalysen gezählt werden (vgl. ▶ Kap. 8).

▪ Befragung

Die Befragung von Bezugspersonen, aber auch des Kindes selbst, spielt im Bereich der Diagnostik ebenfalls eine große Rolle. Oft kommen dabei Fragebögen oder Interviewleitfäden zum Einsatz, in denen Eltern oder andere Bezugspersonen z. B. nach ihren Beobachtungen hinsichtlich der sprachlichen Fähigkeiten des Kindes und ihren Interaktionserfahrungen mit dem Kind befragt werden.

So können retrospektiv Informationen, z. B. zu anamnestischen Daten oder über das sprachliche Verhalten in unterschiedlichen Situationen und Kontexten, erhoben werden. Einschränkend ist zu ergänzen, dass sich die Befragten ggf. nur noch ungenau an zurückliegende Ereignisse erinnern können und oft nur explizit erfragte Aspekte berichten, während ggf. relevante Angaben unerwähnt bleiben (vgl. Kany und Schöler 2010). Anamnesebögen und Interviewleitfäden bei kindlichen Sprachstörungen liegen für unterschiedliche Bereiche und Zielstellung vor und sind z. B. bei der Abklärung von bestimmten Störungsbildern wie einem selektiven **Mutismus**, die hauptsächliche diagnostische Informationsquelle (für eine Übersicht s. Spreer 2018).

▪ Elizitationsverfahren

Im Gegensatz zu Beobachtungen, bei denen nur die vom Kind spontan gezeigten Fähigkeiten eingeschätzt werden können, oder zu Fremdbeurteilungen durch Befragungen ermöglichen Elizitationsverfahren die gezielte Überprüfung ganz bestimmter sprachlicher Fähigkeiten des Kindes (z. B. Verwendung des Dativs; Benennung spezifischer Wörter). Hierfür stellen die Verfahren für bestimmte Alters- und/oder Inhaltsbereiche Aufgaben (sog. „Items") zur Verfügung. Unterschieden werden können standardisierte Elizitationsverfahren und nicht standardisierte, informelle Verfahren.

Aufgrund ihrer Anwenderfreundlichkeit sind informelle Verfahren zwar weitverbreitet, stehen allerdings aufgrund unzureichender Prüfung ihrer Güte in der Kritik, da sie den psychometrischen Gütekriterien in der Regel nicht genügen und statistisch gesicherte Normierungen als Vergleichswerte fehlen (Kany und Schöler 2010). Die wichtigsten psychometrischen Gütekriterien, denen ein Testverfahren genügen muss, sind die Objektivität, die Reliabilität und die Validität:

- Die **Objektivität** ist entscheidend dafür, dass die erfassten Fähigkeiten unabhängig von den Einschätzungen des Untersuchers/der Untersucherin sind. Dies wird bezogen auf
  - die exakte Testdurchführung (Durchführungsobjektivität, u. a. sichergestellt über genaue, eindeutige Formulierung der Aufgabenstellung, Angabe erlaubter Nachfragen etc.),
  - die exakte Auswertung der erhobenen Daten (Auswertungsobjektivität, u. a. sichergestellt über genau Angaben zur Bewertung der gezeigten Fähigkeiten und zur Ermittlung der Standardwerte) sowie
  - deren Interpretation (Interpretationsobjektivität, sichergestellt durch Angaben, ab welchen Testwerten beispielsweise von einer sprachlichen Auffälligkeit oder Störung auszugehen ist).
- Die **Reliabilität** beschreibt die Zuverlässigkeit eines Testverfahren, d. h., inwieweit ein Verfahren die zu messende Eigenschaft stabil (z. B. unabhängig von der jeweiligen Tagesform) misst. Als Nachweis der geforderten hohen Reliabilität eines Messverfahrens werden entweder Übereinstimmungen mit einer wiederholten Testung bzw. von Testhälften bestimmt (Retestreliabilität bzw. Split-Half-Reliabilität) oder es wird der Zusammenhang der Items untereinander berechnet (interne Konsistenz). Wenn ein Test wenig reliabel ist, so kann das bedeuten, dass er eine Sprachkompetenz zu einem Zeitpunkt ganz anders beurteilt als zu einem anderen, obwohl sich die Fähigkeit beim Kind nicht verändert hat. Ein solches Verfahren wäre nicht brauchbar.
- Die **Validität** beschreibt die Gültigkeit eines Testverfahrens, d. h., inwieweit der Test überhaupt das misst, was er zu messen vorgibt und ob dies nicht durch andere Fähigkeiten überlagert ist, die in diesem Moment nicht fokussiert werden (z. B.: Misst ein Test tatsächlich grammatische Fähigkeiten und nicht Wortschatzleistungen? Kann man mit dem Test wirklich Kinder mit SES identifizieren?). Hierfür werden Angaben zur Inhaltsvalidität (Erfassen die verwendeten Aufgaben das zu messende Konstrukt?), Übereinstimmungsvalidität (z. B. nachweisbar über die Übereinstimmung mit einem Außenkriterium) oder Konstruktvalidität (z. B. die Übereinstimmung mit ähnlichen, Nichtübereinstimmung mit divergenten Konstrukten) notwendig.

Als weitere (Neben-)Gütekriterien von Testverfahren werden die *Test- und Kulturfairness* beschrieben. Darunter ist zu verstehen, dass Kinder nicht aufgrund eines bestimmten sozialen oder kulturellen Hintergrunds anders/schlechter durch ein Verfahren beurteilt werden sollten (weil sie z. B. bestimmte Bilder nicht kennen).

Das Vorliegen einer angemessenen **Normierung** eines Testverfahrens als Gütekriterium ermöglicht den Vergleich der sprachlichen Fähigkeiten eines Kindes mit einer Vergleichsgruppe, um abschätzen zu können, ob die Leistungen im untersuchten Bereich von der (Alters-)Norm abweichen und als auffällig einzustufen sind. Für diesen Vergleich können die Ergebnisse des Kindes in einem Test in einen Standardwert transformiert werden.

In der Sprachdiagnostik sind dies häufig **T-Werte.** Entspricht die Verteilung der Ergebnisse der Normierungsstichprobe keiner Normalverteilung können nur Prozentränge angegeben werden (für eine kurze Zusammenfassung und Beschreibung statistischer Normen s. Kany und Schöler 2010).

Anwender psychometrischer Testverfahren müssen sich mit den Grundprinzipien der Testkonstruktion auskennen, um beispielsweise verschiedene Testwerte zueinander in Relation setzen und diese entsprechend interpretieren zu können.

7.4 Zusammenfassung

- Ein substanzieller Anteil von Kindern zeigt in der Entwicklung deutliche Auffälligkeiten und Störungen der Sprachentwicklung. Diese können im Zusammenhang mit anderen Störungen, ohne andere erkennbare verursachende Bedingungen auftreten oder umgebungsbedingt sein.
- Im Rahmen einer interdisziplinären Diagnostik muss geklärt werden, welche Auffälligkeiten bei einem Kind vorliegen und welche Interventionsmaßnahmen angezeigt sind.
- Kinder mit sprachlichen Auffälligkeiten bedürfen spezifischer Maßnahmen zur Sprachförderung, die über allgemeine Anregungen im Rahmen der sprachlichen Bildung hinausgehen. Kinder mit Störungen der Sprachentwicklung benötigen zusätzlich eine Sprachtherapie von professionell ausgebildeten Fachkräften in der Frühförderung oder sprachtherapeutischen Praxis.
- Im Rahmen der Diagnostik kommen zur Einschätzung der sprachlichen Kompetenzen eines Kindes in der Regel als diagnostische Methoden die Befragung, die Beobachtung und Elizitationsverfahren zum Einsatz.

7.5 Weiterführende Literatur

Eine ausführliche Darstellung zum Schwerpunkt Diagnostik von Sprach- und Kommunikationsstörungen findet sich bei Spreer (2018):

- Spreer, M. (2018). *Diagnostik von Sprach- und Kommunikationsstörungen im Kindesalter: Methoden und Verfahren.* München: Ernst Reinhardt.

Fragen zur sprachlichen Bildung, Sprachförderung und Sprachtherapie werden überblicksartig von Sallat et al. (2017) dargestellt:

- Sallat, S., Hofbauer, C., & Jurleta, R. (2017). *Inklusion an den Schnittstellen von sprachlicher Bildung, Sprachförderung und Sprachtherapie. Eine Expertise der Weiterbildungsinitiative Frühpädagogische Fachkräfte (WiFF).* München: Deutsches Jugendinstitut.

Literatur

AWMF. (2011). Diagnostik von Sprachentwicklungsstörungen (SES), unter Berücksichtigung umschriebener Sprachentwicklungsstörungen (USES). (Synonym: Spezifische Sprachentwicklungsstörungen (SSES)) Interdisziplinäre S2k-Leitlinie. Registrierungsnummer: 049-006, Entwicklungsstufe: S2k. ► http://www.awmf.org/leitlinien/detail/ll/049-006.html. Zugegriffen: 23. Juni 2017.

Barmer. (2018). Heil- und Hilfsmittelreport 2018. ► https://www.barmer.de/blob/176380/86cef7122bac3a826cbc416ef6aab67b/data/dl-barmer-heil–und-hilfsmittelreport-2018.pdf. Zugegriffen: 10. Febr. 2019.

GBA. (2011). Richtlinie über die Verordnung von Heilmitteln in der vertragsärztlichen Versorgung (Heilmittel-Richtlinie/HeilM-RL). ► https://www.g-ba.de/downloads/62-492-1399/HeilM-RL_2017-03-16_iK-2017-05-30.pdf. Zugegriffen: 15. Aug. 2016.

Kany, W., & Schöler, H. (2010). *Fokus: Sprachdiagnostik* (2., erw. Aufl.). Berlin: Cornelsen Scriptor.

Kubinger, K. D., & Jäger, R. S. (2003). *Schlüsselbegriffe der Psychologischen Diagnostik*. Weinheim: Beltz.

Neugebauer, U., & Becker-Mrotzek, M. (2013). Die Qualität von Sprachstandsverfahren im

Elementarbereich. Eine Analyse und Bewertung. Mercator-Institut für Sprachförderung und Deutsch als Zweitsprache. ► https://www.researchgate.net/profile/Uwe_Neugebauer/publication/280830943_Die_Qualitat_von_Sprachstandsverfahren_im_Elementarbereich_Eine_Analyse_und_Bewertung/links/55c86d8c08aea2d9bdc8ba6c.pdf. Zugegriffen: 15. Aug. 2016.

Sallat, S., Hofbauer, C., & Jurleta, R. (2017). Inklusion an den Schnittstellen von sprachlicher Bildung, Sprachförderung und Sprachtherapie. Weiterbildungsinitiative Frühpädagogische Fachkräfte, WiFF Expertisen, Band 50. München. ► https://www.researchgate.net/profile/Stephan_Sallat/publication/321945618_Inklusion_an_den_Schnittstellen_von_Sprachlicher_Bildung_Sprachforderung_und_Sprachtherapie/links/5a3a6f3a0f7e9baa501ab68f/Inklusion-an-den-Schnittstellen-von-Sprachlicher-Bildung-Sprachfoerderung-und-Sprachtherapie.pdf. Zugegriffen: 3. Apr. 2018.

Schneider, W., Baumert, J., Becker-Mrotzek, M., Hasselhorn, M., Kammermeyer, G., Rauschenbach, T., Roßbach, H. G., Roth, H. J., Rothweiler, M., & Stanat, P. (2012). Expertise Bildung durch Sprache und Schrift (BISS) (Bund-Länder-Initiative zur Sprachförderung, Sprachdiagnostik und Leseförderung). ► https://www.bmbf.de/files/BISS_Expertise.pdf. Zugegriffen: 7. Sept. 2016.

Spreer, M. (2018). *Diagnostik von Sprach- und Kommunikationsstörungen im Kindesalter. Methoden und Verfahren*. München: Reinhardt (Mit Beiträgen von Bettina Achhammer, Anke Buschmann, Susanne Cook, Marita Konerding, Thomas Lachmann, Steffi Sachse und Claudia Steinbrink).

von Suchodoletz, W. (2013). *Sprech-und Sprachstörungen* (Bd. 18). Göttingen: Hogrefe.

Sprachstandserfassung im Alter von 3 bis 6 Jahren

Christiane Kiese-Himmel

Inhaltsverzeichnis

© Springer-Verlag GmbH Deutschland, ein Teil von Springer Nature 2020
S. Sachse et al. (Hrsg.), *Sprachentwicklung*,
https://doi.org/10.1007/978-3-662-60498-4_8

8

8.1 Einführung

Sprache – eine gleichermaßen komplexe wie auch differenzierte mentale Fähigkeit – hat für die Entwicklung des Menschen eine Schlüsselfunktion (z. B. Haßler und Neis 2009, S. 436). Insofern ist die Sprachstandserfassung von großer Bedeutung. Eine beeinträchtigte Sprachentwicklung kann weitreichende Folgen haben, z. B. nachteilige Auswirkungen auf den Schriftspracherwerb, die Schullaufbahn, den Bildungserfolg und auf die psychosoziale Entwicklung eines Kindes (z. B. von Suchodoletz 2004; s. auch de Langen-Müller et al. 2012).

Um den allgemeinen Sprachstand zu erfassen, ist das individuelle Sprachverhalten auf allen linguistischen Sprachebenen rezeptiv und produktiv zu untersuchen (z. B. Ptok et al. 2014). Um nur eine oder wenige sprachliche Teilbereiche (Ebenen) isoliert zu beurteilen, genügt eine sprachbereichsspezifische Erfassung **(Phonologie**; **Morphologie**, **Syntax**; **Lexikon**, **Semantik**; **Pragmatik).**

Erfreulicherweise stehen hierfür inzwischen deutlich mehr Untersuchungsinstrumente für 3- bis 6-Jährige zur Verfügung als gegen Ende des vergangenen Jahrhunderts. Damit sind standardisierte Beobachtungs- und Erhebungsverfahren, vor allem altersnormierte Sprachtests sowie Subtests aus Entwicklungs-, Intelligenz- und Schuleignungstests, gemeint. Diese werden in der Entwicklungs- und Schulfähigkeitsdiagnostik, aber auch zum **Screening** auf Sprachauffälligkeiten und in der dann ggf. indizierten Bestimmungs- und Differenzialdiagnostik zwecks Bewertung derselben, z. B. verzögerte Sprachentwicklung; mangelnde Deutschkenntnisse bei mehrsprachig aufwachsenden Kindern; **umschriebene Sprachentwicklungsstörungen** (USES); Sprachentwicklungsstörungen (SES) bei **Komorbidität(en),** eingesetzt. Neben der entwicklungspsychologischen Sprachdiagnostik (Entwicklungsstandbestimmung und Erkennung sprachentwicklungsgefährdeter Kinder) finden Verfahren zur Sprachstandserhebung in der (sonder-)pädagogischen Sprachdiagnostik sowie in der Therapieplanung und Therapieverlaufskontrolle Anwendung. Mit anderen Worten: Sprachdiagnostik ist sowohl fähigkeits- wie auch störungsorientiert. Ergänzend sind im sprachdiagnostischen Kontext **exekutive Funktionen** (kognitive Kontroll- und Regulationsprozesse; Aufmerksamkeitssteuerung) sowie das **phonologische Arbeitsgedächtnis,** was meistens durch das serielle Nachsprechen von Nicht- bzw. Kunstwörtern, von Wort- oder Zahlenfolgen geschieht (vgl. ► Kap. 6), zu untersuchen.

Bis zum Alter von 3 Jahren geht man bei einer um 6 Monate verlangsamten Sprachentwicklung im Erreichen von sog. „Entwicklungsgrenzsteinen" (ein Grenzstein ist dadurch definiert, dass 90–95 % der Kinder einer Altersgruppe eine bestimmte Entwicklungsfunktion beherrschen) bei einem sich ansonsten alterstypisch entwickelnden Kind von einer **Sprachentwicklungsverzögerung** (SEV) aus. Es lässt sich aufgrund der erheblichen individuellen Variationsbreite der Sprachentwicklung noch keine USES diagnostizieren, also eine Störung, die „kausal nicht auf neurologische Veränderungen bzw. Schädigungen, sensorische Beeinträchtigungen, körperliche Fehlbildungen (z. B. LKG-Spalten[1]), eine Intelligenzminderung, tiefgreifende Entwicklungsstörungen, genetische Syndrome, Mehrfachbehinderung, Störungen des Verhaltens, emotionale Störungen oder soziokulturelle Umweltfaktoren wie eine anregungsarme Umwelt" zurückzuführen ist (de Langen-Müller et al. 2012; S. 34). Gemäß der interdisziplinären S2k-AWMF-Leitlinie zur Diagnostik von SES (de Langen-Müller et al. 2012)

1 Lippen-Kiefer-Gaumenspalten.

wird der Einsatz von standardisierten und normierten Tests präferiert, erweitert um eine Beobachtung des Sprech-/Sprachverhaltens eines Kindes sowie um anamnestische Informationen und spezielle Elterninformationen hierzu.

Dieses Kapitel befasst sich primär mit standardisierten, wissenschaftlich und psychometrisch weitgehend abgesicherten Tests zur Erfassung von allgemeinen bzw. spezifischen Sprachleistungen im Kindesalter von 3 bis 6 Jahren, die Aussprache ausgenommen. Solche Tests bieten den Vorteil, individuelles Sprachverhalten mit altersnormierten Referenzwerten zu vergleichen, sofern die formalen Durchführungs- und Auswertungskriterien strikt eingehalten werden.

Die auf Bundesländerebene durch Erzieher und Erzieherinnen in Kindertagesstätten eingesetzten (früh-)pädagogisch orientierten Sprachstandinstrumente zwecks Feststellung allgemeinen Sprachförderbedarfs werden nicht berücksichtigt (s. hierzu ► Kap. 14 sowie die vergleichende Evaluation von Neugebauer und Becker-Mrotzek 2013, 2015 oder Kany und Schöler 2010). Für diesen Einsatzbereich erschien 2016 auch die Revision des „Dortmunder Entwicklungsscreenings" (DESK 3–6 R; Tröster et al. 2016), das die Prüfdimension Sprache berücksichtigt und an 1693 Kindern im Alter von 33 bis 85 Monaten in 64 Kindertagesstätten normiert wurde (für 3- sowie 4-Jährige in Halbjahresschritten). Auf Basis von Verhaltensbeobachtungen wird ein Screeningprofil erstellt, das anzeigt, in welchem Entwicklungsbereich ein Kind zusätzliche Förderung benötigt. Im Jahr 2017 haben Mayr et al. einen Beobachtungsbogen publiziert, der zur Beobachtung und Dokumentation der Sprachentwicklung von Kindern im Alter von 2 bis 4 Jahren dient, aber hinsichtlich seiner Güte lediglich Minimalstandards entspricht: den „Literacy und Sprachentwicklung beobachten bei Kleinkindern" (liseb; Mayr et al. 2017).

8.2 Verfahren zur Sprachstandserfassung

8.2.1 Anamnese

Mit der Erhebung anamnestischer Informationen startet der diagnostische Prozess. Hierbei erfolgt eine aktuelle Bestandsanalyse, eine Ein- und Abgrenzung von (möglichen) Problemen sowie die Klärung (möglicher) kausaler Faktoren und die Erhebung der Auswirkungen. Zudem lenkt sie die Wahl angemessener Untersuchungsinstrumente.

Neben der Schwangerschafts- und der Geburtsanamnese, (sprach-)biografisch relevanten familien-, entwicklungs-, medizin- sowie sozialanamnestischen Angaben sind Informationen zum bisherigen Sprachentwicklungsverlauf eines Kindes einzuholen. Meistens stammen diese Angaben aus unterschiedlichen Quellen, weswegen unbedingt auf ihre **Validität** und **Reliabilität** zu achten ist, nicht zuletzt, um individuelle Risiko- wie auch Schutzfaktoren für die individuelle Sprachentwicklung erfahren und bewerten zu können.

Die Informationssammlung erfolgt in der Regel mit einer engen Bezugsperson

- frei in einer persönlichen Befragung,
- schriftlich unter Verwendung von standardisierten Anamnesebögen oder
- in einer mündlichen, strukturierten Befragung.

Beispiel für ein strukturiertes Vorgehen ist das zwar ältere, doch inhaltlich umfassende „Inventar diagnostischer Informationen bei Sprachentwicklungsauffälligkeiten"

(IDIS; Schöler 1999). Bei mehrsprachig aufwachsenden Kindern sind ergänzend differenzierte sprachbiografische Informationen einzuholen wie (s. hierzu auch ► Kap. 10):

- Alter bei Erwerbsbeginn jeder Sprache
- Dauer des Kontakts mit jeder Sprache
- Inputquantität und -qualität jeder Sprache
- Familiensprache(n)
- Sprachgebrauch im weiteren Umfeld
- Auffälligkeiten im Gebrauch einer Sprache

8.2.2 Sprachscreening

8

Ein Sprachscreening wird zur Identifikation von sprachentwicklungsgefährdeten Kindern eingesetzt. Die Klassifikationsgüte eines Screenings (zur Bestimmung von Sprachförderbedarf für 545 Kinder) hat sich in einer empirischen Studie der standardisierten Beobachtung und dem informellen Urteil von Erzieherinnen und Erziehern als bedeutsam überlegen erwiesen (Wolf et al. 2015).

Ein Sprachscreening muss in der Lage sein, sprachentwicklungsgefährdete von sprachunauffälligen Kindern zuverlässig zu unterscheiden, was durch Bestimmung eines kritischen Wertes im Sinne eines Cut-off-Wertes gelingt; dieser resultiert aus dem unteren Rand einer empirischen Verteilung (z. B. ein Ergebnis unter einem Prozentrang von 16). Um möglichst früh sprachauffällige Kinder zu entdecken, wird der Cut-off-Wert häufig nur mit einer Standardabweichung unter dem Altersmittelwert festgesetzt. Ein solches Vorgehen ist kritisch zu sehen, weil es die Zahl an „Sprachauffällig-Ergebnissen" („falsch-positiv") erhöht.

◘ Tab. 8.1 bietet ausschnitthaft eine Übersicht zu standardisierten Sprachscreenings im Kindergarten- und Vorschulalter. Kinder, die im Screening auffallen, müssen weiterführend untersucht werden. Der Nutzen eines Sprachscreenings auf USES ist in Deutschland allerdings bisher nicht untersucht und damit nicht belegt (IQWiG 2009), was aber nicht bedeutet, dass es keinen geben könnte.

SBE-3-KT Die Trefferquoten des SBE-3-KT zur Erkennung sprachentwicklungsgefährdeter Kinder erwiesen sich gegenüber denen des SSV als akzeptabler. Dieses Screening, dessen Material (inklusive Manual) kostenlos aus dem Netz heruntergeladen werden kann, besteht aus einer standardisierten Sprachbeurteilung durch Eltern und wird häufig im Rahmen der kinderärztlichen Früherkennungsuntersuchung U7a angewendet. Der SBE-3-KT enthält eine Wortliste (82 Wörter) und 15 Fragen zu grammatischen Fähigkeiten. Anzukreuzen ist, was das Kind schon spricht (nicht nur nachspricht). Die angekreuzten Items werden getrennt für Wortschatz und Grammatik (hier nach einer bestimmten Formel) addiert, und es wird ein Gesamtwert gebildet. Liegt ein Ergebnis unter einem kritischen Wert (Prozentrang unter 16), ist von einem auffälligen Sprachverhalten auszugehen. Am aussagefähigsten ist die Grammatikskala; dieses Screening entdeckt allerdings auch Kinder mit nur geringfügigen Sprachauffälligkeiten und generiert damit zu viele Auffällige (von Suchodoletz 2013a, b).

SSV Der SSV (Kurzform des SETK 3–5) für 3-Jährige enthält die Subtests „Phonologisches Arbeitsgedächtnis für Nichtwörter" (PGN) mit 13 Items und „Morphologische Regelbildung" (MR) mit 10 Items bezüglich der Bildung von Pluralformen von Nomen. Für 4- und 5-Jährige umfasst der PGN-Subtest 18 Items, und statt MR wird der Subtest „Satzgedächtnis" (15 Items) durchgeführt. Die Summe der korrekten Antworten pro Subtest kann mit einem kritischen Wert verglichen oder zwecks genauer Leistungsbeurteilung in einen Normwert (T-Wert; Prozentrang)

Tab. 8 1 Auswahl an standardisierten Sprachscreenings im Kindergarten- und Vorschulalter

Test/Screeninginstrument	Abkürzung	Autor und Jahr	Alter	Prüfbereich
Sprachbeurteilung durch Eltern: Kurztest für die U7a	*SBE-3-KT*	von Suchodoletz et al. (2009) und von Suchodoletz (2012)	2,8–3,4 Jahre	– Produktiver Wortschatz – Grammatische Fähigkeiten (produktiv)
Sprachscreening für das Vorschulalter (Kurzform des SETK 3–5)	*SSV*	Grimm (2017)	3,0–5,11 Jahre	– *3-Jährige:* Phonologisches Arbeitsgedächtnis: Nichtwörter, morphologische Regelbildung (Plural) – *4- und 5-Jährige:* Phonologisches Arbeitsgedächtnis: Nichtwörter, Satzgedächtnis
Bildung im Kindergarten organisieren: Screening sprachlicher Basiskompetenzen	*BIKO 3–6*	Seeger et al. (2014)	3,0–6,11 Jahre monolingual Deutsch oder mehrsprachig aufwachsend	Sprachliche Basiskompetenzen: – Grammatikalische Strukturen – Bedeutung – Wortschatz – Phonologische Bewusstheit
Linguistische Sprachstandserhebung für Kinder mit Deutsch als Muttersprache	*LiSe-DaM*	Schulz und Tracy (2011)	3,0–6,11 Jahre	– Sprachverständnis – Sprachproduktion
Test zum Satzverstehen von Kindern (Kurzversion)	*TSVK-Screen*	Siegmüller et al. (2011)	3,0–8,11 Jahre	1. Verb-Argument-Struktur 2. Tempusmarkierung 3. Passivstrukturen 4. Bindungsregeln 5. Relativsätze an verschiedenen Satzpositionen

Tab. 8.1 (Fortsetzung)

Test/Screeninginstrument	Abkürzung	Autor und Jahr	Alter	Prüfbereich
Screening der kindlichen Sprachentwicklung	*SCREENIKS*	Wagner (2014)	4,0–7,11 Jahre	– **Phonetik** – Phonologie – Semantik – Lexikon – Morphologie – Syntax
Entwicklungstest Sprache für Kinder von 4 bis 8 Jahren mit den Subtests:	*ETS 4–8*	Angermaier (2007)	4,0–8,11 Jahre	– Rezeptiver Wortschatz – Verstehen grammatischer Formen – Bildung von Plural-, Steigerungs- und Vergangenheitsformen
– Sprache – Verstehen	*SV*			
– Grammatik – Entwicklung	*GE*			

überführt werden. Die diagnostische Zuverlässigkeit des SSV erwies sich in einer Studie von Tippelt et al. (2011) als unzureichend. Das wurde zum einen darauf zurückgeführt, dass 3-Jährige im PGN-Subtest Konsonantencluster wie „rkl“ oder „schl“ nachsprechen sollen, was noch nicht alle artikulatorisch leisten können oder es sich nicht getrauen. Zum anderen sei die Fähigkeit, Pluralformen zu bilden (Subtest MR) zur Trennung von sprachunauffälligen und sprachauffälligen Kindern ungeeignet. Die 2. Auflage (2017) basiert auf der Neunormierung des SETK 3–5.

BIKO 3–6 Mit einem von insgesamt 4 Screenings des BIKO 3–6, konzipiert als Einzeltestung zur jährlichen Entwicklungsdokumentation von Kindern in der Kindertagesstätte, können sprachliche Basiskompetenzen (Erfassung von grammatikalischen Strukturen, Bedeutung, Wortschatz, phonologischer Bewusstheit) basierend auf dem HASE (Heidelberger Auditives Screening in der Einschulungsuntersuchung; Tab. 8.6) durch eine pädagogische Fachkraft eingeschätzt werden. Hierzu sind das Nachsprechen von Sätzen, das Wiedergeben von Zahlenfolgen, das Erkennen von Wortfamilien und das Nachsprechen von Kunstwörtern durchzuführen. Die Normierung (n = 1748, inklusive Kinder mit Migrationshintergrund) fand 2011 und 2012 statt. Es liegen Normen (für 3,0–5,5 Jahre in Halbjahresabständen; hiernach Jahresnormen) sowie altersspezifische Grenzwerte zur Ergebniseinordnung vor. Das Screening ist zum Einsatz in der kinderärztlichen Vorsorgeuntersuchung U9 sowie für sozialpädiatrische und andere spezifisch diagnostischen Zentren, aber auch für Kindertagesstätten (z. B. zur Förderplanung, Erfolgskontrolle der pädagogischen Arbeit oder als Basis für Elterngespräche) geeignet.

LiSe-DaM Mit LiSe-DaM – eine linguistisch konstruierte Aufgabensammlung analog zum LiSe-DaZ (Linguistische Sprachstandserhebung – Deutsch als Zweitsprache; ◘ Tab. 8.2) – wird der individuelle Sprachentwicklungsstand für Kinder mit Deutsch als Erstsprache eingeschätzt. Das Modul „Sprachverständnis" besteht aus 3 Subtests (Verstehen von Verbbedeutung; W-Fragen; Negationen), das Modul „Sprachproduktion" aus 4 Subtests (Satzklammer; **Subjekt-Verb-Kongruenz;** Wortklassen Präpositionen, Fokuspartikel, Voll-, Modal- und Hilfsverben sowie Konjunktionen; Dativ- sowie Akkusativkonstruktionen). Die Auswertung bedarf einer sorgfältigen Einarbeitung und ist nicht zeitökonomisch. Die Rohwerte der meisten Subtests werden in eine T-Wert-Norm (**Normierung** an n = 303) überführt. Es existieren kritische Rohwertsummen bzw. Fehlerangaben, die die Förderbedürftigkeit eines Kindes ausweisen. Reliabilitäts- und Validitätsberechnungen liegen in kleiner Zahl vor und fallen suboptimal aus.

TSVK-Screen Mit dem TSVK-Screen sollen grammatische Störungen in Bezug auf die rezeptive Modalität (mittels Satz-Bild-Zuordnung durch Zeigegesten) aufgedeckt werden. Er enthält 36 Stimulussätze aus den 6 Subtests der Langversion (je 6 Sätze). Die Summe der korrekten Antworten bildet den Gesamtwert, der mit einer Altersnorm **(T-Wert)** verglichen werden kann. Kritisch anzumerken ist, dass lediglich Trennschärfeindizes pro Jahresaltersgruppe vorliegen, jedoch keine Angaben zu Schwierigkeit und Trennschärfe der einzelnen Items. Es werden nur Reliabilitätsschätzungen vorgenommen (Cronbach-Koeffizienten zwischen 0,88 und 0,94, wobei zu berücksichtigen ist, dass Cronbachs α umso größer ist, je höher die Items miteinander korrelieren). Das Normierungskollektiv (n = 120), zu dessen Rekrutierung keine Angaben gemacht werden, ist unzureichend beschrieben (z. B. fehlen die regionale und soziodemografische Beschreibung, das Normierungsjahr; keine Angaben zur Geschlechterverteilung) und seine Altersgruppen (20 Kinder pro Jahresaltersgruppe) sind zu klein (Kiese-Himmel und Rosenfeld 2012).

SCREENIKS SCREENIKS ist ein sprachtheoretisch fundiertes, gut validiertes, reliables PC-Spiel für 3 formal-linguistische Prüfdimensionen (3 Subtests) für ein- wie auch mehrsprachig aufwachsende Kinder (Letztere sollten mindestens 24 Monate Kontakt mit der deutschen Sprache aufweisen) mit automatischer Auswertung und Normen (kritische Werte; Prozentrang) für 4- bis 5- sowie 6- bis 7-Jährige (getrennt für ein- und mehrsprachige Kinder) – gewonnen an 1162 Kindern. Bei wiederholter Anwendung bietet es einen automatischen Vergleich an. Angaben zu **Sensitivität** und **Spezifität** liegen vor.

ETS 4–8 Die Screeningdiagnostik mittels ETS 4–8 verläuft gestuft. Zuerst werden die Subtests „Sprache Verstehen" (Wortverständnis von Nomen, Verben, Adjektiven, Präpositionen) und „Grammatik Entwicklung" (rezeptiv und expressiv) durchgeführt. Dabei werden nur **morphologische** Fähigkeiten überprüft: Pluralbildung, Komparativ, Vergangenheitsformen; Beantwortung von W-Fragen. Kinder mit auffälligem Ergebnis sind auf der 2. Screeningstufe weiter zu untersuchen: mit den Subtests „Silben Erkennen" (**phonologische** Kompetenz) und „Farbnamen-Gedächtnis" (Aufmerksamkeit und Gedächtnis). Bei Ergebnissen unter einem Prozentrang von 10 (Referenz: Altersnormen aus 2006) bedürfen Kinder einer weiterführenden (insbesondere Differenzial-) Diagnostik. Kiese-Himmel und Rosenfeld (2012) haben kritische Einwände zu diesem Instrument vorgetragen: Die Aufgabenanalyse des ETS 4–8 wurde an der nicht repräsentativen (doch bundesweit regional breit gestreuten) Normierungsstichprobe

Tab. 8.2 Auswahl an Sprachstandscreenings bezüglich der deutschen Sprache für bilingual aufwachsende Kinder und Diagnostikinstrumente in der Herkunftssprache

Test/Screeninginstrument	Abkürzung	Autor und Jahr	Alter	Beschreibung/Prüfbereich
Erfassung des Sprachstands im Deutschen				
Linguistische Sprachstandserhebung – Deutsch als Zweitsprache	*LiSe-DaZ*	Schulz und Tracy (2011)	3,0–7,11 Jahre	Sprachverständnis und Sprachproduktion in semantischen und grammatischen Kernbereichen (s. LiSe-DaM, Tab. 8.1) unter Berücksichtigung der Kontaktmonate mit der Sprache
Screening der kindlichen Sprachentwicklung	*SCREENIKS*	Wagner (2014)	4,0–7,11 Jahre	Computerbasiertes Screening der 3 sprachsystematischen Ebenen für Kinder mit einer Mindestsprachkontaktdauer von 24 Monaten mit der deutschen Sprache (vgl. hierzu Tab. 8.1)
Erfassung des Sprachstands in der Herkunftssprache (und ggf. in Deutsch)				
Cito-Sprachtest Version 3: Digitale Sprachstandfeststellung im Elementarbereich	*CITO-Sprachtest Version 3*	Centraal Instituut voor Toetsentwikkeling (2014)	4,3–6,11 Jahre	Digitale Sprachstandfeststellung in Bezug auf den rezeptiven Wortschatz, kognitive Begriffe, phonologische Bewusstheit und Textverständnis für Kinder mit Türkisch als Erstsprache und DaZ
Evozierte Diagnostik grammatischer Fähigkeiten für mehrsprachige Kinder	*ESGRAF-MK*	Motsch (2011)	4–10 Jahre	Sprachgrammatik von Türkisch, Russisch, Polnisch, Italienisch, Griechisch bei Migrantenkindern; computergestützte Durchführung und Auswertung
LOGwords	*LOGwords*	LOGMEDIA (2012)	5–11+ Jahre	Multilinguale Sprachdiagnostik-Software zur umfassenden Überprüfung des Sprachstands in 16 Sprachen (inklusive Deutsch)
Screening der Erstsprachfähigkeit bei Migrantenkindern	*SCREEMIK 2*	Wagner (2008)	4,0–5,11 Jahre	Erstsprache Russisch (**phonetisch** rezeptiv und produktiv; rezeptiver Wortschatz; Grammatik) und DaZ sowie für die Erstsprache Türkisch (phonetisch-phonologisch; rezeptiver Wortschatz) und DaZ; computergestützte Durchführung und Auswertung
Sprachstandstest Russisch für mehrsprachige Kinder	*SRUK*	Gagarina et al. (2010) und Gagarina (2013)	3,0–6,11 Jahre	Einschätzung des Sprachstands im Russischen (rezeptiver und produktiver Wortschatz für Verben und Nomen; Produktion morphologischer Markierungen am Verb [Verbflexion 1. und 2. Person Singular Präsens] und Nomen [Akkusativ und Dativ Singular]; Verständnis grammatischer Strukturen auf Satzebene) für bilingual Russisch-Deutsch aufwachsende Kinder auf Normbasis

durchgeführt, sollte aber ein eigenständiges empirisches Entwicklungsstadium der Testkonstruktion sein. Dasselbe gilt für die Konstrukt-Validierung (Berechnung der Interkorrelationen innerhalb des Grammatiksubtests), die ebenfalls an der Normierungsstichprobe durchgeführt wurde. Es fehlen Angaben zur konvergenten und faktoriellen Validität und damit zur Frage, ob der Test tatsächlich das misst, was er zu messen vorgibt (s. auch Melzer et al. 2015). Retestreliabilitäten wurden nicht bestimmt. Standardmessfehler und Konfidenzintervalle werden nicht genannt, sodass unbekannt ist, in welcher Größenordnung ein individueller vom wahren Ergebniswert abweicht. Scheuermann et al. (2009) bezweifeln, dass der ETS 4–8 dem Anspruch eines Screenings gerecht wird.

- **Sprachstandscreenings (und Tests in der Herkunftssprache) im Kontext individueller Mehrsprachigkeit**

Die Gruppe mehrsprachig aufwachsender Kinder ist heterogen. Frühes mehrsprachiges Aufwachsen in den beiden ersten Lebensjahren kann sich auf den **simultanen Erwerb** einer oder mehrerer Sprachen beziehen, die in der Umgebung gesprochen werden, z. B. bei Kindern mit Migrationshintergrund bzw. beim sog. „doppelten Erstspracherwerb", bei dem ein Kind von Geburt an verschiedenen Sprachen ausgesetzt ist. **Sukzessiv zweisprachige** Kinder hingegen erwerben während der ersten Lebensjahre zunächst nur ihre Herkunftssprache als Muttersprache, bis Deutsch als Zweitsprache (DaZ) hinzukommt, meistens in Zusammenhang mit der Aufnahme in eine deutschsprachige Kindertagesstätte (▶ Kap. 5). Auch bei mehrsprachig aufwachsenden Kindern soll die Sprachstandserhebung standardisiert erfolgen und das Sprachverstehen sowie die Sprachproduktion berücksichtigen. Es sind keine Untersuchungsinstrumente einzusetzen, die für monolinguale Kinder konzipiert und nicht an mehrsprachigen Kindern validiert und normiert wurden.

◘ Tab. 8.2 präsentiert eine Auswahl an standardisierten Untersuchungsinstrumenten für mehrsprachig aufwachsende Kinder, wobei keines alle Sprachebenen prüft und die psychometrischen Standards sehr unterschiedlich realisiert sind. Für differenzialdiagnostische Zwecke sind die Instrumente nicht geeignet. Zudem gibt es für pädagogische Fachkräfte strukturierte Beobachtungs- und Einschätzbögen zum Sprech-/Sprachverhalten und zum Interesse an Sprache und Schriftsprachlichkeit bei Kindern mit DaZ im Alter von ca. 3;5 Jahren bis zum Schulalter, z. B. den Beobachtungsbogen zum „Sprachverhalten und Interesse an Sprache bei Migrantenkindern in Kindertageseinrichtungen" (SISMIK; Ulich und Mayr 2003), auch Daten zum Umgang mit der Familiensprache sind hiermit erhältlich. Theoretisch ist dieser Bogen jedoch unzulänglich verankert.

Eine Ergänzung kann ein valider und reliabler Elternfragebogen für fremdsprachige Eltern bezüglich der Deutschkenntnisse ihres mehrsprachig aufwachsenden Kindes (im Alter 33–48 Monate) sein wie der „Deutsch als Zweitsprache – Elternfragebogen" (DaZ-E; Keller und Grob 2013); er liegt für folgende nicht deutsche Familiensprachen vor: Albanisch, Bosnisch/Serbisch/Kroatisch, Englisch, Französisch, Italienisch, Spanisch, Portugiesisch, Türkisch, Tamilisch, Arabisch, Tigrinisch. Geringe Werte konnten eine um mindestens 1 Jahr verspätete Einschulung sowie die Art und die Dauer sonderpädagogischer Fördermaßnahmen vorhersagen (Grob et al. 2019). Die Einschätzung zielt auf den Verbwortschatz und den Sprachgebrauch (Pragmatik), die fremdsprachige Eltern – im Gegensatz zur Beurteilung von Grammatik – leichter zu leisten vermögen; es wird erfasst, ob sich das Kind in Deutsch mitteilen (Sprachproduktion) sowie W-Fragen verstehen kann. Der Fragebogen ist ökonomisch (ca. 5 bis 10 min Bearbeitungszeit, 5 min Auswertung) und psychometrisch von guter Qualität.

Die diagnostische Unterscheidung von Sprachauffälligkeiten aufgrund des mehrsprachigen Aufwachsens eines Kindes und einer USES ist wegen der strukturellen Unterschiede der Erstsprachen schwierig. Um den Verdacht auf eine USES abzuklären, ist die Kompetenz in jeder Sprache (mit Bezug auf separate Vergleichsnormen) standardisiert zu untersuchen. Sollte dies für die nicht deutsche Sprache unmöglich sein, muss man sich hierzu auf das Urteil eines Native Speakers verlassen und engmaschig diagnostische Verlaufskontrollen durchführen. Nur bei auffälligem Befund in Bezug auf alle Sprachen ist dem Verdacht auf eine spezifisch gestörte Sprachentwicklung (USES) diagnostisch weiter nachzugehen. Der DaZ-E eignet sich hierfür nicht. Gegebenenfalls lässt sich zur Erfassung des Sprachstands im Deutschen ein standardisierter und altersnormierter Sprachentwicklungs(sub)test für jüngere Kinder durchführen, um zumindest qualitative Informationen zu erhalten (s. hierzu ► Kap. 10).

8.2.3 Sprachentwicklungstests

8.2.3.1 Allgemeine Sprachentwicklungstests

Allgemeine Sprachentwicklungstests bestehen zumeist aus mehreren Subtests, um den individuellen Sprachentwicklungsstand möglichst umfassend abzubilden. In der Bewertung des Sprachentwicklungsstands aufgrund nur eines auffälligen Sprachtestergebnisses ist Zurückhaltung geboten, nicht zuletzt auch deshalb, weil junge Kinder in der Regel keine hohe Motivation haben, fremd gestellte Anforderungen zu erfüllen und noch über eine begrenzte Aufmerksamkeitsspanne verfügen. Die Testergebnisse sollen nur interpretiert werden, wenn ein Kind hinreichende Deutschkenntnisse hat. Von einem auffälligen Sprachtestergebnis wird bei einer Abweichung von 1,5 (mildes Defizit) bis 2 **Standardabweichungen** (schweres Defizit) vom Altersmittelwert ausgegangen.

Eine derart vorgenommene Klassifikation setzt voraus, dass das Ergebnis aus einem psychologischen Sprachtest mit mindestens zufriedenstellenden Hauptgütekriterien (**Objektivität,** Reliabilität, Validität; s. hierzu ► Kap. 7) resultiert, bei dessen Durchführung und Auswertung die Handlungsanweisungen gemäß Testmanual durch einen qualifizierten Untersucher befolgt wurden. Der Untersucher sollte über hinreichend psychometrische und entwicklungspsychologische Kenntnisse sowie über Sprachwissen verfügen. Objektivität und Reliabilität (Konsistenzkoeffizienten von mindestens 0,90) sind Voraussetzung für die Validität eines Sprachtests.

Gleichermaßen wichtig ist die Aktualität des Nebengütekriteriums Normierung in Anlehnung an die DIN 33430 zur Eignungsdiagnostik (DIN 2016) – einer Richtschnur der Qualitätssicherung. Hiernach sollten Normen spätestens alle 8 Jahre überprüft werden; auch sollte die Eichstichprobe hinreichend groß und repräsentativ für die jeweilige(n) Altersgruppe(n) sein.

◘ Tab. 8.3 bietet eine Übersicht zu allgemeinen Sprachentwicklungssubskalen und -tests. Nicht berücksichtigt sind alte, zum Teil nicht mehr erhältliche Tests, die den Altersanwendungsbereich des vorliegenden Beitrags mit abdecken wie der „Landauer Sprachentwicklungstest für Vorschulkinder" (Götte 1976); der „Psycholinguistische Entwicklungstest" (Angermaier 1977); der „Kindersprachtest für das Vorschulalter" (Häuser et al. 1994) oder der Diagnostikteil des „Inventars diagnostischer Informationen bei Sprachentwicklungsauffälligkeiten" (Schöler 1999), dessen orientierende Normen 1997–1998 erhoben wurden.

Der „Heidelberger Sprachentwicklungstest" (HSET; Grimm und Schöler 1991)

Tab. 8.3 Auswahl an allgemeinen Sprachentwicklungssubskalen und -tests

Subskala/Test	Abkürzung	Autor und Jahr	Alter	Prüfbereich
Bayley Scales of Infant and Toddler Development, Third Edition	*Bayley-III*	Deutsche Bearbeitung von Reuner und Rosenkranz (2015)	0,1–3,6 Jahre	– Sprache rezeptiv – Sprache expressiv
Patholinguistische Diagnostik bei Sprachentwicklungsstörungen	*PDSS*	Kauschke und Siegmüller (2012)	2,0–6,11 Jahre	– Phonetik/Phonologie – Lexikon/Semantik – Morphologie/Syntax (Sprachstand als Profil)
Sprachentwicklungstest für drei- bis fünfjährige Kinder	*SETK 3–5*	Grimm et al. (2015)	3,0–5,11 Jahre	– Rezeptive und produktive Sprachverarbeitung – Phonologisches Arbeitsgedächtnis: Nichtwörter
Sprachstandserhebungstest für Kinder im Alter zwischen 3 und 5 Jahren	*SET 3–5*	Petermann et al. (2016)	3,0–5,11 Jahre	12 Subtests zur Überprüfung von: – Wortschatz – Phonetik/Phonologie – Semantischen Relationen (Kategorien erkennen bzw. bilden) – Grammatik/Morphologie – Auditiver Merkfähigkeit (Kunstwörter nachsprechen) – Visueller Verarbeitungsgeschwindigkeit – Emotionserkennung und Empathiefähigkeit sowie eine Elterncheckliste zur Einschätzung der Pragmatik
Heidelberger Sprachentwicklungstest	*HSET*	Grimm und Schöler (1991)	3,0–9,11 Jahre	– Satzstruktur – Morphologische Struktur – Satzbedeutung – Wortbedeutung – Interaktive Bedeutung – Integration (Textgedächtnis)

Tab. 8.3 (Fortsetzung)

Subskala/Test	Abkürzung	Autor und Jahr	Alter	Prüfbereich
Potsdam-Illinois Test für Psycholinguistische Fähigkeiten	*P-ITPA*	Esser et al. (2010)	4,0–11,5 Jahre bzw. bis Ende 5. Schulklasse	– Verbale Intelligenz (Analogien) – Wortschatz – Expressive Sprache (Grammatik) – Phonologische Bewusstheit – Auditives verbales Kurzzeitgedächtnis
Sprachstandserhebungstest für Kinder im Alter zwischen 5 und 10 Jahren	*SET 5–10*	Petermann (2018)	5,0–10,11 Jahre	– Wortschatz: Bildbenennung – Semantische Relationen: Kategorienbildung – Sprachverständnis: Handlungssequenzen und Textverständnis – Sprachproduktion: Bildergeschichte und Satzbildung – Morphologie: Singular-Plural; Erkennen/Korrektur inkorrekter Sätze – Auditive Merkfähigkeit: Kunstwörter – Visuelle Verarbeitungsgeschwindigkeit

8

wurde dennoch berücksichtigt. Untersuchungen mit ihm zeigten, dass die Einschätzung anhand der vorläufigen und alten Testnormen (an kleinen Stichproben erhoben) doch noch ihre Berechtigung haben könnte (vgl. Kany und Schöler 2010, S. 131 f.),

> (…) da Leistungen, die die Kinder vor 30 Jahren erzielten und die als durchschnittlich betrachtet wurden, heute ebenfalls als durchschnittlich zu bewerten sind. Bei den in neueren Untersuchungen eingesetzten Untertests VS, IS, PS, WF[2] ergaben sich, verglichen mit den Ergebnissen vor 30 Jahren, nahezu keine Veränderungen der Leistungsverteilung und somit der Normen.

Bayley-III Die 97 Testitems der Sprachskala (rezeptiv: 49; expressiv: 48) der Bayley-III-Entwicklungsskalen sind nach dem Stufenleiterprinzip angeordnet; der Testeinstieg leitet sich vom aktuellen Lebensalter eines Kindes ab. Ein skalenspezifischer Rohwert (Summe der richtig gelösten Items – inklusive der übersprungenen vor dem aktuellen Lebensalter –, sofern nicht auf der Stufenleiter wegen zu hoher Aufgabenanforderung zurückgegangen werden musste) wird in einen Standardwert oder Prozentrang überführt (deutsche Normstichprobe). Anhand von Cut-off-Werten kann ein Kind als „auffällig", „gefährdet" oder „unauffällig" eingeordnet werden. Die Untersuchung wird durch eine Verhaltensbeobachtungs-Liste am Ende des Protokollbogens ergänzt.

PDSS Die teilnormierte PDSS weicht von den übrigen Tests ab, die primär auf einen quantitativen Vergleich des allgemeinen Sprachentwicklungsstands eines Kindes mit einer gleichaltrigen Referenzgruppe

2 VS: Verstehen grammatischer Strukturen, IS: Imitation grammatikalischer Strukturformen, PS: Plural-Singular-Bildung, WF: Wortfindung.

abzielen. Sie fokussiert auf eine linguistisch fundierte Beschreibung der Sprachfähigkeiten und informiert darüber, welche Schritte ein Kind im primären Spracherwerb schon vollzogen hat. Förder- oder Therapiebedarf wird anhand des Ergebnisvergleichs mit einer gleichaltrigen Normgruppe abgeleitet (steht nicht für alle Untertests zur Verfügung). Eine psycholinguistisch fundierte Beschreibung der Leistungen auf den einzelnen Sprachebenen mittels der Ergebnisse in 23 Subtests erlaubt es, den Interventionsbedarf inhaltlich detailliert zu benennen.

SETK 3–5 Der SETK 3–5 gilt als theoretisch gut begründeter Sprachtest, der psychometrisch weitreichend abgesichert wurde, wenngleich nach Neugebauer und Becker-Mrotzek (2013) mit ihm nicht alle Basisqualifikationen der Sprachentwicklung abgedeckt werden. Für die Altersstufe 3 Jahre enthält er die Subtests „Verstehen von Sätzen" (VS), „Encodierung semantischer Relationen" (für den Subtest wird in der 3. Auflage ergänzend eine komplexere Form der Durchführung und Auswertung angeboten), „Morphologische Regelbildung" und „Phonologisches Arbeitsgedächtnis für Nichtwörter" (PGN). Der Subtest PGN kann bei 3-Jährigen zu unreliablen Ergebnissen führen (s. Erläuterungen zum SSV in ► Abschn. 8.2.2). Das Gleiche trifft für VS bei Kindern mit hyperaktiven Verhaltensproblemen zu (wodurch allerdings jedes Testergebnis verzerrt werden kann). Bei 4- und 5-Jährigen entfällt der „Encodierungs-Subtest" und zu den anderen Untertests kommen 2 Sprachgedächtnis-Subtests hinzu (Wortgedächtnisspanne; Satzgedächtnis). Testitems und Testmaterial sind identisch mit denen in der 2. Auflage. Die Punkte für richtig gelöste Aufgaben in einem Subtest werden addiert und in Prozentrang bzw. T-Werte für 3- und 4-Jährige in Halbjahresschritten und für 5-Jährige für die gesamte Altersstufe überführt. Es gibt keinen Gesamtwert. Mit der 3. Auflage wurde eine Neunormierung (2012–2014; n = 934 Kinder, inklusive simultan bilingual aufwachsender Kinder) vorgelegt. Zur Förderbedürftigkeit ist sowohl für monolingual Deutsch aufwachsende 3-Jährige wie auch für 4- bis 5-Jährige im Manual ein Entscheidungsbaum angegeben. Gütekriterien und Normen wurden an derselben Stichprobe berechnet. Konstruktvaliditäten wurden – analog der Vorgehensweise im Manual zur 2. Auflage – auf Basis derselben Stichprobe berechnet (Interkorrelationen der Subtests für 3-, 4-, 5-Jährige; Korrelation der Testdaten mit den Altersgruppen sowie altersabhängiger Mittelwertvergleich). Ebenfalls auf Basis dieser Stichprobe wurde die Kriteriumsvalidität berechnet. Die diskriminante Validierung blieb gegenüber der 2. Auflage unverändert. Die prognostische Validität ist nach einer Studie von Keilmann et al. (2012) defizitär, da mit dem Test nicht alle Kinder mit klinisch-diagnostisch bestätigter SES identifiziert wurden.

SET 3–5 Der SET 3–5 ist der jüngste allgemeine Sprachtest mit 12 Subtests, der rezeptive und produktive Sprachkompetenzen erfasst (empirische Erprobung 2014 an 316 Kindern in Bremen und Niedersachsen, inklusive solcher mit Migrationshintergrund [23 %]; Rißling et al. 2016). Zudem enthält er ein Lautbildungsscreening anhand von Bildbenennungen. 3-Jährige bearbeiten nur 4 Subtests (rezeptiver bzw. expressiver Wortschatz: Nomen und Verben, Lautdifferenzierung, rezeptive Grammatik [Handlungssequenzen spielen]). Daneben werden die Verarbeitungsgeschwindigkeit, die auditive Merkfähigkeit, die Emotionserkennung und die Empathie erfasst – jedoch nur bei Kindern von 4,0 bis 5,11 Jahren – sie alle gelten als Hilfsfunktionen für den primären Spracherwerb. Im Subtest „Emotion und Empathie" (Basiskompetenz zur Entwicklung **pragmatischer** Fähigkeiten) werden einem Kind zunächst Bildkarten mit Gesichtern vorgelegt, und das Kind soll sagen, wie sich das Kind auf dem Bild fühlt. Im 2. Teil der Aufgabe werden ihm dann kurze Geschichten (illustriert durch Bildkarten) vorgelesen, und es soll sagen, wie sich das Kind in der Geschichte fühlt. Erfasst werden die Emotionen „Freude", „Trauer", „Angst" und „Wut". Zur Einschätzung der pragmatischen Kompetenz existiert für die Eltern von 4- und 5-Jährigen eine kurze Elterncheckliste, mit der das Kommunikations- und Interaktionsverhalten erhoben und die Erzählfähigkeit eingeschätzt werden kann. Die Verarbeitungsgeschwindigkeit wird mit einer Adaptation des entsprechenden Untertests aus dem SET 5–10 untersucht; der Subtest „Sternsuche" (Durchstreichen des Zielsymbols „Stern" aus einer Reihe von Ablenkreizen innerhalb einer vorgegebenen Zeit) wurde dabei, u. a. durch größere Symbole, an das Alter der Vorschulkinder angepasst. Der Test wurde von Herbst 2014 bis Frühjahr 2015 an über 1000 Kindern aus 7 Bundesländern geeicht (Normen in Halbjahresschritten).

8

HSET Der HSET mit 13 Subtests umfasst 6 Prüfdimensionen mit jeweils 2–3 Subtests, die umfassend über Verarbeitungsmechanismen und Wissensvoraussetzungen für Sprachleistungen informieren. Als besonders aussagekräftig gelten die beiden Subtests zur Satzstruktur (Verstehen sowie Imitation grammatischer Strukturformen). Für jede Subtestleistung kann eine vorläufige Altersnorm (Prozentrang; T-Wert) nachgeschlagen werden (Halbjahresnormen aus 1978), ein Gesamtwert wird nicht gebildet. Kritische T-Wert-Differenzen für inter- und intraindividuelle Vergleiche werden tabellarisch vorgehalten.

P-ITPA Der P-ITPA (deutsche Adaptation des ITPA-3; Hammill et al. 2001) enthält 6 Subtests für Nichtschulkinder zur Untersuchung lautsprachlicher Fähigkeiten und der auditiven Merkfähigkeit. Der Test für Kindergartenkinder verfügt über Normen einer sehr großen bevölkerungsbezogenen Stichprobe in Halbjahresschritten, regional 2005 und 2006 erhoben. Neben Subtestnormen werden Summennormen ermittelt (Gesamtwert; rezeptive sowie expressive Sprachentwicklung). Angaben zu Sensitivität und Spezifität fehlen bislang (Melzer et al. 2015).

SET 5–10 Der SET 5–10 (10 Subtests) erfasst verschiedene Sprachfähigkeiten für 5- bis 10-Jährige, ergänzt um das phonologische Arbeitsgedächtnis (Kunstwörter nachsprechen) und die visuelle Aufmerksamkeit und Verarbeitungsgeschwindigkeit (Durchstreichprobe). Die Punktsumme richtig gelöster Aufgaben jedes Subtests wird zu einem altersbezogenen Prozentrang bzw. T-Wert einer deutschlandweiten Normierung (2009; n = 1.052, hiervon knapp 17 % bilingual; nur für 5-Jährige Halbjahresnormen) in Beziehung gesetzt; ein Gesamtwert wird nicht gebildet.

8.2.3.2 Spezifische Sprachentwicklungstests

Spezifische Sprachentwicklungstests untersuchen einen bestimmten Sprachbereich, z. B. den Wortschatz. ◘ Tab. 8.4 und 8.5 bieten eine Übersicht zu speziellen Sprachentwicklungstests bzw. Subtests der **lexikalisch-semantischen** und **morphosyntaktischen** Ebene für das Altersspektrum des vorliegenden Beitrags. ◘ Tab. 8.4 verweist zudem auf ein computergestütztes Verfahren zur Erfassung rezeptiver **prosodischer** Fähigkeiten (Walther et al. 2012). Nicht berücksichtigt sind der eher informelle Mottier-Test, der verschiedene Facetten der phonologischen Verarbeitung über das Nachsprechen prüft, sowie ältere Tests – ebenfalls unter Verweis auf die eingangs genannte DIN 33430 (DIN 2016); etwa der „Teddy-Test" zur Erfassung produktiver Verfügbarkeit semantischer

Tab. 8.4 Auswahl spezifischer Sprachentwicklungstests für den Altersbereich 3–6 Jahre

Sprachentwicklungstest	Abkürzung	Autor und Jahr	Alter	Prüfbereich
Prosodie-Analyse	*ProsA*	Walther et al. (2015)	4,0–8,11 Jahre	Computergestützte Untersuchung rezeptiv-prosodischer Fähigkeiten mit 5 Subtests (auditive Aufmerksamkeit/Diskriminationsfähigkeit für prosodische Merkmale; Satzmodus [Frage vs. Aussage]; Erkennen von Wortgrenzen, Erkennen des Satzfokus sowie Erkennen von Emotionen anhand prosodischer Merkmale)
Wortschatz- und Wortfindungstest für 6- bis 10-Jährige	*WWT 6–10*	Glück (2011)	5,6–10,11 Jahre	Semantisch-lexikalische Fähigkeiten: – Rezeptiver, aber insbesondere expressiver Wortschatz (Nomen, Verben, Adjektive und Kategorienbegriffe) – Papier- oder PC-Version; in der PC-Version auch deutsch-türkische Testformen
Aktiver Wortschatztest-Revision	*AWST-R*	Kiese-Himmel (2005)	3,0–5,5 Jahre	Expressiver Wortschatz: Bildbenennung von Objekten und Tätigkeiten (quantitative und qualitative Auswertung)
Peabody Picture Vocabulary Test	*PPVT-4*	Deutsche Adaptation Lenhard et al. (2015)	3,0–16,11 Jahre	Rezeptiver Wortschatz
Marburger Sprachverständnistest für Kinder	*MSVK*	Elben und Lohaus (2000)	Kita-Kinder ab 5 Jahren und Erstklässler	Wortverständnis, Satzverständnis, Instruktionsverständnis
Test zur Überprüfung des Grammatikverständnisses	*TROG-D*	Fox-Boyer (2016)	3,0–10,11 Jahre	Satzverständnis (Verständnis morphologisch-syntaktischer Strukturen)
Test zum Satzverstehen von Kindern – Langversion mit 6 Subtests	*TSVK*	Siegmüller et al. (2011)	2,0–8,11 Jahre	Satzverständnis (rezeptive syntaktische und morphologische Verarbeitung)
Evozierte Sprachdiagnose grammatischer Fähigkeiten: Grammatiktest für 4- bis 8-jährige Kinder	*ESGRAF 4–8*	Motsch und Rietz (2019)	4,0–8,11 Jahre	6 Subtests zur Feststellung grammatischer Fähigkeiten (**Verbzweitstellung**sregel im Hauptsatz, **Subjekt-Verb-Kongruenz; Verbendstellung**sregel im subordinierten Nebensatz; Akkusativ und Dativ in Nominal- und Präpositionalphrasen; Plural; späte grammatische Fähigkeiten wie Passivsätze und Genitiv)

Tab. 8.5 Auswahl an Subtests aus allgemeinen Entwicklungs- und Intelligenztests für den Altersbereich 3–6 Jahre

Subtest	Abkürzung	Autor und Jahr	Alter	Prüfbereich
Basisdiagnostik Umschriebener Entwicklungsstörungen im Vorschulalter – Version III	*BUEVA-III*	Esser und Wyschkon (2016)	4,0–6,5 Jahre	Subtests zur Erfassung der rezeptiven und expressiven Sprache (fakultativ Artikulationsprüfung); in Kurzform nur expressive Sprache und Arbeitsgedächtnis
Entwicklungstest für Kinder von 6 Monaten bis 6 Jahren – Revision	*ET 6-6-R*	Petermann und Macha (2015)	4,0–6,5 Jahre	Bereich Sprachentwicklung: Aspekte der Laut-, Wort- und Satzproduktion; Wort- und Satzverständnis
Kaufman Assessment Battery for Children – II	*K-ABC-II*	Melchers und Melchers (2015)	3,0–6,11 Jahre	Subtests „Expressiver Wortschatz": Bildbenennung Substantive
Intelligence and Development Scales – Preschool	*IDS-P*	Grob et al. (2013)	3,0–5,11 Jahre	Subtests „Sprache rezeptiv", „Sprache expressiv" (Grammatik, Satzbau, Redefluss, Aussprache), „Wortschatz"
Kognitiver Entwicklungstest für das Kindergartenalter	*KET-KID*	Daseking und Petermann (2009)	3,0–6,6 Jahre	Subtest „Sprachverständnis" und „Auditives Gedächtnis"
Wechsler Preschool and Primary Scale of Intelligence – IV	*WPPSI-IV*	Petermann und Daseking (2018)	2,6–7,7 Jahre	2 Altersversionen (2,6–3,11 Jahre und 4,0–7,7 Jahre): Sprachverständnis und Wortschatzerwerb

8

Relationen (Friedrich 1998), der „Lautunterscheidungstest" (Fried 1980) oder die „Testbatterie Grammatische Kompetenz" (TGK; Tewes und Thurner 1976).

Aus Platzgründen gibt es zu den psychometrischen Eigenschaften der genannten speziellen Sprachentwicklungstests/-subtests keine gesonderten Anmerkungen; die Leser/-innen werden hierzu sowohl auf Testbeurteilungssysteme, z. B. des Diagnostik- und Testkuratoriums (2018), wie auch auf Sammelbände, die Diagnostika für Vorschulkinder beschreiben, verwiesen (Esser et al. 2015; Hasselhorn und Schneider 2011).

Für die Altersobergrenze des vorliegenden Beitrags von 6 Jahren ist noch der Wortschatz-Subtest aus der „Wechsler Intelligence Scale for Children IV" (WISC-IV; Petermann und Petermann 2011) nachzutragen. Er gilt als zentraler Subtest zur Abbildung des Sprachstands, weil mit ihm die Fähigkeit zur Begriffsbildung erfasst wird. Generell bilden aber auch die anderen Subtests des Index Sprachverständnis („Gemeinsamkeiten finden" und „Allgemeines Verständnis") die sprachlichen Fähigkeiten eines Kindes gut ab. Ein Kind mit expressiver oder rezeptiver Sprachproblematik würde in diesen Untertests mit hoher Wahrscheinlichkeit qualitativ oder quantitativ auffallen. Somit könnten auffällige Ergebnisse Hinweise auf zugrunde liegende Sprachdefizite geben. Eine weiterführende Diagnostik mit einem Sprachtest wäre jedoch empfehlenswert, gerade um das Ausmaß der expressiven bzw. der rezeptiven Defizite in verschiedenen Sprachbereichen (wie Wortschatz oder Grammatik) abzubilden (persönliche Mitteilung des Erstautors). Anzumerken ist, dass es eine große Zahl entwicklungsorientierter, informeller und spezieller Überprüfungsverfahren gibt, die primär von Sprachtherapeuten eingesetzt werden, z. B. zum prä- und posttherapeutischen Vergleichen oder zu diagnostischen Verlaufskontrollen während der Therapie.

Spezielle Sprachentwicklungstests schließen auch Instrumente ein, die auf spezifische **Vorläuferfähigkeiten** für die Lese- und Schreibkompetenz, die Literalität (Ennemoser et al. 2012), zielen (◘ Tab. 8.6). Schriftsprachkompetenz ist als Abschluss des sprachlichen Entwicklungskontinuums zu betrachten; sie erlaubt, die Symbole einer Sprachgemeinschaft mündlich und schriftlich zu verstehen und zu nutzen. Vorläuferfähigkeiten für schriftsprachliche Basiskompetenzen können auch mittels des bereits in ► Abschn. 8.1 erwähnten DESK 3–6 R (Tröster et al. 2016) geprüft werden. In diesem Zusammenhang ist als eine zentrale Messdimension die **phonologische Bewusstheit** zu nennen, ein Prädiktor für die Lesegenauigkeit.

Fricke und Schäfer (2011) sammelten an 4- bis 6-Jährigen Daten, die Informationen zum Erreichen verschiedener phonologischer Bewusstheitsfertigkeiten aufdecken. Aber auch der schnelle Abruf aus dem Langzeitspeicher, die Benenngeschwindigkeit, die eine Vorhersage der Leseflüssigkeit ermöglicht, phonetisches Recodieren im Kurzzeitgedächtnis, visuelle Aufmerksamkeitssteuerung sowie visuelle Wahrnehmungsfähigkeiten, Erzählfähigkeit und Buchstabenkenntnis sind in der Prädiktion von Schriftsprachkompetenz von großer Bedeutung – neben sprachlichen Kompetenzen (vor allem expressiver Wortschatz und Satzgedächtnis).

Die Genauigkeit eines diagnostischen Tests ist durch **Sensitivität** (Anteil korrekt als sprachauffällig identifizierter Kinder) und **Spezifität** (Anteil korrekt identifizierter Kinder mit alterstypischer Entwicklung) charakterisiert. Diese beiden Eigenschaften hängen von der jeweiligen Schwellen- oder Grenzwertsetzung ab, die für „auffällig" bzw. „unauffällig" gewählt wurde. Ideal ist ein hoch sensitives und hoch spezifisches Untersuchungsinstrument.

Bedauerlicherweise mangelt es aber vielen Screenings und Tests an entsprechenden Angaben, inklusive der Trefferquote (Anteil korrekt klassifizierter Kinder), zuverlässiger positiver und negativer Vorhersagewerte, also der Wahrscheinlichkeit, mit der ein Risikokind tatsächlich sprachauffällig oder alterstypisch entwickelt sein wird. 2009 stellte das Institut für Qualität und Wirtschaftlichkeit im Gesundheitswesen (IQWIG) fest, dass es an geeigneten evidenzbasierten Diagnostikinstrumenten zur Früherkennung von USES fehlt.

Gemäß einer vergleichenden Studie von Melzer et al. (2015), in der 4 Sprachtests miteinander verglichen wurden (SETK 3–5; P-ITPA; PDSS; ETS 4–8), ist nach wie vor das Fehlen evidenzbasierter Instrumente zur Diagnostik von USES im Alter zwischen 4 und 5 Jahren zu beanstanden.

8.2.4 Diagnostik sprachkommunikativer Fähigkeiten

Die Verwendung von Sprache in sozialen Kontexten wird als „Sprachpragmatik" bezeichnet. Sprachliche Handlungsfähigkeit (kommunikativ-pragmatische Fähigkeiten) zeigt sich im Blickkontakt beim Sprechen und im (gezielten) Gebrauch adäquater verbaler Kommunikationsmuster in Abhängigkeit von der Situation (z. B. Gesprächseinleitung) und/oder von den Kommunikationsteilnehmern/-teilnehmerinnen.

Tab. 8.6 Auswahl an Untersuchungsinstrumenten zur Überprüfung von Vorläuferfähigkeiten für den Schriftspracherwerb (Literalität)

Test/Screeninginstrument	Abkürzung	Autor und Jahr	Alter	Prüfbereich
Bielefelder Screening zur Früherkennung von Lese-Rechtschreibschwierigkeiten	*BISC*	Jansen et al. (2002)	Vorschulkinder zu Beginn oder Mitte des letzten Vorschuljahres	– Phonologische Bewusstheit – Phonetisches Recodieren – Gedächtnisabruf – Visuelle Aufmerksamkeitssteuerung
Heidelberger Auditives Screening in der Einschulungsuntersuchung	*HASE*	Schöler und Brunner (2008)	4,6–6,11 Jahre	– Nachsprechen von Sätzen – Nachsprechen von Kunstwörtern – Wiederholen von Zahlenfolgen – Erkennen von Wortfamilien
Test zur Erfassung der phonologischen Bewusstheit und der Benennungsgeschwindigkeit	*TEPHOBE*	Mayer (2016)	Ende Kindergartenzeit und jeweils in den ersten 3 Monaten der beiden ersten Schuljahre	– Phonologische Bewusstheit – Benennungsgeschwindigkeit
Test für Phonologische Bewusstheitsfähigkeiten	*TPB*	Fricke und Schäfer (2011)	4,0–7,9 Jahre	– Silben segmentieren – Reime – Onset-Reim-Einheiten synthetisieren – Anlaute identifizieren – Laute synthetisieren – Anlaute manipulieren
Würzburger Vorschultest	*WVT*	Endlich et al. (2016)	Letztes Kindergartenjahr	Module: – Frühe schriftsprachliche Fähigkeiten: Phonologische Informationsverarbeitung und Buchstabenkenntnis; 81 Items in 11 Subtests – Sprachliche Fähigkeiten: Wortschatz, Satzverständnis, Grammatik; 77 Items in 7 Subtests
Erfassung der Erzähl- und Lesekompetenzen für 4- bis 5-Jährige	*EuLe 4–5*	Meindl und Jungmann (2019)	4–5 Jahre	Skalen „Schriftwissen“; „Wortbewusstheit“; „Schriftbewusstheit“; „Buchstabenkenntnis“
Sprachentwicklung und Literacy bei deutschsprachig aufwachsenden Kindern	*SELDAK*	Ulich und Mayr (2006)	Etwa 4 Jahre bis Schuleintritt	Skala „Schreiben/Schrift“

Obwohl es mehr spezifische als allgemeine Sprachentwicklungstests gibt, sind diese vorwiegend sprachstrukturell, und Tests für sprachkommunikative sowie narrative Fähigkeiten sind in der Minderzahl, wenngleich die Bedeutung vorschulischer Erzählfähigkeit für die schulische Entwicklung belegt ist (z. B. Griffin et al. 2004). Möglicherweise liegt das daran, dass Testergebnisse für die realen kommunikativen Fähigkeiten eines Kindes nur bedingt aussagekräftig sind, weil die Beurteilung pragmatischer Aspekte des Sprachgebrauchs aufgrund ihrer Verwobenheit mit anderen Entwicklungsbereichen sowie eines fehlenden theoretischen Rahmens zu ihrer Entwicklung grundsätzlich schwierig ist.

Zur Erfassung sprachkommunikativer Fähigkeiten werden *Interaktionsanalysen* eingesetzt, ergänzend *(altersspezifische) Beobachtungsbögen* für Eltern/institutionelle Erzieher/-innen eines Kindes (z. B. Schelten-Cornish und Wirts 2008), die *Befragung mittels Interviewleitfäden* sowie *Ratingskalen*. So greift beispielsweise der Beobachtungs- und Beurteilungsbogen SELDAK (Ulich und Mayr 2006) in seinen Skalen mit verschiedenen Fragen den Aspekt der Sprachpragmatik auf; zudem enthält er eine Skala zur Beurteilung von „Kommunikativem Verhalten in Gesprächssituationen".

Auch *Subtests aus allgemeinen Sprachentwicklungstests* (z. B. die HSET-Subtests zum Bereich „Interaktive Bedeutung" [Benennungsflexibilität; In-Beziehung-Setzung von verbaler und nonverbaler Information; Encodierung und Recodierung gesetzter Intentionen], die jedoch angesichts ihrer alten, vorläufigen Normen eher deskriptiv-qualitativ zu berücksichtigen sind) sowie aus *speziellen Sprachentwicklungstests* (◘ Tab. 8.4 und 8.7) können herangezogen werden.

Sprachkommunikative Kompetenz kann des Weiteren anhand einer *Spontansprachstichprobe* beurteilt werden (► Abschn. 8.3), was jedoch sehr zeitaufwendig ist. Nicht zuletzt wird der/die Untersucher/-in das verbale Verhalten eines Kindes in der Diagnostiksituation sowie im Kontext der Untersuchung in der Bezugsperson-Kind-Interaktion mit in die Bewertungsgrundlage aufnehmen (Spontansprachanalyse).

Unter der Prämisse, dass ein einziger Test nur Einzelaspekte der Pragmatik erfasst und für eine umfassende Aussage zur sprachlichen Handlungsfähigkeit eines Kindes mit anderen Methoden zu kombinieren ist, was insbesondere für die Diagnostik pragmatischer Störungen gilt, sei zur Diagnostik kommunikativ-pragmatischer Fähigkeiten im Kindesalter auf Spreer und Sallat (2015a) verwiesen. Untersuchungsinstrumente in Bezug auf Einzelaspekte des Sprachhandelns sind Spreer und Sallat (2015b) zu entnehmen.

Eine Auswahl an Untersuchungsinstrumenten zur Erfassung sprachkommunikativer Fähigkeiten zeigt ◘ Tab. 8.7.

8.3 Qualitative Erfassung von Sprachauffälligkeiten: Beurteilung von Spontansprache

Ergänzend zur Beurteilung von sprachkommunikativen Fähigkeiten kann eine Beurteilung der Spontansprache hilfreich sein, wenn der individuelle Sprachentwicklungsstand nicht ausreichend durch psychometrische Tests abzuklären ist, z. B. bei (mehrfach-)behinderten Kindern. Diese setzt an der Beobachtung und der Beschreibung des Interaktions- und Kommunikationsverhaltens in natürlichen Handlungszusammenhängen in multiplen sozialen Alltagskontexten wie Spielplatz, Kindertagesstätte, zu Hause an.

Tab. 8.7 Auswahl an Untersuchungsinstrumenten zur Erfassung sprachkommunikativer Fähigkeiten

Untersuchungsinstrument	Kurzname	Autor und Jahr	Alter	Inhaltliches Vorgehen
Beobachtungsbogen für vorsprachliche Fähigkeiten und Eltern-Kind-Interaktion	*BFI*	Schelten-Cornish und Wirts (2008)	ca. ab 0,9 Jahre	Strukturierte Bewertung von Sprachprädiktoren (basierend auf der Videoanalyse einer 5- bis 10-minütigen Interaktion) sowie von Merkmalen des Kommunikationsverhaltens von Kindern, die noch nicht sprechen oder deren Sprachentwicklung stark verzögert ist
Beobachtungsbogen für Pragmatische Fähigkeiten	*BFP*	Schelten-Cornish et al. (2012)	ca. ab 2 Jahre (für sprechende Kinder)	Strukturierte Bewertung von Beobachtungsmerkmalen (basierend auf der Videoanalyse einer 5- bis 10-minütigen Interaktion) wie: – Nonverbale und verbale Fähigkeiten – Kognitive Ressourcen – Kommunikative Intentionen – Aufrechterhalten des Gesprächs – Anpassung an Zuhörer, Situation – Interaktionsverhalten der Bezugsperson (mit jeweils verschiedener Itemzahl und einer Einschätzung der kommunikativen Persönlichkeit)
Subtest „Emotionserkennen und Empathie“	*SET 3–5*	Petermann et al. (2016)	4,0–5,11 Jahre	Testung und Elterncheckliste zur Einschätzung der Pragmatik
Skala aus: Sprachentwicklung und Literacy bei deutschsprachig aufwachsenden Kindern	*SELDAK*	Ulich und Mayr (2006)	ca. 4 Jahre bis Schuleintritt	5 beobachtungsbasierte Fragen zum „Kommunikativen Verhalten in Gesprächssituationen“
Pragmatisches Profil	–	Dohmen et al. (2009)	*Interview I* (38 Fragen): bis 4,11 Jahre *Interview II* (32 Fragen): von 5 bis 10 Jahren	Strukturierte Interviews zur Erfassung kommunikativer Fähigkeiten in verschiedenen Alltagssituationen mit engen Bezugspersonen aus dem Umfeld des Kindes

Tab. 8.7 (Fortsetzung)

Untersuchungsinstrument	Kurzname	Autor und Jahr	Alter	Inhaltliches Vorgehen
Dortmunder Beobachtungsinstrument zur Interaktion und Narrationsentwicklung	*DO-BINE*	Quasthoff et al. (2011)	4–7 Jahre	Erfassung interaktiver Erzählfähigkeiten *Anmerkung:* Psychometrische Absicherung noch nicht abgeschlossen (Lengning et al. 2012)
Subtests für den Bereich Pragmatik aus dem Marburger Sprachverständnistest für Kinder	*MSVK*	Elben und Lohaus (2000)	Kita-Kinder ab 5 Jahren und Erstklässler	Testung: – „Personenbezogene Sprachzuordnung“ – „Situationsbezogene Sprachzuordnung“
Skala „Erzählkompetenzen“ aus dem Test Erzähl- und Lesekompetenzen Erfassen bei 4- bis 5-jährigen Kindern	*EuLe 4–5*	Meindl und Jungmann (2019)	4- bis 5-Jährige	Einschätzung diskursiv-narrativer Fähigkeiten anhand einer Bildgeschichte (unter Berücksichtigung der Kompetenzen in den Bereichen Wortschatz und Artikulation)

Zur Beurteilung von Spontansprache empfiehlt sich eine ca. 10-minütige akustische Aufzeichnung von mindestens 100 analysierbaren Sprachäußerungen (ggf. auch Videosequenz) bei Betrachtung eines Bilderbuches (z. B. „Wimmelbilderbuch“), von Bildkarten oder in einer halbstandardisierten Spielsituation mit altersgemäßen Spielmaterialien, die nicht ausschließlich nonverbale Aktivitäten des Kindes binden. Voraussetzung ist eine positive Beziehung zum Kind seitens des Untersuchers/der Untersucherin. Sofern das Kind nicht spontan spricht, versucht es der/die Untersucher/-in anhand des Bildmaterials durch bestimmte Fragen (z. B. W-Fragen) oder Aufforderungen („Erzähle mir etwas hierzu …“) zu verbalen Äußerungen anzuregen. Fragen, die einsilbige Antworten evozieren („Ja-Nein-Fragen“) sind zu vermeiden. Auch kann man eine kurze Geschichte erzählen und diese vom Kind nacherzählen lassen.

Die aufgezeichneten Äußerungen des Kindes werden sowohl hinsichtlich lexikalisch-semantischer Kriterien (z. B. Anzahl der Wörter, Zahl verschiedener Wörter, Wortarten, Wortbildung, Wortfelder, Berechnung Type-Token-Ratio) wie auch grammatikalischer Kriterien (z. B. Numerus, Tempus, Kasus, Ableitungen, Satzmuster, mittlere Äußerungslänge, Satzlänge, phonetisch-phonologische Auffälligkeiten) beurteilt – im Idealfall von 2 Personen. Geht es um Artikulationsprobleme, empfiehlt sich eine genaue phonetische Transkription (s. Überblick in Schrey-Dern 2006). Die Spontansprachprobe liefert zudem Anhaltspunkte zu Sprechatmung, Sprechanstrengung, Wortfindungsproblemen, Prosodie, Sprechflüssigkeit und Sprachverständlichkeit.

Ein Kriterienkatalog für eine linguistische Analyse wurde von Clahsen (1986) aufgestellt. Finestack et al. (2014) stellten auf Basis einer Studienauswertung in einem 12-Jahres-Zeitraum bemerkenswerte Inkonsistenzen fest und bemängelten das Fehlen von Richtlinien für die Auswertung von Spontansprache. Hoher Untersuchungsaufwand, Zufälligkeit bzw. fragwürdige Repräsentativität der Sprachstichprobe, Subjektivität in der Beurteilung und infolgedessen eine geminderte Reliabilität dieses Instruments lauten ihre kritischen Einwände. Spontane Sprachanalysen sind auch in der in ◘ Tab. 8.3 genannten PDSS (Kauschke und Siegmüller 2012) enthalten.

8.4 Zusammenfassung

- Sprachscreenings werden zur Identifikation von Risikokindern (Kindern mit möglichem Sprachentwicklungsrückstand) eingesetzt. Ein auffälliges Ergebnis zieht eine umfassende Sprachdiagnostik inklusive sachgemäßer psychologischer Sprachtestung mit reliablen, validen und normierten Instrumenten nach sich.
- Allgemeine Sprachtests werden von spezifischen Sprachtests (zur Diagnostik sprachlicher Teilbereiche) unterschieden.
- Viele Sprachtests erfüllen nicht alle Anforderungen eines psychometrisch abgesicherten Diagnostikinstruments. Unter anderem gibt es keine Angaben zu Retestreliabilität, prognostischer Validität, Sensitivität, Spezifität; der RATZ-Index (relativer Anstieg der Trefferquote gegenüber der Zufallstrefferquote) ist unbekannt; Normen fehlen und sind vorläufig, veraltet sowie nicht repräsentativ; Normierung und Normierungsstichprobe(n) werden nicht hinreichend beschrieben; Stichprobenumfänge in den jeweiligen Altersgruppen sind zu klein.
- Jedem entscheidungsverantwortlichen Testanwender ist die Orientierung an aktuellen nationalen Testbeurteilungssystemen, z. B. des Diagnostik- und

Testkuratoriums (DTK) der Förderation Deutscher Psychologischer Vereinigungen (Berufsverbandes Deutscher Psychologinnen und Psychologen [BDP], Deutsche Gesellschaft für Psychologie e. V. [DGPs]), anzuraten. Die Testrezensionen werden u. a. im *Report Psychologie,* in der *Psychologischen Rundschau* sowie vom Leibniz-Zentrum für Psychologische Information und Dokumentation (ZPID), Datenbanksegment PSYNDEX Tests (unter: ▶ https://leibniz-psychology.org/) veröffentlicht.

- Für mehrsprachig aufwachsende Kinder existieren zur Überprüfung ihres Entwicklungsstands in der nicht deutschen Erstsprache kaum Untersuchungsinstrumente mit Vergleichsnormen. Auch ist für DaZ die Frage des Normbezugs nicht einheitlich geklärt.
- Die Erhebung und Auswertung von Spontansprachproben ist nicht nur eine Ergänzung zur Erfassung des Sprachstands, sondern in seltenen Fällen auch die Methode der Wahl.
- Untersuchungsinstrumente für sprachkommunikative Fähigkeiten haben eher informellen Charakter, vor allem für Kinder bis zum 4. Lebensjahr; solche zur Erfassung von individuellen Erzählfähigkeiten sind in Entwicklung.
- Die individuelle Sprachstandserfassung indiziert nach medizinisch-differenzialdiagnostischer Abklärung bei auffälligem Ergebnis entsprechende Förder- oder Therapiemaßnahmen.

8.5 Weiterführende Literatur

In den folgenden Büchern und Kapiteln finden sich Einführungen in den Bereich der sprachlichen Diagnostik und Darstellungen von Testverfahren im Überblick:

- Diagnostik- und Testkuratorium. (2018). TBS-DTK. Testbeurteilungssystem des Diagnostik- und Testkuratoriums der Föderation Deutscher Psychologenvereinigungen. Revidierte Fassung vom 3. Januar 2018. *Psychologische Rundschau, 69,* 109–116.
- Hellbrügge, T., & Schneeweiß, B. (Hrsg.). (2012). *Sprache, Kommunikation und soziale Entwicklung. Frühe Diagnostik und Therapie.* Stuttgart: Klett-Cotta.
- Redder, A., & Weinert, S. (Hrsg.). (2013). *Sprachförderung und Sprachdiagnostik. Interdisziplinäre Perspektiven.* Münster: Waxmann.

Vertiefungen zu spezielleren Themen können hier nachgelesen werden:

- Aktas, M. (Hrsg.). (2015). Entwicklungsorientierte Sprachdiagnostik und -förderung bei Kindern mit geistiger Behinderung. Theorie und Praxis. *Spektrum Patholinguistik, 8,* 1–19.
- Denman, D., Speyer, R., Munro, N., Pearce, W. M., Chen, Y. W., & Cordier, R. (2017). Psychometric properties of language assessments for children aged 4–12 years: A systematic review. *Frontiers in Psychology, 8,* 1515. ▶ https://doi.org/10.3389/fpsyg.2017.01515 (eCollection 2017).
- Geist, B. (2013). *Sprachdiagnostische Kompetenz von Sprachförderkräften.* Berlin: de Gruyter.
- Geist, B. (2017). Wortschatz von Kindern mit Deutsch als Zweitsprache – Die Bedeutung sprachbiografischer Faktoren. *Frühe Bildung, 6,* 124–132.
- Geist, B. (2018). Erhebung syntaktischer Fähigkeiten von Kindern mit Deutsch als Zweitsprache: Ein Methodenvergleich. *Informationen Deutsch als Fremdsprache, 45,* 423–443.
- Petermann, F., & Rißling, J.-K. (Hrsg.). (2013). *Fallbuch SET 5–10: Der Sprachstandserhebungstest für Kinder im Alter zwischen 5 und 10 Jahren in der Praxis*. Göttingen: Hogrefe.

- Schulz, P. (2013). Sprachdiagnostik bei mehrsprachigen Kindern. *Sprache Stimme Gehör, 37,* 191–195.
- Spreer, M. (2018). *Diagnostik von Sprach- und Kommunikationsstörungen im Kindesalter. Methoden und Verfahren. Mit Online-Datenbank*. München: Reinhardt.
- Voet Cornelli, B., Schulz, P., & Tracy, R. (2013). Sprachentwicklungsdiagnostik bei Mehrsprachigkeit. Eine Herausforderung für die pädiatrische Praxis. *Monatsschrift Kinderheilkunde, 161,* 911–917.

Literatur

8

Angermaier, M. J. W. (1977). *Psycholinguistischer Entwicklungstest – PET.* Dt. Version des Illinois test of psycholinguistic abilities. 2. korrig. Aufl. (1. Aufl. 1974). Weinheim: Beltz.

Angermaier, M. J. W. (2007). *Entwicklungstest Sprache für Kinder von 4 bis 8 Jahren (ETS-4-8)*. Frankfurt a. M.: Hartcourt Test Services.

Centraal Instituut voor Toetsentwikkeling. (2014). CITO-Sprachtest Version 3. Digitale Sprachstandfeststellung für 4,3- bis 6,11-jährige Kinder. Cito Deutschland GmbH: Datenblatt, CITO-Sprachtest Version 3. ▶ http://www.de.cito.com/leistungen_und_produkte/cito_sprachtest/version_3/beschreibung. Zugegriffen: 1. Juli 2015.

Clahsen, H. (1986). *Die Profilanalyse. Ein linguistisches Verfahren für die Sprachdiagnose im Vorschulalter*. Berlin: Marhold.

Daseking, M., Petermann, F., & unter Mitarbeit von Danielsson, J. (2009). *Kognitiver Entwicklungstest für das Kindergartenalter (KET-KID)*. Göttingen: Hogrefe.

de Langen-Müller, U., Kauschke, C., Kiese-Himmel, C., Neumann, K., & Noterdaeme, M. (2012). *Diagnostik von (umschriebenen) Sprachentwicklungsstörungen. Eine interdisziplinäre Leitlinie.* Frankfurt a. M.: Lang (equal authorship).

Deutsches Institut für Normung e. V. (DIN). (2016). *DIN 33430:2016-07: Anforderungen an berufsbezogene Eignungsdiagnostik*. Berlin: Beuth.

Diagnostik- und Testkuratorium. (2018). TBS-DTK. Testbeurteilungssystem des Diagnostik- und Testkuratoriums der Föderation Deutscher Psychologenvereinigungen. Revidierte Fassung vom 3. Januar 2018. *Psychologische Rundschau, 69,* 109–116.

Dohmen, A., Dewart, H., & Summers, S. (2009). *Das Pragmatische Profil. Analyse kommunikativer Fähigkeiten von Kindern.* München: Elsevier/Urban & Fischer.

Elben, C. E., & Lohaus, A. (2000). *Marburger Sprachverständnistest für Kinder (MSVK)*. Göttingen: Hogrefe.

Endlich, D., Berger, N., Küspert, P., Lenhard, W., Marx, P., Weber, J., & Schneider, W. (2016). *Würzburger Vorschultest – Erfassung schriftsprachlicher und mathematischer (Vorläufer-)Fertigkeiten und sprachlicher Kompetenzen im letzten Kindergartenjahr*. Göttingen: Hogrefe.

Ennemoser, M., Marx, P., Weber, J., & Schneider, W. (2012). Spezifische Vorläuferfähigkeiten der Lesegeschwindigkeit, des Leseverständnisses und des Rechtschreibens – Evidenz aus zwei Längsschnittstudien vom Kindergarten bis zur 4. Klasse. *Zeitschrift für Entwicklungspsychologie und Pädagogische Psychologie, 44,* 53–67.

Esser, G., & Wyschkon, A. (2016). *Basisdiagnostik Umschriebener Entwicklungsstörungen im Vorschulalter – Version III (BUEVA-III)*. Göttingen: Hogrefe.

Esser, G., Wyschkon, A., unter Mitarbeit von Ballaschk, K., & Hänsch, S. (2010). Potsdam-Illinois Test für Psycholinguistische Fähigkeiten – P-ITPA. Göttingen: Hogrefe.

Esser, G., Hasselhorn, M., & Schneider, W. (Hrsg.). (2015). *Diagnostik im Vorschulalter (Tests und Trends, Jahrbuch der pädagogisch-psychologischen Diagnostik, N.F. Band 13)*. Göttingen: Hogrefe.

Finestack, L. H., Payesteh, B., Disher, J. R., & Julien, H. M. (2014). Reporting child language sampling procedures. *Journal of Speech Language and Hearing Research, 57,* 2274–2279.

Fox-Boyer, A. V. (2016). *Test zur Überprüfung des Grammatikverständnisses (TROG-D)* (7. Aufl.). Idstein: Edition Steiner im Schulz-Kirchner Verlag.

Fricke, S., & Schäfer, B. (2011). *Test für Phonologische Bewusstseinsfähigkeiten* (2. überarb. Aufl.). Idstein: Schulz-Kirchner.

Fried, L. (1980). *Lautunterscheidungstest für Vorschulkinder – LUT*. Weinheim: Beltz Test.

Friedrich, G. (1998). *Teddy test*. Göttingen: Hogrefe.

Gagarina, N. (2013). Sprachdiagnostik in der Erstsprache mehrsprachiger Kinder (am Beispiel des Russischen). *Sprache Stimme Gehör, 37,* 196–200.

Gagarina, N., Klassert, A., & Topaj, N. (2010). *Sprachstandstest Russisch für mehrsprachige Kinder. ZAS Papers in Linguistics Nr. 54 – Sonderheft*. Berlin: ZAS.

Glück, C. W. (2011). *Wortschatz- und Wortfindungstest für 6- bis 10-Jährige (WWT 6–10)* (2. Aufl.). München: Elsevier/Urban & Fischer.

Götte, R. (1976). *Landauer Sprachentwicklungstest für Vorschulkinder (LSV)*. Weinheim: Beltz.

Griffin, T. M., Hemphill, L., Camp, L., & Wolf, D. P. (2004). Oral discourse in the preschool years and later literacy skills. *First Language, 24,* 123–147.

Grimm, H. (2017). *Sprachscreening für das Vorschulalter – SSV. Kurzform des SETK 3–5* (2., überarb. u. neu norm. Aufl.). Göttingen: Hogrefe (1. Aufl. 2003).

Grimm, H., & Schöler, H. (1991). *Heidelberger Sprachentwicklungstest – HSET* (2. verbess. Aufl.). Göttingen: Hogrefe.

Grimm, H., unter Mitarbeit von Aktas, M., & Frevert, S. (2015). *Sprachentwicklungstest für drei- bis fünfjährige Kinder – SETK 3–5* (3., überarb. u. neu norm. Aufl.). Göttingen: Hogrefe (1. Aufl. 2001).

Grob, A., Reimann, G., Gut, J., & Frischknecht-Brunner, M.-C. (2013). *Intelligence and developmental scales – Preschool (IDS-P)*. Bern: Huber.

Grob, A., Schächinger Tenés, L. T., Bühler, J. C., & Segerer, R. K. (2019). Erste Erkenntnisse zur Wirksamkeit früher obligatorischer Sprachdiagnostik- und Sprachfördermassnahmen bei Kindern mit Deutsch als Zweitsprache. ► https://jacobsfoundation.org/app/uploads/2020/01/sprachstanderhebung_basel-stadt_UniBas.pdf. Zugegriffen: 18. März 2020.

Hasselhorn. M., & Schneider, W. (Hrsg.). (2011). *Jahrbuch der pädagogisch-psychologischen Diagnostik. Tests und Trends. N.F. Bd. 9: Frühprognose schulischer Kompetenzen*. Göttingen: Hogrefe.

Hammill, D. D., Mather, N., & Roberts, R. (2001). *ITPA-3-Illinois test of psycholinguistic abilities* (3. Aufl.). Austin: Pro Ed.

Haßler, G., & Neis, C. (2009). *Lexikon sprachtheoretischer Grundbegriffe des 17. und 18. Jahrhunderts* (Bd. 1). Berlin: de Gruyter.

Häuser, D., Kasielke, E., & Scheidereiter, U. (1994). *Kindersprachtest für das Vorschulalter – KISTE*. Weinheim: Beltz.

Institut für Qualität und Wirtschaftlichkeit im Gesundheitswesen – IQWIG. (2009). Früherkennungsuntersuchung auf umschriebene Entwicklungsstörungen des Sprechens und der Sprache. Köln: IQWIG-Berichte Nr. 57. ► https://www.iqwig.de/download/S06-01_Abschlussbericht_Frueherkennung_umschriebener_Stoerungen_des_Sprechens_und_der_Sprache.pdf. Zugegriffen: 1. Juli 2015.

Jansen, H., Mannhaupt, H., Marx, H., & Skowronek, H. (2002). *Bielefelder Screening zur Früherkennung von Lese-Rechtschreibschwierigkeiten (BISC)* (2. überarb. Aufl.). Göttingen: Hogrefe (1. Aufl. 1999).

Kany, W., & Schöler, H. (2010). *Fokus: Sprachdiagnostik. Leitfaden zur Sprachstandsbestimmung im Kindergarten* (2. erw. Aufl.). Berlin: Cornelsen Skriptor.

Kauschke, C., & Siegmüller, J. (2012). *Patholinguistische Diagnostik bei Sprachentwicklungsstörungen (PDSS)* (2., überarb. u. erw. Aufl.). München: Elsevier.

Keilmann, A., Moein, G., & Schöler, H. (2012). Werden mit dem SETK 3–5 klinisch diagnostizierte Sprachentwicklungsstörungen erfasst? *HNO, 60,* 63–71.

Keller, K., & Grob, A. (2013). Elternfragebogen zu den Deutschkenntnissen mehrsprachiger Kinder. *Zeitschrift für Pädagogische Psychologie, 27,* 169–180.

Kiese-Himmel, C. (2005). *Aktiver Wortschatztest für 3- bis 5-jährige Kinder – Revision (AWST-R)*. Göttingen: Beltz.

Kiese-Himmel, C., & Rosenfeld, J. (2012). Analyse aktueller Untersuchungsinstrumente zur Früherkennung von Auffälligkeiten in Sprechen und Sprache in der pädiatrischen Vorsorgeuntersuchung U8. *Gesundheitswesen, 74,* 661–672.

Lengning, A., Katz-Bernstein, N., Schröder, A., & Quasthoff, U. (2012). Das Dortmunder Beobachtungsinstrument zur Interaktion und Narrationsentwicklung (DO-BINE). *Frühe Bildung, 1,* 131–136.

Lenhard, W., Segerer, R., Lenhard, A., & Suggate, S. (2015). *Peabody picture vocabulary test – Revision IV*. Frankfurt a. M.: Pearson (Deutsche Adaption).

LOGMEDIA. (2012). LOGwords. Testverfahren zur Sprachstandserfassung für Kinder ab 5 Jahren. Version 1.2; 03/2012. Manual, Theorie & Statistik. Decision Products. ► www.k2verlag.de/media/pdf/logwords-manual-1.2.pdf. Zugegriffen: 1. Juli 2015.

Mayer, A. (2016). *Test zur Erfassung der phonologischen Bewusstheit und der Benennungsgeschwindigkeit (TEPHOBE)* (3., aktual. Aufl.). München: Reinhardt.

Mayr, T., Kieferle, C., & Schauland, D. (2017). *Literacy und Sprachentwicklung beobachten (bei Kleinkindern) (liseb)*. Freiburg/Br.: Herder.

Meindl, M., & Jungmann, T. (2019). *Erzähl- und Lesekompetenzen erfassen bei 4- bis 5jährigen Kindern (EuLe 4–5)*. Göttingen: Hogrefe.

Melchers, P., & Melchers, M. (2015). *Kaufman assessment battery for children-II*. Frankfurt a. M.: Pearson Assessment.

Melzer, J., Rißling, J. K., & Petermann, F. (2015). Sprachdiagnostik im Vorschulalter. Analyse aktueller Testverfahren für Kinder im Alter zwischen 4 und 5 Jahren. *Monatsschrift für Kinderheilkunde, 163,* 58–66.

Motsch, H.-J. (2011). *ESGRAF-MK: Evozierte Diagnostik grammatischer Fähigkeiten für mehrsprachige Kinder*. München: Reinhardt.

Motsch, H.-J., & Rietz, C. (2019). *ESGRAF 4–8. Grammatiktest für 4- bis 8-jährige Kinder* (2. aktualis. Aufl.). München: Reinhardt.

Neugebauer, U., & Becker-Mrotzek, M. (2013). *Die Qualität von Sprachstandsverfahren im Elementarbereich*. Köln: Mercator-Institut für Sprachförderung und Deutsch als Zweitsprache. ► http://www.mercator-institut-sprachfoerderung.de/fileadmin/user_upload/Mercator-Institut_Qualitaet_Sprachstandsverfahren_Web_03.pdf. Zugegriffen: 7. Juli 2016.

Neugebauer, U., & Becker-Mrotzek, M. (2015). Gütemerkmale von 21 Sprachstandsverfahren im Elementarbereich. In G. Esser, M. Hasselhorn, & W. Schneider (Hrsg.), *Jahrbuch der pädagogisch-psychologischen Diagnostik. Tests und Trends. N.F. Bd. 13: Diagnostik im Vorschulalter* (S. 19–42). Göttingen: Hogrefe.

Petermann, F. (2018). *Sprachstandserhebungstest für Kinder im Alter zwischen 5 und 10 Jahren – SET 5–10* (3. aktualis. und teilweise neu norm. Aufl.). Göttingen: Hogrefe (1. Aufl. 2010).

8

Petermann, F., & Daseking, M. (2018). *Wechsler preschool and primary scale of intelligence-IV (WPPSI-IV)*. Frankfurt a. M.: Pearson Assessment.

Petermann, F., & Macha, T. (2015). *Entwicklungstest für Kinder von 6 Monaten bis 6 Jahren – Revision (ET 6-6-R)* (2. Aufl.). Frankfurt a. M.: Pearson Assessment.

Petermann, F., & Petermann, U. (Hrsg.). (2011). *Wechsler intelligence scale for children IV (WISC-IV)* (4. Aufl.). Frankfurt a. M.: Pearson Assessment.

Petermann, F., unter Mitarbeit von Rißling, J.-K. & Melzer, J. (2016). *Sprachstandserhebungstest für Kinder im Alter zwischen 3 und 5 Jahren (SET 3–5)*. Göttingen: Hogrefe.

Ptok, M., Kühn, D., Jungheim, M., Schwemmle, C., & Miller, S. (2014). Leitliniengerechte Diagnostik bei Spracherwerbsstörungen. *HNO, 62*(4), 266–270.

Quasthoff, U., Fried, L., Katz-Bernstein, N., Lengning, A., Schröder, A., & Stude, J. (2011). *(Vor)Schulkinder erzählen im Gespräch. Kompetenzunterschiede systematisch erkennen und fördern*. Baltmannsweiler: Schneider.

Reuner, G., & Rosenkranz, J. (2015). *Bayley scales of infant and toddler development. BAYLEY-III* (Dt. Bearb.). Frankfurt a. M.: Pearson Assessment.

Rißling, J.-K., Melzer, J., & Petermann, F. (2016). Konstruktion eines Sprachstandserhebungsverfahrens für Kinder im Alter zwischen 3 und 5 Jahren. *Zeitschrift für Entwicklungspsychologie und Pädagogische Psychologie, 48*, 69–79.

Schelten-Cornish, S., & Wirts, C. (2008). Beobachtungsbogen für vorsprachliche Fähigkeiten und Eltern-Kind-Interaktion, BFI (FiSchE Konzept). *L.O.G.O.S. Interdisziplinär, 16*, 262–270.

Schelten-Cornish, S., Hofbauer, C., & Wirts, C. (2012). Beobachtungsbogen für pragmatische Fähigkeiten (BFP). ► http://www.sprachtherapie-sc.de/g_pragmatik.htm. Zugegriffen: 18. Okt. 2017.

Scheuermann, S., Speier, J., & Sarimski, K. (2009). Erste Erfahrungen mit dem „Entwicklungstest Sprache für Kinder von 4 bis 8 Jahren" (ETS 4–8) im Frühbereich. *Frühförderung interdisziplinär, 28*, 187–190.

Schöler, H. (1999). *IDIS – Inventar diagnostischer Informationen bei Sprachentwicklungsauffälligkeiten*. Heidelberg: Universitätsverlag C. Winter.

Schöler, H., & Brunner, M. (2008). *HASE – Heidelberger Auditives Screening in der Einschulungsuntersuchung* (2., überarb. u. erw. Aufl. CD 22). Wertingen: Westra.

Schrey-Dern, D. unter Mitarbeit von Stiller, U., & Tockuss, C. (2006). *Sprachentwicklungsstörungen. Logopädische Diagnostik und Therapieplanung*. Stuttgart: Thieme.

Schulz, P., & Tracy, R. (2011). *Linguistische Sprachstandserhebung – Deutsch als Zweitsprache (LiSe-DaZ)*. Göttingen: Hogrefe.

Seeger, D., Holodynski, M., & Souvignier, E. (Hrsg.). (2014). *BIKO 3–6. BIKO Screening zur Entwicklung von Basiskompetenzen für 3- bis 6-Jährige*. Göttingen: Hogrefe.

Siegmüller, J., Kauschke, C., van Minnen, S., & Bittner, D. (2011). *Test zum Satzverstehen von Kindern (TSVK). Eine profilorientierte Analyse der Syntax*. München: Elsevier/Urban & Fischer.

Spreer, M., & Sallat, S. (2015a). Möglichkeiten der Diagnostik kommunikativ-pragmatischer Fähigkeiten im Kindesalter. *Praxis Sprache, 60*, 13–16.

Spreer, M., & Sallat, S. (2015b). Pragmatikdiagnostik im Kindesalter: Überblick über einen vernachlässigten Bereich der Sprachdiagnostik 29. *Forum Logopädie, 29*(3), 15–19.

Tewes, U., & Thurner, F. (1976). *Testbatterie Grammatische Kompetenz – TGK*. Braunschweig: Westermann.

Tippelt, S., Kühn, N., Großheinrich, W., & von Suchodoletz, W. (2011). Diagnostische Zuverlässigkeit von Sprachtests und Elternrating bei Sprachentwicklungsstörungen. *Laryngo-Rhino-Otologie, 90*, 421–427.

Tröster, H., Flender, J., Reineke, D., & Wolf, S. M. (2016). *Dortmunder Entwicklungsscreening für den Kindergarten – Revision (DESK 3–6 R)*. Göttingen: Hogrefe.

Ulich, M., & Mayr, T. (2003). *Sismik. Sprachverhalten und Interesse an Sprache bei Migrantenkindern in Kindertageseinrichtungen* (Beobachtungsbogen und Begleitheft). Freiburg/Br.: Herder.

Ulich, M., & Mayr, T. (2006). *Seldak. Sprachentwicklung und Literacy bei deutschsprachig aufwachsenden Kindern* (Beobachtungsbogen und Begleitheft). Freiburg/Br.: Herder.

von Suchodoletz, W. (2004). Zur Prognose von Kindern mit umschriebenen Sprachentwicklungsstörungen. In W. von Suchodoletz (Hrsg.), *Welche Chancen haben Kinder mit Entwicklungsstörungen?* (S. 155–199). Göttingen: Hogrefe.

von Suchodoletz, W. (2012). *Früherkennung von Sprachentwicklungsstörungen. Der SBE-2-KT und SBE-3-KT für zwei- bzw. dreijährige Kinder.* Stuttgart: Kohlhammer.

von Suchodoletz, W. (2013a). Ergänzungen zu Kapitel 3 (= Verfahren zur Diagnostik und Therapie von Sprech- und Sprachentwicklungsstörungen). In W. von Suchodoletz (Hrsg.), s. u. ► http://www.kjp.med.uni-muenchen.de/download/methoden_zur_diagnostik.pdf. Zugegriffen: 18. Okt. 2017.

von Suchodoletz, W. (2013b). *Sprech- und Sprachstörungen. Reihe: Leitfaden Kinder- und Jugendpsychotherapie* (Bd. 18). Göttingen: Hogrefe.

von Suchodoletz, W., Kademann, S., & Tippelt, S. (2009). Sprachbeurteilung durch Eltern – Kurztest für die U7a (SBE-3-KT). ► https://www.ph-heidelberg.de/fileadmin/wp/wp-sachse/SBE-3-KT/SBE-3-KT.pdf. Zugegriffen: 18. Okt. 2017.

Wagner, L. (2008). *SCREEMIK 2. Screening der Erstsprachfähigkeit bei Migrantenkindern (Russisch-Deutsch; Türkisch-Deutsch). Computergestütztes Verfahren zur Feststellung des Sprachstands in der Erstsprache bei Kindern mit Migrationshintergrund. Manual und CDRom.* München: Eugen Wagner.

Wagner, L. (2014). *SCREENIKS. Screening der kindlichen Sprachentwicklung. Computergestütztes Verfahren zur Feststellung des Sprachstandes im Deutschen bei ein- und mehrsprachigen Kindern.* München: Eugen Wagner.

Walther, W., Schulz, K., & Otten, M. (2012). Die ProsA (Prosodie-Analyse). Vorstellung eines neuen evaluierten prosodischen Diagnostikverfahrens. *Forum Logopädie, 26,* 28–35.

Walther, W., Otten, M., & unter Mitarbeit von Schulz, K. (2015). *Prosodie-Analyse (ProsA).* Göttingen: Hogrefe.

Wolf, K. M., Roick, T., Wendt, W., & Stanat, P. (2015). Beobachtungsbogen, Sprachscreening und informelle Beurteilung. Wie präzise schätzen sie den individuellen Sprachförderbedarf ein? *Frühe Bildung, 4,* 93–101.

Frühe sprachliche Auffälligkeiten und Frühdiagnostik

Steffi Sachse und Anke Buschmann

Inhaltsverzeichnis

© Springer-Verlag GmbH Deutschland, ein Teil von Springer Nature 2020
S. Sachse et al. (Hrsg.), *Sprachentwicklung*,
https://doi.org/10.1007/978-3-662-60498-4_9

9.1 Variabilität der Sprachentwicklung und frühe sprachliche Auffälligkeiten

Die frühe sprachliche Entwicklung ist durch eine hohe Variabilität gekennzeichnet. Zwar finden sich Darstellungen von Meilensteinen der frühen Sprachentwicklung (▶ Kap. 1), allerdings werden diese von den Kindern oft zu ganz unterschiedlichen Zeitpunkten erreicht. Während die meisten Kinder mit ca. 12 Monaten ihre ersten Wörter produzieren, ist bereits im Alter von 18 oder 24 Monaten die Spannweite der aktiv benutzten Wörter enorm (Szagun 2019; Sachse und von Suchodoletz 2007). Ebenso finden sich danach höchst unterschiedliche Verläufe der weiteren Sprachentwicklung (z. B. Fenson et al. 1994), und längst nicht alle Kinder durchlaufen den oftmals beschriebenen „Wortschatzspurt" im 3. Lebensjahr (▶ Kap. 1; Szagun 2019). Die besonders große interindividuelle Variabilität in den ersten Lebensjahren erschwert im Rahmen der Frühdiagnostik eine Abgrenzung zwischen Normvarianten der Entwicklung und möglicherweise bereits vorliegenden Störungen der Sprachentwicklung erheblich (Beispiel: Variabilität der Sprachentwicklung bei 2-Jährigen).

In der derzeit gültigen Leitlinie zur Diagnostik von **Sprachentwicklungsstörungen** (SES; AWMF 2011) wird aufgrund der hohen Variabilität sowie dem schwer vorhersagbaren Entwicklungsverlauf bis zum Alter von 3 Jahren von einer sog. **„Sprachentwicklungsverzögerung"** (SEV) gesprochen. Erst ab dem Alter von 3 Jahren erhalten Kinder mit ausgeprägten sprachlichen Defiziten die Diagnose einer SES (▶ Kap. 11).

Die hohe Variabilität sollte allerdings nicht dazu führen, auf Frühdiagnostik im sprachlichen Bereich zu verzichten. Zum einen besteht für Kinder, bei denen im Alter von 24 Monaten eine SEV festgestellt wurde, ein hohes Risiko für die Ausbildung einer späteren SES (▶ Abschn. 9.3.2), zum anderen können frühe sprachliche Verzögerungen auch ein erster Hinweis auf andere Störungsbilder sein, z. B. für Störungen aus dem autistischen Formenkreis oder intellektuelle Beeinträchtigungen bzw. noch unentdeckte Hörstörungen (Buschmann et al. 2008).

▶ Beispiel: Variabilität der Sprachentwicklung bei 2-Jährigen

Im Rahmen einer größeren Studie wurden Kinder im Alter von 24 Monaten hinsichtlich ihrer aktiven sprachlichen Fähigkeiten untersucht. Alle Eltern füllten die „Elternfragebögen für die Früherkennung von Risikokindern" (ELFRA-2; Grimm und Doil 2006) aus, und mit den Kindern wurde der „Sprachentwicklungstest für zweijährige Kinder" (SETK-2; Grimm 2000) durchgeführt.

Jolanda, Lilly und Leon verfügten alle über sehr ähnliche Voraussetzungen: Sie lebten in vergleichbaren sozioökonomischen Verhältnissen, zeigten ähnliche nichtverbale kognitive Leistungen in 2 Untertests eines Entwicklungstests, hatten ein unauffälliges peripheres Hörvermögen und wiesen ansonsten keinerlei Erkrankungen auf. Ihre sprachlichen Fähigkeiten unterschieden sich jedoch gravierend: Jolanda benutzte mit 24 Monaten aktiv schon mehr als 240 Wörter. Auf die Aufforderung zu erzählen, was sie auf einer Bildkarte mit einem Zug sieht, produzierte sie längere Äußerungen und begann, über ihren Bruder zu erzählen: „… damit Julian auch gefahren. Das ist ein ICE." Lilly und Leon dagegen verwendeten im exakt gleichen Alter nur ca. 15 Wörter (fast ausschließlich Nomen: Bezeichnungen für Bezugspersonen wie „Mama"/„Papa", wichtige Spielzeuge wie „Auto"/„Buch", einige Lautmalereien wie „wauwau") und benutzten noch keine Zweiwortverbindungen, abgesehen von einigen

Äußerungen, in denen Leon die wenigen Wörter, die er bereits sprach, mit „da" kombinierte.
Was bedeutete dies für die weitere sprachliche Entwicklung der Kinder? Im Alter von 36 Monaten wurden die Kinder erneut untersucht: Jolanda zeigte nach wie vor gute sprachliche Leistungen, war aber relativ zu ihrer Altersgruppe längst nicht mehr so weit voran wie noch im Alter von 24 Monaten. Lilly sprach mit 3 Jahren fast so gut wie Jolanda, während sich Leon sprachlich nur sehr langsam weiterentwickelt hatte und im Alter von 3 Jahren die Symptome einer **(umschriebenen) Sprachentwicklungsstörung** (USES) zeigte.◀

9.2 Früherkennung bis zum Alter von 12 Monaten

9.2.1 Experimentelle Befunde im 1. Lebensjahr

In ▶ Kap. 1 ist ausführlich dargestellt, dass Sprachentwicklung lange vor der Produktion der ersten Wörter beginnt. Merkmale früher sprachlicher Entwicklungsphasen stehen offenbar im Zusammenhang mit der späteren Sprachentwicklung – dies betrifft Aspekte der Sprachverarbeitung und der Sprachproduktion. In verschiedenen Längsschnittstudien wurden solche frühen Merkmale dahingehend untersucht, inwiefern sie dazu geeignet sind, Sprachentwicklung und SEV oder SES vorherzusagen.

Im Fokus der Studien standen z. B. folgende Aspekte:

- Fähigkeiten zur Lautunterscheidung in den ersten Lebenswochen (z. B. Guttorm et al. 2005; Tsao et al. 2004)
- Automatische Reaktionen des Gehirns auf unterschiedliche Vokallängen (Friedrich et al. 2004) oder Betonungsmuster (Weber et al. 2005)
- Zeitliche Verarbeitungsprozesse (Benasich und Tallal 2002)
- Schnelligkeit des Verlernens der Lautunterscheidungsfähigkeiten für nicht muttersprachliche Laute (Kuhl 2004; Kuhl et al. 2008)
- **Prosodische** Merkmale des **Lallens** (Penner 2002)
- Zeitpunkt des Eintritts in bestimmte Lallphasen, z. B. das kanonische Lallen (Oller et al. 1999)
- Komplexität von Schreimelodien (Wermke et al. 2007; Vorhersage der Sprachentwicklung aus den Schreimelodien 2 Monate alter Kinder)

Vorhersage der Sprachentwicklung aus den Schreimelodien 2 Monate alter Kinder
In einer Längsschnittstudie von Wermke et al. (2007) wurden Kinder von der Geburt bis zum Alter von 3 Jahren hinsichtlich sprachlich relevanter Merkmale sowie der späteren Sprachentwicklung untersucht. Zur Abschätzung der Relevanz bestimmter Merkmale des Säuglingsschreis wurden 2 Gruppen von Kindern gebildet – solche mit unauffälliger und mit verzögerter Sprachentwicklung im Alter von 2,5 Jahren. Die vorliegenden Daten zum Schreien in den ersten 16 Lebensmonaten wurden für diese Gruppen verglichen. Dafür wurde ein „Schreiindex" gebildet, der die Komplexität des Schreiens widerspiegelt. Es zeigte sich, dass bei Kindern, die weniger als 45 % komplexe Schreimelodien im 2. Lebensmonat zeigten, die Wahrscheinlichkeit für sprachliche Verzögerungen im Alter von 2,5 Jahren um das 5-Fache erhöht war.

Die Ergebnisse dieser Untersuchungen belegen eindrucksvoll die Relevanz früher Aspekte der Sprachentwicklung für die weitere Entwicklung von Kindern. Allerdings sind dies bisher experimentelle Befunde, die lediglich Aussagen auf Gruppenebene ermöglichen (Sachse und von Suchodoletz 2011). Zum jetzigen Zeitpunkt ist es nicht möglich, auf der Ebene eines einzelnen Kindes zu entscheiden, wer ein spezifisches Risiko für die Ausbildung von sprachlichen Verzögerungen hat. Es ist zu vermuten, dass Weiterentwicklungen bei bestimmten Untersuchungsmethoden und weitere Erkenntnisse über sehr spezifische sprachliche Teilfähigkeiten zukünftig Vorhersagen im Rahmen einer individuellen Diagnostik erlauben und sich daraus auch Frühinterventionsstrategien ableiten lassen.

9.2.2 Früherkennungsmöglichkeiten im Alter von 12 Monaten

Der aktive Wortschatz, d. h. die Wörter, die ein Kind spontan produziert, lässt sich im Alter von 12 Monaten relativ zuverlässig erfassen. Für den deutschen Sprachraum steht dafür der ELFRA-1 (Grimm und Doil 2006) zur Verfügung. Dieser Fragebogen besteht aus einer Liste von 164 Wörtern. Die Eltern sollen jeweils diejenigen Wörter ankreuzen, die das Kind „versteht" bzw. „versteht und spricht". Zusätzliche Fragen betreffen die Nutzung von Gesten sowie feinmotorische Fähigkeiten.

Im Rahmen einer Untersuchung zur prognostischen Aussagekraft des ELFRA-1 (Sachse et al. 2007) zeigte sich allerdings, dass mit diesem keine zuverlässigen Vorhersagen über die weitere Sprachentwicklung möglich sind. Die Ergebnisse belegen, dass einerseits insgesamt sehr viele Kinder als auffällig klassifiziert wurden (bis zu 40 % der Jungen), andererseits viele Kinder übersehen wurden, die im Alter von 2 Jahren eine SEV aufwiesen. Das heißt, wie viele Wörter ein Kind im Alter von 12 Monaten aktiv spricht oder bei wie vielen Wörtern die Eltern das Gefühl haben, dass ihre Kinder sie verstehen, scheint diagnostisch für die Früherkennung von SEV nicht relevant zu sein. Eine flächendeckende Anwendung eines solchen Verfahrens ist damit nicht zu empfehlen.

9.3 Früherkennung von Risikokindern ab dem Alter von ca. 24 Monaten

9.3.1 Erscheinungsbild

Im Alter von 24 Monaten lässt sich eine SEV zuverlässig feststellen. Das Hauptkriterium für eine verzögerte Sprachentwicklung im Alter von 24 Monaten ist ein deutlich eingeschränkter aktiver Wortschatz. Liegen in anderen Entwicklungsbereichen keine Auffälligkeiten vor, die die langsame Sprachentwicklung erklären könnten (wie eine Hörstörung, eine allgemeine Entwicklungsverzögerung, eine Autismus-Spektrum-Störung), werden die Kinder als **Late Talker** bezeichnet. Als diagnostisches Kriterium wird zumeist die kritische Marke von 50 Wörtern mit 24 Monaten verwendet (Grimm und Doil 2006; Rescorla 1989). Alternativ kann die 10. Perzentile zugrunde gelegt werden. Das heißt, es werden diejenigen Kinder als Late Talker bezeichnet, die zu den langsamsten 10 % der Wortlerner/-innen gehören. Im Alter von 24 Monaten entsprechen sich diese Kriterien weitgehend. Das Kriterium der 10. Perzentile ist insofern besser geeignet, als dass es für den gesamten Altersbereich bis zum Alter von 3 Jahren verwendet werden kann.

Neben einem geringen aktiven Wortschatz sind diese Kinder mit 24 Monaten zumeist noch nicht in der Lage, Zweiwortkombinationen zu bilden. Besonderheiten finden sich bei genauerer Betrachtung auch im phonologischen Bereich in Form eines kleineren phonologischen Inventars in Bezug auf Vokale und Konsonanten (Carson et al. 2003; Mirak und Rescorla 1998). Late Talker weisen allerdings in den meisten Studien ein altersgerechtes Kommunikationsbedürfnis auf und treten mit ihrer Umwelt über gestische und mimische Mittel in Kontakt, gleichwohl initiieren sie tendenziell weniger Kommunikationen bzw. brechen laufende Kommunikationssequenzen eher ab als Kinder mit einem altersgerechten Wortschatz (zusammenfassend s. Desmarais et al. 2008; Hachul 2015). Das Sprachverständnis der Kinder kann zusätzlich beeinträchtigt sein. In Studien von Sachse und von Suchodoletz (2013a, b) sowie Buschmann et al. (2008) betrug der Anteil an Kindern mit Sprachverständnisauffälligkeiten ca. 40 %.

Bereits im frühen Alter können sozio-emotionale Begleiterscheinungen beobachtet werden. Late Talker werden z. B. häufiger als zurückgezogener und ängstlicher (z. B. von Aster 2007; Irwin et al. 2002) beschrieben und können bereits über ein ausgeprägtes Störungsbewusstsein verfügen. Auch können frühe expressive Sprachverzögerungen mit emotionalen bzw. Verhaltensauffälligkeiten ab einem Alter von 18 Monaten in Zusammenhang stehen (Henrichs et al. 2013). Eine Untersuchung von Longobardi et al. (2015) nahm soziale Fähigkeiten von sprachentwicklungsverzögerten Kindern in den Blick: Frühe Sprachleistungen sagten soziale Fertigkeiten im Kindergartenalltag vorher, und die sozialen Kompetenzen der Late Talker befanden sich unterhalb derer von sprachlich altersgerecht entwickelten Kindern. Sprachliche Fähigkeiten sind offenbar schon in diesem frühen Alter wichtig, um in sozialen Situationen angemessen agieren zu können.

9.3.2 Prognose und Prädiktion bei Sprachentwicklungsverzögerungen (Late Talker)

▪ Prognose

Betrachtet man den Entwicklungsverlauf von Kindern mit einer SEV (Late Talker), wird deutlich, warum sie im Alter von 2 Jahren nicht als Kinder mit einer SES, sondern lediglich als Risikokinder für die Ausbildung einer solchen bezeichnet werden: Ein Teil dieser Kinder holt den sprachlichen Rückstand innerhalb von 1 Jahr auf (Die Münchner Längsschnittstudie) und wird deshalb häufig als **Late Bloomer** bezeichnet. Es scheint, dass diejenigen Kinder, die den sprachlichen Rückstand bis zum Alter von 36 Monaten aufholen, weniger gefährdet sind, im späteren Alter wieder eine klinisch relevante Störung der Sprachentwicklung auszubilden (Kühn et al. 2015).

Die 1. längsschnittliche Untersuchung von Late Talkern bis ins Jugendalter hinein wurde von Rescorla (2002, 2005) sowie Rescorla und Schwartz (1990) durchgeführt. Hierbei zeigten sich zu allen Zeitpunkten signifikante Unterschiede zwischen den ehemaligen Late Talkern und sprachlich unauffälligen Kindern. Die Sprachmaße, in denen dies nachweisbar war, änderten sich allerdings deutlich mit dem Alter der Kinder. Im späteren Schulalter waren Unterschiede nur noch in komplexeren Sprachmaßen nachweisbar. In der Stichprobe finden sich zwar anhaltende Gruppenunterschiede, allerdings nur geringe Anteile von ehemaligen Late Talkern mit klinisch relevanten Sprachstörungen. Dies mag u. a. der Tatsache geschuldet sein, dass es sich um eine rein expressiv verzögerte Gruppe von Late Talkern aus höheren sozialen Schichten handelte.

Die langfristigen Auswirkungen der frühen sprachlichen Verzögerungen wurden aber auch in anderen Studien nachgewiesen. So zeigen beispielsweise Hammer et al. (2017) für Late Talker im Alter von 5 Jahren geringe Werte in Verfahren, die Schulbereitschaft im Alter von 5 Jahren überprüfen und Bleses et al. (2016) berichten in einer großen Stichprobe dänischer Kinder über Zusammenhänge zwischen frühen expressiven Sprachverzögerungen und schlechteren Leistungen im Lesen, aber auch in Mathematik in der 6. Klasse.

Die Münchner Längsschnittstudie

9

In der Münchner Längsschnittstudie wurden 58 Late Talker, 46 Kontrollkinder mit altersentsprechender Sprachentwicklung sowie 31 Kinder mit einem sprachlichen Befund im grenzwertigen Bereich über mehrere Jahre hinweg begleitet: Beginnend im Alter von 2,0 Jahren wurden die Kinder mit 3,0, 4,6, 5,10 Jahren sowie abschließend in der 2. Klasse untersucht. Zu jedem Zeitpunkt wurden die sprachlichen Fähigkeiten, der nonverbale Entwicklungsstand, sozioemotionale Variablen sowie Maße des **phonologischen Arbeitsgedächtnisses** auf neuropsychologischer und neurophysiologischer Ebene erfasst. Begleitend erfolgten entwicklungsneurologische sowie pädaudiologische Abklärungen. Zwischen dem Alter von 2 und 3 Jahren holte 1/3 der Kinder den sprachlichen Rückstand völlig auf, 1/3 zeigte sprachliche Schwächen und 1/3 zeigte Symptome einer USES (Sachse und von Suchodoletz 2009). Bis zu diesem Alter erfolgten keinerlei Interventionen, sondern ausschließlich eine allgemeine Beratung der Eltern. Im weiteren Verlauf ab dem Alter von 3,0 Jahren wurde allen Kindern mit einer SES eine **Sprachtherapie** empfohlen. Bis zum Alter von 5,10 Jahren konnten noch einmal einige Kinder die sprachlichen Rückstände aufholen. Bei 16 % der Kinder lag jedoch auch noch zu diesem Zeitpunkt eine SES vor und weitere 19 % der Kinder wiesen sprachliche Schwächen auf. Das Risiko, eine SES auszubilden, war damit in der Gruppe der (ehemaligen) Late Talker deutlich erhöht. Gelegentlich zeigten sich aber auch Spätmanifestationen von SES bei den Kontrollkindern mit altersentsprechendem Sprachentwicklungsstand mit 2 Jahren oder bei Kindern mit grenzwertigem Befund in diesem Alter (Kademann et al. 2015; Kühn et al. 2016; ◘ Abb. 9.1).

Insgesamt wies die Gesamtgruppe der ehemaligen Late Talker in Bezug auf alle sprachlichen Maße im Mittel zu jedem Erhebungszeitpunkt die niedrigsten Fähigkeiten auf und zeigte auch bei schriftsprachrelevanten Vorläuferfähigkeiten sowie in der 2. Klasse der Grundschulzeit z. B. in Bezug auf ihre Rechtschreibleistungen die geringsten Leistungen (Grossheinrich et al. 2019; Kademann et al. 2015).

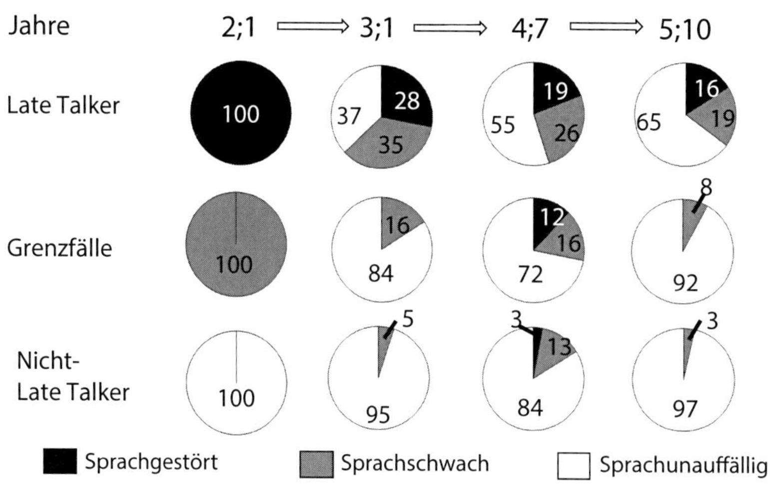

◘ **Abb. 9.1** Verlauf der Sprachentwicklung zwischen 2 und 5 Jahren für Late Talker, Kontrollkinder und Grenzbefunde. (Aus: Kühn et al. 2016, Abdruck mit freundlicher Genehmigung von LOGOS Interdisziplinär)

Alle Ergebnisse von Längsschnittstudien sind durch mögliche Therapieeffekte überlagert. Aus ethischen Gründen verbietet es sich von selbst, Kindern mit nachgewiesenen Entwicklungsproblemen eine entsprechende Intervention vorzuenthalten. Geht man davon aus, dass eine Sprachtherapie den Verlauf der weiteren Sprachentwicklung günstig beeinflusst, muss man auch davon ausgehen, dass die langfristige Prognose von Late Talkern ohne jegliche Unterstützung ungünstiger ausfiele. Der Befund, dass die Sprachleistungen der Gesamtgruppe der ehemaligen Late Talker im späteren Kindesalter zumeist nicht mehr im klinisch auffälligen Bereich liegen, sollte nicht zu dem Schluss verleiten, dass sich die Verzögerung immer von selbst „auswachse" und keine Beachtung verdiene. In vielen sprachlichen und später auch schriftsprachlichen Kompetenzen liegen die Leistungen der Late Talker als Gruppe in der Regel signifikant unterhalb der Leistungen der von Beginn an sprachlich altersentsprechend entwickelten Kontrollkinder. Auch sind bereits sprachliche Schwächen von Kindern aufgrund der hohen Relevanz sprachlicher Fähigkeiten für die gesamte weitere Entwicklung von Kindern (► Kap. 6 und 12) nicht zu vernachlässigen.

In der Heidelberger Längsschnittstudie wurde der Einfluss einer frühen elternzentrierten Intervention geprüft. Es zeigte sich, dass sich die Gruppe der Late Talker, deren Mütter darin geschult wurden, sich in der natürlichen Interaktion mit ihren Kindern feinfühlig und sprachanregend zu verhalten, deutlich besser sprachlich weiterentwickelte als die Late Talker ungeschulter Mütter (► Kap. 13).

▪ Prädiktion

Bisher konnten für den Einzelfall eines Late Talkers noch keine wirklich aussagekräftigen Prädiktoren für dessen weitere Sprachentwicklung identifiziert werden. In Längsschnittstudien wurden bereits zahlreiche Variablen hinsichtlich ihrer Vorhersagekraft untersucht, z. B. verschiedene sprachliche Aspekte, kognitive Fähigkeiten, Verhaltensmerkmale und sozioökonomische Faktoren. Die sprachliche Entwicklung in gewissem Ausmaß vorhersagen können die Wortschatzgröße, das Sprachverständnis sowie der sozioökonomische Status bzw. die elterliche Schulbildung (Fisher 2017). Die Teilnahme der Eltern am Heidelberger Elterntraining erwies sich ebenfalls als relevanter Prädiktor für die weitere sprachliche Entwicklung der Late Talker (Buschmann und Neubauer 2012). Für das einzelne Kind lässt sich auf Basis dieser in Gruppenstudien gefundenen Variablen jedoch bisher keine sichere Prognose ableiten. Eine Beeinträchtigung des Sprachverständnisses im Alter von 24 Monaten scheint allerdings ein wichtiger Faktor zu sein, denn Kinder mit einer deutlichen Beeinträchtigung des Sprachverständnisses weisen eine ungünstigere Prognose auf. Dies ergab auch eine längsschnittliche Untersuchung von sprachentwicklungsverzögerten französischen Kindern (Patrucco-Nanchen et al. 2019).

In der Münchner Längsschnittstudie stellten sich das Sprachverständnis für Wörter, der Bildungshintergrund der Mutter, das nonverbale Entwicklungsniveau sowie begleitende Aufmerksamkeitsprobleme als prädiktiv für die weitere Entwicklung zwischen dem Alter von 2 und 3 Jahren dar (Sachse und von Suchodoletz 2009). Im längerfristigen Verlauf gelang eine Vorhersage der (Schrift-)Sprachentwicklung vor allem über Maße des phonologischen Gedächtnisses: Ehemalige Late Talker mit einem besseren Sprachgedächtnis schnitten bei späteren Sprachtests besser ab als solche mit geringen Fähigkeiten, z. B. beim Nachsprechen von Zahlen oder

Pseudowörtern (Grossheinrich et al. 2019; Kademann et al. 2015).

9.3.3 Verfahren und Vorgehen zur Frühdiagnostik im Alter von ca. 2 Jahren

Mit Elternfragebögen kann die Sprachentwicklung von Kindern im Alter von 24 Monaten im Bereich des aktiven Wortschatzes sehr zuverlässig erfasst werden. Untersuchungen zeigen, dass mit Elternfragebögen zum aktiven Wortschatz die sprachlichen Fähigkeiten ebenso gut eingeschätzt werden können wie mit Sprachentwicklungstests und dass diese auch übereinstimmende Ergebnisse zu Spontansprachanalysen ergeben (zusammenfassend s. z. B. von Suchodoletz 2015).

Im deutschen Sprachraum stehen verschiedene *Elternfragebögen* zur Verfügung, die in ◘ Tab. 9.1 im Überblick dargestellt sind. Rosenfeld und Kiese-Himmel (2011) verglichen bestehende Verfahren mit dem Ergebnis, dass der Fragebogen „Sprachbeurteilung durch Eltern – Kurztest für die U7“ (SBE-2-KT), gefolgt vom Fragebogen „Eltern Antworten – Revision“ (ELAN-R), dem „Elternfragebogen für die Früherkennung von Risikokindern“ (ELFRA-2) sowie dem „Fragebogen zur frühkindlichen Sprachentwicklung“ (FRAKIS) für einen Einsatz bei 2-Jährigen empfohlen werden können. Im Rahmen einer individuellen Diagnostik muss sich die Auswahl des Verfahrens am konkreten Alter des Kindes sowie an der spezifischen Fragestellung orientieren.

Zur Erfassung weiterer sprachlicher Fähigkeiten, vor allem zur Abklärung der Sprachverständnisleistungen, sind *Sprachentwicklungstests* notwendig. Hierfür steht der SETK-2 (Grimm 2016) zur Verfügung, der das Verständnis und die Produktion auf Wort- und Satzebene erfasst und Normdaten zur Verfügung stellt. Weitere Verfahren beurteilen nur spezielle Sprachbereiche oder wurden nur für einzelne Bereiche normiert (◘ Tab. 9.2).

Sprachliche Untertests sind außerdem Bestandteil *allgemeiner Entwicklungstests* (◘ Tab. 9.3). Hierbei werden zumeist verschiedene sprachliche Leistungen zu einem Gesamtwert zusammengefasst, die eine grobe Einschätzung des Entwicklungsstands im Bereich der expressiven und rezeptiven Sprache erlauben.

Aufgrund der Daten von Buschmann et al. (2008) lässt sich ein Vorschlag für ein in der klinischen Praxis geeignetes Vorgehen für die Diagnostik von SEV im Alter von ca. 2 Jahren ableiten. In der Studie wurden 100 Kinder im Alter von 2 Jahren mit dem Verdacht auf eine isolierte Verzögerung der expressiven Sprache umfassend differenzialdiagnostisch untersucht. Es zeigte sich, dass nahezu ausschließlich bei Kindern mit einem zusätzlich eingeschränkten Sprachverständnis die Gefahr bestand, dass die verzögerte Sprachentwicklung im Rahmen eines anderen Störungsbildes vorlag (Hörstörungen, globale Entwicklungsverzögerung begleitet von [weit] unterdurchschnittlichen nichtsprachlichen kognitiven Fähigkeiten, Autismus-Spektrum-Störung etc.). Ein darauf aufbauender Vorschlag im Rahmen der Diagnostik wäre Folgender (Buschmann und Sachse 2017):

1. Sprachscreening mit ca. 24 Monaten (Elternfragebogen zum aktiven Wortschatz)
2. Bei Unterschreitung eines kritischen Wertes → pädaudiologische Abklärung
3. Untersuchung des Sprachverständnisses → bei auffälligem Sprachverständnis Einleitung weiterer Diagnostik:
   a) Intellektuelle Entwicklung
   b) Kommunikationsentwicklung, Verhaltensaspekte im Hinblick auf ggf. vorliegende Autismus-Spektrum-Störungen
   c) Eventuell weitere diagnostische Schritte

Tab. 9.1 Elternfragebögen zur Erfassung des sprachlichen Entwicklungsstands 2-Jähriger

Verfahren	Autor und Jahr	Alter	Prüfbereiche	Normierung/Testwerte
Eltern Antworten – Revision (ELAN-R); Elternfragebogen zur Wortschatzentwicklung im frühen Kindesalter	Bockmann und Kiese-Himmel (2012)	18–26 Monate	– Expressiver Wortschatz: 319 Items aus 18 Kategorien – Expressive Grammatik: Äußerungslänge – Eine Frage zur Kontinuität der **lexikalischen** Entwicklung	– *Normierungsstichprobe:* 512 Kinder – *Normen:* geschlechterspezifische und -unspezifische Normen für 3 Altersklassen (18–20, 21–23, 24–26 Monate) – T-Werte, Prozentränge
Fragebogen zur frühkindlichen Sprachentwicklung (FRAKIS)	Szagun et al. (2009a, b)	18–30 Monate	– Expressiver Wortschatz: 600 Items aus 22 lexikalisch-**semantischen** Kategorien – Expressive Grammatik: 79 Fragen zu Flexionsmorphologie und Satzkomplexität	– *Normierungsstichprobe:* 1240 Kinder (635 Jungen, 605 Mädchen) – *Normen:* geschlechterspezifisch und -unspezifisch für 13 Altersklassen in monatlichen Abständen – T-Werte, Perzentilbänder
FRAKIS-K (extrahiert aus Langversion)	Szagun et al. (2009a, b)	18–30 Monate	– Expressiver Wortschatz: 102 Wörter – Expressive Grammatik: 3 Items (Gebrauch von Plural, Artikeln und Wortkombinationen)	s. Langversion
Sprachbeurteilung durch Eltern – Kurztest für die U7 (SBE-2-KT)	von Suchodoletz und Sachse (2009)	21–24 Monate	– Expressiver Wortschatz: 57 Wörter – Expressive Grammatik: eine Frage zu Mehrwortäußerungen	– *Normierungsstichprobe:* 685 Kinder – *Normen:* geschlechterspezifisch und -unspezifisch für 2 Altersklassen (21–22, 23–24 Monate) – Kritische Werte, Prozentränge
Elternfragebogen für die Früherkennung von Risikokindern (ELFRA-2)	Grimm und Doil (2006, 2019)	24 Monate	– Expressiver Wortschatz: 260 Wörter aus 10 Kategorien – Expressive Grammatik – 25 Items zur Syntax – 11 Items zur Morphologie	– *Normierungsstichprobe:* 140 Kinder – *Normen:* kritische Werte für die 3 Skalen (entspricht ca. der 20. Perzentile)
Kurzversion ELFRA-2 (extrahiert aus der Langversion)	Grimm und Doil (2006, 2019)	24 Monate	Expressiver Wortschatz: 260 Items aus 10 Kategorien (analog zur Langversion)	s. Langversion
Elternfragebogen zur Erfassung der frühen Sprachentwicklung für österreichisches Deutsch (A-CDI-2)	Vollmann et al. (2000)	16–30 Monate	– Expressiver Wortschatz: 693 Wörter – 86 Items zum Grammatikerwerb	– Direkte Übertragung des amerikanischen „Communicative Development Inventories" (CDI) ins (österreichische) Deutsch – Keine neue Normierung

Tab. 9.2 Sprachentwicklungstests für das Alter zwischen 2 und 3 Jahren

Verfahren	Autor und Jahr	Alter	Untertests	Normierung/Testwerte
Sprachentwicklungstest für zweijährige Kinder (SETK-2)	Grimm (2016)	2,0–2,11 Jahre	– Verständnis für Wörter (Nomen) – Produktion von Wörtern (Nomen) – Verständnis für Sätze – Produktion von Sätzen	– *Normierungsstichprobe:* 374 Kinder (191 Jungen, 183 Mädchen) – Halbjährliche Normen
Patholinguistische Diagnostik bei Sprachentwicklungs-störungen (PDSS), 2. Auflage	Kauschke und Sieg-müller (2010)	2,0–6,11 Jahre	**Phonologie:** – (Lautbefund) – Phonemdifferenzierung – (Wortbetonung und Wortstrukturen) – (Mundmotorik) **Lexikon**/Semantik: – Wortproduktion – Begriffsklassifikation – Wortverständnis Syntax/Morphologie: – Verständnis von W-Fragen – (Satzproduktion zu Situations-bildern)	– *Normierungsstichprobe:* Normierungsstichprobe für 2-Jährige, je nach Untertest basierend auf 20 bis 221 Kindern – Jährliche bzw. halbjährliche Normen, abhängig vom Untertest (Untertests in Klammern sind nicht normiert)
Test zum Satzverstehen von Kindern: Eine profilorientierte Diagnostik der Syntax (TSVK)	Siegmüller et al. (2011)	2,0–8,11 Jahre	– Rezeptive **syntaktische** und **morpho-logische** Fähigkeiten – Bei 2-Jährigen nur ein Subtest: Ver-arbeiten der Argumentstruktur von Verben	– *Normierungsstichprobe:* 22 2-Jährige für Subtest 1 – Jährliche Normen
Psycholinguistische Analyse kindlicher Aussprachestörungen – II (PLAKKS-II)	Fox-Boyer (2014)	2,6–6,0 Jahre	– Haupttest: 96 Testitems – 25-Wörter-Test (zur Überprüfung der Wortrealisationskonstanz)	– *Normierungsstichprobe:* Norm-daten für 2,6–2,11 Jahre mit 39 bzw. 86 Kindern – Halbjährliche Normen

Tab. 9.3 Untertests zur Sprachentwicklung aus allgemeinen Entwicklungstests

Verfahren	Autor und Jahr	Alter	Sprachrelevante Untertests	Normierung/Testwerte
Bayley Scales of Infant and Toddler Development, Third Edition (BSID-III)	Deutsche Bearbeitung: Reuner und Rosenkranz (2015)	0,1–3,6 Jahre	– Sprache rezeptiv (49 Items) – Sprache expressiv (46 Items) (Anzahl der Items variiert je nach Einstiegsalter und Fähigkeitsniveau der Kinder)	– *Normierungsstichprobe:* 4 Altersgruppen im Bereich der 2-Jährigen (n = 150 Kinder): 22–25 Monate, 25–28 Monate, 28–32 Monate, 33–38 Monate – Monatliche Normen – *Zeitpunkt der Normierung*: 2012–2014
Entwicklungstest für Kinder von 6 Monaten bis 6 Jahren – Revision (ET 6-6-R)	Petermann und Macha (2013)	0,6–5,11 Jahre	Eine Sprachskala: Sprachentwicklung (rezeptiv und expressiv zusammen)	– *Normierungsstichprobe:* Im Bereich der 2-Jährigen: n = 77 für 24–30 Monate, n = 82 für 30–36 Monate; ist ein neuer Anstrich – *Zeitpunkt der Normierung:* 2011–2012
Elternfragebogen zur kindlichen Entwicklung (EFKE)	Brandstetter und Bode (2003)	1–6 Jahre	– Sprachausdruck (50 Fragen) – Sprachverständnis (50 Fragen)	– *Normierungsstichprobe:* für 23–24 Monate ca. 50 Kinder – *Zeitpunkt der Normierung:* 1999–2001

9

9.4 Zusammenfassung

- Der Beginn der Sprachentwicklung in den ersten 3 Lebensjahren ist durch eine besonders hohe Variabilität gekennzeichnet. Dies stellt eine große Herausforderung für die Frühdiagnostik dar. In den ersten 3 Lebensjahren spricht man deshalb noch nicht von einer Störung (SES), sondern von einer Verzögerung der Sprachentwicklung (SEV).
- Bis zum Alter von 24 Monaten stehen aktuell keine zuverlässigen Methoden zur Verfügung, um sprachliche Auffälligkeiten im Einzelfall mit einer ausreichenden diagnostischen Sicherheit beurteilen zu können.
- Ab dem Alter von 18–24 Monaten kann eine SEV anhand von Elternfragebögen zum aktiven Wortschatz sowie über Testverfahren zu produktiven und rezeptiven Fähigkeiten zuverlässig diagnostiziert werden. Kinder mit einer ansonsten weitgehend altersgemäßen Entwicklung werden im internationalen Raum zumeist als Late Talker bezeichnet.
- Late Talker haben ein erhöhtes Risiko für die Ausbildung einer späteren manifesten SES. Als Gruppe schneiden Late Talker in Bezug auf sprachliche und später auch schriftsprachliche Leistungen dauerhaft schlechter ab als Kinder mit einer von Beginn an altersgemäßen Sprachentwicklung.
- Eine verzögerte Sprachentwicklung kann zudem ein Hinweis auf eine vorliegende Primärstörung sein, z. B. eine Autismus-Spektrum-Störung, eine globale Entwicklungsstörung und eine Hörstörung. Das heißt, eine vorliegende Verzögerung im Bereich des aktiven Wortschatzes erfordert immer eine differenzialdiagnostische Abklärung, zu der stets eine pädaudiologische Untersuchung gehört. Insbesondere sind Kinder, bei denen begleitend Defizite des Sprachverständnisses vorliegen, frühzeitig umfassend hinsichtlich ihrer nichtsprachlichen kognitiven Fähigkeiten und ihres Kommunikationsverhaltens zu untersuchen.

9.5 Weiterführende Literatur

Im *Handbuch Sprachentwicklung und Sprachentwicklungsstörungen: Kleinkindalter* finden sich diverse Beiträge zur frühen Sprachentwicklung und deren Auffälligkeiten – besonders in den Kapiteln von Hachul (▶ Kap. 6), Rescorla und Sachse (▶ Kap. 7), von Suchodoletz (▶ Kap. 8) und Joos et al. (▶ Kap. 9):

- Sachse, S. (Hrsg.). (2015). *Handbuch Spracherwerb und Sprachentwicklungsstörungen: Kleinkindphase.* München: Elsevier.

Möglichkeiten zur Frühdiagnostik und zum allgemeinen diagnostischen Vorgehen bei SEV können hier vertieft werden:

- Sachse, S., & Buschmann, A. (2016). (Sprach-) Diagnostische Möglichkeiten bei 2-Jährigen. *Sprache Stimme Gehör, 40*(2), 68–75.
- Buschmann, A., & Sachse, S. (2017). Frühdiagnostik von Sprachentwicklungsstörungen–differenzialdiagnostisches Vorgehen und Methoden. *Frühförderung interdisziplinär, 36*(2), 82–92.

Literatur

AWMF. (2011). Diagnostik von Sprachentwicklungsstörungen (SES), unter Berücksichtigung umschriebener Sprachentwicklungsstörungen (USES). (Synonym: Spezifische Sprachentwicklungsstörungen (SSES)) Interdisziplinäre S2k-Leitlinie. Registrierungsnummer: 049-006, Entwicklungsstufe: S2k. ► http://www.awmf.org/leitlinien/detail/ll/049-006.html. Zugegriffen: 8. März 2020.

Benasich, A. A., & Tallal, P. (2002). Infant discrimination of rapid auditory cues predicts later language impairment. *Behavioural Brain Research, 136,* 31–49.

Bleses, D., Makransky, G., Dale, P. S., Højen, A., & Ari, B. A. (2016). Early productive vocabulary predicts academic achievement 10 years later. *Applied Psycholinguistics, 37*(6), 1461–1476.

Bockmann, A. K., & Kiese-Himmel, C. (2012). *Eltern antworten-Revision. Elternfragebogen zur Wortschatzentwicklung im frühen Kindesalter (ELAN-R).* Göttingen: Hogrefe.

Brandstetter, G., & Bode, H. (2003). *Elternfragebogen zur kindlichen Entwicklung: 1–6 Jahre (EFkE).* Augsburg: Alexander Möckl.

Buschmann, A., & Neubauer, M. (2012). Prädiktoren für den Entwicklungsverlauf spät sprechender Kinder. *Sprache – Stimme – Gehör, 36,* 135–141.

Buschmann, A., & Sachse, S. (2017). Frühdiagnostik von Sprachentwicklungsstörungen–differenzialdiagnostisches Vorgehen und Methoden. *Frühförderung Interdisziplinär, 36*(2), 82–92.

Buschmann, A., Jooss, B., Rupp, A., Dockter, S., Blaschtikowitz, H., Heggen, I., & Pietz, J. (2008). Children with developmental language delay at 24 months of age: Results of a diagnostic work-up. *Developmental Medicine & Child Neurology, 50*(3), 223–229.

Carson, C., Klee, T., Carson, D., & Hime, L. K. (2003). Phonological profiles of 2-year-olds with delayed language development: predicting clinical outcomes at age 3. *American Journal of Speech-Language Pathology, 12,* 28–39.

Desmarais, C., Sylvestre, A., Meyer, F., Bairati, I., & Rouleau, N. (2008). Systematic review of the literature on characteristics of late-talking toddlers. *International Journal of Language & Communication Disorders, 43*(4), 361–389.

Fenson, L., Dale, P. S., Reznick, J. S., Bates, E., Thal, D. J., & Pethik, S. J. (1994). *Variability in early communicative development. Monographs of the society for research in child development*. Chicago: University of Chicago Press.

Fisher, E. L. (2017). A systematic review and meta-analysis of predictors of expressive-language outcomes among late talkers. *Journal of Speech, Language, and Hearing Research, 60*(10), 2935–2948.

Fox-Boyer, A. (2014). *Psycholinguistische Analyse kindlicher Aussprachestörungen (PLAKKS-II)* (4. Aufl.). Frankfurt a. M.: Pearson Assessment.

Friedrich, M., Weber, C., & Friederici, A. D. (2004). Electrophysiological evidence for delayed mismatch response in infants at-risk for specific language impairment. *Psychophysiology, 41*(5), 772–782.

Grimm, H. (2000). *Sprachentwicklungstest für zweijährige Kinder (SETK-2)*. Göttingen: Hogrefe.

Grimm, H. (2016). *Sprachentwicklungstest für zweijährige Kinder (SETK-2)* (2. überarb. Aufl.). Göttingen: Hogrefe (unter Mitarbeit von M. Aktas & S. Frevert).

Grimm, H., & Doil, H. (2006, 2019). *Elternfragebogen für die Früherkennung von Risikokindern (ELFRA-2)*. Göttingen: Hogrefe.

Grossheinrich, N., Schulte-Körne, G., Marschik, P. B., Kademann, S., von Suchodoletz, W., & Sachse, S. (2019). School-age outcomes of late-talking toddlers: Long-term effects of an early lexical deficit. *Developmental science, 22*(6) e12826.

Guttorm, T. K., Leppanen, P. H., Poikkeus, A. M., Eklund, K. M., Lyytinen, P., & Lyytinen, H. (2005). Brain event-related potentials (ERPs) measured at birth predict later language development in children with and without familial risk for dyslexia. *Cortex, 41*(3), 291–303.

Hachul, C. (2015). Frühe Auffälligkeiten der Sprachentwicklung. In S. Sachse (Hrsg.), *Handbuch Spracherwerb und Sprachentwicklungsstörungen. Kleinkindphase* (S. 81–100). München: Elsevier.

Hammer, C. S., Morgan, P., Farkas, G., Hillemeier, M., Bitetti, D., & Maczuga, S. (2017). Late talkers: A population-based study of risk factors and school readiness consequences. *Journal of Speech, Language, and Hearing Research, 60*(3), 607–626.

Henrichs, J., Rescorla, L., Donkersloot, C., Schenk, J. J., Raat, H., Jaddoe, V. W., Hofman, A., Verhulst, F. C., & Tiemeier, H. (2013). Early vocabulary delay and behavioral/emotional problems in early childhood: The generation R study. *Journal of Speech, Language, and Hearing Research, 56*(2), 553–566.

Irwin, J. R., Carter, A. S., & Briggs-Gowan, M. J. (2002). The social-emotional development of "late-talking" toddlers. *Journal of the American Academy of Child & Adolescent Psychiatry, 41*(11), 1324–1332.

Kademann, S., Sachse, S., & von Suchodoletz, W. (2015). Spätsprecher im Kindergartenalter. *Monatsschrift Kinderheilkunde, 163*(5), 463–470.

Kauschke, C., & Siegmüller, J. (2010). *Patholinguistische Diagnostik bei Sprachentwicklungsstörungen (PDSS)* (2. Aufl.). München: Elsevier.

Kuhl, P. K. (2004). Early language acquisition: Cracking the speech code. *Nature Reviews Neuroscience, 5*(11), 831–843.

Kuhl, P. K., Conboy, B. T., Coffey-Corina, S., Padden, D., Rivera-Gaxiola, M., & Nelson, T. (2008). Phonetic learning as a pathway to language: New data and native language magnet theory expanded (NLM-e). *Philosophical Transactions of the Royal Society of London. Series B, Biological Sciences, 363*(1493), 979–1000.

Kühn, P., Sachse, S., & von Suchodoletz, W. (2015). Sprachentwicklungsverzögerung: Was wird aus Late Bloomern? *Klinische Pädiatrie, 227,* 213–218.

Kühn, P., Sachse, S., & von Suchodoletz, W. (2016). Sprachentwicklung bei Late Talkern. *Logos, 24*(4), 256–264.

Longobardi, E., Spataro, P., Frigerio, A., & Rescorla, L. (2016). Language and social competence in typically developing children and late talkers between 18 and 35 months of age. *Early Child Development and Care, 186*(3), 436–452.

Mirak, J., & Rescorla, L. (1998). Phonetic skills and vocabulary size in late talkers: concurrent and predictive relationships. *Applied Psycholinguistics, 19,* 1–17.

9

Oller, D. K., Eilers, R. E., Neal, A. R., & Schwartz, H. K. (1999). Precursors to speech in infancy: The prediction of speech and language disorders. *Journal of Communication Disorders, 32,* 223–245.

Penner, Z. (2002). Plädoyer für eine präventive Frühintervention bei Kindern mit Spracherwerbsstörungen. In W. von Suchodoletz (Hrsg.), *Therapie von Sprachentwicklungsstörungen* (S. 106–142). Stuttgart: Kohlhammer.

Patrucco-Nanchen, T., Friend, M., Poulin-Dubois, D., & Zesiger, P. (2019). Do early lexical skills predict language outcome at 3 years? A longitudinal study of French-speaking children. *Infant Behavior and Development, 57,* 101379.

Petermann, F., & Macha, T. (2013). *Entwicklungstest für Kinder von 6 Monaten bis 6 Jahren – Revision (ET 6-6 R)*. Frankfurt a. M.: Pearson Assessment.

Rescorla, L. (1989). The language development survey: A screening tool for delayed language in toddlers. *Journal of Speech and Hearing disorders, 54*(4), 587–599.

Rescorla, L. (2002). Language and reading outcomes to age 9 in late-talking toddlers. *Journal of Speech, Language and Hearing Research, 45*(2), 360–371.

Rescorla, L. (2005). Age 13 language and reading outcomes in late-talking toddlers. *Journal of Speech, Language, and Hearing Research, 48*(2), 459–472.

Rescorla, L., & Schwartz, E. (1990). Outcome of toddlers with specific expressive language delay. *Applied Psycholinguistics, 11,* 393–407.

Reuner, G., & Rosenkranz, J. (2015). *Bayley scales of infant and toddler development. BAYLEY-III* (Dt. Bearb.). Frankfurt a. M.: Pearson Assessment.

Rosenfeld, J., & Kiese-Himmel, C. (2011). Vergleichende Analyse aktueller Untersuchungsinstrumente zur Früherkennung von Sprachentwicklungsretardationen in den pädiatrischen Vorsorgeuntersuchungen U7/U7A. *Das Gesundheitswesen, 73*(10), 668–679.

Sachse, S., & von Suchodoletz, W. (2007). Variabilität expressiver Sprachleistungen bei zweijährigen Kindern erfasst mit dem ELFRA-2. *Sprache Stimme Gehör, 31*(3), 118–125.

Sachse, S., & von Suchodoletz, W. (2009). Prognose und Möglichkeiten der Vorhersage der Sprachentwicklung bei Late Talkers. *Kinderärztliche Praxis, 80,* 318–328.

Sachse, S., & von Suchodoletz, W. (2011). Möglichkeiten der Früherkennung von Sprachentwicklungsstörungen im Säuglingsalter und zum Zeitpunkt der U6. In T. Hellbrügge & B. Schneeweiß (Hrsg.), *Frühe Störungen behandeln – Elternkompetenz stärken* (S. 187–203). Stuttgart: Klett-Cotta.

Sachse, S., & von Suchodoletz, W. (2013a). Sprachentwicklung von der U7 bis zur U7a bei Kindern mit und ohne Sprachentwicklungsverzögerungen. *Klinische Pädiatrie, 225,* 194–200.

Sachse, S., & von Suchodoletz, W. (2013b). Sprachverständnis bei Late Talkers. *HNO, 61,* 937–943.

Sachse, S., Saracino, M., & von Suchodoletz, W. (2007). Prognostische Validität des ELFRA-1 bei der Früherkennung von Sprachentwicklungsstörungen. *Klinische Pädiatrie, 219*(1), 17–22.

Siegmüller, J., Kauschke, C., Van Minnen, S., Bittner, D. (2011). *Test zum Satzverstehen von Kindern. Eine profilorientierte Diagnostik der Syntax (TSVK)*. München: Elsevier.

Szagun, G. (2019). *Sprachentwicklung beim Kind* (7., Überarb. Aufl.). Weinheim: Beltz.

Szagun, G., Stumper, B., & Schramm, S. A. (2009a). *Fragebogen zur frühkindlichen Sprachentwicklung (FRAKIS)*. Frankfurt a. M.: Pearson Assessment.

Szagun, G., Stumper, B., & Schramm, S. A. (2009b). *Fragebogen zur frühkindlichen Sprachentwicklung Kurzform (FRAKIS-K)*. Frankfurt a. M.: Pearson Assessment.

Tsao, F. M., Liu, H. M., & Kuhl, P. K. (2004). Speech perception in infancy predicts language development in the second year of life: A longitudinal study. *Child Development, 75*(4), 1067–1084.

Vollmann, R., Marschik, P., & Einspieler, C. (2000). Elternfragebogen für die Erfassung der frühen Sprachentwicklung für (österreichisches) Deutsch (A-CDI-2). *Grazer Linguistische Studien, 54,* 123–144.

von Aster, D. (2007). *Verhaltensbesonderheiten bei sprachentwicklungsverzögerten zweijährigen Kindern.* Unveröffentlichte Dissertation, Ludwigs-Maximilians-Universität, München.

von Suchodoletz, W. (2015). Elternfragebögen zur Früherkennung von Sprachentwicklungsstörungen. In S. Sachse (Hrsg.), *Handbuch Spracherwerb und Sprachentwicklungsstörungen. Kleinkindphase* (S. 131–145). München: Elsevier.

von Suchodoletz, W., & Sachse, S. (2009). Sprachbeurteilung durch Eltern. Kurztest für die U7 (SBE-2-KT). ▶ https://www.ph-heidelberg.de/sachse-steffi/professur-fuer-entwicklungspsychologie/elternfrageboegen-sbe-2-kt-sbe-3-kt.html.

Weber, C., Hahne, A., Friedrich, M., & Friederici, A. D. (2005). Reduced stress pattern discrimination in 5-month-olds as a marker of risk for later language impairment: Neurophysiologial evidence. *Brain Research. Cognitive Brain Research, 25*(1), 180–187.

Wermke, K., Leising, D., & Stellzig-Eisenhauer, A. (2007). Relation of melody complexity in infants' cries to language outcome in the second year of life: A longitudinal study. *Clinical Linguistics & Phonetics, 21*(11–12), 961–973.

Sprachentwicklungs-diagnostik bei mehrsprachigen Kindern

Carina Lüke, Anja Starke und Ute Ritterfeld

Inhaltsverzeichnis

© Springer-Verlag GmbH Deutschland, ein Teil von Springer Nature 2020
S. Sachse et al. (Hrsg.), *Sprachentwicklung*,
https://doi.org/10.1007/978-3-662-60498-4_10

10

10.1 Mehrsprachigkeit und Zweitspracherwerb

Einsprachigkeit wird – weltweit betrachtet – durch einen beständig wachsenden Anteil von Familien mit lokaler Mobilität, gemischtem Sprach- oder Migrationshintergrund sowie einer steigenden Bedeutung von Fremdsprachenkompetenzen zunehmend der Ausnahmefall. Mehrsprachigkeit wird damit zum Normalfall, der sich in Deutschland noch vorwiegend im Kindes- und Jugendalter bemerkbar macht. Eine verbindliche Definition von Mehrsprachigkeit fehlt allerdings bislang, weil Uneinigkeit darüber besteht, welche Sprachkompetenzen das Attribut „mehrsprachig" rechtfertigen (Baker 2006). Nach der monolingualen Sichtweise wird beispielsweise davon ausgegangen, dass beide oder mehrere Sprachen auf dem Niveau einsprachiger Sprecher/-innen beherrscht werden müssen, um als mehrsprachig bezeichnet werden zu können. Andere Sichtweisen betonen hingegen die kommunikative Nutzung mehrerer Sprachen und weisen auf die Kontextabhängigkeit von Sprachkompetenzen hin (Grosjean 1989).

Eine Person gilt dann als mehrsprachig, wenn sie regelmäßig mindestens 2 Sprachen verwendet und sich abhängig von der jeweiligen Anforderung in diesen sprachlich-kommunikativ äußern kann. Aussagekräftige Zahlen zum Anteil mehrsprachiger Personen in der deutschen Bevölkerung gibt es – vor allem auch aufgrund der Schwierigkeiten bei der Definition und der Erfassung von Mehrsprachigkeit – nicht. Vielmehr wird für statistische Angaben häufig auf das Merkmal „Migrationshintergrund" zurückgegriffen, das jedoch nicht mit einer Mehrsprachigkeit gleichzusetzen ist. In der PISA-Studie 2009 hatten unter den 15-Jährigen 25,6 % einen Migrationshintergrund. Von diesen sprachen jedoch nur 58,1 % zu Hause ihre Herkunftssprache (Stanat et al. 2010). In der Altersgruppe von 0 bis 10 Jahren haben aktuell etwa 35 % der Kinder einen Migrationshintergrund (Statistisches Bundesamt 2013). Ein nicht zu vernachlässigender Anteil dieser Kinder wächst vermutlich mehrsprachig auf.

Mehrsprachigkeit kann auf ganz unterschiedliche Weise entstehen. Wenn Kinder von Beginn an mit 2 Sprachen konfrontiert werden und diese zeitgleich erwerben, spricht man von einem **simultanen** Erwerb von 2 Sprachen oder auch vom doppelten Erstspracherwerb (Chilla et al. 2010; vgl. ▶ Kap. 5). Der Erwerbsbeginn beider Sprachen liegt in den ersten beiden Lebensjahren und entsteht häufig dadurch, dass die beiden Elternteile des Kindes unterschiedliche Herkunftssprachen haben und diese mit dem Kind sprechen. Dieses Vorgehen ist auch als *One-Person-one-Language-Strategie* bekannt und mitunter als pädagogisches Prinzip empfohlen worden (Baker 2006). Durch die zunehmend frühe Betreuung kann der simultane Erwerb von 2 Sprachen jedoch auch durch eine außerfamiliäre Betreuung erzeugt werden, in der eine andere als die Familiensprache gesprochen wird.

Betrachtet man die sprachliche Entwicklung beim simultanen Mehrsprachenerwerb auf den einzelnen linguistischen Ebenen, so ist anzumerken, dass der Erwerb **phonetisch-phonologischer** und **syntaktisch-morphologischer** Kompetenzen mit dem einsprachiger Kinder vergleichbar ist. Auch der Erwerb von Wörtern erfolgt nach den gleichen Strategien (Genesee und Nicoladis 2007). Der Wortschatz in den jeweiligen Sprachen ist bei einem bilingualen Kind jedoch stark von den entsprechenden Lernkontexten abhängig (Bialystok et al. 2010). Der Wortschatzumfang in einer Sprache kann sich daher bei einem mehrsprachigen Kind deutlich von dem eines einsprachigen Kindes unterscheiden (Barac und Bialystok 2012; Bialystok et al. 2010; Oller et al. 2007), wobei je nach Gebrauch Verschiebungen zwischen den Sprachen möglich sind (vgl. auch Lüke et al. 2020).

Auch wenn simultan zweisprachig aufwachsende Kinder beide Sprachen von früh an erwerben, entwickeln sich die Sprachen häufig nicht synchron und das Kind zeigt in einer Sprache bessere Kompetenzen. Diese Sprache wird als dominante Sprache bezeichnet (Paradis et al. 2010). Welche Sprache sich zur dominanten Sprache ausprägt, hängt u. a. von der Menge des Inputs ab (Gathercole und Thomas 2009). Ein zu geringer Input in einer Sprache kann dazu führen, dass diese gar nicht oder lediglich rezeptiv beherrscht wird (Pearson et al. 1997).

Beginnt der Erwerb der 2. Sprache erst nach dem 2. Lebensjahr – also dann, wenn Grundzüge der Erstsprache bereits erworben sind –, spricht man von einem **sukzessiven Zweitspracherwerb** (Chilla et al. 2010; vgl. ► Kap. 5). Ein zentraler Faktor für den Erwerb der Zweitsprache ist der Erwerbsbeginn **(Age of Onset).** Studien legen nahe, dass es 2 kritische Zeitpunkte gibt, die die Erwerbsfähigkeit einer 2. Sprache beeinflussen: Bei einem Erwerbsbeginn von unter 4 Jahren werden beide Sprachen vergleichbar zu einer Erstsprache erworben; ab einem Alter von 4 Jahren können Probleme beim Erwerb der Flexionsmorphologie auftreten, ab einem Alter von 7 Jahren zusätzlich Schwierigkeiten beim Aufbau syntaktischer Strukturen (Chilla et al. 2010). Ähnlich wie beim Erstspracherwerb zeigt sich auch beim sukzessiven Zweitspracherwerb eine große Variation der Erwerbsgeschwindigkeit, vor allem von syntaktisch-morphologischen Strukturen.

Grundlegende syntaktische Muster (vor allem die Hauptsatzstruktur) des Deutschen werden in der Regel innerhalb von 1 bis 2 Jahren Kontaktzeit erworben (Chilla et al. 2010; Kaltenbacher und Klages 2007). Schwächere Kinder tendieren dazu, das Vollverb am Ende des Satzes zu platzieren und an 2. Stelle im Satz Platzhalterverben (z. B. „sein“, „machen“ oder „wollen“) zu nutzen. Dieses Phänomen ist nur relativ selten beim Erwerb des Deutschen als Erstsprache zu beobachten, gilt jedoch als typisch für den Zweitspracherwerb.

Eine häufig auftretende Schwierigkeit von Zweitsprachlernenden ist die Nominalflexion. Das Genussystem wird in der Regel schrittweise erworben, wobei häufig die Artikelform „die“ als Erstes erworben und die neutrale Form „das“ im letzten Schritt verwendet wird (Kaltenbacher und Klages 2007). Entsprechend sind häufig oberflächlich auch Kasusfehler bei Zweitsprachlernenden zu beobachten, wobei diese zumeist aus der fehlenden Genusinformation zum Nomen resultieren (Niebuhr-Siebert und Baake 2014) und damit eher als **lexikalisches** Problem einzuordnen sind.

Ein weiteres häufig auftretendes Phänomen ist die Vermeidung oder Übergeneralisierung von Präpositionalkonstruktionen (vor allem „in“, „auf“ und „bei“; Kaltenbacher und Klages 2007).

10.2 Sprachentwicklungsstörung bei mehrsprachigen Kindern

Eine vorhandene Mehrsprachigkeit kann eine **Sprachentwicklungsstörung** (SES) nicht verursachen (Paradis 2007), dennoch ist diese Entwicklungsstörung auch bei mehrsprachig aufwachsenden Kindern zu beobachten. Tatsächlich zeigen sich die sprachlichen und kommunikativen Symptome einer SES dann in allen Sprachen des Kindes (Håkansson et al. 2003; Kohnert und Medina 2009). Demnach ist zu erwarten, dass mehrsprachige Kinder vergleichbar häufig wie einsprachig aufwachsende Kinder von Sprach-, Sprech-, Stimm-, Schluck- und Kommunikationsstörungen betroffen sind.

Sprachtherapeutische Diagnostik und Versorgung mehrsprachiger Kinder
Lüke und Ritterfeld (2011) führten eine umfangreiche Onlinebefragung unter Sprachtherapeuten und Sprachtherapeutinnen mit dem Ziel durch, möglichst differenzierte Angaben über die sprachtherapeutische Diagnostik und Versorgung von mehrsprachigen im Vergleich zu einsprachigen Kindern in Deutschland zu erhalten. Die Ergebnisse zeigen, dass die Verteilung der klinischen Diagnosen in den beiden Gruppen durchaus variiert: Eine **Sprachentwicklungsverzögerung** (SEV) bzw. SES wird bei mehrsprachigen Kindern deutlich häufiger diagnostiziert (61 %) als bei einsprachigen Kindern (48 %). Eine Aussprachestörung ohne das Vorhandensein von sprachsystematischen Auffälligkeiten **(phonetische Störung)** wird hingegen häufiger bei einsprachigen (18 %) als bei mehrsprachigen Kindern (11 %) festgestellt. Die Differenzialdiagnostik einer SES scheint demnach bei Kindern, die mehr als eine Sprache erwerben, erschwert zu sein.

10

10.3 Herausforderungen der Sprachentwicklungsdiagnostik bei mehrsprachigen Kindern

Die Sprachentwicklungsdiagnostik bei mehrsprachigen Kindern muss die Differenzierbarkeit zwischen einer typischen mehrsprachigen – simultanen oder sukzessiven – Sprachentwicklung und einer SES gewährleisten. Dollaghan und Horner (2011) bezeichnen diesen Anspruch als eine der grundlegenden und zugleich anspruchsvollsten Herausforderungen für den klinischen Alltag. Dies wird auch durch die Befragung von Lüke und Ritterfeld (2011) bestätigt, da sich die praktisch tätigen Sprachtherapeuten und Sprachtherapeutinnen in Deutschland in der Sprachentwicklungsdiagnostik von mehrsprachigen Kindern deutlich weniger kompetent empfinden als in der therapeutischen Intervention der Kinder und der Beratung der Eltern. Was aber macht die Sprachentwicklungsdiagnostik bei mehrsprachigen Kindern so schwierig?

Zunächst ist festzuhalten, dass bislang weltweit kein Diagnostikverfahren existiert, das eine eindeutige Diagnosestellung bei mehrsprachigen Kindern – mit jedweder Kombination an Sprachen – ermöglichen könnte (Dollaghan und Horner 2011). Auf ein Testinstrument, das als Goldstandard angesehen wird, kann nicht zurückgegriffen werden. Eine unreflektierte Nutzung von Testverfahren, die für monolingual aufwachsende Kinder konzipiert und an diesen normiert wurden, führt zu einer deutlichen Überklassifizierung mehrsprachiger Kinder als sprachentwicklungsgestört (Paradis 2010). Die Tatsache, dass mehrsprachige Sozialisationsprozesse besonders heterogen sind (▶ Abschn. 10.1), erschwert die Entwicklung von geeigneten Testverfahren und demnach auch die Sprachentwicklungsdiagnostik als solche. So ist grundsätzlich zu hinterfragen, ob es überhaupt möglich ist, ein Testverfahren zu konzipieren und zu normieren, dass bei Kindern mit allen erdenklichen Kombinationen an Sprachen und bei allen erdenklichen kurzen oder langen Zeiten eines sprachlichen Inputs der beteiligten Sprachen einsetzbar ist.

Ein weiterer Aspekt, der die Sprachentwicklungsdiagnostik bei mehrsprachigen Kindern erschwert, ist die Ähnlichkeit vieler typischer sprachlicher Auffälligkeiten beim Erwerb mehrerer Sprachen mit den Symptomen einer SES (Paradis 2007). Nach unserer Ansicht bedarf die Sprachentwicklungsdiagnostik bei mehrsprachigen Kindern demnach immer einer theoretisch fundierten Anpassung (vgl. Asbrock et al. 2011; Lüke 2011).

10.4 Bestandteile einer Sprachentwicklungsdiagnostik bei mehrsprachigen Kindern

Für eine Diagnostik bei mehrsprachigen Kindern sind folgende 4 Bausteine besonders relevant (◘ Abb. 10.1):

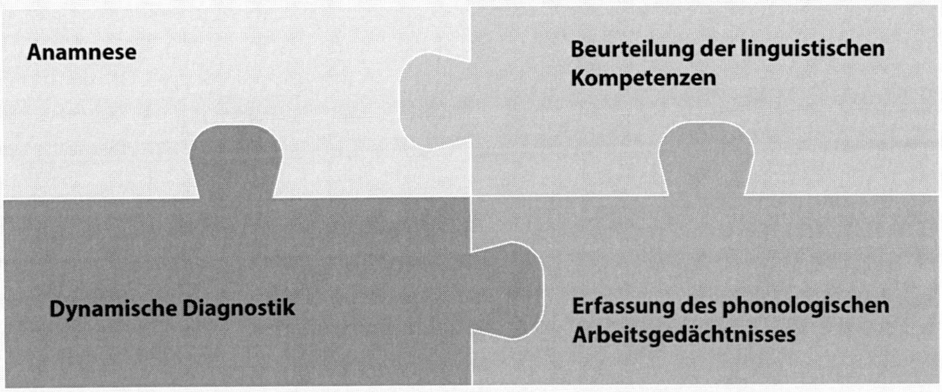

Abb. 10.1 Bausteine einer Sprachentwicklungsdiagnostik bei mehrsprachigen Kindern

1. Anamnese
2. Beurteilung der linguistischen Kompetenzen in der nicht deutschen und der deutschen Sprache
3. Erfassung der Fähigkeiten des **phonologischen Arbeitsgedächtnisses**
4. Erfassung des Lernprozesses im Rahmen einer dynamischen Diagnostik

10.4.1 Anamnese

Eine Anamnese sollte im Rahmen einer Sprachentwicklungsdiagnostik bei allen Kindern durchgeführt werden. Sie dient grundsätzlich der Erfassung der bisherigen allgemeinen und sprachlichen Entwicklung des Kindes. Informationen zum Erreichen von kognitiven und motorischen Meilensteinen geben hierbei eine Orientierung über den allgemeinen Entwicklungsstand des Kindes. Ebenso können Berichte über zurückliegende Erkrankungen und Unfälle Aufschluss darüber geben, ob das Kind dauerhaft oder zeitweise unter Bedingungen aufgewachsen ist, die seine sprachliche Entwicklung beeinträchtigt haben könnten.

Einen besonderen Stellenwert bei der Anamnese von mehrsprachigen Kindern erhält die Erfassung von *spezifischen Risikofaktoren* für den Spracherwerb. Es konnte bereits vielfach nachgewiesen werden, dass das Vorhandensein von SES in der Kernfamilie (Eltern, Geschwister) zu einem erhöhten Risiko für eine SEV oder SES beim Kind führt (Law et al. 2009; Rice et al. 2009; Sachse 2007). Neben einer familiären Prädisposition für SES stellt ein niedriger sozioökonomischer Status der Familie einen Risikofaktor für die Sprachentwicklung von Kindern dar (Desmarais et al. 2008; Horwitz et al. 2003; Rovers et al. 2000). Auch eine spätere Position in der Geschwisterreihe (Horwitz et al. 2003; Stanton-Chapman et al. 2002) sowie wiederholte oder chronische Mittelohrentzündungen (Rovers et al. 2000; Teele et al. 1984) scheinen Risikofaktoren für die sprachliche Entwicklung zu sein. Aktuelle Untersuchungen zeigen zudem, dass ein später Laufbeginn bei sonst typisch entwickelten Kindern (Clearfield 2011; Lüke et al. 2019; Longobardi et al. 2014; Oudgenoeg-Paz et al. 2012; Walle und Campos 2014) mit niedrigeren Sprachleistungen zu einem späteren Zeitpunkt assoziiert ist. Ebenso stellt das Fehlen von Zeigegesten mit dem Indexfinger im Alter von 12 Monaten einen Risikofaktor für eine SEV im Alter von 2;0 und 2;6 Jahren dar (Lüke 2015; Lüke et al. 2017).

Von diesen Risikofaktoren können folgende Aspekte leicht und reliabel innerhalb eines Anamnesegesprächs mit den Eltern oder mithilfe eines Anamnesebogens erfasst werden:

- Familiäre Prädisposition für eine SES
- Sozioökonomischer Status der Familie (geeignet ist es, den Bildungsstand der Eltern zu erfragen)
- Position des Kindes in der Geschwisterreihe
- Anzahl an Mittelohrentzündungen (ggf. Bewertung der Dauer: kurzzeitig, lang andauernd)
- Laufbeginn des Kindes in Monaten

Neben der Erfassung der allgemeinen Entwicklung des Kindes und den möglicherweise vorhandenen Risikofaktoren ist es notwendig, die mehrsprachigen Inputbedingungen, unter denen ein Kind aufwächst, differenziert zu erheben (Ritterfeld und Lüke 2013). Von welcher Bezugsperson und in welchem situativen Kontext erhält das Kind seit wann wie viel sprachlichen Input in welcher Sprache? Dies gilt es zu quantifizieren, um möglichst gut einschätzen zu können, in welchem Ausmaß sprachliche Kompetenzen in den unterschiedlichen Sprachen zum Zeitpunkt der Sprachentwicklungsdiagnostik ausgebildet sein können. Kinder, die beispielsweise bis zum Zeitpunkt der Diagnostik einen sehr geringen Input im Deutschen in möglicherweise nur einem Lebenskontext oder durch nur eine einzelne Bezugsperson erhalten haben, können keine umfangreichen Sprachkompetenzen in dieser Sprache ausgebildet haben. Ein anderes mehrsprachig aufwachsendes Kind hingegen, das durch mehrere Bezugspersonen und in mehreren Lebensbereichen (z. B. zu Hause und im Kindergarten) sprachlichen Input im Deutschen seit bereits über 1 Jahr erhält, sollte über grundlegende sprachliche Deutschkompetenzen verfügen.

Ritterfeld und Lüke (2013) haben zur Erfassung der Inputbedingungen ein Schema entwickelt, den sog. „Mehrsprachen-Kontext“, in dem auf einer DIN-A4-Seite die Verwendung der verschiedenen Sprachen durch die wichtigsten Bezugspersonen sowie durch das Kind selbst in einem Interview mit den Eltern erfasst und übersichtlich dargestellt werden können (◘ Abb. 10.2). Auf diese Weise kann in vielen Fällen bereits identifiziert werden, welche Sprache die vom Kind dominant verwendete ist. Zusätzlich können und sollten in dem Gespräch mit den Eltern möglichst viele Informationen über den produktiven Sprachentwicklungsstand des Kindes in der nicht deutschen Sprache herausgearbeitet werden. Diese Fragen sollten spezifisch formuliert sein und einzelne linguistische Kompetenzen erfassen. Asbrock et al. (2011) haben hierzu präzise Fragen formuliert, z. B.: „Macht Ihr Kind viele grammatische Fehler in der Muttersprache?“, „Fällt Ihrem Kind in der Muttersprache häufig ein Wort nicht ein?“

Im bestmöglichen Fall liegen nach der Anamnese Informationen über folgende Bereiche vor:

- Allgemeine Entwicklung
- Vorliegen von Risikofaktoren
- Mehrsprachige Inputbedingungen
- Sprachliche Kompetenzen in der nicht deutschen Sprache

Auf dieser Grundlage sollte bereits beurteilt werden können, welche Sprache vom Kind in erster Linie benutzt und beherrscht wird, sodass hieraus der weitere diagnostische Prozess abgeleitet werden kann (◘ Abb. 10.3).

10.4.2 Beurteilung linguistischer Kompetenzen

Handelt es sich bei der dominanten Sprache eines Kindes um Deutsch, sollten zunächst die deutschsprachigen Kompetenzen mithilfe von standardisierten und ggf. zusätzlich mit informellen Testverfahren differenziert erhoben werden. Bei Kindern, deren dominante Sprache nicht Deutsch ist, sollte zunächst versucht werden, so viele Informationen wie möglich über die Sprachkompetenzen in der nicht deutschen Sprache des Kindes zu erhalten. Anschließend werden die deutschsprachigen Kompetenzen erhoben (vgl. hierzu ◘ Abb. 10.3). Ein mögliches Vorgehen zur Erfassung der linguistischen Kompetenzen im Deutschen und den nicht deutschen Sprachen wird im Folgenden dargestellt.

10.4.2.1 Beurteilung linguistischer Kompetenzen in der deutschen Sprache

Zur Beurteilung der linguistischen Deutschkompetenzen können grundsätzlich alle standardisierten und informellen Testverfahren, die für einsprachige Kinder konzipiert und normiert worden sind (AWMF 2011), auch bei mehrsprachig aufwachsenden Kindern eingesetzt werden. Jedoch bedürfen die Auswertung und die Interpretation der Testergebnisse einer spezifischen Adaption (Asbrock 2009; Lüke 2011). Besonders geeignet sind Testverfahren, die für einen großen Altersbereich konzipiert wurden und mit ansteigenden Schwierigkeitsindizes der Items arbeiten. Hierdurch können innerhalb der Testdurchführung die Testaufgaben leicht an den individuellen Sprachstand des Kindes angepasst werden. Der „Potsdam-Illinois Test für Psycholinguistische Fähigkeiten" (P-ITPA; Esser und Wyschkon 2010) ist für einsprachig deutsch aufwachsende Kinder zwischen 4;0 und 11;5 Jahren konzipiert und normiert worden und erfasst damit eine große Spanne sprachlicher Kompetenzen, u. a. in den Bereichen **Semantik, Lexikon** und Grammatik. Zunächst kann dieses oder ein anderes Diagnoseinstrument nach den vorgegebenen Anweisungen durchgeführt werden. Sollte ein Kind hierbei erhebliche Schwierigkeiten haben, können zusätzlich Items abgefragt werden, die für chronologisch jüngere Kinder vorgesehen sind. Auf diese Weise kann auch bei Kindern mit noch vergleichsweise geringen deutschsprachigen Fähigkeiten der Entwicklungsstand erfasst werden.

Die vom Kind erzielten Ergebnisse sollten zunächst vergleichbar zum Vorgehen bei einsprachigen Kindern ausgewertet und der entsprechende Standardwert (häufig **T-Wert**) ermittelt werden. Ergebnisse mit T-Werten von ≥40 können bedenkenlos als gute bis überdurchschnittlich gute Leistungen interpretiert werden, da diese Kinder selbst im Vergleich zu den einsprachigen Kindern der Normierungsstichprobe vergleichbar gute Resultate erzielt haben. Bei T-Werten <40 stehen die qualitative Auswertung der Ergebnisse sowie eine adaptierte quantitative Einschätzung im Mittelpunkt.

Bei der qualitativen Bewertung der Antworten des Kindes sollte in einem 1. Schritt überprüft werden, ob fehlerhafte Reaktionen auf Interferenzen zwischen dem Deutschen und der nicht deutschen Sprache zurückgeführt werden können. So kann beispielsweise eine falsche Verbstellung im deutschen Hauptsatz bei einem deutsch-türkisch aufwachsenden Kind durch die unterschiedlichen Satzstrukturen der beiden Sprachen erklärt werden. Während im Deutschen die Satzstruktur „Subjekt, Prädikat, Objekt" dominiert, werden Sätze im Türkischen insbesondere anhand der Struktur „Subjekt, Objekt, Prädikat" formuliert (Asbrock et al. 2011). Übersichten über Interferenzen zwischen dem Deutschen und verschiedenen anderen Sprachen finden sich beispielsweise bei Asbrock et al. (2011) oder Motsch (2011). Ebenso sollte geprüft werden, ob es sich bei den fehlerhaften Produktionen um typische Auffälligkeiten bei mehrsprachigen Kindern handelt, die nicht auf eine SES zurückgeführt werden müssen (► Abschn. 10.1).

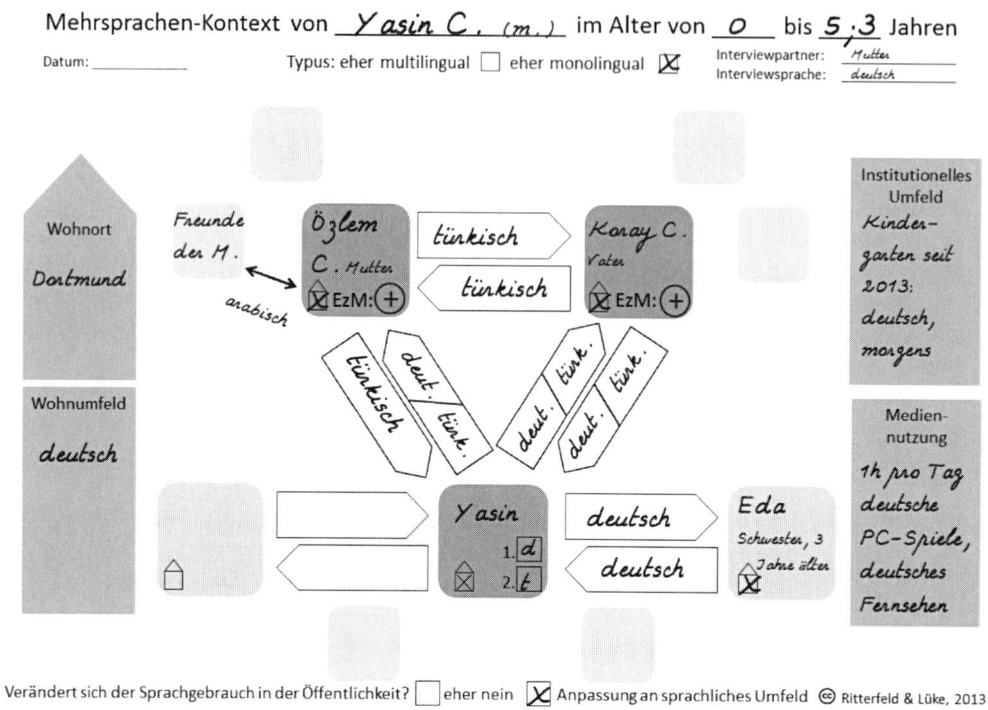

Abb. 10.2 Beispiel eines ausgefüllten Mehrsprachen-Kontextes zur Erfassung der mehrsprachigen Inputbedingungen

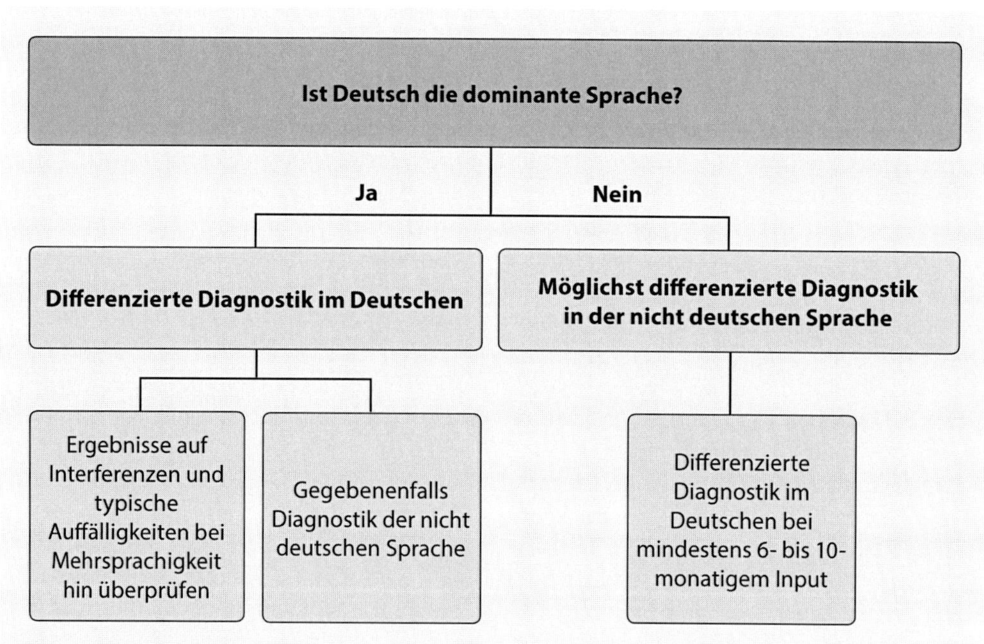

Abb. 10.3 Diagnostisches Vorgehen basierend auf der dominanten Sprache

In einem 2. Schritt sollten die vom Kind gezeigten Sprachkompetenzen in Bezug zum bislang erfolgten deutschsprachigen Input bewertet werden. Entsprechen die sprachlichen Fähigkeiten dem bislang erfolgten Input oder sollte das Kind bereits deutlich umfassendere Kompetenzen zeigen, da es beispielsweise über einen langen Zeitraum einen ausreichenden deutschsprachigen Input erhält?

Neben der qualitativen Bewertung der Ergebnisse, die Einsichten über die Spezifik der fehlerhaften Sprachproduktionen liefern, kann eine adaptierte quantitative Auswertung erfolgen. Bei dieser wird vergleichbar dem Vorgehen von Aktas (2012) für Kinder mit geistiger Behinderung überprüft, für welches Alter die gezeigten Fähigkeiten typisch sind. Es wird dabei nicht nur der T-Wert entsprechend dem chronologischen Alter des Kindes, sondern zusätzlich auch für jüngere Altersgruppen ermittelt, bis ein T-Wert von ≥40 erreicht wird. Entspricht der Rohwert eines 5;8 Jahre alten Kindes in einem Untertest z. B. einem T-Wert von 36, so wird geschaut, welchem T-Wert das Ergebnis bei der nächst jüngeren Altersgruppe (5;0 bis 5;5 Jahre) entsprechen würde. Dies wäre in diesem Beispiel ein T-Wert von 40. Hieraus wäre ersichtlich, dass die linguistischen Fähigkeiten des Kindes im geprüften Untertest um ungefähr ein halbes Jahr hinter den Normwerten für einsprachige Kinder zurückliegen.

Ein alternatives oder ergänzendes Vorgehen zur Erfassung deutschsprachiger Kompetenzen bei mehrsprachigen Kindern im Alter von 3 bis 7 Jahren stellt die Verwendung der „Linguistischen Sprachstandserhebung – Deutsch als Zweitsprache" (LiSe-DaZ; Schulz und Tracy 2011) dar. Schulz und Tracy (2011) entwickelten gezielt für mehrsprachig aufwachsende Kinder ein standardisiertes Testverfahren, mit dessen Hilfe ein Sprachförderbedarf festgestellt werden kann. Erfasst werden die grammatischen Fähigkeiten des Deutschen. Detaillierte Informationen zur Frage nach geeigneten Vergleichsgruppen für mehrsprachige Kinder finden sich in dem ► Exkurs: Mit welchen Normen sollte man mehrsprachig aufwachsende Kinder eigentlich vergleichen?

Exkurs

Mit welchen Normen sollte man mehrsprachig aufwachsende Kinder eigentlich vergleichen?

„Der Zweck der Normierung eines Verfahrens besteht darin, möglichst aussagekräftige ‚Vergleichswerte' von solchen Personen zu erhalten, die der Testperson hinsichtlich relevanter Merkmale (z. B. Alter, Geschlecht, Schulbildung) ähnlich sind" (Moosbrugger und Kelava 2008, S. 19). Diese Vergleichswerte für mehrsprachig aufwachsende Kinder zur Einschätzung ihres Sprachentwicklungsstands zu erstellen, ist äußerst schwierig, da mehrsprachige Sozialisationen besonders heterogen sind. Die beteiligten Sprachen, ihre Erwerbszeitpunkte, die Kontaktdauer und -intensitäten zu den verschiedenen Sprachen sowie die soziolinguistischen Kontexte, in denen die Sprachen verwendet werden und weitere einflussreiche Aspekte unterscheiden sich zwischen den Kindern immens. Ein 4-jähriges Kind, das seit seiner Geburt in vielen verschiedenen Kontexten mit dem Deutschen und dem Arabischen konfrontiert wird, ist beispielsweise schwer mit einem 4-jährigen Kind zu vergleichen, das die ersten beiden Jahre ausschließlich französischen Input erhalten hat und erst ab dem 3. Lebensjahr und ausschließlich in der Kindertagesstätte Zugang zum Deutschen erhält.

Sollen also Normwerte für mehrsprachig aufwachsende Kinder erstellt werden, so ist darauf zu achten, dass diese für möglichst „homogene", also sich ähnelnden

Gruppen von mehrsprachigen Kindern erstellt werden, bei denen beispielsweise systematisch die Kontaktzeit zum Deutschen kontrolliert wurde und so ein Vergleich der Testkinder mit der Normierungsstichprobe möglich ist. Dies wurde beispielsweise beim *LiSe-DaZ* (Schulz und Tracy 2011) umgesetzt, mit dem eine Förderbedürftigkeit bei Kindern, die mit Deutsch als 2. Sprache aufwachsen, identifiziert werden kann. Doch auch hier wäre eine Einschätzung von mehrsprachigen Kindern verzerrt, die Deutsch als 1. und vielleicht dominante Sprache haben oder simultan mit dem Deutschen und einer weiteren Sprache aufwachsen. Aufgrund der Heterogenität mehrsprachiger Entwicklungsverläufe wird es kaum möglich sein, für alle Kinder vergleichbar faire mehrsprachige Normierungen herzustellen.

Eine Ausnahme hiervon stellen sicherlich die Normen zum *Mottier-Test* dar, bei dem die Leistungsfähigkeit des phonologischen Arbeitsgedächtnisses anhand des Nachsprechens von Pseudowörtern überprüft wird (Mottier 1951; Wild und Fleck 2013). Da im Mottier-Test (Mottier 1951) ausschließlich Konsonant-Vokal-Abfolgen verwendet werden, die in allen bekannten Sprachen auftauchen, ergeben sich für mehrsprachige und einsprachige Kindern keine Unterschiede. Demnach können sowohl ein- als auch mehrsprachige Kinder anhand der gleichen Normierungsstichprobe beurteilt werden (► Abschn. 10.4.3).

In allen weiteren Fällen jedoch gilt es auf Testverfahren zurückzugreifen, die für einsprachige Kinder konzipiert und normiert worden sind. Dies ist zwar eine Ausweichlösung, jedoch eine sinnvolle, die zur Einschätzung des Sprachentwicklungsstands von mehrsprachig aufwachsenden Kindern hilfreich ist. Die Normdaten werden hierbei herangezogen, um den Entwicklungsstand eines mehrsprachigen Kindes im Vergleich zu einsprachigen Kindern einschätzen zu können. Es geht demnach nicht unmittelbar darum festzustellen, ob das mehrsprachige Kind ein durchschnittliches oder unterdurchschnittliches Ergebnis in Vergleich zu einsprachigen Kindern erzielt hat, weil dies in vielen Fällen (beispielsweise in Bezug auf den Wortschatz) ohnehin erwartet wird, sondern um erfassen zu können, auf welchem Entwicklungsstand sich das Kind befindet (vgl. Aktas 2012). Die Differenz zwischen dem chronologischen Alter des Kindes und seinem Entwicklungsstand im Deutschen kann dann auf Grundlage des bisher erfolgten Inputs im Deutschen beurteilt werden.

10.4.2.2 Beurteilung linguistischer Kompetenzen in der nicht deutschen Sprache

Die Beurteilung der linguistischen Kompetenzen in der nicht deutschen Sprache gestaltet sich deutlich schwieriger als die Erfassung deutschsprachiger Fähigkeiten, da in den allermeisten Fällen die diagnostizierende Person selbst nicht über Kompetenzen in dieser Sprache verfügt (Lüke und Ritterfeld 2011). Prinzipiell ist es jedoch denkbar, dass eine Kollegin oder ein Kollege mit Kompetenzen in der jeweiligen Sprache gefunden werden kann, um die Diagnostik in der nicht deutschen Sprache vorzunehmen. Ist dies nicht möglich, kann die Beurteilung des Sprachentwicklungsstands des Kindes in der nicht deutschen Sprache zumeist nur recht grob erfolgen.

Dennoch ist dies bedeutsam, da eingeschätzt werden muss, ob das Kind neben Auffälligkeiten im Deutschen ebenfalls sprachliche Defizite in der anderen beteiligten Sprache zeigt. Dies stellt ein wichtiges Unterscheidungsmerkmal zwischen einer SES und geringen Sprachkompetenzen im Deutschen dar, die aus einem unzureichenden Input resultieren (Håkansson et al. 2003; Kohnert und Medina 2009). Wie bereits ausgeführt, ist daher die anamnestische Einschätzung der sprachlichen Fähigkeiten in der nicht deutschen Sprache sehr wichtig. Diese kann möglicherweise durch eine informelle Testung mit Unterstützung eines *Native Speaker* erweitert werden. Fachpersonen oder Bezugspersonen des Kindes, die die nicht deutsche Sprache beherrschen, können für eine informelle Einschätzung der lexikalischen und grammatischen Fähigkeiten hinzugezogen werden. Diese können dann z. B. dem Kind Abbildungen von Objekten oder Handlungen vorlegen, die das Kind benennen oder beschreiben soll. Auf diese Weise erhält man zumindest einen Eindruck darüber, wie das Kind in der nicht deutschen Sprache auf altersadäquates Stimulusmaterial reagiert und ob es flüssig und zielsicher Bezeichnungen und Beschreibungen produzieren kann.

Für solch eine grobe Einschätzung der sprachlichen Fähigkeiten in der nicht deutschen Sprache liegen für einzelne Sprachen mittlerweile **Screeningverfahren** vor, dic auch von Diagnostikcrn und Diagnostikerinnen ohne Kenntnisse in der jeweiligen Sprache genutzt werden können (Motsch 2011; Wagner 2008). Wagner (2008) konzipierte ein „Screening der Erstsprachfähigkeit bei Migrantenkindern" (SCREEMIK 2) zur Testung der sprecherischen und zum Teil auch sprachlichen Leistungen für Kinder mit dominanter Erstsprache Türkisch oder Russisch. Motsch (2011) legte mit der „Evozierten Diagnostik grammatischer Fähigkeiten für mehrsprachige Kinder" (ESGRAF-MK) ein Sprachentwicklungsscreening für Kinder vor, die neben dem Deutschen entweder Türkisch, Russisch, Polnisch, Italienisch oder Griechisch erwerben. Beide Verfahren werden computergestützt durchgeführt und ermöglichen eine grobe Einschätzung unterschiedlicher linguistischer Kompetenzen (vgl. ▶ Kap. 8). Eine sichere Diagnose einer SES kann anhand dieser beiden Screenings allein allerdings nicht erfolgen.

10.4.3 Bedeutung des phonologischen Arbeitsgedächtnisses

Die Funktionsfähigkeit des phonologischen Arbeitsgedächtnisses steht in engem Zusammenhang mit dem Erst- (Coady und Evans 2008) und auch **Fremdsprachenerwerb** (Masoura und Gathercole 1999). Zahlreiche Studien weisen darauf hin, dass Kinder mit SES schlechtere Leistungen beim Pseudowortnachsprechen – als eine Aufgabe zur Überprüfung des phonologischen Arbeitsgedächtnisses – zeigen als gleichaltrige Kinder ohne sprachliche Auffälligkeiten (für einen Überblick s. Coady und Evans 2008). Bei Vorschulkindern mit SES scheinen Leistungen des phonologischen Arbeitsgedächtnisses prädiktiv für das produktive Wortlernen zu sein (Gray 2004). Aufgrund der Bedeutsamkeit des phonologischen Arbeitsgedächtnisses für die sprachliche Entwicklung von Kindern werden die Leistungen dieser Arbeitsgedächtniskomponenten in fast allen Sprachentwicklungstests über die Aufgabe des Nachsprechens von Pseudowörtern überprüft. Vereinzelt werden auch andere Aufgaben zur Überprüfung der Arbeitsgedächtnisleistungen, beispielsweise das Nachsprechen von Zahlen oder Sätzen, die **semantisch** unlogisch sind, verwendet.

Studien mit einsprachigen Kindern konnten zeigen, dass mithilfe des Pseudowortnachsprechens ein großer Teil der Kinder mit SES von typisch entwickelten Kindern differenziert werden kann (Dispaldro et al. 2013). Das Prinzip des Nachsprechens von Pseudowörtern basiert auf der Unbekanntheit des Stimulusmaterials. Da das – unbekannte – Pseudowort nicht aus dem Langzeitspeicher abgerufen werden kann, muss es aus dem im Arbeitsgedächtnis verfügbaren Material rekonstruiert werden. Der Einfluss des bereits etablierten Wortschatzes kann damit weitgehend ausgeschlossen werden. Vor diesem Hintergrund wird diese Aufgabe als bedeutsamer Marker für die Identifizierung einer SES auch bei mehrsprachigen Kindern angesehen (Armon-Lotem und Chiat 2012; Paradis et al. 2013).

Das Nachsprechen von Pseudowörtern ist weitgehend kulturunabhängig (Ellis Weismer et al. 2000), jedoch nicht völlig sprachunabhängig. Viele Pseudowortlisten sind so konstruiert, dass die darin verwendeten Wörter zum Teil **Morpheme** der Zielsprache enthalten und damit eine gewisse Wortähnlichkeit aufweisen. Die Leistungen beim Nachsprechen können dadurch nicht nur von den Arbeitsgedächtnisleistungen, sondern auch vom bisherigen Sprachwissen des Kindes abhängen. Wortunähnliche Pseudowörter sind daher besonders zur Differenzialdiagnostik bei mehrsprachigen Kindern geeignet (Armon-Lotem und Chiat 2012).

Die im deutschsprachigen Raum verfügbaren Pseudowortlisten beinhalten zum größten Teil sowohl wortähnliche als auch wortunähnliche Pseudowörter, was bei ihrer Verwendung beachtet werden sollte. Ausschließlich wortunähnliche Pseudowörter finden sich im Mottier-Test (Mottier 1951). Für diesen wurden von Wild und Fleck 2013 neue Normen für ein- und mehrsprachige Kinder zwischen 5 und 17 Jahren veröffentlicht. Es zeigt sich, dass mehrsprachig aufwachsende Kinder im Mottier-Test nicht benachteiligt werden (Wild und Fleck 2013). Der Mottier-Test (Mottier 1951) mit der aktuellen Normierung (Wild und Fleck 2013) ist aufgrund der Wortunähnlichkeit der Pseudowörter besonders geeignet zur Testung des phonologischen Arbeitsgedächtnisses bei mehrsprachig aufwachsenden Kindern.

Die Leistung eines mehrsprachigen Kindes beim Pseudowortnachsprechen kann ein bedeutsamer Indikator für das Vorliegen einer SES sein. Entscheidend ist ein Vergleich der Ergebnisse dieser Aufgabe mit den anderen getesteten Sprachkompetenzen. Sollte ein Kind beim Pseudowortnachsprechen deutlich bessere Ergebnisse als in den anderen getesteten Bereichen (z. B. Lexikon, Grammatik) erzielt haben, so spricht dies für einen bislang geringen deutschsprachigen Input, während vergleichbar niedrige Ergebnisse beim Nachsprechen von Pseudowörtern und anderen Sprachkomponenten eher für das Vorhandensein einer SES sprechen (s. hierzu ▶ Fallbeispiel: Yasin).

Fallbeispiel: Yasin

Yasin ist zum Zeitpunkt der sprachtherapeutischen Diagnostik 5;3 Jahre alt und lebt mit seinen beiden älteren Geschwistern und seinen Eltern zusammen. Er wächst mit den Sprachen Türkisch und Deutsch auf. Anamnestisch sind ein verspäteter Sprechbeginn, ein verspätetes Auftreten von Zweiwortkombinationen sowie mehrfache Mittelohrentzündungen auffällig. Deutschsprachigen Input erhält er insbesondere seit dem Besuch der Kindertagesstätte, die er seit dem Alter von 2;8 Jahren besucht. Im häuslichen Kontext sprechen sowohl die Mutter als auch der Vater vorwiegend Türkisch mit Yasin, während die beiden älteren Geschwister vorwiegend Deutsch mit ihm sprechen. Yasin selbst verwendet beide Sprachen in etwa gleichem Umfang, und die Eltern können auch keine der beiden Sprachen als beliebtere Sprache von Yasin benennen.

Eine eindeutige Sprachdominanz ist auf dieser Grundlage nicht feststellbar, sodass zunächst die differenzierte Erfassung der *linguistischen Kompetenzen im Deutschen* erfolgen kann. Bei dieser zeigt Yasin weit unterdurchschnittliche Leistungen in den Bereichen produktiver Wortschatz und Grammatik, die in etwa auf dem Entwicklungsalter von 3-jährigen Kindern, die einsprachig deutsch aufwachsen, liegen. Seine Sprachverständnisleistungen liegen hingegen im durchschnittlichen Bereich. Wichtige grammatische Meilensteine im Deutschen wie die **Subjekt-Verb-Kongruenz** und die **Verbzweitstellung** beherrscht Yasin. Die qualitative Auswertung offenbart Auffälligkeiten bei der Genus- und Kasusbildung, der Pluralbildung und der Partizipbildung. Im Bereich Lexikon sind vor allem die ausgeprägte Verwendung von Vielzweckwörtern (z. B. Sachen, Dings) und GAP-Verben (General-all-Purpose-Verben, z. B. „machen", „tun") auffällig. Nebensätze produziert Yasin im Deutschen bislang kaum oder fehlerhaft, und auch seine Erzählkompetenz ist bislang recht gering vorhanden. Insbesondere die Nutzung der Vielzweckwörter und GAP-Verben sowie die Erschwernisse bei der Pluralbildung können nicht durch Interferenzen erklärt werden.

Zur Einschätzung der sprachlichen Fähigkeiten von Yasin im *Türkischen* wird seine Mutter differenziert befragt und zusätzlich wird sein rezeptiver Wortschatz im Türkischen grob mithilfe des SCREEMIK 2 (Wagner 2008) eingeschätzt. Yasins Mutter gibt an, dass er Türkisch gut verstehe, dass er sich jedoch nicht gut ausdrücken könne. Er könne zwar sagen, was er möchte, aber nicht so genau wie z. B. die beiden älteren Geschwister in diesem Alter. Auf Nachfrage zu den grammatischen Fähigkeiten im Türkischen gibt die Mutter an, dass er das ganz gut mache. Im SCREEMIK 2 (Wagner 2008) schneidet Yasin durchschnittlich ab.

Im Mottier-Test (Mottier 1951; Wild und Fleck 2013) zur Einschätzung seiner Leistungen des phonologischen Arbeitsgedächtnisses schneidet Yasin deutlich unterdurchschnittlich ab. Seine Leistungen sind vergleichbar niedrig wie in den deutschsprachigen Testverfahren zum produktiven Wortschatz und zur Grammatikentwicklung.

Auf Grundlage der gewonnenen Daten aus der Anamnese und den Testdurchführungen wird bei Yasin die Diagnose einer *SES* mit vorhandener Störung der Wortproduktion festgestellt. Hierfür sprechen sehr eindeutig die weit unterdurchschnittlichen Leistungen im Bereich Lexikon und Grammatik, die bei dem bereits erfolgten Input im Deutschen deutlich ausgeprägter sein müssten. Entscheidend ist zudem, dass Yasin auch beim Pseudowortnachsprechen weit unterdurchschnittlich abschneidet. Die Nutzung der Vielzweckwörter und GAP-Verben, die sich im Deutschen zeigt, könnte den Beschreibungen der Mutter nach auch im Türkischen vorliegen. Durch ein typisch entwickeltes Sprachverständnis kann Yasin im Alltag vermutlich viele Situationen lösen und ist durch die Produktion der Vielzweckwörter bei grundlegend erworbenen grammatischen Fähigkeiten im Alltag nicht unmittelbar sprachlich auffällig; bei komplexeren sprachlichen Anforderungen jedoch zeigt sich seine SES deutlicher.

10.4.4 Diagnostik als dynamischer Prozess

Als Ergänzung zu klassischen, statusdiagnostischen Vorgehensweisen kann vor allem bei mehrsprachigen Kindern ein dynamischer Diagnostikprozess hilfreich sein. Der Begriff „Dynamic Assessment" beschreibt ein diagnostisches Vorgehen, das das Lernpotenzial eines Kindes erfasst (Kapantzoglou et al. 2012). Es geht darum, den Lernprozess und die Veränderbarkeit der Kompetenzen durch individuelle, jedoch systematisch angepasste Interventionen zu ermitteln. Typischerweise wird bei einem Dynamic Assessment eine Kombination aus Prätest, Intervention und Posttest genutzt. Das heißt, dass zunächst die Leistungen des

Kindes getestet werden und anschließend eine Kurzintervention erfolgt. Diese Intervention beinhaltet beispielsweise Feedbackstrategien, **Modellierungstechniken** oder direkte Instruktionen (Grigorenko 2009). Der Einsatz dieser Techniken ist dabei stets an den im vorherigen Schritt erfassten Leistungsstand des Kindes angepasst. Als letzter Schritt erfolgt eine erneute Testung, um den Lernfortschritt des Kindes zu messen. Die Differenz zwischen Prä- und Posttestung dient als Maß des Lernpotenzials. Schnelle Leistungsverbesserungen sprechen dabei eher gegen das Vorliegen einer SES. Bei Kindern, die durch die kurze Interventionsphase nur wenige oder keinen Lernzuwachs erreichen können, ist die Wahrscheinlichkeit auf das Vorliegen einer SES erhöht.

Grundsätzlich sind 3 Methoden eines dynamischen Diagnostikprozesses zu unterscheiden:

1. Bei der sog. „Sandwich-Methode" wird zwischen Prä- und Posttest nur einmalig eine Intervention angeboten (A-B-Design).
2. Bei der Cake-Methode wechseln sich die Testung und die Intervention mehrmals ab (A-B-A-B-Design).
3. Eine weitere Möglichkeit des Dynamic Assessment ist die Modifikation von vorhandenen Tests. Je nach Leistungen des Kindes gibt die Testleitung angepasste Anweisungen, Feedback oder Hilfestellungen, um dem Kind die Lösung der Aufgabe zu ermöglichen und darüber sein Lernpotenzial zu ermitteln.

Studien haben bereits gezeigt, dass über ein dynamisches diagnostisches Vorgehen mehrsprachige Kinder mit SES von typisch Entwickelten differenziert werden können (Kapantzoglou et al. 2012; Peña et al. 2001). Neben dem Informationsgewinn für die Sprachentwicklungsdiagnostik bietet ein dynamischer diagnostischer Prozess unmittelbare Ansatzpunkte für eine effektive Intervention. Spezifische Strategien, die vom Kind zur Lösung der Aufgabe genutzt werden konnten, können in einer anschließenden Therapie aufgegriffen und vertieft werden.

10.5 Zusammenfassung

- Die Sprachentwicklungsdiagnostik bei mehrsprachigen Kindern stellt immer eine Herausforderung dar.
- Eine Diagnostik muss individuell an das jeweilige Kind und seine Entwicklungsbedingungen angepasst sein.
- Eine sichere Identifizierung einer SES kann über den Einbezug verschiedener Informationsquellen, die Aussagen über den Erwerb der beteiligten Sprachen ermöglichen, gelingen (Paradis et al. 2013).
- Die Kombination von standardisierten Testverfahren und Elterninformationen hat sich in zahlreichen Studien als besonders relevant erwiesen (Grimm und Schulz 2014; Paradis et al. 2013).
- Für den Einbezug der Eltern in die Sprachdiagnostik gibt es aktuell zahlreiche Materialien in unterschiedlichen Sprachen, die einerseits die Elternberatung fokussieren (z. B. Asbrock et al. 2011; Buschmann et al. 2011), andererseits die Anamnese erleichtern (z. B. Asbrock et al. 2011; Ritterfeld und Lüke 2013). Die Materialien zur Elternberatung sind abrufbar unter: ► https://www.kinderaerztliche-praxis.de/a/downloads-merkblaetter-zur-mehrsprachigkeit-fuer-eltern-in-verschiedenen-sprachen-1829224.
- Bei standardisierten Testverfahren sind ein bewusster Umgang mit Normwerten und eine angepasste Interpretation der kindlichen Leistungen besonders wichtig (► Abschn. 10.4.2).
- Ist eine Entscheidung für oder gegen das Bestehen einer SES aufgrund von Testergebnissen und Elterninformationen nicht möglich, kann ein dynamischer Diagnostikprozess

zusätzliche Informationen zum Lernpotenzial bieten (Kapantzoglou et al. 2012) und die Diagnose einer SES erleichtern.

10.6 Weiterführende Literatur

Hilfreiches Informations-, Diagnose- und Beratungsmaterial mit türkisch- und russischsprachigen Übersetzungen findet sich in Asbrock et al. (2011):

- Asbrock, D., Ferguson, C., & Hoheiser-Thiel, N. (2011). *Sprachdiagnostik bei mehrsprachigen Vorschulkindern – ein Praxisleitfaden.* Köln: ProLog.

Kostenlose Materialien zur Erfassung der Inputbedingungen mehrsprachig aufwachsender Kinder finden sich bei Ritterfeld und Lüke (2013):

- Ritterfeld, U., & Lüke, C. (2013). Mehrsprachen-Kontexte 2.0 – Erfassung der Inputbedingungen von mehrsprachig aufwachsenden Kindern. ► http://hdl.handle.net/2003/31166. Zugegriffen: 2. März 2020.

Eine Übersicht zu bedeutsamen Aspekten einer mehrsprachigen Entwicklung finden sich bei Chilla et al. (2013) sowie Niebuhr-Siebert und Baake (2014):

- Chilla, S., Rothweiler, M., & Barbur, E. (2013). *Kindliche Mehrsprachigkeit: Grundlagen – Störungen – Diagnostik* (2. Aufl.). München: Reinhardt.
- Niebuhr-Siebert, S., & Baake, H. (2014). *Kinder mit Deutsch als Zweitsprache in der Grundschule.* Stuttgart: Kohlhammer.

Literatur

Aktaş, M. (2012). *Entwicklungsorientierte Sprachdiagnostik und -förderung bei Kindern mit geistiger Behinderung. Theorie und Praxis.* München: Urban & Fischer.

Armon-Lotem, S., & Chiat, S. (2012). *How do sequential bilingual children perform on nonword repetition tasks?* Proceedings of the 36th Annual BUCLD, Cascadilla Press.

Asbrock, D. (2009). Sprachentwicklungsdiagnostik bei mehrsprachigen Vorschulkindern: Erfassung der deutschen Zweitsprache mit dem SETK 3-5. *Sprachheilarbeit, 5,* 197–203.

Asbrock, D., Ferguson, C., & Hoheiser-Thiel, N. (2011). *Sprachdiagnostik bei mehrsprachigen Vorschulkindern - ein Praxisleitfaden.* Köln: ProLog.

AWMF. (2011). Diagnostik von Sprachentwicklungsstörungen (SES), unter Berücksichtigung umschriebener Sprachentwicklungsstörungen (USES). (Synonym: Spezifische Sprachentwicklungsstörungen (SSES)) Interdisziplinäre S2k-Leitlinie. Registrierungsnummer: 049-006, Entwicklungsstufe: S2k. ► http://www.awmf.org/leitlinien/detail/ll/049-006.html. Zugegriffen: 8. Juli 2015.

Baker, C. (2006). *Foundations of bilingual education and bilingualism* (4. Aufl.). Clevedon: Multilingual Matters.

Barac, R., & Bialystok, E. (2012). Bilingual effects on cognitive and linguistic development: role of language, cultural background, and education. *Child Development, 83*(2), 413–422.

Bialystok, E., Luk, G., Peets, K. F., & Yang, S. (2010). Receptive vocabulary differences in monolingual and bilingual children. *Bilingualism: Language and Cognition, 13*(4), 525–531.

Buschmann, A., Bockmann, A.-K., Radtke, E., Sachse, S., & Jooss, B. (2011). Merkblätter zur Mehrsprachigkeit für Eltern in verschiedenen Sprachen. ► https://www.kinderaerztliche-praxis.de/a/downloads-merkblaetter-zur-mehrsprachigkeit-fuer-eltern-in-verschiedenen-sprachen-1829224. Zugegriffen: 2. März 2020.

Chilla, S., Rothweiler, M., & Barbur, E. (2010). *Kindliche Mehrsprachigkeit; Grundlagen - Störungen - Diagnostik.* München: Reinhardt.

Clearfield, M. W. (2011). Learning to walk changes infants' social interactions. *Infant Behavior & Development, 34*(1), 15–25.

Coady, J. A., & Evans, J. L. (2008). Uses and interpretations of non-word repetition tasks in children with and without specific language impairments (SLI). *International Journal of Language & Communication Disorders/Royal College of Speech & Language Therapists, 43*(1), 1–40.

Desmarais, C., Sylvestre, A., Meyer, F., Bairati, I., & Rouleau, N. (2008). Systematic review of the literature on characteristics of late-talking toddlers. *International Journal of Language & Communication Disorders, 43*(4), 361–389.

Dispaldro, M., Leonard, L. B., & Deevy, P. (2013). Real-word and nonword repetition in Italian-speaking children with specific language impairment: A study of diagnostic accuracy. *Journal of Speech Language and Hearing Research, 56*(1), 323.

10

Dollaghan, C. A., & Horner, E. A. (2011). Bilingual language assessment: A meta-analysis of diagnostic accuracy. *Journal of Speech, Language, and Hearing Research, 54,* 1077–1088.

Ellis Weismer, S., Tomblin, J. B., Zhang, X., Buckwalter, P., Chynoweth, J. G., & Jones, M. (2000). Nonword repetition performance in school-age children with and without language impairment. *Journal of Speech Language and Hearing Research, 43*(4), 865.

Esser, G., & Wyschkon, A. (2010). *P-ITPA. Potsdam-Illionois Test für Psycholinguistische Fähigkeiten*. Göttingen: Hogrefe.

Gathercole, V. C. M., & Thomas, E. M. (2009). Bilingual first-language development: Dominant language takeover, threatened minority language take-up. *Bilingualism: Language and Cognition, 12*(2), 213–237.

Genesee, F., & Nicoladis, E. (2007). Bilingual first language acquisition. In E. Hoff & M. Shatz (Hrsg.), *Blackwell handbook of language development* (S. 324–342). Oxford: Blackwell.

Gray, S. (2004). Word learning by preschoolers with specific language impairment: Predictors and poor learners. *Journal of Speech, Language, and Hearing Research, 47,* 1117–1132.

Grigorenko, E. L. (2009). Dynamic assessment and response to intervention: Two sides of one coin. *Journal of Learning Disabilities, 42*(2), 111–132.

Grimm, A., & Schulz, P. (2014). Specific Language impairment and early second language acquisition: The risk of over- and underdiagnosis. *Child Indicators Research, 7*(4), 821–841.

Grosjean, F. (1989). Neurolinguists, beware! The bilingual is not two monolinguals in one person. *Brain and Language, 36*(1), 3–15.

Håkansson, G., Salameh, E., & Nettelbladt, U. (2003). Measuring language development in bilingual children: Swedish-Arabic children with and without language impairment. *Linguistics, 41,* 255–288.

Horwitz, S. M., Irwin, J. R., Briggs-Gowan, M. J., Bosson Heenan, J. M., Mendoza, J., & Carter, A. S. (2003). Language delay in a community cohort of young children. *Journal of the American Academy of Child and Adolescent Psychiatry, 42*(8), 932–940.

Kaltenbacher, E., & Klages, H. (2007). Sprachprofil und Sprachförderung bei Vorschulkindern mit Migrationshintergrund. In B. Ahrenholz (Hrsg.), *Kinder mit Migrationshintergrund. Spracherwerb und Fördermöglichkeiten* (S. 80–97). Freiburg: Fillibach.

Kapantzoglou, M., Restrepo, M. A., & Thompson, M. S. (2012). Dynamic assessment of word learning skills: identifying language impairment in bilingual children. *Language Speech and Hearing Services in Schools, 43*(1), 81–96.

Kohnert, K., & Medina, A. (2009). Bilingual children and communication disorders: A 30-year research retrospective. *Seminars in Speech and Language, 4,* 219–233.

Law, J., Rush, R., Schoon, I., & Parsons, S. (2009). Modeling developmental language difficulties from school entry into adulthood: Literacy, mental health, and employment outcomes. *Journal of Speech Language and Hearing Research, 52*(6), 1401.

Longobardi, E., Spataro, P., & Rossi-Arnaud, C. (2014). The relationship between motor development, gestures and language production in the second year of life: A mediational analysis. *Infant Behavior & Development, 37*(1), 1–4.

Lüke, C. (2011). Sprachdiagnostik bei mehrsprachigen Schulkindern - Anwendbarkeit des P-ITPA und des SET 5-10 zur Erfassung der deutschsprachigen Kompetenzen. *L.O.G.O.S. Interdisziplinär, 19*(3), 164–172.

Lüke, C. (2015). *Gestische Kommunikation als Vorläufer von Sprache*. Frankfurt a. M.: Lang.

Lüke, C., & Ritterfeld, U. (2011). Mehrsprachige Kinder in sprachtherapeutischer Behandlung: eine Bestandsaufnahme. *Heilpädagogische Forschung, 37*(4), 188–197.

Lüke, C., Grimminger, A., Rohlfing, K. J., Liszkowski, U., & Ritterfeld, U. (2017). In infants' hands: Identification of preverbal infants at risk for primary language delay. *Child Development, 88*(2), 484–492.

Lüke, C., Leinweber, J., & Ritterfeld, U. (2019). Walking, pointing, talking – The predictive value of early walking and pointing behavior for later language skills. *Journal of Child Language, 46,* 1228–1237.

Lüke, C., Ritterfeld, U., & Biewener, A. (2020). Impact of family input pattern on bilingual students' language dominance and language favoritism. *German as a Foreign Language, 21,* 1–14.

Masoura, E. V., & Gathercole, S. E. (1999). Phonological short-term memory and foreign language learning. *International Journal of Psychology, 34*(5/6), 383–388.

Moosbrugger, H., & Kelava, A. (2008). *Testtheorie und Fragebogenkonstruktion*. Heidelberg: Springer.

Motsch, H.-J. (2011). *ESGRAF-MK. Evozierte Diagnostik grammatischer Fähigkeiten für mehrsprachige Kinder*. München: Reinhardt.

Mottier, G. (1951). Mottier-Test. Über Untersuchungen zur Sprache lesegestörter Kinder. *Folia Phoniatrica, 3,* 170–177.

Niebuhr-Siebert, S., & Baake, H. (2014). *Kinder mit Deutsch als Zweitsprache in der Grundschule*. Stuttgart: Kohlhammer.

Oller, D. K., Pearson, B. Z., & Cobo-Lewis, A. B. (2007). Profile effects in early bilingual language and literacy. *Applied Psycholinguistics, 28*(2), 191–230.

Oudgenoeg-Paz, O., Volman, M. J. M., & Leseman, P. P. M. (2012). Attainment of sitting and walking predicts development of productive vocabulary between ages 16 and 28 months. *Infant Behavior & Development, 35*(4), 733–736.

Paradis, J. (2007). Bilingual children with specific language impairment. *Theoretical and applied issues. Applied Psycholinguistics, 28*(3), 551–564.

Paradis, J. (2010). The interface between bilingual development and specific language impairment. *Applied Psycholinguistics, 31*, 227–252.

Paradis, J., Genesee, F., & Crago, M. B. (2010). *Dual language development & disorders*. Baltimore: Paul H. Brooks.

Paradis, J., Schneider, P., & Duncan, T. S. (2013). Discriminating children with language impairment among English-language learners from diverse first-language backgrounds. *Journal of Speech Language and Hearing Research, 56*(3), 971.

Pearson, B. Z., Fernandez, S. C., Lewedeg, V., & Oller, D. K. (1997). The relation of input factors to lexical learning by bilingual infants. *Applied Psycholinguistics, 18*(1), 41–58.

Peña, E., Iglesias, A., & Lidz, C. S. (2001). Reducing test bias through dynamic assessment of children's word learning ability. *American Journal of Speech-Language Pathology, 10*(2), 138–154.

Rice, M. L., Smith, S. D., & Gayán, J. (2009). Convergent genetic linkage and associations to language, speech and reading measures in families of probands with Specific Language Impairment. *Journal of Neurodevelopmental Disorders, 1*(4), 264–282.

Ritterfeld, U., & Lüke, C. (2013). *Mehrsprachen-Kontexte 2.0 - Erfassung der Inputbedingungen von mehrsprachig aufwachsenden Kindern*. ► http://hdl.handle.net/2003/31166.

Rovers, M. M., Straatman, H., Ingels, K., van der Wilt, G. J., van den Broek, P., & Zielhuis, G. A. (2000). The effect of ventilation tubes on language development in infants with otitis media with effusion: A randomized trial. *Pediatrics* 106(3), E42: 1–8.

Sachse, S. (2007). *Neuropsychologische und neurophysiologische Untersuchungen bei Late Talkers im Quer- und Längsschnitt*. München: Dr. Hut.

Schulz, P., & Tracy, R. (2011). *LiSe-DaZ. Linguistische Sprachstandserhebung - Deutsch als Zweitsprache*. Göttingen: Hogrefe.

Stanat, P., Rauch, D., & Segeritz, M. (2010). Schülerinnen und Schüler mit Migrationshintergrund. In E. Klieme, C. Artelt, J. Hartig, N. Jude, O. Köller, M. Prenzel, et al. (Hrsg.), *PISA 2009. Bilanz nach einem Jahrzehnt* (S. 200–230). Münster: Waxmann.

Stanton-Chapman, T. L., Chapman, D. A., Bainbridge, N. L., & Scott, K. G. (2002). Identification of early risk factors for language impairment. *Research in Developmental Disabilities, 23*(6), 390–405.

Statistisches Bundesamt. (2013). *Bevölkerung mit Migrationshintergrund – Ergebnisse des Mikrozensus 2013 –*. Wiesbaden.

Teele, D. W., Klein, J. O., & Rosner, B. A. (1984). Otitis media with effusion during the first three years of life and development of speech and language. *Pediatrics, 74*(2), 282–287.

Wagner, L. (2008). *SCREEMIK 2. Screening der Erstsprachfähigkeit bei Migrantenkindern (Russisch-Deutsch, Türkisch-Deutsch); Computergestütztes Verfahren zur Feststellung des Sprachstandes in der Erstsprache bei Kindern mit Migrationshintergrund; Manual und CD-ROM*. München: Wagner.

Walle, E. A., & Campos, J. J. (2014). Infant language development is related to the acquisition of walking. *Developmental Psychology, 50*(2), 336–348.

Wild, N., & Fleck, C. (2013). Neunormierung des Mottier-Tests für 5- bis 17-jährige Kinder mit Deutsch als Erst- oder als Zweitsprache. *Praxis Sprache, 58*(2), 152–157.

Definition und Klassifikation von Sprachstörungen

Michele Noterdaeme

Inhaltsverzeichnis

© Springer-Verlag GmbH Deutschland, ein Teil von Springer Nature 2020
S. Sachse et al. (Hrsg.), *Sprachentwicklung*,
https://doi.org/10.1007/978-3-662-60498-4_11

11.1 Überblick über Sprachstörungen

Die Entwicklung des Sprechens und der Sprache ist einer der wichtigsten Bausteine der gesamten kindlichen Entwicklung. Sprache ist die Grundlage für die Selbstregulation im emotionalen und kognitiven Bereich sowie für die Kommunikation und die Interaktion und somit für den Beziehungsaufbau mit Gleichaltrigen und Erwachsenen.

Die Sprachentwicklung ist ein komplexer Prozess, der über viele Jahre verläuft und deren wichtigste Schritte in den ersten 4 Lebensjahren stattfinden (vgl. ► Kap. 1). Der Spracherwerb wird einerseits durch genetisch-biologische Faktoren, andererseits durch ausreichende sprachliche Anregungen im Umfeld vorangetrieben. Wie bei vielen anderen Entwicklungsbereichen unterliegt dieser Prozess einer großen interindividuellen Variabilität (für einen Überblick s. AWMF 2011).

Verzögerungen oder Abweichungen im Bereich der Sprachentwicklung sind häufig zu beobachten und in Abhängigkeit des Alters unterschiedlich einzuordnen. Diese Auffälligkeiten sind für Eltern und Bezugspersonen Anlass zur Beunruhigung und führen oft zur Untersuchung des Kindes.

Die besonders große interindividuelle Variabilität in den ersten Lebensjahren erschwert eine Abgrenzung von Normvarianten und relevanten Störungen der Sprachentwicklung erheblich (► Kap. 9).

Bis zum 36. Lebensmonat werden zeitliche Abweichungen in der Sprachentwicklung von mindestens 6 Monaten als **Sprachentwicklungsverzögerung** (SEV) definiert. Eine SEV kann sich später als **Sprachentwicklungsstörung** (SES) manifestieren, muss es aber nicht. Da der Begriff „Entwicklungsverzögerung“ impliziert, dass es sich bei der beobachteten Auffälligkeit um eine vorübergehende Problematik handelt, wird der Begriff nur bis zum 36. Lebensmonat benutzt. Eine umfangreiche Diagnostik sollte dann möglich sein und eine Einordnung der Verzögerung vorgenommen werden (► Kap. 8).

Late Talker sind Kinder mit einem altersgerechten Entwicklungsstand, die bis zum Ende des 2. Lebensjahres weniger als 50 Wörter sprechen oder keine Wortkombinationen produzieren (Desmarais et al. 2008). Generell haben Late Talker ein sehr viel höheres Risiko, eine **umschriebene Sprachentwicklungsstörung** (USES) zu entwickeln, als Kinder, die in der frühen Kindheit eine regelrechte Sprachentwicklung aufweisen (► Kap. 9).

Die SES sind keine seltenen Störungen. Für den angelsächsischen Sprachraum werden Prävalenzen zwischen 2 und 15 % angegeben, Jungen sind etwa doppelt so häufig betroffen wie Mädchen (Thomson und Polnay 2002). Für Deutschland liegen keine umfassenden epidemiologischen Untersuchungen vor, regionale Erhebungen an Schulen oder Kindergärten ergeben Prävalenzen zwischen 6 und 15 %, (Sachse 2005; Tröster und Reineke 2007). Da persistierende SES und die damit einhergehenden **Komorbiditäten** die Gesamtentwicklung eines Kindes erheblich beeinträchtigen, sind eine frühe (differenzial-)diagnostische Absicherung und eine störungsspezifische Behandlung besonders wichtig.

In der „Internationalen statistischen Klassifikation der Krankheiten und verwandter Gesundheitsprobleme, 10. Revision“ (ICD-10; Dilling et al. 2009) sind Störungen des Sprechens und der Sprache in verschiedenen Kapiteln klassifiziert. Folgende Übersicht gibt einen Überblick über die verschiedenen Störungsbilder.

Sprachentwicklungsstörungen im Überblick (nach ICD-10, Dilling et al. 2009)

Umschriebene Entwicklungsstörungen des Sprechens und der Sprache (F80):

- F80.0 Artikulationsstörung
- F80.1 Expressive Sprachstörung
- F80.2 Rezeptive Sprachstörung
- F80.3 Erworbene Aphasie mit Epilepsie (Landau-Kleffner-Syndrom)
- F80.8 Sonstige Entwicklungsstörungen des Sprechens oder der Sprache

Sprachstörungen im Rahmen von psychischen und Verhaltensstörungen:

- F84 Tiefgreifende Entwicklungsstörungen (Autismus-Spektrum-Störungen)
- F94.0 Elektiver Mutismus
- F94.1 Bindungsstörungen

Redeflussstörungen:

- F98.5 Stottern
- F98.6 Poltern

Sprachstörungen im Rahmen von Krankheiten des Ohres:

- H90 Hörverlust durch Schallleitungs- oder Schallempfindungsstörung
- H91 sonstiger Hörverlust

Sprachstörungen im Rahmen von neurologischen Erkrankungen:

- R47.0 Aphasie
- R47.1 Dysarthrie
- R48.2 Apraxie

Sonstige Sprachstörungen:

- F70 Sprachstörungen im Rahmen einer Intelligenzminderung
- Q35–Q37 Sprachstörungen im Rahmen von Lippen-, Kiefer-, Gaumenspalte
- Q90–Q99 Sprachstörungen im Rahmen von Chromosomenanomalien

Autismus-Spektrum-Störungen Diese sind gekennzeichnet durch qualitative Beeinträchtigungen der sozialen Kommunikation und das Vorhandensein von stereotypen, zwanghaften Verhaltensweisen. Die Störungen beginnen in der frühen Kindheit und manifestieren sich mindestens bei einem Teil der Betroffenen mit einer erheblichen Störung bis zum völligen Ausbleiben der Sprachentwicklung. Bei Betroffenen ist regelhaft auch der **pragmatische** Gebrauch der Sprache beeinträchtigt (Dilling et al. 2009; s. Kap. 18).

Bindungsstörungen Bindungsstörungen treten bei Kleinkindern und jungen Kindern auf und sind wahrscheinlich eine direkte Folge von ausgeprägter elterlicher Vernachlässigung, Missbrauch oder schwerer Misshandlung. Sie manifestieren sich einerseits durch erhebliche Auffälligkeiten in der emotionalen (z. B. Furchtsamkeit, Übervorsichtigkeit) und sozialen (z. B. Distanzlosigkeit, wenig soziale Kontakte mit Gleichaltrigen) Entwicklung, anderseits durch das Vorliegen von Entwicklungsstörungen im körperlichen (z. B. Minderwuchs) und sprachlichen Bereich (Dilling et al. 2009).

Mutismus Beim elektiven Mutismus (heute überwiegend als selektiver Mutismus bezeichnet) handelt es sich um eine emotional bedingte Störung der sprachlichen Kommunikation. Sie ist durch selektives Sprechen mit bestimmten Personen in definierten Situationen gekennzeichnet. Das Kind spricht in der Regel zu Hause und/oder mit engen Freunden, aber nicht mit Fremden oder in Kindergarten/Schule – möglich sind allerdings auch umgekehrtes Verhalten und andere Muster. Die Artikulation, die expressive und die rezeptive Sprache der Betroffenen liegen in der Regel im Normbereich, allenfalls sind sie – bezogen auf den Entwicklungsstand – leicht beeinträchtigt (Dilling et al. 2009).

Stottern Stottern ist ein Sprechen, das durch häufige Wiederholung oder Dehnung von Lauten, Silben oder Wörtern oder durch häufiges Zögern und Innehalten, das den rhythmischen Sprechfluss unterbricht, gekennzeichnet ist. Es wird zwischen klonischem Stottern, tonischem Stottern und tonisch-klonischem Stottern unterschieden. Merkmale sind: Pressen beim Satz- oder Wortanfang, Laut-, Silben-, Wortwiederholungen, Koordinationsprobleme zwischen Sprechen, Mimik, Gestik, Atmung und Stimmgebung sowie vegetative Symptome (Dilling et al. 2009).

Poltern Poltern ist gekennzeichnet durch eine hohe Sprechgeschwindigkeit mit falscher Sprechflüssigkeit, jedoch ohne Zögern oder Dehnung, von einem Schweregrad, der zu einer beeinträchtigten Verständlichkeit führt. Das Sprechen ist unregelmäßig und unrhythmisch, mit schnellen, ruckartigen Anläufen, die gewöhnlich zu einem fehlerhaften Satzmuster führen. In schweren Fällen wird die Spontansprache unverständlich (Dilling et al. 2009).

Aphasie Eine Aphasie ist im Gegensatz zur einer USES (Störung des Spracherwerbs) eine erworbene Störung der Sprache (nach Abschluss der Sprachentwicklung), die aufgrund einer Schädigung in der dominanten, zumeist der linken Gehirnhälfte auftritt (Dilling et al. 2009).

Apraxie Apraxie ist eine Störung der Ausführung willkürlicher zielgerichteter und geordneter Bewegungen bei intakter motorischer Funktion. Es liegt keine Lähmung vor. Betroffen sind die Mimik (Apraxie des Gesichts), die Sprache (Apraxie der Sprechwerkzeuge) und/oder die Gestik bzw. der Gebrauch von Werkzeugen (Extremitäten-Apraxie; Dilling et al. 2009).

Die Übersicht verdeutlicht, wie komplex die Klassifikation von sprachlichen Auffälligkeiten ist. Grundsätzlich ist zu unterscheiden zwischen den *primären* bzw. *spezifischen/umschriebenen Sprachentwicklungsstörungen* (SSES bzw. USES), die in der ICD-10 (Dilling et al. 2009) und im Diagnostic and Statistical Manual of Mental Disorders, 5. Auflage (DSM-5; Falkai und Wittchen 2015) in der Metakategorie „Entwicklungsstörungen" („Neurodevelopmental disorders") klassifiziert werden und nosologisch eine wohldefinierte Störungsgruppe darstellen, deren Haupt- und Leitsymptom eine seit der frühen Kindheit bestehende abweichende Sprachentwicklung ist, und den *sonstigen Sprachentwicklungsstörungen,* die insgesamt eine nosologisch heterogene Gruppe bilden und bei denen Sprachstörungen eher ein Symptom einer übergeordneten Störung sind wie die autistische Störung, die Intelligenzminderung oder die Hörstörung.

Die Klassifikation ist aber nicht immer konsistent: So wird z. B. das Landau-Kleffner-Syndrom den USES zugeordnet, obwohl es sich eigentlich um eine kindliche Aphasie (erworbene Störung, keine Entwicklungsstörung) im Rahmen einer Anfallserkrankung handelt, während andere Aphasien im Kapitel R klassifiziert werden (von Suchodoletz 2013).

SEV und SES müssen auch von **umgebungsbedingten Sprachauffälligkeiten** abgegrenzt werden. Das Umfeld kann die Sprachentwicklung durch unzureichende Anregung oder falsche Vorbilder (Buschmann et al. 2009; Kühn 2010) ungünstig beeinflussen.

Unter günstigen Bedingungen können gesunde Kinder mehrere Sprachen gleichzeitig erwerben. Es können vorübergehende Interferenzen auf den verschiedenen linguistischen Ebenen auftreten **(phonetisch-phonologisch, semantisch-lexikalisch, morphologisch-syntaktisch, pragmatisch).** Sind die Bedingungen ungünstig, können Auffälligkeiten auftreten, die einer Förderung, aber keiner Therapie bedürfen. Mehrsprachige Kinder, die in einem günstigen Umfeld aufwachsen, haben kein größeres Risiko, eine SES zu entwickeln, als monolingual aufwachsende Kinder (Rothweiler und Kroffke 2006; Tracy et al. 2008). Bei diesen Kindern können aber unabhängig vom Umfeld USES oder SES auftreten, die sich dann in allen Sprachen zeigt (► Kap. 10; Paradis et al. 2003, 2006).

11.2 Umschriebene Sprachentwicklungsstörungen (auch spezifische Sprachentwicklungsstörungen, primäre Sprachentwicklungsstörungen, ICD-10: F80)

11.2.1 Definition und Klassifikation

In der Eingangsbeschreibung der ICD-10 (Dilling et al. 2009) wird beschrieben, dass es sich um Störungen handelt, bei denen die normalen Muster des Spracherwerbs bereits in frühen Entwicklungsstadien gestört sind. Das Störungsbild lässt sich nicht durch neurologische Erkrankungen, sensorische Beeinträchtigungen, gravierende psychische Erkrankungen, Intelligenzminderung oder Umweltfaktoren (extrem unzureichende sprachliche Anregung) erklären. Es besteht ein altersentsprechendes Kommunikationsbedürfnis, die nonverbale Kommunikation ist ungestört. Die SES zeigt einen stetigen Verlauf mit einer Besserung in späteren Entwicklungsphasen.

Die Untergruppen mit jeweiligen diagnostischen Kriterien nach ICD-10 (Dilling et al. 2009), ICD-11 und DSM-5 (Falkai und Wittchen 2015) sind in ◘ Tab. 11.1, 11.2 und 11.3 dargestellt. Für einen kurzen Überblick zur aktuellen Debatte bezüglich der Einteilung und Bezeichnung von SES s. ► Exkurs: Terminologie von Sprachentwicklungsstörungen.

Die Definition von USES unterscheidet sich in der ICD-11 nicht wesentlich von den ICD-10-Kriterien. Die Redeflussstörungen werden nun ebenfalls in der übergreifenden Kategorie „Mental, Behavioural or Neurodevelopmental disorders“ klassifiziert. Es wird nach wie vor unterschieden zwischen überwiegend expressiven und gemischten expressiven/rezeptiven SES (ICD-11; WHO 2018; ◘ Tab. 11.2).

Die neue Klassifikation der American Psychiatric Association (DSM-5) beinhaltet in Abweichung zum DSM-IV-TR, zur ICD-10 und zur ICD-11 keine separaten Subkategorien für expressive und rezeptive Sprachstörungen (◘ Tab. 11.3).

Tab. 11.1 Diagnostische Kriterien der Sprachentwicklungsstörungen. (Nach ICD-10 Dilling et al. 2009)

Untergruppe von SES	Diagnostische Kriterien
Artikulationsstörung (F80.0)	– Artikulationsfähigkeiten im Sinne von phonetisch-phonologischen Auffälligkeiten außerhalb der Norm – Normale nonverbale Intelligenz und expressive und rezeptive Sprachfertigkeiten – Differenz zum Sprachgebrauch in der jeweiligen Subkultur des Kindes
Expressive Sprachstörung (F80.1)	– Expressive Sprachfertigkeit außerhalb der Norm – Normale nonverbale Intelligenz – Keine längere Phase der normalen Sprachentwicklung – Nicht oder nur geringfügig gestörtes Sprachverständnis – Relativ ungestörte nonverbale Kommunikation – Häufig kombiniert mit Artikulationsstörungen
Rezeptive Sprachstörung (F80.2)	– Rezeptive Sprachfertigkeit außerhalb der Norm – Normale nonverbale Intelligenz – In der Regel Beeinträchtigung der Artikulation und der expressiven Sprache – Altersentsprechendes Kommunikationsbedürfnis – Relativ ungestörte nonverbale Kommunikation

Tab. 11.2 Sprachentwicklungsstörungen in der ICD-11 (WHO 2018)

Bezeichnung	Einordnung in ICD-10	Deutsche Übersetzung
6A01 Developmental speech or language disorder	F.80	Entwicklungsstörung des Sprechens und der Sprache
6A01.0 Developmental speech sound disorder	F80.0	Aussprachestörung
6A01.1 Developmental Speech Fluency Disorder	Unter F90: Verhaltens- und emotionale Störungen	Redeflussstörung
6A01.2 Developmental language disorder (DLD)	–	Sprachentwicklungsstörung (SES)
– 6A01.20 DLD with impairment of receptive and expressive language	F80.2	SES mit Störung der rezeptiven und expressiven Sprache
– 6A01.21 DLD with impairment of mainly expressive language	F80.1	SES mit Störungsschwerpunkt in der Sprachproduktion
– 6A01.22 DLD with impairment of mainly pragmatic language	Neu in der ICD-11	SES mit Störungsschwerpunkt in der Pragmatik
– 6A01.23 DLD with other specified language impairment	Neu in der ICD-11	SES mit anderer spezifizierter Sprachstörung
6A01.Y Other specified developmental speech or language disorders	F80.8	SES mit anderen spezifizierten Sprech- oder Sprachstörungen

Tab. 11.3 Sprachentwicklungsstörungen. (Nach DSM-5 Falkai und Wittchen 2015)

Kategorie	Diagnostische Kriterien
Sprachstörung (Language Disorder: 315.39)	A. Anhaltende Schwierigkeiten bei der Aneignung und dem Benutzen von Sprache über verschiedene Modalitäten aufgrund von Defiziten im Sprachverständnis oder in der Sprachproduktion, die folgende Bereiche umfassen: – Reduzierter Wortschatzeit Langem bekannt ist – Einschränkungen im Satzbau – Beeinträchtigungen in der Gesprächsführung B. Die Sprachfertigkeiten liegen erheblich und quantifizierbar unter den altersgemäßen Fertigkeiten, was eine effektive Kommunikation, die soziale Teilhabe sowie die schulische oder berufliche Leistungsfähigkeit behindert C. Der Beginn liegt in den frühen Entwicklungsphasen D. Die Schwierigkeiten lassen sich nicht auf auditive, sensorische, motorische oder andere medizinisch-neurologische Krankheitsfaktoren zurückführen und können nicht durch eine Intelligenzminderung erklärt werden
Aussprachestörung (Speech Sound Disorder: 315.39)	A. Anhaltende Schwierigkeiten bei der Lautproduktion, die die Verständlichkeit der Sprache beeinträchtigen oder einen verbalen Austausch von Mitteilungen verhindern B. Die Störung führt zu Beeinträchtigungen der Kommunikation, der sozialen Teilhabe und der schulischen oder beruflichen Leistungsfähigkeit C. Der Beginn liegt in den frühen Entwicklungsphasen D. Die Schwierigkeiten sind nicht auf angeborene oder erworbene Krankheitsfaktoren zurückzuführen wie Zerebralparese, Gaumenspalte, Schwerhörigkeit oder Gehörverlust, traumatische Gehirnverletzungen oder andere medizinisch-neurologische Krankheitsfaktoren
Soziale Pragmatische Kommunikationsstörung (Social Pragmatic Disorder: 315.39)	A. Anhaltende Schwierigkeiten beim sozialen Gebrauch verbaler und nonverbaler Kommunikation mit folgenden Merkmalen: – Defizite im Gebrauch von Kommunikation für soziale Zwecke – Schwierigkeiten, den Kommunikationsstil an den Kontext anzupassen – Schwierigkeiten, Regeln für Konversationen zu beachten – Schwierigkeiten im Verständnis von nicht expliziten Botschaften B. Funktionelle Beeinträchtigung der effektiven Kommunikation C. Beginn in der frühen Entwicklung D. Nicht erklärbar durch eine Autismus-Spektrum-Störung, eine intellektuelle Beeinträchtigung, eine allgemeine Entwicklungsverzögerung oder eine andere psychische Störung

Exkurs

Terminologie von Sprachentwicklungsstörungen

In Bezug auf die Terminologie von Störungen der Sprachentwicklung gibt es derzeit einen interdisziplinären Diskurs (s. hierzu z. B. Kauschke und Vogt 2019). Hintergrund sind zum einen Fragen der Versorgung der betroffenen Kinder (s. Bishop et al. 2016) sowie Überlegungen dahingehend, dass das Attribut „spezifisch" suggerieren könnte, dass die Schwierigkeiten betroffener Kinder auf die Sprachentwicklung beschränkt sind (wobei seit Langem bekannt ist, dass dem nicht so ist, s. ► Kap. 12 sowie z. B. Hill 2001; von Suchodoletz 2004).

Der ursprüngliche Terminus „umschrieben" oder „spezifisch" bezieht sich in den Klassifikationssystemen aber meist darauf, dass die Sprachentwicklung im Vergleich zur allgemeinen kognitiven/nonverbal kognitiven Entwicklung deutlich beeinträchtigt ist. Dieses Kriterium wird auch in der erscheinenden ICD-11 so bestehen bleiben – hier werden als Kriterium für die Störung sprachliche Leistungen genannt, die sich unterhalb des Niveaus befinden, das entsprechend der nonverbalen kognitiven Leistungen zu erwarten wäre (WHO 2018).

Im DSM-5 (Falkai und Wittchen 2015) wird darauf verwiesen, dass die Störungen durch globale Entwicklungsverzögerungen nicht besser beschrieben werden können. Bei der Bezeichnung der Störung wird das Attribut „umschrieben" allerdings nicht mehr verwendet, sondern sowohl im DSM-5 wie auch in der ICD-11 von „developmental language disorders" gesprochen.

In der aktuellen Diskussion zur Terminologie geht es auch darum, ob ein Diskrepanzkriterium zur nonverbalen Testintelligenz aufrechterhalten werden sollte oder nicht. Unstrittig scheint dabei die Abgrenzung zu intellektuellen Beeinträchtigungen in Form von Intelligenzminderungen zu sein, unklarer ist derzeit die Abgrenzung zu allgemeinen Lernbeeinträchtigungen/Lernbehinderungen (Intelligenzquotient [IQ] im Bereich von 70 bis 85), für die es auch in den Klassifikationssystemen keine direkte Entsprechung gibt.

Vorläufige und sinnvolle Konsequenz der Diskussion ist, dass nonverbale kognitive Fähigkeiten sowie begleitende Auffälligkeiten in anderen Entwicklungsbereichen von allen beteiligten Berufsgruppen in den Blick genommen werden sollten und somit für die Diagnostik sowie Förderung/Therapie relevant sind.

11.2.2 Diagnostische Kriterien (S2-Leitlinie)

Angelehnt an der ICD-10 werden in der S2-Leitlinie „Diagnostik von Sprachentwicklungsstörungen" für die USES folgende Kriterien formuliert (AWMF 2011, S. 50):

1. Die mit einem standardisierten und normierten Test erfassten Fähigkeiten der rezeptiven/expressiven Sprache liegen auf einer oder mehreren sprachlich-kommunikativen Ebenen 1,5 bis 2 Standardabweichungen unterhalb der Altersnorm des Kindes.
2. a) Die mit Hilfe strukturierter Verhaltensbeobachtung und linguistischen Analysen erfassten Fähigkeiten der rezeptiven und/oder expressiven Sprache liegen bedeutsam unterhalb der Fähigkeiten der Altersgruppe (…).
   b) Verwendung und Verständnis nonverbaler Kommunikation liegen innerhalb der Altersnorm (…).

3. Normalitätsannahme: Es fehlen neurologische, sensorische, emotionale, soziale oder körperliche Störungen, die die Sprachproblematik erklären können. Eine Intelligenzminderung (IQ<85, gemessen mit einem nonverbalen Intelligenztest) besteht nicht.

11.2.3 Symptome

Die klinischen Anzeichen und Leitsymptome für eine USES sind gemäß der S2-Leitlinie „Diagnostik von Sprachstörungen" auf den linguistischen Ebenen (AWMF 2011) in ◘ Tab. 11.4 zusammengefasst.

Die konkrete Symptomatik und das gesamte Erscheinungsbild einer USES ändern sich in Abhängigkeit vom Alter. Charakteristisch ist ein verspäteter Sprachbeginn, der im Alter von ca. 24 Monaten erfasst werden kann (► Kap. 9). Dabei stehen zunächst ein sehr geringer Wortschatz und ein verspäteter Gebrauch von Zweiwortverbindungen im Vordergrund, etwas später insgesamt verminderte Äußerungslängen. Im Vorschul- und frühen Grundschulalter dominieren meist gravierende Probleme im Bereich der Syntax und Morphologie (Wortstellungsfehler, Auslassung obligatorischer Satzteile, morphologische Fehler im Bereich der Verbbeugungen oder der Verwendung des Kasussystems), oftmals begleitet von Auffälligkeiten im Bereich der Aussprache. Probleme im semantisch-lexikalischen Bereich (wie ein verminderter Wortschatz oder Wortfindungsprobleme) können zusätzlich auftreten. Je älter die Kinder werden, umso weniger offensichtliche Fehler treten in der Spontansprache auf. Die betroffenen Kinder verwenden zunehmend kurze und einfache Sätze und meiden kompliziertere Satzkonstruktionen.

◘ Tab. 11.4 Symptome einer USES gemäß der S2-Leitlinie „Diagnostik von Sprachstörungen" (AWMF 2011)

Sprachebene	Symptome
Phonologie	– Auslassung, Ersetzen oder Vertauschen von Lauten – Eingeschränktes **Phonem**inventar – Probleme in der Auswahl und Kombination von Phonemen zu Lautsequenzen und Wörtern
Lexikon/Semantik	– Sprechen weniger Wörter – Langsames Dazulernen – Probleme mit der Wortfindung – Benennungsfehler oder Nichtbenennen – Benutzung von Platzhalterwörtern (Passepartout-Wörtern) – Verwendung vieler Floskeln – Unspezifisches Antworten mit „Ja, weiß ich nicht"
Syntax/Morphologie	– Probleme im Gebrauch morphologischer (z. B. Pluralbildung, Kasusmarkierungen) und syntaktischer (**Verbzweitstellung,** Nebensätze) Regeln der Muttersprache. Später Einschränkungen der narrativen und textgrammatischen Fähigkeiten – Probleme im Verständnis von komplexen Satzstrukturen und W-Fragen sowie bei der Funktion morphologischer Markierungen
Pragmatik	– Eingeschränkte Kommunikations- und Dialogfähigkeit – Ausgeprägte Echolalie – Erschwertes Verständnis von Sprechakten – Probleme mit der Nutzung nonverbaler Kommunikation – Probleme mit der Organisation von Erzählungen

Die sprachlichen Probleme werden offensichtlich, wenn elaboriertere sprachliche Anforderungen gestellt werden oder die Kinder über komplexere Dinge berichten sollen. Insgesamt sind die sprachproduktiven Defizite relativ offensichtlich, während Beeinträchtigungen des Sprachverständnisses der direkten Beobachtung nicht zugänglich sind und auch oft übersehen werden (von Suchodoletz 2003, 2013).

(Umschriebene) Störungen der Sprachentwicklung sind zumeist sehr lang anhaltend und machen eine intensive logopädische Therapie sowie bei entsprechend ausgeprägter Symptomatik eine sonderpädagogische Förderung in Kindertagesstätte sowie Schule notwendig (▶ Fallbeispiel: Finn). Zudem ist durch viele Untersuchungen und Langzeitstudien untermauert, dass diese Störungen der Sprachentwicklung oft nicht isoliert auftreten. Andere psychische Erkrankungen, z. B. Aufmerksamkeitsdefizit-/Hyperaktivitätsstörung (ADHS), können zusätzlich vorliegen bzw. Folgestörungen im sozioemotionalen Bereich auftreten. Im schulischen Bereich sind vor allem Lese-Rechtschreib-Störungen häufig bei Kinder mit USES assoziiert (▶ Kap. 12).

Insgesamt führen die Persistenz sowie das Vorliegen zusätzlicher Auffälligkeiten dazu, dass eine vorliegende USES bei einem Kind mit gravierenden Konsequenzen für die weitere Entwicklung verbunden sein kann.

Fallbeispiel: Finn

Die Erstvorstellung von Finn erfolgt im Alter von 4 Jahren, weil trotz intensiver Logopädie und Frühförderung die Spontansprache noch unverständlich ist und erhebliche Kontaktprobleme mit Gleichaltrigen bestehen. Im 1. Lebensjahr zeigte Finn wenig Plappern, später kaum Wortschatzzuwachs und wenig Interesse an Kommunikation, die zudem oft scheitert, weil der Kommunikationspartner Finn nicht versteht. Der Hörbefund ist unauffällig.

Die Untersuchung ergibt einen durchschnittlichen IQ (Kaufman Assessment Battery for Children [K-ABC]: 100; Nonverbaler Intelligenztest [SON]: 98). Hinsichtlich des Sprachbefunds zeigt Finn neben Artikulations-, Wortschatz- und Grammatikproblemen erhebliche Sprachverständnisprobleme auf Wort-, Satz- und Textebene. Er versteht kaum Anweisungen, orientiert sich visuell und nutzt Gesten, um sich zu verständigen. Nach 2 Jahren intensiver Sprachtherapie zeigen sich deutliche Verbesserungen der Aussprache, des Wortschatzes und der Grammatik, jedoch noch deutliche Defizite des Sprachverständnisses.

Am Ende der 1. Klasse der Grundschule ergeben sich deutliche Hinweise auf eine Lese-Rechtschreib-Störung. Im Verlauf wird Finn auf eine Sprachheilschule umgeschult. Nach 2 weiteren Jahren Sprachtherapie lässt sich eine Verbesserung des Sprachverständnisses feststellen, das jedoch weiterhin nicht altersentsprechend ist.

11.2.4 Epidemiologie

Die Prävalenz von USES wird für den amerikanischen Sprachraum mit 5–8 % angegeben (Tomblin et al. 1997), für den deutschen Sprachraum gibt es uneinheitliche Angaben (Kiese-Himmel 1999, 2008; von Suchodoletz 2003), es werden aber ähnliche Prävalenzen erwartet. In den letzten Jahrzehnten scheint es keine nennenswerten Schwankungen der Prävalenzraten gegeben zu haben. Das Geschlechtsverhältnis liegt bei etwa 3:1 zuungunsten der Jungen (Tomblin et al. 1997).

11.2.5 Ätiologie

Die ICD-10-Kriterien der USES schließen neurologisch-körperliche Erkrankungen, sensorische Erkrankungen, schwerwiegende psychiatrische Erkrankungen, Intelligenzminderungen und negative Umgebungsfaktoren als primäre Ursache für eine USES aus. Die Ursache für die so definierte Gruppe von Störungen ist multifaktoriell und hauptsächlich genetisch bedingt.

Auf *genetischer Ebene* wird von einer polygenen, multifaktoriellen Vererbung unter Beteiligung eines Hauptgens bei geschlechtsspezifischer Penetranz ausgegangen (Monaco 2007; Rosenfeld und Horn 2011). Die Gruppe der USES ist damit genetisch heterogen. Bei Jungen reichen weniger mutierte Gene aus, um eine klinisch relevante Störung hervorzurufen (von Suchodoletz 2013).

Auf *neurobiologischer Ebene* finden sich bei der Betrachtung in Gruppenstudien Hinweise auf diskrete neuroanatomische bzw. neurofunktionale Auffälligkeiten (Jäncke et al. 2007; Stanton-Chapmann et al. 2002; Webster und Shevell 2004; s. auch ► Kap. 3). USES sind aber offenbar keine direkte Folge frühkindlicher Hirnschädigungen – so führen beispielsweise Risikofaktoren wie eine Frühgeburtlichkeit nicht zu umschriebenen sprachlichen Auffälligkeiten, sondern – wenn überhaupt – dann zu eher übergreifenden Entwicklungsverzögerungen (Jungmann 2006).

Gut nachgewiesen sind bei Kindern mit USES diverse Auffälligkeiten auf *neuropsychologischer Ebene* im Bereich der Sprachverarbeitung, teilweise auch der auditiven Verarbeitung insgesamt, die als pathogenetischer Hintergrund der Störung diskutiert werden. Dazu gehören vor allem in vielen Studien replizierte Defizite im Bereich des phonologischen Arbeitsgedächtnisses, der Erfassung prosodischer Merkmale von Sprache, im Bereich der automatischen Differenzierungsfähigkeit für sprachliche Reize sowie ggf. vorhandene Defizite in basaleren auditiven Wahrnehmungsleistungen wie der zeitlichen Verarbeitung (zusammenfassend s. Kany und Schöler 2014; von Suchodoletz 2003, 2013). Tomas und Vissers (2019) beschreiben in diesem Zusammenhang die USES als ein komplexes neuropsychologisches Syndrom mit unterschiedlichen Störungsschwerpunkten auf symptomatologischer Ebene, die durch ein komplexes Wechselspiel zwischen Wahrnehmungsfähigkeiten, Aufmerksamkeitsleistungen, exekutiven Funktionen (inklusive des Arbeitsgedächtnisses) sowie damit in Zusammenhang stehenden impliziten Lernprozessen bedingt sind.

Umwelteinflüsse haben einen deutlich geringeren Einfluss auf die Entstehung einer USES, auch wenn Studien berichten, dass die Ausprägung bzw. die Aufrechterhaltung der USES durch sozioökonomische Faktoren mitbedingt wird (Kühn und von Suchodoletz 2009). Die Umwelt hat sicher einen entscheidenden Einfluss auf die Ausprägung unterschiedlicher sprachlicher Leistungen im Bereich der normalen Entwicklungsvarianz. So zeigen Ergebnisse einer englischen Zwillingsstudie von Plomin und Dale (2001), dass die Varianz der Wortschatzleistungen von 2-jährigen Kindern zu 75 % auf Umweltfaktoren und nur zu 25 % auf genetische Faktoren zurückgeführt werden kann. Für die Manifestation einer USES scheinen dagegen genetische Faktoren relevanter zu sein. Betrachtet man Umwelteinflüsse in Bezug auf sprachliche Interaktionen mit sprachlich auffälligen Kinder, finden sich immer wieder Besonderheiten, die aber insgesamt eher als Reaktion auf die sprachliche Problematik der Kinder gewertet werden können und nicht als ursächlich für die SES (► Kap. 13).

11.3 Zusammenfassung

- Die Entwicklung der Sprache ist ein zentraler Bestandteil der Entwicklung eines Kindes. Kommunikation, Interaktion und zwischenmenschliche Beziehungen sowie kognitive Entwicklung werden wesentlich über sprachliche Fertigkeiten gesteuert. Verzögerungen und Störungen der Sprachentwicklung sind ein Risiko für die Gesamtentwicklung und müssen deshalb genau erfasst und beobachtet werden.
- Die SES sind keine seltenen Störungen. Da persistierende SES die Gesamtentwicklung eines Kindes beeinträchtigen, sind eine frühe diagnostische Absicherung und eine störungsspezifische Behandlung besonders wichtig.
- Die Klassifikation von sprachlichen Auffälligkeiten ist komplex und durch unterschiedliche Nomenklaturen gekennzeichnet. Es handelt sich um eine nosologisch heterogene Gruppe.
- Störungen (SES) oder Verzögerungen der Sprachentwicklung (SEV) müssen von umgebungsbedingten Sprachauffälligkeiten abgegrenzt werden (unzureichende Förderung, Mehrsprachigkeit etc.). Unter günstigen Bedingungen können mehrere Sprachen gleichzeitig erworben werden.
- USES sind eine Untergruppe von SES.
- USES sind genetisch bedingte Störungsbilder, die im Einzelfall unterschiedliche Ausprägungen auf den einzelnen sprachlichen Ebenen haben können. Man unterscheidet rein expressiv ausgeprägte USES von zusätzlich vorliegenden Auffälligkeiten im rezeptiven Bereich. Störungen der Aussprache können Teil eines komplexeren Störungsbildes sein oder auch isoliert vorliegen.

11.4 Weiterführende Literatur

Eine ausführliche, nach den einzelnen Sprachebenen getrennte Darstellung der Symptome sowie der diagnostischen und therapeutischen Möglichkeiten von SES findet sich in:

- Kannengieser, S. (2019). *Sprachentwicklungsstörungen. Grundlagen, Diagnostik und Therapie* (4. Aufl.). München: Elsevier.
- von Suchodoletz, S. (2013). *Sprach- und Sprechstörungen.* Göttingen: Hogrefe.

Symptome sowie diagnostische und therapeutische Möglichkeiten für SES, bei denen Einschränkungen der rezeptiven Modalität vorliegen, können darüber hinaus nachgelesen werden in:

- Hachul, C., & Schönauer-Schneider, W. (2019). *Sprachverstehen bei Kindern: Grundlagen, Diagnostik und Therapie* (3. Aufl.). München: Elsevier.

Literatur

AWMF. (2011). Diagnostik von Sprachentwicklungsstörungen (SES), unter Berücksichtigung umschriebener Sprachentwicklungsstörungen (USES). (Synonym: Spezifische Sprachentwicklungsstörungen (SSES)) Interdisziplinäre S2k-Leitlinie. Registrierungsnummer: 049–006, Entwicklungsstufe: S2k. ► http://www.awmf.org/leitlinien/detail/ll/049-006.html. Zugegriffen: 15. März 2020.

Bishop, D. V., Snowling, M. J., Thompson, P. A., & Greenhalgh, T. (2016). CATALISE: A multinational and multidisciplinary Delphi consensus study. Identifying language impairments in children. *PLOS one, 11*(7), e0158753.

Buschmann, A., Jooss, B., Rupp, A., Feldhusen, F., Pietz, J., & Philippi, H. (2009). Parent-based language intervention for 2-year-old children with specific expressive language delay: A randomised controlled trial. *Archives of Disease in Childhood, 94,* 110–116.

Desmarais, C., Sylvestre, A., Meyer, F., Bairati, I., & Rouleau, N. (2008). Systematic review of the literature on characteristics of late-talking toddlers. *International Journal of Language and Communication Disorders, 43,* 361–389.

Dilling, H., Mombour, W., & Schmidt, M. (2009). *Internationale Klassifikation psychischer Störungen ICD-10. Kapitel V (F) klinisch-diagnostische Leitlinien.* Bern: Huber.

Falkai, P., & Wittchen, H. (2015). *Diagnostisches und Statistisches Manual Psychischer Störungen DSM-5®.* Göttingen: Hogrefe.

Hill, E. L. (2001). Non-specific nature of specific language impairment: A review of the literature with regard to concomitant motor impairments. *International Journal of Language and Communication Disorders, 36*(2), 149–171.

Jäncke, L., Siegenthaler, T., Preis, S., & Steinmetz, H. (2007). Decreased white-matter density in a left-sided fronto-temporal network in children with developmental language disorder: Evidence for anatomical anomalies in a motor-language network. *Brain and Language, 102*(1), 91–98.

Jungmann, T. (2006). Unreife bei der Geburt. *Kindheit und Entwicklung, 15,* 182–194.

Kany, W., & Schöler, H. (2014). Ursachen einer spezifischen Sprachentwicklungsstörung. In A. Fox-Boyer (Hrsg.), *Handbuch Spracherwerb und Sprachentwicklungsstörungen – Kindergartenphase* (S. 101–116). München: Elsevier.

Kauschke, C., & Vogt, S. (2019). Positionspapier zur Terminologie und Definition von Sprachentwicklungsstörungen. *Logos, 27*(3), 174–181.

Kiese-Himmel, C. (1999). Ein Jahrhundert Forschung zur gestörten Sprachentwicklung. *Sprache – Stimme – Gehör, 23,* 128–137.

Kiese-Himmel, C. (2008). Entwicklung sprach- und kommunikationsgestörter Kinder, am Beispiel von „Late Talker" und Kindern mit spezifischen Sprachentwicklungsstörungen. In M. Hasselhorn & R. K. Silbereisen (Hrsg.), *Enzyklopädie der Psychologie. Themenbereich C: Theorie und Forschung. Serie V: Entwicklungspsychologie des Säuglings- und Kindesalters* (Bd. 4, S. 693–730).

Kühn, P. (2010). *Wie entwickeln sich Late Talker? Eine Längsschnittstudie zur Prognose der sprachlichen, kognitiven und emotionalen Entwicklung von Late Talkers bis zum Einschulungsalter.* München: Hut.

Kühn, P., & von Suchodoletz, W. (2009). Ist ein verzögerter Sprechbeginn ein Risiko für Sprachstörungen im Einschulungsalter? *Kinderärztliche Praxis, 80,* 343–348.

Monaco, A. P. (2007). Multivariate linkage analysis of specific language impairment (SLI). *Annals of Human Genetics, 71*(5), 660–673.

Paradis, J., Crago, M., & Genesee, F. (2003). French-English bilingual children with SLI: How do they compare with their monolingual peers? *Journal of Speech, Language, and Hearing Research, 46,* 113–127.

Paradis, J., Crago, M., & Genesee, F. (2006). Domain-general versus domain-specific accounts of specific language impairment: Evidence from bilingual children's acquisition of object pronouns. *Language Acquisition, 13*(1), 33–62.

Plomin, R., & Dale, P. S. (2001). Genetics and early language development: A UK study of twins. In D. V. M. Bishop & L. B. Leonard (Hrsg.), *Speech and language impairments in children: Causes, characteristics, intervention and outcome* (S. 35–51). Hove: Psychology.

Rosenfeld, J., & Horn, D. (2011). Genetische Faktoren bei spezifischer Sprachentwicklungsstörung. *Sprache – Stimme – Gehör, 35,* 84–90.

Rothweiler, M., & Kroffke, S. (2006). Bilingualer Spracherwerb: Simultane und sukzessive Mehrsprachigkeit. In J. Siegmüller & H. Bartels (Hrsg.), *Leitfaden Sprache – Sprechen – Schlucken – Stimme* (S. 44–49). München: Elsevier.

Sachse, S. (2005). Früherkennung von Sprachentwicklungsstörungen. In W. von Suchodoletz (Hrsg.), *Früherkennung von Entwicklungsstörungen* (S. 155–189). Göttingen: Hogrefe.

Stanton-Chapman, T. L., Chapmann, D. A., Bainbridge, N. L., & Scott, K. G. (2002). Identification of early risk factors for language impairment. *Research in Developmental Disabilities, 23,* 390–405.

Thomson, C., & Polnay, L. (Hrsg.). (2002). *Community paediatrics* (3. Aufl.). Edingburgh: Elsevier.

Tomas, E., & Vissers, C. (2019). Behind the scenes of developmental language disorder: Time to call neuropsychology back on stage. *Frontiers in Human Neuroscience, 12,* 1–10.

Tomblin, J., Smith, W., & Zhanf, X. (1997). Epidemiology of specific language impairment: Prenatal and perinatal risk factors. *Journal of Communication Disorders, 30,* 325–342.

Tracy, R., Schulz, P., & Wenzel, R. (2008). Entwicklung eines Instruments zur Sprachstandsdiagnose von Kindern mit Deutsch als Zweitsprache: Theoretische Grundlagen und erste Ergebnisse. In B. Ahrenholz (Hrsg.), *Kinder und Jugendliche mit Migrationshintergrund – Empirische Befunde und Forschungsdesiderate.* Freiburg: Fillibach.

Tröster, H., & Reineke, D. (2007). Prävalenz von Verhaltens- und Entwicklungsauffälligkeiten im Kindergartenalter. *Kindheit und Entwicklung, 16,* 171–179.

von Suchodoletz, W. (2003). Umschriebene Sprachentwicklungsstörungen. *Monatsschrift Kinderheilkunde, 151,* 31–37.

von Suchodoletz, W. (2004). *Welche Chancen haben Kinder mit Entwicklungsstörungen?* Göttingen: Hogrefe.

von Suchodoletz, W. (2013). *Sprach- und Sprechstörungen*. Göttingen: Hogrefe.

Webster, R. I., & Shevell, M. I. (2004). Topical review: Neurobiology of specific language impairment. *Journal of Child Neurology, 19*(7), 471–481.

World Health Organization (WHO). (2018). ICD-11: International classification of diseases 11th revision. The global standard for diagnostic health information. ► https://icd.who.int/en. Zugegriffen: 2. März 2020.

Folgeprobleme und begleitende Auffälligkeiten bei Sprachentwicklungsstörungen

Tamara Lautenschläger, Steffi Sachse, Anke Buschmann und Ann-Katrin Bockmann

Inhaltsverzeichnis

© Springer-Verlag GmbH Deutschland, ein Teil von Springer Nature 2020
S. Sachse et al. (Hrsg.), *Sprachentwicklung*,
https://doi.org/10.1007/978-3-662-60498-4_12

Kinder mit **Sprachentwicklungsstörungen** (SES) erleben insbesondere im Schul- und Erwachsenenalter Schwierigkeiten in verschiedenen Lebensbereichen, etwa in ihren schulischen oder beruflichen Werdegängen. Auch das Vorkommen zusätzlicher Auffälligkeiten in nichtsprachlichen Bereichen, z. B. klinisch relevanter Störungen der sozial-emotionalen oder motorischen Entwicklung, ist bei Kindern mit SES im Vergleich zu sprachlich unauffällig entwickelten Kindern erhöht.

Komorbidität

Der Begriff **„Komorbidität"** wird verwendet, wenn bei einer Person mehrere klinisch relevante (psychische bzw. Entwicklungs-)Störungen gleichzeitig auftreten. Dabei ist zunächst nicht definiert, ob und in welchem Zusammenhang die beiden Störungen stehen.

In Bezug auf Sprachentwicklungsstörungen wird der Begriff im deutschen Sprachraum aktuell für 2 unterschiedliche Gruppen von Störungsbildern gebraucht, die gemeinsam mit SES auftreten können:

1. Störungsbilder, die als wahrscheinliche Ursache der Sprachentwicklungsprobleme gelten. Von einer komorbiden Störung im Sinne einer der SES zugrunde liegenden Primärstörung wird u.a. beim Vorliegen einer geistigen Behinderung, einer Hörschädigung oder einer Autismus-Spektrum-Störung gesprochen (so gebraucht z. B. in AWMF 2011). Sprachentwicklungsstörungen, die im Rahmen solcher Primärstörungen auftreten, werden auch als „Sprachentwicklungsstörungen bei Komorbidität" (AWMF 2011) bzw. im englischen Sprachraum aktuell als „language disorder associated with biomedical condition X" (Bishop et al. 2017) bezeichnet.
2. Störungsbilder, die bei Kindern und Jugendlichen mit Sprachentwicklungsstörungen gehäuft vorkommen, die jedoch nicht als wahrscheinliche Ursache der SES gelten. Komorbide Störungen nach dieser Definition sind etwa klinisch relevante Störungen der Aufmerksamkeit, Angststörungen oder umschriebene Entwicklungsstörungen motorischer Funktionen (s. z. B. von Suchodoletz 2013). Zu den genauen Hintergründen des gemeinsamen Auftretens von SES und diesen häufig begleitenden Störungen bestehen aktuell verschiedene Hypothesen, wie etwa das Vorliegen einer gemeinsamen Ursache oder gemeinsamer Risikofaktoren.

Im vorliegenden Kapitel wird neben weiteren Entwicklungsauffälligkeiten bei Kindern mit SES ausschließlich auf komorbide Störungen im Sinne der 2. Definition eingegangen.

12

In diesem Kapitel wird zunächst ein Überblick über die langfristige Entwicklung der sprachlichen Fähigkeiten von Kindern mit SES bis ins Jugend- und Erwachsenenalter hinein gegeben. Im Anschluss daran wird der aktuelle Forschungsstand zu den schulischen Leistungen, Bildungskarrieren und Berufslaufbahnen, sowie zur kognitiven, sozial-emotionalen und motorischen Entwicklung von Kindern mit SES dargestellt. Hierbei werden für die einzelnen Bereiche Ergebnisse zu möglichen Entwicklungsverläufen sowie zu Einflussfaktoren auf die Prognose aufgeführt und jeweils Zusammenhangshypothesen diskutiert. Die hier dargestellten Studienergebnisse beziehen sich überwiegend auf Störungen der Sprachentwicklung, die den Kriterien einer umschriebenen Sprachentwicklungsstörung (USES)entsprechen, auch wenn sich die jeweils angelegten diagnostischen Kriterien durchaus zwischen einzelnen Untersuchungen unterscheiden.

12.1 Langfristige Sprachentwicklung

Störungen der Sprachentwicklung sind keine „Kinderkrankheit". Stattdessen zeigen Studien zu Entwicklungsverläufen sprachentwicklungsgestörter Kinder, dass ihre sprachlichen Schwierigkeiten häufig bis ins Jugend- und Erwachsenenalter fortbestehen.

▪ Persistenz sprachlicher Defizite

In einer kanadischen Längsschnittstudie der Arbeitsgruppe um Beitchman zeigten über 72 % der Kinder, die mit 5 Jahren die Diagnose einer USES erhalten hatten, auch im Alter von 12 Jahren noch deutliche sprachliche Defizite (Beitchman et al. 1994). Ähnliche Ergebnisse werden aus der „Manchester Language Study" berichtetet, deren Kohorte sich aus Kindern zusammensetzte, die im Alter von 7 Jahren in speziellen Schulklassen für Kinder mit SES („Language Units“) beschult worden waren. Im Alter von 11 Jahren erzielten noch 89 % dieser Kinder in mindestens einem, 63 % in mindestens 3 Sprachentwicklungstests Ergebnisse unterhalb einer **Standardabweichung** vom Mittelwert und somit außerhalb des Normbereichs (Conti-Ramsden et al. 2001). Bei der Nachuntersuchung im Alter von 16 Jahren lag für die Gesamtgruppe dieser Jugendlichen der Mittelwert in standardisierten Sprachentwicklungstests immer noch unterhalb des Normbereichs (Conti-Ramsden 2008).

Stothard et al. (1998) berichten Untersuchungsergebnisse für 15- bis 16-jährige Jugendliche, die knapp 10 Jahre zuvor von Bishop und Edmundson (1987) untersucht worden waren. Von jenen Jugendlichen, die bei der Untersuchung im Alter von 5;6 Jahren noch Symptome einer SES gezeigt hatten, schnitten mehr als 80 % in einem aus Wortschatz- und Grammatikleistungen zusammengesetzten Gesamtsprachwert unterhalb einer Standardabweichung vom Mittelwert ab, für 37 % der Jugendlichen lag dieser Wert im deutlich auffälligen Bereich unterhalb von 2 Standardabweichungen (Stothard et al. 1998).

Clegg et al. (2005) berichten für junge Männer, die im Vor- oder Grundschulalter die Diagnose einer schweren rezeptiven SES erhalten hatten, dass gravierende sprachliche Defizite in der gesamten Untersuchungsgruppe auch 30 Jahre nach der initialen Diagnose noch fortbestanden.

Das Persistieren sprachlicher Defizite bedeutet allerdings nicht, dass sich die sprachlichen Fähigkeiten sprachentwicklungsgestörter Kinder mit zunehmendem Alter nicht weiterentwickeln, sondern lediglich, dass ihre sprachlichen Leistungen als Gruppe überdauernd unterhalb der Leistungen Gleichaltriger liegen. Die Weiterentwicklung sprachlicher Fähigkeiten sowie das Ausbilden von Kompensationsstrategien, z. B. das Verwenden einfacher, gleichbleibender Satzmuster, führt jedoch häufig dazu, dass Störungen der Sprachentwicklung im späteren Schul- bzw. Erwachsenenalter in der Spontansprache nicht mehr auffallen. Bei gezielter Überprüfung der sprachlichen Fähigkeiten anhand von Testverfahren zeigen die Jugendlichen und Erwachsenen jedoch oft noch Ergebnisse im auffälligen Bereich (von Suchodoletz 2004). Zudem werden Schwierigkeiten im Bereich der **Pragmatik,** etwa beim Erzählen von Geschichten oder dem Verstehen und Gebrauch bildhafter Sprache, z. B. von Metaphern und Mehrdeutigkeiten, berichtet (von Suchodoletz 2004).

Obgleich somit für einen Großteil der Kinder mit SES das langfristige Fortbestehen sprachlicher Schwierigkeiten berichtet wird, sind die Entwicklungsverläufe sprachlicher Fähigkeiten innerhalb der Gesamtgruppe insgesamt heterogen. Für einen Teil der Kinder mit SES wird entsprechend auch das Aufholen sprachlicher Defizite bis hin zur Normalisierung berichtet. So wiesen etwa in der Untersuchungsgruppe von Bishop und Edmundson (1987) 44 % der mit 4 Jahren als sprachentwicklungsgestört diagnostizierten Kinder im Alter von 5;6 Jahren keine Symptome einer SES mehr auf. In der Untersuchungsgruppe der „Manchester Language Study“ zeigte sich, dass bei der Nachuntersuchung im Alter von 11 Jahren 8 % der initial mit 7 Jahren untersuchten Kinder keine sprachlichen Auffälligkeiten mehr aufwiesen. Weitere 7 der insgesamt 200 untersuchten Kinder schnitten in diesem Alter hinsichtlich ihrer Wortschatz- und Grammatikleistungen im Normbereich ab, wurden jedoch von ihren Lehrern/Lehrerinnen bezüglich ihrer **pragmatischen** Fähigkeiten als auffällig eingestuft (Conti-Ramsden et al. 2001).

- **Prognose des sprachlichen Entwicklungsverlaufs**

In Bezug auf die Prognose des weiteren sprachlichen Entwicklungsverlaufs scheint entsprechend ein frühes Aufholen der sprachlichen Defizite bis zum Schulalter mit einer günstigeren Entwicklung assoziiert zu sein. So zeigten in der Nachuntersuchung der Kohorte von Bishop und Edmundson (1987) jene 15- bis 16-jährigen Jugendlichen, die im Alter von 5;6 Jahren als sprachlich unauffällig eingestuft worden waren, als Gruppe vergleichbare Wortschatz- und Grammatikleistungen wie die Vergleichsgruppe mit typischem Sprachentwicklungsverlauf. Bei Jugendlichen, die im Alter von 5;6 Jahren noch Symptome einer SES aufgewiesen hatten, waren demgegenüber auf Gruppenebene weiterhin deutliche sprachliche Defizite nachweisbar (Stothard et al. 1998). Darüber hinaus scheint die Prognose der weiteren sprachlichen Entwicklung auch mit der Art der sprachlichen Symptomatik in Verbindung zu stehen. Ein besonders hohes Risiko für das langfristige Fortbestehen sprachlicher Defizite scheint dabei für Kinder zu bestehen, deren sprachliche Einschränkungen neben der Sprachproduktion auch das Sprachverständnis betreffen (Beitchman et al. 1994).

Demgegenüber gibt es Hinweise dafür, dass das Vorliegen einer isoliert die Aussprache betreffenden Störung mit einer günstigeren Prognose für die weitere sprachliche Entwicklung assoziiert ist als Störungen, die auch **semantisch-lexikalische** bzw. grammatische Fähigkeiten betreffen. So erzielten in der Untersuchungsgruppe der kanadischen Längsschnittstudie von Beitchman et al. (1994) jene Jugendlichen, bei denen im Alter von 5 Jahren eine isolierte Aussprachestörung diagnostiziert worden war, im Alter von 19 Jahren vergleichbare sprachliche Leistungen wie die sprachlich unauffällige Kontrollgruppe. Demgegenüber zeigte die Gruppe der Jugendlichen mit im Kindesalter diagnostizierten Störungen der semantisch-lexikalischen bzw. grammatischen Entwicklung deutlich geringere Sprachleistungen als die beiden anderen Untersuchungsgruppen (Johnson et al. 1999).

12.2 Kognitive Entwicklung

Kinder mit SES zeigen insgesamt eine große Bandbreite in Bezug auf die Ausprägung ihrer kognitiven Fähigkeiten. Verbale Intelligenzleistungen können von den sprachlichen Problemen der Kinder in besonderem Maße beeinträchtigt werden, weshalb bei der Diagnostik und Klassifikation der Störung nonverbale kognitive Leistungen eine besondere Rolle spielen (Gallinat und Spaulding 2014).

▪ Nonverbale kognitive Fähigkeiten

Die Ergebnisse einer Metaanalyse mit 131 Studien, in denen die kognitiven Leistungen sprachentwicklungsgestörter Kinder mit denen sprachlich unauffälliger Kinder verglichen wurden, zeigen jedoch, dass Kinder mit SES als Gesamtgruppe nicht nur hinsichtlich ihrer verbalen Intelligenzleistungen, sondern auch mit ihren nonverbalen kognitiven Fähigkeiten geringere Leistungen erzielen als sprachlich unauffällige Kinder (Gallinat und Spaulding 2014). Über alle eingeschlossenen Studien hinweg schnitten Kinder mit SES um durchschnittlich 0,69 Standardabweichungen schlechter ab als Kinder mit unauffälliger Sprachentwicklung, was einem Unterschied von etwa 10 IQ Punkten entspricht.

Die nonverbalen kognitiven Leistungen sprachentwicklungsgestörter Kinder scheinen dabei mit der Art und Komplexität der SES assoziiert zu sein. Während sich Kinder mit isolierten Aussprachestörungen in ihren kognitiven Leistungen nicht von Kindern mit unauffälligen Sprachfähigkeiten unterscheiden, zeigen Kinder mit SES, die sowohl die Sprachproduktion als auch das Sprachverständnis betreffen, im Mittel die geringsten kognitiven Leistungen (Beitchman et al. 1996c).

- **Phänomen des absinkenden IQs**

Ein besonderes Phänomen lässt sich bezüglich des Entwicklungsverlaufs der kognitiven Fähigkeiten sprachentwicklungsgestörter Kinder beobachten. Während Intelligenz bei unauffällig entwickelten Kindern ab dem Alter von 5 Jahren als ein überdauerndes Persönlichkeitsmerkmal angesehen wird und somit die Intelligenztestwerte über den Entwicklungsverlauf hinweg relativ stabil bleiben (Siegler et al. 2016), scheint dies für Kinder mit SES nicht im selben Maß zuzutreffen. So zeigen Längsschnittstudien, dass die nonverbalen Intelligenztestleistungen sprachentwicklungsgestörter Kinder mit zunehmendem Alter absinken (Benasich et al. 1993; Botting 2005; Tomblin et al. 1992). Das berichtete Ausmaß des Absinkens variiert je nach Studie zwischen etwa 10 und 20 IQ-Punkten. Beispielsweise erreichten in der Untersuchung von Benasich et al. (1993) die sprachentwicklungsgestörten Kinder im Alter von 8 Jahren im Mittel 9 IQ-Punkte weniger als im Alter von 4 Jahren. In der Vergleichsgruppe sprachunauffälliger Kinder blieben die nonverbalen Intelligenztestleistungen dagegen stabil. Tomblin et al. (1992) berichten ebenfalls über ein Absinken um 9 IQ-Punkte bis ins Erwachsenenalter. Eine besonders gravierende Veränderung der nonverbalen Intelligenztestleistungen um durchschnittlich 23 IQ-Punkte berichtet Botting (2005) für sprachentwicklungsgestörte Kinder über den Alterszeitraum von 7 bis 14 Jahren.

Leonard (2014) weist allerdings darauf hin, dass die Interpretation solcher Ergebnisse dadurch erschwert wird, dass mit dem Älterwerden der Kinder teilweise unterschiedliche Testverfahren verwendet werden, in denen nicht immer die gleiche Art nonverbaler Leistungen gefordert ist bzw. die sich in der Durchführung der Testaufgaben unterscheiden. So zeigt sich etwa in der Studie von Botting der gravierende Abfall der Intelligenztestleistungen vorrangig zwischen den beiden Messzeitpunkten, bei denen ein Wechsel des verwendeten Intelligenztests stattfand.

Verfahrenswechsel allein erklären das Absinken der Intelligenztestleistungen jedoch nicht, da nicht bei allen Studien das Verfahren gewechselt wurde und zudem teilweise auch direkte Vergleiche zu einer sprachlich unauffällig entwickelten Kontrollgruppe angestellt wurden, in der sich ein solcher Leistungsabfall nicht zeigte (z. B. Benasisch et al. 1993).

- **Möglicher Einfluss eingeschränkter sprachlicher Fähigkeiten auf die kognitive Entwicklung**

Eine Erklärung für das beobachtete Phänomen könnte ein möglicher negativer Einfluss eingeschränkter sprachlicher Fähigkeiten auf die weitere kognitive Entwicklung von Kindern sein. Obgleich die sprachliche und die (nonverbale) kognitive Entwicklung jeweils eigenständige Entwicklungsbereiche darstellen, entwickeln sie sich auch nicht vollkommen unabhängig voneinander (s. hierzu ▶ Kap. 6). So nimmt die Verfügbarkeit sprachlicher Fähigkeiten vor allem ab dem Schulalter eine zunehmend instrumentelle Funktion für verschiedene kognitive Aktivitäten wie Problemlösen und Schlussfolgern ein (Dannenbauer 2002; Leonard 2014). Kinder mit SES könnten somit im weiteren Entwicklungsverlauf auch beim Lösen von Aufgaben bzw. in der Entwicklung von Fähigkeiten benachteiligt sein, die keinen expliziten Gebrauch von Sprache voraussetzen, bei denen jedoch z. B. inneres Sprechen als mentales Werkzeug genutzt werden kann (Johnston 1994).

Neben möglichen negativen Einflüssen auf die Entwicklung von Problemlösefähigkeiten können sich SES zudem negativ auf den Erwerb von Wissen auswirken, da sprachentwicklungsgestörte Kinder, insbesondere wenn auch das

Sprachverständnis betroffen ist, weniger gut von sprachlich vermitteltem Wissen profitieren und dadurch ihr Weltwissen weniger effektiv aufbauen können als Kinder ohne SES (Ronniger et al. 2016).

12.3 Schulleistungen, Schulabschlüsse und berufliche Situation

▪ Schulische Leistungen

Sprachliche Fähigkeiten sind im schulischen Kontext nicht nur für den Schriftspracherwerb von Bedeutung (vgl. hierzu ► Abschn. 12.4), sondern stellen auch in vermeintlich „sprachfreien" Fächern wie Mathematik eine wichtige Grundlage für den Schulerfolg dar. Wie die folgenden Aufgaben aus den Bildungsstandards Mathematik (KMK 2004) verdeutlichen, müssen auch hier neue Wörter, insbesondere abstrakte Fachbegriffe, gelernt, sprachlich dargestellte Zusammenhänge verstanden, zentrale Informationen aus Texten erkannt sowie sprachliche Handlungen wie Darstellen und Begründen ausgeführt werden.

12

► Aufgaben aus den Bildungsstandards Mathematik (KMK 2004)

- Wie viele Flächen, Ecken und Kanten hat ein Würfel?
- Familie Meister kommt nach 3 Wochen Urlaub nach Hause. Ute entdeckt, dass im Bad der Wasserhahn tropft. Sie stellt einen 5-L-Eimer unter den tropfenden Hahn. Nach 6 h ist der Eimer voll. Wie viele Liter Wasser könnten während des Urlaubs verloren gegangen sein?
- Helene behauptet: „Die Summe von zwei Zahlen nebeneinander kann nie eine gerade Zahl sein." Stimmt das? Begründung: ________________ ◄

Kinder und Jugendlichen mit SES erzielen im Mittel geringere schulische Leistungen als sprachunauffällig entwickelte **Peers** (Durkin et al. 2015). Gruppenunterschiede beziehen sich neben schriftsprachlichen Leistungen (vgl. ► Abschn. 12.4) auch auf die Leistungen in Mathematik (Durkin et al. 2013, 2015; Fazio 1996) und in den Naturwissenschaften (Durkin et al. 2015). Zudem weisen Untersuchungsergebnisse darauf hin, dass Unterschiede zwischen Kindern mit und ohne SES bereits die Lernausgangslagen der Kinder bei Schulbeginn betreffen. Kinder mit SES beginnen ihre Schullaufbahn im Durchschnitt mit schlechteren Lernvoraussetzungen sowohl für den Schriftspracherwerb (z. B. Defizite hinsichtlich der phonologischen Bewusstheit und des **phonologischen Arbeitsgedächtnisses,** ► Abschn. 12.4) als auch für mathematisches Lernen (Zahlen erkennen, Zählen, Verständnis erster mathematischer Konzepte; Glück et al. 2014).

▪ Schulabschlüsse und berufliche Qualifikationen

Neben geringeren Schulleistungen besteht für Jugendliche und junge Erwachsene mit SES entsprechend auch ein erhöhtes Risiko, niedrigere Schulabschlüsse und geringere berufliche Qualifikationen zu erreichen (Conti-Ramsden et al. 2018). Innerhalb der Kohorte der „Manchester Language Study" erreichten aus der Gruppe der Jugendlichen mit SES am Ende der Pflichtschulzeit nur halb so viele mindestens eine der für diesen Zeitpunkt erwarteten schulischen Qualifikationen wie in der Vergleichsgruppe ohne SES (44 % gegenüber 88 %). Die Jugendlichen in der Vergleichsgruppe erzielten zudem signifikant häufiger gute Noten in ihren Abschlussprüfungen (Conti-Ramsden et al. 2009). Im Alter von 24 Jahren hatten in der Vergleichsgruppe 72 % einen höheren Schulabschluss (A-Level) sowie 41 % einen Universitätsabschluss erreicht. Von den jungen Erwachsenen, bei denen im frühen Schulalter eine SES diagnostiziert worden war, traf dies auf 18 % bzw. 10 % zu. In der kanadischen Längsschnittstudie aus der Arbeitsgruppe um Beitchman hatten mit 25 Jahren 76 % der im Alter von 5 Jahren als sprachentwicklungsgestört diagnostizierten jungen Erwachsenen einen Highschool- und 3 % einen Universitätsabschluss erreicht, während dies für 92 % bzw. ca. 30 % der Vergleichsgruppe zutraf (Johnson et al. 2010). In der Untersuchung von Clegg et al. (2005) erreichten 94,1 % der untersuchten jungen Männer mit gravierenden rezeptiven SES keinen Schulabschluss.

Bezüglich der beruflichen Situation von jungen Erwachsenen mit SES bzw. einer in der Kindheit gestellten Diagnose einer SES weisen mehrere internationale Untersuchungen darauf hin, dass diese ein höheres Risiko aufweisen, in Berufen zu arbeiten, die eine geringere Qualifikation erfordern (Clegg et al. 2005; Conti-Ramsden et al. 2018; Johnson et al. 2010).

Allerdings ist die Bandbreite der erzielten Schulleistungen und schulischen sowie beruflichen Qualifikationen innerhalb der Gesamtgruppe der untersuchten Jugendlichen und jungen Erwachsenen mit SES groß. Für einen Teil der Betroffenen werden entsprechend auch gute Schulabschlüsse sowie Universitätsabschlüsse berichtet.

Ergebnisse aus dem deutschen Sprachraum

Für den deutschen Sprachraum liegen zum aktuellen Zeitpunkt noch keine Längsschnittstudien vor, welche die Entwicklung von Kindern mit SES bis ins Erwachsenenalter hinein verfolgen und deren schulische und berufliche Qualifikationen erfassen. Vereinzelte Untersuchungen finden sich jedoch hinsichtlich der Fragestellung, welche schulischen und beruflichen Abschlüsse von Schülern erreicht werden, die im Laufe ihrer Bildungskarriere zeitweise eine Schule für Sprachbehinderte besucht haben.

Sallat und Spreer (2011) gingen dieser Fragestellung anhand einer Fragebogenumfrage unter ehemaligen Schülern und Schülerinnen von Schulen für Sprachbehinderte nach. Insgesamt wurden 92 der 705 versendeten Fragebögen zurückgesendet, was einer Rücklaufquote von 13 % entspricht. Die Ergebnisse zeigen, dass als höchsten Schulabschluss 37 % einen Realschulabschluss, 33 % einen Hauptschulabschluss und 17 % das Abitur angaben, während 5 % der Befragten laut ihrer eigenen Aussagen ihre Schullaufbahn ohne Abschluss beendet haben. Die Studienautoren merken diesbezüglich an, dass alle Schulabschlüsse vertreten sind und die Unterschiede zu den offiziellen Statistiken geringer ausfallen als erwartet. Beachtet werden sollte allerdings, dass im Hinblick auf die niedrige Rücklaufquote die Möglichkeit besteht, dass vor allem jene ehemaligen Sprachheilschüler/-innen an der schriftlichen Befragung teilgenommen haben, die keine fortbestehenden Probleme im Schriftspracherwerb und daher insgesamt bessere Chancen auf gute schulische Abschlüsse hatten (vgl. hierzu ► Abschn. 12.4). Bezüglich der beruflichen Abschlüsse gaben bei Sallat und Spreer 79 % der Befragten an, eine Lehre abgeschlossen zu haben, 11 % hatten nach eigenen Angaben ein Studium absolviert.

Eine weitere Untersuchung zu den beruflichen Abschlüssen ehemaliger Schüler/-innen einer Schule für Sprachbehinderte wurden zudem von Isele und Haid (2011) für eine Schule in der Schweiz durchgeführt. Bei insgesamt 150 ausgefüllten Fragebögen (Rücklaufquote 46 %) wurde von 93 % der Befragten angegeben, einen Beruf erlernt zu haben. Hierbei hatten 69 % eine Lehre und 15 % eine Anlehre bzw. eine auf 2 Jahre verkürzte Lehre durchlaufen.

Da für keine der beiden Untersuchungen direkte Vergleichsdaten zu den Ausbildungsverläufen von Jugendlichen und jungen Erwachsenen mit typischem Sprachentwicklungsverlauf vorliegen, können jedoch keine Aussagen darüber getroffen werden, inwiefern sich hier Gruppenunterschiede ergeben. Beachtet werden muss – neben den geringen Rücklaufquoten und damit einhergehenden Einbußen der Repräsentativität – zudem, dass in beiden Studien auch Jugendliche mit Redeflussstörungen einen Teil der Untersuchungsgruppe bildeten und zudem keine Aussage zum Schweregrad sowie dem Profil der SES getroffen werden können (z. B. ob reine Aussprachestörungen oder komplexere SES vorlagen).

■ Prognose schulischer Leistungen und späterer Berufsqualifikationen

Hinsichtlich der Prognose schulischer Leistungen und späterer Berufsqualifikationen weisen die Ergebnisse verschiedener Längsschnittstudien darauf hin, dass die Persistenz sprachlicher Defizite bis ins Schulalter hinein einen entscheidenden Prädiktor darstellt. Kinder, bei denen sprachliche Defizite bis zum beginnenden Schulalter hinein fortbestehen, haben ein erhöhtes Risiko für geringe Schulleistungen und entsprechend niedrigere schulische Qualifikationen am Ende der Pflichtschulzeit. Demgegenüber erzielen Kinder, deren sprachliche Fähigkeiten sich bis zum Schuleintritt normalisiert haben, im Mittel vergleichbare Ergebnisse wie Vergleichsgruppen von Kindern ohne SES (Conti-Ramsden et al. 2009; Snowling et al. 2001). In der Untersuchung von Snowling et al. (2001) zeigten Jugendliche mit persistierenden SES zudem nur geringfügig bessere Leistungen als sprachentwicklungsgestörte Jugendliche mit zusätzlichen unterdurchschnittlichen nonverbalen kognitiven Fähigkeiten.

Neben der Persistenz der SES scheint auch die Art der sprachlichen Defizite von Bedeutung für die Prognose schulischer Leistungen zu sein. In der Längsschnittstudie aus der Arbeitsgruppe um Beitchman schnitten Jugendliche und Erwachsene mit isolierten Aussprachestörungen vergleichbar ab wie die sprachlich ungestörte Kontrollgruppe, wohingegen die Untersuchungsgruppen mit SES auf semantisch-lexikalischer und grammatischer Ebene sowie mit kombinierten Sprach- und Sprechstörungen deutlich schlechtere Ergebnisse zeigten (Johnson et al. 2010).

12

Zusammenfassend besteht für Kinder mit SES somit trotz einer insgesamt großen Variabilität in Bezug auf die berichteten schulischen und beruflichen Leistungen und Qualifikationen ein erhöhtes Risiko für geringere schulische Lernausgangslagen zu Schulbeginn, schlechtere Schulleistungen, geringere schulische und berufliche Qualifikationen und das spätere Arbeiten in niedriger qualifizierten Berufen. Gravierende und persistierende sprachliche Defizite sind dabei mit einem höheren Risiko für geringere schulische und berufliche Qualifikationen verbunden. Die Ergebnisse legen nahe, dass insbesondere Schüler und Schülerinnen mit anhaltenden sprachlichen Schwierigkeiten nicht nur zu Beginn der Schulzeit, sondern auch in ihrer weiteren schulischen Laufbahn sowie während der Berufsausbildung sprachliche Unterstützung benötigen. Neben der Unterstützung im Auf- und Ausbau schriftsprachlicher Fähigkeiten (► Abschn. 12.4) scheint hierbei auch besondere Unterstützung beim Aufbau mathematischer Fähigkeiten sowie der Erweiterung schulisch vermittelten Wissens von Bedeutung zu sein.

12.4 Schriftspracherwerb

Der Schriftspracherwerb stellt für Kinder mit SES einen besonders vulnerablen Bereich schulischer Fertigkeiten dar. Entscheidende Grundlage für einen gelingenden Schriftspracherwerb bilden nach aktuellem Forschungsstand vor allem eine intakte phonologische Informationsverarbeitung sowie gute verbalsprachliche Fähigkeiten.

Voraussetzungen für einen gelingenden Schriftspracherwerb

Mit dem Begriff der phonologischen Informationsverarbeitung sind Fähigkeiten gemeint, welche die Verarbeitung, Speicherung und den bewussten Umgang mit Informationen zur Lautstruktur einer Sprache betreffen. Dazu gehören vor allem die Leistungsfähigkeit des phonologischen Arbeitsgedächtnisses (vgl. ► Kap. 6), die Zugriffsgeschwindigkeit auf phonologische Einträge im mentalen **Lexikon** sowie die Ausbildung der **phonologischen Bewusstheit** (Mayer 2014).

In alphabetischen Schriftsystemen wie dem Deutschen basiert die Verschriftung von Wörtern auf deren phonologischer Struktur. Die Einsicht in die Lautstruktur von Wörtern, z. B. aus welchen Sprachlauten ein Wort zusammengesetzt ist, sowie der gelingende schnelle Abruf von visuell codierten Reizen (z. B. Zuordnung des Graphems <sch> zum **Phonem** /ʃ/) stellen somit entscheidende Voraussetzungen für den Einstieg in den Schriftspracherwerb, d. h. den Erwerb der grundlegenden Lesetechnik und das erste Verschriften von Wörtern dar.

Das Erlesen von Einzelwörtern sowie das rein phonographische, d. h. lautgetreue Verschriftenkönnen von Wörtern stellt jedoch lediglich eine notwendige und noch keine hinreichende Bedingung für einen gelingenden Schriftspracherwerb dar. Um einen Lesetext verstehen zu können, benötigen die Leser/-innen zudem Fähigkeiten auf semantisch-lexikalischer sowie grammatischer Ebene (Bishop und Snowling 2004), d. h. etwa einen ausreichend großen Wortschatz, sowie die Fähigkeit, die in der Schriftsprache im Gegensatz zur gesprochenen Sprache meist deutlich komplexeren grammatischen Strukturen zu verstehen.

Auch für das Verschriften von Wörtern und Texten benötigt der oder die Schreibende im weiteren Verlauf des Schriftspracherwerbs neben dem Erlernen der Verschriftung einzelner Grapheme und ihrer jeweils zugehörigen Phoneme (Phonem-Graphem-Korrespondenz, z. B. wird der Laut /m/ als <m> verschriftlicht) sprachliche Fähigkeiten auf weiteren Sprachebenen. So sind für das Erlernen orthografischer Regeln etwa Einsichten in die **morphologische** Struktur von Wörtern („Häuser" geht auf das Wort „Haus" zurück, daher hier Verschriftung durch das Graphem <äu> statt des Graphems <eu>) sowie in den **syntaktischen** Aufbau von Sätzen (die Grenze zwischen Haupt- und Nebensatz wird durch ein Komma markiert) erforderlich.

- **Schriftsprachliche Leistungen bei Kindern mit SES**

Kinder mit SES zeigen im Mittel schlechtere schriftsprachliche Leistungen als sprachlich unauffällige Kinder und schneiden häufiger unterhalb der für die jeweilige Klassenstufe angesetzten Erwartungsnorm ab.

In einer Studie von Catts et al. (2002) zeigten Kinder mit SES sowohl in der 2. als auch in der 4. Klasse signifikant geringere *Leseleistungen* als Kinder ohne SES. Die Kinder mit SES waren dabei sowohl in der Lesegenauigkeit, d. h. dem fehlerfreien Erlesen von realen sowie Pseudowörtern, als auch im Verstehen gelesener Texte den sprachlich unauffällig entwickelten Kindern unterlegen. Hinsichtlich des *Leseverstehens* erzielten in der 2. und 4. Klasse 53 % bzw. 48 % der sprachentwicklungsgestörten Kinder Werte unterhalb des Normbereichs (unterhalb einer Standardabweichung in einem standardisierten Testverfahren). Diese Rate lag 6 Mal höher als in der sprachlich unauffälligen Kontrollgruppe, in der in beiden Klassenstufen 8–9 % aller Kinder Leseverständniswerte unterhalb einer Standardabweichung aufwiesen.

In der Kohorte der „Manchester Language Study" zeigten 83 % der untersuchten sprachentwicklungsgestörten Kinder im Alter von 11 Jahren Werte unterhalb einer Standardabweichung hinsichtlich ihrer *Lesefähigkeiten.* Wie in der Studie von Catts et al. (2002) zeigten sich dabei innerhalb der Gesamtgruppe Schwierigkeiten sowohl bezüglich der Lesegenauigkeit (bei 67 % der Kinder) als auch in Bezug auf das Leseverständnis (bei 80 % der Kinder; Botting et al. 2006).

Die *Rechtschreibleistungen* sprachentwicklungsgestörter Kinder zwischen 5 und 18 Jahren wurden von Joye et al. (2018) anhand einer Metaanalyse mit 32 internationalen Studien untersucht. Kinder mit SES zeigten hier signifikant geringere Leistungen als sprachlich unauffällige Kinder (Effektstärke −1,42 mit einem Konfidenzintervall von −1,60; −1,24), wobei sich niedrigere Leistungen sowohl beim Diktieren von Wörtern als auch bei der freien Textproduktion ergaben.

Speziell für den deutschen Sprachraum untersuchte Hübner (2015) die Rechtschreibleistungen von 172 sprachentwicklungsgestörten Viertklässlern, die an Schulen für Sprachbehinderte beschult wurden. Die erzielten mittleren Testwerte in einem standardisierten Rechtschreibtest lagen in dieser Stichprobe mehr als eine Standardabweichung unterhalb der Norm.

Längsschnittstudien weisen darauf hin, dass die Schriftsprachleistungen von Kindern mit SES *überdauernd* hinter den Leistungen sprachlich unauffälliger Kinder zurückbleiben. So zeigten etwa in der Untersuchung von Snowling et al. (2000) Schulabgänger, bei denen im Vorschulalter eine SES diagnostiziert worden war, schlechtere Leistungen beim Lesen und Rechtschreiben als die Kontrollgruppe mit ungestörtem Sprachentwicklungsverlauf.

Ähnliche Ergebnisse ergeben sich in der „Manchester Language Study". Die hier untersuchte Kohorte junger Erwachsener, bei denen im Alter von 7 Jahren eine SES diagnostiziert worden war, erzielte im Alter von 24 Jahren signifikant schlechtere Leseleistungen als eine sprachlich unauffällig entwickelte Kontrollgruppe und zeigte im Durchschnitt das Leseniveau 11- bis 12-jähriger Kinder (Conti-Ramsden et al. 2018).

Auch für den Schriftspracherwerb gilt jedoch, dass spracherwerbsgestörte Kinder eine große *Heterogenität* in ihren Leistungen zeigen. Einerseits bleiben nicht alle Kinder hinter den für die jeweilige Klassenstufe erwarteten schriftsprachlichen Leistungen zurück. So berichten etwa Snowling et al. (2000) für 35 % der von ihnen untersuchten Jugendlichen mit SES Lesefähigkeiten innerhalb der Erwartungsnorm. Andererseits zeigen sich jedoch auch Untergruppen von Kindern und Jugendlichen mit SES, bei denen massive Schwierigkeiten beim Schriftspracherwerb vorliegen. Beispielsweise lagen bei Hübner (2015) bei 10 % der untersuchten Schüler/-innen die Rechtschreibleistungen unterhalb der Auswertungsgrenze des verwendeten Testverfahrens. Diese Schüler/-innen hatten nicht nur Schwierigkeiten mit der Berücksichtigung orthografischer Regeln, sondern zeigten bereits Probleme darin, Wörter hinsichtlich ihrer Lautstruktur zu analysieren und gemäß der Phonem-Graphem-Korrespondenz zu verschriften, und hatten somit in Klasse 4 noch nicht die für die Klassenstufen 1 und 2 erwarteten Kompetenzen erreicht.

▪ Prognose schriftsprachlicher Leistungen

Komplexe und persistierende SES sowie eine geringere nonverbale Intelligenz sind bei sprachentwicklungsgestörten Kindern und Jugendlichen mit einer schlechteren Prognose hinsichtlich ihrer schriftsprachlichen Leistungen verbunden.

Bezüglich der *Komplexität der SES* fanden Snowling et al. (2000) Gruppenunterschiede zwischen Jugendlichen mit isolierten Aussprachestörungen und Jugendlichen, bei denen die SES mehrere Sprachebenen umfasste. Jugendliche mit umfassenderen sprachlichen Einschränkungen schnitten hinsichtlich ihrer schriftsprachlichen Leistungen schlechter ab als Jugendliche, bei denen nur die Aussprache betroffen war. Zu einem vergleichbaren Ergebnis kommt die Metaanalyse von Joye et al. (2018). Kinder und Jugendliche mit isolierten Aussprachestörungen schnitten hier in ihren Rechtschreibleistungen besser ab als Kinder und Jugendliche, bei denen die SES auch die lexikalische bzw. grammatische Ebene betraf. Allerdings waren auch Kinder und Jugendliche mit isolierten Aussprachestörungen altersgleichen Peers mit ungestörter Sprachentwicklung in ihren Rechtschreibleistungen signifikant unterlegen.

Neben den betroffenen Sprachebenen scheint auch die von der SES *betroffene sprachliche Modalität* von Bedeutung zu sein. So waren bei Simkin und Conti-Ramsden (2006) 11-jährige Kinder mit rein expressiven SES Kindern mit expressiv-rezeptiven Störungen sowohl im Einzelwortlesen als auch im Leseverstehen signifikant überlegen. Darüber hinaus war der Anteil der Kinder mit schweren Lesestörungen in der Gruppe mit eingeschränktem Sprachverständnis deutlich höher.

Auf Zusammenhänge zwischen der *Persistenz der SES* und den schriftsprachlichen Leistungen weisen die Untersuchungsergebnisse von Simkin und Conti-Ramsden (2006) und Catts et al. (2002) hin. Ein Teil der Untersuchungsgruppe von Simkin und Conti-Ramsden (2006) umfasste Kinder, bei denen zwar in der frühen Kindheit eine SES festgestellt worden war, die im Alter von 11 Jahren jedoch keine Symptome mehr zeigten. Diese schnitten beim

Lesetextverstehen und Einzelwortlesen besser ab als Kinder mit noch bestehenden SES, zudem fanden sich unter den Kindern mit überwundener SES nahezu keine Kinder mit schweren Lesedefiziten. In der Untersuchung von Catts et al. (2002) zeigten Kinder mit verbesserten Sprachfähigkeiten in Klasse 2 bzw. 4 bessere Leseleistungen als Kinder mit persistierenden SES. Der wichtigste Prädiktor für die Leseleistungen waren dabei die aktuellen Sprachleistungen und nicht der Grad der sprachlichen Verbesserung. Dennoch schnitten auch Kinder, deren Sprachleistungen sich verbessert hatten, in Bezug auf ihre Leseleistungen schlechter ab als eine Vergleichsgruppe mit ungestörter Sprachentwicklung.

Auch die *nonverbalen kognitiven Fähigkeiten* sprachentwicklungsgestörter Kinder scheinen im Hinblick auf die schriftsprachlichen Leistungen von Bedeutung zu sein. So zeigten etwa bei Catts et al. (2002) sprachentwicklungsgestörte Kinder mit zusätzlichen Einschränkungen ihrer nonverbalen kognitiven Leistungen ein höheres Risiko für das Ausbilden von Leseschwierigkeiten. Einen Zusammenhang zwischen dem nonverbalen IQ und den Leseleistungen beobachteten auch Botting et al. (2006). In ihrer Untersuchung befanden sich in der Gruppe der sprachentwicklungsgestörten Kinder, die mit 11 Jahren keine Leseprobleme aufwiesen, überwiegend Kinder mit höheren nonverbalen Intelligenztestleistungen. Die Autoren gehen auf Grundlage dieser Ergebnisse davon aus, dass eine höhere nonverbale Intelligenz bei Kindern mit SES einen protektiven Faktor bezüglich ihrer schriftsprachlichen Leistungen darstellen könnte.

■ Bedeutung schulischer Instruktion für den gelingenden Schriftspracherwerb

Im Hinblick auf den Schriftspracherwerb sollte grundsätzlich beachtet werden, dass dieser im Gegensatz zum Spracherwerb keinen biologisch bedingten implizit erfolgenden Entwicklungsbereich darstellt, sondern in der Regel auf das Vorhandensein expliziter Instruktionen angewiesen ist. Demnach kommt zusätzlich zu möglichen kindinternen Faktoren wie der phonologischen Informationsverarbeitung, den sprachlichen Fähigkeiten und der nonverbalen Intelligenz auch der Qualität der Instruktion bzw. des schulischen Unterrichts eine Rolle für die gelingende Ausbildung schriftsprachlicher Fähigkeiten zu (Weinold und Fay 2017). Insbesondere Kinder mit einem erhöhten Risiko für das Ausbilden von Schwierigkeiten beim Schriftspracherwerb scheinen dabei von Beginn an auf eine strukturierte Instruktion angewiesen zu sein und deutlich weniger von offenen, selbsttätigen Unterrichtsformen zu profitieren als Kinder mit guten Voraussetzungen (Hatz und Sachse 2014).

■ Zusammenhang zwischen SES und Störungen des Schriftspracherwerbs

Hinsichtlich des Entstehungszusammenhangs von SES und Problemen bzw. Störungen des Schriftspracherwerbs bestehen aktuell unterschiedliche Hypothesen:

- Diskutiert wird etwa, dass in beiden Gruppen ein ähnliches Ausmaß an Defiziten in der phonologischen Informationsverarbeitung besteht, Kinder mit SES jedoch im Gegensatz zu Kindern mit isoliert auftretenden Schriftspracherwerbsstörungen zusätzliche Defizite in nicht phonologischen Sprachbereichen aufweisen.
- Als weitere Hypothese wird formuliert, dass SES und Schriftspracherwerbsstörungen auf die gleichen zugrunde liegenden Defizite in der phonologischen Informationsverarbeitung zurückzuführen sind, diese bei Kindern mit SES jedoch ausgeprägter sind als bei Kindern mit isolierten Schriftspracherwerbsstörungen und sich daher auch auf andere Sprachebenen auswirken.
- Zudem wird diskutiert, ob beide Störungsbilder möglicherweise als 2 unterschiedliche Ausprägungsgrade eines einzelnen Störungsbildes aufzufassen sind.

Die genaue Beziehung zwischen der Entstehung von Spracherwerbsstörungen und Problemen bzw. Störungen des Schriftspracherwerbs ist entsprechend komplex und bis zum heutigen Zeitpunkt noch nicht umfassend verstanden (Botting et al. 2006; Pennington und Bishop 2009). Zwar bestehen deutliche Zusammenhänge zwischen dem Auftreten von SES und Problemen beim Schriftspracherwerb, diese entsprechen jedoch keiner Eins-zu-eins-Beziehung und die genauen Ursachen für die hohe gemeinsame Prävalenz sind bis heute nicht abschließend geklärt. Wie im ► Exkurs: Gemeinsames Auftreten von SES und Störungen des Schriftspracherwerbs aufgeführt wird, ist die Feststellung exakter Daten zum gemeinsamen Auftreten der beiden Störungsbilder zudem von verschiedenen Faktoren abhängig.

Beachtet werden sollte hinsichtlich des Zusammenhangs zwischen sprachlichen und schriftsprachlichen Leistungen zudem, dass sich Entwicklungsprobleme in beiden Bereichen im Entwicklungsverlauf auch gegenseitig beeinflussen. Zum einen können sich geringe sprachliche Leistungen direkt auf schriftsprachliche Leistungen auswirken, d. h., ein eingeschränktes Sprachverständnis kann auch auf das Leseverstehen negative Auswirkungen haben. Umgekehrt können jedoch auch geringe schriftsprachliche Fähigkeiten einen Einfluss auf die weitere Sprachentwicklung ab dem Schulalter nehmen. So profitieren Schüler/-innen mit geringen Lesefähigkeiten weniger von dem schriftlich vermittelten sprachlichen Input und erhalten somit weniger Gelegenheiten, ihren Wortschatz zu erweitern, bzw. kommen in geringerem Ausmaß mit sprachlichen Strukturen in Kontakt, die vor allem in der Schriftsprache verwendet werden, beispielsweise Nominalisierungen, komplexe Nebensatzkonstruktionen oder figurative Sprache wie etwa Metaphern (Catts et al. 2002; Leonard 2014).

Insgesamt stellen somit sowohl der Einstieg als auch der weitere Verlauf des Schriftspracherwerbs für viele Kinder mit SES große Hürden dar, während sich gleichzeitig geringe schriftsprachliche Leistungen auch negativ auf die weitere Sprachentwicklung im Schulalter auswirken können. Da gute schriftsprachliche Leistungen einen entscheidenden Prädiktor für den Schulerfolg darstellen, sollte demnach der Förderung von Vorläuferfertigkeiten (phonologische Bewusstheit, Benenngeschwindigkeit für visuell codierte Reize, aber auch lexikalische und grammatische Fähigkeiten), dem Erwerb der grundlegenden Lese- und Schreibtechnik sowie dem Ausbau späterer schriftsprachlicher Fähigkeiten (Strategien zur Unterstützung des Leseverständnisses, Erwerb orthografischer Regeln sowie Planung, Formulierung und Überarbeitung geschriebener Texte) bei sprachentwicklungsgestörten Kindern und Jugendlichen besondere Aufmerksamkeit gewidmet werden.

Exkurs

Gemeinsames Auftreten von SES und Störungen des Schriftspracherwerbs

Wird explizit danach gefragt, wie hoch der Prozentsatz der Kinder und Jugendlichen ist, die gleichzeitig eine *SES* und eine klinisch relevante *Lese-Rechtschreib-Störung* (LRS, im englischen Sprachraum: Dyslexia) aufweisen, schwanken die Angaben in der Literatur zwischen 50 und 100 % (Kany und Schöler 2014).

Gründe für diese unterschiedlichen Angaben liegen u. a. darin, dass in einzelnen Studien unterschiedliche Definitionen und Einschlusskriterien für beide Störungsbilder verwendet werden. Unterschiede bestehen etwa darin, welche sprachlichen bzw. schriftsprachlichen Leistungen im Einzelnen genau geprüft werden, ab welchen Testwerten von einer klinisch relevanten Störung ausgegangen wird oder welche Rolle der Intelligenz für die Diagnosestellung zugemessen wird.

Beispielsweise wäre zu beachten, ob für die Diagnose einer LRS die Lese- *und* die Rechtschreibleistungen geprüft und ob sowohl die Lesegenauigkeit als auch das Leseverständnis untersucht wurden.

Bei der Betrachtung der Einschlusskriterien für die SES können jeweils Unterschiede darin bestehen, welche Sprachebenen in einzelnen Studien einbezogen (z. B. Grammatik, Lexikon, **Phonologie**) und welche Modalitäten überprüft wurden (expressiv, rezeptiv).

Unterschiede zwischen einzelnen Studien ergeben sich auch bei den jeweils verwendeten Cut-off-Werten, d. h. der Abweichung vom Mittelwert der Vergleichsgruppe, bei der von einer klinisch relevanten Störung ausgegangen wird.

Darüber hinaus wird der Faktor Intelligenz für die Diagnose beider Störungsbilder in einzelnen Studien unterschiedlich gehandhabt. So schließen einige Studien ausschließlich Kinder und Jugendliche mit nonverbalen Intelligenzwerten im Normbereich ein bzw. fordern als Einschlusskriterium, dass die sprachlichen und schriftsprachlichen Leistungen nicht nur einen definierten Abstand zur Altersnorm aufweisen, sondern zudem mindestens eine Standardabweichung unterhalb der nonverbalen Intelligenz des betroffenen Kindes bzw. Jugendlichen liegen (doppeltes Diskrepanzkriterium). In jüngerer Zeit zeichnet sich in der internationalen Diskussion allerdings sowohl für SES als auch für Schriftspracherwerbsstörungen eine Distanzierung von der Einbeziehung einer definierten Diskrepanz zum nonverbalen IQ bei der Diagnosestellung ab.

12.5 Verhalten und sozial-emotionale Entwicklung

Kinder mit SES zeigen gehäuft problematische Verhaltensweisen sowie im Vergleich zu sprachlich ungestört entwickelten Kindern geringere emotionale und soziale Fähigkeiten (von Suchodoletz 2004; Willinger et al. 2003; Yew und O'Kearney 2013). Zu diesen Fähigkeiten gehören Kooperationsvermögen, Durchsetzungsvermögen, Erkennen eigener und der Emotionen anderer, sowie Kontrolle bzw. situationsangemessenes Ausdrücken von Emotionen.

In einer Metaanalyse mit 19 Studien, die insgesamt 8 Kohorten umfassten, fanden Yew und O'Kearney (2013) für Kinder mit SES ein gegenüber Kindern ohne SES etwa doppelt so hohes Risiko für das Auftreten von Aufmerksamkeitsstörungen sowie externalisierenden und internalisierenden Verhaltensproblemen.

Definition

Unter *externalisierendem Problemverhalten* werden etwa delinquente, oppositionelle und aggressive Verhaltensweisen gefasst, während *internalisierende Verhaltensweisen* Ängste, Depressionen, sozialen Rückzug sowie extreme Schüchternheit und Gehemmtheit umfassen.

Es gibt zahlreiche Studien, die sich mit Verhaltensaspekten und der sozial-emotionalen Entwicklung von sprachentwicklungsgestörten Kindern beschäftigen. In ◻ Tab. 12.1 sind einige zentrale Studienergebnisse zusammengefasst.

Tab. 12.1 Verhaltens- und sozial-emotionale Probleme bei Kindern und Jugendlichen mit SES

Bereich	Ergebnisse
Aufmerksamkeitsdefizite	– Yew und O'Kearney (2013): Laut dieser Metaanalyse haben Kinder mit SES ein doppelt so hohes Risiko für das Auftreten von Aufmerksamkeitsstörungen mit Hyperaktivität wie Kinder ohne SES – Willinger et al. (2003): 14 % der untersuchten 4- bis 6-jährigen Kinder mit SES haben Aufmerksamkeitsdefizite – Noterdaeme und Amorosa (1999): 48 % der 6- bis 9-jährigen Kinder mit SES zeigen in einem Elternfragebogen auffällige Werte auf der Skala „Aufmerksamkeit" – Beitchmann et al. (1986): Bei 30 % der 5-jährigen Kinder mit SES sind Aufmerksamkeitsstörungen feststellbar Aufmerksamkeitsdefizite werden dabei in den Studien von Beitchman et al. (1986), Noterdaeme und Amorosa (1999) und Willinger et al. (2003) als häufigste Verhaltensprobleme bei Kindern mit SES angegeben
Aggressives und delinquentes Verhalten	– Willinger et al. (2003): 10 % der untersuchten 4- bis 6-jährigen Kinder mit SES zeigen delinquentes und aggressives Verhalten – Brownlie et al. (2004): Eltern 19-jähriger Jungen mit SES berichten ein höheres Ausmaß an delinquentem Verhalten als Eltern von Jugendlichen ohne SES. Die Jugendlichen selbst berichten kein erhöhtes delinquentes Verhalten, geben jedoch häufiger an, Straftaten begangen zu haben
Ängstlichkeit und Angststörungen	– van den Bedem et al. (2018): Kinder und Jugendliche (8–15 Jahre) mit SES geben eine höhere Ängstlichkeit an – Conti-Ramsdem und Botting (2008), Wadman et al. (2011b): Jugendliche mit SES zeigen ein erhöhtes Ausmaß an Ängstlichkeit – Voci et al. (2006): Unter 19-jährigen Jugendliche mit SES liegt die Rate an diagnostizierten Angststörungen signifikant höher als bei Jugendlichen ohne SES; am häufigsten werden soziale Phobien diagnostiziert (2,7-fach erhöhtes Risiko)
Traurigkeit und Depressivität	– van den Bedem et al. (2018): Sprachentwicklungsgestörte Kinder und Jugendliche (8–15 Jahre) geben im Vergleich zu ihren sprachlich typisch entwickelten Peers ein erhöhtes Ausmaß an Traurigkeit an – Conti-Ramsden und Botting (2008), Wadman et al. (2011b): Bei Jugendlichen mit SES sind erhöhte Raten von Depressivität feststellbar
Schüchternheit	– Wadman et al. (2011a): 16- bis 17-jährige Jugendliche zeigen keine Unterschiede zu sprachlich unauffällig entwickelten Jugendlichen hinsichtlich ihrer Kontaktfreude, zeigen aber ein höheres Ausmaß an Schüchternheit und ein geringeres Selbstbewusstsein – Durkin et al. (2017): Jugendliche und junge Erwachsene mit SES weisen ein erhöhtes Maß an Schüchternheit, ein geringeres Selbstbewusstsein und eine geringere Selbstwirksamkeit auf
Emotionsregulation	– Fujiki et al. (2002): Lehrkräfte schätzen die Fähigkeiten zur Regulation der eigenen Emotionen bei sprachentwicklungsgestörten Kindern im Alter von 6 bis 13 Jahren deutlich geringer ein als bei sprachlich typisch entwickelten Kindern

(Fortsetzung)

Tab. 12.1 (Fortsetzung)

Bereich	Ergebnisse
Soziale Fähigkeiten	– Fujiki et al. (1996): Lehrkräfte schätzen die sozialen Fähigkeiten (z. B. Kooperationsvermögen, Verhalten in Konfliktsituationen) von Kindern mit SES schlechter ein als bei der altersgleichen Kontrollgruppe – Wadman et al. (2011b): Jugendliche mit SES schätzen ihre eigenen sozialen Fähigkeiten nicht schlechter ein als sprachunauffällige Peers, geben jedoch erhöhten sozialen Stress an – Toseeb et al. (2017): Kinder, Jugendliche und junge Erwachsene mit SES schätzen ihre eigenen prosozialen Fähigkeiten niedriger ein als sprachlich unauffällige Peers, erzielen als Gruppe aber Werte im Normbereich
Umgang mit Peers und Qualität von Freundschaften	– Fujiki et al. (1996): 8- bis 12-jährige Kinder mit SES berichten signifikant weniger Kontakte zu Gleichaltrigen und sind weniger zufrieden mit ihren Beziehungen zu Gleichaltrigen als sprachunauffällige Kinder – Mok et al. (2014): 78 % der befragten Kinder und Jugendlichen mit SES berichten für mindestens einen Untersuchungszeitpunkt (7, 8, 11 und 16 Jahre) Probleme bei der sozialen Interaktion mit Gleichaltrigen. Bei 12 % sind die sozialen Probleme beschränkt auf die Kindheit, bei 26 % zeigen sich Probleme erst ab dem Jugendalter und bei 39 % persistieren die Schwierigkeiten über die Kindheit und die Jugend hinweg – Durkin und Conti-Ramsden (2007): 16-jährige Jugendliche mit SES geben eine geringere Qualität ihrer Freundschaften an als Jugendliche ohne SES
Mobbingerfahrungen	– van dem Bedem et al. (2018): 8- bis 15-jährige Kinder mit SES erleben häufiger Mobbingerfahrungen als sprachunauffällige Kinder – Knox und Conti-Ramsden (2003, 2007): 11-jährige Kinder mit SES geben 3 Mal häufiger an, von anderen gehänselt zu werden, als sprachlich unauffällig entwickelte Kinder (36 % vs. 12 % in der Kontrollgruppe); mit 16 Jahren ist die Mobbingrate niedriger, jedoch weiterhin im Vergleich zu sprachunauffälligen Jugendlichen erhöht (17 % vs. 7 % in der Kontrollgruppe)

Diese zeigen, dass Kinder mit SES im Vergleich zu altersgleichen Kindern und Jugendlichen häufiger Aufmerksamkeitsstörungen, externalisierendes und internalisierendes Problemverhalten sowie Schwierigkeiten bei der Entwicklung emotionaler und sozialer Fähigkeiten und Störungen ihrer Beziehungen zu Gleichaltrigen aufweisen.

In Übereinstimmung mit den Ergebnissen aus anderen Entwicklungsbereichen muss jedoch berücksichtigt werden, dass auch die Verhaltens- und die sozial-emotionale Entwicklung sprachentwicklungsgestörter Kinder und Jugendlicher sehr heterogen verlaufen (Durkin und Conti-Ramsden 2010). Ein im Vergleich zu sprachlich typisch entwickelten Peers insgesamt erhöhtes Risiko für Probleme oder Störungen in diesem Bereich bedeutet folglich nicht, dass ein deterministischer Zusammenhang zwischen der Diagnose einer SES und dem Auftreten von begleitenden Verhaltens- und sozial-emotionalen Problemen besteht (Durkin und Conti-Ramsden 2010).

▪ Beeinflussende Faktoren

Faktoren, die mit dem Auftreten, der Art und dem Verlauf begleitender Probleme im Verhalten und in der sozial-emotionalen Entwicklung bei Kindern und Jugendlichen mit SES assoziiert sind, scheinen vor allem die Persistenz, die Art und die Komplexität der sprachlichen Symptomatik sowie die nonverbale Intelligenz zu sein.

Hinsichtlich der *Persistenz der SES* weist die Nachuntersuchung der Kohorte von Bishop und Edmundson (1987) darauf hin, dass eine frühe Überwindung der sprachlichen Symptomatik mit einer günstigeren Prognose verbunden zu sein scheint. Während jene Jugendliche, die eine im Alter von 4 Jahren diagnostizierte SES bereits mit 5;6 Jahren überwunden hatten, nicht häufiger Aufmerksamkeits- und soziale Probleme zeigten als die sprachlich unauffällige Kontrollgruppe, ließen sich bei Jugendlichen, die noch im Alter von 5;6 Jahren Symptome einer SES aufgewiesen hatten, vermehrt Aufmerksamkeits- und soziale Probleme feststellen (Snowling et al. 2006).

Gruppenunterschiede hinsichtlich der Auftretenshäufigkeit von Verhaltens- und sozial-emotionalen Problemen ergeben sich auch im Hinblick auf die *Art der sprachlichen Symptomatik.* Die Diagnose einer isolierten Aussprachestörung ist nach aktuellem Forschungsstand auf Gruppenebene nicht mit einem gesteigerten Problemverhalten und psychischen Störungen assoziiert, während Kinder und Jugendliche mit komplexen, mehrere Sprachebenen betreffenden SES häufiger von Verhaltens- und sozial-emotionalen Problemen sowie klinisch relevanten Störungen in diesem Bereich betroffen sind (Beitchman et al. 1996b; Snowling et al. 2006).

Besonders gravierende Schwierigkeiten in Bezug auf das Verhalten, die Aufmerksamkeit und das Sozialverhalten werden zudem für sprachentwicklungsgestörte Kinder und Jugendliche mit zusätzlichen geringen *nonverbalen kognitiven Fähigkeiten* berichtet (Benasich et al. 1993; Snowling et al. 2006).

Darüber hinaus weisen einige Untersuchungen darauf hin, dass die Art der auftretenden Begleitauffälligkeiten im Zusammenhang mit dem Geschlecht und dem Alter der Kinder und Jugendlichen steht.

In der kanadischen Längsschnittstudie um Beitchman zeigten *Jungen* mit SES eine im Vergleich zu sprachlich unauffällig entwickelten Peers erhöhte Auftretensrate für eine Aufmerksamkeitsdefizit-/Hyperaktivitätsstörung (ADHS) sowie als junge Erwachsene eine erhöhte Prävalenz von delinquentem Verhalten (Beitchman et al. 1996a, Brownlie et al. 2004). Für *Mädchen* ergaben sich in diesen beiden Bereichen keine Unterschiede zu sprachlich unauffällig entwickelten Peers, sie zeigten jedoch häufiger emotionale Störungen (Beitchman et al. 1996a).

Bezüglich eines möglichen Einflusses des *Alters* liegen erste Hinweise auf unterschiedliche Entwicklungsverläufe für verschiedene begleitende Auffälligkeiten vor. Während Verhaltensprobleme bei Kindern mit SES von der Kindheit bis ins Jugendalter eher abzunehmen scheinen (St Clair et al. 2010), scheint die Auftretenshäufigkeit emotionaler und sozialer Störungen, vor allem sozialer Phobien, mit zunehmendem Alter anzusteigen (Beitchman et al. 2001; St Clair et al. 2010).

▪ Zusammenhang von SES und Verhaltens- bzw. sozial-emotionalen Problemen

Die genauen Entstehungszusammenhänge zwischen SES und Verhaltens- bzw. sozial-emotionalen Problemen sind bislang noch nicht hinreichend geklärt. Die aus Studien hervorgehenden Zusammenhänge sind korrelativer Natur und erlauben daher keine direkten Rückschlüsse auf kausale Beziehungen, d. h. darauf, ob und in welcher Form SES und

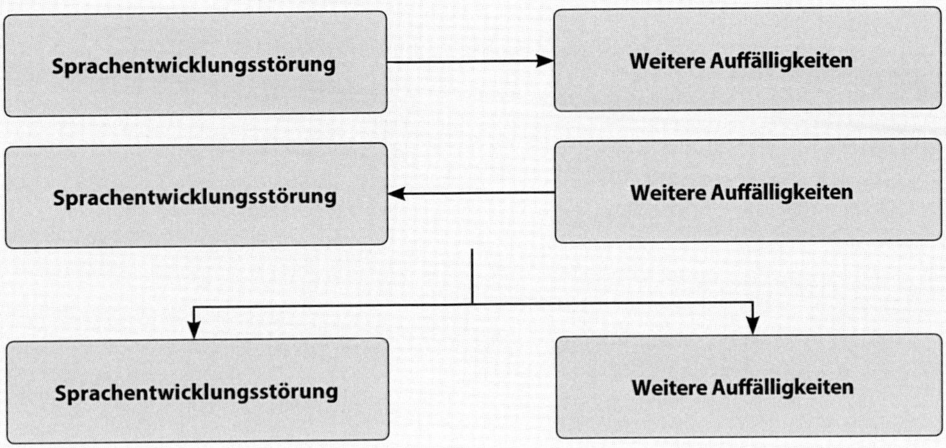

Abb. 12.1 Mögliche Zusammenhänge zwischen Sprachentwicklungsstörungen (SES) und weiteren Auffälligkeiten

Auffälligkeiten des Verhaltens bzw. der sozial-emotionalen Entwicklung in einem direkten Ursache-Folge-Verhältnis stehen (Beitchman et al. 1996b). Hinsichtlich der genauen Zusammenhänge können daher unterschiedliche Hypothesen aufgestellt werden (Helland et al. 2014), die in Abb. 12.1 dargestellt sind:

- Probleme im Verhalten und in der sozial-emotionalen Entwicklung könnten als *Folgeprobleme der SES* entstehen. Der durch die eingeschränkten Sprachfähigkeiten entstehende, anhaltende kommunikative Misserfolg kann zu problematischen Verhaltensweisen wie Aggressionen oder zu sozialem Rückzug führen. Außerdem ist es denkbar, dass die sprachlichen Einschränkungen die Entwicklung von wichtigen Basisfertigkeiten für die Emotions- und die Verhaltensregulation sowie für die Entwicklung sozialer Fähigkeiten behindern, z. B. das Verstehen von Emotionen oder inneres Sprechen zur Regulation des eigenen Verhaltens.
- Probleme des Verhaltens und der sozial-emotionalen Entwicklung könnten *Ursache für die SES* sein bzw. deren Entstehung zumindest begünstigen. So könnten beispielsweise Aufmerksamkeitsstörungen oder soziale Ängste dazu führen, dass die betroffenen Kinder Spracherwerbsgelegenheiten weniger effizient nutzen können als andere Kinder und in der Folge Beeinträchtigungen ihrer sprachlichen Entwicklung erfahren.
- Das gehäufte gemeinsame Auftreten könnte auf *eine gemeinsame Ursache* bzw. das Vorliegen von *gemeinsamen Risikofaktoren* zurückzuführen sein. Diskutiert werden in diesem Zusammenhang etwa eine Verzögerung der neurologischen Reifung oder subtile Abweichungen neurologischer Funktionen, die sich sowohl auf die sprachliche Entwicklung als auch auf andere Entwicklungsbereiche auswirken. Hinsichtlich des gemeinsamen Auftretens von Aufmerksamkeitsstörungen und SES werden zudem Störungen der exekutiven Funktionen, z. B. Inhibition und Handlungsplanung, als mögliche Ursache angenommen.

Unabhängig von den genauen Verursachungsmechanismen und Wirkrichtungen stellen begleitende Verhaltens- und sozial-emotionale Probleme zusätzliche Entwicklungsprobleme dar, die im Entwicklungsverlauf auch in Wechselwirkung mit der gestörten Sprachentwicklung stehen. Sie sollten daher im Zuge des diagnostischen Prozesses sowie bei der Wahl und Gestaltung sprachtherapeutischer Interventionen und der Beratung der Eltern und weiterer Bezugspersonen Berücksichtigung finden und zudem ggf. in Form (psycho-)therapeutischer Maßnahmen behandelt werden (Beitchmann et al. 1986).

12.6 Motorische Entwicklung

Kinder mit SES weisen häufiger Verzögerungen und Einschränkungen ihrer motorischen Entwicklung auf als sprachlich unauffällig entwickelte Kinder. Zudem werden im Vergleich zu sprachunauffälligen Kindern erhöhte Prävalenzraten für umschriebene Störungen der motorischen Funktionen angegeben.

Diepeveen et al. (2018) untersuchten anhand von Entwicklungsdaten aus Vorsorgeuntersuchungen für eine Stichprobe von 253 sprachentwicklungsgestörten Kindern im Alter von 4 bis 11 Jahren das Erreichen früher motorischer Meilensteine bis zum Alter von 3 Jahren. Ihre Ergebnisse zeigen, dass 8 der 13 überprüften Meilensteine der grob- und feinmotorischen Entwicklung von den sprachentwicklungsgestörten Kindern nicht innerhalb der Altersnorm erreicht worden waren.

In einer Untersuchung von Finlay und McPhilipps (2013) schnitten 9- bis 10-jährige Kinder mit SES in der Movement Assessment Battery for Children (Movement-ABC), einem umfassenden Test der motorischen Entwicklung, in allen 3 Subskalen (Handgeschicklichkeit, Ballfertigkeit, Balance) signifikant schlechter ab als die Vergleichsgruppe sprachlich unauffälliger Kinder.

Flapper und Schoemaker (2013) untersuchten die Prävalenz motorischer Störungen bei 6- bis 8-jährigen Kindern mit SES. Für die Diagnose einer umschriebenen Entwicklungsstörung motorischer Funktionen (UEMF; Developmental Coordination Disorder, DCD) wurden dabei als Diagnosekriterien ein Testwert unterhalb der 15. Perzentile in einem standardisierten Test der motorischen Funktionen sowie durch die motorischen Defizite verursachte Einschränkungen im alltäglichen Leben und der Ausschluss von potenziell verursachenden neurologischen oder anderen Störungsbildern herangezogen. Die festgestellte Prävalenzrate für UEMF bei sprachentwicklungsgestörten Kindern lag bei 32 % und damit 6 Mal höher als in der Gesamtbevölkerung (5–6 %). Bei 66 % der sprachentwicklungsgestörten Kinder mit zusätzlich diagnostizierter UEMF lagen die Werte im Motoriktest unterhalb der 5. Perzentile, wobei Defizite sowohl die Grob- als auch die Feinmotorik betrafen.

■ Differenzierung der motorischen Einschränkungen

Die motorischen Einschränkungen von Kindern mit SES beschränken sich nicht auf einzelne umgrenzte Bereiche der motorischen Entwicklung, sondern können verschiedene Aspekte der Grob- und Feinmotorik betreffen.

Grobmotorische Fähigkeiten beziehen sich auf große Muskelbewegungen, welche die Arme, Beine sowie den ganzen Körper betreffen (Sanjeevan 2016). Kinder mit SES schneiden als Gruppe bei der Koordination der Beine (Rückwärtslaufen, Zehenspitzengang, Hüpfen; Vukovic et al. 2010) und der Arme (Fangen, Werfen, Zielen, Prellen; Flapper und Schoemaker 2013; Vukovic et al. 2010) sowie bei der Imitation grobmotorischer Bewegungen (Vukovic et al.

2010) schlechter ab als sprachlich unauffällig entwickelte Kinder. Auch bei Aufgaben, die das Gleichgewicht der Kinder unter verschiedenen Bedingungen prüfen, erzielen Kinder mit SES schlechtere Leistungen (Flapper und Schoemaker 2013; Kaupuzs und Larins 2017).

Feinmotorische Fähigkeiten umfassen Muskelbewegungen der Hände und Finger (Sanjeevan 2016), z. B. das Auffädeln von Perlen, das Aufheben kleiner Gegenstände oder das Nachzeichnen von Linien. Kinder mit SES schneiden bei diesen Aufgaben in mehreren Studien signifikant schlechter ab als Kinder ohne SES (Finlay und McPhillips 2013; Flapper und Schoemakers 2013). Vukovic et al. (2010) berichten zudem von geringeren Leistungen bei der Imitation von Handbewegungen.

▪ Zusammenhang von SES und Defiziten der motorischen Entwicklung

Die genaue Ursache für das gehäufte gemeinsame Auftreten von SES und Defiziten der motorischen Entwicklung ist bislang nicht bekannt. Hypothesen zu möglichen Zusammenhängen richten sich weniger auf eine direkte kausale Beziehung zwischen den beiden Entwicklungsbereichen, sondern vorwiegend auf das Vorliegen einer oder mehrerer gemeinsamer Ursachen.

Bestehende Hypothesen setzen hierbei vorwiegend an *domänenübergreifenden Erklärungsansätzen* für die Entstehung von SES an. Im Gegensatz zu domänenspezifischen Erklärungsansätzen, die eine Beeinträchtigung sprachspezifischer Lernmechanismen als Ursache für die Entstehung einer SES annehmen, gehen domänenübergreifende Erklärungsansätze von einer Beeinträchtigung allgemein kognitiver Lernmechanismen aus, die auch der Entwicklung anderer Funktionsbereiche, z. B. der motorischen Entwicklung, zugrunde liegen (Sanjeevan 2016).

Ein solcher domänenübergreifender Erklärungsansatz, der insbesondere in Bezug auf das gemeinsame Auftreten von SES und motorischen Entwicklungsproblemen diskutiert wird, ist die von Ullmann und Pierpont formulierte „Procedural Deficit Hypothesis" (Ullman und Pierpont 2005). Im Rahmen dieser Hypothese wird angenommen, dass Defizite des prozeduralen Gedächtnissystems, welches das implizite Lernen und die Repräsentation von Fähigkeiten und Wissen sowie deren automatisierte und schnelle Ausführung steuert (Lum et al. 2014), sowohl Problemen im Spracherwerb, insbesondere dem Erwerb grammatischer Strukturen, als auch in der motorischen Entwicklung zugrunde liegen.

Aufgrund des erhöhten gemeinsamen Auftretens von Entwicklungsproblemen in beiden Bereichen sollten mögliche motorische Defizite bei der Diagnostik und der Therapie von Kindern mit SES Berücksichtigung finden. Bei entsprechend gravierenden motorischen Einschränkungen ist für betroffene Kinder zusätzlich zur **Sprachtherapie** eine Intervention zur gezielten Verbesserung motorischer Fähigkeiten angezeigt.

Grundsätzlich beachtet werden sollte bei der Wahl der Intervention(en), dass trotz der ermittelten Zusammenhänge der beiden Entwicklungsbereiche bisher keine Wirksamkeitsnachweise dafür vorliegen, dass die Förderung motorischer Fähigkeiten bei Kindern mit SES unmittelbare positive Effekte auf die Entwicklung ihrer sprachlichen Fähigkeiten hat. Trotz des Vorhandenseins entsprechender Förderprogramme, die auf eine direkte Verbesserung sprachlicher Fähigkeiten durch die Förderung motorischer Fähigkeiten setzen, sollten im Hinblick auf den aktuellen Forschungsstand spezifisch auf die Förderung des jeweiligen Entwicklungsbereichs abzielende Interventionsmaßnahmen gewählt werden.

12.7 Fazit

Als Gesamtgruppe zeigen Kinder und Jugendliche mit SES neben lang anhaltenden sprachlichen Defiziten auch gehäuft Probleme bzw. gegenüber sprachlich unauffälligen Kindern und Jugendlichen geringere Leistungen in verschiedenen weiteren Entwicklungs- und Funktionsbereichen. Dies betrifft die Verhaltens-, kognitive, soziale, emotionale und motorische Entwicklung, den Schriftspracherwerb und die allgemeinen Schulleistungen sowie die Schulabschlüsse und Berufschancen. Im ► Fallbeispiel: Sarah wird der Fall eines 11-jährigen Mädchens dargestellt, bei dem ersichtlich wird, welche komplexen Auswirkungen und Begleiterscheinungen mit Störungen der Sprachentwicklung einhergehen können.

Ebenso wie die Symptomatik und der Entwicklungsverlauf der SES sind auch das Auftreten, die Art und der Schweregrad zusätzlicher Entwicklungsauffälligkeiten sowie die schulischen und beruflichen Leistungen und Werdegänge innerhalb der Gruppe sprachentwicklungsgestörter Kinder und Jugendlicher sehr heterogen. Ein gehäuftes Auftreten bestimmter Begleitauffälligkeiten gilt somit immer nur auf Ebene der Gesamtgruppe und lässt keine Rückschlüsse auf Einzelfallebene zu. Entsprechend finden sich in Untersuchungen zu Begleitauffälligkeiten und Folgeproblemen bei Kindern und Jugendlichen mit SES auch Teilgruppen mit unauffälligen Entwicklungsverläufen in nichtsprachlichen Entwicklungsbereichen bzw. mit guten Schulleistungen und hohen schulischen und beruflichen Qualifikationen.

Als *Prädiktoren* für das Auftreten, die Art und den Verlauf begleitender Auffälligkeiten ergeben sich insgesamt Hinweise darauf, dass persistierende, umfassende und schwerwiegende SES, insbesondere bei Beeinträchtigung des Sprachverständnisses, mit schlechteren Ergebnissen in anderen Entwicklungs- und Funktionsbereichen assoziiert sind. Demgegenüber scheinen gute nonverbale kognitive Fähigkeiten sowohl mit einem günstigeren Verlauf der weiteren Sprachentwicklung als auch mit einer günstigeren Entwicklung in anderen Entwicklungs- und Funktionsbereichen verbunden zu sein. Die ermittelten Beziehungen sind hierbei allerdings rein korrelativer Natur und weisen somit nicht auf kausale Beziehungen im Einzelfall hin. Mögliche Prädiktoren sind im Sinne von Schutz- bzw. Risikofaktoren für die weitere Entwicklung zu verstehen. Entsprechend haben Kinder mit gravierenden, komplexen und persistierenden SES ein besonders hohes *Risiko* für das Auftreten begleitender Auffälligkeiten in weiteren Entwicklungsbereichen, während hohe nonverbale kognitive Fähigkeiten möglicherweise einen *Schutzfaktor* darstellen, der sich begünstigend auf die sprachliche sowie die Entwicklung in weiteren Bereichen auswirkt. Gleichzeitig stehen jedoch auch die sprachlichen und die nonverbalen kognitiven Leistungen im Entwicklungsverlauf in Wechselwirkung zueinander, sodass sich sprachliche Defizite auch ungünstig auf die Entwicklung (nonverbaler) kognitiver Fähigkeiten auswirken können.

Die *Ursachen* für das gehäufte Auftreten von SES und Entwicklungsauffälligkeiten in anderen Bereichen sind noch nicht hinreichend geklärt. Die eine SES begleitenden Auffälligkeiten sollten jedoch nicht grundsätzlich als einfache Folge der gestörten Sprachentwicklung interpretiert werden. So könnten Auffälligkeiten in anderen Entwicklungs- und Funktionsbereichen auch hemmende Faktoren für eine gelingende Sprachentwicklung darstellen (z. B. reduzierte Sprachlerngelegenheiten durch emotionale oder soziale Probleme, reduzierte Wortlerngelegenheiten durch Leseprobleme). Zudem werden für einzelne Entwicklungsbereiche auch spezifische Hypothesen zu möglichen gemeinsamen Ursachen diskutiert, beispielsweise Störungen der phonologischen Informationsverarbeitung als gemeinsame Ursache von SES und Störungen des Schriftspracherwerbs oder Störungen des prozeduralen Lernens als gemeinsame Ursache für SES und Störungen der motorischen Entwicklung. Darüber hinaus beeinflussen sich gemeinsam auftretende Störungen der Sprache und weiterer Entwicklungsbereiche selbst dann im Laufe der Entwicklung gegenseitig, wenn beide Störungsbilder auf voneinander unabhängige Ursachen zurückgehen.

Mögliche Auffälligkeiten und Störungen in weiteren Entwicklungsbereichen müssen daher bei der Diagnostik und der Intervention sowie der Beratung der Eltern und weiterer Bezugspersonen beachtet werden. Kinder und Jugendliche mit SES benötigen je nach Art und Ausmaß der begleitenden Auffälligkeiten Unterstützung sowie ggf. entsprechende Interventionsmaßnahmen bezüglich ihrer Verhaltens-, kognitiven, sozialen, emotionalen und motorischen Entwicklung, beim Auf- und Ausbau von schriftsprachlichen und weiteren schulisch vermittelten Fähigkeiten sowie beim Erlernen schulisch vermittelnden Wissens.

Fallbeispiel: Sarah

Sarah wird im Alter von 10 Jahren aufgrund von Problemen in allen schulischen Kernleistungsbereichen (Lesen, Schreiben, Rechnen) in einer Hochschulambulanz vorgestellt.

Anamnese: Anamnestisch ergibt sich, dass Sarahs Sprachentwicklung von Beginn an verzögert verlief. Im Alter von 4 Jahren erhielt sie eine logopädische Therapie in den Bereichen „Aussprache“ und „Grammatik“. Bei ihren beiden Geschwistern, einem älteren Bruder und einer jüngeren Schwester, liegt eine diagnostizierte SES vor. Neben sprachlichen Einschränkungen zeigte Sarah bereits im Kleinkind- und frühen Kindergartenalter eine ausgeprägte Schüchternheit sowie Einschränkungen der Feinmotorik. Aufgrund der sprachlichen Defizite und ihrer extremen Schüchternheit wurde sie von der Einschulung zurückgestellt und entsprechend erst im Alter von 7 Jahren eingeschult. In der Schule zeigten sich bereits ab der 1. Klasse Lernschwierigkeiten beim Lesen, Schreiben und Rechnen. Seit der 3. Klasse erhält Sarah innerhalb der Schule eine Lernförderung in den Fächern Deutsch und Mathematik. Trotz sehr unterstützenden Verhaltens vonseiten ihrer Eltern und Lehrkräfte leidet Sarah ausgeprägt unter ihren schlechten Schulnoten und kommt nach Klassenarbeiten in Deutsch und Mathematik teilweise weinend aus der Schule nach Hause. Da sie nur knapp in die 4. Klasse versetzt wurde, hat sie große Angst, die Versetzung in die 5. Klasse nicht zu schaffen. Hausaufgaben dauern sehr lange und sind emotional anstrengend, da Sarah teilweise blockiert oder in Wut ausbricht. In sozialen Kontexten ist Sarah anhaltend ängstlich und schweigsam und zeigt vor allem in neuen Situationen Vermeidungs- und Rückzugsverhalten. Sie hat nur eine Freundin, ist sehr mutterbezogen und macht sich häufig große Sorgen, ob ihr Verhalten Fremden gegenüber angemessen ist.

Vorstellung: Bei der Vorstellung in der Ambulanz zeigt sich Sarah sehr zurückhaltend und kann erst nach längerem Vorlauf und nur im Beisein ihrer Mutter getestet werden. Sobald sie sich unsicher darüber ist, ob sie eine Aufgabe bewältigen kann, schweigt sie oder verweigert die weitere

Mitarbeit. Sie benötigt viel Zuspruch, Zeit und Wertschätzung, um Mut zu fassen, und vermeidet es, Blickkontakt mit den Testleitern/-leiterinnen aufzunehmen. Bei der Durchführung der Schulleistungstests beginnt sie zu weinen.

Testdiagnostik: Die Überprüfung von Sarahs sprachlichen Fähigkeiten ergibt weit unterdurchschnittliche expressive und rezeptive Sprachleistungen (Sprachstandserhebungstest für Kinder im Alter zwischen 5 und 10 Jahren [SET 5–10], Wortschatz- und Wortfindungstest [WWT], Peabody Picture Vocabulary Test [PPVT]). Ihre nonverbalen kognitiven Leistungen liegen im durchschnittlichen Bereich (IQ: 104 im Non-verbalen Intelligenztest für das Alter von 6;0 bis 40;0 Jahren [SON-R 4–60]). Die Ergebnisse der durchgeführten Schulleistungstests zeigen im Vergleich zur Klassennorm weit unterdurchschnittliche Leistungen im Lesen (Salzburger Lese-Screening für die Schulstufen 2–9 [SLS 2–9], Lese- und Rechtschreibtest [SLRT] II, Leseverständnistest für Erst- bis Sechstklässler [ELFE 1–6]), Schreiben (Weingartener Grundwortschatz Rechtschreib-Test für vierte und fünfte Klassen [WRT4+]) und in Mathematik (Deutscher Mathematiktest für vierte Klassen [DEMAT 4]). Hinsichtlich Sarahs sozial-emotionaler Entwicklung weisen die Ergebnisse des Angstfragebogens für Schüler (AFS) auf eine überdurchschnittlich ausgeprägte soziale Erwünschtheit, Prüfungsangst sowie manifestierte Angst hin. Im Depressionstest für Kinder (DTK II) erzielt Sarah Werte, die noch im durchschnittlichen Bereich liegen. Von Lehrkräften wird sie jedoch als auffällig zurückgezogen und ängstlich-depressiv wahrgenommen. Nach ihren Wünschen befragt (Drei-Wünsche-Test) äußert Sarah ausschließlich schulleistungsbezogene Wünsche (1. „richtig gute Noten", 2. „keine Angst vor schlechten Noten", 3. „richtig gut in der Schule sein").

Diagnose: Auf Grundlage der Ergebnisse der Diagnostik werden die ICD-10-Diagnosen „Rezeptive Sprachstörung" (F 80.2), „Kombinierte Störung schulischer Fertigkeiten" (F81.3) und „Störung mit sozialer Ängstlichkeit des Kindesalters" (F93.2) gestellt.

Therapiemaßnahmen: Vonseiten der Ambulanz werden als therapeutische Maßnahmen eine Lerntherapie sowie eine Psychotherapie empfohlen und zusätzlich das Erwirken von Unterstützung in der Schule sowie eines Nachteilsausgleichs nahegelegt. Eine logopädische Behandlung wird nicht empfohlen, um zu vermeiden, dass Sarah zu viele therapeutische Maßnahmen gleichzeitig durchlaufen muss.

Wiedervorstellung: Zwei Jahre nach der Diagnosestellung in der Hochschulambulanz wird Sarah dort erneut vorgestellt. Es zeigt sich, dass sie auch weiterhin die Kriterien für eine rezeptive SES und für eine kombinierte Störung schulischer Fertigkeiten erfüllt. Die begonnene Lerntherapie dauert an, die neuen Lehrkräfte zeigen jedoch wenig Verständnis für Sarahs Beeinträchtigungen und sind sehr streng. Entsprechend liegt Sarahs schulisches Selbstkonzept im weit unterdurchschnittlichen Bereich. Ihre einzige Freundin hat sich von Sarah abgewandt, in ihrer Klasse ist sie Mobbingerfahrungen ausgesetzt. Außerhalb ihrer Familie hat Sarah keinerlei soziale Kontakte oder Hobbys. Über Gefühle und Sorgen spricht sie auch mit Familienmitgliedern wenig. Eine Psychotherapie war nach der Diagnosestellung in der Ambulanz nicht begonnen worden, die emotionale Belastung ist inzwischen jedoch so stark geworden, dass bei der erneuten Vorstellung die Diagnose „Angst und depressive Störung gemischt" (F41.2) gestellt wird und nun eine psychotherapeutische Begleitung initiiert wird.

12.8 Zusammenfassung

- Sprachentwicklungsstörungen (SES) sind lang anhaltende Auffälligkeiten. Obgleich im Jugend- und Erwachsenenalter in der Spontansprache kaum mehr offensichtliche sprachliche Symptome auffallen, zeigen Betroffene bei gezielten Überprüfungen bzw. bei komplexeren Sprachleistungen meist auch in diesem Alter noch sprachliche Schwierigkeiten.
- Kinder und Jugendliche mit SES zeigen als Gesamtgruppe gehäuft begleitende Auffälligkeiten in verschiedenen weiteren Entwicklungs- und Funktionsbereichen.
- Begleitende Auffälligkeiten betreffen die Verhaltens-, kognitive, soziale, emotionale und motorische Entwicklung, den Schriftspracherwerb, die allgemeinen Schulleistungen sowie die Schulabschlüsse und Berufschancen.
- Auftreten, Art und Schweregrad begleitender Auffälligkeiten sind sehr heterogen und Ergebnisse zu erhöhten Raten von Problemen in weiteren Entwicklungs- und Funktionsbereichen bei Kindern und Jugendlichen mit SES gelten entsprechend immer nur auf Gruppenebene.
- Als mögliche Prädiktoren für das Auftreten, die Art und den Verlauf begleitender Auffälligkeiten werden u. a. Persistenz, Schweregrad und Komplexität der SES sowie die nonverbale Intelligenz diskutiert.
- Die Ursachen für das gehäufte gemeinsame Auftreten von SES und Entwicklungsauffälligkeiten in anderen Bereichen sind noch nicht hinreichend geklärt, sodass verschiedene Hypothesen zu den genauen Entstehungszusammenhängen existieren. Die begleitenden Auffälligkeiten sollten jedoch nicht als einfache Folge der SES interpretiert werden, da auch eine umgekehrte Wirkrichtung sowie unterschiedliche gemeinsame Ursachen diskutiert werden.
- Mögliche begleitende Auffälligkeiten müssen bei der Diagnostik, der Wahl der Intervention(en) sowie der Beratung der Eltern und weiterer Bezugspersonen berücksichtigt werden.

12.9 Weiterführende Literatur

Ein weiterer Überblick über begleitende Auffälligkeiten und Folgeprobleme bei Kindern mit SES findet sich bei von Suchodoletz (2004):

- von Suchodoletz, W. (2004). Zur Prognose von Kindern mit umschriebenen Sprachentwicklungsstörungen. In W. von Suchodoletz (Hrsg.), *Welche Chancen haben Kinder mit Entwicklungsstörungen?* (S. 155–199). Göttingen: Hogrefe.

Nähere Informationen sowie Zusammenstellungen von Veröffentlichungen aus der „Manchester Language Study", in der über 200 Kinder mit SES bis ins Erwachsenenalter hinsichtlich ihrer sprachlichen sowie der Entwicklung in verschiedenen weiteren Entwicklungs- und Funktionsbereichen untersucht wurden, finden sich auf folgender Website:

- The University of Manchester (2020). The Manchester language study. ▶ http://research.bmh.manchester.ac.uk/ldd/research/ManchesterLanguageStudy/. Zugegriffen: 3. März 2020.

Zusammenfassende Darstellungen der aktuellen Studienlage zu jeweils einzelnen nichtsprachlichen Entwicklungsbereichen bei Kindern mit SES finden sich in den folgenden Veröffentlichungen:

- Kognitive Entwicklung:
  - Gallinat, E., & Spaulding, T. J. (2014). Differences in the performance of children with specific language impairment and their typically developing peers on nonverbal cognitive tests: A meta-analysis. *Journal of Speech, Language,*

and Hearing Research, 57(4), 1363–1382.

- Schriftspracherwerb:
  - Joye, N., Broc, L., Olive, T., & Dockrell, J. (2018). Spelling performance in children with developmental language disorder: A meta-analysis across European languages. *Scientific Studies of Reading, 23*(2), 129–160.
- Verhalten und sozial-emotionale Entwicklung:
  - Yew, S. G. K., & O'Kearney, R. (2013). Emotional and behavioural outcomes later in childhood and adolescence for children with specific language impairments: Meta-analyses of controlled prospective studies. *Journal of Child Psychology and Psychiatry, 54*(5), 516–524.
- Motorische Entwicklung:
  - Sanjeevan, T., Rosenbaum, D. A., Miller, C., van Hell, J. G., Weiss, D. J., & Mainela-Arnold, E. (2015). Motor issues in specific language impairment: A window into the underlying impairment. *Current Developmental Disorders Reports, 2*(3), 228–236.

12

Literatur

AWMF. (2011). Diagnostik von Sprachentwicklungsstörungen (SES), unter Berücksichtigung umschriebener Sprachentwicklungsstörungen (USES). (Synonym: Spezifische Sprachentwicklungsstörungen [SSES]) Interdisziplinäre S2k-Leitlinie. Registrierungsnummer: 049-006, Entwicklungsstufe: S2k. ► http://www.awmf.org/leitlinien/detail/ll/049-006.html. Zugegriffen: 21. März 2020.

Bedem, v.d. N. P., Dockrell, J. E., van Alphen, P. M., Kalicharan, S. V., & Rieffe, C. (2018). Victimization, bullying, and emotional competence: Longitudinal associations in (pre) adolescents with and without developmental language disorder. *Journal of Speech, Language, and Hearing Research, 61*(8), 2028–2044.

Beitchman, J. H., Nair, R., Clegg, M., Ferguson, B., & Patel, P. G. (1986). Prevalence of psychiatric disorders in children with speech and language disorders. *Journal of the American Academy of Child Psychiatry, 25*(4), 528–535.

Beitchman, J. H., Brownlie, E. B., Inglis, A., Wild, J., Mathews, R., Schachter, D., Kroll, R., Martin, S., Ferguson, B., & Lancee, W. (1994). Seven-year follow-up of speech/language-impaired and control children: Speech/language stability and outcome. *Journal of the American Academy of Child and Adolescent Psychiatry, 33*(9), 1322–1330.

Beitchman, J. H., Brownlie, E. B., Inglis, A., Wild, J., Ferguson, B., Schachter, D., Lancee, W., Wilson, B., & Mathews, R. (1996a). Seven-year follow-up of speech/language impaired and control children: Psychiatric outcome. *Journal of Child Psychology and Psychiatry, 37*(8), 961–970.

Beitchman, J. H., Wilson, B., Brownlie, E. B., Walters, H., Inglis, A., & Lancee, W. (1996b). Long-term consistency in speech/language profiles: II. Behavioral, emotional, and social outcomes. *Journal of the American Academy of Child & Adolescent Psychiatry, 35*(6), 815–825.

Beitchman, J. H., Wilson, B., Brownlie, E. B., Walters, H., & Lancee, W. (1996c). Long-term consistency in speech/language profiles: I. Developmental and academic outcomes. *Journal of the American Academy of Child & Adolescent Psychiatry, 35*(6), 804–814.

Beitchman, J. H., Wilson, B., Johnson, C. J., Atkinson, L., Young, A., Adlaf, E., Escobar, M., & Douglas, L. (2001). Fourteen-year follow-up of speech/language-impaired and control children: Psychiatric outcome. *Journal of the American Academy of Child and Adolescent Psychiatry, 40*(1), 75–82.

Benasich, A. A., Curtiss, S., & Tallal, P. (1993). Language, learning, and behavioral disturbances in childhood: A longitudinal perspective. *Journal of the American Academy of Child and Adolescent Psychiatry, 32*(3), 585–594.

Birkel, P. (2007). *Weingartener Grundwortschatz Rechtschreib-Test für vierte und fünfte Klassen: (WRT 4+)*. Göttingen: Hogrefe.

Bishop, D. V., & Edmundson, A. (1987). Language-impaired 4-year-olds: Distinguishing transient from persistent impairment. *Journal of Speech and Hearing Disorders, 52*(2), 156–173.

Bishop, D. V., & Snowling, M. J. (2004). Developmental dyslexia and specific language impairment: Same or different? *Psychological Bulletin, 130*(6), 858–886.

Bishop, D. V. M., Snowling, M. J., Thompson, P. A., Greenhalgh, T., & CATALISE-2 consortium. (2017). Phase 2 of CATALISE: A multinational and multidisciplinary Delphi consensus study of problems with language development: Terminology. *Journal of Child Psychology and Psychiatry, 58*(10), 1068–1080.

Botting, N. (2005). Non-verbal cognitive development and language impairment. *Journal of Child Psychology and Psychiatry, 46*(3), 317–326.

Botting, N., Simkin, Z., & Conti-Ramsden, G. (2006). Associated reading skills in children with a history of specific language impairment (SLI). *Reading and Writing, 19*(1), 77–98.

Brownlie, E. B., Beitchman, J. H., Escobar, M., Young, A., Atkinson, L., Johnson, C., Wilson, B., & Douglas, L. (2004). Early language impairment and young adult delinquent and aggressive behavior. *Journal of Abnormal Child Psychology, 32*(4), 453–467.

Catts, H. W., Fey, M. E., Tomblin, J. B., & Zhang, X. (2002). A longitudinal investigation of reading outcomes in children with language impairments. *Journal of Speech, Language, and Hearing Research, 45,* 1142–1157.

Clegg, J., Hollis, C., Mawhood, L., & Rutter, M. (2005). Developmental language disorders–A follow-up in later adult life. Cognitive, language and psychosocial outcomes. *Journal of Child Psychology and Psychiatry, 46*(2), 128–149.

Conti-Ramsden, G. (2008). Heterogeneity of specific language impairment in adolescent outcomes. In C. F. Norbury, J. B. Tomblin, & D. V. M. Bishop (Hrsg.), *Understanding developmental language disorders: From theory to practice* (S. 115–129). New York: Psychology.

Conti-Ramsden, G., & Botting, N. (2008). Emotional health in adolescents with and without a history of specific language impairment (SLI). *Journal of Child Psychology and Psychiatry, 49*(5), 516–525.

Conti-Ramsden, G., Botting, N., Simkin, Z., & Knox, E. (2001). Follow-up of children attending infant language units: Outcomes at 11 years of age. *International Journal of Language & Communication Disorders, 36*(2), 207–219.

Conti-Ramsden, G., Durkin, K., Simkin, Z., & Knox, E. (2009). Specific language impairment and school outcomes. I: Identifying and explaining variability at the end of compulsory education. *International Journal of Language & Communication Disorders, 44*(1), 15–35.

Conti-Ramsden, G., Durkin, K., Toseeb, U., Botting, N., & Pickles, A. (2018). Education and employment outcomes of young adults with a history of developmental language disorder. *International Journal of Language & Communication Disorders, 53*(2), 237–255.

Dannenbauer, F. M. (2002). Spezifische Sprachentwicklungsstörung im Jugendalter. *Die Sprachheilarbeit, 47*(1), 10–17.

Diepeveen, F. B., van Dommelen, P., Oudesluys-Murphy, A. M., & Verkerk, P. H. (2018). Children with specific language impairment are more likely to reach motor milestones late. *Child: Care, Health and Development, 44*(6), 857–862.

Durkin, K., & Conti-Ramsden, G. (2007). Language, social behavior, and the quality of friendships in adolescents with and without a history of specific language impairment. *Child Development, 78*(5), 1441–1457.

Durkin, K., & Conti-Ramsden, G. (2010). Young people with specific language impairment: A review of social and emotional functioning in adolescence. *Child Language Teaching and Therapy, 26*(2), 105–121.

Durkin, K., Mok, P. L., & Conti-Ramsden, G. (2013). Severity of specific language impairment predicts delayed development in number skills. Frontiers in psychology 4. ► https://www.frontiersin.org/articles/10.3389/fpsyg.2013.00581/full. Zugegriffen: 21. März 2020.

Durkin, K., Mok, P. L., & Conti-Ramsden, G. (2015). Core subjects at the end of primary school: Identifying and explaining relative strengths of children with specific language impairment (SLI). *International Journal of Language & Communication disorders, 50*(2), 226–240.

Durkin, K., Toseeb, U., Botting, N., Pickles, A., & Conti-Ramsden, G. (2017). Social confidence in early adulthood among young people with and without a history of language impairment. *Journal of Speech, Language, and Hearing Research, 60*(6), 1635–1647.

Fazio, B. B. (1996). Mathematical abilities of children with specific language impairment: A 2-year follow-up. *Journal of Speech, Language, and Hearing Research, 39*(4), 839–849.

Finlay, J. C., & McPhillips, M. (2013). Comorbid motor deficits in a clinical sample of children with specific language impairment. *Research in Developmental Disabilities, 34*(9), 2533–2542.

Flapper, B. C., & Schoemaker, M. M. (2013). Developmental coordination disorder in children with specific language impairment: Co-morbidity and impact on quality of life. *Research in Developmental Disabilities, 34*(2), 756–763.

Fujiki, M., Brinton, B., & Todd, C. M. (1996). Social skills of children with specific language impairment. *Language, Speech, and Hearing Services in Schools, 27*(3), 195–202.

Fujiki, M., Brinton, B., & Clarke, D. (2002). Emotion regulation in children with specific language impairment. *Language, Speech, and Hearing Services in Schools, 33*(2), 102–111.

Gallinat, E., & Spaulding, T. J. (2014). Differences in the performance of children with specific language impairment and their typically developing peers on nonverbal cognitive tests: A meta-analysis. *Journal of Speech, Language, and Hearing Research, 57*(4), 1363–1382.

Glück, C. W. (2011). *Wortschatz-und Wortfindungstest für 6-bis 10-Jährige (WWT 6-10).* Urban & Fischer: Elsevier.

Glück, C. W., Janke, B., Becker, E., Berg, M., Butz, A., Hatz, H., Mahlstedt, A., Schulze, C., Spreer, M., Teichert, K., & Theisel, A. (2014). Die Ki.SSES-PROLUBA Längsschnittstudie: Entwicklungsstand zur Einschulung von Kindern mit sonderpädagogischem Förderbedarf „Sprache "bei separierender und integrativer Beschulung. In S. Sallat, M. Spreer, & C. W. Glück (Hrsg.), *Sprache professionell fördern. Kompetent, vernetzt, innovativ* (S. 402–415). Idstein: Schulz-Kirchner.

Gölitz, D., Roick, T., & Hasselhorn, M. (2006). *DEMAT 4. Deutscher Mathematiktest für vierte Klassen*. Göttingen: Hogrefe.

Hatz, H., & Sachse, S. (2014). Differenzielle Effekte des schriftsprachlichen Anfangsunterrichts Zu den Einflüssen unterschiedlicher pädagogisch-fachdidaktischer Unterrichtskonzeptionen auf die Entwicklung von Lesen und Schreiben. In S. Sallat, M. Spreer, & C. W. Glück (Hrsg.), *Sprache professionell fördern* (S. 100–106). Idstein: Schulz-Kirchner.

Helland, W. A., Lundervold, A. J., Heimann, M., & Posserud, M. B. (2014). Stable associations between behavioral problems and language impairments across childhood–The importance of pragmatic language problems. *Research in Developmental Disabilities, 35*(5), 943–951.

Hübner, K. (2015). *Schriftspracherwerb unter sprachlich erschwerten Bedingungen: Eine Untersuchung zur sprachlichen Verarbeitung und zur Rechtschreibung bei Kindern mit Sprachentwicklungsstörungen im höheren Grundschulalter*. Frankfurt a. M.: Lang & Internationaler Verlag der Wissenschaften.

Isele, E., & Haid, A. (2011). Sprachheilschule St. Gallen: Externe Evaluation. Lebenslage, Lebenszufriedenheit und beruflicher Erfolg ehemaliger Schülerinnen und Schüler der Sprachheilschule St. Gallen. ▶ https://www.logopaedieschweiz.ch/media/forschung/Abschlussbericht%20SHS%20Teil2%20-%20Homepage.pdf. Zugegriffen: 21. März 2020.

Johnson, C. J., Beitchman, J. H., Young, A., Escobar, M., Atkinson, L., Wilson, B., Brownlie, E. B., Douglas, L., Taback, N., Lam, I., & Wang, M. (1999). Fourteen-year follow-up of children with and without speech/language impairments: Speech/language stability and outcomes. *Journal of Speech, Language, and Hearing Research, 42*(3), 744–760.

Johnson, C. J., Beitchman, J. H., & Brownlie, E. B. (2010). Twenty-year follow-up of children with and without speech-language impairments: Family, educational, occupational, and quality of life outcomes. *American Journal of Speech-Language Pathology, 19,* 51–65.

Johnston, J. (1994). Cognitive abilities of children with language impairment. In R. V. Watkins & M. L. Rice (Hrsg.), *Specific language impairments in children* (S. 107–121). Baltimore: Brookes.

Joye, N., Broc, L., Olive, T., & Dockrell, J. (2018). Spelling performance in children with developmental language disorder: A meta-analysis across European languages. *Scientific Studies of Reading, 23*(2), 129–160.

Kany, W., & Schöler, H. (2014). Merkmale und Ausschlusskriterien einer spezifischen Sprachentwicklungsstörung (SSES). In Fox-Boyer (Hrsg.), Handbuch Spracherwerb und Sprachentwicklungsstörungen. Kindergartenphase (S. 89–100). München: Elsevier.

Kaupuzs, A., & Larins, V. (2017). Balance performance in children with borderline intellectual functioning and specific language impairment. *Social Welfare: Interdisciplinary Approach, 1*(7), 132–141.

KMK (Ständige Konferenz der Kultusminister der Länder in der Bundesrepublik Deutschland). (2004). Bildungsstandards im Fach Mathematik für den Primarbereich. ▶ https://www.kmk.org/fileadmin/veroeffentlichungen_beschluesse/2004/2004_10_15-Bildungsstandards-Mathe-Primar.pdf. Zugegriffen: 21. März 2020.

Knox, E., & Conti-Ramsden, G. (2003). Bullying risks of 11-year-old children with specific language impairment (SLI): Does school placement matter? *International Journal of Language & Communication Disorders, 38*(1), 1–12.

Know, E., & Conti-Ramsden, G. (2007). Bullying in young people with a hostiry of specific language impairment (SLI). *Educational & Child Psychology, 24,* 130–141.

Lenhard, W., & Schneider, W. (2006). *ELFE 1-6. Ein Leseverständnistest für Erst-bis Sechstklässler*. Göttingen: Hogrefe.

Lenhard, W., Segerer, R., Lenhard, A., & Suggate, S. (2015). *Peabody Picture Vocabulary Test-Revision IV (PPVT) (Deutsche Adaption)*. Frankfurt a. M.: Pearson.

Leonard, L. B. (2014). *Children with specific language impairment*. Cambridge: MIT.

Lum, J. A., Conti-Ramsden, G., Morgan, A. T., & Ullman, M. T. (2014). Procedural learning deficits in specific language impairment (SLI): A meta-analysis of serial reaction time task performance. *Cortex, 51,* 1–10.

Mayer, A. (2014). Früherkennung und Prävention von Schriftspracherwerbsstörungen im inklusiven Unterricht. In S. Sallat, M. Spreer, & C. W. Glück (Hrsg.), *Sprache professionell fördern* (S. 390–401). Idstein: Schulz-Kirchner.

Mayringer, H., & Wimmer, H. (2014). *Salzburger Lese-Screening für die Schulstufen 2-9 (SLS 2-9)*. Göttingen: Hogrefe.

Mok, P. L., Pickles, A., Durkin, K., & Conti-Ramsden, G. (2014). Longitudinal trajectories of peer relations in children with specific language impairment. *Journal of Child Psychology and Psychiatry, 55*(5), 516–527.

Moll, K., & Landerl, K. (2010). SLRT-II. Lese- und Rechtschreibtest. *Weiterentwicklung des Salzburger Lese- und Rechtschreibtests (SLRT)*. Göttingen: Hogrefe.

Noterdaeme, M., & Amorosa, H. (1999). Evaluation of emotional and behavioral problems in language impaired children using the child behavior checklist. *European Child and Adolescent Psychiatry, 8*(2), 71–77.

Pennington, B. F., & Bishop, D. V. M. (2009). Relations among speech, language and reading disorders. *Annual Review of Psychology, 60,* 283–306.

Petermann, F., Metz, D., & Fröhlich, L. P. (2010). *SET 5-10: Sprachstandserhebungstest für Kinder im Alter zwischen 5 und 10 Jahren*. Göttingen: Hogrefe.

Ronniger, P., Melzer, J., Petermann, F., & Rißling, J. K. (2016). Klassifikation von Sprachentwicklungsstörungen. *Kindheit und Entwicklung*. ▶ https://www.researchgate.net/profile/Franz_Petermann/publication/301200673_Klassifikation_von_Sprachentwicklungsstorungen/links/570bcc0708ae8883a1ffd98c.pdf. Zugegriffen: 21. März 2020.

Rossmann, P. (2014). *Depressionstest für Kinder II (DTK II)*. Göttingen: Hogrefe.

Sallat, S., & Spreer, M. (2011). Exklusive Förderung ermöglicht Teilhabe. *Sprachheilarbeit, 2*(2011), 78–86.

Sanjeevan, T. (2016). Characterizing the motor deficits in children with specific language impairment (Doctoral dissertation). ▶ https://tspace.library.utoronto.ca/bitstream/1807/76811/3/Sanjeevan_Teenu_201611_PhD_thesis.pdf. Zugegriffen: 21. März 2020.

Siegler, R., Eisenberg, N., DeLoache, J., & Saffran, J. (2016). *Entwicklungspsychologie im Kindes-und Jugendalter*. Berlin: Springer.

Simkin, Z., & Conti-Ramsden, G. (2006). Evidence of reading difficulty in subgroups of children with specific language impairment. *Child Language Teaching and Therapy, 22*(3), 315–331.

Snowling, M., Bishop, D. V. M., & Stothard, S. E. (2000). Is preschool language impairment a risk factor for dyslexia in adolescence? *The Journal of Child Psychology and Psychiatry and Allied Disciplines, 41*(5), 587–600.

Snowling, M., Adams, J. W., Bishop, D. V., & Stothard, S. E. (2001). Educational attainments of school leavers with a preschool history of speech-language impairments. *International Journal of Language & Communication Disorders, 36*(2), 173–183.

Snowling, M. J., Bishop, D. V. M., Stothard, S. E., Chipchase, B., & Kaplan, C. (2006). Psychosocial outcomes at 15 years of children with a preschool history of speech-language impairment. *Journal of Child Psychology and Psychiatry, 47*(8), 759–765.

St Clair, M. C., Pickles, A., Durkin, K., & Conti-Ramsden, G. (2010). A longitudinal study of behavioral, emotional and social difficulties in individuals with a history of specific language impairment (SLI). *Journal of Communication Disorders, 44*(2), 186–199.

Stothard, S. E., Snowling, M. J., Bishop, D. V., Chipchase, B. B., & Kaplan, C. A. (1998). Language-impaired preschoolers: A follow-up into adolescence. *Journal of Speech, Language, and Hearing Research, 41*(2), 407–418.

Tellegen, P. J., & Laros, J. A. (2011). *SON-R 6-40. Nonverbaler Intelligenztest*. Göttingen: Hogrefe.

Tomblin, J. B., Freese, P. R., & Records, N. L. (1992). Diagnosing specific language impairment in adults for the purpose of pedigree analysis. *Journal of Speech, Language, and Hearing Research, 35*(4), 832–843.

Toseeb, U., Pickles, A., Durkin, K., Botting, N., & Conti-Ramsden, G. (2017). Prosociality from early adolescence to young adulthood: A longitudinal study of individuals with a history of language impairment. *Research in Developmental Disabilities, 62,* 148–159.

Ullman, M., & Pierpont, E. I. (2005). Specific language impairment is not specific to language: The procedural deficit hypothesis. *Cortex, 41,* 399–433.

Voci, S. C., Beitchman, J. H., Brownlie, E. B., & Wilson, B. (2006). Social anxiety in late adolescence: The importance of early childhood language impairment. *Journal of Anxiety Disorders, 20*(7), 915–930.

von Suchodoletz, W. (2004). Zur Prognose von Kindern mit umschriebenen Sprachentwicklungsstörungen. In W. von Suchodoletz (Hrsg.), *Welche Chancen haben Kinder mit Entwicklungsstörungen?* (S. 155–199). Göttingen: Hogrefe.

von Suchodoletz, W. (2013). *Sprech-und Sprachstörungen*. Göttingen: Hogrefe.

Vukovic, M., Vukovic, I., & Stojanovik, V. (2010). Investigation of language and motor skills in Serbian speaking children with specific language impairment and in typically developing children. *Research in Developmental Disabilities, 31*(6), 1633–1644.

Wadman, R., Botting, N., Durkin, K., & Conti-Ramsden, G. (2011a). Changes in emotional health symptoms in adolescents with specific language impairment. *International Journal of Language & Communication Disorders, 46*(6), 641–656.

Wadman, R., Durkin, K., & Conti-Ramsden, G. (2011b). Social stress in young people with specific language impairment. *Journal of Adolescence, 34*(3), 421–431.

Weinhold, S., & Fay, J. (2017). Störungen des Schriftspracherwerbs. In M. Philipp (Hrsg.), *Handbuch Schriftspracherwerb und weiterführendes Lesen und Schreiben* (S. 121–137). Weinheim: Beltz.

Wieczerkowski, W., Nickel, H., Janowski, A., Fittkau, B., Rauer, W., & Petermann, F. (2016). *Angstfragebogen für Schüler (AFS)*. Göttingen: Hogrefe.

Willinger, U., Brunner, E., Diendorfer-Radner, G., Sams, J., Sirsch, U., & Eisenwort, B. (2003). Behaviour in children with language development disorders. *The Canadian Journal of Psychiatry, 48*(9), 607–614.

Yew, S. G. K., & O'Kearney, R. (2013). Emotional and behavioural outcomes later in childhood and adolescence for children with specific language impairments: Meta-analyses of controlled prospective studies. *Journal of Child Psychology and Psychiatry, 54*(5), 516–524.

Förderung der Sprachentwicklung

Inhaltsverzeichnis

Einbezug der Eltern in die Sprachförderung

Anke Buschmann

Inhaltsverzeichnis

© Springer-Verlag GmbH Deutschland, ein Teil von Springer Nature 2020
S. Sachse et al. (Hrsg.), *Sprachentwicklung*,
https://doi.org/10.1007/978-3-662-60498-4_13

13.1 Einfluss des elterlichen Sprach- und Interaktionsverhaltens auf den Spracherwerb des Kindes

Eltern sind als die wichtigsten Bezugspersonen eines Kindes über viele Jahre hinweg auch dessen zentrale Kommunikationspartner. Sie nehmen eine Schlüsselfunktion im kindlichen Spracherwerbsprozess ein, denn nur eine adäquate sprachliche Anregung führt zur Entfaltung der biologisch angelegten Sprachfähigkeiten (vgl. ▶ Kap. 2). Doch der Einfluss ist umfassender: Die natürlicherweise bestehenden Unterschiede der Sprachumwelten von Kindern tragen wesentlich zur großen Variabilität der Sprachkompetenz bei (u. a. Barnett et al. 2012; Tamis-LeMonda et al. 2014). Die Kommunikation mit den Kindern in den ersten 3 Lebensjahren beeinflusst direkt und nachhaltig ihre sprachliche und kognitive Entwicklung sowie die Fähigkeit zum Lesen- und Schreibenlernen und steht im Zusammenhang mit dem späteren Schulerfolg (Farrant und Zubrick 2013; Zauche et al. 2016). Entscheidend sind insbesondere die Quantität und Qualität des elterlichen Sprachangebots sowie die Art und Weise, wie sich Eltern bei der Interaktion mit ihrem Kind verhalten. Wie Eltern mit ihren Kindern kommunizieren, wirkt sich auf die Entwicklung des Sprachverständnisses und der Sprachproduktion aus: 15–20 % der Varianz des Sprachverständnisses im Alter von 18, 30 und 36 Monaten sowie des Wortschatzumfangs bei 3-jährigen Kindern lassen sich auf das elterliche Sprach- und Interaktionsverhalten zurückführen (Barnett et al. 2012; Levickis et al. 2014; Tamis-LeMonda et al. 2014).

13

▪ Responsives Interaktionsverhalten als Motor für den Spracherwerb

In zahlreichen Studien wurde der Einfluss spezifischer Merkmale des elterlichen Verhaltens untersucht; gut belegt ist ein positiver Zusammenhang zwischen einem responsiven Interaktionsstil und der Sprachentwicklung des Kindes (u. a. Tamis-LeMonda et al. 2001; Warren et al. 2010; Yoder und Warren 1999). Kinder, deren Mütter feinfühlig auf ihre Vokalisationen und ihre ersten verbalen Äußerungen eingingen, zeigten einen früheren Sprachbeginn und erreichten die 50-Wort-Marke und weitere Meilensteine der Sprachentwicklung früher als Kinder von weniger responsiven Müttern. Der Unterschied des Sprachentwicklungsstands zwischen Kindern, deren Mütter ein hoch responsives Interaktionsverhalten aufwiesen (90. Perzentile), und Kindern weniger responsiver Mütter (10. Perzentile) betrug 4–6 Monate (Tamis-LeMonda et al. 1996, 2001).

Definition

Der Begriff *Responsivität* umfasst das feinfühlige Wahrnehmen von Initiativen und (non-)verbalen Äußerungen des Kindes verbunden mit einer prompten und angemessenen Reaktion wie eine semantisch kontingente Äußerung (u. a. Tamis-LeMonda et al. 2014). Hierzu gehört auch die Fähigkeit, den kindlichen Interessen zu folgen und nicht auf direktive Weise die Aufmerksamkeit des Kindes zu lenken.

Ein responsives Verhalten ist gekennzeichnet durch:
- Feinfühliges Wahrnehmen von Initiativen und (non-)verbalen Äußerungen des Kindes verbunden mit einer prompten und angemessenen Reaktion, wie eine **semantisch** kontingente Äußerung (Tamis-LeMonda et al. 2014)
- Feinfühliges Eingehen auf die Vokalisationen und die ersten verbalen Äußerungen eines Säuglings sowie auf nonverbale Initiativen wie Blickkontakt

und Zeigen (Tamis-LeMonda et al. 1996, 1998, 2001)
- Unterstützung des Kindes bei der Entwicklung zur Fähigkeit von Joint Attention (Farrant und Zubrick 2013)
- Eingehen auf das Interesse des Kindes (Carpenter et al. 1998)
- Aufgreifen der kindlichen Themen

Joint Attention (gemeinsame Aufmerksamkeit oder auch **geteilte Aufmerksamkeit**) wird als der Prozess verstanden, bei dem die Bezugsperson und das Kind die Aufmerksamkeit auf ein gemeinsames Objekt oder ein Ereignis richten. Beide sind sich bewusst, dass die Aufmerksamkeit des anderen ebenfalls auf diesem Objekt bzw. Ereignis ruht. In diesen Situationen gelingt es Kindern am besten, die Bedeutung von Wörtern zu erwerben (vgl. ► Kap. 2; Tomasello 1995).

Sprachlernunterstützend sind des Weiteren folgende konkrete Aspekte des elterlichen Sprachangebots:
- Imitieren kindlicher Beiträge (Tamis-LeMonda et al. 2001)
- Benennen von Wörtern in Situationen mit gemeinsamer Aufmerksamkeit
- Stellen responsiver Fragen sowie Nutzung von Expansionen (Levickis et al. 2014)

Dagegen besteht ein negativer Zusammenhang zu einem Interaktionsstil, der von einer geringen Responsivität geprägt ist. Hierzu gehören ein direktives und kontrollierendes Verhalten wie das Geben von Anweisungen und das Lenken der kindlichen Aufmerksamkeit im Gegensatz zur Führung bzw. dem Führenlassen durch das Kind (Dunham et al. 1993; Masur et al. 2005; Taylor et al. 2009). Anweisungen wie „Gib der Kuh Futter" bieten keine gute Datenbasis für den Spracherwerb, da sie in der Regel für das Kind keine neuen Informationen enthalten, das Kind nicht zur aktiven Gesprächsbeteiligung anregen und selten in Situationen der gemeinsamen Aufmerksamkeit formuliert werden.

Studien zeigen, dass sich Eltern in schwierigen Lebenslagen häufig weniger responsiv, sondern eher direktiv bei der Interaktion mit ihrem Kind verhalten. Hierzu gehören sehr junge Mütter (Keown et al. 2001), Eltern, die einer ethnischen Minderheit angehören (Fuller et al. 2015), Eltern mit psychischen Auffälligkeiten (Pan et al. 2005) und Eltern von Kindern mit Sprachauffälligkeiten (Vigil et al. 2005) bzw. deutlichen Entwicklungsbeeinträchtigungen (Kim und Mahoney 2004; Slonims und McConachie 2006). Zudem fällt es Eltern mit niedrigem Sozialstatus schwerer als Eltern mit mittlerem oder hohem Sozialstatus, ihr Verhalten responsiv an die kindlichen Initiativen und Äußerungen ihres Kindes anzupassen (Lawrence und Shipley 1996).

Neben den interindividuellen Unterschieden zwischen Eltern existieren auch intraindividuelle elterliche Verhaltensunterschiede: Beispielsweise beeinflusst die Art der Situation, in der sich die Eltern mit ihrem Kind befinden, ihr Sprachverhalten. Bei Oshima-Takana und Robbins (2003) unterschied sich die Sprache der Mütter in Abhängigkeit davon, ob sie alleine mit ihrem Kleinkind spielten oder ob das ältere Geschwisterkind anwesend war. Im ersten Fall wies das mütterliche Sprachangebot deutlich mehr sprachlernunterstützende Elemente auf als in der Triade „Mutter, Kleinkind, älteres Geschwisterkind". Im Spiel mit beiden Kindern nutzte sie Sprache mehr zur Regulation der kindlichen Aktivitäten und des sozialen Miteinanders. Des Weiteren verhalten sich Eltern in strukturierten Situationen, insbesondere bei einer gemeinsamen Bilderbuchbetrachtung eher sprachlernunterstützend als in weniger strukturierten Aktivitäten wie Mahlzeiten, pflegerischen Handlungen oder gemeinsamem Spiel (Rezzonico et al. 2014; Soderstrom und Wittebolle 2013). Allerdings wird offenbar nur selten gemeinsam mit dem Kind ein Buch angeschaut. Bei Soderstrom und Wittebolle (2013) gaben die Eltern an, nur 1 bis 2 % der gemeinsam mit dem Kind verbrachten Tageszeit für diese Tätigkeit zu nutzen.

Das Wissen über diese Zusammenhänge eröffnet viele Möglichkeiten zur gezielten Unterstützung der Kinder im Erwerb guter sprachlicher Fähigkeiten. Im Gegensatz zur nicht beeinflussbaren genetischen Ausstattung kann eine Sprachlernumgebung positiv gestaltet und das Verhalten der Bezugspersonen optimiert werden. Dafür ist es jedoch nötig, Eltern und anderen Bezugspersonen ihre Bedeutung für einen erfolgreichen Spracherwerbsprozess wie ihre Rolle als Sprachvorbild bewusst zu machen und sie zu einem sprachlernunterstützenden Verhalten in alltäglichen Interaktionssituationen zu befähigen (▶ Abschn. 13.3).

Anmerkung: Eltern werden als Synonym für alle Bezugspersonen aus dem häuslichen Rahmen verwendet, gemeint sind also auch Pflegeeltern, Adoptiveltern, Großeltern.

13.2 Elterliches Interaktionsverhalten bei auffälliger Sprachentwicklung

Die Kommunikation mit Kindern, die einen verspäteten Sprachbeginn zeigen oder im weiteren Verlauf deutliche Beeinträchtigungen des Wortschatzes, der Grammatik und/oder der Aussprache zeigen, ist häufig erschwert. Denn diesen Kindern fällt es im Vergleich zu Kindern mit altersentsprechender Sprachentwicklung schwerer, ihre Wünsche und Bedürfnisse auszudrücken sowie ihre Interessen zu vermitteln. Sie müssen über einen längeren Zeitraum als andere Kinder auf nonverbale Kommunikationsmittel wie Mimik und Gestik zurückgreifen und benötigen somit besonders aufmerksame Kommunikationspartner/-innen. Zudem unterscheiden sie sich oft auch in Bezug auf andere für eine erfolgreiche Interaktion wichtige Kompetenzen von sprachlich alterstypisch entwickelten Kindern wie in der Kommunikationsrate und der Fähigkeit zur gemeinsamen Aufmerksamkeit (Mundy et al. 1995). Sie sind häufig weniger klar in ihren Kommunikationsabsichten, sprechen oft undeutlich (Rice et al. 1991) und reagieren seltener auf sprachliche Angebote (Wetherby et al. 1998).

Normalerweise sind Eltern sehr gut dazu in der Lage, ihr Kind auf dem Weg zum nächsten sprachlichen Entwicklungsschritt zu unterstützen. Denn sie verfügen über intuitive Sprachlehrkompetenzen, die ihnen dabei helfen, dem Kind je nach Entwicklungsstand das passende Sprachangebot zu liefern (vgl. ▶ Kap. 2). Bei einem deutlich verzögerten Sprachbeginn scheint jedoch die Gefahr zu bestehen, dass die elterliche Intuition (zumindest teilweise) verloren geht.

Hinweise darauf finden sich in vergleichenden Analysen des elterlichen Interaktionsverhaltens in Situationen wie einer Bilderbuchbetrachtung oder eines Spiels mit dem Kind. Verglichen wurden Eltern von 2-jährigen Kindern mit und ohne **Sprachentwicklungsverzögerung** (SEV). Hierbei zeigten sich Unterschiede in der Qualität des Sprachinputs und im elterlichen Interaktionsverhalten, während sich die Quantität des elterlichen Sprachangebots nicht voneinander unterschied (Vigil et al. 2005). Sowohl in einer freien Spielsituation als auch bei einer strukturierten Bilderbuchbetrachtung verhielten sich die Eltern von **Late Talkern** weniger responsiv als die Eltern sprachlich alterstypisch entwickelter Kinder (Buschmann 2017; Tannock und Girolametto 1992; Vigil et al. 2005): Sie

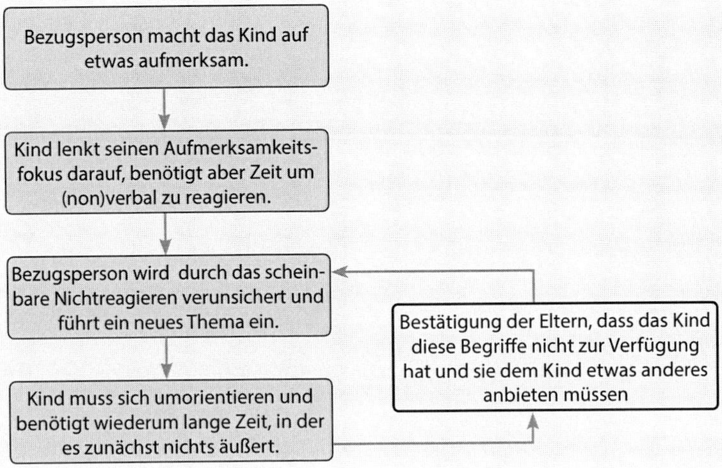

Abb. 13.1 Inadäquate Feedbackschleife bei der Eltern-Kind-Interaktion (Nach Tannock und Girolametto 1992)

folgten seltener dem Interesse ihres Kindes und warteten weniger oft seine Initiative ab. Sie griffen nur selten die Beiträge ihres Kindes auf und erweiterten diese eher nicht. Damit boten sie ihrem Kind wenig Gelegenheit, von einem korrekten Sprachvorbild zu profitieren. Insgesamt formulierten die Eltern der Late Talker weniger Äußerungen mit direktem Bezug zum aktuellen Thema des Kindes, sondern ergriffen von sich aus immer wieder die Initiative und führten ein neues Thema ein.

Dieses wenig sprachförderliche Verhalten der Eltern, in einer Interaktionssituation stets neue Themen einzuführen und weniger dem kindlichen Interesse zu folgen, beschrieben Tannock und Girolametto (1992) als „inadequate feedback loop", einer inadäquaten Feedbackschleife. Ein Kind mit einer verzögerten Sprachentwicklung ist in seinem sprachlichen Ausdruck so beeinträchtigt, dass es ihm schwerfällt, adäquat auf das elterliche Angebot zu reagieren: Es benötigt deutlich mehr Zeit für eine Antwort als ein Kind mit einer altersentsprechenden Sprachentwicklung, und es drückt sich eher nonverbal aus. Durch diese vermeintlich ausbleibende Antwort des Kindes werden die Eltern verunsichert und hoffen, durch das Einbringen eines neuen Themas dem Kind zu helfen. Allerdings muss das Kind nun seinen Aufmerksamkeitsfokus auf etwas Neues lenken und benötigt wiederum Zeit für diese Umorientierung. Dies führt zu einem Kreislauf wie in Abb. 13.1 dargestellt.

Zudem zeigte sich in oben genannten Untersuchungen, dass sich die Eltern von Late Talkern direktiver und kontrollierender als die Eltern von sprachlich altersentsprechend entwickelten 2-Jährigen verhielten, indem sie mehr Anweisungen gaben und zudem mehr Quiz- und Ja-Nein-Fragen stellten.

Ein direktives und abfragendes Interaktionsverhalten erweist sich in vielfältiger Weise als ungünstig:
- Die Kinder werden nicht aktiv in den Interaktionsprozess eingebunden.
- Anweisungen enthalten in der Regel keine neuen Informationen.

- Anweisungen ermutigen die Kinder nicht zu einer eigenen Äußerung.
- Quiz- und Ja-Nein-Fragen verlangen keine oder nur eine minimale verbale Reaktion. Da die Kinder diese wenig anspruchsvollen sprachlichen Aufgaben jedoch bewältigen, d. h., die Fragen beantworten können, wird dieses ungünstige elterliche Verhalten verstärkt und tritt in der Folge häufiger auf.

Es liegt die Vermutung nahe, dass das Bemerken des verzögerten Wortschatzaufbaus und der damit einhergehenden eingeschränkten Kommunikationsmöglichkeiten des Kindes bei den Bezugspersonen zu dem Bemühen führt, das Kind in besonderem Maße im Spracherwerbsprozess zu unterstützen. Hinzu kommt, dass die Eltern das Ursachengefüge einer verzögerten/gestörten Sprachentwicklung nicht kennen und dazu tendieren, die Schuld für die Sprachdefizite ihres Kindes bei sich zu suchen, wodurch sie vermutlich noch mehr unter dem Druck stehen, ihrem Kind das Sprechen „beibringen zu müssen".

Diese Allianz aus Sorgen, Schuldgefühlen und dem Wunsch, dem Kind helfen zu wollen ohne genau zu wissen, wie dies am besten gelingen kann, führt zu einem bewussten Sprachverhalten mit Methoden, die gut gemeint, aber leider wenig sprachförderlich sind. Hierzu gehören das Nachsprechenlassen von Wörtern und das explizite Verbessern fehlerhafter Äußerungen.

Die weitverbreitete Annahme, das Kind sei nur zu „faul" zum Sprechen, befördert weitere ungünstige Verhaltensweisen, wie das Kind gezielt zu einer Benennung aufzufordern und so zu tun, als ob man das Kind nicht verstanden hätte.

Die Idee, dass ein Kind nur viel Sprache hören müsse, um selbst gut sprechen zu lernen, führt dagegen zu einem „Sprachbad" verbunden mit der Gefahr einer sprachlichen Dauerberieselung (► Experimentalstudie zum Verhalten von Erwachsenen in der Interaktion mit einem sprachauffälligen Kind). Dies überfordert die Sprachverarbeitungskapazitäten eines Kindes und lässt ihm zudem kaum Raum für eigene Beiträge.

Problematisch an diesen wenig ermutigenden Verhaltensweisen ist, dass sie sich insgesamt negativ auf die Kommunikationsfreude eines Kindes auswirken können. Dadurch besteht die Gefahr einer Reduktion der vom Kind initiierten Interaktionssituationen. Weniger gemeinsame Interaktionen führen jedoch wiederum zu weniger Sprachlerngelegenheiten für das Kind, denn es reduzieren sich sowohl die Möglichkeiten zum Sprechenüben als auch zum Hören eines korrekten Sprachvorbildes.

In Buschmann (2017) findet sich eine ausführlichere Darstellung des Zusammenhangs von kindlichen Sprachlernschwierigkeiten und elterlichem Verhalten.

Experimentalstudie zum Verhalten von Erwachsenen in der Interaktion mit einem sprachauffälligen Kind (Ritterfeld 2007)

Erwachsene ohne Fachwissen über **Sprachentwicklungsstörungen** (SES) wurden gebeten, mit 3-jährigen alterstypisch sprechenden Kindern ein Buch anzuschauen. Sie erhielten entweder die Information, das Kind sei altersentsprechend sprachlich entwickelt oder „sprachbehindert". Allein das Wissen um das Vorhandensein von (vermeintlichen) Sprachdefiziten führte bei den Erwachsenen zu einem veränderten Verhalten im Sinne von mehr Lob für sprachliche Äußerungen, mehr Fragen sowie mehr explizite Korrekturen von fehlerhaften Äußerungen. Zudem initiierten die Erwachsenen mehr Themenwechsel. Die Probanden und Probandinnen erweckten den Eindruck, als wollten sie dem Kind die Kommunikation erleichtern, indem sie selbst viel sprachen und von dem Kind wenig forderten.

Eine ähnliche Beobachtung machten auch Scheffner Hammer et al. (2001). Die Eltern involvierten ihre sprachauffälligen Kinder seltener in anspruchsvolle Gespräche wie Erzählungen über Aktivitäten, Erlebnisse und Gefühle als andere Eltern. Die Autoren und Autorinnen interpretierten dies ebenfalls als ein kompensatorisches Verhalten. Sie „schonen" ihr Kind, indem sie von diesem keine komplexen Äußerungen erwarten. Letztlich schonen sich die Eltern damit auch selbst, denn sie vermeiden so eine ständige Konfrontation mit dem sprachlichen Unvermögen ihres Kindes, was als eine Art von Selbstschutz gewertet werden kann.

Während die Befunde zum elterlichen Interaktionsverhalten bei Late Talkern ein weitgehend einheitliches Bild vermitteln, liefern die Studien zur Eltern-Kind-Interaktion mit Kindern, bei denen im Vorschulalter eine SES vorliegt, zum Teil widersprüchliche Ergebnisse. Einerseits berichten zahlreiche Autoren und Autorinnen, dass sich die Eltern betroffener Kinder im Vergleich zu Eltern von Kindern ohne SES direktiver verhalten. Das heißt, sie verwenden mehr Aufforderungen und stellen öfter Fragen, die eher nonverbale oder kurze verbale Antworten von den Kindern erfordern. Zudem nutzen sie nur selten Sprach**modellierungstechniken** (Conti-Ramsden 1990; Crowe 2000). Andererseits zeigte sich u. a. in den Studien von Barachetti und Lavelli (2011) und Majorano und Lavelli (2014), dass die Mütter durchaus in der Lage sein können, ihr Sprachangebot sensitiv an die kindlichen Sprachkompetenzen anzupassen.

- **Responsivität fördert die sprachliche Entwicklung von Late Talkern**

Das Ausmaß der elterlichen Responsivität in Interaktionssituationen und die konsequente Nutzung von sprachlernunterstützenden Strategien scheint eine direkte positive Auswirkung auf die weitere sprachliche Entwicklung von Late Talkern zu haben. Untersuchungen hierzu resultierten in folgenden Ergebnissen: Ein responsives Interaktionsverhalten führte sowohl in einer aktuellen Kommunikationssituation, beispielsweise in einem freien Spiel, direkt zu besseren sprachlichen Leistungen als auch zu einem späteren Zeitpunkt zu einem höheren Sprachniveau (Girolametto et al. 2002; Hudson et al. 2015; Levickis et al. 2014; Tamis-LeMonda et al. 2001; s. auch ▶ Responsives Interaktionsverhalten: Studie zur Vorhersage der Sprachentwicklung von Late Talkern).

Bei Girolametto et al. (2002) produzierten die etwa 30 Monate alten Late Talker, deren Mütter in einer freien Spielsituation häufiger die kindlichen Äußerungen imitierten oder erweiterten, signifikant mehr Äußerungen, mehr verschiedene Wörter und mehr Wortkombinationen als Late Talker gleichen Alters und mit vergleichbaren Sprachkompetenzen, deren Mütter ein geringes Ausmaß an Responsivität aufwiesen. Durch Imitationen erfolgt eine Bestätigung der kindlichen Äußerung und das Kind wird zu weiteren Beiträgen ermutigt. Durch sprachliche Erweiterungen erhält das Kind neue inhaltliche Informationen und kann sich zudem an dem Sprachvorbild orientieren. So verwundert es nicht, dass bei Levickis et al. (2014) die größte positive Wirkung auf die kindliche Sprachleistung durch eine semantische Erweiterung und **syntaktische** Ergänzung der kindlichen Äußerung im Sinne des folgenden Beispiels erzielt wurde: Kind: „Auto", Erwachsener: „Das Auto fährt."

Die Nutzung der sprachlernunterstützenden Strategien wie Imitationen und Erweiterungen stehen nicht nur im Zusammenhang mit aktuellen sprachlichen Leistungen, sondern sie sind auch zur Vorhersage der Entwicklung rezeptiver und expressiver Sprachfähigkeiten bei Late Talkern geeignet (Girolametto et al. 1999; Levickis et al. 2014; Tamis-LeMonda et al. 2001).

Responsives Interaktionsverhalten: Studie zur Vorhersage der Sprachentwicklung von Late Talkern (Hudson et al. 2015)

Ziel: Die Autoren und Autorinnen gingen der Frage nach, inwieweit sich aus dem Ausmaß der Responsivität von Müttern 2-jähriger sprachentwicklungsverzögerter Kinder die sprachlichen Fähigkeiten dieser Kinder im Alter von 3 und 4 Jahren vorhersagen lassen.

Methode: 301 Kinder mit einer SEV im Alter von 2 Jahren ($\leq$20. Perzentile im Wortschatzfragebogen) wurden mit ihren Müttern in einer Freispielsituation gefilmt. Die Beurteilung des mütterlichen Interaktionsverhaltens erfolgte global anhand einer 5-Punkte-Likert-Skala. Eine sehr niedrige Responsivität (1) bedeutete, dass die Mutter selten in einer dem Entwicklungsstand des Kindes angemessenen Weise verbal oder nonverbal auf seine Äußerungen (Gesten oder Lautsprache) reagierte und sie zudem das Verhalten des Kindes zu steuern versuchte, statt sich von seinen Interessen leiten zu lassen. Eine sehr hohe Responsivität (5) war dadurch gekennzeichnet, dass die Mutter häufig in entwicklungsangemessener Weise auf die kindlichen Äußerungen reagierte und nicht versuchte, das Kind von seiner Aktivität wegzulenken, sondern den kindlichen Interessen folgte (Herstellung eines gemeinsamen Aufmerksamkeitsfokus). Eine Nachuntersuchung der sprachlichen Fähigkeiten der Kinder fand standardisiert im Alter von 3 und 4 Jahren statt.
Ergebnisse: Die Baseline-Messung ergab im Rating der mütterlichen Responsivität einen Mittelwert von 3,3 (**Standardabweichung:** 0,9). 43 % der Mütter wiesen eine „hohe" oder „sehr hohe" Responsivität auf. Bei 18 % wurde das Interaktionsverhalten als „niedrig" oder „sehr niedrig" responsiv eingestuft. Es zeigte sich ein signifikant positiver Zusammenhang zwischen dem globalen 5-stufigen Rating und den rezeptiven und expressiven Sprachfähigkeiten der Kinder im Alter von 3 und 4 Jahren.
Schlussfolgerung: Ein hohes Maß an mütterlicher Responsivität im Alter von 2 Jahren führt bei Late Talkern zu einem höheren Sprachentwicklungsstand mit 3 und 4 Jahren.

13

Das Ausmaß der elterlichen Responsivität spielt nicht nur für die weitere sprachliche Entwicklung von Late Talkern eine große Rolle, sondern ist auch für Kinder mit einer allgemeinen Entwicklungsstörung von großer Wichtigkeit. Kinder mit einer intellektuellen Beeinträchtigung, wie sie beispielsweise im Rahmen verschiedener genetischer Störungen (z. B. Trisomie 21, Fragiles-X-Syndrom) vorliegt, profitieren in besonderem Maße von aufeinander abgestimmten Aufmerksamkeitsphasen (Brady et al. 2004; Harris et al. 1996; Mahoney 1988a, b; Yoder und Warren 2004; s. auch ► Mütterliche Responsivität bei Kindern mit intellektuellen Beeinträchtigungen).

Allerdings ist es für die Eltern aufgrund der geringen Eigenaktivität dieser Kinder, ihrer oftmals uneindeutigen Kommunikationssignale und der Schwierigkeit, in einen Dialog zu gehen, schwer, eine gelingende Interaktion und Kommunikation aufzubauen. Dies führt dazu, dass sich die Eltern ihrem Kind gegenüber bereits wenige Monate nach der Geburt weniger responsiv als Eltern von Kindern ohne Entwicklungsstörung verhalten. Stattdessen versuchen sie, das Verhalten ihres Kindes durch ein direktives und kontrollierendes Verhalten zu steuern (Slonims und McConachie 2006). Beim gemeinsamen Spiel geben sie viele Aufforderungen und stellen Fragen zu Dingen, die nicht im Aufmerksamkeitsfokus des Kindes liegen. Sie warten dessen Initiative nicht ab, sondern bestimmen die Themen des Dialogs (Kim und Mahoney 2004). Dieses wenig responsive Verhalten der Eltern wirkt sich erschwerend auf den Spracherwerb der Kinder aus (Warren und Brady 2007; Warren et al. 2010).

Mütterliche Responsivität bei Kindern mit intellektuellen Beeinträchtigungen

Mahoney (1988a, b) analysierte die Interaktion von 20 Mutter-Kind-Paaren zu 3 Erhebungszeitpunkten (12, 24 und 36 Lebensmonate) während eines gemeinsamen Spiels. Die Kinder wiesen intellektuelle Beeinträchtigungen im Rahmen unterschiedlicher Primärerkrankungen auf (vor allem Trisomie 21). Prädiktiv für den Sprachentwicklungsstand war die Art und Weise, wie die Mütter auf die Kommunikationsversuche ihres Kindes eingegangen sind. Mahoney klassifizierte die Mütter nach dem Grad ihrer Responsivität in:

- „Responder" (feinfühlig): Diese nehmen feinfühlig die kindlichen (auch uneindeutigen) Kommunikationsversuche wahr und reagieren adäquat darauf, folgen der Aufmerksamkeit ihres Kindes und greifen seine Themen auf, auch dann wenn es nur mit Lautäußerungen und Gesten kommuniziert.
- „Attender" (aufmerksam, beobachtend): Sie beobachten ihr Kind sehr aufmerksam, reagieren aber nicht konsequent genug auf die vom Kind initiierte Kommunikation, sie benennen häufig oder fragen ihr Kind nach Dingen, die nicht

unbedingt im Aufmerksamkeitsfokus des Kindes liegen.

- „Ignorer" (ignorierend, wenig feinfühlig): Diese sind nicht aufmerksam für die kindlichen Kommunikationsversuche, ignorieren das kindliche Interesse, bieten Sprache an für Dinge, die nicht im Aufmerksamkeitsfokus des Kindes liegen.

Der Sprachentwicklungsstand der Kinder hing vom mütterlichen Interaktionsverhalten ab: Die Kinder der feinfühligen Mütter erzielten ein mittleres Sprachentwicklungsalter von 15,2 Monaten, gefolgt von den Kindern der aufmerksamen Mütter mit 12,7 Monaten und den wenig feinfühligen Müttern mit 11,6 Monaten.

13.3 Zusammenarbeit mit Eltern sprachauffälliger Kinder

Aufgrund der Gefahr zur Entstehung einer negativen Interaktion zwischen Kind und Eltern (vgl. ▶ Abschn. 13.2) sollte die Anleitung der wichtigsten Bezugspersonen zu einem responsiven, sprachförderlichen Interaktionsverhalten ein fester Bestandteil von Frühförder- und sprachtherapeutischen Maßnahmen sein. Berücksichtigt man den Umstand, dass kindzentrierte Interventionen aufgrund von Urlaubszeiten und Krankheit durchschnittlich nur alle 2 Wochen mit einer Dauer von 30 bis 45 min stattfinden (Ritterfeld und Rindermann 2004), wird das Potenzial, das in der systematischen Zusammenarbeit mit den Eltern liegt, noch deutlicher. Denn bei einer wöchentlichen Wachzeit von ungefähr 6000 min erhielte ein Kind bei ausschließlich kindzentrierter Intervention pro Woche durchschnittlich nur 20 min lang ein intensiviertes und qualitativ angereichertes Sprachangebot. Das heißt, eine sprachtherapeutische Behandlung alleine, ohne gezielte Interaktionsschulung der Eltern, kann nur einen sehr begrenzten Beitrag zur gezielten Förderung des Kindes leisten (Ritterfeld und Rindermann 2004).

Eltern sind sehr daran interessiert, Fachinformationen über die Schwierigkeiten ihres Kindes zu erhalten und zu erfahren, wie sie ihr Kind beim Spracherwerb unterstützen können (Ritterfeld und Rindermann 2004). Eltern möchten unabhängig von ihrem sozialen Status und ihrem Bildungshintergrund in aller Regel das Beste für ihr Kind. Fälschlicherweise wird Eltern jedoch oft mangelndes Interesse an einer Beteiligung und an einer Übernahme von Verantwortung unterstellt. Ihre Befragung von Müttern sprachauffälliger Kinder zu diesem Aspekt fassten Ritterfeld und Rindermann (2004, S. 181) wie folgt zusammen:

> » „Diese Befunde legen den Eindruck nahe, dass Eltern mehrheitlich an einer umfassenden therapeutischen Maßnahme interessiert sind, die auch ihnen selbst eine verantwortliche Rolle zuerkennt. Die Annahme, viele Mütter wollten ihre Kinder nur zur Therapie abgeben und sich darüber hinaus der Verantwortung entziehen, findet sich nicht bestätigt."

Obwohl Konsens darüber besteht, dass die Eltern eine bedeutende Rolle für einen erfolgreichen Spracherwerb spielen, findet sowohl in der sprachtherapeutischen Praxis als auch in der Frühförderung der Einbezug der Eltern bisher eher in eingeschränkter Form statt: Insbesondere im Rahmen sprachtherapeutischer Interventionen ist das Aufgeben von Haus- und Übungsaufgaben zur regelmäßigen Durchführung mit dem Kind weitverbreitet (Ritterfeld und Dehnhardt 1998). Zur korrekten Umsetzung dieser Aufgaben fehlen den Eltern jedoch das fachliche Hintergrundwissen und die didaktischen Kompetenzen. Zudem können sie die an sie gestellten Anforderungen aufgrund ihrer natürlichen Funktion als die emotional wichtigsten Bezugspersonen oftmals auch nicht gut erfüllen.

Nach Auskunft vieler Fachkräfte aus dem Kontext von Frühförderung und **Sprachtherapie** geben diese den Eltern im Rahmen einer kindzentrierten Maßnahme häufig

Tipps, wie sie sich in der Kommunikation mit ihrem Kind sprachförderlich verhalten können. Jedoch äußern sie vielfach den Eindruck, dass die Eltern diese Tipps nicht befolgten und ihr Verhalten nicht oder nicht in ausreichendem Maße änderten. Es ist zu vermuten, dass es nicht ausreicht, den Eltern ein bestimmtes Verhalten nahezulegen, sondern dass eine Verhaltensänderung nur durch eine systematische Anleitung mit Begleitung über einen gewissen Zeitraum erzielt werden kann.

Aus Kontrollgruppenstudien zur Effektivität von Schulungskonzepten für pädagogische Fachkräfte zur alltagsintegrierten **Sprachförderung** ist bereits bekannt, dass nur ein Interaktionstraining mit mehreren aufeinander aufbauenden Modulen, Feedback, Videosupervision und einer längerfristigen Begleitung zu einer signifikanten Verhaltensänderung bei den Fachkräften mit direkter positiver Wirkung auf die kindliche Sprachentwicklung führt. Mit einer einmaligen ganztägigen Anleitung pädagogischer Fachkräfte gelingt dies nicht (Buschmann und Jooss 2011; Buschmann und Sachse 2018; Sachse et al. 2016).

Entsprechend ist davon auszugehen, dass Tipps im Hinblick auf ein sprachförderliches Interaktionsverhalten – den Eltern am Rande einer Therapiestunde gegeben – zwar gut gemeint, aber wenig wirksam sein dürften.

13

13.3.1 Elternzentrierte, systematische Konzepte aus dem (inter-)nationalen Raum

Seit den 1970er-Jahren werden im angloamerikanischen Raum erfolgreich elternzentrierte Interventionen, in denen die Eltern systematisch zu einem sprachförderlichen Interaktionsverhalten angeleitet werden, durchgeführt. Hierzu gehören folgende bekannte Konzepte, die sich für Eltern von Kindern mit einer beeinträchtigten Sprachentwicklung – isoliert oder im Rahmen einer globalen Entwicklungsstörung, auch bei genetischen Syndromen – vom Kleinkind- bis ins Vorschulalter eignen, sich zum Teil auch an Eltern von Kindern mit Autismus-Spektrum-Störungen richten und deren Wirksamkeit belegt ist: „Responsivity Education/Prelinguistic Milieu Teaching“ (Yoder und Warren 1993), „Enhanced Milieu Teaching“ (Hancock und Kaiser 2006), „Hanen Programs for Parents“ (Girolametto et al. 1986). Eine zusammenfassende Darstellung dieser Konzepte findet sich bei McCauley et al. (2017).

Im deutschsprachigen Raum machte sich Ritterfeld Ende der 1990er-Jahre für eine gezielte Interaktionsschulung der Eltern stark, einerseits als sekundärpräventive Maßnahme bei sprachlichen Risikokindern wie Late Talkern, andererseits begleitend im Rahmen einer sprachtherapeutischen Intervention (u. a. Ritterfeld 1999, 2000).

Mit dem „Heidelberger Elterntraining frühe Sprachförderung“ (HET Late Talkers; Buschmann 2017; Buschmann et al. 2009) steht ein international etabliertes und im Rahmen einer randomisiert kontrollierten Evaluationsstudie auf Wirksamkeit geprüftes Konzept speziell zur Förderung von Late Talkern zur Verfügung, das HET Late Talker (Buschmann 2017; Effektivitätsstudie zum HET). Für andere Zielgruppen wie Kinder mit einer globalen Entwicklungsstörung (HET GES; Buschmann und Jooss 2012), Kinder mit einer SES im Alter von 3 bis 6 Jahren (HET 3–6; Buschmann 2016) und Kinder mit einer Autismus-Spektrum-Störung („Training Autismus Sprache Kommunikation“, TASK; Fröhlich et al. 2014) liegen Modifikationen des HET vor.

Weiteren publizierten elternzentrierten Konzepten fehlt bisher der Wirksamkeitsnachweis, dies gilt z. B. für „Schritte in den Dialog" (Möller und Spreen-Rauscher 2009) zur Förderung von Kindern mit rezeptiv-expressiver SEV und Defiziten der vorsprachlichen Kommunikation oder „komm-uni-kativ" (Bender-Körber und Hochlehnert 2006) für Eltern von Kindern mit einer SES.

Auf Effektivität geprüft ist das „Münsteraner Elterntraining", das sich an Eltern von Kindern im Alter von 3 bis 18 Monaten mit vorliegender Hörschädigung richtet und die Förderung der kindlichen Hör- und Sprachentwicklung fokussiert (Glanemann et al. 2013).

Effektivitätsstudie zum HET

Das „Heidelberger Elterntraining frühe Sprachförderung" (HET Late Talkers; Buschmann 2017) wurde in einer randomisiert kontrollierten Längsschnittstudie auf seine Wirksamkeit hinsichtlich der weiteren sprachlichen Entwicklung von Late Talkern mit einer isoliert expressiven SEV (47 Kinder) bzw. rezeptiv-expressiven SEV (20 Kinder) überprüft. Nach erfolgter standardisierter Eingangsdiagnostik und randomisierter Gruppenzuweisung nahm die Hälfte der Mütter am HET mit 7 je 2-stündigen Sitzungen teil.

Bereits 3 Monate nach der Intervention und ebenso 9 Monate danach wiesen die Kinder der HET-Gruppe im Vergleich zu den Kindern von Eltern ohne Schulung einen signifikant größeren Wortschatz und bessere grammatische Fähigkeiten auf. Bis zum Alter von 3 Jahren hatten 75 % der HET-Kinder mit einer isoliert expressiven SEV den sprachlichen Rückstand aufgeholt; während dies nur 44 % der Kinder in der Kontrollgruppe (Spontanaufholerrate) gelungen war – ein Unterschied, der auch 2 Jahre später, im Alter von 4 Jahren weiterhin vorlag (Buschmann et al. 2009; Buschmann et al. 2015). In der Gruppe der Kinder mit rezeptiv-expressiver SEV war der Unterschied mit 56 % Aufholern in der HET-Gruppe und 36 % in der Kontrollgruppe ebenfalls deutlich, wenngleich nicht signifikant (Buschmann 2012).

Gemeinsam ist den Ansätzen, dass sie auf der Annahme einer sozial-interaktionistischen Perspektive bzw. eines transaktionalen Modells (vgl. ▶ Kap. 2; zusammenfassend s. Kany und Schöler 2014) des Spracherwerbs basieren. Damit verbunden ist die Grundannahme, dass sowohl Faktoren aufseiten des Kindes (u. a. die Fähigkeit zur gemeinsamen Aufmerksamkeit, das Verstehen von Intentionen, nonverbale/verbale Fähigkeiten, kognitive Abstraktionsprozesse) als auch aufseiten der Eltern (u. a. Quantität und Qualität des Sprachangebots, Responsivität; ◘ Tab. 13.1) eine wichtige Rolle für den Spracherwerb spielen und sich gegenseitig beeinflussen.

Im Vordergrund der Interventionen stehen jeweils eine Veränderung des elterlichen Verhaltens und ihres Sprachangebots im natürlichen Kontext in Richtung einer

◘ Tab. 13.1 Aspekte eines responsiven Interaktionsstils für einen erfolgreichen Spracherwerb. (In Anlehnung an Weitzman et al. 2017)

Kindzentriert	Interaktionsunterstützend	Sprachmodellierend
– Auf Augenhöhe mit dem Kind gehen – Blickkontakt suchen – Interesse zeigen – Auf Initiative des Kindes warten – Dem Interesse des Kindes folgen (Kind führen lassen) – Sofortiges Reagieren auf die Initiative des Kindes – Aufgreifen des Themas des Kindes	– Kind beobachten und erkennen, wenn es Hilfe benötigt, um seine Initiative zu zeigen (seinen „Turn" umzusetzen) – Anpassen der eigenen Gesprächsanteile an das Interesse, das Tempo und die Fähigkeit des Kindes – Fragen stellen, um die Kommunikation aufrechtzuerhalten – Im Angebot an das Kind vorhersehbar sein (gleiche Spiele, Lieder, Routinen)	– Äußerungen des Kindes imitieren – Äußerungen des Kindes Bedeutung unterstellen – Dinge und Handlungen benennen, für die sich das Kind interessiert – Äußerungen des Kindes grammatisch vervollständigen (Expansion) – Äußerungen des Kindes inhaltlich erweitern (Extension) – Das eigene Sprachangebot für das Kind attraktiv gestalten durch melodisches, langsames und deutliches Sprechen, Pausen, Betonung und Wiederholung wichtiger Wörter

erhöhten Responsivität, um dem Kind das Sprachlernen zu erleichtern. Dazu gehört auch das aktive Herstellen bzw. Nutzen von Situationen, die den Lernprozess erleichtern. Die Eltern lernen, das Kind führen zu lassen, seinem Interesse zu folgen und kontingente Reaktionen auf die kindlichen Initiativen zu zeigen.

Unterschiede der Konzepte bestehen vor allem in der Wahl der Zielgruppe und der damit einhergehenden notwendigen inhaltlichen Schwerpunktsetzung. Während sich die Programme „It takes two to talk" und „HET Late Talker" insbesondere an Kinder mit weitgehend guten vorsprachlichen Fähigkeiten bei deutlich eingeschränkten aktiven Sprachfähigkeiten richten, zielen die Konzepte „More than words", „Responsivity Education/Prelinguistic Milieu Teaching" (RE/PMT), „Enhanced Milieu Teaching" (EMT), „Heidelberger Elterntraining zur Kommunikations- und Sprachanbahnung bei Kindern mit globaler Entwicklungsstörung" (HET GES), „Kommunikation mit unterstützenden Gebärden – ein Eltern-Kind-Gruppenprogramm" (KUGEL) und „Schritte in den Dialog" auf Kinder, die noch wenig zu intentionaler Kommunikation fähig sind und neben den sprachlichen Defiziten auch in Bezug auf ihre vorsprachlichen Fähigkeiten eingeschränkt sind. In ◘ Tab. 13.2 befindet sich ein Überblick über evaluierte elternzentrierte Konzepte aus dem Frühbereich.

Die Wirksamkeit der gezielten Anleitung der Eltern zu einem bewusst sprachfördernden Verhalten konnte in mehreren Metaanalysen und Reviews sowohl für Kinder mit einer primären als auch mit einer sekundären Sprachbeeinträchtigung vom Kleinkind- bis ins Schulalter belegt werden (Heidlage et al. 2019; Roberts und Kaiser 2011; Roberts et al. 2019). Mittels systematischer Schulung gelingt es, das elterliche Interaktionsverhalten und ihr Sprachangebot so zu verändern, dass sich die Kinder in ihren kommunikativen, rezeptiven und expressiven Sprachfähigkeiten signifikant verbessern und sie einen bedeutsamen Vorteil gegenüber Kindern von ungeschulten Eltern haben.

Es gibt Hinweise darauf, dass eine elternzentrierte Intervention zum passenden Zeitpunkt durchgeführt werden sollte. Der Einsatz einer Modifikation des „Hanen Programs" bei Eltern von Kindern, die mit 18 Monaten im Rahmen einer flächendeckenden Vorsorgeuntersuchung als sprachentwicklungsverzögert identifiziert worden waren, erbrachte keine Effekte im Hinblick auf die sprachlichen Fähigkeiten im Vergleich zu einer unbehandelten Kontrollgruppe (Wake et al. 2012). Dagegen erwies sich die Durchführung bei Kindern, die älter als 24 Monate waren (Girolametto und Pearce 1996), als effektiv.

Wake et al. (2012) mutmaßten, dass insbesondere der Zeitpunkt der Intervention bei Kindern, die zum einen noch sehr jung waren und zum anderen vor allem im expressiven Wortschatz Auffälligkeiten zeigten, mit 18 Monaten zu früh gewählt war. Zudem könnte die Dauer der Schulung mit nur 6 Wochen zu kurz gewesen sein. Durch das flächendeckende Screening erhielten Eltern die Möglichkeit zur Schulungsteilnahme, die den sprachlichen Rückstand ihres Kindes bisher noch gar nicht realisiert hatten und vermutlich noch keine Notwendigkeit für eine Intervention sahen. Die Autorinnen und Autoren befürworten aufgrund dessen eher ein flächendeckendes Sprachscreening mit anschließender Möglichkeit zur Frühintervention im Alter von 2 bis 3 Jahren.

13.3.2 Zentrale Elemente einer Interaktionsschulung

Yoder und Warren (1993) plädierten bereits vor mehr als 25 Jahren für eine routinemäßige Interaktionsschulung der Eltern bei Kindern unter 3 Jahren mit

Tab. 13.2 Evaluierte elternzentrierte Konzepte aus dem Frühbereich

Intervention	Zielgruppe	Hauptziele	Strategien, die Eltern lernen	Varianten	Wirksamkeit
Hanen Programs for Parents (Girolametto et al. 1986) (It takes two to talk, Weitzman 2017)	Late Talker und Kinder mit SES mit 18 bis 30 Monaten, Kinder im jungen Vorschulalter mit kognitiven Defiziten oder einer Entwicklungsverzögerung mit oder ohne Fähigkeiten zur intentionalen Kommunikation	Häufigere und komplexere Eltern-Kind-Interaktionen und intentionale kommunikative Akte, Steigerung des Wortschatzes und der Wortkombinationen	Gezieltes Herstellen von Kommunikationssituationen, Folgen der kindlichen Aufmerksamkeit, kontingente Reaktion auf kindliche Initiativen, gezielte Sprachmodellierung	„More than words" für Klein- und Vorschulkinder mit Autismus-Spektrum-Störung	Randomisierte kontrollierte Studie (Girolametto und Pearce 1996)
Responsivity Education/ Prelinguistic Milieu Teaching – RE/ PMT (Yoder und Warren 1993)	Kleinkind- und Vorschulalter auf einem Funktionslevel von 9 bis 16 Monate alten Kindern, mit beginnender intentionaler Kommunikation, aktiver Wortschatz <5 Wörter (z. B. Trisomie 21, Autismus-Spektrum-Störung)	Steigerung der nonverbalen und verbalen intentionalen Kommunikation	Erhöhung der elterlichen Responsivität für Kommunikationsversuche des Kindes; aktives Herstellen von Situationen, die das Sprachlernen und -lehren erleichtern, Folgen der kindlichen Aufmerksamkeit, Abwarten der kindlichen Initiative und kontingente Reaktion, Parallelsprechen, Parallelspielen	– Kleinkinder mit SEV (Roberts und Kaiser 2015) – Kinder mit SES und Verhaltensproblemen (Hancock et al. 2002) – Kinder mit Down-Syndrom (Wright et al. 2013) – Kleinkinder mit Lippen-Kiefer-Gaumenspalte (Scherer und Kaiser 2007) – Kinder mit Autismus-Spektrum-Störung (Kasari et al. 2014)	Randomisierte kontrollierte Studie (Fey et al. 2006)

(Fortsetzung)

Tab. 13.2 (Fortsetzung)

Intervention	Zielgruppe	Hauptziele	Strategien, die Eltern lernen	Varianten	Wirksamkeit
Enhanced Milieu Teaching – EMT (Hancock und Kaiser 2006)	Kleinkind- und Vorschulalter mit SEV/SES und kognitiver Beeinträchtigung oder Autismus-Spektrum-Störung, mit intentionaler Kommunikation und verbaler Imitation, aktiver Wortschatz ≥10 Wörter, mittlere Äußerungslänge 1,0 bis 3,5 Wörter	Auf- und Ausbau des Wortschatzes und der Wortkombinationen auf eine Wortäußerungslänge von mindestens 3,5	Aktives Herstellen von Situationen, die das Sprachlernen und -lehren erleichtern, responsiver Interaktionsstil (das Kind führt, Folgen der kindlichen Aufmerksamkeit, kontingente Reaktion auf kindliche Initiativen)	–	Randomisierte kontrollierte Studie (Roberts und Kaiser 2015)
Heidelberger Elterntraining frühe Sprachförderung – HET Lates Talkers (Buschmann 2017)	Late Talker und ausgeprägte SES mit 24 bis 40 Monaten, Kleinkind- und junges Vorschulalter mit leichter Entwicklungsverzögerung und intentionaler Kommunikation, aktiver Wortschatz <50 Wörter, keine/wenige Wortkombinationen	Steigerung der Kommunikations- und Sprechfreude, der (non-)verbalen intentionalen Kommunikation, des passiven und aktiven Wortschatzes, der Wortkombinationen bis hin zu Sätzen	Nutzung natürlicher Kommunikationsanlässe im Alltag, Folgen der kindlichen Aufmerksamkeit; Abwarten der kindlichen Initiative und kontingente Reaktion (responsiver Interaktionsstil); dialogische Buchbetrachtung als Ritual; gezielte Sprachmodellierung	– HET GES für Kinder mit Entwicklungsstörung (24 bis 60 Monate, u. a. bei Trisomie 21, Deletionssyndrom 22q11) mit beginnender intentionaler Kommunikation (Buschmann und Jooss 2012) – HET 3–6 für Kinder mit SES im Alter von 3 bis 6 Jahren bei aktivem Wortschatz von >100 Wörtern und mindestens Dreiwortsätzen (Buschmann 2016) – TASK für Vorschulkinder mit Autismus-Spektrum-Störung (Fröhlich et al. 2014) – KUGEL Elternanleitung zur gezielten Anwendung von Lautsprachunterstützenden Gebärden (von Maydell et al. 2014)	Randomisierte kontrollierte Studie (Buschmann 2012; Buschmann et al. 2009, 2015)

einer verzögerten Sprachentwicklung. Ihrer Ansicht nach sollen die Eltern folgende 4 Techniken lernen:

1. Kontingente Imitation des kindlichen Verhaltens
2. Kontingente Responsivität (responsives Interaktionsverhalten)
3. Einsatz stützender und modellierender Sprache
4. Nutzung sozialer Routinen wie Körperpflege oder Mahlzeiten, denn diese erfordern keine zusätzliche Zeit und sind durch ihr wiederholtes Auftreten im Alltag besonders für eine gemeinsame Kommunikation geeignet

Diese Elemente sind zentrale Eckpfeiler der etablierten und wirksamen elternzentrierten Konzepte (◘ Tab. 13.2). Damit die Eltern tatsächlich in die Lage versetzt werden, sich ihrem Kind gegenüber bewusst sprachförderlich zu verhalten, spielt das methodisch-didaktische Vorgehen eine bedeutende Rolle. Dabei sind umfassende und strukturierte Schulungskonzepte nötig, um eine Verhaltensänderung zu erzielen. Denn das Erlernen und Anwenden eines situationsübergreifend sprachfördernden Interaktionsverhaltens ist sogar für professionelle Fachpersonen wie pädagogische Fachkräfte schwierig (Petermann 2015).

Die Schulungen sollten curricular aufgebaut sein und neben einer Wissensvermittlung (Elternbildung) das konkrete Erarbeiten und Üben der genannten Techniken enthalten sowie von Praxisaufgaben, Supervision und Videofeedback begleitet werden (Egert 2015; Fukkink und Lont 2007). Für das Erarbeiten und Üben der sprachlernunterstützenden Methoden wie semantische Erweiterung und syntaktische Ergänzung reichen verbale Instruktionen und Erklärungen nicht aus. Den Eltern müssen die Techniken live demonstriert oder anhand von Videoclips gezeigt werden. Danach sollten diese von den Eltern in Rollenspielen mit Feedback ausprobiert (Kaiser und Hampton 2017) und anschließend in den Alltag mit dem Kind transferiert werden. Ein Videofeedback wie es beispielsweise Standard im HET (Buschmann 2017) ist, führt schließlich zur Feinanpassung des elterlichen Verhaltens und der sprachlernunterstützenden Strategien an den Entwicklungsstand des jeweiligen Kindes (► Fallbeispiel: Leonie).

Die Elternbildung *(Psychoedukation)* als ein zentrales Element elternzentrierter Interventionen trägt nach Petermann und Bahmer (2009) dazu bei,

1. Fehlinformationen, Missverständnisse und ungünstige Einstellungen bezogen auf die Schwierigkeiten des Kindes abzubauen. Dieser Aspekt spielt eine große Rolle im Kontext von Sprachauffälligkeiten. Denn die Annahme, dass der Umwelt, insbesondere den Eltern, der größte Anteil an der Entstehung einer SES zukommt, ist weitverbreitet.
2. elterliche Schuldgefühle und Ängste zu reduzieren, was verbunden mit einer Entlastung zu einem besseren Verständnis der Schwierigkeiten des Kindes führt.
3. Handlungsoptionen im Umgang mit den Sprachdefiziten des Kindes zu vermitteln.

In ◘ Tab. 13.3 findet sich eine Übersicht über die Kernelemente, die eine elternzentrierte Intervention zur Förderung kommunikativer und sprachlicher Fähigkeiten von Kindern enthalten sollte.

Tab. 13.3 Zentrale Elemente für eine elternzentrierte Frühintervention

Element	Inhalte
Elternbildung (Psychoedukation)	Aufklärung und Wissensvermittlung zur Reduktion elterlicher Schuldgefühle sowie zur Stärkung der Motivation und der Verantwortungsübernahme: – Bewusstmachen der elterlichen Rolle im Spracherwerbsprozess des Kindes (Sprachvorbild, responsives Interaktionsverhalten) – Vermittlung von Basiswissen über den Spracherwerb und die Voraussetzungen für einen erfolgreichen (Mehr-)Spracherwerb, die Bedeutung vorsprachlicher Fähigkeiten (gemeinsame Aufmerksamkeit, nonverbale Kommunikation) sowie die Entstehung von Sprachdefiziten
Empowerment	Eltern in ihren Kompetenzen und ihrem Selbstwirksamkeitserleben stärken: – Bewusstmachen bereits vorhandener Kompetenzen zur optimalen Unterstützung des Kindes – Erlernen einer sprachförderlichen Grundhaltung – Reflexion kommunikationsförderlicher und -hemmender Verhaltensweisen – Erkennen natürlicher Gesprächsmomente im Alltag – Befähigung, Sprachinseln im Alltag zu nutzen (Ritterfeld 2007) – Befähigung zum passenden Sprachangebot je nach Entwicklungsstand des Kindes – Stärkung in der Verwendung verschiedener Sprachen in der Familie
Responsiver Interaktionsstil	Eltern zu einem bewusst feinfühligen Interaktionsverhalten mit ihrem Kind befähigen: – Methoden: Erarbeitung anhand von Videoclips, Demonstration durch die Fachperson, Rollenspiele mit Feedback, Videoanalysen, Videofeedback, Supervision – Geeignete Übungssituationen je nach Entwicklungs- und Sprachstand des Kindes: Late Talker: Bilderbuchbetrachtung, Spiel, Alltagssituationen; Kinder mit Entwicklungsstörung: einfache Spielsituationen, Alltagssituationen
Erlernen gezielter Sprachförder-techniken	Eltern Kenntnisse über konkrete Strategien und Techniken vermitteln und zu deren Einsatz befähigen, mit dem Ziel, die Kinder beim Erwerb kommunikativer und sprachlicher Fähigkeiten zu unterstützen: – Techniken zur Förderung der Fähigkeit zur gemeinsamen Aufmerksamkeit – Einsatz lautsprachunterstützender Gebärden bei Kindern mit ausgeprägter SEV/SES – Einsatz von Sprachmodellierungstechniken: inhaltliche Erweiterung (Extension), grammatische Vervollständigung (Expansion), Umformulierung der kindlichen Äußerung (Transformation), korrektives Feedback – Einsatz von motivierenden und offenen Fragen – Einsatz von Fragen, die eine beschreibende Antwort verlangen (Frage nach dem Verb) – Einsatz von Stimulierungstechniken
Orientierung am Veränderungs-potenzial der Eltern	Eltern in ihren jeweiligen individuellen Möglichkeiten unterstützen und sie so weit wie möglich zu einem responsiven Interaktionsstil befähigen: – Den Eltern mit echter Wertschätzung begegnen – Kulturelle, religiöse oder andere Unterschiede des Lebenskonzepts und Bildungshintergrunds berücksichtigen – Mit viel Lob und emotionaler Unterstützung arbeiten – Keine normative Vorstellung von perfekter Interaktion zugrunde legen
Soziale Unterstützung	Möglichkeit zum Austausch und zur sozialen Unterstützung schaffen, denn beides wirkt sich direkt positiv auf das Wohlbefinden von Kind und Eltern aus (Crnic und Stormshak 1997): – Nach Möglichkeit Durchführung von Elterngruppen (maximal 10 Personen) – Nutzung einer breiten Methodenvielfalt – Möglichkeit des Lernens von- und miteinander – Unterstützung des Austauschs

13.4 Interaktionsverhalten pädagogischer Fachkräfte gegenüber sprachauffälligen Kindern

Neben den Eltern spielen die pädagogischen Fachkräfte in der Krippe, Tagespflege und im Kindergarten eine wichtige Rolle beim Spracherwerbsprozess eines jeden Kindes. Denn natürlicherweise erleben die Fachkräfte täglich viele Situationen mit den Kindern, sodass sich zahlreiche natürliche Interaktionen im Alltag ergeben, die hervorragend zur sprachlichen Bildung und Förderung genutzt werden können.

Zu erwarten wäre, dass pädagogische Fachkräfte aufgrund ihrer fachlichen Expertise und langjährigen Erfahrung bei der Betreuung von jungen Kindern über ein hohes Maß an Responsivität verfügen und somit gut in der Lage sind, sich Kindern mit Sprachauffälligkeiten gegenüber besonders sprachlernunterstützend zu verhalten. Internationale Studien zeigen jedoch, dass die Interaktion zwischen pädagogischem Fachpersonal und Kindern mit Sprachauffälligkeiten durch ähnlich ungünstige Merkmale charakterisiert ist wie die Eltern-Kind-Dyade. Auch die Fachkräfte scheinen durch die geringen verbalen Ausdrucksmöglichkeiten betroffener Kinder verunsichert zu sein und nicht zu wissen, wie sie eine Interaktion mit diesen Kindern gezielt sprachförderlich gestalten können.

Genau wie die Eltern verhalten sie sich sprachauffälligen Kindern gegenüber direktiver als gegenüber sprachlich altersentsprechend entwickelten Kindern: Das heißt, sie geben ihnen mehr Anweisungen und binden sie weniger in Entscheidungsprozesse ein. Zudem nutzen sie weniger sprachmodellierende Strategien (Albers et al. 2013; Girolametto et al. 2000).

Bei Albers et al. (2013) zeigten sich nicht nur Einschränkungen in Bezug auf die Qualität der Interaktionen, sondern auch auf die Quantität. Kleinkinder mit einer verzögerten Sprachentwicklung erlebten in der Krippe und der Kindertagespflege weniger direkte Interaktionen mit Fachkräften als sprachlich alterstypisch entwickelte Kinder. Damit hörten diese Kinder insgesamt seltener korrekte Sprachvorbilder im Rahmen einer unmittelbaren Kommunikation und erhielten zudem seltener die Möglichkeit, in Situationen aktiv zu sprechen, in denen sie auch ein Feedback darüber erhalten konnten.

Diese Befunde lassen vermuten, dass es Erfolg versprechend ist, pädagogische Fachkräfte zu einem bewusst sprachförderlichen Interaktionsverhalten im Kita-Alltag zu schulen. Jungmann et al. (2013) sind dieser Frage nachgegangen und haben eine Gruppe von pädagogischen Fachkräften in Methoden der alltagsintegrierten Sprachbildung und Sprachförderung mit folgenden Ergebnissen geschult: Der beste Prädiktor für die Sprachleistungen von Kindern im Vorschulalter waren ihre Sprachleistungen im Prätest 9 Monate zuvor. Den zweitgrößten Faktor zur Vorhersage der Sprachentwicklung stellte jedoch die Veränderung des Sprach- und Interaktionsverhaltens der pädagogischen Fachkräfte in der Bilderbuchsituation dar. Die Wirkung alltagsintegrierter Sprachförderung auf Basis eines verbesserten Interaktionsverhaltens der pädagogischen Fachkräfte scheint sogar bei sprachauffälligen Kindern am größten zu sein (Jungmann et al. 2013; Simon und Sachse 2013).

▪ Konzepte und Wirksamkeit von Schulungen zur Veränderung des Sprach- und Interaktionsverhaltens pädagogischer Fachkräfte

Erfolg versprechende Schulungen pädagogischer Fachkräfte enthalten laut einer Metaanalyse von Egert (2015) folgende Elemente:

- Vermittlung von theoretischem Wissen (Psychoedukation)

- Praxisaufgaben inklusive konkreter Handlungsanweisungen für bestimmte Situationen
- Regelmäßiges Üben der neu erlernten Techniken
- Supervision, Videoanalysen und Videofeedback

Eine einmalige Fortbildung zu Möglichkeiten einer alltagsintegrierten Sprachbildung und Sprachförderung nutzt offenbar wenig. Dies zeigte sich u. a. in der Studie von Buschmann und Jooss (2011), in der die pädagogischen Fachkräfte aus der Krippe nach einer eintägigen Interaktionsschulung mit theoretischem Input und Üben praktischer Handlungskompetenzen zwar hoch motiviert waren, ihr Verhalten den Kindern gegenüber zu verändern, dies in der alltäglichen Praxis jedoch offenbar nicht realisieren konnten. Denn die Kinder wiesen im Vergleich zu Kindern von Fachkräften, die eine längerfristige Interaktionsschulung mit Videofeedback erhalten hatten, eine deutlich langsamere Sprachentwicklung auf. Die Wirksamkeit gezielter Interaktionstrainings mit systematisch aufeinander aufbauenden Inhalten und begleitender (Video-)Supervision wurde sowohl im angloamerikanischen als auch im deutschsprachigen Raum mehrfach bewiesen (Buschmann und Sachse 2018; Girolametto et al. 2003; Milburn et al. 2014; Simon und Sachse 2011, 2013).

13

Das Schulungsprogramm „ABC and Beyond: The Hanen Program for Building Emergent Literacy in Early Childhood Settings“ (Weitzman und Greenberg 2010) besteht aus 4 Fortbildungsblöcken mit insgesamt 18 Einheiten in der Gruppe sowie 3 individuellen Coachings in der Institution. Es richtet sich insbesondere an Fachkräfte im Vorschulbereich. In einer Effektivitätsstudie konnte gezeigt werden, dass es den Teilnehmenden nach der Intervention besser gelang, die Vorlesesituation als eine Kommunikationssituation zu gestalten. Zudem wiesen die Fachkräfte anschließend eine hohe Responsivität auf: Sie gingen sensitiver mit den Äußerungen der Kinder um, stellten mehr offene Fragen und benutzten in den Gesprächen mehr unterschiedliche Wörter als die Fachkräfte der ungeschulten Kontrollgruppe. Sie führten mit den Kindern längere Gespräche über den Inhalt der vorgelesenen Geschichte, und es gab mehr als 5 Sprecherwechsel (Milburn et al. 2014).

Das im deutschsprachigen Raum verbreitete „Heidelberger Interaktionstraining für pädagogisches Fachpersonal zur alltagsintegrierten Sprachbildung und Sprachförderung“ (HIT; Buschmann und Sachse 2018) erstreckt sich mit 6 Gruppenterminen über einen Zeitraum von etwa einem halben Jahr. Es existieren spezifische Versionen für den Krippen-, Kindergarten-, Vorschul- und Schulbereich. Aufbauend auf dem Erwerb von Hintergrundwissen zum natürlichen Spracherwerb und seinen Auffälligkeiten lernen die Fachkräfte systematisch, eine sprachförderliche Grundhaltung einzunehmen und ihr Sprachangebot an den Fähigkeiten des Kindes auszurichten sowie bewusst einen responsiven Interaktionsstil zu pflegen. Sie üben diese Verhaltensweisen und Methoden in der täglichen Praxis und werden darin supervidiert. Die Fachkräfte werden befähigt, eine dialogische Bilderbuchbetrachtung sowohl mit sprachkompetenten als auch mit sprachauffälligen Kindern umzusetzen. Sie lernen entsprechend der Methodik des HET (Buschmann 2017) folgende Prinzipien theoretisch kennen und üben diese praktisch:

- Das Kind führen lassen.
- Abwarten, beobachten, zuhören.
- Auf das Gesagte des Kindes eingehen.
- Sprachmodellierungstechniken einsetzen und motivierende Fragen stellen.

Über die Reflexion ihres Verhaltens in dieser prototypischen Sprachfördersituation lernen sie, natürliche Eins-zu-eins-Situationen als Sprachinseln im Alltag zu erkennen und gezielt zur Sprachförderung zu nutzen.

Studien zur Effektivität des HIT zeigten bei den pädagogischen Fachkräften einen Zuwachs an Fachwissen, eine erhöhte subjektive Handlungskompetenz und größere Sicherheit im Umgang mit sprachauffälligen Kindern (Buschmann und Degitz 2019), eine erhöhte Responsivität bei der Interaktion sowie einen vermehrten Einsatz gezielter Sprachlehrstrategien bei der direkten Kommunikation mit den Kindern (Simon und Sachse 2011). Die Veränderung des Interaktionsverhaltens der pädagogischen Fachkräfte führte sowohl bei sprachauffälligen Klein- als auch bei Vorschulkindern zu einem deutlicheren Kompetenzzuwachs in den sprachlichen Fähigkeiten im Vergleich zu den Kindern der Kontrollgruppe (Buschmann und Jooss 2011; Jungmann et al. 2013; Simon und Sachse 2013).

Fallbeispiel: Leonie

Leonie sprach mit 26 Monaten nur die Wörter „Mama“, „Papa“, „aua“, „Puppa“, „da“. Die Eltern sorgten sich, zumal Leonie bisher alle anderen Entwicklungsschritte zeitgerecht erreicht hatte. Ihr 3 Jahre älterer Bruder hatte in diesem Alter bereits kurze Sätze gesprochen. Sie fragten sich, ob sich der frühe Besuch einer Krippe ungünstig ausgewirkt haben könnte. Leonie ging bereits seit dem 6. Lebensmonat täglich für 5 h in die Krippe. Den Bruder hatte die Mutter hingegen die ersten 2 Jahre zu Hause betreut.

Leonies pädaudiologischer Befund war unauffällig. Die standardisierte Überprüfung der allgemeinen Entwicklung anhand der „Bayley Scales of Infant and Toddler Development – Third Edition“ (Bayley-III-Skalen; deutsche Bearbeitung Reuner und Rosenkranz 2015) im Alter von 25 Lebensmonaten resultierte in einem altersentsprechenden Ergebnis. Gleiches traf auch für das Wortverständnis zu, das mithilfe des „Sprachentwicklungstests für zweijährige Kinder“ (SETK-2; Grimm 2016) erfasst wurde. Beim Verständnis von Sätzen zeigte Leonie eine leicht unterdurchschnittliche Leistung, in Bezug auf sprachproduktive Fähigkeiten (SETK-2) schnitt sie sogar weit unterdurchschnittlich ab.

Die Eltern nahmen am HET teil: Es war für sie eine große Erleichterung und zugleich Motivation zu erfahren, dass sie keine Schuld an der Entstehung der SEV hatten, jedoch durch eine Verbesserung ihres Kommunikationsverhaltens Leonie gut beim Sprechenlernen helfen können. Die Eltern erkannten für sich rasch, dass ihr Sprachangebot an Leonie bisher zu komplex und damit zu weit vom expressiven Sprachniveau ihrer Tochter entfernt war. Des Weiteren wurde ihnen die Bedeutung einer direkten sprachlichen Kommunikation in Eins-zu-eins-Situationen bewusst.

Bei der Umsetzung der im HET gelernten sprachförderlichen Grundhaltung mit dem Fokus auf das Herstellen einer gemeinsamen Aufmerksamkeit und auf das passende Sprachangebot gewannen die Eltern rasch den Eindruck, dass Leonie nun mehr Freude an gemeinsamen Gesprächen zeigte. Leonie versuchte vermehrt, sich mittels Gesten, Lauten und Geräuschen mitzuteilen. Zudem nahm das Mädchen die von den Eltern angebotenen Lautmalereien wie „miau“ rasch in ihren expressiven Wortschatz auf. Dadurch wurde es für die Eltern leichter, Leonie in ihren Kommunikationsabsichten zu verstehen.

Die Eltern waren sehr daran interessiert, wie sie mit ihrer Tochter Bücher „lesen“ können. Denn bisher hatte Leonie diese Situation vermieden und Bücher lieber alleine angeschaut. Erstaunt zeigten sich die Eltern darüber, dass aktuell nicht das Vorlesen, sondern das gemeinsame Anschauen der Bilder und das Erzählen im Vordergrund stehen sollten. Wenn sie bisher Bücher ohne Text mit Leonie angeschaut hatten, waren es die Erwachsenen, die ihrer Tochter gezeigt und erzählt hatten, was auf einer Seite dargestellt war. Nun überließen sie Leonie die Führung beim Buchanschauen und griffen ihre Themen auf. Zu ihrem Erstaunen bereitete diese Umsetzung sowohl Leonie als auch ihnen sehr viel Freude, und Leonie lernte so rasch neue Wörter hinzu, wie „Auto", „Ball", „Kuh", „Ente", „hoppa" (für Pferd).

Die Eltern etablierten die dialogische Bilderbuchbetrachtung fest in ihrem Tagesablauf. Die Mutter brachte zur HET-Sitzung eine Videosequenz einer solchen Situation mit. Das positive Feedback der anderen Teilnehmenden und durch die Trainerin ermutigte die Mutter sehr zur weiteren Umsetzung dieses für sie noch ungewohnten eher begleitenden Verhaltens. Denn anhand der Videoaufnahme wurde deutlich, dass es ihr bereits sehr gut gelang, Leonies Initiative abzuwarten, mit ihr eine gemeinsame Aufmerksamkeit zu entwickeln und wirklich über die Dinge oder Handlungen zu sprechen, für die sich Leonie interessierte.

Etwas Übung benötigte Leonies Mutter noch beim Einsatz der gezielten sprachlernunterstützenden Strategien. Sie war sich noch unsicher darin, inwiefern sie die Äußerungen von Leonie semantisch weiterführen sollte. Gemeinsam mit den anderen Eltern wurde im Kurs überlegt, in welchem Moment es für Leonie ausreichte, ihre Äußerung zu imitieren oder nur grammatisch zu vervollständigen, und wann eine inhaltliche Erweiterung wichtig war.

Der Transfer des responsiven Verhaltens auf andere Situationen wie auf das gemeinsame Spiel oder auf Mahlzeiten, Wickeln, Einkaufen usw., gelang den Eltern ohne Probleme. Durch Leonies wachsende Sprechfreude und den Zuwachs an Wörtern fühlten sich die Eltern in ihrem geänderten Verhalten bestätigt.

Zum Zeitpunkt der Nachschulung im Rahmen des HET war Leonie 2 Jahre und 10 Monate alt. Sie verfügte inzwischen über einen expressiven Wortschatz von mehr als 100 Wörtern und bildete Sätze wie „Die Puppe macht heia" oder „Mamas Schuhe sind neu". Die Interaktion zwischen den Eltern und Leonie war von einer hohen inneren Verbundenheit und Aufeinanderbezogenheit geprägt (Synchronizität). Die Eltern nutzten die Sprachmodellierung konsequent bei fehlerhaften Äußerungen im Sinne eines korrektiven Feedbacks sowie zur inhaltlichen und syntaktischen Erweiterung.

Eine Nachuntersuchung der sprachlichen Fähigkeiten fand im Alter von 38 Monaten statt. Die Leistungen in den Bereichen Sprachverständnis und Lexikon/Semantik (SETK 3–5) lagen im mittleren Normbereich. Das Ergebnis im Bereich Morphologie lag auf der unteren Normgrenze. Leonie konnte alle Laute bis auf die Laute /k/, /g/ und die Zischlaute korrekt bilden. Eine kindzentrierte sprachtherapeutische Behandlung war aktuell nicht indiziert, eine Verlaufskontrolle wurde in 6 Monaten vereinbart.

13.5 Zusammenfassung

- Das elterliche Interaktionsverhalten sowie die Quantität und Qualität des Sprachangebots nehmen entscheidenden Einfluss auf die sprachliche Entwicklung von Kindern.
- Ein responsives elterliches Interaktionsverhalten steht in einem positiven Zusammenhang zur sprachlichen Entwicklung, während sich ein direktiver kontrollierender Interaktionsstil negativ auswirkt.
- Eine gezielte Anleitung von Eltern zu sprachförderlichem Verhalten im Alltag sollte ein integraler Bestandteil einer jeden Frühfördermaßnahme und sprachtherapeutischen Intervention sein,

sowohl bei Kleinkindern mit einer verzögerten Sprachentwicklung als auch bei Kindern mit einer SES. Hierfür sprechen folgende Argumente:
1. Im Gegensatz zur genetischen Ausstattung eines Kindes ist das sprachliche Umfeld gezielt veränderbar.
2. Eltern sprachauffälliger Kindertendieren – aus dem Wunsch heraus, ihrem Kind zu helfen bei gleichzeitig fehlendem Wissen über wirksame Möglichkeiten – zu einem eher direktiven Interaktionsverhalten sowie zum Rückgriff auf wenig sprachförderliche Methoden wie explizites Verbessern der kindlichen Äußerung, vermehrtes eigenes Sprechen und ein Reduzieren sprachlicher Anforderungen.
3. Qualitativ hochwertiger Input innerhalb von Sprachtherapiesitzungen allein kann aufgrund des geringen zeitlichen Umfangs nur einen begrenzten Beitrag zur gezielten sprachlichen Förderung des Kindes leisten.
4. Die Wirksamkeit systematischer elternzentrierter Interventionen konnte in mehreren randomisierten Kontrollgruppenstudien sowie in Metaanalysen nachgewiesen werden.

- Es liegen verschiedene, vollständig ausgearbeitete elternzentrierte Konzepte vor, die sich in ihren jeweiligen Zielgruppen, Zielsetzungen und Inhalten unterscheiden.
- Schulungskonzepte sollten neben der Wissensvermittlung folgende Elemente enthalten: die Demonstration und das Einüben von Techniken, ein Feedback zum videografierten Interaktionsverhalten der Eltern sowie Möglichkeiten zur Reflexion des eigenen Verhaltens und zum Austausch mit anderen Betroffenen. Die Eltern sollten über einen Zeitraum von 3 bis 6 Monaten begleitet werden.
- Auch für pädagogisches Fachpersonal in Kindertagesstätten besteht die Notwendigkeit einer Schulung des Interaktionsverhaltens mit sprachauffälligen Kindern. Deshalb wurden auch für diesen Bereich Fortbildungskonzepte entwickelt und evaluiert.

13.6 Weiterführende Literatur

Im Trainermanual zum HET sind, neben der detaillierten Darstellung der einzelnen Sitzungen der evaluierten Fassung, zentrale Prinzipien einer Interaktionsschulung der Eltern sowie einer dialogischen Bilderbuchbetrachtung ausführlich beschrieben:

- Buschmann, A. (2017). *Heidelberger Elterntraining frühe Sprachförderung: HET Late Talkers* (3. Aufl.). München: Elsevier.

In der 2., komplett überarbeiteten Auflage beschreiben McCaules et al. (2017) sehr übersichtlich 14 evidenzbasierte Sprachinterventionen für Kinder aus dem angloamerikanischen Raum, darunter auch elternzentrierte Konzepte:

- McCauley, R. J., Fey, M. E., & Gillam, R. B. (2017). *Treatment of language disorders in children* (2. Aufl.). Baltimore: Brookes.

Möller und Spreen-Rauscher (2009) liefern in ihrem Buch konkrete Handlungsanweisungen dafür, wie Eltern befähigt werden können, ihre Kinder beim Übergang von der vorsprachlichen zur sprachlichen Entwicklung zu unterstützen:

- Möller, D., & Spreen-Rauscher, M. (2009). *Frühe Sprachintervention mit Eltern: Schritte in den Dialog.* Stuttgart: Thieme.

Literatur

Albers, T., Bendler, S., Schröder, C., & Lindmeier, B. (2013). Sprachliche Entwicklungsverläufe in Krippe und Tagespflege. *Frühförderung Interdisziplinär, 4,* 222–231.

Barachetti, C., & Lavelli, M. (2011). Responsiveness of children with specific language impairment and maternal repairs during shared book reading. *International Journal of Language & Communication Disorders, 46*(5), 579–591.

Barnett, M. A., Gustafsson, H., Deng, M., Mills-Koonce, R., & Cox, M. (2012). Bidirectional associations among sensitive parenting, language development, and social competence. *Infant Child Development, 21,* 374–393. ► https://doi.org/10.1002/icd.1750.

Bender-Körber, B., & Hochlehnert, H. (2006). *Eltern-zentriertes Konzept zur Förderung des Spracherwerbs: Handbuch zur Durchführung von Elternworkshops – komm-uni-aktiv*. Dortmund: Borgmann GmbH & Co. KG.

Brady, N. C., Marquis, J., Fleming, K., & McLean, L. (2004). Prelinguistic predictors of language growth in children with development disabilities. *Journal of Speech and Hearing Research, 47*(3), 663–677.

Buschmann, A. (2012). Frühe Sprachförderung bei Late Talkers. Effektivität des Heidelberger Elterntrainings bei rezeptiv-expressiver Sprachentwicklungsverzögerung. *Pädiatrische Praxis, 78*(3), 377.

Buschmann, A. (2016). Heidelberger Elterntraining zur frühen Sprachförderung - Beratung der Eltern von Late Talkers. *Sprachförderung und Sprachtherapie, 4*(2016), 193–199.

Buschmann, A. (2017). *Heidelberger Elterntraining frühe Sprachförderung: HET Late Talkers. Trainermanual* (3. Aufl.). München: Elsevier.

Buschmann, A., & Degitz, B. (2019). Heidelberger Interaktionstraining zur alltagsintegrierten Sprachbildung und Sprachförderung in der Kita. Abbau von Unsicherheit in der Interaktion mit sprachauffälligen Kindern. *Sprachförderung und Sprachtherapie, 2,* 77–83.

13

Buschmann, A., & Jooss, B. (2011). Alltagsintegrierte Sprachförderung in der Kinderkrippe. Effektivität eines sprachbasierten Interaktionstrainings für pädagogisches Fachpersonal. *Verhaltenstherapie & psychosoziale Praxis, 43*(2), 303–312.

Buschmann, A., & Jooss, B. (2012). *Heidelberger Elterntraining zur Kommunikations- und Sprachanbahnung bei Kindern mit globaler Entwicklungsstörung. Trainermanual.* München: Elsevier Urban & Fischer.

Buschmann, A., & Sachse, S. (2018). Heidelberg interaction training for language promotion in early childhood settings (HIT). *European Journal of Education, 53*(1), 66–78.

Buschmann, A., Jooss, B., Rupp, A., Feldhusen, F., Pietz, J., & Philippi, H. (2009). Parent-based language intervention for two-year-old children with specific expressive language delay: A randomised controlled trial. *Archives of Disease in Childhood, 94,* 110–116.

Buschmann, A., Multhauf, B., Hasselhorn, M., & Pietz, J. (2015). Long-term effects of a parent-based language intervention on language outcomes and working memory for late-talking toddlers. *Journal of Early Intervention, 37*(3), 175–189.

Carpenter, M., Nagell, K., Tomasello, M., Butterworth, G., & Moore, C. (1998). Social cognition, joint attention, and communicative competence from 9 to 15 months of age. *Monographs of the Society for Research in Child Development, 63*(4), I + iii + v + vi + 1–174.

Conti-Ramsden, G. (1990). Maternal recasts and other contingent replies to language-impaired children. *Journal of Speech and Hearing Disorder, 55,* 262–274.

Crnic, K., & Stormshak, E. (1997). The effectiveness of providing social support for families of children at risk. In M. Guralnick (Hrsg.), *The effectiveness of early intervention* (S. 209–226). Baltimore: Brookes.

Crowe, L. K. (2000). Reading behaviors of mothers and their children with language impairment during repeated storybook reading. *Journal of Communication Disorder, 33,* 503–524.

Dunham, P. J., Dunham, F., & Curwin, A. (1993). Joint-attentional states and lexical acquisition at 18 months. *Developmental Psychology, 29*(5), 827.

Egert, F. (2015). *Meta-analysis on the impact of in-service professional development programs for preschool teachers on quality ratings and child outcomes.* Unveröffentlichte Dissertation. Otto-Friedrich-Universität Bamberg, Bamberg. ► https://opus4.kobv.de/opus4-bamberg/les/45682/EGERTFranziskaDisssek_A3a.pdf. Zugegriffen: 29. Jan. 2016.

Farrant, B. M., & Zubrick, S. R. (2013). Parent–child book reading across early childhood and child vocabulary in the early school years: Findings from the longitudinal study of Australian children. *First Language, 33*(3), 280–293. ► https://doi.org/10.1177/0142723713487617.

Fey, M. E., Warren, S. F., Brady, N. C., Finestack, L. H., Bredin-Oja, S. L., Fairchild, M., Sokol, S., & Yoder, P. J. (2006). Early effects of responsivity education/prelinguistic milieu teaching for children with developmental delays and their parents. *Journal of Speech, Language, and Hearing Research, 49*(3), 526–547.

Fröhlich, U., Noterdaeme, M., Jooss, B., & Buschmann, A. (2014). *Elterntraining zur Anbahnung sozialer Kommunikation bei Kindern mit Autismus-Spektrum-Störungen. Training Autismus - Sprache - Kommunikation (TASK).* München: Elsevier.

Fukkink, R. G., & Lont, A. (2007). Does training matter? A meta-analysis and review of caregiver training studies. *Early Childhood Research Quarterly, 22*(3), 294–311.

Fuller, B., Bein, E., Kim, Y., & Rabe-Hesketh, S. (2015). Differing cognitive trajectories of Mexican

American toddlers: The role of class, nativity and maternal practices. *Hispanic Journal of Behavioral Sciences, 37*(2), 139–169.

Girolametto, L., & Pearce, P. S. (1996). Interactive focused stimulation for toddlers with expressive vocabulary delays. *Journal of Speech and Hearing Research, 39,* 1274–1284.

Girolametto, L., Greenberg, J., & Manolsen, A. (1986). Developing dialogue skills: The Hanen early language parent program. *Seminars in Speech and Language, 7,* 367–382.

Girolametto, L., Weitzman, E., Wiigs, M., & Pearce, P. S. (1999). The Relationship between maternal language measures and language development in toddlers with expressive vocabulary delays. *American Journal of Speech-Language Pathology, 8*(4), 364. ► https://doi.org/10.1044/1058-0360.0804.364.

Girolametto, L., Hoaken, L., Weitzman, E., & van Lieshout, R. (2000). Patterns of adult-child linguistic interaction in integrated day care groups. *Language, Speech, and Hearing Services in Schools, 31,* 155–168.

Girolametto, L., Bonifacio, S., Visinsi, C., Weitzman, E., Zocchoni, E., & Pearce, P. S. (2002). Mother-child interactions in Canada and Italy: Linguistic responsiveness to late-talking toddlers. *International Journal of Language & Communication Disorders, 37*(2), 153–171.

Girolametto, L., Weitzman, E., & Greenberg, J. (2003). Training day care staff to facilitate children´s language. *American Journal of Speech-Language Pathology, 12,* 299–311.

Glanemann, R., Reichmuth, K., Matulat, P., & am Zehnhoff-Dinnesen, A. (2013). Muenster Parental Programme empowers parents in communicating with their infant with haering loss. *International Journal of Pediatric Otorhinolaryngology, 77,* 2023–2029.

Grimm, H. (2016). *Sprachentwicklungstest für zweijährige Kinder (SETK-2)*. Göttingen: Hogrefe.

Hancock, T. B., & Kaiser, A. P. (2006). Enhanced milieu teaching. In R. J. McCauley & M. E. Fey (Hrsg.), *Treatment of language disorders in children* (S. 203–236). Baltimore: Brookes.

Hancock, T. B., Kaiser, A. P., & Delaney, E. M. (2002). Teaching parents of preschoolers at high-risk strategies to support language and positive behavior. *Topics in Early Childhood Special Education, 22*(4), 191–212.

Harris, S., Kasari, C., & Sigman, M. D. (1996). Joint attention and language gains in children with Down syndrome. *American Journal on Mental Retardation, 100*(6), 608–619.

Heidlage, J. K., Cunningham, J. E., Kaiser, A. P., Trivette, C. M., Barton, E. E., Frey, J. R., & Roberts, M. Y. (2019). The effects of parent-implemented language interventions on child linguistic outcomes: A meta-analysis. *Early Childhood Research Quarterly*. ► https://doi.org/10.1016/j.ecresq.2018.12.006.

Hudson, S., Levickis, P., Down, K., Nicholls, R., & Wake, M. (2015). Maternal responsiveness predicts child language at ages 3 and 4 in a community-based sample of slow-to-talk toddlers. *International Journal of Language & Communication Disorders, 50*(1), 136–142.

Jungmann, T., Koch, K., & Etzien, M. (2013). Effektivität alltagsintegrierter Sprachförderung bei ein- und zwei- bzw. mehrsprachig aufwachsenden Vorschulkindern. *Frühe Bildung, 2*(3), 110–121.

Kaiser, A. P., & Hampton, L. H. (2017). Enhanced Milieu teaching. In R. J. McCauley, M. E. Fey, & R. S. Gillam (Hrsg.), *Treatment of language disorders in children* (2. Aufl., S. 203–236). Baltimore: Brookes.

Kany, W., & Schöler, H. (2014). Theorien zum Spracherwerb. In L. Ahnert (Hrsg.), *Theorien in der Entwicklungspsychologie*. Berlin: Springer.

Kasari, C., Kaiser, A. P., Goods, K., Nietfeld, J., Mathy, P., Landa, R., & Almirall, D. (2014). Communication interventions for minimally verbal children with autism: A sequential multiple assignment randomized trial. *Journal of the American Academy of Child and Adolescent Psychiatry, 53*(6), 635–646.

Keown, L. J., Woodward, L. J., & Field, J. (2001). Language development of pre-school children born to teenage mothers. *Infant and Child Development, 10*(3), 129–145.

Kim, J.-M., & Mahoney, G. (2004). The effects of mother´s style of interaction on children´s engagement: Implications for using responsive interventions with parents. *Topics in Early Childhood Special Education, 24,* 31–38.

Lawrence, V. W., & Shipley, E. F. (1996). Parental speech to middle- and working-class children from two racial groups in three settings. *Applied Psycholinguistics, 17*(2), 233–255.

Levickis, P., Reilly, S., Girolametto, L., Ukoumunne, O. C., & Wake, M. (2014). Maternal behaviours promoting language acquisition in slow-to-talk toddlers: Prospective community-based study. *Journal of Developmental and Behavioural Pediatrics, 35*(4), 274–281.

Mahoney, G. J. (1988a). Communication patterns between mothers and developmentally delayed infants. *First Language, 8,* 157–172.

Mahoney, G. J. (1988b). Maternal communication style with mentally retarded children. *American Journal of Mental Retardation, 93,* 352–359.

Majorano, M., & Lavelli, M. (2014). Maternal input to children with specific language impairment during shared book reading: is mothers' language

in tune with their children's production? *International Journal of Language & Communication Disorders, 49*(2), 204–214.
Masur, E. F., Flynn, V., & Eichorst, D. L. (2005). Maternal responsive and directive behaviours and utterances as predictors of children's lexical development. *Journal of Child Language, 32*(1), 63–91. ▶ https://doi.org/10.1017/s0305000904006634.
McCauley, R. J., Fey, M. E., & Gillam, R. B. (2017). *Treatment of Language Disorders in Children* (2. Aufl.). Baltimore: Brookes.
Milburn, T. F., Girolametto, L., Weitzman, E., & Greenberg, J. (2014). Enhancing preschool educators' ability to facilitate conversations during shared book reading. *Journal of Early Childhood Literacy, 14*(1), 105–140.
Möller, D., & Spreen-Rauscher, M. (2009). *Frühe Sprachintervention mit Eltern: Schritte in den Dialog*. Stuttgart: Thieme.
Mundy, P., Kasari, C., Sigman, M., & Ruskin, E. (1995). Non- verbal communication and early language acquisition in children with Down syndrome and in normally developing children. *Journal of Speech and Hearing Research, 38,* 157–167.
Oshima-Takane, Y., & Robbins, M. (2003). Linguistic environment of secondborn children. *First Language, 23*(1), 21–40.
Pan, B. A., Rowe, M. L., Singer, J. D., & Snow, C. E. (2005). Maternal correlates of growth in toddler vocabulary production in low-income families. *Child Development, 76*(4), 763–782.
Petermann, F. (2015). Alltagsintegrierte Förderung oder Förderprogramme im Vorschulalter? *Frühe Bildung, 4*(3), 161–164.
Petermann, F., & Bahmer, J. (2009). Psychoedukation. In S. Schneider & J. Margraf (Hrsg.), *Lehrbuch der Verhaltenstherapie: Störungen im Kindes- und Jugendalter* (S. 193–207). Heidelberg: Springer.
Reuner, G., & Rosenkranz, J. (2015). *Bayley Scales of Infant and Toddler Development. BAYLEY-III (Dt. Bearb.)*. Frankfurt a. M.: Pearson Assessment.
Rezzonico, S., De Weck, G., Salazar Orvig, A., da Silva Genest, C., & Rahmati, S. (2014). Maternal recasts and activity variations: A comparison of mother-child dyads involving children with and without SLI. *Clinical Linguistics & Phonetics, 28*(4), 223–240.
Rice, M., Sell, M., & Hadley, P. (1991). Social interactions of speech- and language-impaired children. *Journal of Speech and Hearing Research, 34,* 1299–1307.
Ritterfeld, U. (1999). Pragmatische Elternpartizipation in der Behandlung dysphasischer Kinder. *Sprache–Stimme–Gehör, 23,* 192–197.
Ritterfeld, U. (2000). Zur Prävention bei Verdacht auf eine Spracherwerbsstörung: Argumente für eine gezielte Interaktionsschulung der Eltern. *Frühförderung interdisziplinär, 2,* 80–87.
Ritterfeld, U. (2007). Elternpartizipation. In H. Schöler & A. Welling (Hrsg.), *Förderschwerpunkt Sprache. Handbuch der Pädagogik und Psychologie bei Behinderungen: Bd. 3* (S. 922–949). Göttingen: Hogrefe.
Ritterfeld, U., & Dehnhardt, C. (1998). Elternarbeit in der Sprachtherapie. *Kindheit und Entwicklung, 7,* 163–172.
Ritterfeld, U., & Rindermann, H. (2004). Mütterliche Einstellungen zur sprachtherapeutischen Behandlung ihrer Kinder. *Zeitschrift für Klinische Psychologie und Psychotherapie.* ▶ https://econtent.hogrefe.com/doi/abs/10.1026/1616-3443.33.3.172.
Roberts, M. Y., & Kaiser, A. P. (2011). The effectiveness of parent-implemented language interventions: A meta-analysis. *American Journal of Speech-Language Pathology, 20,* 180–199.
Roberts, M. Y., & Kaiser, A. P. (2015). Early intervention for toddlers with language delays: A randomized controlled trial. *Pediatrics, 135*(4), 686–693.
Roberts, M. Y., Curtis, P. R., Sone, B. J., & Hampton, L. R. (2019). Association of parent training with child language development. A systematic review and meta–analysis. *JAMA Pediatrics.* ▶ https://doi.org/10.1001/jamapediatrics.2019.1197.
Sachse, S., Schuler, S., & Budde-Spengler, N. (2016). Alltagsintegrierte Sprachförderung in Kindertagesstätten. Praktische Implikationen aus dem Projekt MAUS. ▶ www.ph-heidelberg.de/fileadmin/wp/wp-sachse/Forschungsprojekte/MAUS/MAUS_Broschuere.pdf. Zugegriffen: 29. Sept. 2017.
Scheffner Hammer, C. J., Tomblin, B., Zhang, X., & Weiss, A. L. (2001). Relationship between parenting behaviours and specific language impairment in children. *International Journal of Language & Communication Disorders, 36*(2), 185–205.
Scherer, N. J., & Kaiser, A. P. (2007). Early intervention for children with cleft palate. *Infants & Young Children, 20*(4), 355–366.
Simon, S., & Sachse, S. (2011). Sprachförderung in der Kindertagesstätte-Verbessert ein Interaktionstraining das sprachförderliche Verhalten von Erzieherinnen. *Empirische Pädagogik, 25*(4), 462–480.
Simon, S., & Sachse, S. (2013). Anregung der Sprachentwicklung durch ein Interaktionstraining für Erzieherinnen. *Diskurs Kindheits-und Jugendforschung, 8*(4), 379–397.
Slonims, D., & McConachie, H. (2006). Analysis of mother-infant interaction in infants with Down

syndrome and typically developing infants. *American Journal of Mental Retardation, 111*(4), 273–389.

Soderstrom, M., & Wittebolle, K. (2013). When do caregivers talk? The influences of activity and time of day on caregiver speech and child vocalizations in two childcare environments. *PLoS ONE, 8*(11), e80646.

Tamis-LeMonda, C. S., Bornstein, M. H., Baumwell, L., & Damast, A. M. (1996). Responsive parenting in the second year: Specific influences on children's language and play. *Early Development and Parenting, 5*, 173–183.

Tamis-LeMonda, C. S., Bornstein, M. H., Baumwell, L., Kahan-Kalman, R., & Cyphers, L. (1998). Predicting variation in the timing of linguistic milestones in the second year: An events-history approach. *Journal of Child Language, 25*, 675–700.

Tamis-LeMonda, C. S., Bornstein, M. H., & Baumwell, L. (2001). Maternal responsiveness and children's achievement of language milestones. *Child Development, 72*, 748–767.

Tamis-LeMonda, C. S., Kuchirko, Y., & Song, L. (2014). Why is infant language learning facilitated by parental responsiveness. *Current Directions in Psychological Science, 23*, 121–126. ► https://doi.org/10.1177/0963721414522813.

Tannock, R., & Girolametto, L. (1992). Reassessing parent-focused language intervention programs. In S. F. Warren & J. E. Reichle (Hrsg.), *Communication and language intervention series, Bd. 1. Causes and effects in communication and language intervention* (S. 49–79). Baltimore: Brookes.

Taylor, N., Donovan, W., Miles, S., & Leavitt, L. (2009). Maternal control strategies, maternal language usage and children's language usage at two years. *Journal of Child Language, 36*(2), 381–404.

Tomasello, M. (1995). Joint attention as social cognition. In C. Moore & P. J. Dunham (Hrsg.), *Joint attention: Its origins and role in development* (S. 103–130). Hillsdale: Erlbaum.

Vigil, D. C., Hodges, J., & Klee, T. (2005). Quantity and quality of parental language input to late talking toddlers during play. *Child Language Teaching and Therapy, 21*, 107–122.

von Maydell, D., Burmeister, H., & Buschmann, A. (2014). KUGEL: Kommunikation mit unterstützenden Gebärden – ein Eltern-Kind-Gruppenprogramm zur systematischen Unterstützung der engsten Bezugspersonen. In S. Sallat, M. Spreer, & C. W. Glück (Hrsg.), *Sprache professionell fördern: kompetent, vernetzt, innovativ (Sprachheilpädagogik aktuell)*. Idstein: Schulz-Kirchner.

Wake, M., Levickis, P., Tobin, S., Zens, N., Law, J., Gold, L., Ukoumunne, O. C., Goldfeld, S., Le, H. N. D., Skeat, J., & Reilly, S. (2012). Improving outcomes of preschool language delay in the community: Protocol for the Language for Learning randomised controlled trial. *BMC Pediatrics*. ► https://bmcpediatr.biomedcentral.com/articles/10.1186/1471-2431-12-96. Zugegriffen: 15. Juli 2019.

Warren, S. F., & Brady, N. C. (2007). The role of maternal responsivity in the development of children with intellectual disabilities. *Mental Retardation and Developmental Disabilities Research Reviews, 13*(4), 330–338.

Warren, S. F., Brady, N. C., Sterling, A., Fleming, K., & Marquis, J. (2010). Maternal responsivity predicts language development in young children with fragile X syndrome. *American Journal on Intellectual and Developmental Disabilities, 115*(1), 54–75.

Weitzman, E. (2017). *It takes two to talk: A practical guide for parents of children with language delay* (5. Aufl.). Toronto: Hanen Centre.

Weitzman, E., & Greenberg, J. (2010). *ABC and beyond: Building emergent literacy in early childhood setting*. Toronto: Hanen Centre.

Weitzman, E., Girolametto, L., & Drake, L. (2017). Hanen programs for parents. Parent-implemented early language intervention. In R. J. McCauley, M. E. Fey, & R. B. Gillam (Hrsg.), *Treatment of language disorders in children* (2. Aufl., S. 27–56). Baltimore: Brookes.

Wetherby, A., Prizant, B., & Hutchinson, T. (1998). Communicative, social/affective, and symbolic profiles of young children with autism and pervasive developmental disorders. *American Journal of Speech-Language Pathology, 7*(2), 79–91.

Wright, C. A., Kaiser, A. P., Reikowsky, D. I., & Roberts, M. Y. (2013). Effects of a naturalistic sign intervention on expressive language of toddlers with Down syndrome. *Journal of Speech, Language, and Hearing Research, 56*(3), 994–1008.

Yoder, P. J., & Warren, S. F. (1993). Can developmentally delayed children's language development be enhanced through prelinguistic intervention? In A. P. Kaiser & D. B. Gray (Hrsg.), *Communication and language intervention series, Bd. 2 Enhancing children's communication: Research foundations for intervention* (S. 35–61). Baltimore: Brookes.

Yoder, P., & Warren, S. (1999). Maternal responsivity mediates the relationship between prelinguistic intentional communication and later language. *Journal of Early Intervention, 22*(2), 126–136.

Yoder, P. J., & Warren, S. F. (2004). Early predictors of language in children with and without Down syndrome. *American Journal on Mental Retardation, 109*(4), 285–300.

Zauche, L. H., Thul, T. A., Mahoney, A. E. D., & Stapel-Wax, J. L. (2016). Influence of language nutrition on children's language and cognitive development: An integrated review. *Early Childhood Research Quarterly, 36*, 318–333.

Sprachförderung in Kindertagesstätten

Tanja Jungmann

Inhaltsverzeichnis

© Springer-Verlag GmbH Deutschland, ein Teil von Springer Nature 2020
S. Sachse et al. (Hrsg.), *Sprachentwicklung*,
https://doi.org/10.1007/978-3-662-60498-4_14

Die Effekte von **sprachlicher Bildung** und **Sprachförderung** hängen davon ab, wie kompetent pädagogische Fachkräfte den Alltag adaptiv (angepasst an die sprachlichen Kompetenzen der Kindergruppe und einzelner Kinder) sprachförderlich zu gestalten vermögen.

14.1 Einleitung

Wie können pädagogische Prozesse so gestaltet werden, dass das vorhandene Wissen für die Sprachförderung in pädagogischen Interaktionen, aber auch in Kooperation mit den Eltern umgesetzt werden kann? Einen Ausgangspunkt zur Beantwortung dieser Frage bieten die 5 Qualitätsdimensionen in Anlehnung an Tietze et al. (2005).

Mit der *Kontextqualität* sind Impulse gemeint, die aus dem Umfeld der Kindertageseinrichtung, dem Stadtteil mit seinen sozialen Lagen und Angeboten, kommen, die auch von der Einrichtung genutzt werden können.

Die *Orientierungsqualität* in der Kindertageseinrichtung bezieht sich zum einen darauf, wie klar und differenziert die pädagogischen Ziele einer Einrichtung konzeptionell formuliert sind, zum anderen sind die Orientierungen der Fachkräfte durch deren Menschenbilder, insbesondere das Bild vom Kind, und ihre Haltungen, die das pädagogische Handeln im Sinne eines generativen Prinzips leiten, begründet. Hier bieten die Bildungspläne der Länder allgemeine Anhaltspunkte, wie die Sprachförderung in der Kindertageseinrichtung gestaltet werden sollte (▶ Abschn. 14.2). Spezifischere Hinweise zur Erreichung der Ziele in der sprachlichen Kompetenzentwicklung der Kinder enthalten allerdings die Sprachförderprogramme (▶ Abschn. 14.3).

In der sächlichen, räumlichen und personellen Ausstattung zeigt sich die *Strukturqualität* einer Einrichtung. Sie wird über Gruppengrößen und die Fachkraft-Kind-Relation bestimmt, bemisst sich aber auch nach der Vorbereitungszeit, die für die direkte Arbeit mit den Kindern zur Verfügung steht, und dem Ausbildungsniveau der pädagogischen Fachkräfte. Internationale Längsschnittstudien belegen den Einfluss der strukturellen Ressourcen von Kindertageseinrichtungen auf die Qualität der pädagogischen Prozesse (z. B. ECCE 1999). In der Untersuchung von Tietze et al. (2005) ließ sich beinahe die Hälfte der Varianz der Prozessqualität zwischen den Kindergartengruppen auf Unterschiede in der Struktur- und Orientierungsqualität zurückführen. In diesem Zusammenhang werden immer wieder die zu schlechte Ausstattung der Kindertageseinrichtungen mit Personal sowie Ausbildungsstandards, die weit hinter dem Niveau anderer europäischer Länder zurückbleiben, moniert (Strehmel 2010).

Die *Prozessqualität* bezieht sich schließlich auf die Fachkraft-Kind-Interaktionen, aber auch auf die **Peer**-Interaktionen und die Kommunikation innerhalb des pädagogischen Teams. Die Qualität dieser Prozesse zeigt sich in der Bildungsatmosphäre und in den adaptiven Lern- und Erfahrungsmöglichkeiten des Kindes (Beckerle und Mackowiak 2019). Diese wirkt sich unmittelbar auf die Entwicklungsprozesse der Kinder aus. Um eine optimale Prozessqualität zu erreichen, sind eine ausgeprägte, durch ein hohes Maß an Reflexion gekennzeichnete Orientierungsqualität, eine gute und durch ausreichende Ressourcen getragene Strukturqualität sowie ein professionelles Management notwendige Voraussetzungen.

Zu den *Organisations- und Managementqualitäten* gehören, neben der fachlichen Leitung, die Bewirtschaftung und Personalführung, die Kooperation mit den Eltern, die Öffentlichkeitsarbeit und die Kontakte mit dem Träger, den Behörden usw. Ein gutes Management gilt als Voraussetzung für die Leistungsfähigkeit des Personals in der Gestaltung der pädagogischen Prozesse mit den Kindern (Strehmel 2010).

Im Folgenden werden zunächst entlang der Dimension *Orientierungsqualität* Gemeinsamkeiten und Unterschiede in den Bildungsplänen der Länder zur Sprachbildung und -förderung skizziert. Anschließend wird am Beispiel spezifischer Sprachförderkonzepte auf die konkrete Gestaltung der Prozessqualität und die sich daraus ergebenden Anforderungen für die pädagogischen Fachkräfte eingegangen.

14.2 Sprachförderung in den Bildungsplänen der Länder

Die Ergebnisse nationaler und internationaler Schulleistungsvergleiche (OECD 2001, 2006, 2011) wiesen auf einen engen Zusammenhang zwischen den sprachlichen Kompetenzen eines Kindes und seinem Schulerfolg hin. Damit rückte das Thema „sprachliche Bildung" im Allgemeinen und „Sprachförderung" im Besonderen in allen Bundesländern verstärkt in den bildungspolitischen Fokus. Dies fand seinen Niederschlag in den Orientierungs- und Bildungsplänen, die sich allerdings in ihren Aussagen zur Diagnostik von Sprachkompetenz, zur Sprachbildung und zur Sprachförderung zum Teil deutlich unterscheiden, aber auch Gemeinsamkeiten aufweisen (Jungmann und Albers 2013).

14.2.1 Diagnostik sprachlicher Kompetenzen

Insgesamt ist zu konstatieren, dass sich in den Bildungsplänen der Länder nur sehr wenige Hinweise zum konkreten diagnostischen Vorgehen in Kindertageseinrichtungen finden lassen. Dies ist damit zu erklären, dass die Praxis der Erhebung des Sprachstands in gesetzlichen Vorgaben zumeist außerhalb der Bildungspläne konkretisiert wird.

Bayern betont als einziges Bundesland die Bedeutung der Früherkennung von Entwicklungsrisiken und die damit verbundenen Qualifikationsanforderungen an frühpädagogische Fachkräfte. Diese sollen die unterschiedlichen Verfahren zur Erfassung und Dokumentation sprachlicher Fähigkeiten beherrschen und im Sinne der Sprachförderung einsetzen können. Zur Identifizierung von Risikokindern und zur Planung und Abstimmung der Fördermaßnahmen wird zudem zur intensiven Kooperation mit Fachdiensten geraten (Bayerisches Staatsministerium für Arbeit und Sozialordnung, Familie und Frauen 2016).

Auch die Fachkräfte in *schleswig-holsteinischen* Kindertageseinrichtungen sind dazu angehalten, sonderpädagogische Lehrkräfte mit den Schwerpunkten Sprache und Sprechen sowie Fachpersonen aus den Bereichen Logopädie und Sprachtherapie hinzuziehen, wenn es um die Abgrenzung zwischen Sprachförderbedarfen und Sprachstörungen geht (Ministerium für Soziales, Gesundheit, Familie und Gleichstellung des Landes Schleswig-Holstein 2012).

In den Bildungsplänen der Länder *Schleswig-Holstein, Bayern* und *Niedersachsen* (Niedersächsisches Kultusministerium 2005) wird für die systematische Entwicklungsbegleitung sprachlicher Kompetenzen die Einführung der Beobachtungsbögen „Sprachverhalten und Interesse an Sprache bei Migrantenkindern in Kindertageseinrichtungen" (SISMIK; Ulich und Mayr 2003) und „Sprachentwicklung und Literacy bei deutschsprachig aufwachsenden Kindern" (SELDAK; Ulich und Mayr 2006) empfohlen. Während der SISMIK für die systematische Erfassung und Dokumentation der Sprach- und Literacy-Entwicklung bei mehrsprachig aufwachsenden Kindern im

Alter von 3;5 Jahren bis zum Schuleintritt konzipiert wurde, richtet der SELDAK den Aufmerksamkeitsfokus der pädagogischen Fachkraft auf Kinder mit der Erstsprache Deutsch. Ausführlichere Informationen zum SELDAK sind in dem Beispiel: Beobachtungsbogen SELDAK (Ulich und Mayr 2006) zu finden.

▶ Beispiel: Beobachtungsbogen SELDAK (Ulich und Mayr 2006)

Der Beobachtungsbogen *SELDAK* ermöglicht eine strukturierte Einschätzung der kindlichen Sprach- und Literacy-Entwicklung bei Kindern im Alter von 4 Jahren bis zum Schuleintritt im pädagogischen Alltag. Theoretische Grundlagen sind Forschungsergebnisse über die frühen literalen Kompetenzen, das Interesse an sprachbezogenen Aktivitäten und den Erwerb von **Morphologie** und **Syntax** in dieser Altersspanne.

Der Beobachtungsbogen umfasst die beiden folgenden Teile:

1. *Sprachrelevante Situationen: Aktivität und Kompetenzen:*
   - Gesprächsrunden und Gruppendiskussionen
   - Bilderbuchbetrachtung als pädagogisches Angebot in der Kleingruppe oder in der Zweiersituation (Bezugsperson – Kind)
   - Vorlesen/Erzählen als pädagogisches Angebot in der Kleingruppe
   - Selbstständiger Umgang mit Bilderbüchern (vom Kind ausgehend)
   - Kinder als Erzähler (in der Gruppe, in Zweiersituationen); Kinder erzählen eigene Erlebnisse, eine Geschichte, ein Märchen
   - Kommunikatives Verhalten in Gesprächssituationen
   - Lausch- und Reimspiele
   - Schreiben/Schrift
2. *Sprachliche Kompetenzen im engeren Sinne:*
   - Verstehen von Handlungsaufträgen/Aufforderungen
   - Wortschatz
   - Grammatik: Morphologie, Syntax
   - Dialekt – Hochdeutsch
   - Sprechweise
   - Nachsprechen von Sätzen

Der Beobachtungsbogen wurde an ca. 2500 Kindern empirisch untersucht und seine **Reliabilität** und **Validität** bestätigt. Er erlaubt es, unter Praxisbedingungen mit überschaubarem Aufwand breite und zuverlässige Einblicke in die sprachliche Entwicklung von Kindern zu gewinnen. Darüber hinaus wirkt er als Qualifizierungsmaßnahme für Fachkräfte bezogen auf die Förderung von Sprache und Literacy in Kindertageseinrichtungen (Mayr und Ulich 2010).◀

Das Land *Brandenburg* verfolgt ebenfalls die regelmäßige und differenzierte Beobachtung von Kindern mit dem Ziel der Erfassung von Stärken und Vorlieben auf sprachlicher Ebene (Ministerium für Bildung, Jugend und Sport, Land Brandenburg 2006). Zusätzlich zur Beobachtung der sprachlichen Entwicklung wird im *Hamburger* Bildungsplan eine Kombination von standardisiertem Sprachscreening mit dem „Hamburger Verfahren zur Analyse des Sprachstands Fünfjähriger" (HAVAS 5; Reich und Roth 2004) und prozessorientierter Begleitung der sprachlichen Fähigkeiten präferiert (Behörde für Arbeit, Soziales, Familie und Integration, Hamburg 2012).

Niedersachsen und *Brandenburg* betonen bei der prozessorientierten Beobachtung und Dokumentation der Sprachkompetenz dagegen die Bedeutung der Kooperation mit der Familie. Die Beobachtungen der frühpädagogischen Fachkraft liefern einerseits Anhaltspunkte für Förderangebote im Alltag der Einrichtung, andererseits stellen sie eine Grundlage für die Zusammenarbeit mit den Eltern dar. *Niedersachsen* betont darüber hinaus die Bedeutung der intensiven Kooperation mit den Eltern mit Migrationshintergrund bei der Identifizierung der sprachlichen Kompetenzen in der Herkunftssprache.

14.2.2 Sprachbildung vs. Sprachförderung

Während in den meisten Bildungsplänen die Begriffe „sprachliche Bildung" und „Sprachförderung" synonym verwendet werden, findet sich eine Differenzierung im Bildungsplan *Niedersachsens.*

Definition

Sprachliche Bildung ist demnach grundsätzlicher Bestandteil des Kindergartenalltags und kann durch die Bereitstellung einer anregenden Lernumwelt intensiviert werden. In diesem Zusammenhang erweisen sich Lieder, Reime und Singspiele verbunden mit Bewegung als besonders wirkungsvoll. Kinder erwerben ganz beiläufig die **prosodischen, phonetisch-phonologischen, semantisch-lexikalischen** und **morphologisch-syntaktischen** Elemente der Sprache und begegnen der Sprache in einer Weise, mit der sie einen Sinn verknüpfen. Sprachliche Bildung wird als durchgängiges Prinzip der pädagogischen Arbeit in der Kindertageseinrichtung verstanden. Zudem wird Sprache nicht als isoliertes Phänomen betrachtet, sondern in der Verknüpfung mit anderen Entwicklungsbereichen (▶ Abschn. 14.3.2).
Sprachförderung ist dagegen eine spezifische, gezielte Unterstützung der sprachlichen Fähigkeiten von Kindern, bei denen ein Förderbedarf identifiziert wurde, charakterisiert. Die Sprachförderung kann in Kleingruppen oder alltagsintegriert stattfinden. Die frühpädagogischen Fachkräfte setzen reflektiert Korrektur- und **Modellierungstechniken** in einem für die Kinder bedeutungsvollen Rahmen ein (▶ Abschn. 14.3.1).

Die Einbindung der sprachlichen und frühen literalen Förderung in den Alltag der Kindertageseinrichtung wird auch in den Bildungsplänen *Thüringens* (Ministerium für Bildung, Jugend und Sport, Thüringen 2015) und *Mecklenburg-Vorpommerns* (Ministerium für Bildung, Wissenschaft und Kultur Mecklenburg-Vorpommern 2011) betont. Demnach sind sprachliche und schriftsprachliche Bildungsprozesse nicht auf eine dafür vorgesehene Zeitspanne im Tagesablauf zu beschränken, sondern beziehen alle Situationen mit ein, in denen sich Kinder bilden. Die Fachkräfte schaffen dafür die Rahmenbedingungen und halten Angebote vor, um die sprachliche und die frühe literale Bildung der Kinder anzuregen und nachhaltig zu unterstützen. Zur Grundausstattung einer Kindertageseinrichtung gehören – dem Bildungsplan *Schleswig-Holsteins* zufolge – gut ausgestattete Bibliotheken mit Bilderbüchern, Lese-, Hör- und Schreibecken.

14.2.3 Umgang mit mangelnder Sprachbeherrschung

Es wird davon ausgegangen, dass institutionelle Bildungseinrichtungen wie die Kindertageseinrichtung und die Schule eine geringe sprachliche Anregung in der Familie zu kompensieren vermögen.

Bremens Bildungsplan enthält explizite Hinweise zum Einsatz der Sprache durch die frühpädagogische Fachkraft in Gesprächen mit einzelnen Kindern und innerhalb der Vielzahl an natürlichen Sprechanlässen während des Tagesablaufs (Senatorin für Soziales, Jugend, Frauen,

Integration und Sport, Bremen 2012). Dabei kommt dem handlungsbegleitenden Sprechen eine hohe Bedeutung zu, Absichten und Interessen werden im Dialog geklärt, Fragen beantwortet, Konflikte bearbeitet und Planungen gemeinsam diskutiert. Beim Austausch von Ergebnissen werden darüber hinaus narrative und dialogische Kompetenzen unterstützt und erweitert. Die Komplexität und Äußerungslänge der Sprache der Fachkraft richtet sich dabei nach den Kompetenzen der Kinder, um einerseits genügend Anregung zu bieten, andererseits aber nicht zu überfordern.

Der Hinweis auf entsprechende Methoden, z. B. den expliziten Einsatz von Korrektur- und Modellierungstechniken, um sprachliche Zielformen in den Fokus der kindlichen Aufmerksamkeit zu rücken, findet sich u. a. auch im Bildungsplan *Schleswig-Holsteins*. Dies zielt vorrangig auf die rezeptive Dimension der Sprachentwicklung ab, um den Aufbau einer inneren Repräsentation der Zielstruktur zu ermöglichen und Kinder zur Produktion zielsprachlicher Äußerungen zu befähigen. Die Korrektur- und Modellierungstechniken sollten variabel eingesetzt und die Form- und Funktions-Beziehungen der Zielformen in kontrastierender Weise hervorgehoben werden. Die Prägnanz des Einsatzes der expliziten Techniken im Diskurs ist für die Überführung der Zielstruktur in die Spontansprache des Kindes effektiver als die Quantität durch Wiederholung der Äußerung.

Im Unterschied zu allen anderen Bundesländern sieht der Bildungsplan *Sachsen-Anhalts* die Beherrschung des Hochdeutschen durch die frühpädagogische Fachkraft als wichtige Voraussetzung für die Unterstützung sprachlicher Fähigkeiten an (Ministerium für Arbeit und Soziales des Landes Sachsen-Anhalt 2014). Zur gezielten und bewussten Unterstützung des Spracherwerbs sind dem Bildungsplan *Niedersachsens* entsprechend Kenntnisse über den normalen und auffälligen Erst- und Zweitspracherwerb unerlässlich. In diesem Zusammenhang wird auch die Bedeutung der Peer-Interaktionen im Bildungsplan *Bayerns* in sehr differenzierter Weise herausgearbeitet. Kinder, die in einer Einrichtung mit einem hohen Anteil von Kindern nicht deutscher Herkunftssprachen aufwachsen, benötigen eine intensivere Förderung in Kleingruppen, Einzelfördersituationen, stärkere Zusammenarbeit mit der Familie sowie eine Öffnung der Einrichtung für die Kooperation mit Semiprofessionellen wie Vorlesepaten und Personen mit einer anderen Herkunftssprache als Deutsch. Im Unterschied zu allen anderen Bundesländern greift Bayern auch das Aufwachsen in einem „sozialen Brennpunkt“ als eine problematische Entwicklungsbedingung auf. Dies gilt vor allem dann, wenn diese Kinder auch innerhalb der Peergroup nur eingeschränkte Kontaktmöglichkeiten zur Umgebungssprache Deutsch erhalten.

14.3 Additive vs. alltagsintegrierte Sprachförderung

Spezifischer als die Bildungspläne formulieren Sprachförderprogramme Ziele im Hinblick auf die Kompetenzentwicklung der Kinder. Nach Lisker (2011) wird dabei zwischen sprachstrukturellen (additiven) und ganzheitlichen (alltagsintegrierten) Sprachförderkonzepten unterschieden.

14.3.1 Additive Sprachförderung

Es existiert eine Vielzahl von Programmen zur Förderung der sprachlichen Fähigkeiten im Kindergartenalter (Jampert et al.

2007), die für die folgenden Zielgruppen konzipiert sind:

- Alle Kinder (universelle Sprachförderung)
- Kinder mit Migrationshintergrund bzw. mehrsprachig aufwachsende Kinder
- Kinder aus bildungsfernen oder sozial schwachen Schichten
- Kinder mit Problemen des Schriftspracherwerbs
- Kinder mit **Sprachentwicklungsstörungen** (SES)

Bei der Durchführung sprachstruktureller, additiver Programme von Sprache oder Literacy, z. B. „Sprache macht stark" von Tracy und Lehmke (2009), „Kon Lab" von Penner und Krügel (2007) oder „Hören, lauschen, lernen" von Küspert und Schneider (2008), werden einzelne oder mehrere Sprachebenen (z. B. Wortschatz, Grammatik, **phonologische Bewusstheit**) systematisch nach einem festgelegten zeitlichen Ablaufplan mit vorgegebenem Material gefördert. Mit den Programmen zur Sprachförderung geht in der Regel auch die Fortbildung der pädagogischen Fachkräfte einher.

Auffällig viele Programme entfallen auf die Altersgruppe der 5-Jährigen, erst in den vergangenen Jahren wurden auch die 0- bis 4-Jährigen stärker in den Blick genommen (Winner 2007). Schrey-Dern (2006) kritisiert, dass die Programme, die sich an alle Kinder richten, auch durchaus Kinder mit SES meinen, d. h., hier werde vermittelt, dass eine Sprachförderung ausreichend sei, um die vorliegende Sprachstörung zu beheben. Liegen aber spezifische Störungen des Spracherwerbs oder allgemeine Entwicklungsstörungen vor, ist eine zusätzliche **Sprachtherapie** unverzichtbar (vgl. hierzu ► Kap. 15). Nichtsdestotrotz sollten diese Kinder in der Interaktion mit den Fachkräften und anderen Kindern sprachliche und literale Anregungen erhalten. Diese sind dann allerdings nicht im präventiven Sinne zu verstehen, sondern als flankierend zur Therapie, die außerhalb der Kindertageseinrichtung stattfindet.

Des Weiteren sind sprachstrukturelle Förderprogramme in den letzten Jahren vermehrt kritisiert worden, weil es ihnen oftmals an einer empirischen Wirksamkeitskontrolle fehlt. Wenn jedoch ihre Effektivität systematisch überprüft wird, ist das Ergebnis vielfach eher ernüchternd, wie die EVAS-Studie (Schöler und Roos 2010) zeigt (für weitere Informationen s. Jungmann 2009; Petermann 2015; Schneider 2018; Schöler und Roos 2010).

EVAS-Studie (Schöler und Roos 2010)

Im Rahmen der Studie zur Evaluation von Sprachförderung bei Vorschulkindern (EVAS) wurde die Wirksamkeit von 3 vorschulischen Sprachförderkonzepten nach Penner (2003), Tracy (2003) und Kaltenbacher und Klages (2005) im Vergleich zu einer unspezifischen Sprachförderung untersucht (Schöler und Roos 2010). Die spezifische Sprachförderung wurde in Kleingruppen mit 6–10 Kindern über einen Zeitraum von mindestens 6 Monaten mit einer Förderzeit von 4 bis 5 h pro Woche ausschließlich von entsprechend ausgebildeten Sprachförderkräften durchgeführt.

Die Effektivität der Förderprogramme wurde im Rahmen eines Prätest-Posttest-Designs mit 3 Untersuchungsgruppen evaluiert, die 199 Kinder ohne Förderbedarf, 82 sprachlich auffällige Kinder, die unspezifisch gefördert wurden, sowie 209 Kinder, die an einem der 3 spezifischen Sprachförderprogramme partizipiert haben, umfassten. Der Untersuchungszeitraum erstreckte sich vom Beginn des letzten Kindergartenjahres (2005) bis zum Ende der 2. Klasse (2008). Um den Förderbedarf der Kinder zu diagnostizieren, wurden verschiedene Verfahren eingesetzt: SISMIK (Ulrich und Mayr 2003), Heidelberger Auditives Screening in der Einschulungsuntersuchung (HASE; Brunner und Schöler 2002) und Einschätzungen des Sprachentwicklungsstands durch die pädagogischen Fachkräfte. Zur Erfassung von Veränderungen der sprachlichen Kompetenzen der Kinder über die Zeit wurden vor und nach der Förderung 4 Untertests des Heidelberger Sprachentwicklungstests (HSET; Grimm und Schöler 1991) – Imitation von Sätzen (IS), Verstehen grammatischer Strukturformen (VS), Plural-Singular-Bildung (PS) und Wortfindung (WF) – durchgeführt. Weiterhin wurde ein informelles Verfahren zur Wortschatzprüfung aus dem Ravensburger Prüfmaterial (Frank und Grziwotz 2001) eingesetzt. Kontrolliert wurden der Einfluss der nonverbalen Intelligenz der Kinder mithilfe von Coloured

Progressive Matrices (CPM; Raven 2002) sowie der Einfluss des sozioökonomischen Status (Elternfragebogen).

Nach der Förderphase hatte sich der Leistungsabstand zwischen den förderbedürftigen Gruppen und der Gruppe ohne Förderbedarf nur unwesentlich verringert. Dabei zeigten die unspezifisch geförderten Kinder ähnliche Leistungen wie jene, die nach spezifischen Sprachprogrammen gefördert wurden. Dieses Ergebnis blieb auch in einem Post-hoc-Vergleich zwischen den einzelnen Fördergruppen und der Gruppe ohne spezifische Förderung bestehen, d. h., keines der 3 Programme war den unspezifischen Fördermaßnahmen überlegen.

Eine Ausnahme bilden die Programme zur Förderung der phonologischen Bewusstheit im weiteren und engeren Sinne im letzten Kindergartenjahr wie das Würzburger Trainingsprogramm „Hören, lauschen, lernen" (Küspert und Schneider 2008) und die kindergartenbasierte Förderung „Lobo vom Globo" (Fröhlich et al. 2010), die mit sehr guten Ergebnissen evaluiert wurden (Evaluationsstudien zur Förderung phonologischer Bewusstheit).

Evaluationsstudien zur Förderung phonologischer Bewusstheit

Zum *Würzburger Trainingsprogramm* liegen 3 große kontrollierte Evaluationsstudien mit längsschnittlichem Kontrollgruppendesign und Nachfolgeuntersuchungen vor.

In den ersten beiden Studien aus den Jahren 1991–1994 (Schneider et al. 1994) sowie 1993–1997 (Schneider et al. 1997) mit anfallenden Stichproben stellten sich der erwartete Trainingseffekt auf die phonologische Bewusstheit und die positive Auswirkung auf das Lesen und Schreiben im Vergleich zur nicht trainierten Kontrollgruppe ein. Dies geschah allerdings nur dann, wenn das Training konsequent und bis zum Ende durchgeführt wurde und die Erzieher/-innen gut supervidiert wurden.

In der 3. Studie wurden erstmals speziell „Risikokinder" im Hinblick auf die spätere Lese- und Rechtschreibentwicklung trainiert (Schneider et al. 2000), die zuvor durch das Bielefelder Screening zur Früherkennung von Lese-Rechtschreibschwierigkeiten (BISC; Jansen et al. 2002) identifiziert worden waren. In dieser Studie wurde auch die Effektivität von 3 Trainingsvarianten (Training der phonologischen Bewusstheit vs. Buchstabe-Laut-Training vs. kombiniertes Training mit 75 % der phonologischen und 60 % der Buchstabe-Laut-Einheiten) miteinander verglichen. Die phonologische Bewusstheit der Risikokinder konnte durch das phonologische und das kombinierte Training sehr erfolgreich gefördert werden. Allerdings schnitt die „unausgelesene" Kontrollgruppe, die größtenteils aus Nichtrisikokindern bestand, sowohl beim Lesen als auch beim Rechtschreiben am besten ab. Hinsichtlich des späteren Lesens und Schreibens profitierte die kombiniert trainierte Risikokindergruppe am meisten.

Darüber hinaus liegen zahlreiche Erfahrungsberichte zur Durchführbarkeit des Würzburger Trainingsprogramms vor. Die Rückmeldungen der Fachkräfte waren überwiegend positiv. Allerdings moniert Schmid-Barkow (1999), dass die Auswahl des verwendeten Sprachmaterials wenig kindgerecht erscheine, aus linguistischer Perspektive nicht immer stimmig sei und durch die strikte Festlegung der einzelnen Übungseinheiten in Ablauf und Abfolge hohe Ansprüche an die Disziplin der pädagogischen Fachkräfte und der Kinder stelle. Für eine effektive Durchführung des Gruppentrainings sind sicherlich eine aufmerksame Beobachtung der individuellen Schwierigkeiten einzelner Kinder, Kreativität im Umgang mit solchen Problemen sowie eine regelmäßige Reflexion im pädagogischen Team und Erfahrungsaustausch zwischen den Fachkräften notwendig (Weber et al. 2007).

Die *kindergartenbasierte Lobo-Förderung* wurde an einer Stichprobe von 191 Kindergartenkindern aus Bremen und Niedersachsen systematisch überprüft (Fröhlich et al. 2008). Die Eltern der Kinder wurden durch Informationsabende und Flyer über die Studie informiert. Während in der einen Hälfte der Einrichtungen das Lobo-Programm durchgeführt wurde, stellte sich die andere Hälfte als Vergleichsgruppe zur Verfügung, d. h., die Kinder nahmen nur an den Testungen teil, erhielten aber keine spezifische Förderung. Vor Beginn der 3-monatigen Trainingsdurchführung fand eine Schulung für die pädagogischen Fachkräfte statt. Um die Ausprägung der phonologischen Bewusstheit zu überprüfen, wurde zu beiden Messzeitpunkten der Test für Phonologische Bewusstheitsfähigkeiten (TPB; Fricke und Schäfer 2011) eingesetzt. In allen 7 Untertests erzielten die Kinder der Fördergruppe deutlichere Leistungszuwächse als die Kinder der Vergleichsgruppe. Weiterhin wiesen sie weniger unterdurchschnittliche Testergebnisse auf.

Die Programmakzeptanz bei den Kindern fiel durchgängig hoch aus: 99 % der Kinder gaben an, dass ihnen die Zeit mit dem Drachen Lobo gefallen habe; 85 % würden gerne noch einmal Aufgaben mit Lobo zusammen bearbeiten. Diese Einschätzung wurde auch von den pädagogischen Fachkräften geteilt.

14.3.2 Alltagsintegrierte Sprachförderung

Elementarpädagogisch orientierte, ganzheitliche Sprachförderkonzepte, zu denen auch die alltagsintegrierte Sprachförderung gehört, stehen in der Tradition des situationsorientierten Ansatzes. Diesem zufolge wird die Sprachkompetenz nicht in punktuellen, zeitlich begrenzten Fördereinheiten erworben, sondern durch Sprechen mit Erwachsenen, Gleichaltrigen, älteren und jüngeren Kindern in Alltagssituationen. Die Sprachförderung knüpft an die aktuellen Bedürfnisse und Interessen der Kinder an, wobei ihr Interesse und ihre Motivation einer Aktivität gehören sollten, in der Sprache Mittel zum Zweck ist.

Im Unterschied zur additiven Sprachförderung werden zwar Rahmenkonzepte vorgegeben, aber keine konkreten Inhalte. Vielmehr ist Sprachförderung durchgängiges Prinzip zur Gestaltung des Alltags in der Kindertagesstätte und erfolgt nicht nur punktuell oder zu bestimmten Fördereinheiten. Ziel ist es, die sprachlichen Kompetenzen der Kinder von Anfang an umfassend zu fördern, Auffälligkeiten rechtzeitig zu erkennen und schulvorbereitend zu wirken, da das sprachliche Interaktionsverhalten in Elternhaus und Kindertagesstätte ein guter Prädiktor der späteren Sprach-, Lese- und Rechtschreibleistungen der Kinder ist.

Im Rahmen des Forschungs- und Entwicklungsprogramms „Bildung durch Sprache und Schrift" (BiSS) werden die in den Bundesländern eingeführten Angebote zur Sprachförderung im Elementarbereich im Hinblick auf ihre Wirksamkeit und Effizienz geprüft und wissenschaftlich weiterentwickelt. Der Qualitätscheck der alltagsintegrierten Förderkonzepte und -instrumente kommt zu dem Schluss, dass entweder nur einzelne oder lediglich informelle Teilziele erreicht werden konnten oder dass keine Aussagen zur Wirksamkeit vorliegen (BiSS-Trägerkonsortium 2020; weitere Informationen unter: ▶ https://biss-sprachbildung.de/ueber-biss/).

Zu ähnlichen Schlussfolgerungen kommen Egert und Hopf (2016) in ihrem narrativen Review zur Wirksamkeit von Sprachförderung in Kindertageseinrichtungen. Sie konstatieren zudem eine eher inkonsistente Forschungslage bei Kindern im Alter von 3 bis 6 Jahren. Bei den unter 3-Jährigen ließen sich aber in 2 Studien positive Effekte von alltagsintegrierter Förderung auf die Sprachleistungen nachweisen.

Exemplarisch für das alltagsintegrierte Vorgehen werden im Folgenden das „Heidelberger Interaktionstraining für pädagogisches Fachpersonal zur alltagsintegrierten Sprachbildung und Sprachförderung" (HIT; Buschmann et al. 2010) sowie das „KOMPASS-Projekt", ein Professionalisierungsangebot für pädagogische Fachkräfte u. a. im Bildungsbereich Sprache/Literacy (Jungmann et al. 2015), kurz beschrieben und Evaluationsergebnisse berichtet.

14.3.2.1 Heidelberger Interaktionstraining für pädagogisches Fachpersonal zur alltagsintegrierten Sprachbildung und Sprachförderung (HIT)

Das HIT basiert auf dem „Heidelberger Elterntraining frühe Sprachförderung" (HET Late Talkers; Buschmann 2017) und richtet sich an pädagogisches Fachpersonal in Kinderkrippen und Kindergärten sowie an Tagesmütter. Es zielt zum einen auf die Erweiterung der sprachförderlichen Kompetenzen des Fachpersonals, zum anderen auf eine Verbesserung der kindlichen Sprachlernmöglichkeiten in natürlichen Interaktionen im Alltag der Kindertageseinrichtungen ab. Der Fokus liegt auf sprachauffälligen Kindern

(Buschmann et al. 2010; s. hierzu auch Interaktion mit sprachlich auffälligen Kindern).

Interaktion mit sprachlich auffälligen Kindern
Girolametto et al. (2000) wiesen darauf hin, dass Eltern und pädagogische Fachkräfte gerade im Umgang mit sprachlich auffälligen Kleinkindern – den späten Sprechern/Sprecherinnen **(Late Talker)** – einen Interaktionsstil verwenden, der durch viele Anweisungen und wenig sprachmodellierenden Input geprägt ist. Dadurch werden die Möglichkeiten der Kinder zur Wahrnehmung korrekter Sprachvorbilder sowie zum Erhalt korrektiver Rückmeldungen über ihr eigenes Sprechen eingeschränkt (s. hierzu auch ► Kap. 13). Eine ähnlich große Herausforderung stellt der sprachliche Umgang mit Kleinkindern dar, die bisher nur wenig Kontakt mit der deutschen Sprache hatten und deshalb über einen geringen Wortschatz verfügen.

Das HIT ist als mehrtägige Fortbildung mit Supervision konzipiert, die in einer Kleingruppe über einen Zeitraum von 6 bis 8 Monaten durchgeführt wird. Sie besteht aus 5 Basisterminen zu je 5 Unterrichtseinheiten mit 45 min, die im Abstand von 3 bis 4 Wochen stattfinden. Neben einer Wissensvermittlung zu den Themen „Frühe Sprachentwicklung und deren Störungen" sowie „Mehrsprachigkeit" werden die pädagogischen Fachkräfte systematisch darin trainiert, eine sprachförderliche Grundhaltung einzunehmen, sprachmodellierende Strategien anzuwenden und alltägliche Situationen effektiv für die Sprachförderung zu nutzen; Beispiel: Grundprinzipien sprachförderlicher Kommunikation (Buschmann 2017).

14

► Beispiel: Grundprinzipien sprachförderlicher Kommunikation (Buschmann 2017)

- Auf Augenhöhe mit dem Kind begeben.
- Direkte Zuwendung, Blickkontakt aufnehmen.
- Abwarten, was das Kind sagen möchte.
- Dem Kind aufmerksam und interessiert zuhören.
- Das Kind beim Reden nicht unterbrechen.
- Bestätigende Wiederholungen kindlicher Äußerungen.
- Einfache, kurze Sätze verwenden.
- Langsam, deutlich und mit guter Betonung sprechen.
- Eigene Äußerungen wiederholen oder umformulieren.
- Interessiertes Nachfragen unter Verwendung offener W-Fragen: Wie? Warum? Was?
- Spaß am Sprechen vermitteln. ◄

Zur Sicherung des Langzeiteffekts folgt nach etwa 4 Monaten ein Nachschulungstermin mit ebenfalls 5 Unterrichtseinheiten. Für die Altersgruppe der 3- bis 5-jährigen Kinder existiert eine spezifische Adaptation des Trainingsprogramms, in der mit den pädagogischen Fachkräften z. B. das dialogische Vorlesen zusätzlich detailliert erarbeitet wird. Das intensive Üben sprachförderlicher Verhaltensweisen findet in Form von Rollenspielen statt und erfolgt zwischen den Sitzungen mit den Kindern in der Einrichtung. Begleitend werden Videos von in der Kindertageseinrichtung aufgezeichneten Bilderbuchsituationen supervidiert. Dabei werden stets die wichtigsten Grundprinzipien sprachförderlichen Verhaltens berücksichtigt (Buschmann und Sachse 2018).

Befunde einer Pilotstudie mit Prätest-Posttest-Design zur Wirksamkeit des Trainings in Stuttgart und Heidelberg (Buschmann et al. 2010) lassen auf Veränderungen der sprachförderlichen Grundhaltung bei den Fachkräften schließen, die sich allerdings noch nicht durchgängig in ihrem Verhalten niederschlagen. Die Rate der Kinder, die mit 2,5 Jahren den Sprachrückstand kompensiert hatten und im weiteren Entwicklungsverlauf altersgemäße Sprachfähigkeiten zeigten, konnte im Vergleich zu einer herkömmlichen Fortbildung um das 2,3-Fache erhöht werden.

Die Stichprobengröße war mit 28 Kindern jedoch sehr klein.

Simon und Sachse (2011, 2013) untersuchten zudem die Effektivität des HIT auf das Interaktionsverhalten der pädagogischen Fachkräfte im Rahmen eines randomisierten Prä-Post-Kontrollgruppendesigns mit Follow up. Beim gemeinsamen Betrachten von Bilderbüchern mit sprachlich schwachen 3- bis 5-jährigen Kindern konnte das sprachliche Interaktionsverhalten der Fachkräfte optimiert werden, was sich wiederum positiv auf die Sprechfreude der Kinder und die Komplexität ihrer Äußerungen auswirkte (s. auch Projekt zur alltagsintegrierten Sprachförderung (Jungmann et al. 2013)).

Projekt zur alltagsintegrierten Sprachförderung (Jungmann et al. 2013)
In einem Projekt zur alltagsintegrierten Sprachförderung für Kinder im Alter von 3;0 bis 5;11 Jahren in Mecklenburg-Vorpommern (Jungmann et al. 2013) bildete das HIT (Buschmann et al. 2010) das Rahmenkonzept. Dieses wurde um 2 Fortbildungseinheiten zur Förderung der phonologischen Bewusstheit und der Grammatik nach dem Konzept des Deutschen Jugendinstituts (DJI) „Kinder-Sprache stärken" (Jampert et al. 2009) und um die „alltagsintegrierte Sprachförderung für Kinder mit Migrationshintergrund" (Adler 2011) ergänzt.
Die Wirksamkeit des Trainings auf das sprachförderliche Handeln der Fachkräfte und auf die sprachlichen Kompetenzen der Kinder wurde im Rahmen eines Prätest-Posttest-Designs überprüft. Dabei wurden die Sprachverständnis-, Sprachproduktions- und Sprachgedächtnisleistungen von 263 Kinder jeweils mit dem „Sprachentwicklungstest für drei- bis fünfjährige Kinder" (SETK 3–5; Grimm 2010) erfasst. Das sprachliche Interaktionsverhalten der 27 pädagogischen Fachkräfte wurde vor und nach dem Training in der Bilderbuchsituation und beim Freispiel videografiert. Es wurden jeweils die Redeanteile der pädagogischen Fachkräfte und der Kinder ermittelt und die Interaktionen mit einem kategorialen Codierungssystem ausgewertet, das sich auf die Umsetzung zentraler Fortbildungsinhalte, z. B. den Einsatz von Sprachlehrstrategien und das Stellen von sprachanregenden Fragen, bezieht.

Im Prätest wurden rund 20 % der einsprachig deutschen Kinder und mehr als die Hälfte der zwei- oder mehrsprachig aufwachsenden Kinder als sprachauffällig identifiziert. Über die Zeit zeigten alle Kinder eine signifikante Verbesserung ihrer sprachlichen Leistung. Ein substanzieller Anteil der Varianz der sprachlichen Leistungen der Kinder im Posttest ließ sich durch die Veränderungen des sprachlichen Interaktionsverhaltens der Fachkräfte in der Bilderbuchsituation, nicht aber im Freispiel erklären. Die Generalisierung der Fortbildungsinhalte, die vor allem auf das dialogische Bilderbuchlesen als Protosituation der alltagsintegrierten Spracheinführung abstellten, gelang in dem sehr kurzen Zeitraum von 6 Monaten vermutlich noch nicht für das freie Spiel. Möglicherweise sind hier Veränderungen der Fortbildungspraxis angezeigt, die z. B. in einer Ergänzung durch ein gezieltes pädagogisches Coaching im Alltag bestehen könnten, um den pädagogischen Fachkräften den Transfer der Fortbildungsinhalte in den pädagogischen Alltag zu erleichtern (Neuman und Cunningham 2009).

14.3.2.2 Professionalisierung pädagogischer Fachkräfte im KOMPASS-Projekt

Vor dem Hintergrund der Bildungskonzeption für Kinder von 0 bis 10 Jahren des Landes Mecklenburg-Vorpommern, aktuellen Modellvorstellungen zur Professionalisierung pädagogischer Fachkräfte (Anders 2012) und den Befunden zu den Einflussfaktoren und Wirkmechanismen auf den Ebenen der Struktur- und Prozessqualität (Tietze et al. 2005) wurde im Rahmen des KOMPASS-Projektes ein umfassendes Professionalisierungskonzept für pädagogische Fachkräfte entwickelt (Jungmann et al. 2015). Ziel war es, die Qualität der Fachkraft-Kind-Interaktionen in bildungsrelevanten Alltagssituationen zu erhöhen und damit die Entwicklungs- und Bildungschancen der Kinder zu verbessern und deren Übergang in die Schule zu optimieren.

Die Fachkräfte nahmen gemeinsam an insgesamt 11 h Grundlagenfortbildung zu folgenden allgemeinen Themen teil:
- Aufgaben und Rolle der pädagogischen Fachkraft
- Fachkraft-Kind-Beziehung
- Erziehung und Bildung
- Alltagsintegrierte Förderung und Resilienz

- Beobachtung und Dokumentation
- Erziehungspartnerschaften
- Netzwerkarbeit

Darauf aufbauend erhielten die 16 Fachkräfte im Bildungsbereich *Sprache* und *Literacy* eine 33 h umfassende fachspezifische Fortbildung mit den Themenschwerpunkten:

- Sprachentwicklung und -förderung
- Mehrsprachigkeit und Zweitspracherwerb
- Frühe literale Kompetenzen

Um den Nutzen eines Coachings der Fachkräfte zusätzlich zu den Fortbildungen zu erfassen, erhielt die Hälfte der teilnehmenden pädagogischen Fachkräfte (n = 8) 5–7 fachspezifische Individualcoachings von 90 bis 180 min in Alltagssituationen in der Kindertageseinrichtung über einen Zeitraum von 6 bis 9 Monaten. In deren Rahmen wurden die Fachkräfte bei der Planung, Durchführung und Auswertung ihrer sprachförderlichen Interaktionen in verschiedenen Alltagssituationen begleitet, um den Transfer der Fortbildungsinhalte im Hinblick auf eine erfolgreiche Unterstützung der Entwicklungs- und Lernprozesse der Kinder in die Praxis zu optimieren (Oelkers und Reusser 2008). Um Möglichkeiten der alltagsintegrierten Förderung aller Kinder für die pädagogischen Fachkräfte sichtbarer zu machen, wurden in den Fortbildungen und Individualcoachings die Situationswahrnehmung und -analyse anhand von Fall- und Situationsbeispielen aus der Begrüßungs-, der Mittags- und der Bilderbuchsituation thematisiert.

14

Zur Überprüfung der Effektivität des Professionalisierungskonzepts wurde die *Umsetzungsqualität der Fortbildungen* und *Coachings* mit Dokumentations-, Fragebögen und verschiedenen Interviewformen erfasst. Die Effekte auf das sprachspezifische Wissen wurden mit dem „Fragebogen zur Erfassung von sachbezogenen Kompetenzen von Fachkräften in der Frühpädagogik“ (FESKO-F; Hendler et al. 2011) zu 3 Messzeitpunkten erfasst, ebenso wie die Einstellungen der Fachkräfte und deren Handlungskompetenzen in standardisierten oder halbstandardisierten Alltagssituationen in der Kindertageseinrichtung (Bilderbuchsituation, Begrüßungssituation, gemeinsames Mittagessen). Diese wurden videografiert und sowohl qualitativ als auch quantitativ ausgewertet.

Die Effekte der Professionalisierungsmaßnahmen auf die *kindliche Entwicklung* wurden ebenfalls zu 3 Messzeitpunkten mit standardisierten Tests – im Bildungsbereich Sprache mit dem SETK 3–5 (Grimm 2010) und im Bildungsbereich Literacy mit dem Test „Erzähl-und Lesekompetenzen erfassen bei 3- bis 5-jährigen Kindern“ (EuLe 3–5; Meindl und Jungmann 2014) direkt bei den Kindern erhoben.

Um der Komplexität des Bedingungsgefüges gerecht zu werden, wurden Daten zu zahlreichen Einflussfaktoren auf der Ebene der Kindertageseinrichtung (z. B. Struktur- und Prozessqualität), bei den Fachkräften (z. B. Persönlichkeit, pädagogische Orientierung, Arbeitsbelastung) und den Kindern (nonverbale Intelligenz, sozioökonomischer Status) gesammelt, um diese bei der Beantwortung der Frage, ob die Professionalisierungsmaßnahmen zu einer verbesserten kindlichen Entwicklung und Bildung führen, mit berücksichtigen zu können.

Die begleitende Wirksamkeitsstudie zum KOMPASS-Projekt ergab, dass das Fachwissen der Fachkräfte über den Bildungsbereich Sprache durch die Fortbildungen signifikant gesteigert werden konnte (Jungmann und Koch 2017). Weiterhin war eine Zunahme sprachförderlicher Verhaltensweisen in der Bilderbuchsituation und beim gemeinsamen

Mittagessen zu konstatieren. Die **T-Werte** der an dieser Studie beteiligten 326 Kinder im SETK 3–5 nahmen über die Zeit signifikant im Mittel um etwa eine halbe Standardabweichung von 45 auf 50 T-Wert-Punkte zu. Der recht hohe Anteil von rund 25 % Risikokindern (n = 82) stammte überwiegend aus Familien mit schwachem sozioökonomischem Status (22,6 %), wohingegen lediglich 12,7 % der sprachauffälligen Kinder aus Elternhäusern mit mittlerem oder hohem Sozialstatus kamen. Nach den fachspezifischen Fortbildungen der Fachkräfte war ein Rückgang auf 18 % Risikokinder (n = 57) zu verzeichnen. Insbesondere der Anteil der sprachauffälligen Kinder aus Familien mit einem mittleren sozioökonomischen Status ging deutlich auf 10,5 % zurück. Neben der Kindertagesstättenqualität, dem Fachwissen der pädagogischen Fachkräfte im Bereich Sprache und ihrer Teilnahme an der Fortbildung und dem Coaching waren auch die Persönlichkeit und das Belastungserleben der Fachkräfte wichtige Prädiktoren der sprachlichen Kompetenzen der Kinder, die stärkere Beachtung in der Fortbildungskonzeption erfahren sollten (Jungmann und Koch 2017).

14.4 Implikationen für die Praxis

Die zentrale Bedeutung einer elementaren, alltagsintegrierten Sprachförderung hat inzwischen Eingang in die Bildungskonzeptionen aller Bundesländer gefunden (▶ Abschn. 14.2). Diese Form der Sprachförderung stellt allerdings hohe Anforderungen an die Fachkräfte, die ausreichendes Wissen über den normalen Spracherwerb und die zugrunde liegenden Erwerbsprozesse benötigen, um Auffälligkeiten wahrzunehmen (Beobachtung und Dokumentation), um sprachförderliche Situationen im Alltag identifizieren zu können und um selbst als Sprachmodell zu fungieren und somit diese Situationen auch effektiv zur adaptiven Sprachförderung zu nutzen (Beckerle und Mackowiak 2019).

In der Praxis kommt es also letztlich darauf an, wie Wissen und Konzepte zur Sprachförderung von den pädagogischen Fachkräften umgesetzt werden, d. h., wie diese mit den Kindern sprechen, wie sie Dialoge führen, wie sie Gespräche mit Kindern gestalten und Instrumente und Material einsetzen, worauf sie ihre Aufmerksamkeit lenken und worauf sie Wert legen. Dies alles hängt von der eigenen sprachlichen Kompetenz und der Sprechfreude der Fachkräfte, ihrer Bildungsbiografie und beruflichen Sozialisation und resultierend daraus ihrer jeweiligen spezifischen Orientierung und Haltung gegenüber dem Bildungsgut Sprache und Schrift ab. Situationen und Handlungsanforderungen in Kindertageseinrichtungen sind hoch komplex, mehrdeutig und nicht standardisierbar.

Kreatives und selbstreflexives Handeln in diesen Situationen wird als professionelle Kompetenz bezeichnet. Wesentlich für den Erfolg von Sprachförderung – dies ist aus den obigen Ausführungen und dem Stand der Forschung deutlich geworden – ist die Sprachförderkompetenz der Fachkräfte. *Sprachförderkompetenz* bedeutet „ein Zusammenwirken von Wissen, Motiven und Können, das sich im erfolgreichen pädagogischen Handeln in spezifischen beruflichen Bereichen zeigt und weiterentwickelt" (Fried und Briedigkeit 2008, S. 10).

Um diese Aufgaben umfassend bewältigen zu können, müssen die pädagogischen Fachkräfte einerseits in ihren diagnostischen Kompetenzen geschult, andererseits aber auch befähigt werden, als sprachliches Vorbild zu fungieren und sich und ihr kommunikationsförderndes Verhalten stets zu reflektieren (Jungmann und Albers 2013; Jungmann et al. 2015).

Wenngleich die Bildungspläne keine spezifischen Vorgaben enthalten, wie die Sprachförderkompetenz der Fachkräfte zu entwickeln ist, liegen mittlerweile 2 Instrumente zur Selbst- und Teamqualifizierung vor: die „Dortmunder Ratingskala zur Erfassung sprachförderrelevanter Interaktionen" (DO-RESI; Fried und Briedigkeit 2008) und das Beobachtungsverfahren „Literacy und Sprache in Kindertageseinrichtungen" (LiSKit; Mayr et al. 2012).

14.4.1 Erfassung sprachförderrelevanter Interaktionen

14.4.1.1 Dortmunder Ratingskala zur Erfassung sprachförderrelevanter Interaktionen (DO-RESI)

Die DO-RESI (Fried und Briedigkeit 2008) ist ein wissenschaftlich fundiertes Verfahren zur Erfassung sprachförderrelevanter Interaktionen in der Kindertageseinrichtung, das als Selbst- und Teamqualifizierungsinstrument dienen soll. Es werden sprachförderrelevante Prozesse auf 4 Ebenen oder Qualitätsdimensionen (Organisation, Beziehung, adaptive Unterstützung und sprachlich-kognitive Herausforderung) mit insgesamt 23 Items (Einschätzaufgaben) erfasst, die ◘ Tab. 14.1 im Überblick zeigt.

14

Das Verhalten der pädagogischen Fachkraft wird nach der Hospitation für jedes Item in 7 Qualitätsstufen von „unzureichend" bis „exzellent" eingeschätzt und in einem Protokollbogen angekreuzt. Um die Einschätzung zu objektivieren, gibt es Indikatoren, die Interaktionsmerkmale beschreiben, die für die jeweilige Qualitätsstufe charakteristisch sind.

Unabdingbar für die objektive Durchführung dieses Verfahrens sind ein vorgeschaltetes Training und die Erprobung in der Praxis. Dafür liegt dem Instrument eine DVD mit Beobachtungsaufgaben bei. Allerdings scheint im Alltag eine Beobachtung derselben Fachkraft durch 2 Beobachtende über einen Zeitraum von 3 h in der Erprobungsphase kaum realisierbar. Die retrospektive Einschätzung aller Items ist schwierig, da während der Hospitation lediglich Notizen erlaubt sind. Schließlich bleibt anzumerken, dass die Frage nach den Konsequenzen, um anschließend positiv auf die Interaktionsqualität Einfluss zu nehmen, unbeantwortet bleibt.

14.4.1.2 Beobachtungsverfahren Literacy und Sprache in Kindertageseinrichtungen (LiSKit)

Das Beobachtungsverfahren LiSKit (Mayr et al. 2012) ist ebenfalls ein Instrument für pädagogische Fachkräfte, um die Qualität sprachlicher Bildung in Kindertageseinrichtungen zu evaluieren und zu optimieren. Schwerpunkt der Beobachtung sind pädagogische Fachkräfte bei der Arbeit mit Kindern im Alter von 3 bis 6 Jahren.

Das 56-seitige Begleitheft zu den Bögen enthält Hinweise zu Aufbau, Konzeption und Nutzung des Bogens, Grundlagenwissen zur sprachlichen Bildung in Kindertageseinrichtungen, theoretische Hintergründe zu den einzelnen Themenbereichen und Bausteinen sowie Arbeitsschemata zur Qualitätsentwicklung im Hinblick auf Sprache und Literacy. Der 32-seitige Bogen umfasst 6 Bereiche, die wiederum in insgesamt 26 Bausteine unterteilt sind, wie ◘ Tab. 14.2 zeigt.

Das Verfahren kann zur internen und externen Evaluation genutzt und von einzelnen oder mehreren Fachkräften gemeinsam bearbeitet werden. Dies liefert ein umfangreiches Bild über die Qualität der Kindertageseinrichtung für den Bildungsbereich Sprache sowie erstmals auch für den Bildungsbereich Literacy.

Tab. 14.1 Die 4 Qualitätsdimensionen von DO-RESI mit den zugehörigen Items (Fried und Briedigkeit 2008, S. 17)

Qualitätsdimension	Items
Organisation	– Pädagogischer Überblick – Planung, Routine – Vorkehrungen für Kinder mit besonderem Sprachförderbedarf – Sprachfördergewohnheiten – Gesprächsförderung
Beziehung	– Kontrolle – Kongruenz – Empathisches Zuhören – Nähe
Adaptive Unterstützung	– Sensitivität – Engagement – Anregung – Handlungen verbalisieren – Verständnissicherung – Informationen, Berichte einholen – Instruktionswechsel – Lernmöglichkeiten aufzeigen
Sprachlich-kognitive Herausforderung	– Vielfalt des Wortschatzes – Grammatikalisch komplexer Input – Offene Fragen – Themen benennen, entdecken – Themen verbinden – Zusammenhänge eines Themas klären, hinterfragen

Positiv sind die weiterführenden Anregungen für die Umsetzung von Sprach- und Literacy-Förderung in die Praxis zu bewerten. Da die Bögen variabel nach den individuellen zeitlichen Möglichkeiten und Interessen der Fachkräfte ausgefüllt werden können, ist die Bearbeitung gut in den pädagogischen Alltag integrierbar (Jungmann und Albers 2013).

14.4.2 Erforderliche Kompetenzen aufseiten der Fachkräfte

Zusammengenommen ist zu konstatieren, dass die Anforderungen an pädagogische Fachkräfte hoch sind, wenn alltagsintegrierte Sprachförderung gelingen soll (Hopp et al. 2011; List 2010).

Um Auffälligkeiten wahrnehmen, sprachförderliche Situationen im Alltag identifizieren, selbst als Sprachvorbild fungieren und somit Situationen auch effektiv zur adaptiven Sprachförderung nutzen zu können, benötigen pädagogische Fachkräfte umfassende *diagnostische Kenntnisse,* um geeignete Instrumente auszuwählen und daraus Schlussfolgerungen für die Auswahl, Planung und Erfolgskontrolle von Sprachförderung zu ziehen. Sie sollten bei der Durchführung, der Auswertung und der Interpretation der Ergebnisse sicher sein sowie standardisierte Anweisungen bei den Verfahren beachten (vgl. ► Kap. 7 sowie ► Kap. 8).

Nur vor dem Hintergrund von *entwicklungspsychologischem Wissen* zum normalen Spracherwerb und den zugrunde liegenden Erwerbsprozessen vermögen

Tab. 14.2 Beobachtungsbereiche und Bausteine von LiSKit (Mayr et al. 2012)

Beobachtungsbereich	Bausteine
Ausstattung und Räumlichkeiten	– Buchbereich/Raum für Bücher – Buchbestand – Medien und Technik für Kinder – Schreiben und Schriftkultur – Gesellschaftsspiele – Rollenspiele
Aktivitäten der Fachkraft	– Gespräche mit Kindern – Anregung von Gesprächen unter Kindern – Lieder/Reime/Spiele – Bilderbuchbetrachtung/Vorlesen/Hörbücher – Rund ums Buch – Schriftkultur/„Schreiben" – „Lesen" im Rollenspiel
Interaktion in ausgewählten Situationen: Selbsteinschätzung	– Bilderbuchbetrachtungen – Vorlesen – Freie Gespräche in Gesprächsrunden, Gespräche bei naturwissenschaftlichen Themen/Projekten
Interaktion in ausgewählten Situationen: kollegiale Beobachtung	– Bilderbuchbetrachtungen – Vorlesen – Freie Gespräche in Gesprächsrunden, Gespräche bei naturwissenschaftlichen Themen/Projekten
Spracherfassung, Konzeption und Qualifizierung	– Beobachtung und Dokumentation von Sprache und Literacy – Verankerung von Sprache und Literacy in der Einrichtung – Qualifizierung des pädagogischen Personals
Zusammenarbeit und Vernetzung	– Bildungs- und Erziehungspartnerschaft mit Eltern – Vernetzung beim Thema sprachliche Bildung – Vernetzung bei Kindern mit Problemen im sprachlichen Bereich

sie, altersgemäße Erwerbsprozesse in der Erst- und der Zweitsprache einzuschätzen, Phänomene der Kindersprache den einzelnen Ebenen zuzuordnen und entsprechend Schwerpunkte der alltagsintegrierten Förderung darauf abzustimmen (vgl. ► Kap. 1 sowie ► Kap. 5). Für den Erwerb von Dialog- und Diskursfähigkeiten ist die Eingewöhnung in Standardmuster interaktiver Handlungen erforderlich: Sprecherwechsel bei Fragen, Auffordern, Erklären, Rechtfertigen, Widerspruch einlegen. Darüber hinaus benötigen sie Wissen über Zusammenhänge des Spracherwerbs mit anderen Bereichen der kindlichen Entwicklung. Insbesondere die wechselseitige Beeinflussung kognitiver, sozialer und sprachlicher Kompetenzen sollte bekannt sein (vgl. ► Kap. 6). Wenn sich pädagogische Fachkräfte allein auf die Sprachproduktion der Kinder konzentrieren, droht die Unterstützung des Spracherwerbs zum Training zu werden.

Weiterhin sollten pädagogische Fachkräfte einen *Überblick über die wichtigen existierenden Förderkonzepte* haben (► Abschn. 14.3) sowie über Kriterien zu ihrer Beurteilung verfügen. Eine

Orientierung geben die Befunde aus vorliegenden narrativen Reviews (Egert und Hopf 2016) und der Qualitätscheck der BiSS-Initiative.

Werden Förderprogramme durchgeführt, ist auf entsprechende Programmtreue und die begleitende Dokumentation zu achten, um eine hohe Umsetzungsqualität sicherzustellen. Dabei sollten die Förderbedürfnisse einzelner Kinder Berücksichtigung finden. Die Kinder sollten zum Erzählen angeregt werden, indem die Fachkräfte passende Materialien bereitstellen, sprachanregende Rückfragen stellen und angemessene Rückmeldungen geben. Dazu gehört auch, sie zur Beachtung der Besonderheiten verschiedener Texttypen (Tatsachenbericht, fiktive Erzählung, Erzählung eigener Erlebnisse) aufzufordern. Das gemeinsame Betrachten von Bilderbüchern und der dialogische Austausch über deren Inhalte bilden ebenso wie der tägliche Umgang mit Schrift (z. B. in Büchern, Zeitungen, Schriftzügen in der Werbung, dem eigenen Namen) die Motivationsgrundlage für den späteren Schriftspracherwerb.

Kindertageseinrichtungen kommt häufig kompensatorisches Potenzial zu, wenn frühe Erfahrungen mit Schrift zu Hause nicht in ausreichendem Maße gemacht werden können. Damit eröffnet sich gleichzeitig ein wichtiges Feld der *Elternpartizipation* (vgl. ► Kap. 13).

Um dieser Vielfalt an Anforderungen gerecht werden zu können, sollten pädagogische Fachkräfte bereit sein, die Wirkungen ihrer Arbeit begutachten zu lassen und sich selbstkritisch an internen Evaluationen zu beteiligen. Die Unterstützung bei der praktischen Umsetzung von additiver oder alltagsintegrierter Sprachförderung durch ein pädagogisches Coaching oder kollegiale Intervision kann nur dann die gewünschte Wirkung entfalten, wenn das ganze Team zur Kooperation bereit ist und Verbindlichkeit herrscht. Somit erweist sich Sprachförderung in Kindertageseinrichtungen auch als eine umfassende Managementaufgabe, die von den Leitungspersonen und den Trägern wahrgenommen werden muss (Jungmann und Albers 2013; Strehmel 2010).

14.5 Zusammenfassung

- Entlang der Dimension Orientierungsqualität wurden Gemeinsamkeiten und Unterschiede der Bildungspläne der Länder zur Sprachbildung und -förderung skizziert.
- Spezifischere Anhaltspunkte zur konkreten Umsetzung der Sprachförderung in Kindertageseinrichtungen und damit zur Erhöhung der Prozessqualität enthalten Sprachförderkonzepte, wobei zwischen sprachstrukturellen (additiven) und ganzheitlichen (alltagsintegrierten) Sprachförderkonzepten unterschieden wird.
- Exemplarisch wurden Konzepte vorgestellt und Befunde zu deren Effektivität berichtet. Herausforderungen an die Sprachförderkompetenzen der Fachkräfte werden abgeleitet und Möglichkeiten der Selbst- und Teamreflexion aufgezeigt.
- Es bleibt zu konstatieren, dass dem vergleichsweise breiten Wissen darüber, wie Kinder in ihrer sprachlichen Kompetenz gefördert werden können, ein noch großer Forschungs- und Entwicklungsbedarf bei der Umsetzung dieses Wissens durch die pädagogischen Fachkräfte in die Praxis gegenübersteht.

14.6 Weiterführende Literatur

Mehr zum allgemeinen Hintergrund und zur Rahmung des Beitrags kann nachgelesen werden in:

- Jungmann, T., & Albers, T. (2013). *Frühe sprachliche Bildung und Förderung.* München: UTB & Reinhardt.

Praktische Anregungen und eine Sammlung von 60 Spielen zur alltagsintegrierten Sprach- und Literacy-Förderung im Kindergarten finden sich bei:

- Jungmann, T., Morawiak, U., & Meindl, M. (2016). *Überall steckt Sprache drin. Alltagsintegrierte Sprach- und Literacyförderung für 3- bis 6-jährige Kinder.* München: Reinhardt.

Eine ausführliche Darstellung des KOMPASS-Projektes und seiner Evaluationsergebnisse bietet der Herausgeberband von Jungmann und Koch (2017):

- Jungmann, T., & Koch, K. (Hrsg.). (2017). *Professionalisierung pädagogischer Fachkräfte in Kindertageseinrichtungen.* Wiesbaden: Springer.

Eine Übersicht über die Wirkungen vorschulischer Sprachförderung mit einem besonderen Fokus auf praktische Implikationen gibt das Handbuchkapitel von Egert (2016):

- Egert, F. (2016). Wirkung vorschulischer Sprachförderung – Stolpersteine und Praxisimplikationen. In R. Sigel & E. Inckemann (Hrsg.), *Diagnose und Förderung von Kindern mit Zuwanderungshintergrund in Sprach- und Schriftsprachenerwerb* (S. 65–78). Bad Heilbrunn: Klinkhardt.

14

Literatur

Adler, Y. (2011). *Kinder lernen Sprache(n): Alltagsorientierte Sprachförderung in der Kindertagesstätte.* Stuttgart: Kohlhammer.

Anders, Y. (2012). Modelle professioneller Kompetenzen für frühpädagogische Fachkräfte. Expertise zum Gutachten „Professionalisierung in der Frühpädagogik". ► http://www.aktionsrat-bildung.de/fileadmin/Dokumente/Expertise_Modelle_professioneller_Kompetenzen.pdf. Zugegriffen: 20. Juli 2015.

Bayerisches Staatsministerium für Arbeit und Sozialordnung, Familie und Frauen. (2016). *Der Bayerische Bildungs- und Erziehungsplan für Kinder in Tageseinrichtungen bis zur Einschulung* (7. Aufl.). Berlin: Cornelsen.

Beckerle, C., & Mackowiak, K. (2019). Adaptivität von Sprachförderung im Kita-Alltag. Ein Vergleich des Sprachförderhandelns pädagogischer Fachkräfte bei Kindern mit Deutsch als Erst- und Zweitsprache und unterschiedlichen Sprachkompetenzen. *Lernen und Lernstörungen, 8,* 1–9. ► https://doi.org/10.1024/2235-0977/a000270.

Behörde für Arbeit, Soziales, Familie und Integration, Hamburg. (2012). Hamburger Bildungsempfehlungen für die Bildung und Erziehung von Kindern in Kindertageseinrichtungen. 2. Überarbeitete Auflage. ► http://www.hamburg.de/kita/116828/bildungsempfehlungen.html. Zugegriffen: 6. Mai 2018.

BiSS-Trägerkonsortium. (2020). „Bildung durch Sprache und Schrift" (BiSS). ► https://biss-sprachbildung.de/ueber-biss/. Zugegriffen: 6. März 2020.

Brunner, M., & Schöler, H. (2002). *Heidelberger Auditives Screening in der Einschulungsuntersuchung HASE* (1. Aufl.). Göttingen: Hogrefe.

Buschmann, A. (2017). *Heidelberger Elterntraining frühe Sprachförderung. HET Late Talkers* (3. Aufl.). München: Elsevier.

Buschmann, A., & Sachse, S. (2018). Heidelberg interaction training for language promotion in early childhood settings (HIT). *European Journal of Education, 53*(1), 66–78.

Buschmann, A., Simon, S., Jooss, B., & Sachse, S. (2010). Ein sprachbasiertes Interaktionstraining für ErzieherInnen („Heidelberger Trainingsprogramm") zur alltagsintegrierten Sprachförderung in Krippe und Kindergarten – Konzept und Evaluation. In K. Fröhlich-Gildhoff, I. Nentwig-Gesemann, & P. Strehmel (Hrsg.), *Forschung in der Frühpädagogik III, Schwerpunkt: Sprachentwicklung & Sprachförderung. Materialien zur Frühpädagogik* (Bd. 5, S. 107–133). Freiburg: FEL.

Egert, F. (2016). Wirkung vorschulischer Sprachförderung – Stolpersteine und Praxisimplikationen. In R. Sigel & E. Inckemann (Hrsg.), *Diagnose und Förderung von Kindern mit Zuwanderungshintergrund in Sprach- und Schriftsprachenerwerb* (S. 65–78). Bad Heilbrunn: Klinkhardt.

Egert, F., & Hopf, M. (2016). Zur Wirksamkeit von Sprachförderung in Kindertageseinrichtungen in Deutschland. *Ein narratives Review. Kindheit und Entwicklung, 25,* 153–163.

European Child Care and Education Study Group (ECCE). (1999). European Child care and education study: School-age assessment of child development: Long-term impact of pre-school experiences in school success, and family-school relationships. FU Berlin: ECCE.

Frank, G., & Grziwotz, P. (2001). *Lautprüfbogen*. Ravensburg: Sprachheilzentrum.

Fricke, S., & Schäfer, B. (2011). *Test für Phonologische Bewusstheit TPB* (2. Aufl.). Idstein: Schulz-Kirchner.

Fried, L., & Briedigkeit, E. (2008). *Sprachförderkompetenz – Selbst- und Teamqualifizierung für Erzieherinnen, Fachberatungen und Ausbilder*. Berlin: Cornelsen Scriptor.

Fröhlich, L. P., Metz, D., & Petermann, F. (2008). Kindergartenbasierte Förderung der phonologischen Bewusstheit „Lobo vom Globo". *Kindheit und Entwicklung, 18*(4), 204–212.

Fröhlich, L. P., Metz, D., & Petermann, F. (2010). *Förderung der phonologischen Bewusstheit und sprachlicher Kompetenzen: Das Lobo-Kindergartenprogramm*. Göttingen: Hogrefe.

Girolametto, L., Weitzmann, E., van Lieshout, R., & Duff, D. (2000). Directiveness in teachers' language input to toddlers and preschoolers in day care. *Journal of Speech, Language, and Hearing Research, 43*(5), 1101–1114.

Grimm, H. (2010). *Sprachentwicklungstest für drei- bis fünfjährige Kinder SETK 3-5* (2. Aufl.). Göttingen: Hogrefe.

Grimm, H., & Schöler, H. (1991). *Heidelberger Sprachentwicklungstest HSET* (2. Aufl.). Göttingen: Hogrefe.

Hendler, J., Mischo, C., Strohmer, J., & Wahl, S. (2011). Das sprachbezogene Wissen angehender pädagogischer Fachkräfte im Wissenstest und in der Selbsteinschätzung. *Empirische Pädagogik, 25*(4), 518–542.

Hopp, H., Thoma, D., & Tracy, R. (2011). Sprachförderkompetenz pädagogischer Fachkräfte. Ein sprachwissenschaftliches Modell. *Zeitschrift für Erziehungswissenschaft, 13*(4), 609–629.

Jampert, K., Best, P., Guadatiello, A., Holler, D., & Zehnbauer, A. (2007). *Schlüsselkompetenz Sprache. Sprachliche Bildung und Förderung im Kindergarten. Konzepte, Projekte und Maßnahmen*. Weimar: Das Netz.

Jampert, K., Zehnbauer, A., Best, P., Sens, L. K., & Laier, M. (2009). *Kinder-Sprache stärken! Sprachliche Förderung in der Kita*. Wismar: Das Netz.

Jansen, H., Mannhaupt, G., Marx, H., & Skowronek, H. (2002). *Bielefelder Screening zur Früherkennung von Lese-Rechtschreibschwierigkeiten BISC* (2. Aufl.). Göttingen: Hogrefe.

Jungmann, T. (2009). Sprachförderung. In A. Lohaus & H. Domsch (Hrsg.), *Psychologische Förder- und Interventionsprogramme für das Kindes- und Jugendalter* (S. 63–74). Berlin: Springer.

Jungmann, T., & Albers, T. (2013). *Frühe sprachliche Bildung und Förderung*. München: UTB & Reinhardt.

Jungmann, T., & Koch, K. (Hrsg.). (2017). *Professionalisierung pädagogischer Fachkräfte in Kindertageseinrichtungen – Konzept und Wirksamkeit des KOMPASS-Projektes*. München: Springer.

Jungmann, T., Koch, K., & Etzien, M. (2013). Effektivität alltagsintegrierter Sprachförderung bei ein- und zwei- bzw. mehrsprachig aufwachsenden Vorschulkindern. *Frühe Bildung, 2*(3), 110–121.

Jungmann, T., Morawiak, U., & Meindl, M. (2015). *Überall steckt Sprache drin. Alltagsintegrierte Sprach- und Literacyförderung für 3- bis 6-jährige Kinder*. München: Reinhardt.

Kaltenbacher, E., & Klages, H. (2005). *Sprachförderung im Vorschulalter. Entwicklung und Erprobung eines Programms zur sprachlichen Integration von Vorschulkindern*. Heidelberg: Institut für Deutsch als Fremdsprachenphilologie.

Küspert, P., & Schneider, W. (2008). *Hören, lauschen, lernen. Sprachspiele für Kinder im Vorschulalter. Das Würzburger Trainingsprogramm zur Vorbereitung auf den Erwerb der Schriftsprache*. Göttingen: Vandenhoeck & Ruprecht.

Lisker, A. (2011). Additive Maßnahmen zur vorschulischen Sprachförderung in den Bundesländern. Expertise im Auftrag des Deutschen Jugendinstituts. ► https://www.dji.de/fileadmin/user_upload/bibs/Expertise_Sprachfoerderung_Lisker_2011.pdf. Zugegriffen: 24. Juli 2015.

List, G. (2010). Frühpädagogik als Sprachförderung. Qualitätsanforderungen für die Aus- und Weiterbildung der Fachkräfte. WiFF-Expertise Nr. 2. ► http://www.weiterbildungsinitiative.de/uploads/media/List.pdf. Zugegriffen: 27. Juli 2015.

Mayr, T., & Ulich, M. (2010). Der Beobachtungsbogen „Seldak" – Theoretische und empirische Grundlagen. In K. Fröhlich-Gildhoff, I. Nentwig-Gesemann, & P. Strehmel (Hrsg.), *Forschung in der Frühpädagogik III, Schwerpunkt: Sprachentwicklung & Sprachförderung. Materialien zur Frühpädagogik* (Bd. 5, S. 75–106). Freiburg: FEL.

Mayr, T., Hofbauer, C., Kofler, A., & Šimić, M. (2012). *Literacy und Sprache in Kindertageseinrichtungen LisKit*. Freiburg: Herder.

Meindl, M., & Jungmann, T. (2014). Erfassung der frühen Erzähl- und Lesekompetenzen im Vorschulalter zur primären Prävention von Schwierigkeiten im Schriftspracherwerb. *Empirische Sonderpädagogik, 3*, 211–226.

Ministerium für Arbeit und Soziales des Landes Sachsen-Anhalt. (2014). *Bildungsprogramm für Kindertageseinrichtungen in Sachsen-Anhalt. Bildung: Elementar – Bildung von Anfang an*. Weimar: Das netz.

Ministerium für Bildung, Jugend und Sport, Land Brandenburg. (2006). Gemeinsame Erklärung zu Grundsätzen elementarer Bildung in Einrichtungen der Kindertagesbetreuung im Land Brandenburg. ► https://mbjs.brandenburg.de/media/lbm1.c.312232.de. Zugegriffen: 6. Mai 2018.

Ministerium für Bildung, Jugend und Sport, Thüringen. (2015). Thüringer Bildungsplan bis 18 Jahre. Bildungsansprüche von Kindern und Jugendlichen. ► http://www.thueringen.de/mam/th2/tmbwk/bildung/bildungsplan/thuringer_bildungsplan-18_web.pdf. Zugegriffen: 6. Mai 2018.

Ministerium für Bildung, Wissenschaft und Kultur Mecklenburg-Vorpommern. (2011). Bildungskonzeption für 0- bis 10-jährige Kinder in Mecklenburg-Vorpommern. Zur Arbeit in Kindertageseinrichtungen und Kindertagespflege. ► https://www.bildung-mv.de/export/sites/bildungsserver/downloads/Bildungskonzeption-fuer-0-bis-10-jaehrige-Kinder-in-Mecklenburg-Vorpommern.pdf. Zugegriffen: 6. Mai 2018.

Ministerium für Soziales, Gesundheit, Familie und Gleichstellung des Landes Schleswig-Holstein. (2012). Erfolgreich starten Leitlinien zum Bildungsauftrag von Kindertageseinrichtungen. 5. Aufl. ► http://www.schleswig-holstein.de/DE/Fachinhalte/K/kindertageseinrichtungen/downloads/kindertageseinrichtungen_Bildungsauftrag_LeitlinienBildungsauftrag_BildungsauftragLeitlinien.pdf?__blob=publicationFile&v=1. Zugegriffen: 6. Mai 2018.

Neuman, S. B., & Cunningham, L. (2009). The impact of professional development and coaching on early language and literacy instructional practices. *American Educational Research Journal, 46*(2), 532–566.

14 Niedersächsisches Kultusministerium. (2005). Orientierungsplan für Bildung und Erziehung im Elementarbereich niedersächsischer Tageseinrichtung für Kinder. ► https://www.mk.niedersachsen.de/startseite/fruehkindliche_bildung/orientierungsplan/orientierungsplan-fuer-bildung-und-erziehung-86998.html. Zugegriffen: 6. Mai 2018.

OECD. (2001). Starting strong: Early childhood education and care. ► www.oecd-library.org. Zugegriffen: 20. Juli 2015.

OECD. (2006). Starting strong II: Early childhood education and care. ► www.oecd-library.org. Zugegriffen: 20. Juli 2015.

OECD. (2011). Starting strong III: A quality toolbox for early childhood education and care. ► www.oecd-library.org. Zugegriffen: 20. Juli 2015.

Oelkers, J., & Reusser, K. (2008). Qualität entwickeln – Standards sichern – Mit Differenzen umgehen. Bundesministerium für Bildung und Forschung. Bildungsforschung Band 27. ► http://www.bmbf.de/pub/bildungsforschung_band_siebenundzwanzig.pdf. Zugegriffen: 19. Juli 2015.

Penner, Z. (2003). *Forschung für die Praxis. Neue Wege der sprachlichen Förderung von Migrantenkindern*. CH-Berg: Kon-lab GmbH.

Penner, Z., & Krügel, C. (2007). *Programmhandbuch zur „Sprache und frühkindliche Bildung"*. Troisdorf: Bildungsverlag Eins.

Petermann, F. (2015). Alltagsintegrierte Förderung oder Förderprogramme im Vorschulalter? *Frühe Bildung, 4*(3), 161–164.

Raven, J. C. (2002). *Coloured progressive matrices (CPM)*. Bern: Huber.

Reich, H., & Roth, H.-J. (2004). *Hamburger Verfahren zur Analyse des Sprachstandes bei 5-Jährigen (HAVAS-5). Auswertungsbogen Katze und Vogel – Deutsch*. Hamburg: Behörde für Bildung und Sport.

Schmid-Barkow, I. (1999). „Phonologische Bewusstheit" als Teil der metasprachlichen Entwicklung im Kontext von Spracherwerbsprozessen und Spracherwerbsstörungen. *Die Sprachheilarbeit, 44,* 307–317.

Schneider, W. (2018). Nützen Sprachförderprogramme im Kindergarten, und wenn ja, unter welchen Bedingungen? *Zeitschrift für Pädagogische Psychologie, 32*(1–2), 53–74.

Schneider, W., Visé, M., Reimers, P., & Blaesser, B. (1994). Auswirkungen eines Trainings der sprachlichen Bewusstheit auf den Schriftspracherwerb in der Schule. *Zeitschrift für Pädagogische Psychologie, 8,* 177–188.

Schneider, W., Küspert, P., Roth, E., Visé, M., & Marx, H. (1997). Short- and long-term effects of training phonological awareness in kindergarten: Evidence from two German studies. *Journal of Experimental Child Psychology, 66,* 311–340.

Schneider, W., Roth, E., & Ennemoser, M. (2000). Training phonological skills and letter knowledge in children at risk for dyslexia: A comparison of three kindergarten intervention programs. *Journal of Educational Psychology, 92,* 284–295.

Schöler, H., & Roos, J. (2010). Ergebnisse einer Evaluation von Sprachfördermaßnahmen in Mannheimer und Heidelberger Kitas. In K. Fröhlich-Gildhoff, I. Nentwig-Gesemann, & P. Strehmel (Hrsg.), *Forschung in der Frühpädagogik III, Schwerpunkt: Sprachentwicklung & Sprachförderung: Bd. 5. Materialien zur Frühpädagogik* (S. 35–74). Freiburg: FEL.

Schrey-Dern, D. (2006). Sprachfördermaßnahmen in Deutschland: Chancen und Risiken für die Berufsgruppe der Logopäden. *Forum Logopädie, 5*(20), 12–16.

Senatorin für Soziales, Jugend, Frauen, Integration und Sport, Bremen. (2012). Rahmenplan für Bildung und Erziehung im Elementarbereich. Frühkindliche Bildung in Bremen. 2. Aufl. ► https://www.soziales.bremen.de/jugend/detail.php?template=20_search_d&search%5Bsend%5D=true&search%5Bvt%5D=rahmenplan+f%FCr+bildung+und+erziehung&lang=de&skip=30. Zugegriffen: 6. Mai 2018.

Simon, S., & Sachse, S. (2011). Sprachförderung in der Kindertagesstätte – Verbessert ein Interaktionstraining das sprachförderliche Verhalten von Erzieherinnen? *Empirische Pädagogik, 25*(4), 462–480.

Simon, S., & Sachse, S. (2013). Anregung der Sprachentwicklung durch ein Interaktionstraining für Erzieherinnen. *Diskurs Kindheits- und Jugendforschung, 4,* 379–397.

Strehmel, P. (2010). Einführungsbeitrag: Sprachförderung in Kindertagesstätten – Theorien, empirische Befunde, Anforderungen an die Praxis. In K. Fröhlich-Gildhoff, I. Nentwig-Gesemann, & P. Strehmel (Hrsg.), *Forschung in der Frühpädagogik III, Schwerpunkt: Sprachentwicklung & Sprachförderung: Bd. 5. Materialien zur Frühpädagogik*. Freiburg: FEL.

Tietze, W., Roßbach, H. G., & Grenner, K. (2005). *Kinder von 4 bis 8 Jahren. Zur Qualität der Erziehung und Bildung in Kindergarten, Grundschule und Familie*. Weinheim: Beltz.

Tracy, R. (2003). *Sprachliche Frühförderung – Konzeptuelle Grundlagen eines Programms zur Förderung von Deutsch als Zweitsprache im Vorschulalter*. Mannheim: Universität Mannheim, Forschungs- und Kontaktstelle Mehrsprachigkeit.

Tracy, R., & Lehmke, V. (2009). *Sprache macht stark*. Berlin: Cornelsen.

Ulich, M., & Mayr, T. (2003). *SISMIK. Sprachverhalten und Interesse an Sprache bei Migrantenkindern in Kindertageseinrichtungen (Beobachtungsbogen und Begleitheft)*. Freiburg: Herder.

Ulich, M., & Mayr, T. (2006). *SELDAK. Sprachentwicklung und Literacy bei deutschsprachig aufwachsenden Kindern (Beobachtungsbogen und Begleitheft)*. Freiburg: Herder.

Weber, J., Marx, P., & Schneider, W. (2007). Die Prävention von Lese- und Rechtschreibschwierigkeiten bei Kindern nicht-deutscher Herkunftssprache durch ein Training der phonologischen Bewusstheit. *Zeitschrift für Pädagogische Psychologie, 21,* 65–75.

Winner, A. (2007). *Kleinkinder ergreifen das Wort. Sprachförderung von Kindern von null bis vier Jahren*. Berlin: Cornelsen.

Sprachtherapie mit Kindern

Christina Kauschke und Ulrike de Langen-Müller

Inhaltsverzeichnis

© Springer-Verlag GmbH Deutschland, ein Teil von Springer Nature 2020
S. Sachse et al. (Hrsg.), *Sprachentwicklung*,
https://doi.org/10.1007/978-3-662-60498-4_15

15.1 Einleitung

Sprachliche Auffälligkeiten bei Kindern stellen sowohl für gelingende Bildung wie auch für die gesunde Entwicklung ein Risiko dar. Damit werden sie auf der einen Seite zum Gegenstand von Förderkonzepten des pädagogischen Systems und auf der anderen Seite zu Symptomen im klinischen Sinne, für die Therapieansätze zur Verfügung stehen. In diesem Kapitel[1] beschreiben wir Formen der Sprachtherapie bei Kindern, wie sie als ärztlich verordnetes Heilmittel bei diagnostizierten **Sprachentwicklungsstörungen** (SES) zum Einsatz kommen. Einleitend erfolgt dazu die Gegenüberstellung der beiden Interventionsformen „Förderung" und „Therapie". Es soll – insbesondere am Beispiel sprachsystematischer Störungen im Kindesalter – nachvollziehbar werden, wann Therapie angezeigt ist, welche Ziele sie verfolgt, auf welcher Methodik sie beruht und was über ihre Wirksamkeit bekannt ist. Dabei gehen wir auf Therapieformen ein, die sich überwiegend auf die individuelle Arbeit zwischen Therapeut/-in und Kind ausrichten, und erläutern, welche unterschiedlichen Rollen die Eltern dabei einnehmen können. Auch Therapiemöglichkeiten und Besonderheiten der Therapie bei sprachentwicklungsgestörten Kindern mit mehrsprachigem Hintergrund werden angesprochen.

15

15.2 Sprachförderung vs. Sprachtherapie

Die Normvarianten gesunder Sprachentwicklung machen die Abgrenzung zwischen einer vorübergehenden Auffälligkeit und einer behandlungsbedürftigen Störung schwierig. Dazu kommt, dass sich in Deutschland das sprachentwicklungsbezogene Fachwissen über verschiedene Systeme verteilt: das Sozial- bzw. Bildungs- und das Gesundheitswesen. Beide haben in den letzten Jahren, jeweils auf unterschiedlichen gesetzlichen und gesellschaftspolitischen Grundlagen parallel zueinander Untersuchungs- und Versorgungsstrukturen für sprachauffällige und -gestörte Kinder aufgebaut. Dies erschwert auf den ersten Blick die rechtzeitige Zuordnung betroffener Kinder zu einer geeigneten Interventionsform. Mittlerweile wurden aber verschiedene Aspekte der Zuständigkeitsentscheidung systematisch aufgearbeitet, sodass es Fachleuten möglich ist, die Vielfalt der Versorgungssysteme besser zu durchschauen und gewinnbringend für einzelne Kinder zum Einsatz zu bringen (AWMF 2011; de Langen-Müller 2012; Lisker 2011; Lüdtke und Kallmeyer 2007; Sallat und de Langen-Müller 2014). Bei allen Versuchen einer akademischen Abgrenzung der Interventionen sollte allerdings nicht aus dem Blick geraten, dass im Mittelpunkt der Sprachentwicklung ein Kind mit seinem zentralen Nervensystem steht. Ganz unabhängig von der gewählten Interventionsform findet immer neuronales Lernen statt. Die Interventionsformen unterscheiden sich – ebenso wie sie Schnittmengen bilden können – hinsichtlich des lernpsychologischen und neurobiologischen Fachwissens der Akteure sowie der strukturierten Einflussnahme auf Prozesse des sprachlichen Lernens.

Grundsätzlich ist jedes Kind, unabhängig davon, ob es ein- oder mehrsprachig aufwächst oder ob ein Förderbedarf besteht oder nicht, auf sprachliche Anregung und Bildung angewiesen. Bildung ist Elternaufgabe und Bestandteil der Bildungspläne und richtet sich an alle Kinder. **Sprachliche Bildung** dient dem Auf- und Ausbau gesellschaftlicher und kultureller Teilhabe, wobei Eltern sich mehr oder weniger intuitiv den aktuellen Fähigkeiten ihrer Kinder anpassen. Pädagogische Fachkräfte

1 Teile dieses Beitrags basieren auf: Kauschke, C., & de Langen-Müller, U. (2014). Sprachtherapeutische Intervention bei Kindern mit Sprachentwicklungsstörungen. *Kinder- und Jugendmedizin* 5, S. 306–316.

berücksichtigen dabei entwicklungs- und lernpsychologische Aspekte und rechnen mit einem erfolgreichen Zusammenwirken von Wahrnehmung, Motorik, Sprache und Kognition. Störungsspezifisches Wissen wird von ihnen weniger erwartet.

Kinder mit einer auffälligen Sprachentwicklung können zusätzlich zur allgemeinen Bildung eine Interventionsmaßnahme im Bereich Sprache erhalten, die in Abhängigkeit von Lebensalter, Symptomatik und pathologischem Wert der Auffälligkeiten ausgewählt werden muss (Sallat und de Langen-Müller 2014). **Sprachförderung** und **Sprachtherapie** sind zwei Formen von Interventionsmaßnahmen, die im Folgenden voneinander abgegrenzt werden. Hierzu wird im Verlauf des Kapitels noch ausführlich erläutert, dass und wie sowohl die Sprachverwendung der Fachkräfte als auch die Aufarbeitung des Lern- und Entwicklungsgegenstands Sprache in Förderung und Therapie professionell und systematisch dem nicht altersgemäß entwickelten Sprachsystem des Kindes angepasst werden müssen: Kinder mit umgebungsbedingten Sprach*auffälligkeiten* benötigen Sprach*förderung;* Kinder mit *Störungen* der Sprache oder des Sprechens, denen ein pathologischer Wert zukommt, Sprach*therapie.*

Die interdisziplinäre Leitlinie zur Diagnostik von SES (AWMF 2011) zeigt, wie umgebungsbedingte Sprachauffälligkeiten von umschriebenen oder mit **Komorbiditäten** assoziierten SES bzw. anderen Störungen des Sprech- und Spracherwerbs differenzialdiagnostisch unterschieden werden können (vgl. hierzu ► Kap. 11).

Entsteht aufgrund eines wenig förderlichen Umfelds oder aufgrund eines geringen häuslichen Sprachangebots in der Umgebungssprache ein Sprachentwicklungsrückstand (der sich bei mehrsprachigen Kindern vor allem in der Umgebungssprache zeigt), so lässt sich dieser Rückstand zumeist durch Sprachfördermaßnahmen in Bildungseinrichtungen ausgleichen. Bei diesen Kindern ist die Indikation für eine zusätzliche *pädagogische Sprachförderung* gegeben.

Die Symptome der SES sind vielfältig und individuell unterschiedlich, sie können verschiedene Ebenen des Sprachsystems – die Aussprache, den Wortschatz oder die Grammatik – betreffen. Bei mehrsprachig aufwachsenden Kindern mit SES zeigen sich derartige Probleme in beiden Sprachen (vgl. ► Abschn. 15.4.3 sowie ► Kap. 10). Bei Kindern mit SES ist besondere diagnostische Sorgfalt angezeigt, denn häufig wird ihr Therapiebedarf zu spät erkannt. Bei ihnen reichen Bildungs- und Fördermaßnahmen wie das liebevolle Gespräch, das Vorlesen und das freudvolle Spielen offensichtlich nicht als Auslöser für das Fortschreiten des Spracherwerbs aus, sodass eine *sprachtherapeutische Intervention* notwendig ist.

Kinder unter 3 Jahren mit **Sprachentwicklungsverzögerungen** (SEV), sog. **„Late Talker"**, haben ein erhöhtes Risiko für eine spätere SES und sollten daher eine Maßnahme der Frühintervention unter Einbeziehung der Eltern erhalten, die später in eine Sprachtherapie übergehen kann, sollte sich ab dem Alter von 3 Jahren eine SES manifestiert haben (vgl. hierzu ► Kap. 9).

◘ Tab. 15.1 fasst die wesentlichen Merkmale der pädagogischen und der therapeutischen Intervention zusammen und stellt sie einander gegenüber. Besonders hervorzuheben sind die unterschiedlichen Qualifikationsmerkmale des Personals und die Intensität der Maßnahmen (z. B. Ruberg und Rothweiler 2012; von Suchodoletz 2002).

Zusammenfassend lässt sich formulieren, dass die zusätzliche pädagogische Sprachförderung eher im Sinne der Prävention und Risikominderung im Bildungsbereich eingesetzt wird, während Sprachtherapie für Kinder vorgesehen ist, deren Störungsbilder sich den Diagnosegruppen des Heilmittelkatalogs zuordnen lassen (Gemeinsamer Bundesausschuss 2011)

Tab. 15.1 Gegenüberstellung pädagogischer und therapeutischer Intervention bei Sprachauffälligkeiten bzw. Störungen der Sprache

Maßnahme	Zusätzliche Sprachförderung in der frühkindlichen Bildung	Ambulante Sprachtherapie
Zielgruppe	– Vorschulkinder, bei denen z. B. im Rahmen der Sprachstandsfeststellungsverfahren ein sprachlicher Förderbedarf bestätigt wurde – Ein- und mehrsprachige Kinder	– Kinder aller Altersstufen mit diagnostizierter SES oder einer anderen Störung des Sprechens und der Sprache – Ein- und mehrsprachige Kinder
Ziele[a]	– Intensive Anregung der sprachlichen Entwicklung – Risikoerkennung und -minderung von Problemen im Sprach-, Schreib- und Leseerwerb – Vorbereitung auf den Schulunterricht – Bildungs- und Chancengleichheit	– Umstrukturierung und Ausdifferenzierung des gestörten Sprachsystems – Verbesserung der sprachlichen Fähigkeiten bis zur Normalisierung bzw. Anpassung und Kompensation – Verbesserte Kommunikation und Teilhabe an der Gesellschaft
Zeitlicher Umfang	Je nach Bundesland unterschiedlich: – Förderprogramme, ein- oder mehrmals pro Woche, oder – Alltagsintegrierte Förderung ohne klare zeitliche Angaben	– Meist 1 bis 2 Mal wöchentlich 45 min Einzeltherapie – Je nach Art und Ausmaß der Störung 3 bis 24 Monate pro Behandlungsfall – Auch intensive Intervalltherapien mit Therapiepausen – Abhängig von Störungsschwerpunkten und Alter des Kindes zu Beginn der Therapie
Personal/Institution	– Erzieher/-innen, Grundschullehrer/-innen, zum Teil mit Fortbildung zur Sprachförderkraft – Sprachtherapeuten und -therapeutinnen in Kindertagesstätten	– Sprachtherapeutische Berufsgruppen mit Kassenzulassung – In freien Praxen, speziell bereitgestellten Räumen in Frühfördereinrichtungen, Schulen und Ambulanzzentren
Diagnostik	– Beobachtung – Screening	– Medizinische Untersuchung und ausführliche individuelle Sprachdiagnostik auch unter Berücksichtigung der Erstsprache des Kindes
Merkmale	– In den Bildungsplänen der Länder sowie im Sozialgesetzbuch Neuntes Buch (SGB IX) geregelt – Im Sinne von Prävention – Förderung im Alltag und in der Gruppe – Auf der Basis unverbindlicher inhaltlicher Empfehlungen der Länder – Auswahl der Förderkonzepte und -materialien durch jeweiligen Träger der Einrichtung, durch die Einrichtung selbst oder die individuelle Fachkraft	– In der Heilmittelrichtlinie nach SGB V geregelt – Ärztliche Heilmittelverordnung erforderlich – Wird meist als Einzeltherapie durchgeführt – Gezielte Einbeziehung der Eltern – Individuelle und störungsspezifische Zielbestimmung und Methodenwahl auf der Basis der Eingangs- und Verlaufsdiagnostik

[a]Hier nur auf SES bezogen

und somit die gesunde Gesamtentwicklung des Kindes gefährden. Die systematische Abstimmung der 3 Bausteine Diagnostik, Intervention und Evaluation aufeinander erscheint im Bildungswesen methodisch und organisatorisch schwieriger umsetzbar (Autorengruppe Bildungsberichterstattung 2012; Lisker 2011) als in der Eins-zu-eins-Situation der kindzentrierten Sprachtherapie.

Eine sprachtherapeutische Intervention, die ggf. zusätzlich zu einer Fördermaßnahme erfolgt, muss störungsspezifisch, individuell konstruiert sowie intensiv und unter sinnvoller Einbeziehung der Eltern angeboten werden. Im Folgenden beschreiben wir Sprachtherapie als Intervention, die bei diagnostizierten Sprach- und Sprechstörungen im oben definierten Sinne von spezifisch dafür ausgebildetem sprachtherapeutischem Personal durchgeführt wird. Dabei konzentrieren wir uns auf sprachsystematische Störungen, wie sie im Rahmen der SES auftreten. Kinder mit Sprachproblemen im Rahmen **komorbider** Störungsbilder, mit Sprechstörungen (z. B. **Artikulationsstörungen**), mit **Redeflussstörungen** oder Stimmstörungen erhalten ebenso Maßnahmen, diese werden in ► Abschn. 15.4.4 kurz angesprochen (► Exkurs: Sprachtherapeutische Intervention bei anderen Störungsbildern).

15.3 Ziele, Wirkweisen und Methoden in der Sprachtherapie

Sprachtherapie bei Kindern mit SES umfasst eine breite Palette unterschiedlicher Therapieformen. Ein grundlegendes gemeinsames Ziel ist die Verbesserung der Sprach- und der Kommunikationsfähigkeit des Kindes, wobei der angestrebte bzw. erreichbare Erfolg von einer Kompensation bis zur Normalisierung sehr unterschiedlich ausfallen kann (Fey et al. 2003). Ziele können darin bestehen

- die Sprachfähigkeiten des Kindes so schnell wie möglich auf ein altersentsprechendes Level zu heben,
- den Schweregrad der sprachlichen Symptome zu verringern,
- die Kommunikationsfähigkeit des Kindes im Alltag zu verbessern oder
- potenzielle oder existierende Folgeprobleme des Sozialverhaltens, der emotionalen Entwicklung oder im schulischen Bereich zu verhindern oder zu reduzieren.

Sprachtherapie zielt primär darauf ab, die (eingeschränkt vorhandenen) Ressourcen des Kindes zu stimulieren und Veränderungen des sprachlich-kommunikativen Regelsystems beim Kind auszulösen, sodass es effizienter und schneller von seiner Umgebung lernen kann. Dieser Gedanke basiert auf einer dynamischen Sicht auf den Spracherwerb, der zufolge sprachliche Kompetenzen aus einem Zusammenspiel von biologisch bedingten Prädispositionen und Umweltfaktoren (Sprachangebot, Sprachmodell) hervorgehen (z. B. Hirsh-Pasek und Golinkoff 1996; Kauschke 2007; ◘ Abb. 15.1).

Mithilfe von früh verfügbaren, effizienten Mechanismen sind Kinder normalerweise in der Lage, die Informationen, die die Umgebungssprache für sie bereithält, so zu verarbeiten, dass sich sprachliche Kompetenzen in den ersten Lebensjahren Schritt für Schritt und ohne besondere Mühe ausbilden können. Eben diese Mechanismen stehen Kindern mit SES nicht uneingeschränkt zur Verfügung, wahrscheinlich aufgrund genetischer Faktoren (vgl. ► Kap. 11). Im Gegensatz dazu sind die Lernmechanismen bei Kindern mit Förderbedarf durchaus vorhanden, sie wurden jedoch nicht ausreichend durch die sprachliche Umgebung stimuliert. Da Kinder mit SES den vorhandenen, normalerweise durchaus ausreichenden sprachlichen Input

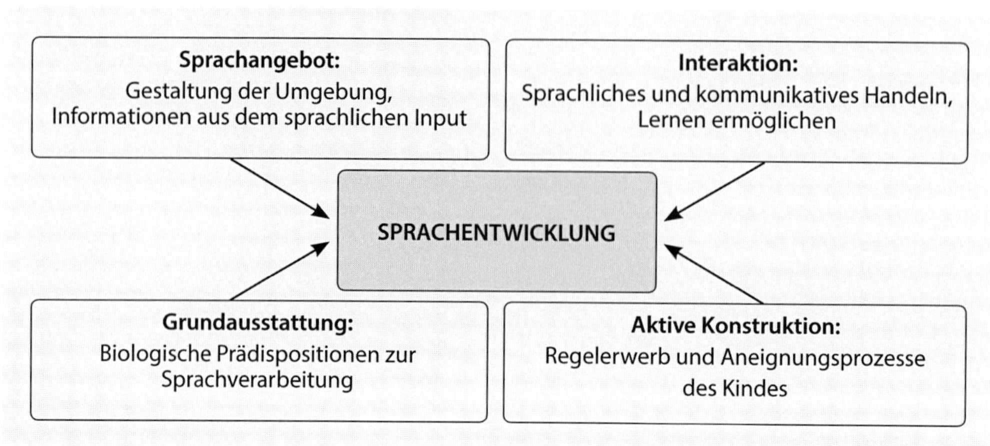

Abb. 15.1 Komponenten des Spracherwerbs. (Aus: Kauschke und de Langen-Müller 2014)

nicht gut genug nutzen können, verläuft der Spracherwerb bei ihnen mühsamer, langsamer und fehleranfälliger.

Um dem entgegenzuwirken, wird das Interaktions- und Sprachangebot in der Sprachtherapie so gestaltet, dass auch das sprachgestörte Kind ausreichende Informationen und Anstöße erhält, die es zur Veränderung und Weiterentwicklung seiner internen Verarbeitungsmechanismen sowie zur Überwindung von Stagnationen nutzen kann (Evans 2001; Poll 2012).

Wesentlich für eine in diesem Sinne aktivierende und entwicklungsauslösende Therapie ist in jedem Fall die Orientierung an der ungestörten (Sprach-)Entwicklung. Sprachtherapeuten und Sprachtherapeutinnen entscheiden auf der Basis einer umfassenden Diagnostik, welche sprachlichen Formen in der **Zone der nächsten Entwicklung** liegen und das Sprachsystem des jeweiligen Kindes am ehesten voranbringen können. Für die Auswahl der entwicklungsadäquaten Therapieinhalte benötigen sie ein profundes Wissen über die typischen Entwicklungssequenzen beim kindlichen Spracherwerb.

15

Für die methodische Umsetzung der therapeutischen Ziele setzen Therapeuten und Therapeutinnen vielfältige Methoden ein (für einen Überblick s. z. B. Baumgartner 2008; Fey et al. 2003). Die Anregung der Verarbeitungsmechanismen des Kindes geschieht zunächst vor allem durch die Erhöhung der Menge, Qualität und Intensität des sprachlichen Inputs in der Therapie. Die als Therapiegegenstand ausgewählten sprachlichen Strukturen werden häufig und prägnant angeboten. Wird der Input für das Kind durchschaubarer und zugänglicher, kann es neue sprachliche Strukturen hinzugewinnen, die es bislang noch nicht erfasst hat. In diesem Stadium steht vor allem die rezeptive Arbeit, also die Verbesserung der Wahrnehmung und des Verständnisses von sprachlichen Strukturen, im Vordergrund.

Therapeutische Methoden und Techniken helfen dem Kind, die relevanten Strukturen im Input anzusteuern, aufzufinden und sich diese anzueignen. Hierzu gehören folgende Methoden/Techniken:

- Vorstrukturierung, linguistische Kontrolle und klare Präsentation des sprachlichen Stimulusmaterials
- Transparenter und systematischer Aufbau rezeptiver Übungen (z. B. Wort- oder Satzverständnisübungen, Zuordnen, Sortieren)
- Kontrastierung von Bedeutungen, Laut- oder Satzstrukturen und die Nutzung

von Widersprüchen (kognitive Dissonanz oder produktiver Konflikt)
- **Metasprachliche** Verdeutlichung, um die Zielstrukturen ins Bewusstsein des Kindes zu rücken

Für die weitere erfolgreiche Festigung neu erworbenen Wissens braucht das Kind nach der rezeptiven Absicherung ausreichende Gelegenheiten in variierenden Kontexten, um neue Formen zu erproben. Methodisch stehen hierfür Aufgabenformate wie z. B. Regel-, Wett-, Rate- oder Rollenspiele, Benennformate, Bildbeschreibungen, Imitation oder Fehleridentifikation zur Verfügung.

In dieser mehr auf Sprachproduktion ausgerichteten Phase spielt die adäquate Rückmeldung der Therapeutin oder des Therapeuten auf die Produktionsversuche des Kindes durch ein abgestimmtes, förderliches und weiterführendes Feedback eine große Rolle. Durch die Schaffung pragmatisch relevanter Produktionsgelegenheiten, d. h. die Einbettung des gesamten Lerngeschehens in dialogische und kommunikative Abläufe, wird das Lernergebnis weiter gesichert.

Über die grundlegenden Prinzipien der Aktivierung und der Entwicklungsorientierung hinaus sollte Sprachtherapie grundsätzlich in günstige Rahmenbedingungen eingebunden sein. Damit ist die empathische Beziehungsgestaltung genauso gemeint wie eine angenehme und sinnvolle Lernatmosphäre und die Beachtung der Persönlichkeit des Kindes mit seinem individuellen Verarbeitungsstil und Lerntempo, seinen Interessen, seiner Motivation und seinen kommunikativen Bedürfnissen.

Zu den therapeutischen Kompetenzen gehört es, für die Sicherung und Lenkung der Aufmerksamkeit zu sorgen, wobei ein Wechsel von Spannung und Entspannung hilfreich ist, der durch multimodales Lernen (den Wechsel zwischen Zuhören, Zuschauen und Handeln) erreicht werden kann. Aufgaben und Übungen in der Sprachtherapie müssen hierarchisch aufgebaut und transparent vermittelt werden; außerdem müssen Steigerungsformen, Handlungsalternativen zur Modifikation des Schwierigkeitsgrades sowie passende Hilfen individuell eingeplant werden. Auch der professionelle Einsatz von Verstärkung, Lob und Anerkennung ist ein wichtiger Bestandteil sprachtherapeutischer Kompetenz.

◘ Abb. 15.2 veranschaulicht das Gesamtgeschehen in der Sprachtherapie.

15.4 Sprachtherapeutische Ansätze

Im vorangehenden Abschnitt wurden die grundlegenden Ziele, Prinzipien und Methoden der Sprachtherapie aufgezeigt. Im Folgenden soll nun dargestellt werden, wie dieser Anspruch in verschiedenen Ansätzen und für verschiedene Ausprägungsformen von SES umgesetzt wird.

In der derzeitigen Praxis der Sprachtherapie ist ein kindzentriertes Vorgehen typisch, d. h., die Therapeutinnen oder Therapeuten arbeiten direkt mit dem Kind, meist in einer Einzelsituation. Auf unterschiedliche Möglichkeiten zur stärkeren Einbeziehung der Eltern in das Therapiegeschehen wird in ► Abschn. 15.4.4 eingegangen (► Kap. 13).

Bei kindzentrierten Therapieansätzen stehen sich 2 Herangehensweisen gegenüber, die sich in ihrem Ansatzpunkt unterscheiden: Während domänenübergreifende Ansätze Sprache eingebettet in andere Entwicklungsbereiche betrachten und über die Verbesserung nichtsprachlicher Fähigkeiten positive Effekte für die Sprachfähigkeiten anstreben, stellen sprachspezifische Ansätze die Arbeit an einzelnen sprachlichen Symptomen auf den verschiedenen Ebenen des Sprachsystems **(Lexikon, Semantik, Phonologie, Morphologie, Syntax, Pragmatik)** in den Vordergrund. Beide Richtungen werden im Folgenden an Beispielen aktueller,

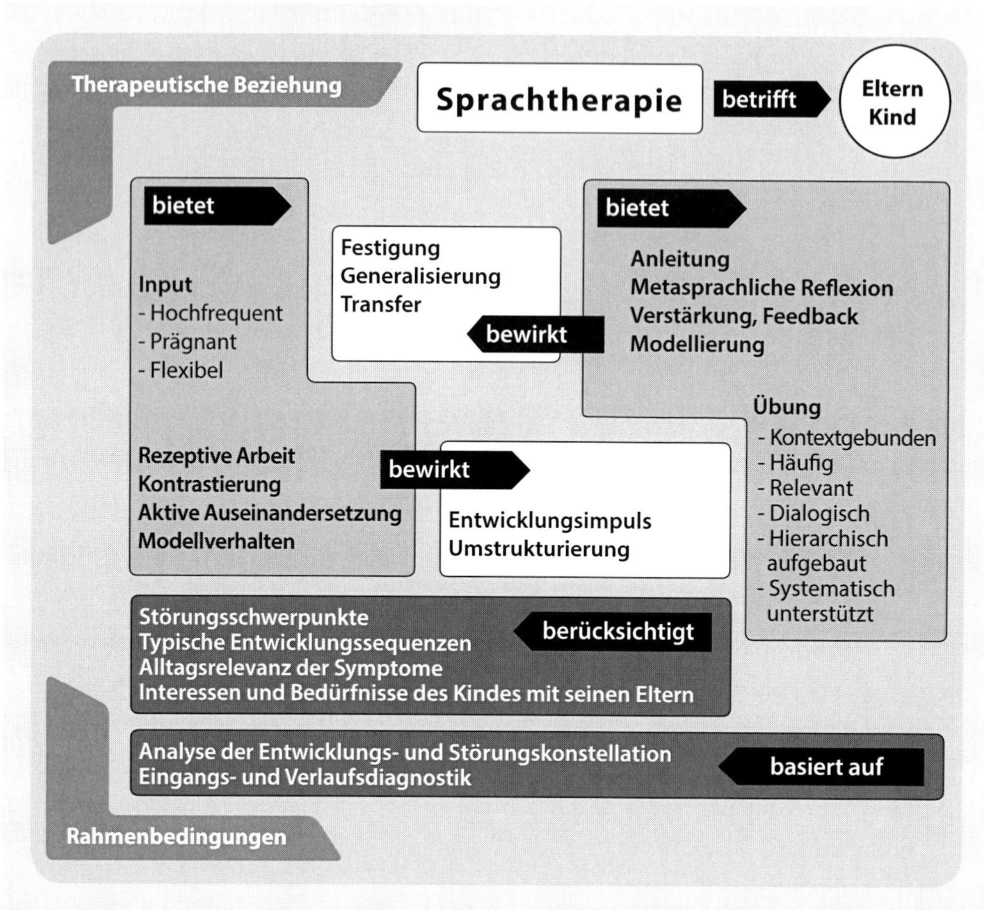

Abb. 15.2 Komponenten der Sprachtherapie. (Aus: Kauschke und de Langen-Müller 2014)

15

publizierter und in Deutschland gebräuchlicher Verfahren vorgestellt (für einen Überblick s. auch Kannengießer 2019).

15.4.1 Domänenübergreifende Therapieansätze

Die Arbeitsgruppe um Zollinger (Bürki et al. 2011; Zollinger 2002) verfolgt mit ihrem Therapieansatz eine Stärkung der Symbolfähigkeit und der psychosozialen Entwicklung junger Kinder, da die Entdeckung der repräsentativen, kommunikativen und sozialen Funktion der Sprache als grundlegender Schritt zur Entfaltung der eigenen Persönlichkeit und der weiteren Sprachentwicklung gesehen wird. Der Therapeut bzw. die Therapeutin interpretiert, modifiziert und wiederholt einzelne Spielsequenzen des Kindes, um auf verschiedenen Ebenen Veränderungen auszulösen: Im Bereich der psychischen und emotionalen Entwicklung sollen die Abgrenzung vom Ich des Gesprächspartners und die Identitätsentwicklung erreicht werden, z. B. durch die Ermutigung zum „Nein sagen". Die kognitiven Fähigkeiten werden durch die Förderung der Objektpermanenz und des Symbolspiels erweitert, die sozial-kommunikativen Kompetenzen durch den Aufbau des Mitteilungsbedürfnisses und des triangulären Blickkontakts. Im engeren Sinne sprachliche Symptome einer SES sind kein primärer Gegenstand dieses Therapieansatzes.

Kruse (2007) nimmt mit ihrem Modell des natürlichen Grammatikerwerbs ebenfalls eine übergreifende Perspektive ein, da sie die Grammatikentwicklung eng an die kognitive und dialogische Entwicklung des Kindes anbindet: Die Fähigkeit, unterschiedliche Perspektiven einzunehmen, wird als Voraussetzung für bestimmte Bereiche des Grammatikerwerbs betrachtet. Zentral ist die Fähigkeit, Perspektive und Sprecherstandort zu wechseln, was am natürlichsten im Dialog, beispielsweise in Rollenspielen, gefördert wird, um den Erwerb grammatischer Strukturen zu ermöglichen.

Ein 3. Beispiel für domänenübergreifende Ansätze ist der handlungsorientierte Therapieansatz (HOT; Weigl und Reddemann-Tschaikner 2009), dessen theoretischer Hintergrund der kognitivistische Ansatz zum Spracherwerb in Verbindung mit der Handlungs- oder Tätigkeitstheorie ist:

> » Die Handlung und die begleitende Sprache stehen im Mittelpunkt eines kommunikativen Geschehens, das zusammen mit der Förderung der Wahrnehmung, Motorik, Motivation und Emotion ein Ganzes bildet. (Weigl und Reddemann-Tschaikner 2009, S. 70)

Angestrebt werden sprachliche Fortschritte über den Weg einer verbesserten Strukturierung der Handlungsplanung, da das Erfassen der Sequenzierung und Zielgerichtetheit von Handlungen die Voraussetzung für einen hierarchischen Aufbau der Sprache und die Förderung der sprachlichen Ausdrucksfähigkeit schaffe. Durch die Therapie sollen Kinder lernen, Handlungspläne mental zu repräsentieren und danach zu versprachlichen. Diese im Vergleich zu Zollingers Konzept stärker vorstrukturierte Form der Intervention kann einzeln oder in Gruppen stattfinden und wird auch bei Kindern mit kognitiven Einschränkungen angewendet.

15.4.2 Sprachspezifische Therapieansätze

Während die übergreifenden Ansätze über nichtsprachliche Entwicklungsbereiche eine Verbesserung der allgemeinen sprachlichen Ausdrucksfähigkeit anstreben, führt die stärkere linguistische Orientierung der sprachspezifischen Ansätze zu einer Fokussierung der konkreten, in der Diagnostik ermittelten sprachlichen Symptome des Kindes mit den Zielen, die sprachlichen Ressourcen zu stärken, das Sprachsystem zu aktivieren und möglichst einen altersgemäßen Stand der Sprachentwicklung zu erreichen. Durch die Beachtung spezifischer Symptome auf unterschiedlichen sprachlichen Beschreibungsebenen entstanden eigene Therapieformen für Aussprachestörungen, **lexikalisch-semantische** Störungen und grammatische Störungen.

Sprachspezifische Ansätze sind grundsätzlich dem Prinzip der Sprachentwicklungsorientierung verpflichtet, d. h., die Therapiegegenstände und -ziele werden unter Berücksichtigung des Verlaufs des ungestörten Spracherwerbs ausgewählt und entwicklungschronologisch angeordnet (vgl. ► Abschn. 15.2).

Mit welchen Methoden gearbeitet wird, ob beispielsweise besonderer Wert auf die Optimierung des Inputs und damit auf die Sprachrezeption des Kindes gelegt wird, ob und wann die Sprachproduktion gefordert, ob **Metasprache** eingesetzt oder ob eine Kombination der Modalitäten und Methoden gewählt wird, wird je nach Verfahren unterschiedlich gehandhabt. Da sich Symptome der SES oft auf mehrere sprachliche Ebenen erstrecken, werden im Verlauf einer Therapie meist mehrere sprachliche Ebenen – wiederum entwicklungslogisch begründet – sukzessive einbezogen.

■ **Therapie phonologischer Störungen**

Ansätze zur Therapie phonologischer Störungen zielen auf die Erhöhung der Verständlichkeit durch eine Umstrukturierung des **phonologischen** Systems und die Überwindung **phonologischer Prozesse** ab.

Kinder mit Aussprachestörungen sollen in der Therapie lernen, welche Laute bzw. Lautmerkmale relevant sind und wie die Laute miteinander kombiniert werden. Durch eine verbesserte Wahrnehmung und Differenzierung von Lauten, durch das Erkennen der bedeutungsunterscheidenden Funktion (z. B. Arbeit mit Minimalpaaren wie „hauen – bauen") und durch eine fortschreitende Generalisierung neu erworbener Fähigkeiten bis zum Transfer in die Spontansprache soll sich die Aussprache des Kindes zunehmend der Zielsprache annähern.

Artikulatorische Anteile (z. B. Übungen zur Lautanbahnung, wie sie aus der Artikulationstherapie bekannt sind) können bei Bedarf punktuell in eine phonologische Therapie einbezogen werden, stellen jedoch keinen zwingenden Bestandteil der Therapie **phonologischer Störungen** dar.

Einen Überblick über verschiedene Ansätze in der Therapie von Aussprachestörungen geben Fox-Boyer et al. (2014). Beispiele für Verfahren zur Therapie von phonologischen Störungen sind die psycholinguistisch orientierte Phonologietherapie (P.O.P.T.) nach Fox (2011), die Therapie phonologischer Störungen nach dem patholinguistischen Ansatz (PLAN; Kauschke und Siegmüller 2019) oder der Metaphon-Ansatz (Howell und Dean 1994; Jahn 2006). Diese Ansätze verfolgen das Ziel des Abbaus phonologischer Fehler, bei der P.O.P.T. wird dabei stärker lautbezogen (auf einzelne **Phoneme** gerichtet), bei Metaphon dagegen merkmalsbezogen (auf Merkmale von Lautklassen gerichtet) gearbeitet.

In jüngerer Zeit geht man zunehmend über die segmentale (einzellautbezogene) Ebene hinaus und berücksichtigt stärker die Rolle der **Prosodie.** Dabei wird der Sprachrhythmus, insbesondere die Betonungsstruktur von Wörtern, vermittelt (z. B. Kauschke und Siegmüller 2019).

Bei älteren Kindern kann es nach der Überwindung einer phonologischen Aussprachestörung auch notwendig sein, die metalinguistische Fähigkeit, die lautliche Struktur gesprochener Sprache zu erkennen, zu fördern (Schnitzler 2008). Die Arbeit an der sog. **„phonologischen Bewusstheit"** (z. B. Bestimmung der Anfangslaute von Wörtern) wird häufig auch zur Prävention von späteren Lese-Rechtschreib-Störungen eingesetzt (Schnitzler 2015).

■ **Therapie lexikalisch-semantischer Störungen**

Therapieansätze für lexikalisch-semantische Störungen richten sich an Kinder mit eingeschränktem Wortschatz bzw. mit Wortfindungsstörungen. Generell streben diese Interventionsansätze die Stärkung des Wissens sowohl über die Bedeutung als auch über die Form von Wörtern an (für einen Überblick s. Glück und Elsing 2014).

Sie fokussieren je nach Schwerpunkt der Problematik und Alter des Kindes unterschiedliche Bereiche des Wortwissens bzw. des Wortzugriffs: die Erweiterung des kindlichen Wortschatzumfangs (bezogen auf Wortverstehen und Wortproduktion), die Klärung und Elaboration von Wortbedeutungen, die Vernetzung von Wörtern untereinander, die Erleichterung des Zugriffs auf Wortformen und/oder die Vermittlung von Strategien bei der Wortfindung.

Einen Ansatz zum Aufbau eines frühen Wortschatzes von etwa 50 Wörtern bei jungen Kindern bzw. Kindern mit sehr geringem Wortschatzumfang beschreiben Siegmüller et al. (2010), die vor allem am Wortverständnis arbeiten.

Motsch und Ulrich (2012a, b) legen bei Vorschulkindern besonderen Wert auf die „Hilfe zur Selbsthilfe“ und vermitteln in der Therapie Strategien, mit denen die Kinder eigenständig ihr lexikalisches Wissen erweitern können.

Das *EAST-Konzept* (= Elaboration, Abruf und Strategien in der Therapie; Glück 2003; Glück und Elsing 2014) für Kinder und Jugendliche mit lexikalisch-semantischen Störungen zielt auf die Optimierung der Speicherorganisation und die Verbesserung des Abrufs ab und ergänzt diese Bereiche durch eine Förderung des Selbstmanagements mittels metasprachlicher Erwerbs-, Abruf- und Kompensationsstrategien.

Die Arbeit auf der lexikalischen Ebene im Rahmen des *patholinguistischen Ansatzes PLAN* (Kauschke und Siegmüller 2016, 2017a) ist entwicklungschronologisch aufgebaut: In der frühen Phase werden durch Begriffsbildung Konzepte angelegt und mit Wortformen verbunden. Daran schließen sich der Ausbau und die Festigung des rezeptiven und des produktiven Wortschatzes an, wobei unterschiedliche Wortarten und Wortfelder erarbeitet werden. Im Bereich der Strukturierung des Lexikons wird an der Einbindung von Wörtern in ein gegliedertes semantisches System gearbeitet (z. B. Zuordnung zu Oberbegriffen). Schließlich kann es darum gehen, Wortformen ausdifferenzierter wahrzunehmen und abzuspeichern – wobei auch Pseudowörter eingesetzt werden –, zu stabilisieren und ihren Abruf zu erleichtern.

▪ Therapie grammatischer Störungen

Für Kinder mit grammatischen Störungen wurden mehrere sprachspezifische Interventionsansätze erarbeitet und erprobt (für einen Überblick s. Löb und Siegmüller 2014). Die meisten dieser Ansätze stimmen in ihrem Ziel überein, durch eine besondere Gestaltung des sprachlichen Angebots (z. B. durch vorbereitete Inputsequenzen, die ausgewählte Zielstrukturen hochfrequent enthalten) und verschiedene therapeutische Techniken die grammatischen Fähigkeiten des Kindes so anzuregen und auszubauen, dass allmählich ein altersgemäßer Stand der Grammatikentwicklung erreicht werden kann. Je nach Symptomatik des Kindes werden die entwicklungsadäquaten Therapiegegenstände aus den Bereichen Syntax und/oder Morphologie ausgewählt.

In Bezug auf die *Syntax* (Satzbildung) sind dies vor allem die Erhöhung der Äußerungslänge, die Vollständigkeit, Komplexität und Flexibilität von Satzstrukturen, die Verwendung von Artikeln und insbesondere der Erwerb der zielsprachlichen Verbposition in unterschiedlichen Satztypen (**Verbzweitstellung** in Aussage- und Fragesätzen, **Verbendstellung** in Nebensätzen). Ein Beispiel für eine Therapiesequenz im Bereich Syntax findet sich in ◘ Tab. 15.2.

Häufige Therapiegegenstände im Bereich der *Morphologie* sind die **Subjekt-Verb-Kongruenz** (Konjugation von Verben), die Verwendung des korrekten Genus sowie die Markierung von Numerus und Kasus. **Syntaktische** und **morphologische** Bereiche werden dabei nicht isoliert voneinander betrachtet, da sie oft in systematischen Zusammenhängen stehen. In der Therapie wird nicht nur an der Produktion von Sätzen und ggf. Texten, sondern auch am Verständnis von (komplexeren) Satzstrukturen gearbeitet. Als Beispiele sprachsystematischer Ansätze in der Grammatiktherapie können der entwicklungsproximale Ansatz (Dannenbauer 1994), die Kontextoptimierung (Motsch 2017) und der patholinguistische Ansatz PLAN (Kauschke und Siegmüller 2017a) genannt werden.

Tab. 15.2 Exemplarische Therapiesequenz in der Grammatiktherapie: Therapiesequenz zu Nebensatzstrukturen mit einleitender Konjunktion „wenn" (angelehnt an Kauschke und Siegmüller 2017b)

	Therapiesequenz zu Nebensatzstrukturen mit einleitender Konjunktion „wenn"
Ziel	Produktion von subordinierten Nebensätzen mit Konjunktion „wenn"
Material	Inputsequenz und Bild „in der Verkehrsschule" (aus Kauschke und Siegmüller 2017b), Farbwürfel, farbige Steine
Einführung der Zielstruktur	Präsentation der Inputsequenz (über Hör-CD eingespielt oder vorgelesen)
Produktive Übung	Vorlage des Bildes „Verkehrsschule". Auf die abgebildeten Verkehrszeichen werden farbige Steine gelegt. Wenn der Farbwürfel die entsprechende Farbe zeigt, formuliert der Sprechende, was bei dem Verkehrszeichen beachtet werden muss. Dabei werden mit „wenn" eingeleitete Nebensätze verwendet, z. B. „Wenn man dieses Schild sieht, hat man Vorfahrt", „Wenn die Ampel rot ist, darf man nicht über die Straße gehen", „Hier darf man nicht parken, wenn man dieses Schild sieht"
Hilfen	– Vorgabe des Matrix- oder Nebensatzes, Kind ergänzt – Nebensatzelizitierende Fragen: „Wann darf ich nicht auf der Straße parken?" – Fragen mit Vorgabe des Nebensatzes: „Was soll man machen, wenn man dieses Schild sieht?" – Alternativfragen: „Soll man fahren oder stehen bleiben, wenn man dieses Schild sieht?" – **Modellierung** (z. B. wird die Äußerung des Kindes: „Rote Ampel stehen bleiben" modelliert als „Ja, wenn die Ampel rot ist, muss man stehen bleiben")

15.4.3 Sprachtherapie bei Kindern mit mehrsprachigem Hintergrund

Bei Kindern mit mehrsprachigem Hintergrund gilt es zunächst zu prüfen, ob feststellbare sprachliche Abweichungen typische Zwischenstufen beim Erwerb der Zweitsprache darstellen oder ob sie Symptome einer SES sind. Bei Vorliegen einer genuinen SES müssen Auffälligkeiten in beiden bzw. allen Sprachen, mit denen das Kind aufwächst, zu finden sein, nicht nur in der Zweitsprache (Chilla et al. 2010).

Natürlich ist die Differenzierung zwischen Sprachauffälligkeiten aufgrund von Umgebungsfaktoren (hier: wegen mangelnder Sprachanregung in der Zweitsprache) und SES im Kontext von Mehrsprachigkeit nicht einfach (zur Diskussion s. z. B. Chilla et al. 2010; ► Kap. 10) und erfordert eine sorgfältige Anamnese, Diagnostik und Analyse der Umgebungsbedingungen.

Zeigen sich sprachliche Probleme auch in der Herkunfts- bzw. Erstsprache, kommen Sprachstörungen in der Familie gehäuft vor oder werden Testwerte in der Zweitsprache ermittelt, die unter denen von Kindern mit vergleichbarer Kontaktdauer liegen (feststellbar z. B. durch das Verfahren „Linguistische Sprachstandserhebung – Deutsch als Zweitsprache", LiSe-DaZ; Schulz und Tracy 2011), kann eine SES mit pathologischem Wert vorliegen, die dementsprechend als Störungsbild therapiebedürftig ist. Eine reine (in der Regel ausschließlich auf die Umgebungssprache bezogene) Förderung wird in diesem Fall kaum ausreichend sein.

Wird bei einem mehrsprachigen sprachentwicklungsgestörten Kind eine Sprachtherapie durchgeführt, so unterscheiden sich die Ziele, Wirkweisen und Methoden nicht grundlegend von einer Therapie mit monolingual aufwachsenden Kindern, wie sie in ► Abschn. 15.3 beschrieben wurden. Zusätzlich zur Entwicklungsorientierung, zur individuellen, symptomspezifischen Vorgehensweise und zur Methodenvielfalt gilt es allerdings, weitere Aspekte wie die Rolle der Erstsprache, mögliche Transfer- oder Interferenzeffekte aufgrund der strukturellen Eigenschaften der Erstsprache und besondere Anforderungen in der Umfeldarbeit zu bedenken.

Als Idealfall wird häufig der Wunsch formuliert, dass die Sprachstörung eines mehrsprachigen Kindes von Therapeutinnen oder Therapeuten behandelt werden, die selbst mehrsprachig sind und daher beide Sprachen beurteilen und sinnvoll in die Therapie einbeziehen können. Ist dies möglich, muss abgewogen werden, in welcher Reihenfolge und welcher Gewichtung die beiden Sprachen zum Gegenstand der Therapie werden (vgl. Ramos und Ardila 2011):

- Wird eine parallele Bearbeitung beider Sprachen oder ein Beginn mit der Herkunftssprache vorgezogen? (Letzteres ist bei jungen Kindern sinnvoll, die noch wenig Kontakt zur Umgebungssprache haben.)
- Soll der Fokus auf der Erst- oder auf der Umgebungssprache liegen? (Letzteres ist sinnvoll, wenn größere Probleme in der 2. Sprache auftreten oder das Kind z. B. aufgrund des baldigen Schuleintritts ausreichende Kompetenzen in der Umgebungssprache braucht.)
- Wird sitzungs- oder blockweise in je einer Sprache gearbeitet oder werden beide Sprachen innerhalb einer Sitzung verwendet, ist ein Sprachwechsel *(Code-Switching)* erlaubt?

Bei der Entscheidung über diese Fragen müssen die Symptome in beiden Sprachen, die Bildungsanforderungen sowie die Präferenzen des Kindes und seiner Familie berücksichtigt werden. Eine mehrsprachige Therapie ist vor allem bei den Sprachen großer Migrationsgruppen (z. B. Türkisch und Russisch) realistisch, in vielen Fällen ist eine zweisprachige Therapie oder eine Therapie in der Herkunftssprache **sukzessiv mehrsprachiger** Kinder nicht umsetzbar.

Daher wird es oft nur möglich sein, die Therapie in der Umgebungssprache durchzuführen, wobei zu betonen ist, dass im Umfeld des Kindes keinesfalls auf die Erstsprache verzichtet werden soll. Ramos und Ardila (2011) weisen darauf hin, dass es bislang keine klaren Evidenzen für eine grundsätzliche Überlegenheit der mehrsprachigen Therapie gebe; auch Berg (2014) bezeichnet die monolinguale Therapie in der Zweitsprache als „(Not-)Lösung mit Chancen“: Zum einen lassen sich dadurch Fortschritte in der Zweitsprache erzielen, die die Partizipationsmöglichkeiten der Kinder in ihrem Lebensumfeld stärken; zum anderen wurden bislang keine negativen Auswirkungen auf die Erstsprache festgestellt. Im Gegenteil kann es sogar Transfereffekte von der behandelten auf die unbehandelte Sprache geben. So zeigt Schmidt (2014), dass sich Kinder, die eine Grammatiktherapie in ihrer Zweitsprache Luxemburgisch erhielten, in Bezug auf die Subjekt-Verb-Kongruenz nicht nur im Luxemburgischen verbesserten, sondern auch in ihren romanischen Erstsprachen Portugiesisch und Französisch. Derartige Transfereffekte setzen natürlich vergleichbare grammatische Teilsysteme voraus.

Nicht nur für die Ebene der Grammatik wurden Therapieansätze entwickelt und an Einzelfällen oder in kleinen Gruppenstudien erprobt, sondern auch für andere sprachliche Ebenen. Für die lexikalische Ebene zeigen beispielsweise Kauschke und Klassert (Kauschke und Klassert 2014; Klassert und Kauschke 2014) auf, wie die Erstsprache Russisch bei einem deutsch-russisch aufwachsenden Kind gewinnbringend eingesetzt werden konnte, um den Wortschatzaufbau im Deutschen voranzubringen. Durch die parallele Präsentation deutscher und russischer Wörter wurde verdeutlicht, dass bestehende Konzepte in der Regel mit 2 äquivalenten Wortformen verknüpft werden können.

Fox-Boyer und Salgert (Fox-Boyer 2014; Fox-Boyer und Salgert 2014) illustrieren an einem Fallbeispiel, dass Aussprachestörungen bei bilingualen Kindern sehr sorgfältig diagnostiziert werden müssen, da phonologische Prozesse nicht zwingend in beiden Sprachen deckungsgleich sind, dialektale Varianten der Herkunftssprache eine Rolle spielen können und Transfereffekte im Bereich der Aussprache eher selten sind. Daher sei für die Korrektur und Reorganisation des phonologischen Systems häufig jeweils eine einzelsprachspezifische Therapiephase notwendig.

Nach derzeitigem Wissenstand über die Therapie bei mehrsprachigen Kindern mit SES ist die Verfügbarkeit mehrsprachiger Therapeuten und Therapeutinnen sicherlich wünschenswert, zumindest aber ist ein fundiertes linguistisches Wissen über die strukturellen Unterschiede zwischen der Erst- und der Zweitsprache und über sprachliche Domänen, in denen ein Transfer möglich oder eben nicht erwartbar ist, erforderlich. Nur so kann abgewogen werden, ob, wann und in welcher Form die Erstsprache einbezogen werden sollte.

Bei einer reinen Intervention in der Zweitsprache – ohne Kenntnisse über die Erstsprache – werden die Sprach- und Kommunikationsmöglichkeiten des Kindes im außerfamiliären Umfeld gestärkt und damit die notwendigen Voraussetzungen für einen erfolgreichen Bildungsweg geschaffen. Durch die Anregungen von Sprachlernmechanismen über die Zweitsprache werden zwar vorrangig die Sprachkenntnisse der Umgebungssprache ausgebaut, unter Umständen werden durch die generelle Sensibilisierung für sprachliche Formen und Funktionen aber auch Fortschritte in der Erstsprache angestoßen.

15.4.4 Elternpartizipation in der Sprachtherapie

Die vorangegangenen Ausführungen zum Einfluss der Mehrsprachigkeit auf Spracherwerb und Sprachtherapie heben die Bedeutung bestimmter Umgebungsbedingungen beim Spracherwerb von Kindern hervor. Eine Schlüsselrolle bei der Gestaltung dieser Umgebungsbedingungen und somit für den Spracherwerb ihrer Kinder haben die Eltern – und zwar sowohl in Bezug auf kindzentrierte als auch auf elternzentrierte Vorgehensweisen. In welcher Form Eltern in die Sprachtherapie ihrer Kinder einbezogen werden, soll der folgende Abschnitt aufzeigen.

Vertreter elternzentrierten Arbeitens gehen so weit anzunehmen, dass die Stärkung der elterlichen Kompetenzen für die Sprachentwicklung nützlicher ist als eine individuelle Behandlung des Kindes durch Fachleute. Die Idee wurzelt in der Verhaltenstherapie psychischer Störungen (Warnke 2008, S. 418 ff.) und in der pädagogischen Frühförderung (Innerhofer 1977) und wurde auf verschiedene Formen von Elterntrainings, die auf die Ausbildung sprachförderlichen und/oder übenden Verhaltens bei den Eltern sprachauffälliger Kinder zielen, übertragen (► Kap. 13).

Die meisten Programme arbeiten nach den Prinzipien des „Hanen Early Language Parent Programme" (Girolametto et al. 1986, 1996) ohne direkte Anwesenheit der Kinder, weshalb Möller et al. (2005) von indirekter vs. direkter Therapie sprechen. Ob ein Elterntraining als Therapie im engeren Sinne oder als Förder- und Frühinterventionsmaßnahme aufzufassen ist, hängt auch von der Zielgruppe und dem Indikationsbereich ab. ◘ Tab. 15.3 stellt

Tab. 15.3 Beispiele für programmatische und störungsspezifische Elterntrainings bei Verzögerung oder Störungen der Sprachentwicklung

Eher programmatische Maßnahmen zur Förderung und Frühintervention	Störungsspezifische Elterntrainings
Abendkurse für Eltern, die zunächst Wartezeiten auf einen Therapieplatz überbrücken sollten (Appelbaum 1995) und später gezielt zur Förderung des Spracherwerbs weiterentwickelt wurden (Bender-Körber und Hochlehnert Motsch 2006)	Das „Freiburger Konzept zur Zusammenarbeit mit Eltern" (Motsch 1986), das auch auf spezifische, z. B. morphosyntaktische Schwierigkeiten fokussiert
Präventions- oder Frühinterventionsmaßnahmen für Eltern sprachentwicklungsverzögerter Kinder bzw. von Late Talkern, beispielsweise „Schritte in den Dialog" (Möller 2006) oder das evaluierte „Heidelberger Elterntraining zur frühen Sprachförderung" (HET; Buschmann 2015, 2017; vgl. ► Kap. 13)	Die „Frühe interaktive Sprachtherapie mit Elterntraining" (FiSchE). Sie lässt sich mit sprachentwicklungsgestörten Kindern mit und ohne Komorbidität durchführen (Kaiser-Mantel und Schelten-Cornish 2008; Schelten-Cornish 2005). Der Ansatz ist individuell und störungsbezogen ausgerichtet und kombiniert das eltern- mit dem kindzentrierten Vorgehen, wobei Eltern oder Therapeut/-in direkt mit dem Kind interagieren. Inhalte von FiSchE können sowohl die Sprachlehrstrategien der Frühintervention als auch einzelne als gestört diagnostizierte sprachliche Strukturen sein
Die Ausbildung von Eltern 2- bis 3-jähriger Risikokinder zur Durchführung täglicher „Therapiefenster" mithilfe von Bild- und Erzählkarten sowie Kleinkinderlernsoftware (Penner 2006)	Das „Late-Talker-Therapiekonzept" zur sprachtherapeutischen Frühintervention bei zweijährigen Kindern (Schlesiger 2007). Es stellt ein evidenzbasiertes Konzept zur direkten sprachtherapeutischen Arbeit mit kleinen Kindern im Sinne einer „Anschubtherapie" (Schlesiger 2007) dar, das den Wortschatzaufbau bis zur Wortkombination – als Basis weiteren lexikalischen, insbesondere aber auch grammatikalischen Lernens – unterstützt. Dabei wird individuell entschieden, ob die Frühintervention therapeuten- und/oder elternbasiert erfolgen soll (Hecking und Schlesiger 2010)

die eher programmatischen den störungsspezifischen Elterntrainings gegenüber. Wir grenzen beide von der kindzentrierten Intervention mit Einbeziehung der Eltern ab.

Günstige Umgebungsbedingungen sind ebenfalls eine wichtige Voraussetzung für die Übertragung und Aufrechterhaltung von Therapieerfolgen in Alltag und Spontansprache. Deshalb haben wesentliche Grundideen der genannten Elterntrainings auch Eingang in die kindzentrierte Sprachtherapie gefunden:

- Durch die Anleitung der Eltern kann ein verbesserter Input auch im Alltag und dadurch hochfrequent gewährleistet werden.
- Eltern, die um die Sprachentwicklung ihrer Kinder besorgt sind, scheinen ihre Kommunikation und ihre natürlichen Sprachlehrstrategien den besonderen Lernbedürfnissen der Kinder nicht automatisch sinnvoll anzupassen. Strategien, die als förderlich erkannt wurden, z. B. das Herstellen eines gemeinsamen Aufmerksamkeitsfokus, das Erlernen eines angemessenen Turn-Taking-Verhaltens oder der sinnvolle Einsatz von **korrektivem Feedback,** müssen deshalb bewusst gemacht und mit den Eltern eingeübt werden (vgl. ► Kap. 13).

Methodisch bieten sich hierfür Beratungsgespräche, Lernen am Modell und die Analyse von Videoaufzeichnungen der Eltern-Kind- bzw. der Therapeut-Kind-Kommunikation an (z. B. Motsch 1986;

Schelten-Cornish 2005). Schelten-Cornish und Kaiser-Mantel (2012) zeigen in einer Elternbroschüre Beispiele auf, wie die geübten Strategien im Alltag umgesetzt werden können.

Den Transfer und die Automatisierung neu erworbener sprachlicher Fähigkeiten, Einheiten oder Strukturen können Übungsaufträge und Arbeitsblätter für das häusliche Üben begünstigen (Wendlandt 2002). Sie kommen auch dem Bedürfnis vieler Eltern entgegen, den Verlauf der Therapie zu unterstützen (Ritterfeld 1999). Vertreter des kindzentrierten Arbeitens sehen allerdings das Auslösen des spezifischen Regelerwerbs als primäres therapeutisches Ziel an – unabhängig von der Elternarbeit, die primär der Aufklärung, Information und Beratung dienen soll.

Die verschiedenen Rollen, die Eltern in der Sprachtherapie ihrer Kinder zukommen können, fasst Ritterfeld (1999, 2007) unter den Begriff „Elternarbeit", wenn sie eher abhängig und passiv ausfallen (z. B. als Ratsuchende oder Zuschauer), und unter den Begriff der „Elternpartizipation", sofern eine aktive Einbeziehung erfolgt (z. B. als Co-Therapeuten). Die jeweilige Rollenzuweisung erfolgt individuell in Abhängigkeit von dem Störungsbild, dem Alter und dem Therapieziel. Handlungsleitend ist dabei immer die Frage, welche Elternrolle für die Lernbeziehung zwischen Therapeut/-in und Kind, für das Kooperationsverhalten des Kindes und letztlich für seine Sprachentwicklung am gewinnbringendsten ist (Dehnhardt und Ritterfeld 1998; Pixa-Kettner et al. 2001).

Exkurs

Sprachtherapeutische Intervention bei anderen Störungsbildern

Dieses Kapitel konzentrierte sich bislang auf die Therapie von Störungen der Sprachentwicklung – im Sinne sprachsystematischer Störungen. Sie zeichnen sich dadurch aus, dass das Kind Probleme damit hat, die Regularitäten seiner Umgebungssprache so aus dem Sprachangebot abzuleiten, dass es dadurch ein altersgemäßes Wissen über die Struktur (Laute, Wörter und grammatische Regeln) der Sprache(n) aufbauen und in der Kommunikation erfolgreich anwenden kann. Das Verständnis für diese sprachsystematischen Störungen – insbesondere für die dabei beteiligten rezeptiven, quasi „im Kind liegenden" und nicht direkt „hörbaren" Anteile – muss erfahrungsgemäß bei den Bezugspersonen der betroffenen Kinder erst aufgebaut werden. Andere behandlungsbedürftige Störungsbilder, die das Sprechen, die Stimme oder den Redefluss betreffen, lassen sich häufig durch Laien eindeutiger ausmachen. Sie sind dem Indikationsbereich der Sprachtherapie zuordnen und können in der Regel nicht im Rahmen einer alltagsintegrierten Förderung behandelt werden. Diese sind gemäß AWMF-Leitlinie (AWMF 2011; für einen Überblick s. auch Siegmüller und Bartels 2017):

Störungen der sprechmotorischen Funktionen

- Beeinträchtigung des Sprechens durch organische Schädigungen der für das Sprechen notwendigen anatomischen Strukturen (z. B. Spaltbildungen von Lippen, Kiefer und/oder Gaumen).
- Umschriebene Entwicklungsstörungen der Mundmotorik (Synonym: orofaziale Störung, myofunktionelle Störung), häufig mit offener Mundhaltung und Zahnfehlstellungen verbunden.
- **Phonetische** Störungen (Synonym: Sprechstörung, Lautbildungsstörung, Artikulationsstörung) wie der häufig bei Kindern im Vorschulalter auftretende Sigmatismus interdentalis oder addentalis (umgangssprachlich: „Lispeln"), seltener

15

auch lateralis („Wasser im Zahn"), wobei es sich um sprechmotorische Abweichungen, also Schwierigkeiten, Laute korrekt zu bilden, handelt – und nicht um phonologische Prozesse im oben benannten sprachsystematischen Sinne wie die Verwechslung von [k] – [t] oder [s] – [ʃ].
- Sprech**apraxie** im Kindesalter (Synonym: Entwicklungsdyspraxie), eine Störung der Planungsprozesse für artikulatorische Abläufe, die häufig aufgrund eher unsystematischer Lautbildungsfehler zu einer sehr schlechten Verständlichkeit der Kinder führt.

Die Therapie derartiger sprechmotorischer Störungsbilder zielt dementsprechend auf die spielerisch-übende Korrektur des Bewegungsablaufs (z. B. Pusten zur Anhebung des Gaumensegels; Beachtung der Zungenruhelage beim Schlucken) bzw. der Lautbildung (z. B. Rückverlagerung der Zunge beim s-Laut oder Zungenschüsselbildung beim [ʃ]) ab.

Redeflussstörungen (AWMF-Leitlinie, Neumann et al. 2016)
- **Stottern**, das durch ungewollte Unterbrechungen des Redeflusses wie Wiederholungen, Dehnungen oder Blockierungen gekennzeichnet ist (z. B. Sandrieser und Schneider 2015).
- **Poltern,** bei dem sog. „artikulatorische Zusammenbrüche" durch unsystematische Beschleunigungen des Sprechtempos die Verständlichkeit beeinträchtigen.

Aufgabe spezialisierter Sprachtherapeuten und Sprachtherapeutinnen ist es, entwicklungsbedingte Sprechunflüssigkeiten von Stottern abzugrenzen, ggf. deren Chronifizierung vermeiden zu helfen bzw. mithilfe unterschiedlicher Methoden an der Verbesserung der Sprechflüssigkeit und/oder am Abbau von Sprechängsten, Mitbewegungen und anderen ungünstigen Kompensationsmechanismen zu arbeiten. Dabei ist meist eine Zusammenarbeit mit den Eltern und dem weiteren Umfeld und bei chronischem Stottern ggf. auch eine psychotherapeutische Intervention notwendig. Ähnliches gilt für die Redeflussstörung Poltern, da sich das persönliche Sprechtempo nur sehr begrenzt therapeutisch beeinflussen lässt, die Sprechauffälligkeit aber meist mit weiteren Verhaltensauffälligkeiten und negativen Reaktionen der Gesprächspartner verbunden ist.

Mutismus

Das sehr seltene Störungsbild des selektiven Mutismus, bei dem Kinder, die an sich gut sprechen können und es im häuslichen Umfeld auch tun, Fremden gegenüber aber schweigen, wird – wie die oben genannten Redeflussstörungen übrigens auch – im Kapitel F9 der Internationalen statistischen Klassifikation der Krankheiten und verwandter Gesundheitsprobleme, 10. Revision (ICD-10; Remschmidt et al. 2012) den Verhaltens- und emotionalen Störungen mit Beginn in der Kindheit und Jugend zugeordnet. Im Diagnostic and Statistical Manual of Mental Disorders, 5. Auflage (DSM-5; Falkai und Wittchen 2015) fällt der Mutismus – als emotional bedingte Störung des Sprechens in bestimmten sozialen Situationen – unter die Angststörungen. Behandlungsmöglichkeiten zeichnen sich durch Beziehungs- und Dialogförderung sowie den Aufbau kommunikativer Schwierigkeitshierarchien aus und wurden insbesondere in der Sprachheilpädagogik (z. B. Bahr 2007; Katz-Bernstein 2015) und der Verhaltenstherapie (AWMF-Leitlinie, Deutsche Gesellschaft für Kinder- und Jugendpsychiatrie und Psychotherapie et al. 2007, S. 303 ff.; Schneider und Margraf 2009) entwickelt.

Stimmstörungen

Sie können – wenngleich seltener – auch bei Kindern durch einen unphysiologischen Stimmgebrauch entstehen und sich beispielsweise in einer gepressten Stimmgebung oder Heiserkeit äußern. Für den Ausschluss und ggf. die Beseitigung organischer Ursachen sind Ärzte und Ärztinnen aus den Bereichen HNO und Phoniatrie zuständig. Im Rahmen einer Stimmtherapie kann spielerisch an einem physiologischen Stimmeinsatz und an der Kontrolle des eigenen Stimmverhaltens gearbeitet werden (Beushausen und Haug 2011, AWMF-Leitlinie in Vorbereitung).

Auditive Verarbeitungs- und Wahrnehmungsstörungen (AVWS)
Die AVWS (AWMF-Leitlinie, Deutsche Gesellschaft für Phoniatrie und Pädaudiologie et al. 2019) sind, ähnlich wie die sprachsystematischen Störungen im Rahmen der SES, nur durch eine systematische Diagnostik sicher zu erkennen, da verschiedene Komponenten der Hörverarbeitung (z. B. Ton- und Lautabfolgen, Tonhöhen, Geräusche im Störschall), also der Rezeption, betroffen sind (vgl. ► Kap. 19). Die Kinder fallen eher durch ihr Verhalten als durch eine auffällige Sprechweise auf. Die Untersuchung und Behandlung erfolgt durch Phoniater/-innen und Sprachtherapeutinnen/-therapeuten.

SES im Rahmen von Komorbidität
Zuletzt ist zu erwähnen, dass SES, wie sie in diesem Kapitel behandelt werden, nicht nur im Rahmen umschriebener Formen bei ansonsten weitgehend unbeeinträchtigter Entwicklung vorkommen, sondern häufig auch in Verbindung mit Krankheitsbildern, die Auswirkungen auf die Sprach- oder Sprechentwicklung haben (z. B. von Suchodoletz 2005). Dies ist z. B. bei Kindern mit Hörschädigungen (vgl. ► Kap. 19), mentalen Retardierungen infolge genetischer Syndrome, Autismus oder Zerebralparesen (vgl. ► Kap. 18) der Fall. Gezielte sprachtherapeutische Maßnahmen zur Verringerung der jeweiligen Symptome und zur Erhöhung der Kommunikationsfähigkeit werden dabei mit weiteren Fördermaßnahmen abgestimmt. Möglicherweise kann auch der Einsatz unterstützter Kommunikation notwendig sein.
Zu vielen der in diesem Exkurs genannten Störungsbilder (Sprach-, Sprech-, Stimm- oder Redeflussstörungen) gibt es eigene AWMF-Leitlinien, die regelmäßig aktualisiert werden und unter ► https://www.awmf.org/leitlinien/leitlinien-suche.html zu finden sind.

15.5 Wirksamkeit von Sprachtherapie

Die Sicherheit, dass sich therapeutische Maßnahmen auf den konkreten Einzelfall übertragen lassen und als wirksam erweisen können, ist sowohl für Kind, Familie und Therapeutinnen/Therapeuten als auch für Verordnende und Kostenträger von erheblicher Bedeutung. Deshalb wurde eine wissenschaftliche Untermauerung sprachtherapeutischer Arbeit in den letzten Jahren zum erklärten Ziel aller beteiligten Berufsgruppen (Evidenzbasierung in der Sprachtherapie).

Evidenzbasierung in der Sprachtherapie

Mittlerweile liegen konkrete methodische Anweisungen für ein evidenzbasiertes Vorgehen bei Gruppen- und Einzelfallstudien in der Sprachtherapie vor (Beushausen 2012, 2016; Beushausen und Grötzbach 2011; Cholewa 2010; Cholewa und Siegmüller 2017; Stadie 2016). Besonders wichtig ist es dabei, Therapiestudien so anzulegen, dass eine Vielzahl von Faktoren kontrolliert wird, die die Ergebnisse beeinflussen könnten. Dazu gehören folgende:

- Eine detaillierte und wiederholte Überprüfung der fokussierten sprachlichen Fähigkeiten in gut dokumentierten Vor- und Nachtests
- Eine Gegenüberstellung von möglichst gut miteinander vergleichbaren Interventions- und Kontrollgruppen

- Eine Zuweisung von Probanden zur Interventions- bzw. Kontrollgruppe nach dem Zufallsprinzip (Randomisierung)
- Eine genaue Beschreibung der durchgeführten Intervention
- Eine genaue Dokumentation des Verlaufs (z. B. Drop-out)
- Möglichst geringer Einfluss durch Vorwissen der Beteiligten (Verblindung)

Studien, die möglichst viele dieser Kriterien erfüllen, werden als randomisierte kontrollierte Studien bezeichnet. Neben Gruppenstudien gibt es auch die Möglichkeit, kontrollierte Einzelfallstudien durchzuführen.

▪ Internationale Studien

Systematische Überblicksarbeiten *(Reviews)* über die Wirksamkeit von Sprachtherapie aus dem internationalen Raum liegen für Late Talker (Cable und Domsch 2011) und für Kinder im Vorschul- und Schulalter (Ebbels 2014; Law et al. 2004) vor.

Law et al. (2003) folgern auf der Basis von 25 Studien, dass sich vor allem für produktive Sprachleistungen in den Bereichen Phonologie und Lexikon gute Fortschritte erzielen lassen; die Erfolgsquoten für die Therapie in den Bereichen Grammatik und Sprachverständnis fielen geringer und gemischter aus. Als effektiv erwiesen sich dabei sowohl Einzel- als auch Gruppentherapie und sowohl therapeuten- als auch elternbasierte Formen.

Ebbels (2014) zeigt in ihrem umfassenden Review mit 35 Studien auf, dass sich die Qualität und die Quantität bestehender Effektivitätsstudien für die Intervention bei Grammatikstörungen deutlich verbessert hat und für unterschiedliche Methoden und Ansätze Wirksamkeitsnachweise erbracht werden konnten. Dabei erwiesen sich explizite, symptomorientierte Therapieformen, die durch ausgebildete Sprachtherapeute/-innen durchgeführt wurden, als wirksamer als die Anwendung allgemein orientierter Standardprogramme durch nicht spezifisch geschultes Personal.

Die Autoren und Autorinnen der internationalen Überblicksarbeiten sind sich darin einig, dass sich durch verschiedene Formen der sprachtherapeutischen Intervention zumindest kurzfristige Verbesserungen der sprachlichen Fähigkeiten nachweisen lassen. Zukünftige Forschung solle größere Stichproben umfassen, Langzeiteffekte und den günstigsten Zeitpunkt des Therapiebeginns untersuchen, nichtsprachliche Faktoren wie die Partizipation und Patientenzufriedenheit einbeziehen und individuelle Charakteristika herausarbeiten, die den Therapieerfolg beeinflussen.

Fricke et al. (2013) berichten über eine randomisierte kontrollierte Studie mit 180 Kindern, in der klare und anhaltende positive Effekte einer intensiven frühen Intervention nachgewiesen werden konnten. Kinder aus der Interventionsgruppe waren nach Ende der Intervention und noch 6 Monate später signifikant besser als Kinder aus der Wartegruppe. Vorteile zeigten sich in Bezug auf lautsprachliche Testleistungen, narrative Fähigkeiten und phonologische Bewusstheit. Beim Nachtest fanden sich darüber hinaus positive Auswirkungen auf das Leseverständnis. Die Autorinnen und Autoren folgern, dass eine Intervention im Vorschulalter Kompetenzen unterstützen kann, die sich wiederum positiv auf die späteren Lesefähigkeiten auswirken können.

▪ Studien aus dem deutschsprachigen Raum

Methodisch stabile Nachweise der Effektivität von Interventionsmaßnahmen aus dem deutschsprachigen Raum sind sicherlich, wie Kany und Schöler (2008) konstatierten, noch unzureichend, jedoch zeigen sich hier verstärkte Bemühungen und Erfolge.

So liegen einige randomisierte, kontrollierte Gruppenstudien vor, mit denen es gelang, kurz und langfristige Verbesserungen der Sprachleistungen von Late Talkern durch strukturierte Elterntrainings

(Buschmann et al. 2009, 2015) und kindzentrierte Frühinterventionsmaßnahmen im Einzelsetting (Schlesiger 2009) im Vergleich zu den entwicklungsbedingten Veränderungen einer unbehandelten Kontrollgruppe nachzuweisen.

Auch die Therapie lexikalischer Störungen im Vorschulalter erwies sich als wirksam: Motsch und Ulrich (2012a, b) beobachteten in einer randomisierten kontrollierten Studie einen größeren Lexikonzuwachs bei Kindern aus der Therapiegruppe als bei Kindern ohne gezielte Intervention und fanden Hinweise darauf, dass eine lexikalische Strategietherapie zu stärkeren Generalisierungseffekten führte und nachhaltiger wirkte als eine Elaborations- und Abruftherapie (Motsch und Ulrich 2012b). Motsch und Marks (2015) zeigten, dass die lexikalische Strategietherapie auch bei mehrsprachigen Kindern zu einem deutlichen Wortschatzzuwachs führte.

Die Forschungslage zur Effektivität der Therapie von grammatischen Störungen im deutschsprachigen Raum) präsentieren und diskutieren Löb und Siegmüller (2014).

Kauschke und Rath (2017) zeigten in methodenvergleichenden Studien, dass eine Therapie nach dem patholinguistischen Ansatz PLAN zu einer Verbesserung der Fähigkeiten von mono- und bilingualen Kindern bei der Markierung von Plural und Genus beitragen konnte. Positive Effekte der 2-wöchigen Interventionsphasen mit täglichen Einheiten wurden sowohl nach rein inputorientierter Intervention als auch bei einer Kombination mit metasprachlichen Anteilen erzielt.

Neben den genannten randomisierten kontrollierten Studien liegen weitere kontrollierte Gruppenstudien zur Therapie phonologischer (Bräger et al. 2007), lexikalischer (Siegmüller 2008, Siegmüller et al. 2010) und grammatischer Störungen (Motsch und Berg 2003; Motsch und Riehemann 2008; Siegmüller et al. 2017) vor, die jedoch in Bezug auf eine Randomisierung und Verblindung nicht vollständig den Anforderungen entsprechen, die an Effektivitätsstudien auf dem höchsten Evidenzlevel gestellt werden. Neben Gruppenstudien, die verlässlichere Aussagen über die Generalisierbarkeit der Ergebnisse zulassen, wurde eine Vielzahl von (multiplen) Einzelfallstudien zu verschiedenen Interventionsformen und -gegenständen durchgeführt (Herzog-Meinecke 2009; Mathis und Kauschke 2008; Schmidt 2009; Watermeyer und Kauschke 2009; Zingel und Kauschke 2013).

Insgesamt machen die vorliegenden Effektivitätsstudien, die überwiegend aus dem Umfeld sprachspezifischer Ansätze stammen, deutlich, dass sich im deutschsprachigen Raum die Hinweise auf eine nachweisbare Wirksamkeit sprachtherapeutischer Intervention mehren.

■ Studien zur Häufigkeit und Dauer der Sprachtherapie

Noch weitgehend ungeklärt sind Fragen zur „Dosierung“ von Sprachtherapie, also zur Dauer, Frequenz und Gesamtmenge von Therapieeinheiten oder auch zur Angebotsintensität bestimmter Zielstrukturen pro Interventionseinheit. Zeitangaben variieren zwischen 20 und 60 min pro Therapie, einer Frequenz zwischen 1 und 5 Mal pro Woche über Zeitintervalle zwischen 1 Woche und 3,8 Jahren mit einem Mittelwert von 17,5 Wochen (Warren et al. 2007). Therapien im Bereich der Phonologie sind tendenziell kürzer als Interventionen im Bereich der Syntax oder des Lexikons (Zeng et al. 2012).

In einer deutschsprachigen retrospektiven Studie (de Langen-Müller und Hielscher-Fastabend 2007) zur Therapieintensität erwies sich die Gesamtbehandlungsmenge bis zu einem erfolgreichen Abschluss der Therapie bei den mehr als 500 einbezogenen Kindern als abhängig von der sprachtherapeutischen Diagnose und betrug zwischen 39 und 51 Therapieeinheiten. Bürki et al. (2011) berichten für den oben beschriebenen domänenübergreifenden Ansatz nach Zollinger, dass bei $^3/_4$ der

585 behandelten Kinder nach durchschnittlich 60 Therapieeinheiten subjektiv eine stabile Veränderung beschrieben wurde.

Nur wenige Studien machen Aussagen zu der Frage, in welchem Verhältnis die Dosierung zum messbaren Erfolg der Intervention steht. Länger dauernde Interventionen scheinen mit einem größeren Therapieeffekt einherzugehen (Warren et al. 2007). Wahrscheinlich ist sowohl von einer Mindestmenge auszugehen, unter der nicht mit Verbesserungen zu rechnen ist, als auch von einem oberen Schwellenwert oder Deckeneffekt, ab dem keine weiteren Veränderungen mehr zu erzielen sind (Warren et al. 2007; Zeng et al. 2012). Offenbar besteht keine eindeutige, lineare Beziehung zwischen Dosierung und erwartbarem Therapieerfolg („mehr bewirkt nicht immer mehr"), da weitere Faktoren, beispielsweise das Alter der Kinder zu Beginn der Therapie (Dähn et al. 2011) und auch die Qualität der Intervention selbst, den Erfolg maßgeblich mitbeeinflussen:

> It is the quality of the intervention received that is important not the volume. (Zeng et al. 2012, S. 476)

Bei Empfehlungen zur Therapiefrequenz und Regelverordnungsmenge müssen individuelle Spielräume in Abhängigkeit von Alter, Störungsbild und Umfeld des Kindes berücksichtigt werden. Insgesamt bleiben die Forderungen nach einer verbesserten Methodik in der Wirksamkeitsforschung eine Herausforderung für die zukünftige Forschung.

15.6 Zusammenfassung

- Die Normvarianten gesunder Sprachentwicklung können zunehmend besser von einer vorübergehenden Auffälligkeit und einer behandlungsbedürftigen Störung unterschieden werden.
- Entsprechend kann auch das Kontinuum sprachlicher Angebote für Kinder – von der natürlichen, familiären Anregung über die institutionelle Breiten- und zusätzliche Sprachförderung bis hin zur individuellen Therapie – methodisch aufgeschlüsselt werden, was die rechtzeitige Zuordnung betroffener Kinder zu einer geeigneten Interventionsform erleichtert.
- Sprachförderung und Sprachtherapie weisen charakteristische Unterschiede z. B. in Bezug auf das Setting, die Zielgruppe, das Personal und die Intensität der Maßnahme auf, beruhen aber auch auf methodischen und didaktischen Gemeinsamkeiten.
- Zusätzliche pädagogische Sprachförderung wird vorrangig im Bildungsbereich eingesetzt, während Sprachtherapie für Kinder mit diagnostizierten SES vorgesehen ist und in die Zuständigkeit des Gesundheitssystems fällt.
- Sprachtherapie beruht auf den Grundprinzipien der Entwicklungsorientierung und der Aktivierung. Nach Auswahl der in der Zone der nächsten Entwicklung liegenden Therapieinhalte und -ziele erfolgt eine Anregung der Verarbeitungsmechanismen des Kindes u. a. durch die Erhöhung der Menge, Qualität und Intensität des sprachlichen Inputs in der Therapie.
- In diesem Kapitel wurden die Grundlagen, Vorgehensweisen und methodischen Gemeinsamkeiten unterschiedlicher therapeutischer Ansätze herausgearbeitet. Sie können in Abhängigkeit von der zugrunde liegenden Spracherwerbstheorie sprachspezifisch oder domänenübergreifend sein.
- SES zeigen sich bei mehrsprachigen Kindern in beiden Sprachen. Für eine angemessene therapeutische Intervention müssen Aspekte wie die Rolle der Erstsprache, Transfereffekte und besondere Anforderungen in Bezug auf die Umfeldarbeit bedacht werden
- Die Rolle der Eltern in der Sprachtherapie wird unterschiedlich gesehen. Elterntraining, Elternarbeit und

Elternpartizipation setzen die Formen der Einbeziehung von Eltern unterschiedlich um.

- Die Forderung evidenzbasierten Vorgehens in der Sprachtherapie wird zunehmend stärker beachtet und umgesetzt. Mithilfe von Reviews, Gruppen- und Einzelfallstudien wurden inzwischen für die wichtigsten sprachlichen Ebenen Effektivitätsnachweise erbracht.
- Sprachtherapeuten und Sprachtherapeutinnen, die heute mit sprachentwicklungsgestörten Kindern arbeiten, können auf einen theoretisch gut fundierten und zum Teil evaluierten Pool an Therapieansätzen und -methoden zugreifen und so ihre Arbeit theorie- und evidenzbasiert, störungsspezifisch, entwicklungsangemessen und kindgerecht gestalten.

15.7 Weiterführende Literatur

Vertiefende Informationen zur Abgrenzung der Begriffe Förderung und Therapie finden sich in:

- Schrey-Dern, D. (2014). Sprachförderung versus Sprachtherapie – Eine Abgrenzung aus logopädischer Sicht. In A. Fox-Boyer (Hrsg.), *Handbuch Spracherwerb und Sprachentwicklungsstörungen: Kindergartenphase* (S. 221–234). München: Elsevier.

15

Einführendes zur kindzentrierten Sprachtherapie kann nachgelesen werden in:

- Kannengießer, S. (2019). *Sprachentwicklungsstörungen: Grundlagen, Diagnostik und Therapie* (4. Aufl.). München: Elsevier.
- Kauschke, C., & de Langen-Müller, U. (2014). Sprachtherapeutische Intervention bei Kindern mit Sprachentwicklungsstörungen. *Kinder- und Jugendmedizin,* 306–316.
- Kauschke, C., & Siegmüller, J. (2017). Der patholinguistische Ansatz in der Therapie von Sprachentwicklungsstörungen im Überblick. *Logos, 25*(4), 464–475.
- Mayer, A., & Ulrich, T. (Hrsg.) (2017). *Sprachtherapie mit Kindern.* München: Ernst Reinhardt (UTB).

Einen Überblick über SES bei mehrsprachigen Kindern bieten Chilla und Haberzettl (2013):

- Chilla, S., & Haberzettl, S. (Hrsg.). (2013). *Handbuch Spracherwerb und Sprachentwicklungsstörungen: Mehrsprachigkeit.* München: Elsevier.

Einführendes zur Evaluation von Sprachtherapie kann nachgelesen werden in:

- Beushausen, U. (2012). Logik der Evidenzbasierten Sprachtherapie. *Vierteljahresschrift für Heilpädagogik und ihre Nachbargebiete, 81*(2), 99–111.

Literatur

Appelbaum, B. (1995). Elternabende für Eltern von sprachentwicklungsverzögerten Kindern: Ein Erfahrungsbericht. *Die Sprachheilarbeit, 40*(4), 351–356.

Autorengruppe Bildungsberichterstattung. (2012). *Bildung in Deutschland 2012: Ein indikatorengestützter Bericht mit einer Analyse zur kulturellen Bildung im Lebenslauf.* Bielefeld: Bertelsmann.

AWMF. (2011). Diagnostik von Sprachentwicklungsstörungen (SES), unter Berücksichtigung umschriebener Sprachentwicklungsstörungen (USES). (Synonym: Spezifische Sprachentwicklungsstörungen (SSES)) Interdisziplinäre S. 2k-Leitlinie. Registrierungsnummer: 049–006, Entwicklungsstufe: S2k. ▶ http://www.awmf.org/leitlinien/detail/ll/049-006.html. Zugegriffen: 8. Juli 2015.

Bahr, R. (2007). *Wenn Kinder schweigen. Redehemmungen verstehen und behandeln. Ein Praxisbuch.* Düsseldorf: Patmos.

Baumgartner, S. (2008). *Kindersprachtherapie: Eine integrative Grundlegung.* München: Reinhardt.

Bender-Körber, B., & Hochlehnert, H. (2006). *Elternzentriertes Konzept zur Förderung des Spracherwerbs.* Dortmund: Borgmann Media.

Berg, M. (2014). Monolinguale Sprachtherapie mit bilingualen Kindern: Eine (Not-)Lösung mit Chancen. *Logos, 22*(2), 105–111.

Beushausen, U. (2012). Logik der Evidenz-basierten Sprachtherapie. *Vierteljahresschrift für Heilpädagogik und ihre Nachbargebiete, 81*(2), 99–111.

Beushausen, U. (2016). Grundlagen und Merkmale der Qualitätssicherung. In M. Grohnfeldt (Hrsg.), *Kompendium der akademischen Sprachtherapie und Logopädie* (Bd. 1, S. 65–76)., Sprachtherapeutische Handlungskompetenzen Stuttgart: Kohlhammer.

Beushausen, U., & Grötzbach, H. (2011). *Evidenzbasierte Sprachtherapie: Grundlagen und Praxis*. München: Elsevier.

Beushausen, U., & Haug, C. (2011). *Stimmstörungen bei Kindern. Praxis der Sprachtherapie und Sprachheilpädagogik*. München: Reinhardt.

Bräger, B., Nicolai, T., & Günther, T. (2007). Therapieeffektivität der Psycholinguistisch orientierten Phonologietherapie (P.O.P.T.): Eine Therapiestudie mit Kindern unter 6 Jahren. *Sprache Stimme Gehör, 31,* 170–175.

Buschmann, A. (2015). Gezielte Anleitung von Bezugspersonen zur sprachförderlichen Alltagsinteraktion. In S. Sachse (Hrsg.), *Handbuch Spracherwerb und Sprachentwicklungsstörungen. Kleinkindphase* (S. 185–205). München: Elsevier.

Buschmann, A. (2017). *Heidelberger Elterntraining frühe Sprachförderung. HET Late Talkers, Trainermanual* (3. Aufl.) München: Elsevier..

Buschmann, A., Jooss, B., & Pietz, J. (2009). Frühe Sprachförderung bei Late Talkers: Effektivität einer strukturierten Elternanleitung. *Kinderärztliche Praxis, 80*(6), 404–414.

Buschmann, A., Multhauf, B., Hasselhorn, M., & Pietz, J. (2015). Long-term effects of an early parent-based intervention for late talking toddlers. *Journal of Early Intervention, 3*, 175–189.

Bürki, D., Mathieu, S., Sassenroth-Aebischer, S., & Zollinger, B. (2011). Erfassung und Therapie früher Spracherwerbsstörungen: Resultate aus den Dokumentations- und Therapiestudien. *Logos interdisziplinär, 19,* 52–61.

Cable, A. L., & Domsch, C. (2011). Systematic review on the literature on the treatment of children with late language emergence. *International Journal of Language & Communication Disorders, 46*(2), 138–154.

Chilla, S., Rothweiler, M., & Babur, E. (2010). *Kindliche Mehrsprachigkeit: Grundlagen, Störungen, Diagnostik*. München: Reinhardt.

Cholewa, J. (2010). Empirische Sprachheilpädagogik: Strategien der Sprachtherapieforschung bei Störungen der Sprachentwicklung. *Empirische Sonderpädagogik, 3*, 48–68.

Cholewa, J., & Siegmüller, J. (2017). „Beyond randomized control". Plädoyer für mehr inhaltliche Transparenz, Systematik und Programmatik in der Sprachtherapieforschung bei SSES. *Logos, 25*(2), 84–95.

Dannenbauer, F. M. (1994). Zur Praxis der Entwicklungsproximalen Intervention. In H. Grimm & S. Weinert (Hrsg.), *Intervention bei Sprachgestörten Kindern* (S. 83–104). Stuttgart: Fischer.

Dähn, S., Lehnhoff, A., Neumann, C., Rohdenburg, W., Ringmann, S., & Siegmüller, J. (2011). Frühe inputorientierte Lexikontherapie bei Kindern im Late-Talker-Stadium: Ein Nachweis spezifischer Effekte. *Forum Logopädie, 5*(25), 6–12.

de Langen-Müller, U. (2012). Sprachförderung oder Sprachtherapie? Zusammenarbeit suchen. *KiTA aktuell, 1*, 9–11.

de Langen-Müller, U., & Hielscher-Fastabend, M. (2007). Retro quant: Retrospektive Erfassung quantitativer Daten der Sprachtherapie mit Kindern in Deutschland. *Die Sprachheilarbeit, 52,* 48–62.

Dehnhardt, C., & Ritterfeld, U. (1998). Modelle der Elternarbeit in der sprachtherapeutischen Intervention. *Die Sprachheilarbeit, 43*(3), 128–136.

Deutsche Gesellschaft für Phoniatrie und Pädaudiologie, et al. (Hrsg.). (2019). Leitlinie Auditive Verarbeitungs- und Wahrnehmungsstörungen (AVWS). Entwicklungsstufe: S1. Registrierungsnummer: 049-012. 2019. ► https://www.awmf.org/leitlinien/detail/ll/049-012.html. Zugegriffen: 28. März 2020.

Deutsche Gesellschaft für Kinder- und Jugendpsychiatrie und Psychotherapie, et al. (Hrsg.). (2007). *Leitlinien zur Diagnostik und Therapie von psychischen Störungen im Säuglings-, Kindes- und Jugendalter* (3. Aufl.). Köln: Deutscher Ärzte.

Ebbels, S. (2014). Effectiveness of intervention for grammar in school-aged children with primary language impairments: A review of the evidence. *Child Language Teaching and Therapy, 30*(1), 7–40.

Evans, J. L. (2001). An emergent account of language impairments in children with SLI: Implications for assessment and intervention. *Journal of Communication Disorders, 34,* 39–54.

Falkai, P., & Wittchen, H. (2015). *Diagnostisches und Statistisches Manual Psychischer Störungen DSM-5®*. Göttingen: Hogrefe.

Fey, M. E., Long, S. H., & Finestack, L. H. (2003). Ten principles of grammar facilitation for children with specific language impairments. *American Journal of Speech-Language Pathology, 12,* 9–15.

Fox, A. (2011). *Kindliche Aussprachestörungen: Phonologische Erwerb, Differentialdiagnostik, Therapie* (6. Aufl.). Idstein: Schulz-Kirchner.

Fox-Boyer, A. (2014). Intervention bei mehrsprachigen Kindern mit Aussprachestörungen. In S. Chilla & S. Haberzettl (Hrsg.), *Handbuch Spracherwerb und Sprachentwicklungsstörungen: Mehrsprachigkeit* (S. 167–172). München: Elsevier.

Fox-Boyer, A., & Salgert, K. (2014). Erwerb und Störungen der Aussprache bei mehrsprachigen Kindern. In S. Chilla & S. Haberzettl (Hrsg.), *Handbuch Spracherwerb und Sprachentwicklungsstörungen: Mehrsprachigkeit* (S. 109–120). München: Elsevier.

Fox-Boyer, A., Hild, U., & Schulte-Mäter, A. (2014). Therapie von Aussprachestörungen. In A. Fox-Boyer (Hrsg.), *Handbuch Spracherwerb und Sprachentwicklungsstörungen: Kindergartenphase* (S. 137–145). München: Elsevier.

Fricke, S., Bowyer-Crane, C., Haley, A. J., Hulme, C., & Snowling, M. J. (2013). Efficacy of language intervention in the early years. *Journal of Child Psychology and Psychiatry and Allied Disciplines, 54*(3), 280–290.

Gemeinsamer Bundesausschuss. (2011). Heilmittel-Richtlinie des Gemeinsamen Bundesausschusses über die Verordnung von Heilmitteln in der vertragsärztlichen Versorgung in der Fassung von 2011. ► https://www.g-ba.de/richtlinien/12/. Zugegriffen: 7. März 2020.

Girolametto, L. E., Greenberg, J., & Manolson, A. H. (1986). Developing dialogue skills: The Hanen early language parent programme. *Seminars in Speech and Language, 7*(4), 367–382.

Girolametto, L., Pearce, P. S., & Weitzman, E. (1996). Interactive focused stimulation for toddlers with expressive vocabulary delays. *Journal of Speech, Language and Hearing Research, 39*(6), 1274–83.

Glück, C. (2003). Semantisch-lexikalische Störungen bei Kindern und Jugendlichen: Therapieformen und ihre Wirksamkeit. *Sprache-Stimme-Gehör, 27,* 125–134.

Glück, C., & Elsing, C. (2014). Lexikontherapie. In A. Fox-Boyer (Hrsg.), *Handbuch Spracherwerb und Sprachentwicklungsstörungen: Kindergartenphase* (S. 173–186). München: Elsevier.

Hecking, M., & Schlesiger, C. (2010). Late Bloomer oder Sprachentwicklungsstörung? Diagnostik und Beratung für Familien mit Late Talkern nach dem Dortmunder Konzept. *Forum Logopädie, 24*(1), 6–15.

Herzog-Meinecke, C. (2009). Therapie bei semantisch-lexikalischen Störungen im Kindesalter. In U. de Langen-Müller, M. Hielscher-Fastabend, & B. Kleissendorf (Hrsg.), *Sprachtherapie lohnt sich?! Zum aktuellen Stand der Evaluations- und Effektivitätsforschung in der Sprachtherapie* (S. 149–164). Köln: ProLog.

Hirsh-Pasek, K., & Golinkoff, R. M. (1996). *The origins of grammar: Evidence from early language comprehension*. Cambridge: MIT Press.

Howell, J., & Dean, E. (1994). *Treating phonological disorder in children: Metaphon theory and practice*. London: Whurr publishers.

Innerhofer, P. (1977). *Das Münchner Trainingsmodell: Beobachtung, Interaktionsanalyse, Verhaltensänderung*. Heidelberg: Springer.

Jahn, T. (2006). *Phonologische Störungen bei Kindern*. Stuttgart: Thieme.

Kaiser-Mantel, H., & Schelten-Cornish, S. (2008). Interaktive Sprachtherapie mit Elterntraining (FiSchE): Möglichkeiten und Grenzen in der Arbeit mit mehrfachbehinderten Kindern. In B. Giel & V. Maihack (Hrsg.), *Sprachtherapie & „Mehrfachbehinderung": Tagungsbericht zum 9. wissenschaftlichen Symposium des dbs e. V. am 25. und 26. Januar 2008 in Karlsruhe* (S. 193–209, 1. Aufl.). Köln: Prolog.

Kannengießer, S. (2019). *Sprachentwicklungsstörungen: Grundlagen, Diagnostik und Therapie* (4. Aufl.). München: Elsevier.

Kany, W., & Schöler, H. (2008). Spezifische Sprachentwicklungsstörungen. In M. Fingerle & S. Ellinger (Hrsg.), *Sonderpädagogische Förderprogramme im Vergleich* (S. 195–213). Stuttgart: Kohlhammer.

Katz-Bernstein, N. (2015). *Selektiver Mutismus bei Kindern. Erscheinungsbilder, Diagnostik, Therapie*. München: Reinhardt.

Kauschke, C. (2007). Sprache im Spannungsfeld von Erbe und Umwelt. *Die Sprachheilarbeit, 52*(1), 4–16.

Kauschke, C., & Klassert, A. (2014). Intervention bei mehrsprachigen Kindern mit lexikalischen Störungen. In S. Chilla & S. Haberzettl (Hrsg.), *Handbuch Spracherwerb und Sprachentwicklungsstörungen: Mehrsprachigkeit* (S. 173–181). München: Elsevier.

Kauschke, C., & de Langen-Müller, U. (2014). Sprachtherapeutische Intervention bei Kindern mit Sprachentwicklungsstörungen. *Kinder- und Jugendmedizin,* 5, 306–316.

Kauschke, C., & Rath, J. (2017). Implizite und/oder explizite Methoden in Sprachförderung und Sprachtherapie – Was ist effektiv? *Forschung Sprache, 5*(2), 28–43.

Kauschke, C., & Siegmüller, J. (2016). *Materialien zur Therapie nach dem Patholinguistischen Ansatz: Lexikon und Semantik*. München: Elsevier.

Kauschke, C., & Siegmüller, J. (2017a). Der patholinguistische Ansatz in der Therapie von Sprachentwicklungsstörungen im Überblick. *Logos, 25*(4), 264–275.

Kauschke, C., & Siegmüller, J. (Hrsg.). (2017b). *Materialien zur Therapie nach dem Patholinguistischen Ansatz – Syntax und Morphologie* (2. Aufl.). München: Elsevier.

Kauschke, C., & Siegmüller, J. (Hrsg.). (2019). *Materialien zur Therapie nach dem Patholinguistischen Ansatz – Phonologie*. München: Elsevier.

Klassert, A., & Kauschke, C. (2014). Semantisch-lexikalische Entwicklungsstörungen bei mehrsprachigen Kindern. In S. Chilla & S. Haberzettl (Hrsg.), *Handbuch Spracherwerb und Sprachentwicklungsstörungen – Mehrsprachigkeit* (S. 121–133). München: Elsevier.

Kruse, S. (2007). *Kindlicher Grammatikerwerb und Dysgrammatismus: Verstehen – Erkennen – Behandeln* (2. Aufl.). Bern: Haupt.

Law, J., Garrett, Z., & Nye, C. (2003) Speech and language therapy interventions for children with primary speech and language delay or disorder. *Cochrane Database of Systematic Reviews, 3*:CD004110. ▶ 10.1002/14651858.CD004110.

Law, J., Garrett, Z., & Nye, C. (2004). The efficacy of treatment for children with developmental speech and language delay/disorder: a meta-analysis. *Journal of Speech, Language, and Hearing Research, 47,* 924–943.

Lisker, A. (2011). *Additive Maßnahmen zur vorschulischen Sprachförderung im Kindergarten: Eine Bestandsaufnahme in den Bundesländern. Expertise im Auftrag des Deutschen Jugendinstituts*. München: Deutsches Jugendinstitut.

Löb, W., & Siegmüller, J. (2014). Grammatiktherapie. In A. Fox-Boyer (Hrsg.), *Handbuch Spracherwerb und Sprachentwicklungsstörungen: Kindergartenphase* (S. 157–169). München: Elsevier.

Lüdtke, U., & Kallmeyer, K. (2007). Vorschulische Maßnahmen zur Sprachstandserhebung und Sprachförderung in den deutschen Bundesländern: Wissenschaftliche Vorschläge zur Optimierung bildungspolitischer Initiativen. *Die Sprachheilarbeit, 25*(6), 244–260.

Mathis, A., & Kauschke, C. (2008). Zur Wirksamkeit der patholinguistischen Intervention bei Störungen im Pluralerwerb. *LOGOS interdisziplinär, 16*(4), 280–289.

Möller, D. (2006). Schritte in den Dialog- Ein Eltern-Kind-Programm für Familien mit sprachentwicklungsverzögerten Kindern. *Forum Logopädie, 20*(1), 20–25.

Möller, D., Spreen-Rauscher, M., & Schelten-Cornish, S. (2005). Möglichkeiten der frühen indirekten Therapie und Prävention bei Sprachentwicklungsstörungen. *LOGOS interdisziplinär, 13*(2), 93–94.

Motsch, H. J. (1986). Zusammenarbeit mit Eltern sprachentwicklungsgestörter Kinder. In A. Bächtold, B. Jeltsch-Schudel, & I. Schlienger (Hrsg.), *Sonderpädagogik. Handlung – Forschung – Wissenschaft* (S. 204–226). Berlin: Marhold.

Motsch, H. J. (2017). *Kontextoptimierung* (4. Aufl.). München: Reinhardt.

Motsch, H. J., & Berg, M. (2003). Therapie grammatischer Störungen: Interventionsstudie zur Kontextoptimierung. *Die Sprachheilarbeit, 48*(4), 151–156.

Motsch, M. J., & Marks, D. K. (2015). Wortschatzsammler. Effektivität lexikalischer Sprachtherapie bei mehrsprachigen SchülerInnen. *Logos, 15*(4), 256–268.

Motsch, H. J., & Riehemann, S. (2008). Grammatische Störungen mehrsprachiger Schüler: Interventionsstudie zum Therapieziel Kasus. *Die Sprachheilarbeit, 1,* 15–25.

Motsch, H. J., & Ulrich, T. (2012a). „Wortschatzsammler" und „Wortschatzfinder": Effektivität neuer Therapieformate bei lexikalischen Störungen im Vorschulalter. *Die Sprachheilarbeit, 57*(2), 70–78.

Motsch, H. J., & Ulrich, T. (2012b). Effects of the strategy therapy "lexicon pirate" on lexical deficits in preschool age: A randomized controlled trial. *Child Language Teaching and Therapy, 28*(2), 159–175.

Neumann, K., Euler, H. A., Bosshardt, H. G., Cook, S., Sandrieser, P., Schneider, P., Sommer, M., & Thum, G. (Hrsg.: Deutsche Gesellschaft für Phoniatrie und Pädaudiologie). (2016). Pathogenese, Diagnostik und Behandlung von Redeflussstörungen. Evidenz- und konsensbasierte S3-Leitlinie, AWMF-Registernummer 049-013, Version 1. 2016; im Auftrag der Leitliniengruppe. ▶ https://www.awmf.org/leitlinien/detail/ll/049-013.html. Zugegriffen: 28. März 2020.

Penner, Z. (2006). Eltern können es auch. *Kinder- und Jugendarzt, 37*(5), 272–273.

Pixa-Kettner, U. (2001). Elternarbeit, Elternberatung, Elternbildung: Konzepte der Zusammenarbeit mit Eltern (sprach-)behinderter Kinder im Wandel. Mit Kommentaren von Ritterfeld, U., Strothmann, M., Katz-Bernstein, N., Schleiff, R., Wildegger-Lack, E., Smit, J., von Netzer, E. M., & Ludwig, D. *Die Sprachheilarbeit, 46*(3), 125–141.

Poll, G. H. (2012). Increasing the odds: Applying emergentist theory in language intervention. *Language, Speech, and Hearing Services in Schools, 42,* 80–591.

Ramos, E., & Ardila, A. (2011). Speech and language intervention in bilinguals. *Revista de Investigación en Logopedia, 1,* 87–104.

Remschmidt, H., Schmidt, M., & Pousta, F. (2012). *Multiaxiales Klassifikationsschema für psychische Störungen des Kindes- und Jugendalters nach ICD-10 der WHO*. Bern: Huber.

Ritterfeld, U. (1999). Pragmatische Elternpartizipation in der Behandlung dysphasischer Kinder. *Sprache Stimme Gehör, 4,* 192–197.

Ritterfeld, U. (2007). Elternpartizipation. In H. Schöler & A. Welling (Hrsg.), *Sonderpädagogik der Sprache* (S. 922–949.). Göttingen: Hogrefe.

Ruberg, T., & Rothweiler, M. (2012). *Spracherwerb und Sprachförderung in der KiTa*. Stuttgart: Kohlhammer.

Sallat, S., & de Langen-Müller, U. (2014). Interdisziplinäre Versorgung sprachauffälliger und sprachentwicklungsgestörter Kinder. *Kinder- und Jugendmedizin, 5,* 319–330.

Sandrieser, P., & Schneider, P. (2015). *Stottern im Kindesalter* (4. Aufl.). Stuttgart: Thieme.

Schelten-Cornish, S. (2005). Indirekte interaktive Intervention bei Kindern mit Sprachentwicklungsstörungen: Analysen an Fallbeispielen. *LOGOS interdisziplinär, 13*(2), 105–111.

Schelten-Cornish, S., & Kaiser-Mantel, H. (2012). Hilfen für Sprachanfänger. In Deutscher Bundesverband der akademischem Sprachtherapeuten (Hrsg.), *Informationsbroschüre* (Bd. 2).

Schlesiger C. (2007). Das Late-Talker-Therapiekonzept. Sprachtherapeutische Frühintervention bei zweijährigen Kindern. *LOGOS interdisziplinär, 15*(2), 119–128.

Schlesiger, C. (2009). *Sprachtherapeutische Frühintervention für Late Talkers: Eine randomisierte und kontrollierte Studie zur Effektivität eines direkten und kindzentrierten Konzeptes*. Idstein: Schulz-Kirchner.

Schmidt, M. (2009). Kontextoptimierte Frühtherapie grammatischer Störungen – Therapieziel: Verbzweitstellungsregel und Subjekt-Verb-Kontrollregel. In U. de Langen-Müller, M. Hielscher-Fastabend, & B. Kleissendorf (Hrsg.), *Sprachtherapie lohnt sich?! Zum aktuellen Stand der Evaluations- und Effektivitätsforschung in der Sprachtherapie* (S. 123–136). Köln: ProLog.

Schmidt, M. (2014). Grammatische Entwicklungsstörung. In S. Chilla & S. Haberzettl (Hrsg.), *Handbuch Spracherwerb und Sprachentwicklungsstörungen: Mehrsprachigkeit* (S. 79–108). München: Elsevier.

Schneider, S., & Margraf, J. (2009). *Lehrbuch der Verhaltenstherapie: Bd. 3, Psychologische Therapie bei Indikationen im Kindes- und Jugendalter*. Berlin: Springer.

Schnitzler, C. D. (2008). *Phonologische Bewusstheit und Schriftspracherwerb*. Stuttgart: Thieme.

Schnitzler, C. D. (2015). LRS bei Kindern mit überwundenen phonologischen Aussprachestörungen. *LOGOS, 22*(4), 254–264.

Schulz, P., & Tracy, R. (2011). *Linguistische Sprachstandserhebung: Deutsch als Zweitsprache (LiSe-DaZ)*. Göttingen: Hogrefe.

Siegmüller, J. (2008). Therapie von kindlichen Wortfindungsstörungen nach dem Patholinguistischen Therapieansatz. *Forum Logopädie, 5*(22), 6–13.

Siegmüller, J., & Bartels, H. (Hrsg.). (2017). *Leitfaden Sprache Sprechen Stimme Schlucken* (5. Aufl.). München: Urban & Fischer.

Siegmüller, J., & Kauschke, C. (2006). *Patholinguistische Therapie bei Sprachentwicklungsstörungen*. München: Elsevier.

Siegmüller, J., Schröders, C., Sandhop, U., Otto, M., & Herzog-Meinecke, C. (2010). Wie effektiv ist die Inputspezifizierung? *Forum Logopädie, 24*(1), 2–9.

Siegmüller, J., Baumann, J., & Höppe, L. (2017). Inputorientierte Therapie der Verbzweitstellung bei Kindern mit Grammatikstörungen. Eine Gruppenstudie zum Nachweis der Wirksamkeit und Untersuchung von Einflussfaktoren auf die Therapie. *Logos, 25*(4), 253–263.

Stadie, N. (2016). Evidenz im sprachtherapeutischen Alltag: Methodisches Vorgehen. In M. Grohnfeldt (Hrsg.), *Kompendium der akademischen Sprachtherapie und Logopädie* (Bd. 1, S. 31–47)., Sprachtherapeutische Handlungskompetenzen Stuttgart: Kohlhammer.

von Suchodoletz, W. (2002). Ansprüche an eine Therapie sprachentwicklungsgestörter Kinder. In W. von Suchodoletz (Hrsg.), *Therapie von Sprachentwicklungsstörungen: Anspruch und Realität* (S. 11–34). Stuttgart: Kohlhammer.

von Suchodoletz, W. (Hrsg.). (2005). *Früherkennung von Entwicklungsstörungen. Frühdiagnostik bei motorischen, kognitiven, sensorischen, emotionalen und sozialen Entwicklungsauffälligkeiten*. Göttingen: Hogrefe.

Warnke, A. (2008). Elterntraining. In H. Remschmidt (Hrsg.), *Kinder- und Jugendpsychiatrie: Eine praktische Einführung* (S. 418–422, 5. Aufl.). Stuttgart: Thieme.

Warren, S. F., Fey, M. E., & Yoder, P. J. (2007). Differential treatment intensity research: A missing link to creating optimally effective communication interventions. *Mental retardation and developmental disabilities research reviews, 13*(1), 70–77.

Watermeyer, M., & Kauschke, C. (2009). Behandlung von Störungen beim Erwerb der Verbzweitstellungsregel nach dem patholinguistischen

Ansatz: Eine Therapiestudie. *Die Sprachheilarbeit, 54*(1), 3–17.

Weigl, I., & Reddemann-Tschaikner, M. (2009). *HOT: Ein handlungsorientierter Therapieansatz für Kinder mit Sprachentwicklungsstörungen.* Stuttgart: Thieme.

Wendlandt, W. (2002). *Therapeutische Hausaufgaben.* Stuttgart: Thieme.

Zeng, B., Law, J., & Lindsay, G. (2012). Characterizing optimal intervention intensity: the relationship between dosage and effect size in interventions for children with developmental speech and language difficulties. *Journal of Speech Language Pathology, 14*(5), 474–477.

Zingel, C., & Kauschke, C. (2013). Therapeutische Arbeit an der Flexibilisierung von Satzstrukturen nach dem patholinguistischen Ansatz: Ein Fallbeispiel. *Sprachförderung und Sprachtherapie, 2*(1), 27–41.

Zollinger, B. (2002). *Wenn Kinder die Sprache nicht entdecken: Einblicke in die Praxis der Sprachtherapie*. Bern: Haupt.

Mediale Einflüsse auf die Sprachentwicklung

Ute Ritterfeld und Sandra Niebuhr-Siebert

Inhaltsverzeichnis

© Springer-Verlag GmbH Deutschland, ein Teil von Springer Nature 2020
S. Sachse et al. (Hrsg.), *Sprachentwicklung*,
https://doi.org/10.1007/978-3-662-60498-4_16

Kinderalltag ist Medienalltag.

16.1 Einführung

Kindern steht in ihrem Alltag ein reichhaltiges Medienangebot zur Verfügung. Sie können ihre Freizeit mit der Rezeption einer Vielzahl von Medien aktiv und abwechslungsreich gestalten, beispielsweise mit Fernsehen, Büchern, Hörspielen, Radio, Videospielen oder dem Computer. Das gilt nicht nur für Kinder, die schon die Schule besuchen, sondern bereits für Klein- und Vorschulkinder. Nutzungsdaten zeigen, dass unterschiedliche Medien von Kindern in Abhängigkeit von ihrem Alter regelmäßig und gerne genutzt werden. Die Diskussion um deren Nutzung und ihre Auswirkungen wird jedoch insbesondere in Deutschland mitunter eher emotional als wissenschaftlich fundiert geführt. Verbreitet sind kritische und tendenziell skeptische Haltungen gegenüber der Mediennutzung, speziell wenn es um die kindliche Mediennutzung geht. In den Haltungen drücken sich Ängste und Sorgen darüber aus, dass die Kinder geschädigt oder in ihrer Entwicklung gehemmt würden. Innovative pädagogische Ideen, wie Medienpotenziale sinnvoll – etwa im pädagogischen Alltag – entfaltet werden könnten, finden in der öffentlichen Diskussion weniger Beachtung, und die differenzierte empirische Evidenz für positive wie auch negative Medienwirkungen wird bisweilen sogar ignoriert.

Als nahezu unangefochten gilt, dass das Lesen bilde und deshalb gefördert werden müsse. Erhebliche Vorbehalte existieren gegenüber elektronischen Medien, denen u. a. vorgeworfen wird, zur Verdummung oder zur Vereinsamung zu führen. Solche Bewertungen sind Ausdruck von unzulässigen Vereinfachungen, denn einzelne Medien, Medienformate und Medieninhalte und die psychologischen Dimensionen von Mediennutzung und -wirkung werden unsachlich miteinander vermischt. So ist z. B. neben dem Fernsehen auch das Lesen eine eher einsame Beschäftigung, wobei dies häufiger mit dem Fernsehen verbunden wird. Zudem bildet nicht per se jede Lektüre. Fernsehsendungen oder Computerspiele hingegen sind nicht ausschließlich unterhaltend, sondern können nachhaltige bildende Wirkung entfalten und soziale Kommunikation anstoßen.

Die empirische und interdisziplinär angelegte Medienforschung untersucht deshalb genau, warum Kinder Medien nutzen, wer welche Medien nutzt und welche spezifische Wirkung ein Medium unabhängig von seinem Inhalt entfaltet, wie Inhalte verarbeitet werden und bei welchen Nutzergruppen unter welchen Bedingungen bestimmte (positive und/oder negative) Wirkungen zu erwarten sind (Ritterfeld und Hünnerkopf 2010). Es gibt mittlerweile eine Fülle wichtiger Erkenntnisse, die eine differenzierte Bewertung ermöglichen (für einen Überblick s. Nieding und Ritterfeld 2008). Dabei finden sich auch aussagekräftige Befunde zum Zusammenhang von Mediennutzung und Sprachfähigkeit, die wir in diesem Kapitel zusammenfassen werden.

Eine differenzierte Diskussion der Medienwirkungen verlangt zunächst nach einer sorgfältigen Unterscheidung, ob es um Wirkungen von bestimmten Medien oder um deren Inhalte geht.

Der Begriff des *Mediums* bezieht sich auf das Trägermedium und wird in der Regel in folgende 4 Kategorien eingeteilt: Printmedien (Bücher, Zeitschriften, Plakate usw.), Audiomedien (Radio, CDs, Kassetten usw.), audiovisuelle Medien (Fernseher, Video- oder DVD-Player) und sog. „neue Medien“. Die neuen Medien haben ein digitales Format und sind computerbasiert. Der Computer ist also ebenso ein neues Medium wie eine Videospielplattform, ein Smartphone oder ein

Tablet. Es wird mitunter diskutiert, ob bestimmte Medien eine spezifische Wirkung entfalten können: Gibt es also einen Einfluss des Fernsehens unabhängig von den rezipierten Fernsehsendungen? Hat die Nutzung des Computers Konsequenzen, die unabhängig davon sind, wie der Computer genutzt wird? Hier werden beispielsweise Nutzungsfolgen in Abhängigkeit von elektromagnetischen Feldern oder Schnelligkeit von Bildwechseln etc. untersucht. Von Relevanz für den Spracherwerb sind vor allem die folgenden beiden Fragen: Können rein sprachlich basierte Inhalte (etwa in Hörspielen) mehr Sprachförderpotenzial entfalten als Inhalte, die sprachlich und visuell vermittelt werden (etwa im Fernsehen)? Beinhaltet die Möglichkeit digitaler Medien, interaktive Formate zu realisieren, einen Vorteil für die **Sprachförderung?**

Gleichzeitig muss sich die Erforschung von Medienwirkungen den Inhalten des Medienangebots zuwenden. Dieses kann – ganz unabhängig von dem Trägermedium selbst – sprachlich mehr oder weniger passend sein, mehr oder weniger sprachliche Anregung beinhalten. Die Medienwirkungsforschung steckt dabei allerdings in einem methodischen Dilemma, weil streng genommen Wirkungen immer nur in Bezug auf bestimmte Inhalte untersucht werden können. So kann beispielsweise der Effekt eines bestimmten Computerspiels zur Leseförderung untersucht werden. Die gewonnenen Erkenntnisse aus dieser Untersuchung lassen sich aber nicht auf die Wirkungen anderer Computerspiele übertragen. Denn dort werden andere Inhalte vermittelt. Hinzu kommt, dass die Inhalte bei der Nutzung interaktiver Formate bei jedem Spiel anders sein können. Nicht nur generalisierende Aussagen über eine bestimmte Mediengattung sind folglich fehlerbehaftet, sondern selbst Aussagen über ein einziges interaktives Medium (Klimmt et al. 2004, 2007).

Medienforscher wenden sich deshalb zunehmend der Analyse von individuell aufgezeichneten Nutzungsdaten (Log-Dateien) zu, um belastbare Erkenntnisse zu generieren. Festzuhalten bleibt jedoch, dass weitreichende Aussagen über Medienwirkungen nur mit erheblichem methodischem Aufwand zu leisten sind. Viele der auch in der Tagespresse verbreiteten Erkenntnisse sind deshalb höchst kritisch zu reflektieren.

Ein typischer Fehler findet sich auch dann, wenn von den Medieninhalten auf die Wirkung geschlossen wird: Es ist durchaus möglich, ein pädagogisches Angebot beispielsweise einer Kinderfernsehsendung durch Expert/-innen beurteilen zu lassen und eine Diskussion darüber anzuregen. Nicht zulässig wäre es jedoch, deren Meinung als tatsächliche Medienwirkungen zu interpretieren. Diese gilt in beide Richtungen: Pädagogisch als wertvoll erachtete Medienangebote könnten ohne die erhofften Wirkungen bleiben; ebenso gut könnten sich Wirkungen einstellen, die gar nicht beabsichtigt waren. Umgekehrt könnten kritisch beurteilte Medienangebote bei bestimmten Zielgruppen nicht die erwarteten positiven Wirkungen entfalten bzw. die befürchteten negativen Wirkungen könnten gänzlich ausbleiben.

Das Auseinanderfallen von Medieninhalten und -wirkungen hat zum einen mit der Nutzung dieser Medien zu tun: Wenn eine Sendung läuft, muss noch niemand zusehen. Es muss also die Nutzung genau beobachtet werden, um belastbare Erkenntnisse zu generieren. Hinzu kommt, dass die Nutzung noch nicht unbedingt Verarbeitung bedeutet. Die Verarbeitungstiefe von Medieninhalten wiederum hängt von vielfältigen situativen (z. B. Ablenkungen in der Umgebung) und persönlichen Voraussetzungen ab. Letztere umfassen u. a. Aufmerksamkeit (Ritterfeld 2003), kognitive oder sprachliche Fähigkeiten (Ritterfeld 2000), aber auch Interesse, Bewertungen oder Einstellungen.

Durch diese Aufzählung wird schnell deutlich, dass die Erforschung von Medienwirkungen erhebliche Anstrengungen erfordern, um belastbare Aussagen zu treffen, die ihrerseits häufig recht komplex sind. Diese Komplexität erklärt unseres Erachtens, warum sich simplifizierende Bewertungen wie etwa „Fernsehen verdummt" oder „Videospiele machen aggressiv" trotz einer weitaus differenzierteren Befundlage nach wie vor einer hohen Popularität erfreuen (vgl. auch Ritterfeld und Niebuhr-Siebert 2012).

Zusammenfassend lässt sich festhalten, dass Medien aus dem Alltag der Kinder nicht wegzudenken, sondern fester Bestandteil ihres Alltags sind. Da viele Medienangebote Sprache beinhalten, ist es wichtig, diese auch als Inputgeber für die Sprachentwicklung der Kinder zu berücksichtigen. Bei einer wissenschaftlich fundierten Betrachtung von Medien können folgende Dimensionen unterschieden und mit je eigenen Methoden analysiert werden:

- Auswirkungen der spezifischen Eigenschaften eines Mediums
- Reflexion der Medieninhalte
- Beschreibung der Mediennutzung
- Untersuchung der Medienwirkungen

In den folgenden Abschnitten werden wir vor allem die Medienwirkungen und hier spezifisch die Wirkungen für die Sprachentwicklung betrachten. Auf die Inhalte einzelner Medienangebote kann dabei nur exemplarisch eingegangen werden. Wir werden jedoch zunächst die aktuellen Mediennutzungsdaten für Kinder und Jugendliche zwischen 2 und 13 Jahren zusammenfassen und Trends beschreiben.

16.2 Mediennutzung

In Deutschland werden regelmäßig Nutzungsdaten an repräsentativen Stichproben durch den Medienpädagogischen Forschungsverbund Südwest (2015a, b) erhoben. Daran lassen sich nicht nur Gewohnheiten von Kindern und Jugendlichen beim Mediengebrauch ablesen, sondern auch Trends beobachten. Von besonderem Interesse sind dabei die KIM- („Kindheit, Internet, Medien"; 6–13 Jahre) sowie die JIM-Studien („Jugend, Internet, Medien"; 12–19 Jahre), die jährlich im Internet veröffentlicht werden. Darüber hinaus bietet die seltener durchgeführte FIM-Studie („Familie, Interaktion, Medien"; Medienpädagogischer Forschungsverbund Südwest 2012) Hinweise darauf, welche Medien häufig von den Kindern, den Eltern oder gemeinsam im Familienalltag genutzt werden.

Im Jahr 2014 haben mehr als $^1/_3$ aller in Deutschland lebenden Kinder zwischen 6 und 13 Jahren ein eigenes Fernsehgerät in ihrem Zimmer (Medienpädagogischer Forschungsverbund Südwest 2015b). 80 % sehen täglich fern, wobei die Tendenz über die Jahre nahezu unverändert bleibt. Das Fernsehen ist damit unangefochten das wichtigste Medium. Seit 2011 rasant gestiegen ist der Besitz des Smartphones: Etwa 25 % aller Kinder konnte über ein solches Gerät verfügen, mittlerweile sind die Zahlen geschätzt doppelt so hoch. Etwa die Hälfte aller Kinder verfügt über ein Audioabspielgerät, das für Musik oder Hörspiele genutzt wird. In fast jeder Familie steht ein PC mit Internetzugang, den die Kinder aber erst mit 10 Jahren für sich entdecken und dann zunehmend häufiger nutzen. Weniger verbreitet ist das Tablet, das wiederum als neues Medium für den Einsatz im schulischen Kontext diskutiert wird (Starke et al. 2016).

Für jüngere Kinder liegen weniger und vor allem erst in jüngster Zeit repräsentative Daten vor. Die sog. „miniKIM-Studie" untersuchte ebenfalls 2014 die Mediennutzung sowie die Einstellungen von Eltern zum Mediengebrauch ihrer 2- bis 5-jährigen Kinder (Medienpädagogischer Forschungsverbund Südwest 2015c). Mit zunehmendem Alter verliert das Fernsehen an Bedeutung, 4- bis 5-Jährige sehen durchschnittlich eine knappe Stunde pro Tag fern – wobei vorwiegend kindgerechte Formate gewählt werden. Interessanterweise ist die Zeit, die mit Büchern verbracht wird, unabhängig vom Fernsehkonsum. Fernsehen verdrängt somit die Beschäftigung mit Büchern nicht. Neue Medien spielen in dieser Altersgruppe kaum eine Rolle, da Eltern hier die meisten Vorbehalte hegen, dass diese Medien ihr Kind schädigen könnten. Diese diffusen Sorgen spiegeln populäre Überzeugungen wider, die später weiter ausgeführt und kritisch betrachtet werden.

Bei der FIM-Studie steht die Familienperspektive im Vordergrund. Für die Mediennutzung wurden daher auch die gemeinsamen Medientätigkeiten erfasst. Die Mehrheit der Eltern gibt an, zumindest mehrmals pro Woche mit ihrem Kind bzw. ihren Kindern gemeinsam fernzusehen. Audiomedien werden weitaus seltener gemeinsam rezipiert und neue Medien machen nur einen geringen Anteil gemeinsamer Nutzung aus. Dieser Befund entspricht einem Trend, Filme und Fernsehen am ehesten als gemeinsame Familienaktivitäten wahrzunehmen. Gleichzeitig fühlen sich Eltern bei neuen Medien weniger angezogen oder erleben sogar Barrieren für deren Nutzung, sodass die Kinder und Jugendlichen damit meist alleine sind.

Die Mediennutzung der Eltern hat eine indirekte Wirkung auf die Kinder: Eltern sind Modelle, die implizit vermitteln, welches Verhalten angemessen ist. Lesen Eltern beispielsweise viel, werden auch die Kinder mit höherer Wahrscheinlichkeit lesen. Mediennutzungsdaten aus der FIM-Studie (2011) zeigen, dass fast alle Eltern regelmäßig, d. h. mehrmals die Woche fernsehen, aber weniger als die Hälfte der Eltern ebenso häufig ein Buch liest.

Die Häufigkeit der Mediennutzung unterscheidet sich (mit Ausnahme des Telefonierens und der Fernsehnutzung) nach dem Grad der formalen Bildung. Abgesehen von Computerspielen und Spielkonsolen, die häufiger bei Eltern mit geringerem Bildungshintergrund gespielt werden, zeigen Eltern mit höherem Bildungshintergrund generell eine häufigere Mediennutzung. Besonders deutlich wird dies bei der Internetnutzung und dem Lesen von Büchern, (Tages-)Zeitungen und Zeitschriften. Mit der Aufforderung, ein Kind möge lesen, treffen wir folglich nur den Habitus eines bildungsaffinen Elternhauses. Es bleibt deshalb zu überlegen, welche Mediennutzung bildungsfernen Familien empfohlen werden könnte. Dort zeigt sich eine überdurchschnittliche Ausstattung mit neuen Technologien, die sich damit als Ansatzpunkt für die Sprachförderung empfehlen.

16.3 Medienwirkungen

Generell können für mediale Einflüsse sowohl allgemein wie auch auf den Spracherwerb positive, negative oder neutrale Wirkungen angenommen werden. Ein positiver Einfluss wäre beispielsweise dann gegeben, wenn regelmäßiger Fernsehkonsum den Wortschatz nachhaltig erweitern würde. Ein denkbarer negativer Einfluss wäre, wenn durch häufigen Medienkonsum die Lesefähigkeit sinkt, weil Kindern entweder nicht genug vorgelesen wird oder sie selbst lieber fernsehen als lesen. In diesem Fall verdrängt der Fernsehkonsum andere Aktivitäten. Denkbar wäre zudem die These, dass der Fernsehkonsum nachweisbar gar keinen Einfluss auf sprachliche Fähigkeiten hat.

Generell gilt: Hypothesen lenken unsere Argumentation und auch unser Forschungshandeln. Sind wir eher negativ gegenüber medialen Einflüssen eingestellt, suchen wir nach Argumenten, die einen negativen Einfluss nahelegen. Gehen wir davon aus, dass Medien gar keinen Einfluss auf sprachliche Erwerbskomponenten haben, werden wir diesen Diskurs kaum führen und schon gar kein Forschungsvorhaben beginnen können. Erst wenn wir Hypothesen entwickeln, die medialen Einflüssen positive Potenziale zuschreiben, beginnen wir, auch nach positiven Potenzialen zu suchen.

Im Folgenden wenden wir uns zunächst den – populären – Annahmen zu den negativen Wirkungen des Mediengebrauchs zu (▶ Abschn. 16.3.1), um anschließend positive Potenziale für die Sprachentwicklung und Sprachförderung zu identifizieren (▶ Abschn. 16.3.2).

16.3.1 Populäre Hypothesen zu negativen Effekten der Mediennutzung

Es lassen sich 4 unspezifische Hypothesen zu negativen Medienwirkungen unterscheiden, die in die Literatur Einzug gefunden haben und die sich auch in der populär- oder gar unwissenschaftlichen Diskussion erheblicher Popularität erfreuen (für einen Überblick s. Niebuhr und Ritterfeld 2002). Unspezifisch sind diese, weil dabei die Inhalte keine Rolle spielen, sondern lediglich die Quantität der Nutzung eines Mediums. Alle diese Hypothesen sind in einer Zeit entstanden, als zumindest in Deutschland (noch) erhebliche Vorbehalte gegenüber dem Fernsehen und vor allem gegenüber den neuen Medien dominierten:

1. Die *Verdrängungshypothese* (Neuman 1988) besagt, dass Leseaktivitäten, worunter auch das Vorlesen zählt, zugunsten eines erhöhten Fernsehkonsums verdrängt werden. Das bedeutet, wenn viel ferngesehen wird, bleibt keine Zeit, um zu lesen und etwas vorzulesen, und somit würde das Fernsehen das Lesen verdrängen. Das wiederum wäre oder ist aber nur dann problematisch, wenn Lesen als Aktivität als wertvoller eingeschätzt würde als Fernsehen. Den Printmedien wird also implizit mehr Bedeutung zur Aneignung von Lesefertigkeiten beigemessen als beispielsweise dem Fernsehen.
2. Bei der *Konzentrationsabbauhypothese* (oder auch: Überforderungshypothese) geht man davon aus, dass durch den schnellen Bilderwechsel und eine rasche Abfolge von Informationen im Fernsehen, im Hörspiel und bei Computerspielen die Konzentrationsfähigkeit der Kinder abnimmt (Glogauer 1999). Die Konzentrationsabbauhypothese bezieht sich nicht nur auf den Abbau der Konzentration während der Rezeption des Mediums, sondern auch auf die allgemeine Fähigkeit der Konzentration. Da die Konzentrationsfähigkeit als eine der bedeutsamsten Voraussetzungen für jede Art von Lernen betrachtet wird (Gadberry 1980), wirke sich der Medienkonsum negativ auf die kindliche Entwicklung aus.
3. Mit der *Sprachverrohungshypothese* bemängeln Sprachpuristen, dass der medienspezifische Sprachcode, etwa der hohe Anteil an Fremdwörtern (z. B. Anglizismen) oder die telegrammstilartige Sprache, die als wertvoller erachteten Stilphänomene wie Mehrdeutigkeit, Paradoxa, Ironie, Nuanciertheit und Witz unterdrücke, was dazu führe, dass eine primitivere Sprache gelernt werde (Birkerts 1997).
4. Bekannt geworden ist zudem auch die *Mainstreaming-Hypothese,* der zufolge schichtbedingte (Lese-)Leistungsunterschiede durch einen hohen Fernsehkonsum homogenisiert werden können (Comstock und Scharrer 1999; Fetler 1984; Morgan und Gross 1980). Demnach würden Kinder aus höheren Schichten in ihrem Leistungs-

16

niveau abfallen, während Kinder aus niedrigeren Schichten durch den Fernsehkonsum profitieren könnten.

Obgleich diese negativen Wirkungshypothesen plausibel erscheinen, findet sich hierfür kaum empirische Evidenz (vgl. auch Niebuhr und Ritterfeld 2002; Ritterfeld und Niebuhr 2002). Der Verdrängungshypothese ist beispielsweise entgegenzuhalten, dass sich die Alternative zum Fernsehen gerade bei denjenigen Kindern, die viel fernsehen und gleichzeitig eine Entwicklungsförderung benötigen, häufig nicht als entwicklungsstimulierende Lernumwelt gestaltet, sondern ganz im Gegenteil als ein wenig kommunikativer und bildungsferner Interaktionsstil (Ritterfeld und Vorderer 2000). Diese Beobachtung initiierte im Übrigen auch das Kinderfernsehen (z. B. „Sesamstrasse"), das als pädagogisch anspruchsvolles massenmediales Angebot kompensatorische Funktion für bildungsfern aufwachsende Kinder erhalten sollte und – so zeigt sich in vielen Studien – auch erfolgreich realisierte (für einen Überblick s. Naigles und Mayeux 2001).

Die Konzentrationsabbau- oder Überforderungshypothese erhebt einen allgemeingültigen Anspruch, der keinerlei begründeten Gültigkeitsanspruch erheben kann. Differenzierte Betrachtungen zeigen, dass in Abhängigkeit von der Passung des Medienangebots und der Voraussetzungen beim Kind das ganze Spektrum an Wirkungen, von Unter- bis Überforderung, von Langweile über Anregung bis Übererregung, möglich ist (Koolstra et al. 2009; Ritterfeld und Vorderer 2000; Vorderer und Ritterfeld 2003). Studien zeigen darüber hinaus, dass gerade spezifisch an die individuellen Informationsverarbeitungsfähigkeiten der Rezipienten angepasste Medien höchste positive Wirksamkeit entfalten können (Ritterfeld 2011; Ritterfeld und Weber 2006).

Die Annahme der Sprachpuristen wird zwar von Studien dahingehend bestätigt, dass Kinder durch Medien eine qualitativ andere Sprache erwerben, die Studien machen aber auch deutlich, dass die Kinder diesen neuen Sprachcode zusätzlich zum Alltagssprachcode und nicht in Konkurrenz zu diesem erwerben (Böcking und Ritterfeld 2006; Gornik und Klein 1991; Murphy 1983; Rice et al. 1990; Rice 1983).

Die Mainstreaming-Hypothese konnte in einer von Ennemoser und Schneider (2007) vorgenommenen empirischen Überprüfung zum Teil bestätigt werden. So ergaben sich bei Vielsehern aus höheren sozialen Schichten Leistungseinbußen im Bereich des Leseverständnisses, der Lesegeschwindigkeit und der **phonologischen Bewusstheit.** Bei Kindern aus weniger privilegierten Verhältnissen hingegen ließ sich der zu erwartende Leistungsanstieg nicht nachweisen (Fernsehkonsum und die Entwicklung von Sprach- und Lesekompetenzen im frühen Grundschulalter).

Fernsehkonsum und die Entwicklung von Sprach- und Lesekompetenzen im frühen Grundschulalter

In einer Längsschnittstudie (Ennemoser und Schneider 2007; Ennemoser et al. 2003) wurden 2 Alterskohorten (Kindergartenkinder und Zweitklässler) über einen Zeitraum von insgesamt 4 Jahren begleitet. Das Würzburger Forscherteam stellte fest, dass individuelle Unterschiede beim Fernsehkonsum besonders dann negative Wirkungen auf die Entwicklung von Lese-Rechtschreib-Kompetenzen hatten, wenn es sich bei den Kindern um Vielseher handelte, wobei sich die meisten Vielseher in der Gruppe der Kinder mit niedrigerem sozioökonomischen Status fanden. Weiterhin zeigte sich, dass ein erhöhter Fernsehkonsum besonders bei sozial privilegierten Kindern negativ mit den erfassten Kompetenzen korrespondierte. Im Gegensatz zu Unterhaltungsprogrammen wirkten sich Bildungsprogramme förderlich auf die spätere Leseleistung aus.

16.3.2 Potenziale der Medien für die Sprachentwicklung

In diesem Abschnitt wollen wir die positiven Wirkungen des Mediengebrauchs näher betrachten. Dabei wenden wir uns zunächst spezifischen Eigenschaften einzelner Medien zu, um deren potenzielle Auswirkungen auf den Spracherwerb zu beleuchten. Allein daran wird deutlich, dass es keine medienübergreifenden Aussagen zu den Potenzialen oder den Wirkungen von Medien geben kann, sondern dass immer das spezifische Format betrachtet werden muss.

16.3.2.1 Interaktivität und Responsivität

Es besteht überhaupt kein Zweifel daran, dass die vor allem dyadische Interaktion zwischen einem Kind und einer Bezugsperson die wesentliche Voraussetzung für den Spracherwerb darstellt. Medien können das hochspezifische Feintuning, die Anpassung des sprachlichen Inputs an die Voraussetzungen des Kindes und die differenzierte Anreicherung ihrer naiven Sprachlehrstrategien nicht leisten (Ritterfeld 2000). Gleichwohl können Medien ein wichtiger *sprachlicher Datenlieferant* sein und die Aufmerksamkeit auf die Sprache lenken. Vereinzelte Studien bestätigen, dass Medien z. B. bei hörenden Kindern von gehörlosen Eltern eine notwendige, doch keinesfalls hinreichende Funktion der Datenlieferung zukommt (Sachs et al. 1981). Hier wurde vor allem das Fernsehen als Datenquelle genutzt.

Das Fernsehen ist – wie auch das Hörmedium oder das Buch – ein Massenmedium, das nicht individualisiert werden kann. Die Anpassung an Voraussetzungen eines Kindes besteht damit in der *Selektion des geeigneten Formats* und der geeigneten Inhalte. Damit kommt zunächst den Bezugspersonen, die in der Regel die Selektion steuern, eine wesentliche Moderatorfunktion für die Wirkung von Medien zu (Cantor 2004). Insbesondere bei Kleinkindern entscheiden die Bezugspersonen, welche Medien, welche Medieninhalte wie häufig und wie lange genutzt werden. Mit zunehmendem Alter wird die sog. „Selbstselektion" relevanter, bei der die Kinder die Verantwortung für die Mediennutzung selbst tragen. Dabei zeigt sich, dass Bezugspersonen vor allem den Umgang mit audiovisuellen und neuen Medien kontrollieren (Valkenburg und Cantor 2000), weniger hingegen die Hör- sowie die Printmedien.

Mit der Kontrolle der Mediennutzung geht auch die *Nutzungsqualität* einher: Wenn Bezugspersonen Medien gezielt anbieten, stehen sie mit höherer Wahrscheinlichkeit auch für eine gemeinsame Rezeption zur Verfügung. Das Vorlesen eines Buches erzwingt ein dyadisches Format und wird deshalb gerne für die Sprachförderung genutzt. Auch wenn bestimmte Arten von (begleitetem) Bildschirmmedienkonsum förderlich sein können, so ist und bleibt dennoch die Interaktion zwischen dem Kind und Personen in seiner direkten Umgebung die effektivste Möglichkeit für den Spracherwerb. Denn die Zeit, die vor dem Fernseher verbracht wird, wird kaum für intensive Eltern-Kind-Kontakte genutzt. Selbst wenn die Eltern den Fernsehkonsum begleiten, ist der dort stattfindende Kontakt weniger sprachförderlich als wenn der Fernseher ausgeschaltet wäre (Christakis et al. 2009). Nicht aber das Fernsehen trägt Schuld daran, dass die Eltern-Kind-Interaktion reduziert wird – schließlich sind es die Eltern, die entscheiden, ob der Fernseher (im Hintergrund) läuft oder nicht. Elterliche Ansprechbarkeit und der Interaktionsstil sind zeitlich stabile Merkmale. Es ist unwahrscheinlich, dass durch das Fernsehen die Bereitschaft der Eltern zur Interaktion mit den Kindern reduziert wird – eher ist bei geringerer Interaktionsbereitschaft der Eltern zu erwarten, dass der Fernseher vermehrt angeschaltet wird (Götz 2007; Hart und Risley 1992).

Gerade die dyadische Interaktion ist die wichtigste Voraussetzung für den Spracherwerb. Kinder profitieren vom dyadischen Format des Buchvorlesens. Beim Fernsehen sind die Kinder auf Sendungen angewiesen, die der normalen kindlichen Interaktionserfahrung möglichst ähnlich sind. Bildungsprogramme sind daher für Kleinkinder nur dann empfehlenswert, wenn sie *interaktive Elemente* aufweisen. Bei älteren Kindern zeigen interaktive Elemente positive Effekte. Förderlich sind zudem eine klare Handlungsstruktur und die Verwendung einer angemessenen Sprache. Von Hintergrundfernsehen ist abzuraten, da es der Eltern-Kind-Interaktion und dem kindlichen Spiel abträglich ist.

Kinder profitieren zudem auch von der *gemeinsamen Nutzung* audiovisueller Medien, wodurch sich z. B. die Chance einer Anschlusskommunikation eröffnet. Durch das sog. „Co-Viewing" bietet sich auch die Chance, Hilfestellungen während der Rezeption etwa durch Benennen oder Beschreiben des Gesehenen sowie das Stellen und Beantworten von Fragen zu geben. Hierdurch lassen sich Verständnisschwierigkeiten überwinden (Diergarten und Nieding 2012) sowie das Behalten neuer Spracheinheiten und deren späterer Transfer in den Alltag fördern. Neue Medien sind zudem nicht nur interaktiv, sie versprechen neben der Rückmelde- und Motivationsfunktion auch eine erhöhte Responsivität.

Der viel zitierte Befund, dass Kinder in direkten Interaktionen besser lernen als aus Fernseh- oder Videosendungen ist ein typischer Effekt, der auch andere Lernaufgaben als die Sprache betrifft (Roseberry et al. 2009). Er wird als *Videodefizit* (Anderson und Pempek 2005) bezeichnet. Dies tritt vor allem bei Kindern unter 24 Monaten auf und verliert sich mit zunehmendem Alter und zunehmender Fernseherfahrung. Darüber hinaus lässt es sich durch Angebote zur Interaktion, etwa videografierte Sprecher/-innen oder computeranimierten Tutoren/Tutorinnen, ausgleichen.

Kinder lernen Sprache nicht nur durch direkte Interaktion, sondern auch durch das Beobachten und *Mithören von Gesprächen* anderer. Dies gelingt ihnen bei videografierten und direkten Gesprächen gleichermaßen gut (O'Doherty et al. 2011). Dies mag daran liegen, dass ähnliche soziale Cues, also Hinweise vorkommen. Daher wirken sich narrative Fernsehsendungen mit angemessenem Sprachgebrauch (z. B. „Puh der Bär") positiv auf Sprachfähigkeiten aus, wohingegen Sendungen mit unangemessenem Sprachgebrauch (z. B. „Teletubbies") zu einem kleineren Wortschatz und weniger expressiver Sprache führen (Linebarger und Walker 2005).

Die vielfältigen Wirkungen neuer und damit interaktiver Medien lassen sich noch nicht abschätzen, weil das Angebot exponentiell wächst und die wissenschaftliche Erforschung diesen Angeboten hinterherhinkt (Bilda et al. 2017). Denn neue Medien sind nicht nur interaktiv und erhalten damit eine Rückmelde- und Motivationsfunktion, sondern versprechen auch eine erhöhte *Responsivität* (Ritterfeld und Hastall 2017). Damit ist gemeint, dass sie ein Feintuning realisieren können, bei dem das Sprachangebot genau an die Voraussetzungen und Entwicklungsaufgaben des Kindes angepasst wird.

16.3.2.2 Sprach- vs. Bildlastigkeit von Medien

Medien können danach unterschieden werden, ob sie beispielsweise eher sprach- oder eher bildlastig sind. Zu den sprachlastigen Medien gehören Bücher oder Hörspiele, zu den bildlastigen Medien hingegen Bilderbücher, Filme, Videos oder Computerspiele. Bildlastige Medien werden von Kindern bevorzugt, wenn sie (noch) nicht über genügend Sprachkompetenz verfügen, um sprachlastige Medien zu verstehen (Ritterfeld und Langenhorst 2011; Ritterfeld et al. 2012a). Denn (animierte) Bilder eröffnen die Möglichkeit der Encodierung von Bedeutung, sodass das Medienangebot trotz sprachlicher Barrieren verarbeitet werden kann.

Damit sind sie dazu geeignet, das Verstehen von Sprache zu unterstützen. Gleichzeitig können sie aber auch die Sprachverarbeitung behindern, indem sich das Verstehen auf Bilder stützt und ein Kind nicht die Mühe investiert, den sprachlichen Input zu verarbeiten.

Um Fernsehformate adäquat nutzen zu können, muss ein Kind *duale Repräsentationen* verstehen. Hiermit ist die Fähigkeit gemeint, dass Bilder und Filme nicht nur materielle (zweidimensionale) Objekte an sich sind, sondern auch etwas anderes zeigen als sich selbst, d. h., eine Repräsentation etwa für eine andere Person oder ein Objekt in der realen Welt darstellen (Nieding und Ohler 2013).

Auch der schon vorhandene *Wortschatz* bei Kindern hat einen Einfluss auf die Medienwirkung: Kinder mit größerem Vokabular können besser neue Wörter aus Fernsehpräsentationen lernen als Gleichaltrige mit geringerem Wortschatz (Krcmar et al. 2007).

Gelingt es Kindern, sich auf zentrale Inhalte zu konzentrieren, die möglicherweise visuell oder auditiv weniger salient sind, können sie besser die medial vermittelten relevanten Inhalte lernen. Diese Fähigkeit verbessert sich mit zunehmendem Alter der Kinder. Um beispielsweise Fernsehinhalte konzentriert wahrnehmen, verarbeiten und abrufen zu können, brauchen Kinder eine gewisse Menge an Erfahrungen mit diesem Medium. Hierbei können jedoch auch Erfahrungen mit einem anderen Medium übertragen werden. Im Rahmen einer umfangreichen Längsschnittstudie mit anfänglich 4-jährigen Kindern konnte Diergarten (2010) zeigen, dass ein allgemeines *mediales Symbolverständnis* mit 4 Jahren einen bedeutsameren Effekt auf den späteren Erwerb akademischer (wie Lese-Rechtschreib- und mathematische) Kompetenzen sowie emotionaler (Emotionserkennung und -verständnis) Kompetenzen hat (Ennemoser und Schneider 2007; Möckel 2013).

Weiterhin vermögen Kinder mit hoher *Zeichenkompetenz* Lernmedien effizienter zu nutzen. So lernten 4-jährige Kinder mit hoher medialer Zeichenkompetenz besser von einem Computerspiel und einem Lehrfilm als Kinder mit niedriger medialer Zeichenkompetenz, obwohl die Intelligenz der Kinder als wichtiger Einflussfaktor kontrolliert wurde (Möckel 2013).

Welchen Einfluss Medien auf die Sprachentwicklung haben, unterscheidet sich auch in Abhängigkeit von der zu erlernenden Sprachkomponente. Beim Lernen neuer Wörter scheint es vom Alter der Kinder sowie von der Art der Präsentation abzuhängen, ob sie aus dem Medium lernen können.

Fast alle Untersuchungen hierzu wurden zur audiovisuellen Präsentation durchgeführt. In einer Studie von Krcmar et al. (2007) lernten Kinder im Alter zwischen 15 und 24 Monaten neue Wörter am besten, wenn sie sich in direkter Interaktion mit einem Erwachsenen befanden und die Aufmerksamkeit gemeinsam auf das neue Objekt, dessen Namen sie lernen sollten, gerichtet war. Ebenfalls bedeutsam, wenn auch weniger erfolgreich als in der Live-Interaktion, lernten sie von einem videografierten Sprecher.

Ein weiterer positiver Effekt von TV-Programmen beim Wörterlernen entsteht durch das sog. „syntaktische **Bootstrapping**". Darunter versteht man die Fähigkeit zum Rückschluss auf die Bedeutung neuer Wörter und Sätze durch kontextuelle Hinweisreize. Bereits 2-jährige Kinder profitieren auf dieser Basis von der Beobachtung eines videografierten Sprechers, insofern sie in Abhängigkeit der Anzahl von Personen (1 oder 2) verstehen, ob ein Verb transitiv oder intransitiv gebraucht wird (Yuan und Fisher 2009).

Neue Medien lassen sich nicht pauschal den sprach- bzw. bildlastigen Medien zuordnen, obgleich sie häufig auch unter die sog. „Bildschirmmedien" subsumiert werden. Ihre Nutzung setzt zwar eine visuelle Nutzeroberfläche voraus, aber darauf kann sowohl Schrift als auch Bild präsentiert werden (Ritterfeld et al. 2016).

16.3.2.3 Konzeptionelle Schriftlichkeit bzw. Mündlichkeit

Insbesondere die sprachlastigen Medien bieten die Möglichkeit, eine sog. „konzeptionell schriftliche Sprache" und damit einen eher bildungssprachlichen Input anzubieten. Dieser Sprachcode wird in der mündlichen Interaktion kaum realisiert. Hier liegt der Vorteil einer medialen Kommunikation.

Konzeptionelle Schriftlich- bzw. Mündlichkeit sind prinzipiell unabhängig von der medialen Präsentation. Mit „medial" ist hier eine dichotome Dimension gemeint, in der zwischen phonisch (gesprochene Sprache) und grafisch (geschriebene Sprache) unterschieden wird. „Konzeptionell" meint in diesem Sinne ein Kontinuum, auf dem Texte oder Äußerungen eingeordnet werden, die entweder Merkmale konzeptioneller Mündlichkeit oder Merkmale konzeptioneller Schriftlichkeit aufweisen (Koch und Österreicher 1994). So kann ein wissenschaftlicher Vortrag mündlich vorgetragen werden (phonisch), besitzt aber alle Merkmale des konzeptionell Schriftlichen. Eine SMS dagegen besteht aus der geschriebenen Sprache (grafisch), besitzt aber alle Merkmale des konzeptionell Mündlichen.

Situationen, die durch Merkmale der *Mündlichkeit* geprägt sind, finden sich in Alltagssituationen, im Kindergarten und in den ersten beiden Jahren der Grundschulzeit. Die Mündlichkeit zeichnet sich vor allem durch Wiederholungen, Gedankensprünge, unvollständige Sätze, grammatikalische Fehler, einen unpräzisen Wortgebrauch und Füllwörter aus (Neugebauer und Nodari 1999). Die Kommunikationsbedingungen bei der Mündlichkeit sind durch eine dialogische Struktur und Interaktivität gekennzeichnet. Die Inhalte der Kommunikation, ob gesprochen oder geschrieben, sind an einen Kontext gebunden und werden in Face-to-Face-Situationen durch Mimik und Gestik unterstützt (Jeuk 2010). Die konzeptionelle Mündlichkeit zeichnet sich außerdem durch eine niedrige Elaboriertheit und durch eine geringe Informationsdichte aus (Günther 1997).

Auch *konzeptionell schriftliche Sprache* (Bildungssprache) kann wie die konzeptionelle Mündlichkeit in geschriebener und gesprochener Form auftreten. Charakteristisch für die Bildungssprache sind lineare Argumentationen, wenige Wiederholungen, keine Füllwörter, vollständige Sätze, keine Gedankensprünge, ein differenzierter, präziser Wortgebrauch und grammatikalische Korrektheit (Neugebauer und Nodari 1999). Bildungssprache besitzt eine hohe Elaboriertheit und Komplexität (Günther 1997). Der Gebrauch der Bildungssprache setzt also ein gewisses Maß an kognitivem Sprachverständnis voraus und dient der Übermittlung von verdichteten, kognitiv sehr anspruchsvollen Informationen in dekontextualisierten Konstellationen (Gogolin und Lange 2011). Bildungssprache dient als Grundlage für die schulische Bildung eines Kindes und somit auch als Grundlage für einen guten Bildungsabschluss (Jeuk 2010).

16.3.2.4 Aufmerksamkeit für Sprachverarbeitung

Der auf Medien gerichtete Vorwurf, negative Wirkungen zu entfalten, wird dadurch genährt, dass sie eine hohe Attraktivität entfalten und diese Attraktivität als eine Folge von Unterhaltung interpretiert wird. Unterhaltung, so wird weiterhin angenommen, sei eine oberflächliche Rezeptionsweise, die der tieferen und mithin wertvolleren Verarbeitung von bildungsrelevanten Inhalten entgegenstehe

(Klimmt et al. 2004). Die Argumentation lässt sich jedoch auch umdrehen: Wenn etwas unterhält, wird es aufmerksam rezipiert. Aufmerksamkeit wiederum ist die Voraussetzung für jede Informationsverarbeitung. Entscheidend für die gewünschte positive Wirkung ist damit, ob es einem Medium gelingt, die Aufmerksamkeit auf die Sprache zu lenken. Bildlastige Medien bergen im Unterschied zu sprachlastigen Medien prinzipiell das Risiko, die Aufmerksamkeit von der Sprachverarbeitung auf die Bildverarbeitung zu verlagern. Hörspiele sind hingegen ein bislang noch weit unterschätztes – sprachlastiges – Medium, das in vorbildlicher Weise sprachförderlich eingesetzt werden kann.

Hörspiele sind Geschichten, die für ein analoges oder digitales Audio-Abspielgerät angeboten werden. Charakteristisch für ein Hörspiel ist der Einsatz von verschiedenen Sprecherstimmen, Musikeinlagen und Sound-Effekten. Diese Merkmale tragen zu dem Unterhaltungspotenzial bei. Ein Hörspiel ist folglich von einem Hörbuch zu unterscheiden, das von einer Person vorgelesen wird.

Formale Unterhaltungselemente wie Musik oder Klangeffekte lenken die Aufmerksamkeit des Kindes auf die auditive hörspielbezogene Modalität (Vorderer et al. 2001, 2006). Sie bewirken also eine Hinwendungsreaktion. Das Kind beginnt, aufmerksam zuzuhören. Diese Erregung der unwillkürlichen Aufmerksamkeit ist die erste Wirkung, die das Hörspiel auf kindliche Rezipienten entfaltet. Die vom Hörspiel getriggerte Aufmerksamkeit ermöglicht es dem Kind, die ersten sprachlichen Informationen des Hörspiels bewusst aufzunehmen und zu verarbeiten. Es werden also mehr kognitive Ressourcen auf die Verarbeitung des Hörspiels verwendet. So wandeln sich die „Geräusche", die das Hörspiel produziert, in sinnvolle Informationen.

Anhand dieser Informationen und der formalen Gestaltung nimmt das Kind eine erste Bewertung vor: Ist das Gehörte unterhaltsam und interessant? Oder ist es langweilig und unangenehm? Fühlt sich das Kind an dieser Stelle nicht gut unterhalten, verliert es an Zuwendungsmotivation und beginnt, sich zu langweilen. Ein Abbruch der Rezeption wird wahrscheinlich, zumindest aber steigt das Interesse für alternative Reize und Beschäftigungsmöglichkeiten. Beurteilt das Kind hingegen den Anfang des Hörspiels als unterhaltsam, wird es mit größerer Wahrscheinlichkeit die Rezeption fortsetzen. Außerdem wird es seine Aufmerksamkeit bewusst auf das Hörspiel richten und spätestens jetzt den Großteil seiner kognitiven Ressourcen auf die Verarbeitung der Geschichte verwenden.

Das Kind nimmt in schneller Folge Informationen über Personen, Handlungen und Ereignisse auf. An dieser Stelle setzt die affektive Bindung an den Protagonisten der Geschichte ein. Dessen erste Erlebnisse werden verarbeitet und (moralisch) bewertet (Zillmann 1996), und das Kind entwickelt eine „emotionale Beziehung" zur Hauptfigur (Hoffner 1996). Zu diesem Zeitpunkt wird das Unterhaltungserleben nicht mehr nur wie zu Beginn aus formalen Elementen wie Musik, sondern auch aus inhaltlichen Elementen, nämlich der emotionalen Attraktivität der Hauptfigur, „gespeist" (◘ Abb. 16.1).

Gelingt es dem Hörspiel, das Kind zu unterhalten, entsteht ein Kreislauf aus Aufmerksamkeit und Unterhaltungserleben. Da *Aufmerksamkeit* eine Schlüsselgröße für das kindliche Sprachlernen aus einem angebotenen sprachlichen Input darstellt (Ritterfeld 2003), kann davon ausgegangen werden, dass kindliche Rezipienten mit größerer Wahrscheinlichkeit aus den sprachlichen Informationen eines Hörspiels **semantische** und **syntaktische** Strukturen extrahieren, wenn ihre Aufmerksamkeit durch das unterhaltsame Rezeptionserleben gefördert wird.

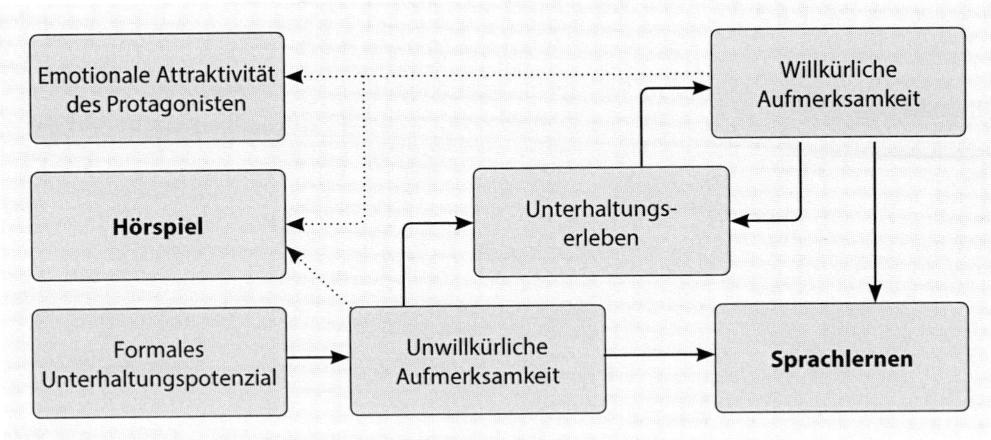

Abb. 16.1 Modell zum Zusammenhang zwischen Unterhaltungserleben und Sprachlernen während der einmaligen Rezeption eines Hörspiels. (Aus: Vorderer et al. 2001)

16.3.2.5 Wiederholte Rezeption

Das zuvor vorgestellte Modell (Abb. 16.1) trifft Annahmen über den Zusammenhang zwischen Unterhaltungserleben und Sprachlernen während des einzelnen Rezeptionsprozesses. Da der Spracherwerb eine langfristige Entwicklung darstellt und in hohem Maße von der Redundanz des dargebotenen Inputs abhängig ist, erscheint es sinnvoll, die zeitliche Perspektive zu erweitern und die Bedeutung des Unterhaltungserlebens über mehrere Rezeptionsvorgänge hinweg, also mit Blick auf die wiederholte Nutzung eines Medienangebots, zu beleuchten.

In dieser Perspektive erscheinen die kindlichen Nutzer/-innen als durchaus intentional Handelnde, die bei der nächsten anstehenden Entscheidung für eine unterhaltsame Rezeption mit höherer Wahrscheinlichkeit erneut dasselbe Hörspiel auswählen werden, das ihnen schon in der Vergangenheit positiv empfundene Unterhaltungserlebnisse ermöglicht hat. Denn gemäß Zillmanns (1988) „Mood-Management Theorie" ist das Aufsuchen positiv bewerteter Stimmungen und das Vermeiden negativer Stimmungen die zentrale Einflussgröße für das Selektionsverhalten von Mediennutzern (vgl. auch Zillmann und Vorderer 2000).

Die formale Gestaltung und die emotionale Attraktivität des Protagonisten eines Hörspiels beeinflussen also nicht nur das kindliche Unterhaltungserleben während der Rezeption, sondern auch das mittel- und langfristige Nutzungsverhalten. Je unterhaltsamer ein Hörspiel von seinen kindlichen Rezipienten empfunden wird, desto häufiger sollte es auch von ihnen genutzt werden. Die *Nutzungsfrequenz* wiederum ist für die Extraktion von Informationen, die für den Spracherwerb relevant sind, eine kritische Größe: Mit zunehmender Häufigkeit der Wiederholung sprachlichen Inputs steigt auch die Wahrscheinlichkeit, dass sich Kinder neues Sprachwissen aneignen.

Somit müssen die Annahmen zum einzelnen Rezeptionsvorgang um den Aspekt der wiederholten Nutzung ergänzt werden, denn darin liegt der entscheidende Zusammenhang zwischen Unterhaltungserleben und Spracherwerb. Je häufiger das Kind ein Hörspiel rezipiert, desto mehr Möglichkeiten hat es, sprachliche Informationen für sich zu extrahieren und diese abzuspeichern, und desto größer sollte der Sprachlerneffekt sein, der auf die Nutzung des Hörspiels zurückzuführen ist. Umgekehrt dürfte ein eher „langweiliges“ Hörspiel seltener rezipiert werden. Dessen sprachlicher Input hätte daher weniger Chancen, erlernt zu werden.

Wie Nutzungsdaten zeigen, sind Hörspiele bei den 3- bis 6-Jährigen ein häufig genutztes Medium, das sie selbstständig und ohne Hilfe der Eltern bedienen können (Grüninger und Lindemann 2000). Zudem sind sie gerade im Hinblick auf den Spracherwerb von besonderem Interesse, weil sie

- in der Altersgruppe der 3- bis 4-jährigen Kinder sehr beliebt sind (Hansen und Manzke 1993).
- einen ausschließlich auditiven Input liefern, der zu einem hohen Anteil schriftsprachlicher Natur ist. Das bedeutet, dass die Rezeption dieses Mediums eine Hinwendung zu der Verarbeitungsmodalität voraussetzt, in der Sprache angeboten wird, und gleichzeitig keinerlei Ablenkung hin zu einer anderen Modalität erfolgt (Gibbons et al. 1986).
- in vielen Fällen mehrfach (zum Teil bis zu hundert Mal) rezipiert werden (MusikWoche 1995, S. 21). Das bedeutet, dass der verbale Input in gleicher Weise wiederholt verarbeitet wird. Dies hat zur Folge, dass eine Annäherung an das Verstehen neuer und/oder komplexer lingualer Inhalte über die Zeit erfolgen kann und dass das Kind eine höhere Chance hat, neue Formen in sein produktives Sprachrepertoire zu übernehmen, als es sie bei einer nur einmaligen Rezeption hätte.
- von den meisten Eltern als deutlich „harmloser“ als etwa das Fernsehen betrachtet werden und daher kaum Restriktionen hinsichtlich der Nutzung durch Vorschulkinder unterliegen (Pöttinger 1994).

In zahlreichen labor- und feldexperimentellen, teilweise längsschnittlichen Experimentalstudien konnte die Arbeitsgruppe um Ritterfeld die Wirksamkeit der Rezeption von Hörspielen auf den Spracherwerb bei sprachlich unauffälligen und auffälligen (Niebuhr-Siebert und Ritterfeld 2012; Ritterfeld et al. 2006) sowie mehrsprachigen Kindern im Kindergartenalter nachweisen.

Sowohl sprachlich unauffällige wie auch sprachauffällige Kinder mit einer **spezifischen Sprachentwicklungsstörung** (SSES) können bereits nach wenigen Rezeptionsvorgängen von einem hörspielbezogenen Sprachinput profitieren. Kinder mit SSES nutzen den Input jedoch weniger effektiv aus und bleiben in vergleichbarer Zeit auf einem niedrigeren Lernzuwachsniveau als ihre altersgleichen **Peers** (Ritterfeld et al. 2010).

Gleichzeitig zeigen die Studiendaten aber eine erstaunliche Verlaufsparallelität der SSES-Gruppe mit einer Vergleichsgruppe von Kindern, deren phonologische Gedächtnisleistung vergleichbar ist mit der Gruppe der SSES-Kinder, wenngleich diese Kinder im Schnitt mehr als 1 Jahr jünger sind. Diese Musterähnlichkeit der Lernkurven, gemessen an 4 Messzeitpunkten, zeigt eindrücklich, dass die Fähigkeit zur effektiven Ausnutzung des hörspielbezogenen Sprachlernangebots von der Leistung des **phonologischen Arbeitsgedächtnisses** abhängt. Das Sprachlernen selbst wurde mittels hörspielimmanenter linguistischer Parametern mit zunehmender Komplexität operationalisiert (Reimergänzung, Lückentext, Nachsprechen, Encodierung semantischer Relationen; Ritterfeld et al. 2010).

In ◘ Tab. 16.1 haben wir die oben diskutierten 5 Aspekte einer sprachförderlichen Wirkung (Interaktivität und Responsivität, Sprachlastigkeit, konzeptionelle Schriftlichkeit, auditive Aufmerksamkeit, wiederholte Rezeption) für die 4 Mediengruppen (Print, Audio, audiovisuelle Medien, neue Medien) im Überblick zusammengefasst.

Tab. 16.1 Überblick über Sprachförderpotenziale der unterschiedlichen Medien

	Interaktivität und Responsivität	Sprachlastigkeit	Konzeptionelle Schriftlichkeit	Aufmerksamkeit für Sprachverarbeitung	Wiederholte Rezeption
Printmedien	Dialogisches (Vor-)Lesen ja; sonst nein	Ja	Eher mehr	Dialogisches (Vor-) Lesen ja; ansonsten Schriftsprache	Ja
Audiomedien	Nein	Ja	Eher mehr	Ja	Ja
Audiovisuelle Medien	Nein	Nein	Eher weniger	Nein	Möglich
Neue Medien	Möglich	Möglich	Möglich	Möglich	Ja

Dabei zeigt sich, dass *Printmedien,* sofern sie dialogisch angeboten werden, auf allen Dimensionen sprachförderliches Potenzial liefern.

Audiomedien sind zwar nicht interaktiv und responsiv, können aber in allen anderen Bereichen Sprachförderlichkeit entfalten. Im Unterschied zu den Printmedien, die etwa ab dem Schulalter von den Kindern selbstständig gelesen werden können und damit schriftsprachliche Kommunikation fördern, erlauben Hörspiele die Verbindung von konzeptionell mündlichen und konzeptionell schriftlichen Elementen in der medial-mündlichen Kommunikation (Niebuhr und Ritterfeld 2003).

Audiovisuelle Medien erweisen sich in dieser Zusammenstellung als das Medienformat mit den wenigsten Sprachförderpotenzialen, zumindest wenn man nur die Rezeption und nicht einen begleitenden oder sich anschließenden Dialog betrachtet. Das bedeutet nicht, dass sie keinerlei positive Wirkung entfalten können, aber ihr Wirkpotenzial ist im Vergleich zu den anderen Medien geringer und sie bieten sich damit auch weniger für die gezielte Sprachförderung an.

Neue Medien bieten hingegen prinzipiell ein enormes Potenzial, weil sie als interaktive und responsive Systeme sogar den Nachteil eines unidirektionalen Massenmediums kompensieren können. Der Einsatz für die Sprachförderung und -therapie wird im Moment intensiv diskutiert, es ist jedoch verfrüht, belastbare Aussagen darüber zu treffen, was tatsächlich wie wirkt (Mühlhaus et al. 2017).

16.4 Mehrsprachigkeit und Mediennutzung

Mehrsprachige Familien realisieren nicht nur eine sprachlich facettenreiche Alltagskommunikation, sondern haben auch die Möglichkeit, sprachlich diverse Medien zu nutzen. Insbesondere elektronische Medien machen es mittlerweile nahezu umstandsfrei möglich, nicht nur Informations-, sondern auch Unterhaltungsformate in der Herkunftssprache zu rezipieren. Die Mediennutzung macht damit unter Umständen einen substanziellen Beitrag für den sprachlichen Input in der Herkunftssprache aus, wie unter Fallbeispiel: Erhalt einer Familiensprache dargestellt wird.

Fallbeispiel: Erhalt einer Familiensprache

Lise wurde in Deutschland in eine deutschsprachige Familie geboren und sprach ihr 1. Wort mit 16 Monaten. In der weiteren Sprachentwicklung zeigte sie alle Anzeichen einer **Sprachentwicklungsverzögerung** und wenig Interesse an verbaler Kommunikation.

Im Alter von 2;8 Jahren zog sie mit ihrer Familie ins englischsprachige Ausland und besuchte dort eine Kita. In den ersten Monaten verweigerte sie jegliche verbale Kommunikation, um danach ausschließlich in Englisch zu kommunizieren. Die deutsche Sprachentwicklung kam damit zu einem fast vollständigen Halt. Obgleich in der Familie zwar Deutsch gesprochen werden konnte, antwortete Lise stets auf Englisch, sodass die Familiensprache zunehmend ins Englische wechselte.

Da die Familie eine Rückkehr nach Deutschland nicht ausschloss, sollte die deutsche Sprachkompetenz mindestens erhalten, gerne weiterentwickelt werden. Deshalb wurden deutsche Hörspiele eingesetzt. Das Mädchen nahm das deutsche Storytelling an, weil sie neben dem Hören malen, spielen oder sich bewegen konnte. Die Hörgeschichten wurden dem Alter angepasst und ermöglichten, dass sich Lise nicht nur eine einwandfreie deutsche **Phonologie** bewahrte, sondern auch ihre deutschen Sprachkompetenzen weiterentwickelte.

Als sie im Alter von 10 Jahren nach Deutschland zurückkehrte, hatte sie zwar einen eingeschränkten Wortschatz und machte grammatische Fehler, fiel aber auch durch Äußerungen auf, die als Medieneffekte interpretiert werden können, z. B.: „Seine Gemahlin nahm an der schmalen Tischseite Platz.“ Diese Formulierung ist der literarischen Sprache einer Hörgeschichte entlehnt und wurde anfangs auch im Alltag verwendet. Mit der Zeit holte Lise die deutsche Sprache gebrauchsadäquat nach und verwendete dann Hörspiele, um ihre Englischsprachkompetenzen nicht zu verlieren. Heute im Alter von 20 ist sie sicher bilingual.

Umgekehrt liefern Medien aber auch einen deutschsprachigen Input selbst dann direkt ins Haus, wenn in der Familie kein Deutsch gesprochen wird. Gerade bei mehrsprachigen Kindern kommt damit dem Medienangebot eine höchst bedeutsame Rolle zu, die auch gezielt genutzt werden kann. Vor allem mobile Medien wie das Smartphone oder das Tablet können sogar eine Brücke zwischen dem deutschen Input in Kindergarten und Schule und einem herkunftssprachlichen Input in der Familie bilden, wie unter Fallbeispiel: Anbahnung einer neuen Sprache näher ausgeführt ist.

Fallbeispiel: Anbahnung einer neuen Sprache

Lihor stammt aus Israel und zog mit seiner Mutter im Alter von 9 Jahren nach Deutschland. In Israel wuchs er bilingual mit Hebräisch und Englisch auf und konnte auch ein wenig Arabisch. Die Mutter kann eine englischsprachige Schule in Deutschland nicht finanzieren und muss Lihor deshalb in den deutschen Unterricht schicken. Lihor hat in der 2. Klasse zunächst erhebliche Probleme, weil er nichts versteht. Er vermisst sein Zuhause in Israel und zieht sich zurück. Seine Mutter fühlt sich hilflos. Sie sucht eine Tutorin, die Lihor Deutsch beibringen soll, aber Lihor verweigert sich. In der Schule ist er oft allein und zu Hause sieht er am liebsten fern oder spielt am Computer.

Die Eltern suchen eine Kinderärztin auf, auf deren Website ausführlich über Sprachförderung informiert wird, u. a. findet sich dort der – völlig unbegründete – Hinweis, dass Medien wie Fernsehen, Computer oder Hörspiele Sprachentwicklungsprobleme auslösen würden und deshalb nicht zu empfehlen seien.

Zum Glück kommt die Mutter mit einem Sprachtherapeuten in Kontakt, der Lihor eine Lern-App zeigt, mit der man deutsche Wörter lernen kann. Die App ist lustig und Lihor fühlt sich zunehmend kompetent. In der App ist eine Chatfunktion integriert, mit der man auch Videokommunikation nutzen kann. Lihor kommt dadurch mit Xenia aus einer anderen Stadt in Kontakt, die ebenfalls Lernanfängerin der deutschen Sprache ist. Die beiden tauschen sich intensiv über die Chatfunktion der Lern-App und dann auch über andere soziale Medien aus und besuchen sich schließlich sogar. Lihor fühlt sich nicht mehr so allein und entwickelt eine Motivation, die deutsche Sprache gemeinsam mit Xenia zu lernen. Er sieht viel deutsches Fernsehen und baut damit seinen Wortschatz auf.

Nach einigen Monaten ist er stolz, dass er bereits besser Deutsch spricht als seine Mutter und sie in vielen Angelegenheiten unterstützen kann. In der Schule hat Lihor immer weniger Schwierigkeiten und gewinnt richtig gute Freunde, denen er beim Englischlernen hilft.

Wie oben aufgezeigt wurde, bietet das Hörspiel idealtypische Voraussetzungen an, um sich sprachliche Strukturen anzueignen. Hörspiele sind im Vorschul- und im Grundschulalter höchst populär, aber gerade diejenigen Familien, in denen nicht primär Deutsch gesprochen wird, nutzen dieses Medium nicht (Ritterfeld et al. 2012b). Dies mag an kulturellen Unterschieden liegen, denn Hörspiele erfreuen sich gerade in Deutschland einer besonderen Beliebtheit und sind in anderen Kulturkreisen weniger bekannt.

Hier liegt eine Chance für die gezielte Förderung, indem Hörspiele mit Kindern entwickelt oder ihnen zur Verfügung gestellt werden. Im Prinzip eignen sich alle handelsüblichen Hörspiele, allerdings besteht bei Kindern mit nicht altersgerecht entwickelten sprachlichen Voraussetzungen die Gefahr der Überforderung. Sprachlich weniger anspruchsvolle Formate sind hingegen nicht mehr altersgerecht und lösen keine Hörmotivation aus.

An dieser Stelle setzen Bestrebungen an, Hörspiele für eine Altersgruppe zu entwickeln, die thematisch dem Alter entsprechen, aber sprachlich einfacher gehalten sind (Ritterfeld et al. 2012a). Erste Wirkungsstudien aus unserer eigenen Arbeitsgruppe zeigen, dass diese Hörspiele bei mehrsprachig aufwachsenden Kindern im Grundschulalter in der Tat ihr sprachförderliches Potenzial entfalten können (Ritterfeld und Lüke 2020). Eine Variante der eigens entwickelten Hörspielserie, die unter ▶ http://www.wetterschacht-detektive.de/ kostenfrei zum Download zur Verfügung stehen, kombiniert deutschsprachige Dialoge mit türkischen Erzählpassagen, die durch konzeptionelle Schriftlichkeit charakterisiert sind. Hierdurch sollen weniger Deutsch sprechende, aber Türkisch kompetentere Kinder an die deutsche Sprache herangeführt werden.

In einer weiteren Studie der Dortmunder Arbeitsgruppe wurden Tablets zur Sprachanbahnung bei heimatvertrieben Flüchtlingskindern, die noch keinerlei Deutsch sprechen, eingesetzt und die Nutzbarkeit des Mediums evaluiert (Ritterfeld et al. 2016). Hier zeigte sich sehr deutlich, dass diese Kinder keinerlei Probleme mit der intuitiven Nutzung der neuen Medien hatten und dass diese auch höchst attraktiv sind. Gleichwohl sind viele Apps zum Deutschlernen noch nicht attraktiv genug, um die Kinder länger dafür zu interessieren, damit sie ihre Sprachförderwirkung entfalten können. Die Autorinnen haben deshalb dafür plädiert, eine modellgeleitete, psycholinguistische Sprachförderung mit Gamification-Elementen zu versehen, die eine anhaltende intrinsische Mediennutzung evozieren können (Ritterfeld und Weber 2006).

Auch für den sog. „Fremdsprachenerwerb" können Hörspiele Verwendung finden. Kirch und Speck-Hamdan (2007) untersuchten den Einfluss verschiedener deutschsprachiger Sendungskonzepte auf das Englischlernen im Vorschulalter, darunter „Dora", „Die Sendung mit dem Elefanten" und „Razzledazzle". Ähnlich wie bei den bisher berichteten Befunden zeigten sich auch hier große Unterschiede je nach Alter, Sendung, Sprachkomponente und Anzahl der Wiederholungen. Das Fazit fällt jedoch insgesamt sehr positiv aus und zeigt, dass alle untersuchten Sendungen zu einem Lernzuwachs führten. Dieser ist jedoch bei den älteren Kindern (5- und 6-Jährige) höher als bei den Jüngeren (3- und 4-Jährige). Besonders profitierten die Kinder in den Bereichen reproduktiver Wortschatz und Hörverstehen.

16.5 Zusammenfassung

- Eine pauschale Aussage darüber, ob Medien generell gut oder schlecht für (Klein-)Kinder sind, lässt sich nicht treffen.
- Studienergebnisse legen den Schluss nahe, dass sich die Effekte aus einer Wechselwirkung zwischen den Eigenschaften des Kindes, Charakteristika des Mediums und der Medieninhalte sowie des Kontextes, in dem ein Medium genutzt wird, bilden.
- Zu medialen Potenzialen in Bezug auf die Möglichkeit der Entfaltung einer sprachförderlichen Wirkung gehören Interaktivität und Responsivität, Sprachlastigkeit, konzeptionelle Schriftlichkeit, auditive Aufmerksamkeit und die Möglichkeit zur wiederholten Rezeption.
- Insbesondere Print- und Audiomedien, aber auch neue Medien können Potenziale entfalten, die den Spracherwerb positiv beeinflussen und sogar gezielt zur Sprachförderung genutzt werden können.
- Nutzungsdaten zeigen, dass Hörspiele bei den 3- bis 6-Jährigen ein häufig genutztes Medium sind, das sie selbstständig und ohne Hilfe der Eltern bedienen können. Mit zunehmender Häufigkeit der Wiederholung sprachlichen Inputs steigt die Wahrscheinlichkeit, dass sich Kinder neues Sprachwissen aneignen.
- Bildlastige Medien werden von Kindern bevorzugt, wenn sie (noch) nicht über genügend Sprachkompetenz verfügen, um sprachlastige Medien zu verstehen. Um Fernsehformate adäquat nutzen zu können, muss ein Kind duale

Repräsentationen verstehen. Kindern können besser die medial vermittelten relevanten Inhalte lernen, wenn sie in der Lage sind, sich auf zentrale, möglicherweise visuell oder auditiv weniger saliente Inhalte zu konzentrieren. Diese Fähigkeit verbessert sich mit dem Alter der Kinder. Um Fernsehinhalte konzentriert wahrnehmen, verarbeiten und abrufen zu können, brauchen Kinder zudem eine gewisse Menge an Erfahrungen mit dem Medium.

- Medien ermöglichen mehrsprachigen Familien, Informations- und Unterhaltungsformate in der Herkunftssprache zu rezipieren. Außerdem liefern Medien auch einen deutschsprachigen Input. Gerade bei mehrsprachigen Kindern kommt damit dem Medienangebot eine bedeutsame Rolle zu, die gezielt genutzt werden sollte, wenn zu Hause ausschließlich in der Herkunftssprache gesprochen wird. Vor allem mobile Medien wie das Smartphone oder das Tablet können eine Brücke zwischen dem deutschen Input in Kindergarten und Schule und einem herkunftssprachlichen Input in der Familie bilden. Das Hörspiel bietet ideale Voraussetzungen zur Aneignung sprachlicher Strukturen.

16.6 Weiterführende Literatur

Eine Übersicht über die Wirksamkeitsprinzipien von Sprachförderung durch Hörspiele findet sich in einem Beitrag, der neben zahlreichen weiteren Materialien sowie einem sprachförderlichen Hörspiel für Grundschulkinder zum kostenlosen Download unter ► http://www.wetter-schacht-detektive.de/ zur Verfügung steht:

- Ritterfeld, U., Lüke, T., Hengel, R., & Niebuhr-Siebert, S. (2012). Die Wetterschacht-Detektive. Ein Hörspiel zur Sprachförderung. *L.O.G.O.S interdisziplinär, 3,* 164–172.

Zu empfehlen ist auch die Zeitschrift *Journal of Children and Media,* die von Taylor & Francis verlegt wird und aktuelle Beiträge unter ► https://www.tandfonline.com/loi/rchm20 verfügbar macht.

Literatur

Anderson, D. R., & Pempek, T. A. (2005). Television and very young children. *The American Behavioral Scientist, 48*(5), 505–522.

Bilda, K., Mühlhaus, J., & Ritterfeld, U. (2017). *Neue Technologien in der Sprachtherapie*. Stuttgart: Thieme.

Birkerts, S. (1997). *Die Gutenberg-Elegien. Lesen im elektronischen Zeitalter*. Frankfurt a. M.: Fischer.

Böcking, S., & Ritterfeld, U. (2006). Alles „gaga" oder was? Zum Einfluss elektronischer Medien auf den Spracherwerb. *Medien und Erziehung (MERZ), 50*(1), 33–38.

Cantor, J. (2004). *Teddy's TV troubles*. Madison: Goblin Fern Press.

Christakis, D. A., Gilkerson, J., Richards, J. A., Zimmerman, F. J., Garrison, M. M., Xu, D., Gray, S., & Yapanel, U. (2009). Audible television and decreased adult words, infant vocalizations, and conversational turns: A population-based study. *Archives of Pediatrics and Adolescent Medicine, 163,* 554–558.

Comstock, G., & Scharrer, E. (1999). *Television: What's on, who's watching and what it means*. San Diego: Academic Press.

Diergarten, A. K. (2010). *Medien, Emotionen und Kognitionen*. Hamburg: Kovač.

Diergarten, A. K., & Nieding, G. (2012). Der Einfluss des Fernsehens auf die Entwicklung der Sprachfähigkeit. *Sprache-Stimme-Gehör, 1,* 25–29.

Ennemoser, M., & Schneider, W. (2007). Relations of television viewing and reading: Findings from a 4-year longitudinal study. *Journal of Educational Psychology, 99,* 349–368.

Ennemoser, M., Schiffer, K., Reinsch, C., & Schneider, W. (2003). Fernsehkonsum und die Entwicklung von Sprach- und Lesekompetenzen im frühen Grundschulalter. *Zeitschrift für Entwicklungspsychologie und Pädagogische Psychologie, 35,* 12–26.

Fetler, M. (1984). Television viewing and school achievement. *Journal of Communication, 34,* 104–118.

Gadberry, S. (1980). Effects of restricting first-graders' TV viewing on leisure time use, IQ change and cognitive style. *Journal of Applied Developmental Psychology, 1,* 45–57.

Gibbons, J., Anderson, D. R., Smith, R., Field, D. F., & Fischer, C. (1986). Young children's recall and reconstruction of audio and audiovisual narratives. *Society for Research in Child Development, 57,* 1014–1023.

Glogauer, W. (1999). *Die neuen Medien machen uns krank: Gesundheitliche Schäden durch die Mediennutzung bei Kindern, Jugendlichen und Erwachsenen.* Weinheim: Deutscher Studien-Verlag.

Gogolin, I., & Lange, I. (2011). Bildungssprache und Durchgängige Sprachbildung. In S. Fürstenau & M. Gomolla (Hrsg.), *Migration und schulischer Wandel: Mehrsprachigkeit* (S. 107–127). Wiesbaden: VS Verlag.

Gornik, H., & Klein, J. (1991). Anstöße für die Sprachentwicklung. Die Kindersendung „Siebenstein" als Gesprächsthema im Kindergarten. In M. Krukow & I. Horn (Hrsg.), *Kinderfernsehen – Fernsehkinder*. Mainz: v. Hase & Koehler.

Götz, M. (2007). Fernsehen von –0,5 bis 5. *Eine Zusammenfassung des Forschungsstands. Televizion, 20,* 12–17.

Grüninger, C., & Lindemann, F. (2000). *Vorschulkinder und Medien. Schriftenreihe der Gesellschaft für Medienpädagogik und Kommunikationskultur in der Bundesrepublik* e. V. Opladen: Leske & Budrich.

Günther, H. (1997). Mündlichkeit und Schriftlichkeit. In H. Balhorn & H. Niemann (Hrsg.), *Sprachen werden Schrift* (S. 64–73). Lengwil: Libelle-Verlag.

Hansen, G., & Manzke, L. (1993). *Hexen und Monster im Kinderzimmer. Ergebnisse einer Befragung zum Gebrauch von Kinder- und Hörspielkassetten.* Remscheid: Rolland.

Hart, B., & Risley, T. R. (1992). American parenting of language-learning children: Persisting differences in family – Child interactions observed in natural home environments. *Developmental Psychology, 28,* 1096–1105.

Hoffner, C. (1996). Children's wishful identification and parasocial interaction with favorite television characters. *Journal of Broadcasting & Electronic Media, 40*(3), 389–402.

MusikWoche. (1995). Inhalte und Themen der Kinderhörspiele. *MusikWoche – Kindertonträger Special.*

16

Jeuk, S. (2010). *Deutsch als Zweitsprache in der Schule.* Stuttgart: Kohlhammer.

Klimmt, C., Vorderer, P., & Ritterfeld, U. (2004). Experimentelle Medienforschung mit interaktiven Stimuli: Zum Umgang mit Wechselwirkungen zwischen „Reiz" und „Reaktion". *Forschungslogik und-design in der Kommunikationswissenschaft, 1,* 142–156.

Klimmt, C., Vorderer, P., & Ritterfeld, U. (2007). Interactivity and generalizability: New media, new challenges? *Communication Methods and Measures, 1*(3), 169–179.

Kirch, M., & Speck-Hamdan, A. (2007). One, two, three mit Dora, Elefant & Co., Englisch lernen im Vorschulalter – Sendungskonzepte im Vergleich. *Televizion, 1,* 18–23.

Koch, P., & Österreicher, W. (1994). Schriftlichkeit und Sprache. In H. Günther & O. Ludwig (Hrsg.), *Schrift und Schriftlichkeit. Ein interdisziplinäres Handbuch internationaler Forschung* (S. 587–604). Berlin: De Gruyter.

Koolstra, C. M., Ritterfeld, U., & Vorderer, P. (2009). Media choice despite of multitasking? In T. Hartmann (Hrsg.), *Media choice: A theoretical and empirical overview* (S. 234–246). New York: Routledge, Taylor & Francis.

Krcmar, M., Grela, B., & Lin, K. (2007). Can toddlers learn vocabulary from television? An experimental approach. *Media Psychology, 10,* 41–63.

Linebarger, D. L., & Walker, D. (2005). Infants' and toddlers' television viewing and language outcomes. *American Behavioral Scientist, 48,* 624–645.

Medienpädagogischer Forschungsverbund Südwest. (2012). FIM 2011 Familie, Interaktion & Medien. Untersuchung zur Kommunikation und Mediennutzung in Familien. ► https://www.mpfs.de/fileadmin/files/Studien/FIM/2011/Studie/FIM2011.pdf. Zugegriffen: 10. Juni 2017.

Medienpädagogischer Forschungsverbund Südwest. (2015a). JIM-Studie 2014 – Jugend, Information, (Multi-) Media: Basisuntersuchung zum Medienumgang 12- bis 19- Jähriger. Stuttgart. ► https://www.swr.de/-/id=14618414/property=download/nid=396/1m3hwmk/index.pdf. Zugegriffen: 10. Juni 2017.

Medienpädagogischer Forschungsverbund Südwest. (2015b). KIM-Studie 2014 - Kinder + Medien, Computer + Internet: Basisuntersuchung zum Medienumgang 6- bis 13-Jähriger in Deutschland. Stuttgart. ► https://familienbildung-in-nrw.de/fileadmin/user_upload/Images/Content/Fuer_Eltern/KIM_Studie_mpfs_2014.pdf. Zugegriffen: 10. Juni 2017.

Medienpädagogischer Forschungsverbund Südwest. (2015c). Mini-KIM-Studie 2014: Basisuntersuchung zum Medienumgang 2- bis 5-Jähriger. Stuttgart. ► http://www.mpfs.de/fileadmin/miniKIM/2014/miniKIM_2014.pdf. Zugegriffen: 9. Okt. 2015.

Möckel, T. (2013). Die Entwicklung der medialen Zeichenkompetenz im Vor- und Grundschulalter und ihr Bezug zu bildungsrelevanten Fähigkeiten – Diagnose mittels computerunterstütztem Onlinetest und empirische Befunde. Dissertation vorgelegt der Philosophischen Fakultät der Technischen Universität Chemnitz. ► http://www.qucosa.de/fileadmin/data/qucosa/documents/13459/Dissertation_Thomas_Moeckel.pdf. Zugegriffen: 28. Sept. 2015.

Morgan, M., & Gross, L. (1980). Television viewing, IQ and academic achievement. *Journal of Broadcasting, 24,* 117–132.

Mühlhaus, J., Ritterfeld, U., & Bilda, K. (2017). Anspruch an Evidenzbasierung beim Einsatz neuer Technologien in der Sprachtherapie. In K. Bilda, J. Mühlhaus, & U. Ritterfeld (Hrsg.), *Neue Technologien in der Sprachtherapie*. Stuttgart: Thieme.

Murphy, C. (1983). *Talking about television: Opportunities for language development in young children*. London: IBA Report.

Naigles, L., & Mayeux, L. (2001). Television as incidental language teacher. In D. Singer & J. Singer (Hrsg.), *Handbook of Children and the Media* (S. 135–153). Thousand Oaks: Sage.

Neugebauer, C., & Nodari, C. (1999). Aspekte der Sprachförderung. In M. Gyger & B. Heckendorn-Heiniman (Hrsg.), *Erfolgreich integriert? Fremd- und mehrsprachige Kinder und Jugendliche in der Schweiz* (S. 161–175). Bern: Bernischer Lehrmittel- und Medienverlag.

Neuman, S. B. (1988). The displacement effect: Assessing the relation between television viewing and reading performance. *Reading Research Quarterly, 13,* 414–440.

Niebuhr, S., & Ritterfeld, U. (2002). Sprachförderung durch Medienrezeption?! In B. Spinath & H. Heise (Hrsg.), *Pädagogische Psychologie unter gewandelten gesellschaftlichen Bedingungen* (S. 145–159). Hamburg: Kovač.

Niebuhr, S., & Ritterfeld, U. (2003). Die Förderung von Lesefertigkeiten beginnt vor dem Schuleintritt! In B. Hurrelmann, & S. Becker (Hrsg.), *Kindermedien nutzen. Medienkompetenz als Herausforderung für Erziehung und Unterricht* (S. 101–114). Weinheim: Juventa.

Niebuhr-Siebert, S., & Ritterfeld, U. (2012). Hörspielbasierte Sprachlerneffekte bei Vorschulkindern mit spezifischen Sprachentwicklungsstörungen. *Sprache-Stimme-Gehör, 1,* 11–18.

Nieding, G., & Ohler, P. (2013). Medien und Entwicklung. In W. Schneider & U. Lindenberger (Hrsg.), *Entwicklungspsychologie* (7. Aufl., S. 705–718). Weinheim: Beltz.

Nieding, G., & Ritterfeld, U. (2008). Mediennutzung, Medienwirkung und Medienkompetenz bei Kindern und Jugendlichen. In F. Petermann & W. Schneider (Hrsg.), *Angewandte Entwicklungspsychologie. Enzyklopädie der Psychologie* (Bd. 2, S. 331–388). Göttingen: Hogrefe.

O'Doherty, K., Troseth, G. L., Shimpi, P. M., Goldenberg, E., Akhtar, N., & Saylor, M. M. (2011). Third-party social interaction and word learning from video. *Child Development, 82,* 902–915.

Pöttinger, I. (1994). Augen zu, Ohren auf! Das Hörkassettenangebot für Kinder. In Deutsches Jugendinstitut (Hrsg.), *Handbuch Medienerziehung im Kindergarten. Teil 1: Pädagogische Grundlagen* (S. 330–338). Opladen: Leske & Budrich.

Rice, M. L. (1983). The role of television in children's language acquisition. *Developmental Review, 3,* 211–234.

Rice, M. L., Huston, A. C., Truglio, R., & Wright, J. (1990). Words from "Sesame Street". *Learning vocabulary while viewing. Developmental Psychology, 2,* 421–428.

Ritterfeld, U. (2000). Welchen und wieviel Input braucht das Kind? In H. Grimm (Hrsg.), *Sprachentwicklung. Enzyklopädie der Psychologie* (Bd. C3/3, S. 403–432). Göttingen: Hogrefe.

Ritterfeld, U. (2003). Auditive Aufmerksamkeit und Sprachlernen: Explikation eines impliziten Zusammenhangs. *Die Sprachheilarbeit, 1,* 4–10.

Ritterfeld, U. (2011). Beim Spielen lernen? Ein differenzierter Blick auf die Möglichkeiten und Grenzen von Serious Games. *Computer & Unterricht, 84,* 54–57.

Ritterfeld, U., & Hastall, M. (2017). Begrifflichkeiten, Systematik, Akzeptanzfaktoren und Innovationen. In K. Bilda, J. Mühlhaus, & U. Ritterfeld (Hrsg.), *Neue Technologien in der Sprachtherapie* (S. 35–43). Stuttgart: Thieme.

Ritterfeld, U., & Hünnerkopf, M. (2010). Medien und medienvermittelte Umwelten. In V. Linneweber, E. D. Lantermann, & E. Kals (Hrsg.), *Umweltpsychologie. Enzyklopädie der Psychologie* (Bd. 2, S. 763–791). Göttingen: Hogrefe.

Ritterfeld, U., & Langenhorst, M. (2011). Zeigen sprachauffällige 6- bis 12-Jährige spezifische Vorlieben in der Mediennutzung? *L.O.G.O.S interdisziplinär, 3,* 188–194.

Ritterfeld, U., & Lüke, T. (2020). Audio stories as incidental language teachers. A randomized intervention trial with disadvantaged children in grade 3 and 4. *Journal of Media Psychology* (in Druck).

Ritterfeld, U., & Niebuhr, S. (2002). Mediengebrauch und (Schrift)Spracherwerb: Chancen und Risiken. In T. Kolberg, K. Otto, & C. Wahn (Hrsg.), *Phänomen Sprache – Laut- und Schriftsprachstörungen unter veränderten Kommunikationsbedingungen* (S. 451–463). Rimpar: von Freisleben.

Ritterfeld, U., & Niebuhr-Siebert, S. (2012). Editorial. Themenschwerpunkt Medien und Spracherwerb. *Sprache-Stimme-Gehör, 1,* 9–10.

Ritterfeld, U., & Vorderer, P. (2000). Beeinträchtigen unterhaltsame Medienangebote den Spracherwerb? Klischees, Fakten und Vermutungen. *Sprache Stimme Gehör, 4,* 146–154.

Ritterfeld, U., & Weber, R. (2006). Video games for entertainment and education. In P. Vorderer & J. Bryant (Hrsg.), *Playing video games – Motives, responses, and consequences* (S. 399–413). Mahwah: Erlbaum.

Ritterfeld, U., Niebuhr, S., Klimmt, C., & Vorderer, P. (2006). Unterhaltsamer Mediengebrauch und Spracherwerb: Evidenz für Sprachlernprozesse durch die Rezeption eines Hörspiels bei Vorschulkindern. *Zeitschrift für Medienpsychologie, 18,* 60–69.

Ritterfeld, U., Klimmt, C., & Netta, P. (2010). Media use of preschool children with and without specific language impairment (SLI). *A diary-based comparison. MERZ Wissenschaft, 6,* 80–93.

Ritterfeld, U., Lüke, T., Hengel, R., & Niebuhr-Siebert, S. (2012a). Die Wetterschacht-Detektive. Ein Hörspiel zur Sprachförderung. *L.O.G.O.S interdisziplinär, 3,* 164–172.

Ritterfeld, U., Pahnke, B., & Lüke, T. (2012b). Vergleich der Mediennutzung einsprachig und mehrsprachig aufwachsender Kinder zwischen drei und sechs Jahren. *Sprache-Stimme-Gehör, 1,* 3–10.

Ritterfeld, U., Starke, A., & Mühlhaus, J. (2016). Digitale Applikationen in der (Zweit)Sprachförderung von Grundschulkindern: Möglichkeiten und Grenzen. *Medien und Erziehung (merz) Wissenschaft, 6,* 85–96.

Roseberry, S., Hirsh-Pasek, K., Parish- Morris, J., & Golinkoff, R. M. (2009). Live action: Can young children learn verbs from video? *Child Development, 80,* 1360–1375.

Sachs, J., Bard, B., & Johnson, M. L. (1981). Language learning with restricted input: Case studies of two hearing children of deaf parents. *Applied Psycholinguistics, 2,* 33–54.

Starke, A., Mühlhaus, J., & Ritterfeld, U. (2016). Neue Medien in Therapie und Unterricht für Kinder mit dem Förderschwerpunkt Sprache. *Praxis Sprache, 61*(1), 28–32.

Valkenburg, P. M., & Cantor, J. (2000). Children's likes and dislikes of entertainment programming. In D. Zillmann & P. Vorderer (Hrsg.), *Media entertainment: The psychology of its appeal* (S. 135–152). Mahwah: Erlbaum.

Vorderer, P., & Ritterfeld, U. (2003). Children's future programming and media use between entertainment and education. In E. Palmer & B. Young (Hrsg.), *The faces of televisual media: Teaching, violent, selling to children* (S. 241–264). Mahwah: Erlbaum.

Vorderer, P., Ritterfeld, U., & Klimmt, C. (2001). Spaß am Hören – Hörspielkassetten als sprachförderliche Unterhaltungsangebote für Vorschulkinder. *Medien- und Kommunikationswissenschaft, 4,* 462–479.

Vorderer, P., Böcking, S., Klimmt, C., & Ritterfeld, U. (2006). What makes preschoolers listen to narrative audio tapes? *Zeitschrift für Medienpsychologie, 18,* 8–18.

Yuan, S., & Fisher, C. (2009). "Really? She blicked the baby?" Two-year-olds learn combinatorial facts about verbs by listening. *Psychological Science, 20,* 619–626.

Zillmann, D. (1988). Mood management: Using entertainment to full advantage. In L. Donohew, H. E. Sypher, & E. T. Higgins (Hrsg.), *Communication, social cognition, and affect* (S. 147–171). Hillsdale: Erlbaum.

Zillmann, D. (1996). The psychology of suspense in dramatic exposition. In P. Vorderer, H. J. Wulff, & M. Friedrichsen (Hrsg.), *Suspense: Conceptualizations, theoretical analyses, and empirical explorations* (S. 199–231). Mahwah: Erlbaum.

Zillmann, D., & Vorderer, P. (Hrsg.). (2000). *Media entertainment. The psychology of its appeal.* Mahwah: Erlbaum.

Sprachförderung und Musik

Stephan Sallat

Inhaltsverzeichnis

© Springer-Verlag GmbH Deutschland, ein Teil von Springer Nature 2020
S. Sachse et al. (Hrsg.), *Sprachentwicklung*,
https://doi.org/10.1007/978-3-662-60498-4_17

Musik und Sprache zeigen sowohl strukturell als auch in ihrer Verarbeitung viele Gemeinsamkeiten. So verwundert es kaum, dass von einigen Autoren/-innen Musik als eine Sprache und Sprache als spezifische Form der Musik bezeichnet werden. Vor allem in der Ontogenese, also der Entwicklung im frühen Spracherwerb, sind diese Überschneidungen sehr deutlich (Sallat 2018). Sie sind ein Ausgangspunkt für Überlegungen zum Einsatz von Musik in der **Sprachförderung.** Ein weiterer Ausgangspunkt sind die Forschungen der letzten 20 Jahre zu Transfereffekten von Musik auf sprachliche und nichtsprachliche Entwicklungsbereiche (Sallat 2017).

17.1 Sprache und Musik – Phänomene im Vergleich

Strukturell betrachtet sind Musik und Sprache akustische Phänomene, die sich in der Zeit verändern. Sie sind gekennzeichnet durch:

- Frequenzen = Tonhöhen
- Obertöne und Frequenzspektren = Klangfarbe
- Amplitude = Lautstärke
- Dauer = Länge

Beide Phänomene bestehen darüber hinaus aus einer begrenzten Anzahl an Elementen, die nach jeweils spezifischen Regeln (z. B. sprachliche und musikalische **Syntax, Phonotaktik,** Harmonielehre) kombiniert werden (◘ Tab. 17.1). Trotz dieser formalen Begrenzungen ergeben sich sowohl in der Sprache als auch in der Musik unbegrenzte Kombinationsmöglichkeiten.

Evolutionär und in Bezug auf die *Sozialisation* betrachtet sind Sprache und Musik als kulturübergreifende Fertigkeiten anzusehen, deren Gebrauch den Menschen von anderen Spezies unterscheidet und die eine entscheidende Rolle bei der Kommunikation und der Koordination von Gruppen sowie für den sozialen Zusammenhalt spielen (Koelsch und Siebel 2005). Kulturen sind durch sprachliche (Geschichten, Texte, Bedeutungen, Wörter) und musikalische Spezifika gekennzeichnet,

◘ **Tab. 17.1** Vergleich von Begrenzungen, Regeln und Kombinationen in der Sprache (Guasti 2004) und Musik (Deutsch 2013; Lerdahl 2001; Lerdahl und Jackendoff 1983)

Begrenzungen, Regeln und Kombinationen in der Sprache	**Begrenzungen, Regeln und Kombinationen in der Musik**
– Sprachspezifisch begrenzte Anzahl an **Phonemen** – Phonotaktische Regeln: Lautgestalt der Phoneme – Kombination von Konsonanten und Vokalen (**phonetische** Repräsentation) – Regeln für die Kombination von Silben zu Wörtern und Wortstämmen sowie für **morphologische** Veränderungen – Sprachspezifische **syntaktische** Regeln (Grammatik) für die Kombination von Wörtern zu Phrasen, Haupt- und Nebensätzen – Regeln zum Einsatz von Prosodie (**prosodische** Hierarchie: z. B. Akzente, Konturverlauf)	– Kulturspezifische Unterteilung der Oktave als Grundlage für die möglichen Tonarten (Skalen). Oktave: Verdopplung der Schwingungsfrequenz: Kammerton „a1" – 440 MHz; „a2" – eine Oktave höher: 880 MHz; „a" – eine Oktave tiefer: 220 MHz) Abendländisches Tonsystem: 12 Halbtonschritte innerhalb der Oktave Im Orient zum Teil über 20 Unterteilungen innerhalb der Oktave – Mehrere Töne bilden bei gleichzeitigem Erklingen Intervalle und Harmonien und in der Aneinanderreihung und Kombination Melodien, Intervallfolgen oder Harmoniefolgen – Für jeden Kulturraum gibt es spezifische Regelsysteme (musikalische Syntax), wie Töne zu musikalischen Phrasen, Liedern, Konzerten, Sinfonie verbunden werden können

17

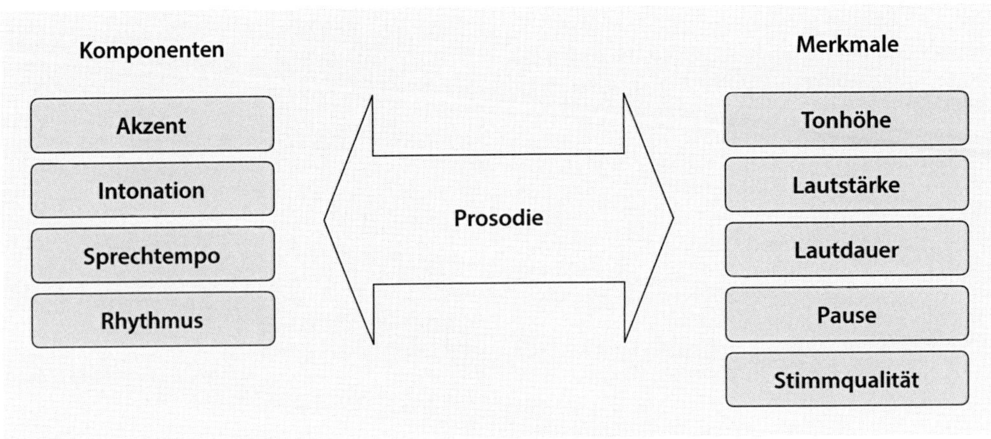

Abb. 17.1 Merkmale und Komponenten der Prosodie. (Aus: Sallat 2018, S. 127; Abdruck mit freundlicher Genehmigung des Hogrefe Verlags)

die instrumental oder vokal in Verbindung von Sprache und Musik (Lieder) verwendet werden. Ebenfalls verfügen verschiedene soziale Gruppen, beispielsweise Jugendliche, Rentner und Rentnerinnen sowie Migranten und Migrantinnen eines bestimmten Herkunftslandes, nicht nur über eine gruppenspezifische Sprache (Soziolekt), sondern ebenso über gruppenspezifische Musik (Kleinen 2008). In der Evolution scheinen sich Musik und Sprache als unterschiedliche Spezialisierungen eines gemeinsamen referenziell-emotiven Vorgängers, der „Musilanguage", entwickelt zu haben (Brown 2000). Inzwischen wird Musik eher als Möglichkeit zur Vermittlung von Emotionen angesehen, während Sprache für die referenziell-inhaltliche Vermittlung verwendet wird.

Die *Entwicklungs- und Lernmechanismen* beim Erwerb von Sprache und Musik sind vergleichbar. So sind statistisches Lernen, implizites Lernen und Regelinduktion bei beiden Phänomenen zu finden (Brandt et al. 2012; McMullen und Saffran 2004). Kinder wissen nichts über die grammatische Struktur von Sätzen, über Wortformen, die Verbstellung und Flexionsmöglichkeiten, trotzdem wenden sie die Regeln zumeist richtig an. Ebenso singen sie die Melodie eines Liedes, ohne etwas von Skalen, Tonalität und Intervallen zu wissen. Vor allem zu Beginn des Lebens in der vorsprachlichen Phase, in der der Säugling beginnt, seine Aufmerksamkeit auf Sprache zu richten und erste Wörter zu entdecken, scheint das Gehirn Musik und Sprache nicht in unterschiedlichen Domänen zu verarbeiten. Die Sprache stellt in dieser Entwicklungsphase für das Gehirn eher eine Art Musik dar (Koelsch und Siebel 2005). Ausgehend von der Beachtung der prosodischen bzw. musikalischen Aspekte von Sprache (Sprachmelodie, Sprachkontur, Sprachrhythmus, Dynamik, Betonung; vgl. Abb. 17.1) erkennt und lernt der Säugling durch den sprachlichen Input (Muttersprache) erste Laute und Wörter sowie im weiteren Verlauf sprachstrukturelle syntaktische Aspekte (Jusczyk 2002; vgl. ► Abschn. 17.2.2).

In der vergleichenden Betrachtung der *neurokognitiven Verarbeitung von Musik und Sprache* wurden häufig vergleichbare Komponenten ereigniskorrelierter Potenziale (EKP) zur Sprachverarbeitung untersucht (► Kap. 4). EKP-Komponenten unterscheiden sich je nach Verarbeitungsaufgabe bezüglich der Zeit und der Hirnregionen, in denen die Verarbeitung stattfindet. Hier gibt es eine Vielzahl an Überschneidungen (Friederici 2002; Koelsch und Siebel 2005). So konnte beispielsweise die EKP-Komponente N1 sprachlich für die Identifikation von Phonemen und musikalisch für die Merkmalsextraktion von Tonhöhe, Klangfarbe, Intensität und Rauigkeit gezeigt werden. Weitere Beispiele sind die ELAN („early left anterior negativity") für eine sprachliche Syntaxverletzung und die ERAN („early right anterior negativity") für eine musikalische Syntaxverletzung, die jeweils ca. 150–250 ms nach Präsentation des Reizes beobachtbar sind. Ein wichtiges Verarbeitungszentrum für Sprache und Musik scheint das Broca-Areal zu sein. Neben seiner Bedeutung für die sprachliche Grammatikverarbeitung konnte die Beteiligung beim Musikhören, beim Singen und beim Klavierspielen aufgezeigt werden (Baumann et al. 2007; Koelsch et al. 2002a; Meister et al. 2004; Özdemir et al. 2006).

Weitere Gemeinsamkeiten der Phänomene Sprache und Musik zeigen sich in der vergleichenden Betrachtung von Sprechen und Singen, der Wahrnehmung von invarianten (unveränderlichen) Eigenschaften, von Kommunikation und von Emotionen in Sprache und Musik (Sallat 2017). Auf Transfereffekte der intensiven Beschäftigung mit Musik auf die Sprachverarbeitung wird zu Beginn von ► Abschn. 17.3 eingegangen.

Da Musik in der Sprachförderung vor allem aufgrund der engen Verbindung von Sprache und Musik zu Beginn des Spracherwerbs eingesetzt wird (Verarbeitung, Entwicklung), erfolgt in ► Abschn. 17.2 zunächst eine differenzierte Darstellung zu Musik im frühen Spracherwerb.

17

Zusammenfassend resultiert die Verwendung von Musik in Sprachförderung und **Sprachtherapie** aus den engen Verbindungen von Sprache und Musik in Bezug auf die Phylogenese, die Ontogenese, die Verarbeitung sowie ihre strukturellen Gemeinsamkeiten; ein weiterer Punkt sind Befunde zu Transfereffekten, die in ► Abschn. 17.3 vorgestellt werden. Des Weiteren können Menschen nicht nur verbal und nonverbal, sondern auch musikalisch kommunizieren, interagieren und Emotionen ausdrücken.

17.2 Musik im frühen Spracherwerb

17.2.1 Entwicklung der Wahrnehmung von Sprache und Musik vor der Geburt

Die Grundlagen der Wahrnehmung von Musik und Sprache liegen bereits in der vorgeburtlichen Phase (Hepper 1996; Kuhl 2004; Trehub 2010). Ab dem 5. Schwangerschaftsmonat (20. Woche) ist der Fötus in der Lage, akustische Reize zu verarbeiten, da das Gehör zu diesem Zeitpunkt als erstes Wahrnehmungsorgan fertig ausgebildet ist. Trotz anekdotischer Berichte über die Erinnerung pränataler Hörerfahrungen gibt es kaum empirische Evidenz (Parncutt 2016). Die Wahrnehmungsleistungen des Fötus sind trotz des fertig ausgebildeten Hörorgans nicht mit dem Hören eines Erwachsenen vergleichbar.

Durch den flüssigkeitsgefüllten Uterus und die Bauchdecke werden die Frequenzen von Musik und Sprache stark gedämpft: hohe Frequenzen um −40 dB, Sprache und Musik um −14 bis −20 dB; Töne unterhalb von 250 Hz werden allerdings kaum gedämpft. Zudem herrscht im Mutterleib (intrauterin) ein hoher Geräuschpegel mit einer Lautstärke von ca. 28–95 dB, der vor allem durch die von der Mutter verursachten Körpergeräusche aus Magen-/Darmtätigkeit, Bluttransport (Gurgeln, Darmperistaltik, Herzschlag der Mutter) sowie Atmung und Stimme entsteht (Satt 1984). Daher gelangen extrauterine

Geräusche wie Musik und Sprache nur sehr eingeschränkt bzw. quasi „tiefpassgefiltert" zum Fötus.

Im Gegensatz dazu wird die Stimme der Mutter durch die Knochenleitung und vor allem über die Beckenknochen, in deren Mitte der Fötus im Uterus liegt, nur wenig gedämpft übertragen (Lecanuet 1996). Dies ist der Grund dafür, dass Säuglinge die Stimme der Mutter direkt nach der Geburt anderen Stimmen – auch der des Vaters – vorziehen; ebenso die Muttersprache (Umgebungssprache) einer Fremdsprache (DeCasper et al. 1994; Lee und Kisilevsky 2014).

Einige Studien zeigten, dass Säuglinge das Versmaß von pränatal dargebotenen Gedichten sowie Melodien direkt nach der Geburt wiedererkennen konnten. Die Bewegungen und der Herzschlag der Säuglinge änderten sich, und zwar sowohl im Mutterleib als auch bei der Darbietung der Melodien kurz nach der Geburt. Die Erinnerung an die Melodien hielt jedoch nicht lange an, sondern war nach 3 Wochen nicht mehr nachweisbar (Hepper 1991).

Ebenfalls konnte pränatal eine Unterscheidung von Silbenfolgen (z. B./babi/vs./biba/) gezeigt werden, die jedoch eher als akustische und nicht als sprachliche Verarbeitungsleistung interpretiert werden sollte (Lecanuet 1996).

Eine weitere Prägung scheint sich in der Kombination von körperlichen (Herzschlag, Atemrhythmus) und biochemischen Reaktionen (Hormonausschüttung bei Freude, Wohlbefinden oder Angst) der Mutter auf den Fetus zu übertragen. So wird Musik, die die Mutter als angenehm empfindet, auch vom Säugling nach der Geburt als angenehm empfunden (für eine Zusammenfassung s. Parncutt 2016).

Hintergrundinformationen zu Ansätzen vorgeburtlicher Förderung von Sprach-und Musikwahrnehmung sind in der nachfolgenden Ausführung Pränatale Förderung mit Musik? beschrieben.

Pränatale Förderung mit Musik?

Einige Förderansätze, z. B. Prenatal Music Education, verfolgen das Ziel, durch das vorgeburtliche verstärkte Anbieten von klassischer Musik oder der väterlichen Stimme über spezielle, an der Bauchdecke der Mutter angelegte Lautsprecher eine Verbesserung der Sprach- und Musikverarbeitung zu erreichen. Für solche Ansätze fehlt allerdings bis dato eine zufriedenstellende wissenschaftliche Evidenz, vielmehr scheinen sie auf anekdotischen Beschreibungen und falschen Interpretationen von Forschungsergebnisse zu beruhen. Zudem wird in solchen Ansätzen die Rolle „hochwertiger/perfekter" klassischer Musik für die Förderung und Entwicklungsbegleitung überschätzt (Parncutt 2016).

Durch die Darbietung von Musik und Sprache über Lautsprecher besteht die große Gefahr einer Schädigung des Fötus, da natürliche Schutzmechanismen umgangen werden. So wird der Fötus unnatürlichem Stress ausgesetzt, die fötalen Ruhe- und Aktivitätsphasen werden durch externe Reize unterbrochen, das Gehör wird über die in diesem Entwicklungsalter möglichen Wahrnehmungsparameter hinweg beansprucht und möglicherweise geschädigt. Außerdem sind die Höreindrücke nicht mit den Emotionen und damit biochemischen Reaktionen der Mutter verknüpft (Bonding), was ebenfalls zu einer Verwirrung bei der Entwicklung und der Prägung führen könnte.

17.2.2 Entwicklung der Wahrnehmung von Sprache und Musik nach der Geburt

Säuglinge können Sprachen bereits direkt nach der Geburt aufgrund der sprachtypischen Wechsel von betonten und unbetonten Silben unterscheiden, ebenfalls beachten sie die Konturverläufe (Jusczyk 2002; Kuhl 2004). Neugeborene können unter der Beachtung dieser rhythmisch-prosodischen Besonderheiten *stress-timed Sprachen* (akzentzählende Sprachen, z. B. Deutsch, Englisch); *syllable-timed Sprachen* (silbenzählende Sprachen, z. B. Spanisch, Französisch) und *mora-timed Sprachen* (nicht die Silben, sondern die subsyllabischen Moren haben die gleiche Zeitdauer, z. B. Japanisch) voneinander unterscheiden. Allerdings gelingt es ihnen noch nicht, 2 Sprachen der

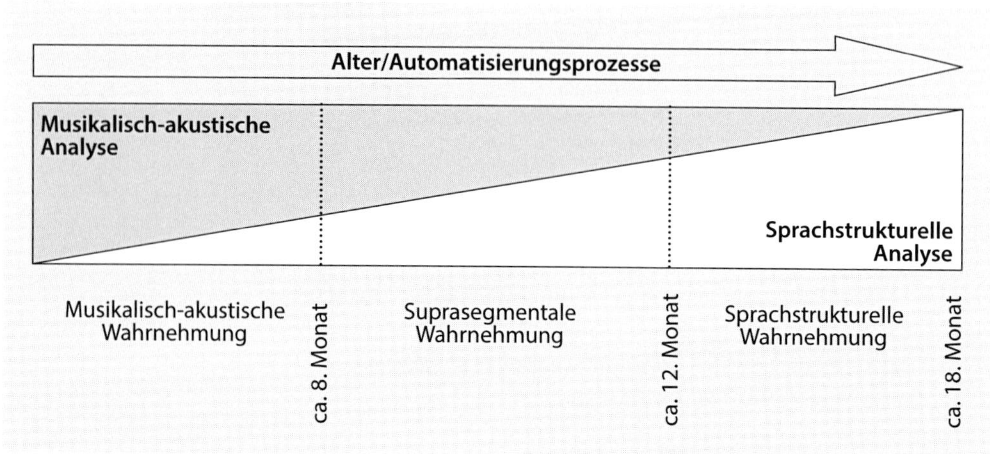

Abb. 17.2 Entwicklung der Perzeptions- und Segmentierungsmechanismen in den ersten beiden Lebensjahren. (Aus: Sallat 2008, S. 194; Abdruck mit freundlicher Genehmigung des Schulz-Kirchner Verlags)

gleichen Rhythmusklasse (Niederländisch vs. Englisch) zu unterscheiden.

Im Alter von 5 Monaten können Babys dann sogar innerhalb einer Sprache unterschiedliche Dialekte (britisches Englisch vs. amerikanisches Englisch) und damit phonematische Kontraste unterscheiden. Diese Leistung ist jedoch an die eigene Muttersprache gekoppelt, da es den Säuglingen nicht gelingt, 2 Fremdsprachen der gleichen Rhythmusklasse zu unterscheiden (Brandt et al. 2012; Höhle 2002; Nazzi und Ramus 2003).

Damit analysieren die Säuglinge den sprachlichen Input zunächst vor allem anhand seiner musikalisch-akustischen Eigenschaften (Sallat 2018). Sie nutzen die prosodischen Informationen (Betonung, Konturverlauf und Pause) auch, um grammatische Regeln abzuleiten (Jusczyk 2002). Da die prosodischen Informationen die Funktion einer „Stiefelschlaufe“ für grammatisches Lernen haben, spricht man von prosodischem **Bootstrapping** (Höhle 2009).

17

> **Definition**
>
> Als *prosodisches Bootstrapping* („prosodic bootstrapping“) wird das Nutzen von prosodischen Informationen (Kontur, Melodie, Betonung/Akzent, Pause etc.) für das Ableiten von **semantisch-lexikalischen** (Wort- und Silbengrenzen) oder **morphologisch-syntaktischen** (Phrasen- und Satzstrukturen) Informationen und Regeln bezeichnet.

Im weiteren Verlauf des typischen Spracherwerbs nimmt die besondere Beachtung der prosodischen Elemente der Sprache ab, und die Kinder sind zunehmend in der Lage, den Input sprachstrukturell zu analysieren. Sie sind beim Erkennen von Silben, Wörtern und Sätzen nicht mehr auf die prosodische Zusatzinformation angewiesen, da sie zunehmend auf sprachspezifisches Wissen zurückgreifen können (Höhle 2002; Sallat 2017).

Nach Sallat (Sallat 2008, 2011) kann die Sprachverarbeitung in den ersten beiden Lebensjahren daher in 3 Phasen der Wahrnehmung und Analyse des sprachlichen Inputs unterschieden werden (Abb. 17.2):

- *Phase der musikalisch-akustischen Wahrnehmung:* Der Säugling verarbeitet Sprache eher als eine Art Musik: bis ca. zum 8. Monat.
- *Phase der suprasegmentalen Wahrnehmung:* Sprachstrukturen werden zunehmend beachtet, der Säugling ist aber noch sehr stark auf prosodische/suprasegmentale Informationen wie Kontur, Tonhöhe und Betonung angewiesen: ca. 8.–12. Monat.
- *Phase der sprachstrukturellen Wahrnehmung:* Der Säugling hat ausreichend sprachstrukturelles Wissen über Phonotaktik, **Semantik** und zunehmend Grammatik und kann den sprachlichen Input auch ohne prosodische Zusatzinformationen analysieren: ca. 12.–18. Monat.

17.3 Musikalische Förderung und Therapie bei Sprach- und Kommunikationsstörungen

Der Einsatz von Musik in der (Entwicklungs-)Förderung oder Therapie ist abhängig davon, ob man die Sprache (Sprachsystem), das Sprechen (Produktionsaspekt), die Kommunikation (Einsatz von sprachlichen Zeichen, Mimik, Gestik auf eine andere Person bezogen) oder sprachunspezifische Aspekte (Aufmerksamkeit, Konzentration, Stressregulation, Emotionalität) fördern möchte.

Die folgenden Ausführungen sollten vor dem Hintergrund gelesen werden, dass musikalische Förderung bei Kindern und Jugendlichen mit Sprach- und Kommunikationsstörungen lediglich als Ergänzung sprachförderlicher Interventionen zu verstehen ist und die aktuelle Evidenzlage für musiktherapeutische Effekte bei Kindern und Jugendlichen mit Kommunikations- und Sprachstörungen äußerst dürftig ist, da die Studien in der Regel mit typisch entwickelten Kindern durchgeführt wurden.

17.3.1 Transfereffekte

Es gibt in den letzten Jahren sehr umfangreiche Forschungsarbeiten zu Transfereffekten einer intensiven Beschäftigung mit Musik oder von Musiktherapie auf unterschiedliche Verarbeitungs- und Entwicklungsbereiche. So existieren Befunde zu besseren Hirnfunktionen, zu Veränderungen der Hirnanatomie sowie zu Verbesserungen in den Bereichen Emotion, Kognition und Sprachverarbeitung (für einen Überblick s. Sallat 2017, S. 11 ff.).

Transfereffekte von Musik auf die Sprachverarbeitung konnten für das **phonologische Arbeitsgedächtnis,** die Grammatik, die Prosodie, die **phonologische Bewusstheit** sowie für schriftsprachliche Fähigkeiten gezeigt werden. So verbesserten sich in der Prosodieverarbeitung das Erkennen von Konturverläufen und von Emotionen (Moreno et al. 2009; Thompson et al. 2004) sowie das Erkennen von Phrasengrenzen in Sprache und Musik (Magne et al. 2006; Schön et al. 2004). Kinder und Erwachsene, die sich intensiv musikalisch betätigen, zeigen bessere sprachliche Arbeitsgedächtnisleistungen (Kinder: Ho et al. 2003; Erwachsene: Chan et al. 1998), und das Gehirn von Profimusikern und Kindern mit musikalischem Training reagiert bei einem grammatikalisch falschen Satz stärker (Jentschke und Koelsch 2009; Koelsch et al. 2002b). Auch verbesserte sich infolge eines Musikprogramms die phonologische Bewusstheit bei typisch entwickelten Kindern im Vorschul- und Schulalter, ebenso konnten Zusammenhänge mit Lesefähigkeiten aufzeigt werden (Degé und Schwarzer 2011; Maier-Karius 2010; Tsang und Conrad 2011).

Die Übertragung dieser Befunde auf die musikalische Förderung bei Kindern mit Entwicklungsstörungen oder Behinderungen ist jedoch schwierig, da beispielsweise häufig die Musikverarbeitungsleistungen von gesunden Profimusikern mit gesunden musikalischen Laien verglichen wurden oder sinnvolle Kontrollgruppen fehlten.

Die Verbesserung im sprachlichen Bereich scheint aber auch von der Art der musikalischen Förderung abhängig zu sein. So verbesserte sich die Fähigkeit zur Einschätzung der Emotion eines Satzes (fröhlich, traurig etc.) in der Studie von Thompson et al. (2004) bei 6-jährigen Kindern nach 1 Jahr Training nur bei Kindern mit Instrumental- oder Schauspielunterricht, nicht jedoch bei Gesangsunterricht. Dementsprechend ist nicht für alle Kinder der gleiche Nutzen von unterschiedlichen Arten von Musik für die Sprachförderung zu erwarten (z. B. Singen, Tanzen, Musizieren, Musikhören, Improvisieren). Hier steht die Forschung noch ganz am Anfang (Sallat 2014a, b, 2017).

Musik ist auf jeden Fall keine Medizin, die aus sich heraus einen Effekt auf die Entwicklung hat, vielmehr ist ein zielgerichteter Einsatz notwendig, um Effekte für Sprache und Kommunikation zu erzielen. Zudem ist es wichtig, zu reflektieren und zu berücksichtigen, dass unterschiedliche musikalische Aktivitäten (Singen, Tanzen, Musizieren mit unterschiedlichen Instrumenten, Musikhören, Improvisation etc.) unterschiedliche Fähigkeiten, Fertigkeiten und Verarbeitungsleistungen der Kinder beinhalten und demzufolge je nach Störungsproblematik und Förderziel differenziert eingesetzt werden müssen (Sallat 2017).

Musikalische Verarbeitung bei Kindern mit Sprachentwicklungsstörungen

Die Musikverarbeitung sprachentwicklungsgestörter Kinder unterscheidet sich von der sprachlich typisch entwickelter Kinder, was jedoch nicht auf eine unterschiedliche Anregung im Elternhaus zurückzuführen ist (Sallat 2008). So zeigen schon die Schreiäußerungen von Säuglingen, die später eine **Sprachentwicklungsstörung** (SES) ausbilden, im Gegensatz zu sprachlich typisch entwickelten Kindern, eine geringere Modulation und einfachere Konturverläufe (Mampe et al. 2009; Wermke 2008).

17

Im Alter von 6 Jahren zeigen Kinder mit SES sowohl bei der Rhythmusverarbeitung als auch bei der Melodieverarbeitung, dem Erkennen von Melodien sowie in Bezug auf das musikalische Arbeitsgedächtnis geringere Leistungen als gleichaltrige Kinder. Ihre Musikverarbeitungsleistungen sind eher vergleichbar mit jüngeren Kindern, die auf einem ähnlichen Sprachentwicklungsstand sind (Sallat 2008). Auch ihr Gehirn scheint Musik anders zu verarbeiten. So fanden sich bei 6-jährigen sprachauffälligen Kindern keine Reaktionen des Gehirns auf eine Verletzung der musikalischen Syntax (ERAN, vgl. ► Abschn. 17.1). Diese Reaktionen sind schon bei typisch entwickelten 2-Jährigen nachweisbar (Jentschke et al. 2008).

Da sich bei den betroffenen Kindern gleichzeitig Probleme im sprachlichen und musikalischen Arbeitsgedächtnis zeigen, scheint eine am Singen von Kinderliedern orientierte musikalische Förderung nicht sinnvoll zu sein, da in diesem Fall die Verarbeitungskapazität doppelt überlastet wäre. Sallat (2017, S. 97 f.) schlägt daher eine sprachfreie Musiktherapie vor, die an der Automatisierung der Musikverarbeitung (musikalisch-akustisch) arbeitet, die in der pränatalen Entwicklung (Bedeutung der Prosodie) der sprachstrukturellen Verarbeitung vorgelagert ist.

17.3.2 Musikalische Ansatzpunkte und Förderbereiche

Eine Orientierung zu den vielfältigen Möglichkeiten der Förderung von Sprachverarbeitung und Kommunikation mit Musik soll an dieser Stelle in der Erweiterung der Elemente der **Pragmatik** nach Perkins erfolgen.

Perkins (2010) beschreibt den Sprachgebrauch (Kommunikation/Interaktion) eines Menschen als das Zusammenspiel der Elemente der Pragmatik. Er unterscheidet die semiotischen Elemente (Zeichen), die kognitiven Elemente (Gedächtnis), die motorischen Elemente (Bewegung) sowie die sensorischen Elemente (Wahrnehmung). Die semiotischen Elemente können dabei noch einmal in sprachliche Zeichen, nonverbale Zeichen sowie in paraverbale Zeichen (Prosodie) unterschieden werden. Im Normalfall sind diese Elemente für die Kommunikation und die Interaktion bei jedem Menschen im Gleichgewicht („equilibrium"). Ist jedoch eines der Elemente beeinträchtigt, so kommt es zu einem Ungleichgewicht („disequi-

◘ Tab. 17.2 Musikalische Ansatzpunkte und Förderbereiche

Elemente der Pragmatik	Förderbereiche
Semiotische Elemente	– Sprachliche Zeichen **(Phonologie, Morphologie, Semantik, Syntax)** – Nonverbale Zeichen (Mimik, Gestik) – Musikalische Zeichen, paraverbale Zeichen/Prosodie (Melodie, Rhythmus, Klang, Akzent etc.)
Kognitive Elemente	Gedächtnis, Emotion, Aufmerksamkeit
Motorische Elemente	Bewegung
Sensorische Elemente	Wahrnehmung
Kommunikation/Interaktion	Diskurs, Dialog, Interaktion, Kommunikation

librium") und in der Folge zu Problemen bei der Kommunikation und der Interaktion, die sich dann intra- oder interpersonell auswirken. *Intrapersonell* kann die Person dann z. B. Situationen, Texte, Sprachäußerungen anderer Personen nicht angemessen verstehen; *interpersonell* ist sie nicht oder nur eingeschränkt in der Lage, mit anderen Personen mithilfe unterschiedlicher Codes (verbal, nonverbal, paraverbal, schriftlich) zu kommunizieren oder zu interagieren.

Diese Elemente der Pragmatik können durch Musik unterschiedlich gut angesprochen oder gefördert werden. Für eine umfassende Beschreibung möglicher Ansatzpunkte für musikalische Förderung oder Therapie (◘ Tab. 17.2) muss diese sprachbezogene Zusammenstellung im Bereich der Semiotik bei den paraverbalen Zeichen (Prosodie) um die musikalischen Zeichen ergänzt werden. Zusätzlich ist die Kommunikation und Interaktion selbst als integrativer Schwerpunkt „Diskurs, Dialog, Interaktion und Kommunikation" zu berücksichtigen, da man mithilfe der semiotischen, kognitiven, motorischen und sensorischen Elemente sowohl rein sprachlich als auch rein musikalisch oder auch in der Kombination beider Phänomene kommunizieren und interagieren kann. Die Ansatzpunkte und Förderbereiche sind bei unterschiedlichen Sprech-, Sprach- und Kommunikationsstörungen unterschiedlich betroffen und durch Musik unterschiedlich gut anzusprechen.

17.3.3 Musikalische Schwerpunktsetzungen in Sprachförderung und Sprachtherapie

Für die Schwerpunktsetzung der musikalischen Förderung und Therapie sind die Symptomatik und Ätiologie der jeweiligen Sprech-, Sprach- und Kommunikationsstörungen als Ausgangspunkt zu berücksichtigen. Die in ► Abschn. 17.3.2 beschriebenen Ansatzpunkte und Förderbereiche sind unterschiedlich betroffen und durch Musik unterschiedlich gut anzusprechen. Daher müssen die Ansatzpunkte und Förderbereiche störungsspezifisch jeweils unterschiedlich gewichtet werden.

Bei einer ungestörten Verarbeitung und Entwicklung ist in der sprachlichen und musikalischen Kommunikation und Interaktion das Zusammenspiel der Bereiche Wahrnehmung, Motorik/Bewegung, Gedächtnis/Emotion, nonverbale Zeichen, musikalische und paraverbale sowie sprachliche Zeichen im Gleichgewicht (◘ Abb. 17.3). Die Kinder sind bei der Kommunikation also dazu in der Lage, soziale und sprachliche Nachrichten zu „empfangen" (intrapersonelle Ebene: Wahrnehmen, Erkennen, Verstehen) und selbst angemessen solche Nachrichten zu „senden" bzw. „auszutauschen"

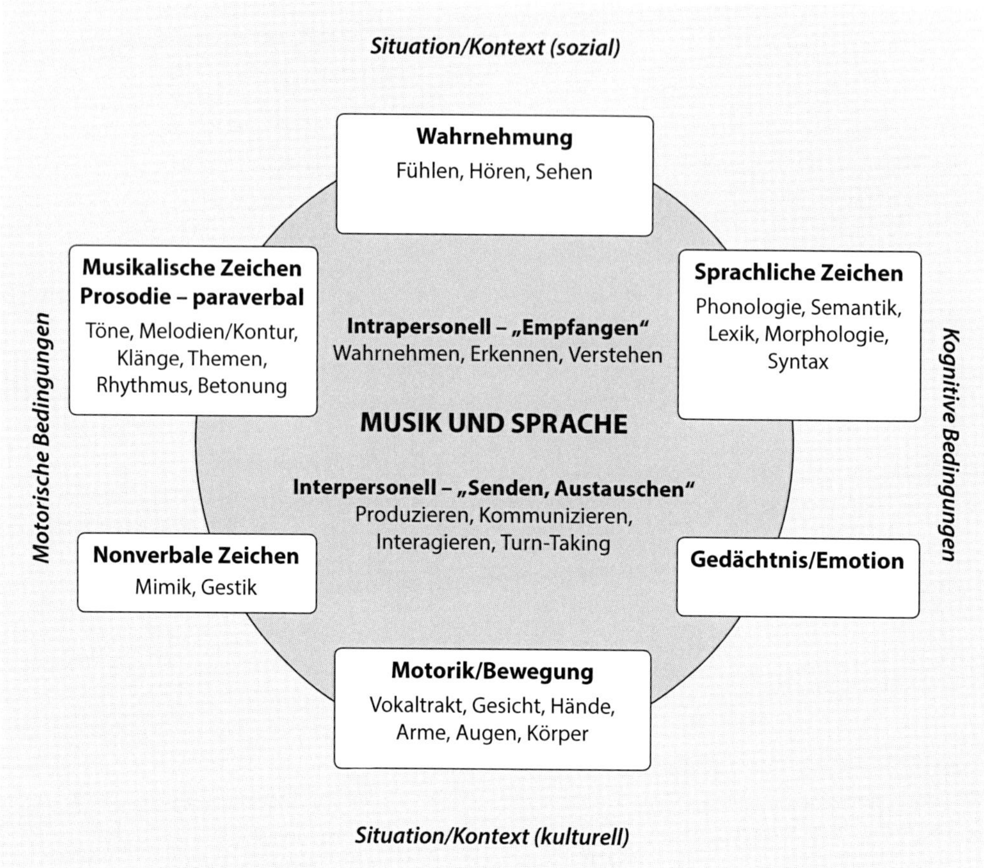

Abb. 17.3 Ansatzpunkte und Förderbereich für die musikalische Förderung

(interpersonelle Ebene: Produzieren, Kommunizieren, Interagieren, Turn-Taking).

Bei einer Sprachentwicklungsstörung sowie bei anderen Sprech-, Sprach- und Kommunikationsstörungen sind einzelne oder mehrere Bereiche schwächer entwickelt oder ggf. gestört. Infolgedessen kommt es zu einem Ungleichgewicht, das sich negativ auf die Kommunikation und die Interaktion auswirkt. In der musikalischen Förderung und Therapie kann daher versucht werden, die einzelnen Bereiche zu fördern, um das Gleichgewicht wiederherzustellen.

17

Das Verständnis von Musik als Sprache öffnet den Weg für musikalische Übungen zu einer sprachfreien Kommunikation und Interaktion, die sich entwicklungsfördernd auf die Sprachentwicklung auswirken sollten. Die oben angeführten Ansatzpunkte und Förderbereiche werden in der Folge einzeln diskutiert. Sie werden in ihrer Durchführung zudem beeinflusst von den kognitiven Bedingungen (musikalische Komplexität), den motorischen Bedingungen (z. B. Spielweise der Instrumente, Komplexität der Tanzfolge) sowie vom sozialen und kulturellen Kontext (z. B. Anzahl der Personen, Vertrautheit mit

Musik/Sozialform). Auch diese Aspekte können gezielt in der musikalischen Förderung/Therapie variiert werden, bleiben in der folgenden Darstellung jedoch unberücksichtigt.

Wichtig für die (musikalische) Förderplanung ist, dass die Ursache für die geringen Fähigkeiten und Fertigkeiten in einem Bereich auch aus Störungen in einem anderen Bereich herrühren können. So können beispielsweise Aussprachestörungen aus Wahrnehmungsproblemen oder aus motorischen Defiziten resultieren. Daher sollte die musikalische Förderung im intensiven Austausch eines/einer Musiktherapeuten/-therapeutin mit dem interdisziplinären Frühförderteam, in Bezug auf Sprachförderung und Sprachtherapie aber vor allem im Austausch mit Vertretern und Vertreterinnen aus der Sprachtherapie oder der Sprachheilpädagogik geplant werden. Vertiefende Informationen und Übungen für die Musiktherapie bei unterschiedlichen Sprach- und Kommunikationsstörungen finden sich bei Sallat (2017).

17.3.3.1 Semiotische Elemente – sprachliche Zeichen

Phonologie Die Kombination von Sprache und Melodie beim Singen scheint bei Kindern mit einer typischen Entwicklung und Verarbeitung die Wahrnehmung von Silben zu verbessern. Es gibt Effekte musikalischer Förderung auf phonologische Bewusstheit (Degé und Schwarzer 2011).

Morphologie Wie für die Phonologie beschrieben, scheint sich bei gesungener Sprache die Wahrnehmung von Silben und Lautstrukturen zu verbessern. Dies sollte sich auch positiv auf die Wahrnehmung morphologischer Veränderungen von Wörtern auswirken.

Semantik/Wortschatz Themenlieder zu Jahreszeiten oder Festen (z. B. Geburtstag, Weihnachten) können den Wortschatz festigen, sind allerdings einer Wortschatz-Strategie-Therapie weit unterlegen, da beim Erlernen von Liedern ein relativ geringer und unflexibel eingesetzter Wortschatz einem großen Zeitaufwand gegenübersteht.

Syntax Auch wenn einige Lieder durch spezifische Satz- und Phrasenstrukturen gekennzeichnet sind, so werden diese wie bei Strukturmusterübungen („pattern drills“) in einem Lied ständig wiederholt. Strukturmusterübungen werden in der Grammatiktherapie nicht als sinnvoll angesehen, da sie sich vom natürlichen Sprachgebrauch unterscheiden und nicht auf Transfer in die Spontansprache angelegt sind.

17.3.3.2 Semiotische Elemente – nonverbale Zeichen

Gestik, Mimik, Blick, Körperhaltung Beim gemeinsamen Musizieren oder der musikalischen Improvisation muss die Aufmerksamkeit auf die Mitspieler/-in oder einen/eine Dirigenten/Dirigentin gerichtet werden und diese Impulse im eigenen musikalischen Tun aufgegriffen werden. Damit ergeben sich viele Ansatzpunkte für eine Förderung in diesem Bereich, die sich dann möglicherweise auch positiv auf die sprachliche Kommunikation auswirken.

17.3.3.3 Semiotische Elemente – musikalische Zeichen, paraverbale Zeichen/Prosodie

Töne, Melodien/Kontur, Klänge, Themen Die Wahrnehmung und das Erkennen von musikalischen und paraverbalen Zeichen wie Tonhöhen, Klangfarben, Lautstärkeunterschiede und Konturverläufe ist eine wesentliche Voraussetzung für den frühen Spracherwerb. Übungen in diesem Bereich können helfen, die Verarbeitungsprozesse zu verbessern und zu automatisieren, was sich positiv auf die Sprachverarbeitung auswirken sollte. Wichtig ist, zunächst nur rein musikalisch, also ohne die Verbindung von Musik und Sprache, zu arbeiten und erst in einer späteren Phase Lieder oder musikalische Verse/Phrasen zu verwenden.

Prosodie Musik ist durch Konturverläufe, Akzente, Lautstärkeunterschiede und Klangfarben gekennzeichnet, die für Wahrnehmungsübungen genutzt werden können. Der Nutzen einer sprachunspezifischen (musikalischen) Förderung auf bestimmte Sprachverarbeitungsprozesse (Phonologie) ist in der Literatur allerdings umstritten.

17.3.3.4 Kognitive Elemente (Gedächtnis, Emotion)

Logik Logik verlangt ein tieferes inhaltliches Verständnis. Daher wäre eine musikalische Entsprechung/Förderung ggf. im Bereich der musikalischen Komposition zu sehen. Sie kann damit im frühkindlichen Bereich nicht musikalisch gefördert werden.

Theory of Mind Einige Profimusiker/-innen im Jazzbereich und Musiktherapeuten/-therapeutinnen können in musikalischen Improvisationen die Gefühle, Bedürfnisse, Ideen, Absichten, Erwartungen oder Meinungen von anderen Personen oder der eigenen Person erfassen und in musikalische Äußerungen einfließen lassen. Ebenfalls zeigen sie bei der Improvisation Phasen der geteilten Intentionalität und der (kognitiven) Repräsentation der Gefühls- und Vorstellungswelt des Gegenübers. Sie kann damit im frühkindlichen Bereich nicht musikalisch gefördert werden.

17

Exekutive Funktionen Prozesse der Verhaltenskontrolle (geistige Funktionen), die notwendig sind, um ein mental repräsentiertes (musikalisches) Ziel zu fokussieren bzw. das eigene Verhalten unter Berücksichtigung der musikalischen Umweltbedingungen zu steuern, wären ebenso wie die Fähigkeiten zu einer „musikalischen" **Theory of Mind** nur bei Profi-Jazzmusikern/-musikerinnen sowie Musiktherapeuten/-therapeutinnen zu erwarten. **Exekutive Funktionen** können damit im frühkindlichen Bereich nicht musikalisch gefördert werden.

Gedächtnis Das Erinnern von Liedern, Musikstücken, Tanzschritten, Bewegungsfolgen beim Tanzen oder beim Spielen eines Instruments ist dem Bereich des Gedächtnisses zuzuordnen. Hier ergeben sich vielfältige Fördermöglichkeiten.

Emotion Musik ist auf vielfältige Weise (z. B. durch Klang, Lautstärke, Tempo, Erinnerungen/Assoziationen) mit Emotionen konnotiert. Daher können die Klangeigenschaften von Instrumenten oder die Spezifika von Musikstücken für eine Förderung im Bereich der Emotion genutzt werden. Hierfür kann man mit den Kindern nach geeigneten Adjektiven für die Beschreibung der Musik suchen (z. B. fröhlich/traurig, langsam/schnell, hüpfend/schleppend), die dann erkannt werden müssen. Ebenfalls können diese musikalischen Wahrnehmungen in Mimik, Gestik und Bewegung überführt werden. Darüber hinaus ist es möglich, die Kinder über musikalische Hörgeschichten oder Hörreisen zu beruhigen oder zu aktivieren.

Einstellung/Standpunkt (Attitude) Bei der musikalischen Improvisation können durch Musiktherapeuten/-therapeutinnen verschiedene Aspekte (z. B. Einstellung, Standpunkt oder Attitude) eines Klienten musikalisch sichtbar gemacht und anschließend in Therapiegesprächen, ggf. in Kombination mit weiteren Improvisationsphasen, bearbeitet werden. Wichtig für den Einsatz von Musik in Förderung oder Therapie ist zudem, dass musikalische Aktivitäten sehr motivierend für die Kinder sind und einen hohen Aufforderungscharakter haben. Durch die Verknüpfung mit Musik lassen sich so auch Bereiche und Aspekte fördern, die in Einzelübungen nur schwer adressierbar sind. Ebenfalls haben die Kinder durch die Verknüpfung mit Musik mehr Freude an der Wiederholung von Übungen.

17.3.3.5 Motorische Elemente (Bewegung)

Vokaltrakt Das Singen und Klangerzeugen mit der eigenen Stimme ermöglicht vielfältige Übungen für die Mundmotorik und die Atemregulation.

Hände, Arme, Augen Das Spielen unterschiedlicher Instrumente beinhaltet unterschiedliche motorische Anforderungen (z. B. Halten eines Schlägels, Drücken einer Taste, Schlagen mit der ganzen Hand). Ein wichtiger Aspekt neben der motorischen Umsetzung ist in diesem Fall auch die Auge-Hand-Koordination. Ebenfalls sind beim Notenlesen und bei der Umsetzung der Noten in Musik integrative Verarbeitungsleistungen zu vollbringen.

Gesicht Neben der Förderung der Mundmotorik können beim Singen von Liedern und der musikalischen Umsetzung von Szenen oder Situationen auch die Mimik und die Gestik mit eingesetzt und entsprechend gefördert werden. So kann beispielsweise bei einem traurigen Lied oder einem traurigen Tanz auch eine entsprechende Mimik eingeübt werden.

Körper Musizieren und Tanzen sind ganzkörperliche Handlungen. Dementsprechend können gezielt ausgewählte Musizierübungen oder Bewegungsbausteine für die Förderung der Körpermotorik genutzt werden.

17.3.3.6 Sensorische Elemente (Wahrnehmung)

Hören Die Förderung der Hörwahrnehmung durch Musik ist durch die Wahrnehmung von Gegensätzen (z. B. laut/leise, schnell/langsam, traurig/fröhlich) sowie durch das Erkennen von Melodien, Themen, Instrumenten, Emotionen etc. umsetzbar.

Sehen Das gemeinsame Singen, Tanzen und Musizieren verlangt die Fähigkeit, Impulse der anderen Musikanten, Tänzer/-innen oder des Dirigenten/der Dirigentin visuell aufzunehmen und in die eigene Handlungsplanung zu übernehmen. Damit ergeben sich vielfältige Übungen. Zusätzlich kann das Sehen durch die Verwendung unterschiedlicher Notationsformen (Verschriftlichung von Musik), die dann musikalisch umgesetzt werden, geschult werden.

Fühlen Das Spielen von Instrumenten mit unterschiedlicher Art der Klangerzeugung (Zupfen, Streichen, Blasen/Pusten, Tasten, Schlagen, …) ist verbunden mit unterschiedlichen haptischen Erfahrungen. Ebenfalls wirken sich die Instrumentengrößen und die Materialien auf Vibrationen aus, die unterschiedlich gut mit der Haut, den Händen oder ganzkörperlich gefühlt und wahrgenommen werden können.

17.3.3.7 Diskurs, Interaktion, Kommunikation

Diskursives, interaktives und kommunikatives Handeln mithilfe von Sprache und Musik verlangt grundlegende Kompetenzen und Fertigkeiten in Bezug auf die vorangegangenen Elemente und deren integrierten/ganzheitlichen Einsatz. Störungen in diesem Bereich können also einerseits aus Problemen in den Bereichen Semiotik, Sensorik, Kognition, Motorik resultieren oder nur in diesem Bereich angesiedelt sein. Aspekte von Diskurs, Turn-Taking und Sprecherwechsel kommen in der Musik beispielsweise bei der Improvisation oder dem gemeinsamen Musizieren auf vielfältige Weise vor und können in einer sprachfreien musikalischen Situation erlebt werden. Diese Kommunikationserfahrungen sind dann auch in sprachlichen Situationen nutzbar.

17.4 Zusammenfassung

- Die engen Zusammenhänge von Sprache und Musik – sowohl strukturell als auch in der Entwicklung und Verarbeitung – legen einen Einsatz von Musik in der Sprachförderung und Sprachtherapie nahe.
- Es gibt vielfältige Ansatzpunkte und Förderbereiche, die in Abhängigkeit davon, ob die Sprache, das Sprechen oder die Kommunikation gefördert werden sollen, unterschiedlich gewichtet zum Einsatz kommen können.
- Beim Einsatz einer musikalischen Förderung bei Kindern mit Entwicklungsstörungen sollte man immer berücksichtigen, dass Erkenntnisse aus der Transferforschung nicht überinterpretiert werden dürfen, da in diesen Studien häufig gesunde erwachsene Probanden im Experten-Laien-Vergleich herangezogen wurden.
- Eine Übertragung auf Entwicklungsprozesse und eine gestörte Sprachentwicklung oder gestörte Sprachverarbeitung ist zudem schwierig, da bei den betroffenen Personen auch die musikalische Entwicklung und Verarbeitung gestört sind oder gestört sein können. Trotzdem bietet die Musik vielfältige Möglichkeiten für die Ergänzung einer Sprachförderung oder Sprachtherapie.
- Nicht zuletzt spricht für den Einsatz von Musik in Förderung oder Therapie, dass musikalische Aktivitäten sehr motivierend für die Kinder sind und einen hohen Aufforderungscharakter haben. Das gemeinsames Singen, Tanzen und Musizieren stärkt das Zusammengehörigkeitsgefühl in Kindergruppen, und entwicklungsorientierte Übungen und Spiele (z. B. Bewegungserziehung, Motorik, Aufmerksamkeit) bereiten durch die Verknüpfung mit Musik mehr Freude, sodass die Kinder gerne bereit sind, diese oft zu wiederholen. Musik ist in diesem Sinne keine Medizin, kann aber ein wichtiges Medium bei der Entwicklungsbegleitung und Entwicklungsförderung sein.

17.5 Weiterführende Literatur

Eine ausführliche Darstellung zur Bedeutung von Musik im frühen Spracherwerb, von Zusammenhängen der Musik- und Sprachverarbeitung, von Transfereffekten sowie eine differenzierte Aufstellung zu Möglichkeiten der musikalischen Förderung und Therapie bei Sprachentwicklungsstörungen, Redeflussstörungen, Mutismus, Autismus sowie bei neurologischen Sprachstörungen findet sich bei Sallat (2017):

- Sallat, S. (2017). *Musiktherapie bei Sprach- und Kommunikationsstörungen.* München: Reinhardt.

Weiterführende Informationen zu den Zusammenhängen der Verarbeitung von Musik und Sprache finden sich darüber hinaus bei Patel (2010) und Koelsch (2012):

- Patel, A. D. (2010). *Music, language, and the brain.* Oxford: Oxford University Press.
- Koelsch, S. (2012). *Brain and music.* Chichester: Wiley.

Literatur

Baumann, S., Koeneke, S., Schmidt, C. F., Meyer, M., Lutz, K., & Jancke, L. (2007). A network for audio–motor coordination in skilled pianists and non-musicians. *Brain Research, 1161*, 65–78.

Brandt, A., Gebrian, M., & Slevc, L. R. (2012). Music and early language acquisition. *Frontiers in Psychology* 3. ▶ https://www.frontiersin.org/articles/10.3389/fpsyg.2012.00327/full. Zugegriffen: 2. Juni 2018.

Brown, S. (2000). The «Musilanguage» model of music evolution. In N. L. Wallin, B. Merker, & S. Brown (Hrsg.), *The origins of music* (S. 271–300). Cambridge: MIT Press.

Chan, A. S., Ho, Y.-C., & Cheung, M.-C. (1998). Music training improves verbal memory. *Nature, 396*(6707), 128.

DeCasper, A. J., Lecanuet, J.-P., Busnel, M.-C., Granier-Deferre, C., & Maugeais, R. (1994). Fetal reactions to recurrent maternal speech. *Infant Behavior and Development, 17*(2), 159–164.

Degé, F., & Schwarzer, G. (2011). The effect of a music program on phonological awareness in preschoolers. *Frontiers in Psychology, 2*(124), 7–13.

Deutsch, D. (Hrsg.). (2013). *Psychology of music*. San Diego: Elsevier.

Friederici, A. D. (2002). Towards a neural basis of auditory sentence processing. *Trends in cognitive sciences, 6*(2), 78–84.

Guasti, M. T. (2004). *Language acquisition: The growth of grammar.* Cambridge: MIT Press.

Hepper, P. G. (1991). An examination of fetal learning before and after birth. *The Irish journal of psychology, 12*(2), 95–107.

Hepper, P. G. (1996). Fetal memory: Does it exist? What does it do? *Acta Paediatrica, 85*, 16–20.

Ho, Y.-C., Cheung, M.-C., & Chan, A. S. (2003). Music training improves verbal but not visual memory: Cross-sectional and longitudinal explorations in children. *Neuropsychology, 17*(3), 439.

Höhle, B. (2002). *Der Einstieg in die Grammatik: Die Rolle der Phonologie/Syntax-Schnittstelle für Sprachverarbeitung und Spracherwerb.* Habilitationsschrift: Freie Universität Berlin.

Höhle, B. (2009). Bootstrapping mechanisms in first language acquisition. *Linguistics, 47*(2), 359–382.

Jentschke, S., & Koelsch, S. (2009). Musical training modulates the development of syntax processing in children. *Neuroimage, 47*(2), 735–744.

Jentschke, S., Koelsch, S., Sallat, S., & Friederici, A. D. (2008). Children with specific language impairment also show impairment of music-syntactic processing. *Journal of Cognitive Neuroscience, 20*(11), 1940–1951.

Jusczyk, P. W. (2002). How infants adapt speech-processing capacities to native-language structure. *Current Directions in Psychological Science, 11*(1), 15–18.

Kleinen, G. (2008). Musikalische Sozialisation. In H. Bruhn, R. Kopiez, & A. C. Lehmann (Hrsg.), *Musikpsychologie. Das neue Handbuch.* Orig.-Ausg. (S. 37–66). Reinbek bei Hamburg: Rowohlt Taschenbuch (Rowohlts Enzyklopädie, 556619).

Koelsch, S., Gunter, T. C., von Cramon, D. Y, Zysset, S., Lohmann, G., & Friederici, A. D. (2002a). Bach speaks: a cortical "language-network" serves the processing of music. *Neuroimage, 17*(2), 956–966.

Koelsch, S., Schmidt, B.-H., & Kansok, J. (2002b). Effects of musical expertise on the early right anterior negativity: An event-related brain potential study. *Psychophysiology, 39*(5), 657–663.

Koelsch, S., & Siebel, W. A. (2005). Towards a neural basis of music perception. *Trends in cognitive sciences, 9*(12), 578–584.

Kuhl, P. K. (2004). Early language acquisition: Cracking the speech code. *Nature Reviews Neuroscience, 5*(11), 831–843.

Lecanuet, J.-P. (1996). Prenatal auditory experience. I. Deliège & J.A. Sloboda (Hrsg.), *Musical beginnings. Origins and development of musical competence* (S. 3–34). Oxford: Oxford University Press.

Lee, G. Y., & Kisilevsky, B. S. (2014). Fetuses respond to father's voice but prefer mother's voice after birth. *Developmental Psychobiology, 56*(1), 1–11.

Lerdahl, F. (2001). *Tonal pitch space*. Oxford: Oxford University Press.

Lerdahl, F., & Jackendoff, R. (1983). *A generative theory of tonal music*. Cambridge: MIT Press.

Magne, C., Schön, D., & Besson, M. (2006). Musician children detect pitch violations in both music and language better than nonmusician children: Behavioral and electrophysiological approaches. *Journal of Cognitive Neuroscience, 18*(2), 199–211.

Maier-Karius, J. (2010). *Beziehungen zwischen musikalischer und kognitiver Entwicklung im Vor- und Grundschulalter* (Beiträge zur Musikpsychologie, 8). Münster: LIT.

Mampe, B., Friederici, A. D., Christophe, A., & Wermke, K. (2009). Newborns' cry melody is shaped by their native language. *Current Biology, 19*(23), 1994–1997.

McMullen, E., & Saffran, J. R. (2004). Music and language: A developmental comparison. *Music Perception: An Interdisciplinary Journal, 21*(3), 289–311.

Meister, I. G., Krings, T., Foltys, H., Boroojerdi, B., Müller, M., Töpper, R., & Thron, A. (2004). Playing piano in the mind—an fMRI study on music imagery and performance in pianists. *Cognitive Brain Research, 19*(3), 219–228.

Moreno, S., Marques, C., Santos, A., Santos, M., Castro, S. L., & Besson, M. (2009). Musical training influences linguistic abilities in 8-year-old children: more evidence for brain plasticity. *Cerebral Cortex, 19*(3), 712–723.

Nazzi, T., & Ramus, F. (2003). Perception and acquisition of linguistic rhythm by infants. *Speech Communication, 41*(1), 233–243.

Özdemir, E., Norton, A., & Schlaug, G. (2006). Shared and distinct neural correlates of singing and speaking. *Neuroimage, 33*(2), 628–635.

Parncutt, R. (2016). Prenatal development. In G. E. McPherson (Hrsg.), *The child as musician* (2. Aufl., S. 3–30). Oxford: Oxford University Press.

Perkins, M. (2010). *Pragmatic impairment* (2. Aufl.). Cambridge: Cambridge University Press.

Sallat, S. (2008). *Musikalische Fähigkeiten im Fokus von Sprachentwicklung und Sprachentwicklungsstörungen* (1. Aufl.). Idstein: Schulz-Kirchner (Wissenschaftliche Schriften. Reihe 3, Beiträge zur Sprach- und Literaturwissenschaft, Bd. 118).

Sallat, S. (2011). Prosodische und musikalische Verarbeitung im gestörten Spracherwerb. *Sprache· Stimme· Gehör, 35*(3), 105–111.

Sallat, S. (2014a). Musikalische Transfereffekte: Glauben und Wissen ist nicht das Gleiche - Von den Schwierigkeiten, den Einfluss von Musik auf außermusikalische Bereiche nachzuweisen. *Fachzeitschrift Rhythmik Schweiz, 24,* 7–10.

Sallat, S. (2014b). Struktur, Entwicklung und Verarbeitung von Sprache und Musik. *Aphasie und verwandte Gebiete | Aphasie et domaines associés, 1*, 15–25.

Sallat, S. (2017). *Musiktherapie bei Sprach- und Kommunikationsstörungen* (1. Aufl., neue Ausgabe). München: Reinhardt.

Sallat, S. (2018). Frühe musikalische Entwicklung: Pränatal bis Kindergarten. In A. C. Lehmann & R. Kopiez (Hrsg.), *Handbuch Musikpsychologie* (1. Aufl., S. 123–152). Bern: Hogrefe.

Satt, B. J. (1984). *An investigation into the acoustical induction of intrauterine learning*. Cambridge: University Microfilms.

Schön, D., Magne, C., & Besson, M. (2004). The music of speech: Music training facilitates pitch processing in both music and language. *Psychophysiology, 41*(3), 341–349.

Thompson, W. F., Schellenberg, E. G., & Husain, G. (2004). Decoding speech prosody: Do music lessons help? *Emotion, 4*(1), 46.

Trehub, S. E. (2010). In the beginning: A brief history of infant music perception. *Musicae Scientiae, 14,* 71–87.

Tsang, C. D., & Conrad, N. J. (2011). Music training and reading readiness. *Music Perception: An Interdisciplinary Journal, 29*(2), 157–163.

Wermke, K. (2008). Melodie und Rhythmus in Babylauten und ihr potenzieller Wert zur Frühindikation von Sprachentwicklungsstörungen. *Logos Interdisziplinär, 16*(3), 190–195.

Sprachentwicklung unter besonderen Herausforderungen

Inhaltsverzeichnis

Sprachentwicklung bei Kindern mit Behinderungen

Klaus Sarimski

Inhaltsverzeichnis

© Springer-Verlag GmbH Deutschland, ein Teil von Springer Nature 2020
S. Sachse et al. (Hrsg.), *Sprachentwicklung*,
https://doi.org/10.1007/978-3-662-60498-4_18

18.1 Sprachförderung und Sprachtherapie bei Behinderungen

Sprachförderung und **Sprachtherapie** können bei Kindern mit einer Hör- oder Sehschädigung, einer schweren motorischen Entwicklungsstörung (z. B. im Rahmen einer Zerebralparese) oder einer intellektuellen Behinderung indiziert sein. Um den Bedürfnissen dieser Kinder gerecht zu werden, bedarf es eines fundierten Fachwissens um die Besonderheiten der Sprachentwicklung unter den Bedingungen der jeweiligen Behinderung. Die Interventionen müssen entwicklungsorientiert und auf die Förderung der sozialen Partizipation der Kinder ausgerichtet sein (Sarimski 2017).

Das Prinzip der Entwicklungsorientierung impliziert eine differenzierte Diagnostik der Entwicklungsstufe des Kindes, der Verfügbarkeit von sprachentwicklungsrelevanten Kompetenzen sowie des Profils seiner sprachlichen Fähigkeiten, aus der sich die **Zone der nächsten Entwicklung** und Ansatzpunkte bzw. Schwerpunkte für die Planung sprachentwicklungsförderlicher Interventionen ableiten lassen. Das Ziel der Unterstützung der sozialen Teilhabe ergibt sich aus dem Verständnis von Behinderungen nach dem Modell der „Internationale Klassifikation der Funktionsfähigkeit, Behinderung und Gesundheit" (ICF), das von der Weltgesundheitsorganisation im Auftrag der Vereinten Nationen zur systematischen Beschreibung von Gesundheitsproblemen erarbeitet wurde.

Internationale Klassifikation der Funktionsfähigkeit, Behinderung und Gesundheit (ICF)

Dem ICF-Modell liegt ein biopsychosoziales Verständnis von Behinderung zugrunde. Einschränkungen der Körperfunktionen und -strukturen, Einschränkungen der Aktivitäten der Person und Einschränkungen ihrer sozialen Partizipation werden als gleichermaßen wichtige Komponenten angesehen, um die komplexen Auswirkungen von Schädigungen im Kontext von förderlichen oder hinderlichen Umweltfaktoren zu verstehen (◘ Abb. 18.1).

Das ICF-System soll dabei nicht die herkömmlichen medizinischen Klassifikationssysteme wie die 10. Revision der „Internationalen statistischen Klassifikation der Krankheiten und verwandter Gesundheitsprobleme" (ICD-10) oder die 5. Aufl. des „Diagnostic and Statistical Manual of Mental Disorders" (DSM-5) ersetzen, sondern diese als Dokumentationssystem ergänzen, um die komplexe Situation zu beschreiben, in der sich eine Person befindet.

Seit 2007 steht zudem eine Kinder- und Jugendversion (ICF-CY) zur Verfügung, die mittlerweile auch als deutsche Übersetzung erhältlich ist (Hollenweger und Kraus de Camargo 2011).

Die Orientierung am ICF-Modell legt eine sorgfältige Kind-Umfeld-Diagnostik nahe, d. h. eine Einschätzung seiner sozialen Beziehungen in der Interaktion mit den Eltern und anderen Kindern, sowie eine gezielte Unterstützung der Bezugspersonen bei der Anpassung an die spezifischen Bedürfnisse des Kindes.

Der Fokus der Interventionsplanung liegt damit nicht mehr allein auf den Einschränkungen der Sprachverarbeitung und Sprachproduktion, die sich beim Kind zeigen. Vielmehr lenkt das Modell den Blick auf die Qualität der Kommunikation mit dem Ziel, das Kind mit seinen Entwicklungsbesonderheiten umfassend im Kontext der Familie und im Hinblick auf Barrieren und Unterstützungsbedarf für seine soziale Teilhabe (z. B. im Kindergarten) zu beschreiben. Sie erweist sich vielfach als wichtiger für das Gelingen der sozialen Teilhabe als die Schädigung selbst und die damit verbundenen spezifischen Funktionseinschränkungen. Gerade unter dem Aspekt einer familienorientierten (Früh-)Förderung und einer Unterstützung der sozialen Inklusion von Kindern mit Behinderungen ist ein solches umfassendes Verständnis der Folgen von Behinderungen für die Diagnostik und Planung von Interventionen sinnvoll.

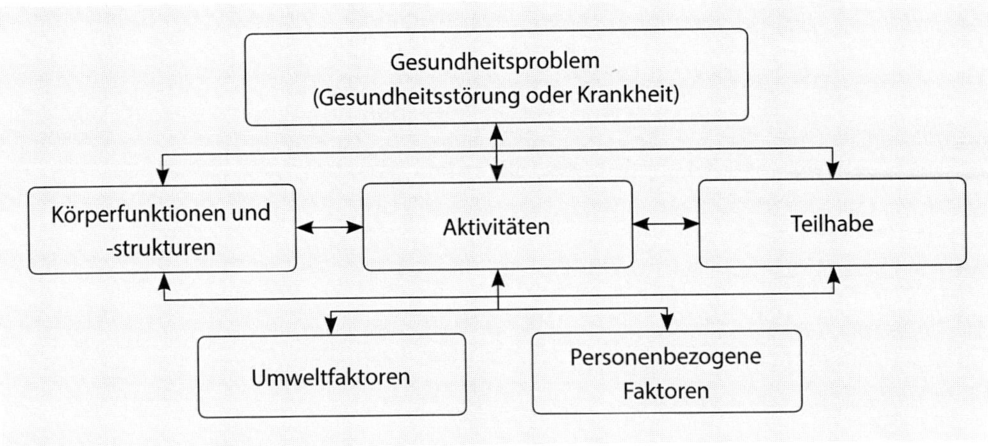

Abb. 18.1 ICF-Modell von Behinderung

18.2 Sprachentwicklungs-relevante Kompetenzen

Die Auswirkungen von Hör- oder Sehschädigungen, motorischen oder intellektuellen Behinderungen auf die Sprachentwicklung der Kinder variieren mit dem Schweregrad der körperlichen Einschränkung und ihrer spezifischen Form und Ursache.

Auf die Sprachentwicklung unter den Bedingungen einer *Hörschädigung* wird an anderer Stelle in diesem Buch eingegangen (► Kap. 19), ein kurzer Überblick zur Sprachentwicklung bei *blinden Kindern* findet sich in dem ► Exkurs: Sprachentwicklung blinder Kinder.

Unter den *motorischen Einschränkungen* ist insbesondere eine schwere Zerebralparese für die Sprachentwicklung von Bedeutung. Bei einer Tetraparese oder Athetose ist in der Regel nicht nur die Steuerung der Bewegungen der Extremitäten betroffen, sondern auch der Komplex der oral-motorischen Funktionen, sodass die Artikulation verständlicher Worte beeinträchtigt oder gänzlich unmöglich ist.

Bei allen Kindern mit einer *intellektuellen (geistigen) Behinderung* liegt eine reduzierte Geschwindigkeit der Informationsverarbeitung vor, die den Spracherwerb verlangsamt. Darüber hinaus können einzelne kognitive Funktionen in unterschiedlichem Maße beeinträchtigt sein, sodass sich die Sprachentwicklungsprofile von Kindern mit geistiger Behinderung unterschiedlicher Ätiologie erheblich unterscheiden (Aktas 2012).

Einschränkungen grundlegender Fähigkeiten zur Gestaltung sozialer Interaktionen erschweren dabei bereits den Erwerb von vorsprachlichen Fähigkeiten, mit denen ein Kind Wünsche mitteilt oder Ereignisse kommentiert. In den ersten Lebensjahren fällt es Kindern mit geistiger Behinderung oft schwer, ihre Aufmerksamkeit auf den sprachlichen Input ihrer Bezugspersonen zu lenken, dessen Elemente (z. B. wichtige Worte in ihrem Redefluss oder bedeutungsunterscheidende **morphologische** Markierungen) differenziert wahrzunehmen und ihre Blickrichtung bzw. Handlungsorientierung mit dem Erwachsenen zu koordinieren (Joint Attention/**geteilte Aufmerksamkeit**), um daraus die Bedeutung seiner Worte zu erschließen.

Einschränkungen des Verständnisses von Objektpermanenz, des Symbolverständnisses und der Kategorisierungsfähigkeit stellen weitere Hindernisse für den Aufbau des rezeptiven und expressiven Wortschatzes dar. Kinder mit geistiger Behinderung benötigen mehr Zeit, um innere Vorstellungsbilder von Objekten zu entwickeln und zu verstehen, dass sich ein Symbol (eine Geste, ein Bild, ein Wort oder ein Miniaturobjekt) stellvertretend auf einen oder mehrere Referenten beziehen kann. Diese Fähigkeit zur mentalen Repräsentation zeigt sich z. B. im So-tun-als-ob-Spiel (Symbolspiel) und im Ordnen von Objekten nach Gemeinsamkeiten (Klassifikation).

Die Aufrechterhaltung der Aufmerksamkeit bei der Verarbeitung des sprachlichen Inputs, die Hemmung von Reaktionen auf ablenkende Reize sowie das kurzfristige Speichern von Informationen und ihr Abruf aus dem phonologischen Speicher sind essenziell für den Wortschatzerwerb. Das Erkennen sprachlicher Regelhaftigkeiten, die Bildung von längeren Äußerungen und die Auswahl von eigenen Beiträgen zum Gespräch gemäß sozialer Erwartungen fällt Kindern mit einer geistigen Behinderung oft schwer. Probleme bei der Steuerung von Aufmerksamkeitsprozessen, der Impulskontrolle, der Planung und Selbstkontrolle von Handlungen sowie des Arbeitsgedächtnisses, erschweren die Speicherung und Produktion längerer sprachlicher Einheiten sowie den angemessenen Gebrauch von Sprache in unterschiedlichen sozialen Situationen.

Insbesondere bei genetisch bedingten Entwicklungsstörungen ist davon auszugehen, dass nicht alle Hirnreifungsprozesse gleichermaßen beeinträchtigt sind, sondern die Reifungsprozesse in einzelnen Hirnregionen verändert sind, während sie sich in anderen Regionen nicht von der normalen Entwicklung unterscheiden. Einzelne sprachliche Kompetenzen entwickeln sich daher nicht synchron zu den übrigen Entwicklungsbereichen. Solche qualitativen Besonderheiten der Sprachentwicklung sollen am Beispiel von Kindern mit Down-Syndrom, Fragilem-X-Syndrom und einer Autismus-Spektrum-Störung exemplarisch dargestellt werden. Informationen zur Sprachentwicklung bei selteneren genetischen Syndromen finden sich an anderer Stelle (s. Sarimski 2014).

Exkurs

Sprachentwicklung blinder Kinder

18

Das Fehlen des Sehvermögens blinder Kinder hat unterschiedliche Auswirkungen auf die einzelnen Entwicklungsbereiche. Während viele Entwicklungsschritte im Bereich der Mobilität, Feinmotorik und Selbstständigkeit erst mit großer Verzögerung gelingen, ist die Sprachentwicklung kaum beeinträchtigt.

Blinde Kinder haben zwar anfangs mehr Schwierigkeiten, die Bedeutung von Worten zu erfassen, weil sie das gehörte Wort mit den ihnen verfügbaren taktilen und akustischen Informationen über die Umgebung verbinden müssen. Im weiteren Verlauf der Sprachentwicklung finden sich jedoch nur wenige, qualitative Auffälligkeiten. Dazu gehört eine Unsicherheit bei der Verwendung von Begriffen mit referenziellem Charakter (z. B. Personalpronomen, örtliche Präpositionen wie „auf", „unter" oder hinweisende Wörter wie „hier" und „dort"). Auch neigen einige blinde Kinder dazu, Äußerungen der Gesprächsbeteiligten zu echolalieren und sprachliche Floskeln zu übernehmen, um auf diese Weise den Kontakt mit ihnen aufrechtzuerhalten. Dies zeigt sich jedoch nur in der frühen Phase der Sprachentwicklung.

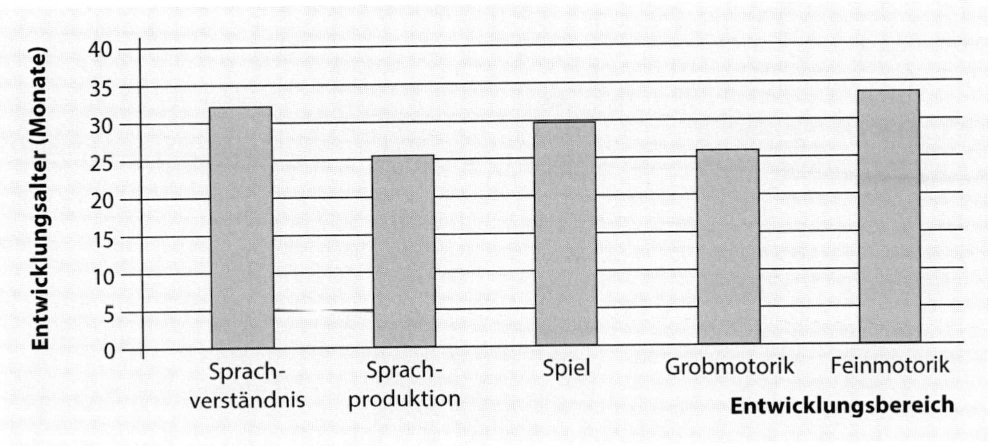

Abb. 18.2 Entwicklungsalter adaptiver Kompetenzen bei 45 Kindern mit Down-Syndrom im Alter von 4 Jahren (Sarimski 2015)

18.3 Sprachentwicklung bei ausgewählten Störungsbildern

18.3.1 Sprachentwicklung bei Kindern mit Down-Syndrom

Entwicklungsuntersuchungen bei Kindern mit Down-Syndrom (Trisomie 21) zeigen bereits im Alter von 2 bis 3 Jahren ein spezifisches Entwicklungsprofil im Vergleich zu Kindern mit Entwicklungsverzögerungen anderer Ursache und zu Kindern gleichen Entwicklungsniveaus ohne Entwicklungsbeeinträchtigungen. Dieses Profil ist durch eine relative Verzögerung der Entwicklung motorischer und sprachlicher Fähigkeiten im Vergleich zu anderen Entwicklungsbereichen gekennzeichnet (Fidler et al. 2006).

Ein solches Profil zeigt sich z. B. in einer noch nicht abgeschlossenen Längsschnittstudie („Heidelberger Down-Syndrom-Studie"), in der der Entwicklungsverlauf von 45 Kindern mit Down-Syndrom im Abstand von jeweils 1 Jahr bis zum Alter von 4 Jahren dokumentiert wurde (Abb. 18.2, Sarimski 2015). Die Daten wurden über eine Befragung der Eltern mit den „Vineland Adaptive Behavior Scales" (VABS-II) erhoben (Sparrow et al. 2005).

Die Ursprünge einer solchen Verzögerung der expressiven Sprachentwicklung sind schon im Säuglingsalter zu erkennen. Kinder mit Down-Syndrom beginnen später mit dem kanonischen Plappern. Sie richten ihre Aufmerksamkeit stärker auf das soziale Gegenüber als auf Gegenstände der Umgebung und zeigen im weiteren Verlauf weniger Initiative, Wünsche nach einem Spielzeug oder einer Handlung des Erwachsenen mitzuteilen. Sie haben Schwierigkeiten, ihren Aufmerksamkeitsfokus zu wechseln und flexibel der Aufmerksamkeitsrichtung des Erwachsenen zu folgen (Martin et al. 2009; Sarimski 2014). Das Gelingen der Aufmerksamkeitsabstimmung zwischen dem Kind und seinen Eltern korreliert signifikant mit dem Entwicklungsfortschritt des rezeptiven und produktiven Wortschatzes im weiteren Entwicklungsverlauf (Abb. 18.3; Yoder und Warren 2004).

Der Erwerb von Wortbedeutungen und der Aufbau des aktiven Wortschatzes gelingen generell wesentlich langsamer als bei Kindern gleichen Alters.

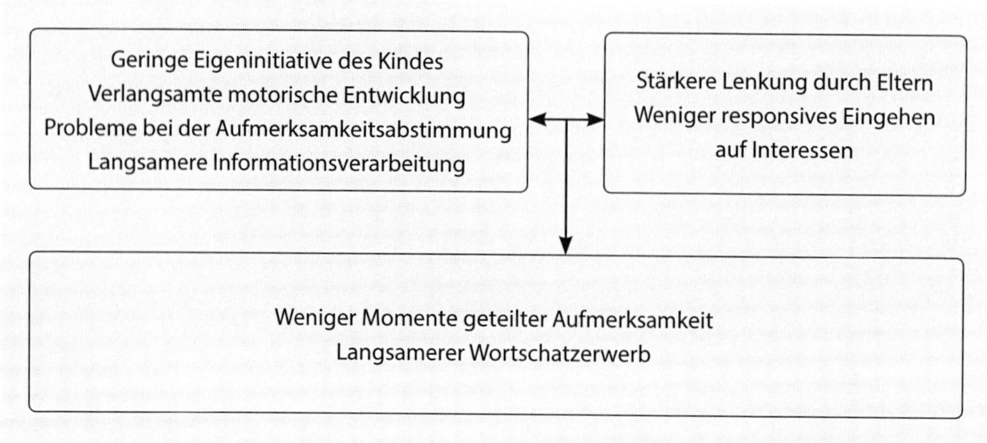

Abb. 18.3 Wechselwirkungen zwischen basalen sozial-kognitiven Prozessen und Merkmalen der Eltern-Kind-Interaktion bei Kindern mit Down-Syndrom

Berglund et al. (2001) berichteten aus einer Befragung von 330 Eltern von Kindern mit Down-Syndrom, zu welchen Zeitpunkten bestimmte Meilensteine erreicht wurden: So verfügten z. B. erst 53 % der 2-jährigen und 81 % der 3-jährigen Kinder über einen Wortschatz von mindestens 10 Wörtern. Der Wortschatz von 4-jährigen Kindern mit Down-Syndrom war in etwa mit dem Wortschatzumfang von 20 Monate alten Kindern mit unbeeinträchtigter Entwicklung vergleichbar.

Der verlangsamte Aufbau des **Lexikons** betrifft auch den rezeptiven Wortschatz (Caselli et al. 1998). Dies kann als Hinweis darauf gewertet werden, dass Kinder mit Down-Syndrom weniger gut dazu in der Lage sind, die Technik des **Fast Mapping** für ihren Wortschatzaufbau zu nutzen. Die flexible Aufmerksamkeitssteuerung und Speicherung sprachlicher Informationen, die dafür nötig sind, scheinen bei Kindern mit Down-Syndrom beeinträchtigt zu sein. Sie brauchen offenbar mehr Gelegenheiten und klarer strukturierte Bedingungen, um die Bedeutung eines Wortes zu erfassen, als nicht behinderte Kinder.

Auch im weiteren Verlauf bleiben die Äußerungen von Kindern mit Down-Syndrom meist schlechter verständlich als bei anderen Kindern gleicher Entwicklungsstufe. Dazu tragen Lautbildungsfehler und **phonologische Prozesse** sowie anatomisch und funktional bedingte oral-motorische Defizite bei. Zusätzlich wird bei einem Teil der Kinder die Diskrimination von Wortklängen und Lautfolgen sowie die Speicherung im phonologischen Arbeitsgedächtnis durch eine **Schallleitungs**- oder **Schallempfindungsschwerhörigkeit** erschwert.

Schwächen des **phonologischen Arbeitsgedächtnisses** gelten als Erklärung für Schwierigkeiten beim Erwerb grammatischer Kompetenzen. Viele Kinder mit Down-Syndrom beginnen erst im Alter von 4 Jahren, Worte zu kombinieren und Regeln der Formenbildung zu beachten (Berglund et al. 2001). Auch im Schulalter schneiden sie bei Untersuchungen des Satzverstehens, bei denen morphologische und **syntaktische** Regeln beachtet werden müssen (z. B. bei Passivkonstruktionen), schlechter ab als Kinder mit vergleichbarem nonverbalem Entwicklungsniveau. Sie bilden seltener komplexe Sätze und haben Schwierigkeiten beim korrekten Gebrauch von Präpositionen, Modalverben und unterschiedlichen Zeitformen (Price et al. 2007).

Ihre Gedächtnisleistungen korrelieren – unabhängig von der nonverbalen Intelligenz und dem Hörstatus – mit dem Wortschatzerwerb und den Fähigkeiten zum Satzverstehen und zur Satzbildung (Chapman et al. 2002). Offenbar liegt bei Kindern mit Down-Syndrom ein spezifisches Defizit im phonologischen Arbeitsgedächtnis (in der phonologischen Schleife) vor; visuell-räumliche Speicherprozesse stellen dagegen eine relative Stärke in ihrem Entwicklungsprofil dar und entsprechen zumindest ihrem allgemeinen kognitiven Entwicklungsniveau.

18.3.2 Sprachentwicklung bei Kindern mit Fragilem-X-Syndrom

Ursächlich für das Fragile-X-Syndrom ist eine Mutation des FMR1-Gens auf einem X-Chromosom („fragile X mental retardation 1"). Da bei Mädchen nur eines ihrer beiden X-Chromosomen diese Mutation trägt, sind die Auswirkungen bei ihnen in der Regel weniger deutlich als bei Jungen. Die Forschungsergebnisse, auf die im Folgenden Bezug genommen wird, beziehen sich daher auf Jungen mit Fragilem-X-Syndrom.

Auch ihre Sprachentwicklung verläuft bereits in den ersten Lebensjahren verzögert. Aus den retrospektiven Angaben von 31 Eltern, die Hinton et al. (2013) befragt haben, lag der durchschnittliche Erwerbszeitpunkt für das 1. Wort bei 26 Monaten. Die sprachliche Verzögerung ist deutlich stärker als die motorische Verzögerung; das freie Laufen wurde von denselben Kindern im Alter von durchschnittlich 17 Monaten erreicht.

Den longitudinal angelegten Untersuchungen mit Sprachentwicklungstests bei 39 Jungen im Alter zwischen 2 und 7 Jahren zufolge, über die Roberts et al. (2001) berichteten, machten Kinder ohne Entwicklungsauffälligkeiten im Bereich der expressiven Fähigkeiten fast 3 Mal so schnelle Fortschritte wie die Jungen mit Fragilem-X-Syndrom.

Allerdings zeigt sich in beiden Studien sowohl in Bezug auf den Sprechbeginn wie auch im weiteren Verlauf eine sehr breite interindividuelle Variabilität. Im unten aufgeführten ▶ Fallbeispiel: Benjamin wird exemplarisch der sprachliche Entwicklungsstand eines für seine Vergleichsgruppe sprachlich bereits recht weit entwickelten Jungen mit Fragilem-X-Syndrom dargestellt.

Fallbeispiel: Benjamin

Benjamin wird mit 3;8 Jahren zur entwicklungsdiagnostischen Untersuchung vorgestellt. Seine strukturellen sprachlichen Fähigkeiten – gemessen mit dem Reynell-Sprachentwicklungstest (Edwards et al. 1997) – entsprechen rezeptiv und expressiv einem Entwicklungsniveau von 3 Jahren und sind damit bereits relativ weit entwickelt.

Im freien Dialog ist er bemüht, auf Fragen zum Tagesablauf zu antworten, wirkt aber sehr unsicher (z. B. „Was hast du heute früh gemacht?" – „Zähne geputzt"). Auf Fragen, die sich nicht auf die unmittelbare Gegenwart beziehen, assoziiert er typische Einzelheiten, z. B. „Was hast du bei deiner Oma gemacht?" – „Kartoffel gegessen". Auf die Frage, was er gern macht, kommen Antworten, die das Thema nicht genau treffen, z. B. „Auto kann man fahren". Dann gleitet er auf die Frage, was er noch gern macht, in ein Fantasiethema ab („Rübezahl"), bei dem er offensichtlich bestimmte Redewendungen aus dem, was ihm erzählt worden ist, gespeichert hat und nun assoziativ verknüpft („hörst du bestimmt", „ist hinter dem Baum versteckt", „Osterhase hinter dem Baum versteckt“). Dann wechselt der Dialog auf emotionale Themen. „Wen magst du?“ – „Mami“ – „Warum?“ – „Kann man schön schlafen gehen“ – „Wen noch?“ – „Osterhase ist im Baum versteckt.“ – „Und worüber freust du dich?“ – „Wenn du zu Hause bist.“ – „Und wann bist du traurig?“ – „Mami nicht da ist.“).

Seine Antworten zeigen, dass er den Sinn solcher Fragen durchaus zu erfassen vermag, aber Schwierigkeiten hat, seine Äußerungen auf das Gesprächsthema abzustimmen. Oft greift er dann auf perseverierende Redewendungen zurück, um den sozialen Kontakt mit dem Gesprächspartner aufrechtzuerhalten.

Zur Entwicklung des rezeptiven und expressiven Wortschatzes, des Satzverstehens und der Satzbildung im weiteren Verlauf liegen mittlerweile zahlreiche Untersuchungen vor (Sarimski 2014). Wortschatz und grammatische Fähigkeiten entsprechen weitgehend denen, über die Kinder mit unbeeinträchtigter Entwicklung auf dem gleichen nonverbalen kognitiven Entwicklungsniveau verfügen. Das Sprachprofil unterscheidet sich damit von Kindern mit Down-Syndrom. Diese weisen eine stärkere Verzögerung bei der Entwicklung von rezeptiven und expressiven morphologisch-syntaktischen Kompetenzen auf als Jungen mit Fragilem-X-Syndrom, während sich der Wortschatzumfang beider Gruppen nicht unterscheidet (Finestack et al. 2013; Price et al. 2007).

Deutliche Unterschiede sowohl zu Kindern mit Down-Syndrom als auch zu Kindern mit unbeeinträchtigter Entwicklung gleichen nonverbalen Entwicklungsniveaus zeigen sich vor allem in Untersuchungen der **pragmatischen** Kompetenzen. Jungen mit Fragilem-X-Syndrom haben ein großes Bedürfnis, den Kontakt mit dem erwachsenen Gegenüber aufrechtzuerhalten. Es fällt ihnen jedoch schwer, sich dabei auf Äußerungen des Gegenübers einzustellen und ihre Gesprächsbeiträge auf ein gemeinsames Thema zu beziehen. Auffallend viele Äußerungen sind Wiederholungen von Wörtern oder Phrasen (repetitive Äußerungen), tangentiale, d. h. schlecht auf das Gesprächsthema abgestimmte Äußerungen sowie Perseverationen, mit denen die Jungen an bestimmten Themen festhalten (Martin et al. 2012). Systematische Untersuchungen belegen weiterhin, dass diese pragmatischen Auffälligkeiten von Merkmalen der sozialen Situation abhängig sind. So treten repetitive Äußerungen z. B. wesentlich häufiger bei fremden als bei vertrauten Gesprächsthemen auf (Belser und Sudhalter 2001); die Vermeidung von Blickkontakt ist bei schwierigen sprachlichen Anforderungen häufiger als bei einfachen Benennaufgaben (Murphy et al. 2007).

Diese Zusammenhänge deuten darauf hin, dass die Sprachproduktion und der Gebrauch ihrer sprachlichen Fähigkeiten in sozialen Situationen bei Jungen mit Fragilem-X-Syndrom mit ihrer Fähigkeit assoziiert ist, ihre Aufmerksamkeit zu kontrollieren, ihre Emotionen zu regulieren und Handlungen in Anpassung an die jeweilige Situation zu planen. Diese Fähigkeiten gehören zu den **exekutiven Funktionen.** Bereits im frühen Kindesalter zeigen sich bei Jungen mit Fragilem-X-Syndrom spezifische Probleme bei einzelnen Komponenten dieser exekutiven Funktionen. Individuelle Unterschiede der Aufmerksamkeitssteuerung im 2. Lebensjahr erweisen sich dabei als signifikanter Prädiktor für den weiteren Verlauf der Sprachentwicklung (Kover et al. 2015).

Darüber hinaus zeigte sich in einer Studie, in der die Sprachentwicklung von 55 Jungen vom 3. bis zum 6. Lebensjahr verfolgt wurde, ein prädiktiver Zusammenhang mit der mütterlichen Responsivität. Je besser es den Müttern gelang, sich in der Interaktion auf die besonderen Verhaltensmerkmale ihrer Kinder einzustellen, umso größer waren die Sprachentwicklungsfortschritte (Warren et al. 2010).

Auch in dieser Gruppe erweist sich außerdem das phonologische Arbeitsgedächtnis als signifikanter Prädiktor für den Zuwachs des Wortschatzes und der Fähigkeit zum Verstehen und Produzieren von Sätzen (Pierpont et al. 2011). Im Unterschied zu Kindern mit Down-Syndrom sind die Schwächen des Arbeitsgedächtnisses jedoch bei Jungen mit Fragilem-X-Syndrom nicht auf die Speicherung sprachlicher Informationen (in der phonologischen Schleife) beschränkt, sondern betreffen auch visuelle Informationen, wenn sie in einer bestimmten Reihenfolge gespeichert werden sollen. Es fällt ihnen nicht nur schwer, Wort- und Zahlenreihen zu reproduzieren, sondern auch, sich die Reihenfolge von Abbildungen zu merken oder die einzelnen Handlungsschritte bei komplexeren Aufgaben zu planen.

18.3.3 Kinder mit einer Autismus-Spektrum-Störung

Beim „klassischen" Bild des frühkindlichen Autismus handelt sich um Kinder, die eine schwere Störung der zwischenmenschlichen Beziehungen zeigen, deren nonverbale und verbale Kommunikation sowie das Spielverhalten eingeschränkt sind, die oft nur ein eng begrenztes Repertoire an Interessen haben, die zu Stereotypien neigen, die durch Veränderungen unwesentlicher Aspekte der Umgebung verunsichert werden und die an zwanghaft wirkenden Ritualen festhalten. Bei anderen Kindern sind zwar die charakteristischen Merkmale der sozialen Beziehungs- und Kommunikationsstörung zu beobachten, jedoch keine Neigung zu Stereotypien oder zwanghaften Ritualen. Bei einer 3. Gruppe entwickeln sich die formalen Aspekte der Sprache zwar unauffällig, die Sprache kann aber nicht der jeweiligen Situation angemessen im sozialen Dialog mit Erwachsenen oder anderen Kindern eingesetzt werden. Alle diese Störungsbilder werden in der neu herausgegebenen Version des DSM-5 (Falkai und Wittchen 2015) in eine einheitliche Kategorie der *Autismus-Spektrum-Störungen* mit unterschiedlichen Schweregraden zusammengefasst.

Der Beginn der Störung liegt in der frühen Kindheit. Schon früh fallen ein geringes Interesse an und eine fehlende empathische Reaktion auf andere Menschen, ein weitgehendes Ausbleiben von Ansätzen zu symbolischem (vorstellungsmäßigen) Spiel und Nachahmung sowie Probleme, die Aufmerksamkeitsrichtung mit einem sozialen Gegenüber zu koordinieren, auf. Kinder mit diesem Störungsbild nehmen kaum Blickkontakt auf, wenn sie unsicher sind oder sich freuen, reagieren nicht auf ein Hinzeigen, eine Aufforderung oder eine Frage eines Erwachsenen und verwenden ihrerseits kaum Gesten zur Verständigung. Sie teilen Wünsche z. B. dadurch mit, dass sie nach der Hand Erwachsener greifen und sie dorthin ziehen, wo sie ihre Hilfe benötigen. Die Kinder haben kaum Interesse an sozialen Aktivitäten.

Auffälligkeiten in Bezug auf die soziale Orientierung, beim Blickkontakt und beim Herstellen geteilter Aufmerksamkeit sowie bei der Imitationsfähigkeit gehen – insbesondere bei Kindern mit einer geistigen Behinderung und autistischen Verhaltensmerkmalen – mit einem spezifischen Sprachentwicklungsprofil einher. Da sich die Kinder bei ihrer Aufmerksamkeitsrichtung seltener vom Erwachsenen lenken lassen, fällt es ihnen schwerer, gehörte Wörter den Objekten zuzuordnen und ihre Bedeutung zu entschlüsseln. Deshalb ist – anders als bei Kindern mit anderen Behinderungsformen – die Entwicklung des Sprachverstehens mindestens ebenso stark betroffen wie die Sprachproduktion.

Im weiteren Verlauf bleibt der Sprachgebrauch in vielen Fällen auffällig mit Echolalien, Pronominalumkehr („du" statt „ich"), stereotypen oder repetitiven Redewendungen (die z. B. aus Reklamesendungen übernommen werden), einer monotonen Sprechweise und anderen **prosodischen** Auffälligkeiten. Es fällt ihnen schwer, ein Gespräch zu initiieren und aufrechtzuerhalten. Sie haben Schwierigkeiten, Gesprächsbeiträge des Gegenübers abzuwarten und sich auf sie zu beziehen, und unterhalten sich bevorzugt über begrenzte Themen aus dem eigenen Interessenspektrum. Schließlich fällt es ihnen schwer, Ironie zu verstehen und bei Redewendungen zu erkennen, was nicht wörtlich gemeint ist.

18.4 Zur Bedeutung der Eltern-Kind-Interaktion

Die Rolle sozialer Faktoren und des sprachlichen Inputs für die Sprachentwicklung im Allgemeinen wurde in ▶ Kap. 2 bereits dargestellt. Intuitiv passen sich Eltern und andere Bezugspersonen an die aktuellen Verarbeitungsfähigkeiten eines Kindes beim Erwerb von **semantischen,** syntaktischen und pragmatischen Sprachkompetenzen an und fördern die Entwicklung der Kinder durch eine **kindgerichtete Sprache** im Dialog.

18

Eltern von Kindern mit Behinderungen verfügen grundsätzlich über die gleichen intuitiven elterlichen Verhaltensbereitschaften und Kompetenzen. Die Mobilisierung dieser intuitiven Fähigkeiten kann jedoch durch die emotionale Belastung gehemmt werden, die für die Eltern mit der Mitteilung der Diagnose einer dauerhaften Behinderung verbunden ist. Eine Anpassung an die kindlichen Verarbeitungsprobleme und Bedürfnisse kann zudem erschwert sein, wenn die Kinder selbst wenig Eigeninitiative zeigen, ihre kommunikativen Signale weniger klar erkennbar sind oder sie Verhaltensmuster entwickeln, die den Dialog belasten.

Vielfach reagieren Eltern und pädagogische Fachkräfte auf eine erhöhte Passivität und unklare Signale mit einer stärkeren Lenkung des Dialogs, statt die eigenen Initiativen der Kinder abzuwarten und aufzugreifen. Diese Interaktionsmerkmale lassen sich sowohl bei Kindern mit einer schweren Zerebralparese wie auch bei Kindern mit geistiger Behinderung nachweisen. Sie tragen zu den Schwierigkeiten der Kinder beim Spracherwerb bei (z. B. Pennington und McConachie 1999; Warren und Brady 2007).

Es gilt daher, die Eltern dabei zu unterstützen, sich auf die spezifischen Bedürfnisse ihrer Kinder einzustellen und den sprachlichen Input so zu gestalten, dass ihren Kindern die Verarbeitung sprachlicher Informationen möglichst leicht fällt (▶ Kap. 13). In der Praxis gehört deshalb eine systematische Beobachtung der Eltern-Kind-Interaktion oder Pädagogische Fachkraft-Kind-Interaktion (Kind-Umfeld-Diagnostik) und eine videogestützte Interaktionsberatung obligatorisch zur Planung der Sprachförderung bei Kindern mit Behinderungen.

Studie zur Förderung der vorsprachlichen Kommunikation bei passiven Kindern

Das Konzept des „Responsivity Education/Prelinguistic Milieu Teaching" (RE/PMT; Warren et al. 2006) konzentriert sich auf Kinder der vorsprachlichen Entwicklungsstufe (Entwicklungsalter 9–15 Monate) mit einer geringen kommunikativen Initiative. Der Schwerpunkt liegt auf der Stärkung vorsprachlicher, gestischer Kommunikationsformen und der Förderung geteilter Aufmerksamkeit.

In einer 1. Evaluationsstudie wurde die Intervention 3–4 Mal wöchentlich durch eine Sprachtherapeutin durchgeführt. An der Studie nahmen 58 Kinder teil, die zu Beginn über einen Wortschatz von weniger als 5 Wörtern verfügten. Die Ergebnisse zeigten, dass Kindemit nur geringer Eigeninitiative, die zudem nur schlecht zu Sprecherwechseln (Turn-Taking) motiviert werden konnten, im Behandlungszeitraum von 6 Monaten nur wenige Fortschritte machten. Dazu gehörten vor allem Kinder mit Down-Syndrom.

In einer 2. Studie wurden dann die Eltern angeleitet, wie sie in Spielsituationen durch die prompte Imitation kindlicher Verhaltensweisen und auf die Aufmerksamkeitsrichtung des Kindes abgestimmte, prägnante Kommentare die Beteiligung des Kindes an sozialen Dialogen (Sprecherwechsel) fördern können. Nun waren auch bei den Kindern deutliche Effekte zu beobachten, die zu Beginn sehr passiv waren (Yoder und Warren 2002). Diese Ergebnisse sprechen dafür, dass erst eine intensive Anleitung der Eltern zur Gestaltung responsiver Interaktionen im Alltag hinreichend viele Gelegenheiten entstehen lässt, in denen ein sprachförderliches Angebot effektiv sein kann (► Kap. 13).

18.5 Schlussfolgerungen für die Diagnostik und Interventionsplanung

18.5.1 Interdisziplinäre, entwicklungsorientierte Diagnostik

Die Planung von Interventionen zur Kommunikations- und Sprachförderung bei Kindern mit Behinderung muss in einen interdisziplinären Kontext eingebunden sein. Eine sorgfältige Abklärung des Seh- und Hörvermögens eines Kindes ist obligatorisch zur Klärung der Voraussetzungen für die Sprachentwicklung. Eine kinderneurologische Untersuchung der neuromotorischen und oral-motorischen Voraussetzungen für die Entwicklung des Sprechens ist indiziert, wenn es sich um ein Kind mit einer gravierenden Bewegungsstörung handelt. Bei Kindern mit einer geistigen Behinderung ist eine humangenetische Untersuchung sinnvoll, wenn Anzeichen für eine genetische Ursache vorliegen, um das Fachwissen um syndromspezifische Sprachentwicklungsverläufe und Profile nutzen zu können

Die Diagnostik des (vor-)sprachlichen Entwicklungsniveaus eines Kindes sollte über eine Kombination von standardisierten Testverfahren, Elternbefragung und Verhaltensbeobachtungen erfolgen. In der präverbalen Phase können nach Kane (1992) die folgenden 5 Entwicklungsstufen unterschieden werden:

a. Reaktive, reflexhafte Verhaltensweisen
b. Zielgerichtete, gegenstandsbezogene Verhaltensweisen
c. Intentionale, partnerbezogene Verhaltensweisen
d. Konventionelle Gesten
e. Symbolische Verhaltensweisen

Die Zuordnung zu den einzelnen Entwicklungsstufen richtet sich danach, welche kommunikativen Mittel (Blickrichtung, Vokalisation, Gesten und Worte) vom Kind eingesetzt und miteinander kombiniert werden. Entsprechende Beobachtungen lassen sich über *Kommunikationsproben evozieren* (► Beispiele: Kommunikationsproben).

► Beispiele: Kommunikationsproben

- Ein beliebtes Spielzeug wird in einen durchsichtigen, aber gut verschlossenen Behälter oder eine Tasche mit Reißverschluss gesteckt, um zu beobachten, wie das Kind um Hilfe bittet.
- Ein Aufziehspielzeug wird aufgezogen und bewegt sich im Blickfeld des Kindes. Es wird dem Kind angeboten und beobachtet, was es macht, wenn es alleine nicht zurechtkommt.
- Der Untersucher/ die Untersuchende pustet Seifenblasen. Dann wird die Seifenblasendose fest verschlossen und dem Kind präsentiert.
- Ein Luftballon wird aufgeblasen, die Luft wieder herausgelassen und der Ballon dem Kind überreicht. ◄

Eine Einschätzung des Wortschatzumfangs ist durch standardisierte Elternfragebögen möglich. Dazu eignet sich der „Elternfragebogen für die Früherkennung von Risikokindern" (ELFRA-2; Grimm und Doil 2000; Grimm et al. 2019). Er liefert zusätzlich einen **reliablen** und **validen** Eindruck von ihrer Reaktion auf Kommunikationsangebote, von der Verwendung symbolischer Gesten im Spiel und von kommunikativen sowie feinmotorischen Fertigkeiten. Eine Alternative zur Beurteilung des expressiven Wortschatzes, der Satzkomplexität und der Flexionsmorphologie bietet der „Fragebogen zur frühkindlichen Sprachentwicklung" (FRAKIS; Szagun et al. 2009). Als standardisierte Testverfahren stehen für Kinder im Alter von mindestens 2 Jahren der „Sprachentwicklungstest für zweijährige Kinder" (SETK-2; Grimm 2016) sowie der „Sprachentwicklungstest für drei- bis fünfjährige Kinder" (SETK 3–5; Grimm 2015) zur Verfügung, die an anderer Stelle in diesem Buch vorgestellt werden (► Kap. 9 sowie ► Kap. 8). Als Alternative lassen sich Aufgaben aus dem Test zur „Patholinguistischen Diagnostik bei Sprachentwicklungsstörungen" (PDSS; Kauschke und Siegmüller 2009) verwenden.

Aktas (2012) schlägt für die Untersuchung von Kindern mit geistiger Behinderung eine Kombination aus dem Elternfragebogen ELFRA und Subtests aus dem SETK-2 und SETK 3–5 vor, bei der die Aufgaben selbst unverändert bleiben, aber einige Anpassungen in Bezug auf die Aufgabenabfolge und einige Streichungen vorgenommen wurden. Damit ist eine 2-stufige Auswertung möglich. Zunächst lässt sich das Entwicklungsalter eines Kindes abschätzen, indem für den jeweiligen Bereich dasjenige Alter bestimmt wird, in dem die Zahl der richtigen Aufgabenlösungen dem Durchschnitt der Altersgruppe entsprechen würde. In einem nächsten Schritt können die Äußerungen des Kindes und seine Fehler bei der Beantwortung der Aufgaben qualitativ analysiert werden, um zu beschreiben, über welche sprachlichen Fähigkeiten es bereits verfügt und welches die Zone der nächsten Entwicklung im rezeptiven und expressiven Bereich ist.

18.5.2 Förderkonzepte für Kinder mit spezifischen Bedürfnissen

In den letzten Jahren wurden verschiedene Förderkonzepte entwickelt und evaluiert, die (syndrom-)spezifische Entwicklungsmerkmale berücksichtigen. So wird von vielen Fachleuten in der Entwicklungsbegleitung von Kindern mit Down-Syndrom die Einführung lautsprachbegleitender Gebärden als Unterstützung zur Sprachanbahnung empfohlen. Im deutschen Sprachraum steht dazu das System der *Gebärdenunterstützten Kommunikation* (GuK) zur Verfügung (Wilken 2008). Gebärden bieten sich an, um Schwierigkeiten der auditiven Diskrimination und der verbalen Speicherfähigkeiten zu kompensieren, die den Lautspracherwerb bei Kindern mit Down-Syndrom erschweren. Zudem kann der Lernprozess auch bei eingeschränkter motorischer Geschicklichkeit der Kinder durch das gemeinsame Ausführen der Gebärden gezielter unterstützt und so die frustrierende Erfahrung von Kommunikationsfehlschlägen verringert werden.

Studie zum frühen Gebärden- und Spracherwerb bei Kindern mit Down-Syndrom

In einer Studie wurden 108 Eltern von Kindern mit Down-Syndrom im Alter zwischen 18 und 85 Monaten, die nach der Methode der *GuK* gefördert wurden, zu dem Umfang und der Zusammensetzung des Wortschatzes an Gebärden und gesprochenen Wörtern befragt (Wagner und Sarimski 2012).

Für die Altersgruppen von 18 bis 60 Monaten ergab sich ein eindeutiger Trend: Je älter die Kinder waren, desto größer war ihr Wortschatz in beiden Modalitäten; in jeder der Altersgruppen war jedoch der Wortschatz an Gebärden größer als der Wortschatz an gesprochenen Wörtern. Erst in der ältesten Gruppe

(>60 Monate) drehte sich dieser Trend um; hier übertraf der Wortschatz an gesprochenen Wörtern den Wortschatz an Gebärden.

Diese Ergebnisse lassen sich als Beleg dafür interpretieren, dass jüngere Kinder mit Down-Syndrom zunächst die angebotenen Gebärden zur Verständigung nutzen, sie aber mit zunehmendem Alter dann mehr und mehr Lautsprache verwenden. Dies spricht für eine sprachlernunterstützende, nicht sprachlernhemmende Funktion der Gebärden.

Bei Kindern mit einer Autismus-Spektrum-Störung und geistigen Behinderung, die sehr wenig kommunikatives Interesse zeigen und im natürlichen Umfeld große Schwierigkeiten haben, ihre Aufmerksamkeit auf den sprachlichen Input eines Erwachsenen zu lenken und seine Sprachäußerungen zu imitieren, haben sich hochstrukturierte Übungen (sog. „diskrete Lernformate", u. a. Bernard-Opitz 2005) bewährt. Das Kind und die Eltern bzw. der/die Therapeut/-in sitzen nebeneinander oder am Tisch einander gegenüber. Objekte, die das Kind interessieren, werden ihm gezeigt und es wird aufgefordert, das entsprechende Wort nachzuahmen. Sobald ihm ein Imitationsansatz gelingt, wird es gelobt und erhält einen kleinen Verstärker gemäß seiner individuellen Vorlieben. Dabei werden die Anforderungen an die Korrektheit der Imitation schrittweise gesteigert, z. B. indem zunächst das Nachsprechen von „ba" für den Erhalt eines Balls oder eines „au" für „auf" belohnt und erst in einer späteren Trainingsphase die vollständige Imitation des Wortes erwartet wird. Wenn das Kind die Worte nachsprechen kann, wird nur noch der entsprechende Gegenstand gezeigt, ohne dass der Erwachsene das Wort vorspricht. So lernt es allmählich, Dinge, Tätigkeiten oder Eigenschaften selbstständig zu benennen bzw. einen Wunsch danach zu äußern.

Für einige Kinder mit einer Autismus-Spektrum-Störung ist es leichter, Wünsche oder andere Mitteilungen durch Bilder oder Handzeichen ausdrücken zu lernen. Hier bietet sich insbesondere das „Picture Exchange Communication System" (PECS; Bondy und Frost 2001) an. Dieses System beruht auf der Grundidee, dass das Kind einem kommunikativen Gegenüber eine Karte gibt, auf der das gewünschte Objekt oder die gewünschte Aktivität in Form eines Fotos oder Symbols abgebildet ist. Die Kommunikationspartner/in hält das Bild an seinen Mund, spricht das entsprechende Wort oder den Satz vor und erfüllt sofort diesen Wunsch des Kindes. Damit wird auch die sprachliche Imitation angeregt; vor allem aber erhält das Kind eine Möglichkeit, erfolgreich Wünsche auszudrücken. Das Vorgehen wird in mehreren Therapieschritten eingeübt, beginnend mit dem Bildaustausch mit Hilfestellung über die Wahl zwischen mehreren Bildern bis zur Bildung von einfachen Satzstrukturen als Antwort auf Fragen oder als Kommentar (Lachmann et al. 2009).

Die Förderung der Kommunikation mittels Bildkarten gehört zu den Konzepten der „unterstützten Kommunikation" (UK). Der Begriff der unterstützten Kommunikation hat sich vor einigen Jahren auch in Deutschland als Oberbegriff für alle pädagogischen oder therapeutischen Maßnahmen durchgesetzt, die eine Erweiterung der kommunikativen Möglichkeiten bei Menschen ohne Lautsprache bezwecken. Sie wurden zunächst für Kinder mit Zerebralparesen entwickelt, können aber auch bei allen geistig behinderten Kindern eingesetzt werden, die ihre vorhandenen Kommunikationsbedürfnisse mit den ihnen zur Verfügung stehenden Möglichkeiten nicht zufriedenstellend erfüllen können.

Kriterien für die Auswahl eines Kommunikationssystems

Das Vokabular und System sollte so ausgewählt werden, dass es dem Kind möglichst weitgehend erlaubt,

- sich an gemeinsamen Aktivitäten mit gleichalten Kindern zu beteiligen;

- eigene Entscheidungen, d. h. eine Wahl zwischen verschiedenen Möglichkeiten, in Alltagssituationen zu treffen und mitzuteilen;
- es in der Interaktion mit möglichst vielen potenziellen Kommunikationspartnern/-partnerinnen (einschließlich Kindern und fremden Erwachsenen) zu nutzen.

Dabei wird zwischen körpereigenen Kommunikationsformen (Gebärden) und *Kommunikationsformen mit Hilfsmitteln* unterschieden. Dazu gehören u. a. Kommunikationstafeln oder -bücher (Fotoalben) und Bildkarten. Sie enthalten Bilder oder Fotos bzw. Symbole, die mögliche Gesprächsthemen repräsentieren und ganz auf die gegenwärtigen Bedürfnisse des Benutzers abgestimmt sind. Symbolsammlungen zur Herstellung solcher Kommunikationshilfen lassen sich im Internet herunterladen. Im Angebot der Rehabilitationsfirmen findet sich darüber hinaus ein breites Spektrum tragbarer elektronischer Geräte mit Sprachausgabe. Auf jedem Feld der Tastatur können Aussagen gespeichert werden, die durch Drücken der Tasten abgerufen werden. Tastatur und alternative Ansteuerungstechniken (optischer Sensor, Joystick, Zeilen-Spalten-Scanning mit speziellen Schaltern, sodass einzelne Symbole über Ja-Nein-Signale aus einem sukzessiv aufleuchtenden Angebot von Zeichen ausgewählt werden können) lassen sich an die motorischen Beeinträchtigungen anpassen, sodass sie auch von Kindern mit schwerer Zerebralparese bedient werden können.

Zur Förderung pragmatischer Fähigkeiten – z. B. bei Jungen mit Fragilem-X-Syndrom oder einer Autismus-Spektrum-Störung – ist es sinnvoll, *Skripte* (Drehbücher) zu entwickeln, d. h. wiederkehrende Abfolgen vertrauter Handlungen, die den Kindern so viel Sicherheit bieten, dass sie die zu vermittelnden sprachlichen Inhalte aufnehmen und verarbeiten können. In einfachen Skripten kann z. B. geübt werden, andere Menschen zu begrüßen, sich zu verabschieden, jemanden einzuladen, um etwas zu bitten, Spielvorschläge zu machen oder nachzufragen, wenn etwas nicht verstanden wurde. Komplexere Skripte sind z. B. erforderlich beim Beantworten von Fragen zu Ereignissen am Wochenende oder in Alltagssituationen beim Bäcker, im Supermarkt, beim Arzt oder bei Besuchen einer anderen Familie. Wenn sie in einer ritualisierten Form – z. B. in Rollenspielen – eingeübt werden, fällt es den Kindern leichter, sich auf die kommunikativen Anforderungen einzustellen und sich erfolgreich zu verständigen. Eine nützliche Übersicht über das Spektrum der kommunikativ-pragmatischen Fähigkeiten, die für die Bewältigung sozialer Anforderungen im Alltag von Bedeutung sind, gibt Schelten-Cornish (2010), Anregungen zur Förderung dieser Kompetenzen bei Kindern mit Intelligenzminderung finden sich bei Kaiser-Mantel und Wiesenberger (2014).

Für alle geschilderten Konzepte der Sprachförderung bei Kindern mit Behinderungen gilt, dass sie im natürlichen Umfeld und unter Einbeziehung aller Bezugspersonen stattfinden soll. Eine Anbahnung von Kommunikationsformen in begrenzten Übungsräumen und -zeiten kann nur ein erster Schritt zum Kompetenzerwerb sein und muss durch eine systematische Förderung des kommunikativen Gebrauchs im Alltag ergänzt werden, damit die Kinder die Aneignung kommunikativer Kompetenzen für sich als funktional, d. h. sinnvoll erleben und ihre Partizipation an der sozialen Interaktion erleichtert wird.

18.6 Zusammenfassung

- Bei der Sprachförderung und der Sprachtherapie von Kindern mit motorischen oder intellektuellen Behinderungen müssen die spezifischen Besonderheiten ihrer Sprachentwicklung berücksichtigt werden.

- Insbesondere die Herstellung geteilter Aufmerksamkeit und die Speicherung sprachlicher Informationen sind bei Kindern mit intellektueller Behinderung durch Einschränkungen exekutiver Funktionen erschwert.
- Die Förderung der Kommunikationsfähigkeit und sozialen Teilhabe hat Vorrang vor dem Einüben formalsprachlicher Kompetenzen.
- Die Beratung der Eltern in Bezug auf die Gestaltung sprachförderlicher Interaktionsformen im Alltag ist ein obligatorischer Teil der Sprachförderung und der Sprachtherapie.
- Die Einbeziehung alternativer Kommunikationsformen ist zur Sprachanbahnung sinnvoll.

18.7 Weiterführende Literatur

Eine ausführliche Darstellung der entwicklungsorientierten Sprachdiagnostik und -förderung bei Kindern mit geistiger Behinderung mit einer Fülle praxisrelevanter Informationen findet sich bei Aktas (2012):

- Aktas, M. (2012). *Entwicklungsorientierte Sprachdiagnostik und -förderung bei Kindern mit geistiger Behinderung.* München: Urban & Fischer.

Das Fachwissen zu Entwicklungs- und Verhaltensmerkmalen bei genetischen Syndromen lässt sich bei Sarimski (2014) nachlesen:

- Sarimski, K. (2014). *Entwicklungspsychologie genetischer Syndrom* (4. Aufl.). Göttingen: Hogrefe.

Literatur

Aktas, M. (2012). *Entwicklungsorientierte Sprachdiagnostik und -förderung bei Kindern mit geistiger Behinderung*. München: Urban & Fischer.

Belser, R., & Sudhalter, V. (2001). Conversational characteristics of children with Fragile X syndrome: Repetitive speech. *American Journal on Mental Retardation, 16,* 28–38.

Berglund, E., Eriksson, M., & Johannson, I. (2001). Parental reports of spoken language skills in children with Down syndrome. *Journal of Speech, Language and Hearing Research, 44,* 179–191.

Bernard-Opitz, V. (2005). *Kinder mit Autismus-Spektrum-Störungen (ASS)*. Stuttgart: Kohlhammer.

Bondy, A., & Frost, L. (2001). *A picture's worth. PECS and other visual communication strategies in autism*. Bethesda: Woodbine House.

Caselli, M., Vicari, S., Longobardi, E., Lami, L., Pizzoli, C., & Stella, G. (1998). Gestures and words in early development of children with Down syndrome. *Journal of Speech, Language and Hearing Research, 41,* 1125–1135.

Chapman, R., Hesketh, L., & Kistler, D. (2002). Predicting longitudinal change in language production and comprehension in individuals with Down syndrome: Hierarchical linear modeling. *Journal of Speech, Language and Hearing Research, 45,* 902–915.

Edwards, S., Fletcher, P., Gurman, M., Hughes, A., & Letts, C. (1997). *Reynell developmental language scales III*. London: NFER-Nelson.

Falkai, P., & Wittchen, H.-U. (Hrsg.). (2015). *Diagnostisches und Statistisches Manual Psychischer Störungen DSM-5. Deutsche Ausgabe*. Göttingen: Hogrefe.

Fidler, D., Hepburn, S., & Rogers, S. (2006). Early learning and adaptive behavior in toddlers with Down syndrome: Evidence for an emerging behavioural phenotype. *Down Syndrome Research and Practice, 9,* 37–44.

Finestack, L., Sterling, A., & Abbeduto, L. (2013). Discriminating Down syndrome and Fragile X syndrome based on language ability. *Journal of Child Language, 40,* 244–265.

Grimm, H. (2015). *Sprachentwicklungstest für drei-bis fünfjährige Kinder (SET-K 3–5); Manual*. Göttingen: Hogrefe.

Grimm, H. (2016). *Sprachentwicklungstest für zweijährige Kinder (SET-K 2); Manual*. Göttingen: Hogrefe.

Grimm, H., & Doil, H. (2000). *Elternfragebögen für die Früherkennung von Risikokindern (ELFRA-1, ELFRA-2)*. Göttingen: Hogrefe.

Grimm, H., Doil, H., Aktas, M., & Frevert, S. (2019). *Elternfragebögen zur Früherkennung von Risikokindern (ELFRA 1, ELFRA 2)* (3. Aufl.). Göttingen: Hogrefe.

Hinton, R., Budimirovic, D., Marschik, P., Talisa, V., Einspieler, C., Gipson, T., & Johnston, M. (2013). Parental reports on early language and motor milestones in fragile X syndrome with and without autism spectrum disorders. *Developmental Neurorehabilitation, 16,* 58–66.

Hollenweger, J., & Kraus de Camargo, O. (2011). *ICF-CY: Internationale Klassifikation der Funktionsfähigkeit, Behinderung und Gesundheit bei Kindern und Jugendlichen*. Bern: Huber.

Kaiser-Mantel, H., & Wiesenberger, A. (2014). Sprachtherapeutische Handlungsmöglichkeiten zum Aufbau pragmatisch-kommunikativer Fähigkeiten bei Kindern mit Intelligenzminderung. *Praxis Sprache, 60,* 31–34.

Kane, G. (1992). Entwicklung früher Kommunikation und Beginn des Sprechens. *Geistige Behinderung, 31,* 303–319.

Kauschke, C., & Siegmüller, J. (2009). *Patholinguistische Diagnostik bei Sprachentwicklungsstörungen*. München: Urban & Fischer.

Kover, S., McCary, L., Ingram, A., Hatton, D., & Roberts, J. (2015). Language development in infants and toddlers with Fragile X syndrome: Change over time and the role of attention. *American Journal on Intellectual and Developmental Disabilities, 120,* 125–144.

Lachmann, C., Diepers-Perez, I., Grass, H., & Pfeiffer, F. (2009). Das Picture Exchange Communication System (PECS). In S. Bölte (Hrsg.), *Autismus* (S. 375–386). Bern: Huber.

Martin, G., Klusek, J., Estigarribia, B., & Roberts, J. (2009). Language characteristics of individuals with Down syndrome. *Topics in Language Disorders, 29,* 112–132.

Martin, G., Roberts, J., Helm-Estabrooks, N., Sideris, J., Vanderbilt, J., & Moskowitz, L. (2012). Perseveration in the connected speech of boys with fragile X syndrome with and without autism spectrum disorders. *American Journal on Intellectual and Developmental Disabilities, 117,* 384–399.

Murphy, M., Abbeduto, L., Schroeder, S., & Serlin, R. (2007). Contribution of social and information-processing factors to eye-gaze avoidance in fragile X syndrome. *American Journal on Mental Retardation, 112,* 349–360.

Pennington, L., & McConachie, H. (1999). Mother-child interaction revisited: Communication with non-speaking physically disabled children. *International Journal of Language and Communication Disorders, 34,* 391–416.

Pierpont, E., Richmond, E., Abbeduto, L., Kover, S., & Brown, T. (2011). Contributions of phonological and verbal working memory to language development in adolescents with fragile X syndrome. *Journal of Neurodevelopmental Disorders, 3,* 325–347.

Price, J., Roberts, J., Vandergrift, N., & Martin, G. (2007). Language comprehension in boys with fragile X syndrome and boys with Down syndrome. *Journal of Intellectual Disability Research, 51,* 318–326.

Roberts, J., Mirrett, P., & Burchinal, M. (2001). Receptive and expressive communication development of young males with fragile X syndrome. *American Journal on Mental Retardation, 106,* 216–230.

Sarimski, K. (2014). *Entwicklungspsychologie genetischer Syndrom* (4. ergänzte und erweiterte Aufl.). Göttingen: Hogrefe.

Sarimski, K. (2015). Entwicklungsprofil, Verhaltensmerkmale und Familienerleben bei Kindern mit Down-Syndrom – Erste Ergebnisse der Heidelberger Down-Syndrom-Studie. *Empirische Sonderpädagogik, 1,* 5–23.

Sarimski, K. (2017). *Handbuch Interdisziplinäre Frühförderung*. München: Reinhardt.

Schelten-Cornish, S. (2010). Pragmatische Ziele und ihre Verwirklichung in der Sprachtherapie. *LOGOS, 18,* 293–301.

Sparrow, S., Cicchetti, D., & Balla, D. (2005). *Vineland adaptive behavior scales* (2. Aufl., VABS-II). Minneapolis: Pearson.

Szagun, G., Stumper, B., & Schramm, S. (2009). *Fragebogen zur Frühkindlichen Sprachentwicklung (FRAKIS) und FRAKIS-K (Kurzform).* Frankfurt: Pearson.

Wagner, S., & Sarimski, K. (2012). Früher Gebärden- und Spracherwerb bei Kindern mit Down-Syndrom. *Sprachheilarbeit, 57,* 184–191.

Warren, S., & Brady, N. (2007). The role of maternal responsivity in the development of children with intellectual disabilities. *Mental Retardation and Developmental Disabilities Research Reviews, 13,* 330–338.

Warren, S., Bredlin-Oja, S., Escalante, M., Finestack, L., Fey, M., & Brady, N. (2006). Responsivity Education/Prelinguistic Milieu Teaching. In R. McCauley & M. Fey (Hrsg.), *Treatment of language disorders in children* (S. 47–76). Baltimore: Brookes.

Warren, S., Brady, N., Sterling, A., Fleming, K., & Marquis, J. (2010). Maternal responsivity predicts language development in young children with fragile X syndrome. *American Journal on Intellectual and Developmental Disabilities, 115,* 54–75.

Wilken, E. (2008). *Sprachförderung bei Kindern mit Down-Syndrom*. Berlin: Marhold.

Yoder, P., & Warren, S. (2002). Effects of prelinguistic milieu teaching and parent responsivity education on dyads involving children with intellectual disabilities. *Journal of Speech, Language and Hearing Research, 45,* 1158–1174.

Yoder, P., & Warren, S. (2004). Early predictors of language in children with and without Down syndrome. *American Journal on Mental Retardation, 109,* 285–300.

Sprachentwicklung, Diagnostik und Förderung bei Kindern mit Hörschädigung

Johannes Hennies und Manfred Hintermair

Inhaltsverzeichnis

© Springer-Verlag GmbH Deutschland, ein Teil von Springer Nature 2020
S. Sachse et al. (Hrsg.), *Sprachentwicklung*,
https://doi.org/10.1007/978-3-662-60498-4_19

19.1 Zur Rolle von Sprache für die kindliche Entwicklung im Zusammenhang mit einer kindlichen Hörschädigung

Sprache erfüllt vielfältige Funktionen für den Menschen. Sie dient nicht nur zum Austausch von Gedanken, Gefühlen, Absichten, Wünschen oder Meinungen mit anderen, sondern sie ist auch zentrales Werkzeug des menschlichen Denkens (Wygotsky 1974). Sprache hilft uns, unser Verhalten zu reflektieren und zu kontrollieren, ebenso wie sie zur innerpsychischen Emotionsregulation beiträgt. Sie ist aber auch wichtiges Hilfsmittel, um soziale Bedürfnisse zu befriedigen; so benutzen wir sie, um Beziehungen mit anderen Menschen zu knüpfen und zu pflegen. Schließlich ist Sprache auch ein Kernbestandteil unseres Selbstverständnisses als Individuum und als Gruppe; sie hilft uns dabei, unsere soziale Identität auszubilden (Butzkamm und Butzkamm 2004).

Diese Funktionen machen deutlich, dass ein früher Zugang zu Sprache und kommunikativem Austausch von großer Bedeutung für kognitive, soziale und emotionale Entwicklungsprozesse von Kindern ist und damit verknüpft auch für deren schulischen und beruflichen Erfolg. Den hohen Stellenwert eines frühen Zugangs zu Sprache konnten Hart und Risley (1995) in einer Längsschnittstudie mit 42 hörenden Kindern und ihren Familien aufzeigen. Die Qualität der Eltern-Kind-Interaktion war ein entscheidender Prädiktor für zeitlich später gelagerte kindliche Entwicklungsprozesse: Wie viel die Eltern mit ihrem Kind in den ersten 3 Lebensjahren sprachlich kommunizierten und vor allem in welcher Weise sie das taten (nämlich bestenfalls mittels eines responsiven Interaktionsstils; ► Kap. 13), sagte u. a. signifikant den Wortschatzumfang sowie die Lesekompetenz der Kinder im 3. Grundschuljahr vorher.

Kinder mit einem Hörverlust werden hier vor besondere Herausforderungen gestellt, was durch empirische Studien umfänglich dokumentiert ist (Spencer und Marschark 2010). Es zeigt sich, dass eine eingeschränkte Wahrnehmung und Verarbeitung von Sprache eine Reihe von Entwicklungsprozessen beeinflussen kann, die wichtig sind für eine effektive interaktive Welterschließung, weshalb bei der Erziehung und der Bildung hörgeschädigter Kinder früh eine angemessene Förderung notwendig ist, um etwaigen Entwicklungsgefährdungen vorzubeugen (Calderon und Greenberg 2011; Hintermair 2014; Marschark und Wauters 2011; Trezek et al. 2011).

Prillwitz (1995, S. 167) hat dargestellt, dass effektiver Spracherwerb einem kleinen Kind entscheidend dabei hilft, sich die Welt im intensiven kommunikativen Austausch mit Menschen des sozialen Umfelds zu erschließen:

> » Das Kind lernt im sozialen und materialen Austausch mit seiner Umwelt sich und die Welt wahrzunehmen, zu erkennen, zu deuten, zu begreifen. Sprache wäre nichts, wenn sie sich nicht in motiviertem spontanem Alltagshandeln mit den selbst gemachten oder kommunikativ vermittelten Erfahrungen aufs engste verbunden hätte.

Dies gelingt hörgeschädigten Kindern, wenn sie hörende Eltern haben (und das ist in über 90 % der Familien der Fall) zumindest nicht sofort von Anfang an, weil hier in aller Regel die kommunikative Beziehungsgestaltung zwischen den Eltern und ihrem Kind erschwert ist, da es nicht unbedingt ein gemeinsames verfügbares sprachliches Kommunikationssystem gibt.

Entsprechend zeigen sich signifikante Zusammenhänge zwischen bedeutsamen Entwicklungsbereichen und dem sprachlich-kommunikativen Entwicklungsstand von Kindern mit einer Hörschädigung, z. B. zwischen der Sprachentwicklung und den schulischen Leistungen in den Bereichen Lesen, Schreiben oder Mathematik (Hintermair et al. 2014; ▶ Kap. 8 und 9). Ebenfalls zeigen Studien, dass Kinder mit einer Hörschädigung im Bereich der **Theory of Mind** und der **exekutiven Funktionen,** die wesentlich zur sozial-kognitiven Entwicklung beitragen, im Durchschnitt zumeist signifikant schlechtere Leistungen aufweisen als hörende Kinder, wobei auch hier höhere sprachliche Kompetenzen mit besseren Leistungen in sozial-kognitiven Aufgabenstellungen korrelieren (Spencer 2010; Hauser et al. 2008). In die gleiche Richtung gehen Studienergebnisse über den Zusammenhang von Sprachkompetenzen und der sozial-emotionalen Entwicklung. Hier zeigt sich, dass hörgeschädigte Kinder mit besseren sprachlichen Kompetenzen ein höheres Selbstwertgefühl, eine bessere Lebensqualität und weniger Verhaltensauffälligkeiten aufweisen (Hintermair 2015).

Ein uneingeschränkter Spracherwerb ist also nicht nur für die sprachliche Entwicklung, sondern auch für andere Entwicklungsbereiche von Bedeutung. Für hörgeschädigte Kinder hörender Eltern ist dieser Zugang zu Sprache jedoch nicht uneingeschränkt gegeben, und zwar weder in der Lautsprache, die ihnen aufgrund der Hörschädigung unter Umständen nur unzureichend zur Verfügung steht, noch in der Gebärdensprache, die in dem Umfeld, in das sie hineingeboren werden, im Regelfall niemand beherrscht und verwendet.

Im Folgenden soll nun auf der Basis aktueller Studienergebnisse aufgezeigt werden, welche Herausforderungen sich sowohl für die lautsprachliche (▶ Abschn. 19.2) als auch die gebärdensprachliche Entwicklung hörgeschädigter Kinder (▶ Abschn. 19.3) ergeben. Anschließend werden Möglichkeiten der Diagnostik (▶ Abschn. 19.4) und Förderung von hörgeschädigten Kindern (▶ Abschn. 19.5) aufgezeigt.

19.2 Lautsprachliche Entwicklung hörgeschädigter Kinder

Es gibt eine große Variabilität der Lautsprachentwicklung von hörgeschädigten Kindern, die auf verschiedene Faktoren zurückzuführen ist: Diese lassen sich dem sprachlichen Input, den diese Kinder durch ihr Umfeld erhalten, und dem sprachlichen Intake, den die Kinder aufnehmen, zuordnen (Hennies 2014).

▪ Sprachlicher Input

Der sprachliche Input, den hörgeschädigte Kinder von ihren Eltern und dem weiteren Umfeld bekommen, kann sich durch das Wissen um die Hörschädigung verändern. Eltern können in ihrem sprachlichen Verhalten den eigenen Kindern gegenüber verunsichert sein, weshalb die intuitiven elterlichen Verhaltensweisen nicht mehr im gleichen Maße zum Tragen kommen wie bei Eltern von hörenden Kindern (Müller und Leonhardt 2012).

Die sichersten Prädiktoren für eine gute Lautsprachentwicklung sind der mütterliche Bildungsstand und das Ausmaß, in dem sich die Eltern in die Frühförderung einbezogen sehen, mit ihren Kindern interagieren und eine reichhaltige Sprache verwenden (Niparko et al. 2010; Szagun 2010; s. Calderon 2000 sowie Ullherr und Ludwig 2014 für Überblicksarbeiten).

Werden sie in Studien berücksichtigt, zeigen Kinder mit einer Hörschädigung, die einen *Migrationshintergrund* haben und mehrsprachig aufwachsen, geringere lautsprachliche Kompetenzen als monolingual aufwachsende Kinder mit einer Hörschädigung (Kiese-Himmel 2006; Teschendorf et al. 2011). Es ist jedoch ungeklärt, ob tatsächlich das Angebot mehrerer Lautsprachen oder andere mit einem

Migrationshintergrund einhergehende Faktoren, z. B. die soziale Lage der Familien, für diese Ergebnisse verantwortlich sind.

Eine andere Form der Mehrsprachigkeit liegt vor, wenn die Eltern selbst gehörlos sind und mit ihrem Kind von Beginn an in *Gebärdensprache* kommunizieren. Diese Kinder zeigen in verschiedenen Untersuchungen zu vorschulischen und schulischen (sprachlichen) Kompetenzen bessere Ergebnisse als hörende Kinder gehörloser Eltern (vgl. für die Lesekompetenz: Chamberlain und Mayberry 2000; für eine Übersicht Spencer und Marschark 2010). Verantwortlich für diese Befunde sind aber nicht nur der frühe Zugang zu einem sprachlichen Symbolsystem, sondern auch die Qualität der frühen Interaktionen zwischen gehörlosen Eltern und ihren gehörlosen Kindern (Spencer et al. 2004).

Ebenfalls zu den Inputfaktoren gehört, ob die Kinder eine *Frühförderung* erhalten und mit welchen Methoden diese arbeitet. Dabei gibt es heute verschiedene Ansätze, die sich vor allem darin unterscheiden, in welchem Maße sie lautsprachbegleitende Gebärden oder Gebärdensprache mit einbeziehen (Hennies 2010). Es gibt derzeit keine gesicherten Studien über die Wirksamkeit der verschiedenen frühpädagogischen Konzepte (Spencer und Marschark 2010). Es hat sich jedoch gezeigt, dass ein deutlicher Zusammenhang zwischen früher Intervention (bis zum 6. Lebensmonat) und verbesserter Sprachkompetenz besteht (Yoshinaga-Itano 2003, 2006). Früh erfasste und geförderte Kinder erreichen mit höherer Wahrscheinlichkeit ein Sprachniveau im „normalen" Bereich, egal ob sie lautsprachlich oder gebärdensprachlich kommunizieren (Yoshinaga-Itano und Sedey 2000). Dennoch bewegt sich die Mehrzahl der Kinder mit ihren Ergebnissen – bei hoher individueller Entwicklungsvariabilität – im unteren Durchschnittsbereich, und diese Verzögerungen setzen sich bis ins Schulalter fort (Yoshinaga-Itano 2006).

▪ Sprachlicher Intake

Es gibt zudem Faktoren, die den Intake, also die sprachlichen Informationen, die die Kinder aufnehmen können, beeinflussen. Immer wieder bestätigt sich dabei der Einfluss von Art und Grad der Hörschädigung. Dabei gibt es 2 Arten von Hörschädigungen, die **Schallleitungsschwerhörigkeit,** die die Übermittelung des Schalls im Mittelohr betrifft und sehr häufig nur temporär auftritt (z. B. aufgrund von Mittelohrentzündungen), und die **Schallempfindungsschwerhörigkeit,** die die Umwandlung der Schallwellen in neuronale Impulse in der Hörschnecke (Cochlea) bzw. sehr selten die Weiterleitung im Gehirn betrifft (◘ Abb. 19.1). Wenn beide Formen zusammen auftreten, handelt es sich um eine kombinierte Schwerhörigkeit.

Die lautsprachliche Entwicklung von Kindern, die nur eine einseitige Schwerhörigkeit aufweisen oder während der Kindheit häufige Mittelohrentzündungen haben, kann zwar geringfügig verzögert sein, ist aber in der Regel nicht nachhaltig beeinträchtigt (Roberts et al. 2004; Wiegand und Hintermair 2011). Dagegen sind Kinder mit einer beidseitigen Schallempfindungsschwerhörigkeit oder einer kombinierten Schwerhörigkeit in ihrer lautsprachlichen Entwicklung besonders gefährdet. Ein entscheidender Faktor ist in diesem Zusammenhang der mittlere Hörverlust auf dem besseren Ohr, der in Dezibel-HL (dB HL = Hearing Level/Hörschwelle) gemessen wird. Zahlreiche Studien haben gezeigt, dass Kinder mit einem größeren Hörverlust auch größere Schwierigkeiten in verschiedenen lautsprachlichen Entwicklungsbereichen haben (Kiese-Himmel 2006; Ullherr und Ludwig 2014; Vohr et al. 2008).

Ebenfalls entscheidend sind die Art der *technischen Versorgung* und das Alter bei der Diagnosestellung und der technischen

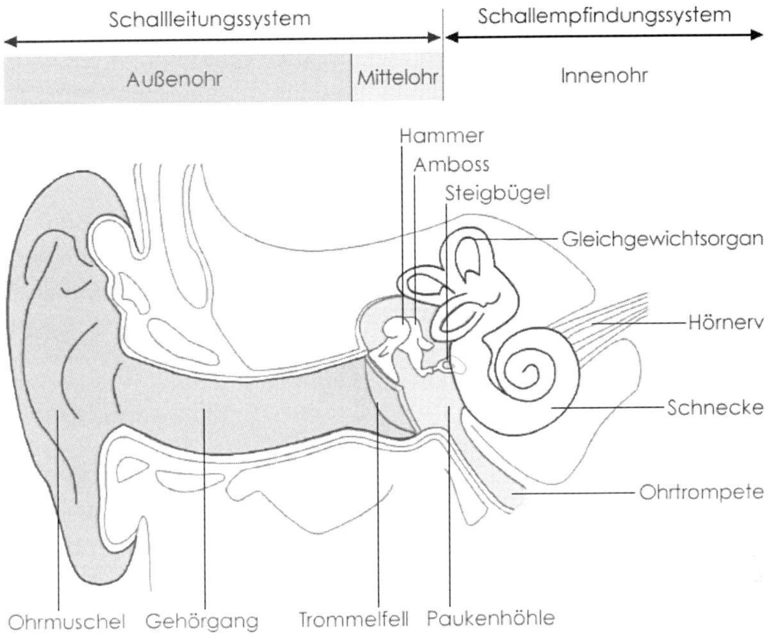

Abb. 19.1 Arten der Hörschädigung (▶ https://medienportal.siemens-stiftung.org/100174). © Siemens Stiftung 2015, lizenziert unter CC BY-SA 4.0 international (Lizenztext s. ▶ https://creativecommons.org/licenses/by-sa/4.0/legalcode.de)

Versorgung. Es gibt 2 Möglichkeiten, einen Hörverlust (zumindest teilweise) auszugleichen: Hörgeräte nehmen das akustische Signal vor dem Ohr auf und verstärken es. Das Cochlea-Implantat ist hingegen eine Hörprothese, die den ankommenden Schall vor dem Ohr aufnimmt, das Signal an eine Elektrode, die operativ in die Hörschnecke eingesetzt worden ist, übermittelt und dadurch direkt den Hörnerv stimuliert (Abb. 19.2).

Wenn Kinder mit einem Hörverlust von mehr als 35 dB HL diagnostiziert werden, erhalten sie üblicherweise direkt nach der Diagnose digitale Hörgeräte, d. h. im Idealfall im Alter von wenigen Monaten. Wenn sich die Eltern für eine ein- oder beidseitige Cochlea-Implantat-Versorgung entscheiden, wird diese heute im Regelfall zwischen dem 1. und 2. Geburtstag durchgeführt (Aschendorff et al. 2009), wobei die klassische Indikation hierfür ein Hörverlust von mehr als 95 dB HL ist (Schattke 2012), jedoch mittlerweile auch zunehmend Kinder mit einem Hörverlust von 70 bis 95 dB HL ein Implantat erhalten.

Während früher die Diagnose einer Hörschädigung erst nach mehreren Jahren erfolgte (Finckh-Krämer et al. 2000), ist es seit Einführung des *Neugeborenen-Hörscreenings (NHS)* in Deutschland möglich, das Hörvermögen von Kindern direkt nach der Geburt zu überprüfen, sodass die erste Hörgeräteversorgung sowie die Einleitung der Frühförderung in den ersten 6 Monaten erfolgen kann (Rohlfs et al. 2010).

Trotzdem gibt es immer noch Kinder, die aus verschiedenen Gründen kein NHS durchlaufen haben, dort nicht aufgefallen sind oder auch ihre Hörschädigung erst später entwickelt haben. Diese Kinder werden weiterhin normalerweise dann entdeckt, wenn die erwartete Lautsprachentwicklung ausbleibt.

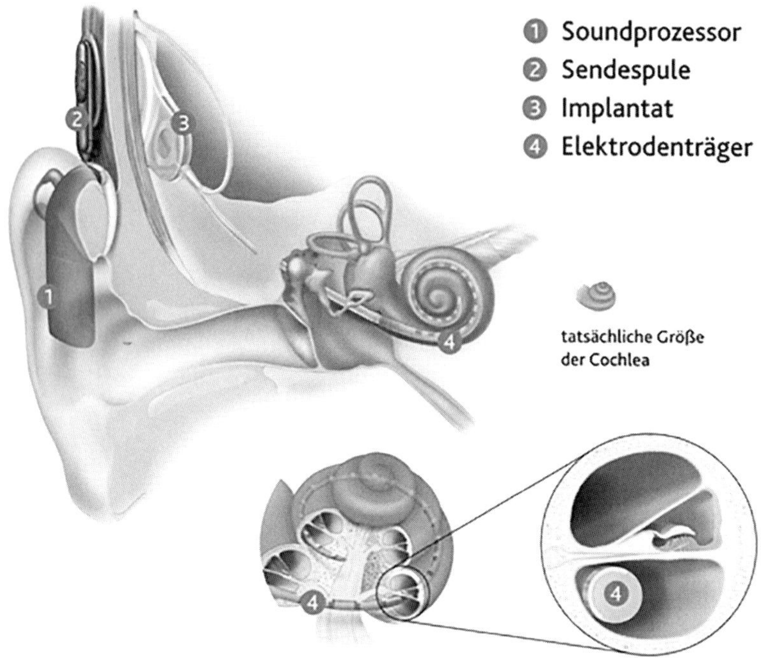

Abb. 19.2 Funktionsweise eines Cochlea-Implantats. (© Cochlear Limited)

Ein hoher Anteil der Kinder mit einer Hörschädigung hat eine zusätzliche Beeinträchtigung, wobei die Angaben in der Literatur zwischen 20 und 40 % liegen (Hintermair und Strauß 2008). Über die Sprachentwicklung dieser Kinder lassen sich keine pauschalen Aussagen treffen; es ist aber davon auszugehen, dass sie in ihrem Lautspracherwerb noch einmal zusätzlich belastet sein können.

- **Schwierigkeiten hörgeschädigter Kinder beim Lautspracherwerb**

Weder die frühe Diagnose noch eine frühe Versorgung mit Hörgeräten und/oder Cochlea-Implantat(en) sind ein Garant für einen reibungslosen Lautspracherwerb. Dies gilt nicht nur für hochgradig hörgeschädigte Kinder, sondern zeigt sich auch in Studien mit mittelgradig schwerhörigen Kindern, die gut mit Hörgeräten versorgt worden sind, monolingual aufwachsen und Frühförderung erhalten: Diese haben beim Spracherwerb Schwierigkeiten mit der Wahrnehmung und der Produktion von **Phonemen** und daraus folgend mit den **Morphemen** der Verbflexion (Hennies et al. 2012; Penke et al. 2014), die sie aber zumeist bis zum Schuleintritt überwinden können (Nutsch et al. 2015). Auch beim Verständnis von komplexer **Syntax,** wie W-Argument-Fragen, zeigen diese Kinder deutliche Verzögerungen (Wimmer et al. 2015).

Das Hauptaugenmerk der pädagogischen Praxis und wissenschaftlicher Untersuchungen liegt jedoch auf hochgradig hörgeschädigten Kindern, die heute zumeist nach dem NHS eine frühe Förderung erhalten und mit Cochlea-Implantat(en) versorgt werden. Zwar erreichen diese Kinder bessere lautsprachliche Ergebnisse als mit Hörgeräten (Diller et al. 2000), aber übereinstimmend findet sich in vielen Untersuchungen ein großer Anteil von Kindern mit Cochlea-Implantat(en), die keine altersgemäßen lautsprachlichen

Kompetenzen erreichen (Niparko et al. 2010; Szagun 2001, 2010). Einem Forschungsüberblick von Geers (2006) zufolge, liegt dieser Anteil in verschiedenen Studien, in denen auch verschiedene lautsprachliche Entwicklungsbereiche erfasst wurden, zwischen 40 und 70 %.

Die Schwierigkeiten in der lautsprachlichen Entwicklung können alle sprachlichen Bereiche umfassen (Ullherr und Ludwig 2014), also den Aufbau der **Phonetik** und **Phonologie** (Eisenberg 2007; Jerger 2007), den Erwerb des **Lexikons** (Luckner und Cooke 2010), den Aufbau **morphosyntaktischer** Strukturen (Svirsky et al. 2002; Tur-Kaspa und Dromi 2001; Volpato und Adani 2009) und den **pragmatischen** Gebrauch der Sprache (Jeanes et al. 2000). Entsprechend der oben dargelegten Heterogenität der Gruppe hörgeschädigter Kinder lässt sich für keinen der Bereiche eine allgemein gültige Beschreibung der spezifischen Verläufe und etwaigen Schwierigkeiten festhalten.

Grundsätzlich sind sprachliche Entwicklungsprobleme von Kindern mit einer Hörschädigung auf den geringen und/oder qualitativ abweichenden sprachlichen Input und auf Einschränkungen der auditiven Wahrnehmung zurückzuführen. Diese haben dann möglicherweise Auswirkungen auf das explizite sowie beiläufige Lernen des Wortschatzes, auf die Repräsentation von Phonemen sowie Morphemen, den daraus folgenden Aufbau der Syntax und auf die Wahrnehmung **prosodischer** Informationen der Sprache.

19.3 Gebärdensprachliche Entwicklung hörgeschädigter Kinder

Gebärdensprachen, z. B. die Deutsche Gebärdensprache (DGS) oder andere nationale Gebärdensprachen wie die Amerikanische Gebärdensprache (ASL), sind linguistisch vollständige Sprachen, deren Erwerb grundsätzlich dem Erwerb von Lautsprachen ähnelt (für einen Überblick s. Hennies et al. 2016).

Auch in Hinblick auf eine gebärdensprachliche Entwicklung von hörgeschädigten Kindern sind Input- und Intake-Faktoren von Bedeutung, allerdings anders gewichtet als bei der lautsprachlichen Entwicklung: Während der *Intake* von gebärdensprachlichen Informationen nur im Fall von zusätzlichen Beeinträchtigungen des Sehens oder der kognitiven Entwicklung eine Herausforderung darstellt und ansonsten für Kinder mit einer Hörschädigung vollständig barrierefrei möglich ist, steht ihnen von Geburt an zumeist kein oder nur ein eingeschränkter gebärdensprachlicher *Input* zur Verfügung.

Nur ca. 5–8 % der gehörlosen Kinder haben gehörlose Eltern (Mitchell und Karchmer 2004). Zusammen mit den hörenden Kindern gehörloser Eltern, sog. „Children of Deaf Adults" (Codas), stellen sie die Gruppe dar, die einen gebärdensprachlichen Erstspracherwerb durchlaufen können. Alle anderen Menschen mit einer Hörschädigung, die DGS in ihrem Alltag verwenden, haben diese im Verlauf ihrer Kindheit oder Jugend erworben. Deswegen ist es notwendig, bei der Beschreibung der gebärdensprachlichen Fähigkeiten gehörloser und schwerhöriger Kinder den Input und das Erwerbsalter mit zu berücksichtigen.

Bei einem gebärdensprachlichen Erst- oder frühen Zweitspracherwerb durchlaufen gebärdensprachliche Kinder ähnliche Entwicklungsschritte wie hörende Kinder, die eine Lautsprache erwerben, d. h., sie zeigen mit ca. 8 Monaten ein manuelles **Babbeln,** in dem sie wichtige Aspekte gebärdensprachlicher Phonologie erwerben, also insbesondere die Handformen der jeweiligen Gebärdensprache, die neben Handflächenorientierung,

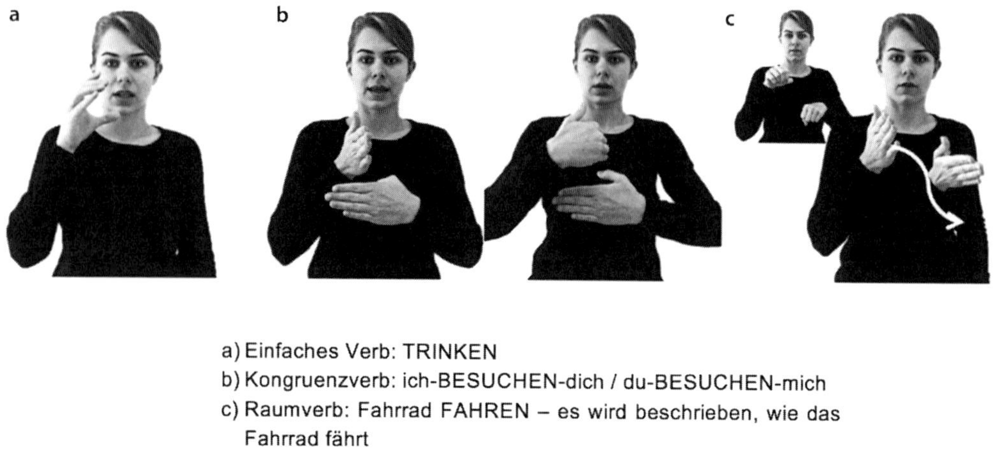

Abb. 19.3 Räumliche Grammatik in der DGS. (Aus: Demmig 2017; Abdruck mit freundlicher Genehmigung von Bianca Brosch)

Bewegung und Ausführungsstelle zu den bedeutungsunterscheidenden Elementen der Gebärdensprache gehören (Petitto und Marentette 1991).

Sie verwenden die ersten **lexikalisch** eindeutigen Gebärden mit ca. 1 Jahr und beginnen nach dem Erwerb der ersten 50 Gebärden im Alter von ca. 1;6 Jahren mit der Kombination von mehreren Gebärden zu ersten Sätzen, was den Beginn des Grammatikerwerbs signalisiert (Baker und Woll 2008; Mayberry und Squires 2006). In diesem Erwerbsprozess gibt es typische Phänomene, die im Spracherwerb generell zu finden sind, z. B. **phonologische Prozesse** während der ersten Lebensjahre, die sich bei gebärdensprachlichen Kindern auf eine Vereinfachung oder ein Ersetzen komplexer Handformen beziehen (Marentette und Mayberry 2000, S. 74 ff.) oder auf Pronominalverwechslungsfehler am Ende des 2. Lebensjahres (Petitto 1984, S. 85 ff.).

In Bezug auf die Morphosyntax der DGS spielt insbesondere der Erwerb des grammatischen Raums eine große Bedeutung: In Gebärdensprachen werden **syntaktische** Beziehungen räumlich dargestellt, etwa durch Verortungen im Gebärdenraum, durch räumlich genutzte Klassifikatorgebärden und Kongruenzverben, die zwischen 2 Punkten im Gebärdenraum eine Beziehung darstellen (für einen Überblick über die Grammatik der DGS s. Happ und Vorköper 2006; Papaspyrou et al. 2008). Eine gute Illustration, wie eine räumliche Grammatik aussieht, lässt sich anhand der 3 Verbtypen in DGS zeigen (Abb. 19.3):

a. Einfache Verben wie TRINKEN haben keine räumliche Markierung.
b. An Kongruenzverben wie BESUCHEN werden die grammatischen Kategorien Person und Numerus markiert. Dies geschieht in Bezug auf das Objekt (und fakultativ zusätzlich auf das Subjekt) des Satzes („ich besuche dich" oder „du besuchst mich") durch den Verweis auf eine vorherige Verortung im Raum.
c. Raumverben wie FAHRRAD-FÄHRT werden dort ausgeführt, wo es zu einer räumlichen Übereinstimmung zwischen dem Verb und vorher etablierten räumlichen Zusammenhängen kommt („das Fahrrad fährt über die [vorher bereits etablierte] Brücke").

Dabei gibt es genauso wie für den Erwerb der Grammatik von Lautsprachen auch für den Erwerb der Gebärdensprachgrammatik eine kritische Phase (bis ca. 4–6 Jahre). Erwerben Gehörlose z. B. erst nach dem 6. Lebensjahr die ASL, können sie als Erwachsene weniger sicher die Korrektheit von grammatischen Strukturen der ASL einschätzen (Boudreault und Mayberry 2006). Gehörlose mit einem frühen Gebärdenspracherwerb erwerben zudem später höhere Kompetenzen in der Schriftsprache als Gehörlose mit einem späteren Gebärdenspracherwerb (Mayberry und Lock 2003; Mayberry et al. 2002; Skotara et al. 2011).

Während diese Ergebnisse die Sinnhaftigkeit eines Einbezugs von DGS in die frühe Förderung unterstreichen, stehen den meisten Kinder mit einer Hörschädigung in ihrem Umfeld jedoch keine hoch gebärdensprachkompetenten Bezugspersonen zur Verfügung, weshalb die Gestaltung eines entsprechenden Inputs in der Frühförderung eine besondere konzeptionelle Herausforderungen darstellt.

19.4 Herausforderungen für die Diagnostik der Sprachentwicklung hörgeschädigter Kinder

Im Hinblick auf die zentrale Rolle der Sprache für zahlreiche andere Bereiche der kindlichen Entwicklung gilt es, sprachliche Verzögerungen oder Gefährdungen frühzeitig zu identifizieren und ihnen angemessen zu begegnen. Das gelingt am besten durch eine gute differenzialdiagnostische Begleitung hörgeschädigter Kinder von früh an.

Dabei unterscheidet sich zunächst das Anforderungsprofil für die notwendigen diagnostischen Prozesse zwischen hörenden und hörgeschädigten Kindern nicht grundlegend. So spielen formelle Tests und informelle Verfahren der Sprachstandserhebung (*Beobachtungen, Checklisten, Elizitierungsstrategien;* vgl. ► Kap. 7) je nach Fragestellung auch bei hörgeschädigten Kindern eine wichtige Rolle. Auch die Anlässe für die diagnostische Begutachtung sind vergleichbar (z. B. Platzierungsdiagnostik bei der Frage nach geeigneten Förderorten oder förderdiagnostische Vorgehensweisen bei spezifischen Problemen der Sprachentwicklung eines Kindes), und die zu überprüfenden Bereiche der Sprachentwicklung (Phonologie, Wortschatz, Morphosyntax, **Semantik, Pragmatik** etc.) sind bei der Untersuchung hörgeschädigter Kinder gleichermaßen von Bedeutung.

Ein kindlicher Hörverlust bringt jedoch einige Besonderheiten mit sich, die bei der Planung, Durchführung und Interpretation einer diagnostischen Untersuchung mit hörgeschädigten Kindern zu berücksichtigen sind (vgl. insbesondere Hintermair et al. 2014, S. 100 ff., aber auch Jamieson und Simmons 2011).

■ Überprüfung der Lautsprachkompetenz

Für die Überprüfung der Lautsprache ist hierzu eine Reihe von Testverfahren verfügbar, die häufig auch gute psychometrische Eigenschaften aufweisen (für einen Überblick s. z. B. Kany und Schöler 2007). Die meisten dieser Messinstrumente sind allerdings für hörende Kinder entwickelt worden. Da sich die Lautsprachkompetenz hörgeschädigter Kinder allerdings erheblich von der hörender Kinder unterscheiden kann, stellt sich unter Validitätsaspekten die Frage, wie angemessen es ist, diese Instrumente zur Beurteilung der Lautsprachkompetenz hörgeschädigter Kinder einzusetzen und welchen Wert es hat, Normen für Hörende für die Auswertung der sprachlichen Leistungen hörgeschädigter Kinder heranzuziehen.

Die Antworten auf diese Fragen hängen davon ab, welche spezifische Absicht die jeweilige diagnostische Beurteilung verfolgt. Soll z. B. die Lautsprachkompetenz hörgeschädigter Kinder in Regelschulklassen beurteilt werden, kann es durchaus angemessen sein, Normen für Hörende heranzuziehen, um einen Vergleich der Leistungen des hörgeschädigten Kindes mit den Ergebnissen seiner hörenden **Peers** zu ermöglichen.

Speziell für die Beurteilung der sprachlichen Entwicklung hörgeschädigter Kinder eigens entwickelte Testverfahren mit Vergleichsnormen hörgeschädigter Kinder liegen für den deutschen Sprachraum nicht vor (vgl. hierzu im amerikanischen Sprachraum den „Rhode Island Test of Language Structure", Engen und Engen 1984). Zudem weisen solche Verfahren aufgrund der geringen Prävalenz hörgeschädigter Kinder in der Gesamtpopulation nur sehr kleine Normierungsstichproben auf.

Ein nächstes Problem ist, wie gut die Items eines Tests für hörgeschädigte Kinder das erfassen, was sie erfassen wollen. Wenn man ein hörgeschädigtes Kind in Bezug auf seine Lautsprache testet, stehen unweigerlich nicht nur die Lautsprachkompetenz, sondern gleichzeitig immer auch seine auditive und visuelle Sprachwahrnehmung mit auf dem Prüfstand. Ein bestimmtes Testergebnis stellt deshalb zumeist eine Kombination aus Sprachkompetenz und *Sprachwahrnehmungsfähigkeiten* dar.

Dieses Problem lässt sich im diagnostischen Prozess mit hörgeschädigten Kindern nicht umgehen oder gar lösen. Manche Diagnostiker nehmen für die Testdurchführung *spezifische Anpassungen* vor, indem sie die Tests z. B. in Schriftform, gesprochener und geschriebener Sprache oder in simultaner Kommunikation (mit lautsprachbegleitenden Gebärden) durchführen. Solche Anpassungen gefährden jedoch wiederum die **Validität** und **Reliabilität** eines Tests (Cawthon 2011; Qi und Mitchell 2012). Die Referenznormen können dann bestenfalls informell verwendet werden, weil sie unter anderen Durchführungsbedingungen gewonnen wurden.

Vermeidet man bei der Beurteilung der Lautsprachkompetenz die Anwendung gesprochener Sprache, weil damit auch Sprachwahrnehmung und Absehfähigkeit getestet würden, und setzt stattdessen die *Schriftform* ein, dann wird der Test zu einem Lesetest. Angesichts der Herausforderung, die das Lesen für viele hörgeschädigte Schüler darstellt, schafft die Umgehung des einen Problems schlichtweg ein neues.

Auf ähnliche Weise wird die Validität eines Lautsprachtests auch durch den Einsatz *lautsprachunterstützender Gebärden* und simultaner Kommunikation in mehrfacher Hinsicht gefährdet. Zum einen misst der Test dann nicht nur das Lautsprachverständnis, sondern auch das Gebärdenverständnis. Zum anderen kann der Sprachtest aufgrund der Ikonizität mancher Gebärden (d. h. Gebärden, die so aussehen, wie das, was sie bezeichnen) zu einer recht einfach zu lösenden Aufgabe werden, vor allem dann, wenn die Identifizierung von Bildern gefragt ist wie beim „Peabody Picture Vocabulary Test" (PPVT-4; deutsche Adaption Lenhard et al. 2015).

Manchmal werden Tests von Diagnostikern auch im Hinblick auf die *inhaltliche Schwierigkeit* der Items angepasst, weil sie davon ausgehen, dass verschiedene Items für hörgeschädigte Kinder zu schwer sind. Entweder werden dann bestimmte Items verändert oder der Diagnostiker lässt hörgeschädigte Kinder Tests absolvieren, die für jüngere Kinder bestimmt sind *(„out-of-level testing")*. Auch wenn das für die Praxis der Diagnostik durchaus angemessen und im Sinne einer qualitativen Beurteilung der sprachlichen Kompetenzen ebenfalls informativ sein kann, so sind solche Anpassungen häufig aus der Not im klinischen Alltag entstanden und es fehlen weitgehend empirische Belege für die Effektivität von solchen Anpassungen (Cawthon 2011; Qi und Mitchell 2012).

Eine weitere Herausforderung bei der Beurteilung der Lautsprachkompetenz stellen hörgeschädigte *Kinder mit einem Migrationshintergrund* dar, bei denen zu Hause eine andere Lautsprache gesprochen wird als die in der Schule verwendete Sprache (Jamieson und Simmons 2011). Um ein vollständiges Bild von der Lautsprachkompetenz eines individuellen Kindes zu erhalten, sollte auch die Kompetenz in der zu Hause gesprochenen Sprache beurteilt werden. Für manche dieser Sprachen gibt es keine Kompetenztests oder nur Tests, die anhand anderer Gruppen normiert wurden, und es kann schwierig sein, eine Person zu finden, die die Sprache beherrscht und den Test durchführen kann (vgl. ► Kap. 10). Oft spielen alle 3 Faktoren eine Rolle. In einigen Ländern verbessert sich diese Situation langsam, weil spezifische Messinstrumente entwickelt oder bestimmte Verfahren und Best-Practice-Richtlinien geschaffen wurden oder Dolmetscher/-innen bei der Testdurchführung eingesetzt werden (American Speech et al. 2005; Blumenthal 2009).

- **Überprüfung der Gebärdensprachkompetenz**

Die Beurteilung der Gebärdensprachkompetenz bei gehörlosen Kindern ist ein weiteres komplexes Thema. Sie ist u. a. deshalb schwieriger, weil

- wir relativ wenig Informationen zu verschiedenen Aspekten der Gebärdensprachentwicklung haben (jedenfalls im Vergleich zu Forschungsergebnissen zum Lautspracherwerb),
- es in Bezug auf die Gebärdensprachkompetenz von muttersprachlichen und nicht muttersprachlichen Gebärdennutzern eine extrem große Bandbreite gibt,
- nur relativ wenige standardisierte Messinstrumente existieren und
- es nur wenig Messinstrumente mit guten psychometrischen Eigenschaften gibt, die sich als valide und reliabel erwiesen haben (z. B. Haug und Mann 2008; Singleton und Supalla 2011).

Einen Überblick über die meisten verfügbaren Messinstrumente findet man bei Singleton und Supalla (2011) und auf der Website ► http://www.signlang-assessment.info. Im Vergleich zu den Tests, die zur Beurteilung von Lautsprachkompetenz entwickelt wurden, sind die Normierungen für diese Tests aber immer noch aufgrund recht kleiner Stichproben sehr eingeschränkt aussagekräftig, wenn denn überhaupt welche verfügbar sind (Herman et al. 1999; Hermans et al. 2009).

Für den deutschen Sprachraum stehen derzeit gerade einmal 2 Verfahren zur Verfügung, um Aspekte der Gebärdensprachentwicklung von hörgeschädigten Kindern zu überprüfen. Das „Prüfverfahren zur Erfassung der lexikalisch-semantischen Kompetenz" (Perlesko; Bizer und Karl 2002) ermöglicht objektive und vergleichbare Aussagen über die lexikalisch-semantische Kompetenz gehörloser Schüler im Grundschulalter (3. bis 5. Klasse). Es ist ein standardisiertes Instrument, das die passive Wortschatzkenntnis anhand einer repräsentativen Auswahl von Nomen, Verben und Adjektiven zu gleichen Anteilen und in Form von 3 Sprachmodalitäten (Gebärdensprache, Schriftsprache, Lautsprache) testet. Es existieren Normen in Form von Prozentrangwerten und linearen Standardwerten. Der Test ist vergriffen, wird aber von den Autorinnen zum kostenlosen Download zur Verfügung gestellt, unter: ► https://227.joomla.schule.bremen.de/images/Perlesko/Perlesko_online.zip.

Haug (2011) hat eine deutsche computerbasierte Adaptation des englischen „British Sign Language Receptive Skills Test" (BSL RST; Herman et al. 1999)

Tab. 19.1 Diagnostische Verfahren zum Einsatz bei hörgeschädigten Kindern

Testverfahren	Inhalte	Altersspanne
Lautsprachentwicklung		
Alle in ► Kap. 8 und 9 ausführlich vorgestellten **Screening**- und Testverfahren können grundsätzlich auch bei der Diagnostik hörgeschädigter Kinder Anwendung finden	Alle relevanten Bereiche der lautsprachlichen Entwicklung (Phonologie, Lexikon und Semantik, Morphologie und Syntax, Pragmatik) können unter Berücksichtigung der behinderungsspezifischen Besonderheiten begutachtet werden	0;1 bis 10;11 Jahre
Gebärdensprachentwicklung		
Deutsche Gebärdensprache Verständnistest (DGS VT)	Der Test ermöglicht die Erfassung relevanter Kompetenzen in den Bereichen Syntax und Morphologie der Deutschen Gebärdensprache (DGS)	3;9 bis 10;11 Jahre
Prüfverfahren zur Erfassung der lexikalisch-semantischen Kompetenz (Perlesko)	Aussagen zur lexikalisch-semantischen Kompetenz gehörloser Kinder können getroffen werden und werden in 3 Sprachmodalitäten (Gebärdensprache, Lautsprache, Schriftsprache) überprüft	3. bis 5. Klasse

entwickelt und den daraus entstandenen DGS-Verständnistest mit 54 gehörlosen Kindern im Alter zwischen 3;9 und 10;10 Jahren auf inhaltliche Tauglichkeit, Reliabilität und Validität überprüft. Eine Normierung des Verfahrens, damit es in den Schulen Verwendung finden kann, ist derzeit in Kooperation mit zahlreichen Schulen und Hochschulen in Planung.

Dass gebärdensprachliche Testverfahren dringend notwendig sind, konnten Haug und Hintermair (2003) in einer Umfrage an deutschen Bildungseinrichtungen für hörgeschädigte Kinder aufzeigen, in der 87 % der Befragten angaben, dass trotz des Einsatzes von Gebärden in der Unterrichtung von Gebärden bzw. Gebärdensprache keine regelmäßige Überprüfung der Entwicklung in diesem Bereich erfolgt, so wie dies in anderen Bereichen (kognitive Entwicklung, visuelle Wahrnehmung, Teilleistungsstörungen) üblich ist.

19

Neben den erwähnten zu wenigen ausgewiesenen standardisierten und normierten Testverfahren fehlen insbesondere auch für eine informelle Überprüfung gebärdensprachlicher Kompetenzen bislang jegliche Handreichungen für die diagnostische Praxis.

Empfehlungen zur diagnostischen Erhebung bei hörgeschädigten Kindern

Tab. 19.1 gibt einen zusammenfassenden Überblick über die diagnostischen Möglichkeiten und Herausforderungen bei hörgeschädigten Kindern. Zu berücksichtigen sind bei den Testverfahren die *behinderungsspezifischen Besonderheiten* zur Erfassung des Sprachentwicklungsstands:

- Der Einsatz von Testverfahren (bzw. spezieller Teilbereiche daraus) ist abhängig von der zu klärenden Fragestellung in Bezug auf das jeweilige hörgeschädigte Kind.
- Erfahrung in der (diagnostischen) Arbeit mit hörgeschädigten Kindern ist für die reliable Erfassung von Sprachdaten und die valide Interpretation von Befunden unabdingbar.
- Bei der Durchführung von Gebärdensprachdiagnostik ist zusätzlich eine hohe Gebärdensprachkompetenz erforderlich.

- Häufig erforderliche modifizierte Durchführungsbedingungen müssen in Bezug auf ihre möglichen Auswirkungen reflektiert und berücksichtigt werden.

Trotz der aufgezeigten Probleme bei der Durchführung einer zuverlässigen und validen Sprachentwicklungsdiagnostik bei hörgeschädigten Kindern kann natürlich die Empfehlung nicht dahingehend sein, keine diagnostischen Erhebungen durchzuführen.

Weil die sprachliche Förderung im Zentrum aller Bemühungen um das hörgeschädigte Kind steht, wäre ohne differenzierte Diagnostik die Gefahr groß, dass die Ziele für die Sprachförderung rein intuitiv „begründet" werden, anstelle sich auf evidenzbasierte Erkenntnisse zu stützen. Das gilt es in jedem Fall zu verhindern.

Entsprechend ist zu empfehlen, vor der Diagnostik die Ziele der Begutachtung sorgfältig zu definieren und dann danach Ausschau zu halten, welche sprachdiagnostischen Verfahren für die Beantwortung dieser Fragestellung grundsätzlich zur Verfügung stehen und inwieweit es zu verantworten ist, diese mit dem hörgeschädigten Kind durchzuführen. Hierbei kann es zur Bestimmung des Sprachentwicklungsstands eines Kindes durchaus sinnvoll sein (um überhaupt zu einer Aussage zu kommen), sprachentwicklungsdiagnostische Verfahren zu wählen, die für jüngere Kinder entwickelt und normiert wurden, um eine ungefähre Orientierung zu erhalten.

Wenn bei der Durchführung standardisierter Testverfahren Adaptationen vorgenommen werden (in Bezug auf die sprachliche Modalität, das Weglassen von Items oder Subtests etc.), müssen diese Veränderungen so genau wie möglich dokumentiert werden, damit z. B. später eine Wiederholung unter vergleichbaren Bedingungen möglich ist.

Angesichts der Komplexität der sprachlichen Situation hörgeschädigter Kinder bietet es sich an, verschiedene Beurteilungsverfahren anzuwenden und dabei auch das gesamte Kompetenzrepertoire der Lautsprache und der Gebärdensprache zu dokumentieren, um dadurch z. B. auch mögliche unterschiedliche Ressourcen sichtbar zu machen. Informelle Erhebungen, z. B. in Form von Spontansprachproben, können gerade bei hörgeschädigten Kindern dann ein probates Mittel sein, wenn sich Sprachtests nicht oder nicht sinnvoll durchführen lassen, um überhaupt einen Einblick in die sprachlichen Kompetenzen zu erhalten.

Abschließend ist zu betonen, dass angesichts der vielfältigen Herausforderungen bei der Beurteilung der Sprachentwicklung hörgeschädigter Kinder die Diagnostik *ausschließlich* von Fachleuten durchgeführt werden sollte, die über eine ausgewiesene Expertise in der Arbeit mit hörgeschädigten Kindern verfügen, um auszuschließen, dass hörbehindertenspezifische Aspekte übersehen oder bei der Beurteilung nicht angemessen berücksichtigt werden.

19.5 Möglichkeiten der Intervention

Aufgrund des NHS können Kinder heute sehr viel früher gefördert werden als jemals zuvor. Da es auch bessere elektroakustische Hörhilfen (digitale Hörgeräte und Cochlea-Implantate) gibt, sind die Chancen auf einen altersgemäßen Lautspracherwerb ebenfalls deutlich höher als früher, auch wenn es immer noch einen signifikanten Anteil von Kindern gibt, die in diesem Bereich deutliche Entwicklungsverzögerungen oder -störungen aufweisen (▶ Fallbeispiel: Petra).

Auch für einen erfolgreichen **bimodal-bilingualen** Spracherwerb, der neben der Lautsprache auch die DGS einbezieht, sind die Voraussetzungen so gut wie nie zuvor (► Fallbeispiel: Jonas).

In beiden Ansätzen sind ähnliche Grundprinzipien handlungsleitend (vgl. Hennies 2014): Im Mittelpunkt der Frühförderung stehen das Kind und seine Familie sowie alle weiteren an dem System mitwirkenden Personen (Großeltern, Erzieher/-innen). Dabei wird es als ein zentrales Ziel angesehen, die „intuitiven Verhaltensweisen der Mutter (bzw. der Eltern)" (Müller und Leonhardt 2012, S. 171) zu fördern, etwa indem die Eltern darin bestärkt werden, die Aufmerksamkeit des Kindes zu sichern, eine kontextbezogene Sprache zu verwenden und die Kommunikation mit dem Kind durch Fragen und Wiederholungen aufrechtzuhalten. Sie sollten bestärkt werden, auch mit einem hörgeschädigten Kind eine lebendige und sprachlich reichhaltige Kommunikation zu führen und interessante Sprechanlässe zu bieten, während die oft zu beobachtende Konzentration auf eine „richtige" Sprache eher negative Auswirkungen hat (Preisler et al. 2002).

Frühförderung für Kinder mit einer Hörschädigung wird heute zumeist *ambulant* und/oder *mobil* zu Hause von spezifischen Frühförderstellen angeboten, die überwiegend an Hörgeschädigtenschulen und/oder deren pädagogisch-audiologischen Beratungsstellen angesiedelt sind (Hennies 2010). Da die Familien sehr häufig noch zahlreiche andere Ansprechpartner/-innen haben, z. B. Mediziner/-innen, auf Kinder spezialisierte Hörgeräte-Akustiker/-innen, Mitarbeiter/-innen von Cochlea-Implantat-Zentren, Logopäden/Logopädinnen und Angehörige anderer therapeutischer Berufe (Fleischer und Hess 2008), ist eine *interdisziplinäre Abstimmung* sinnvoll, auch wenn sie nicht immer umgesetzt wird.

In der Frühförderung ist der *natürlich hörgerichtete Ansatz,* der rein lautsprachlich arbeitet und auf die verwertbaren Hörreste aufbaut (Diller 2009), weiterhin die am weitesten verbreitete Methode der frühen Förderung hörgeschädigter Kinder (Hennies 2010). Dementsprechend ist auch das einzige strukturierte Elterntraining für Eltern von Kindern mit einer Hörschädigung in diesem Ansatz verortet (Reichmuth et al. 2013).

Es hat jedoch in den letzten Jahren zunehmende Bemühungen gegeben, *lautsprachgeleitende Gebärden* als additives Mittel in die Frühförderung einzubeziehen oder *bimodal-bilinguale Frühförderkonzepte* aufzubauen (Günther et al. 2009). Da Eltern hierfür nicht alleine als kompetentes Sprachvorbild dienen können, weil sie die DGS dann eher zusammen mit ihrem Kind mitlernen, bedarf es einer vielschichtigen Gestaltung des sprachlichen Inputs, in die das ganze um ein Kind bestehende System einbezogen werden kann (Hofmann und Hennies 2015): Ecksteine einer bimodal-bilingualen Frühförderung können etwa sein, dass neben einer hörenden auch eine gehörlose Frühförderkraft mit den Familien arbeitet, die Erzieher/-innen in der Krippe oder Kindertagesstätte in den Grundlagen der gebärdensprachlichen Kommunikation geschult werden, die Eltern im Kontakt mit anderen Eltern sind, die ihre Kinder bimodal-bilingual fördern, und dass die Kinder andere gebärdensprachkompetente Kinder kennenlernen.

Grundsätzlich gilt sowohl für die bimodal-bilinguale wie auch die primär lautsprachliche Förderung, dass die gewählten Fördermaßnahmen und der gewählte Weg immer auf die Situation der Kinder und ihrer Bezugspersonen angepasst werden müssen und stetiger Begleitung und Überprüfung bedürfen, um bei sich etwaig abzeichnenden Entwicklungsproblemen zusammen mit den Familien nach alternativen Möglichkeiten suchen zu können.

Fallbeispiel: Petra

Petra hat von Geburt an eine mittelgradige Schallempfindungsschwerhörigkeit (55 dB HL) auf dem besseren Ohr und erreicht mithilfe ihrer Hörgeräte eine Aufblähkurve von 30 dB HL. Das NHS konnte nicht erfolgreich durchgeführt werden, und den Eltern ist die Wichtigkeit des Follow-ups nicht bewusst. Durch ihre Arbeit als Krankenschwester ist die Mutter jedoch sensibilisiert und merkt mit ca. 10 Monaten, dass ihre Tochter leichte Entwicklungsverzögerungen im motorischen und kommunikativen Bereich hat. Mit 1;3 Jahren wird die Hörschädigung diagnostiziert. Direkt im Anschluss wird Petra mit digitalen Hörgeräten versorgt und die hörgeschädigtenspezifische Frühförderung eingeleitet (mit 1;4 Jahren).

In den ersten Monaten hat die Mutter zur Absicherung der Kommunikation einzelne Gebärden für Alltagssituationen eingeführt, die sie aus ihrer beruflichen Tätigkeit kennt, sodass Petra mit 2;0 Jahren ca. 20 Gebärden beherrscht, bevor sie ihre ersten Wörter spricht. Mit zunehmender lautsprachlicher Kompetenz setzt sie diese weniger ein.

Ab dem Alter von 3;3 Jahren besucht sie eine integrative Regelkindertagesstätte und kann mit 7;0 Jahren verspätet in eine Regelschule eingeschult werden. Zu Beginn der Kindergartenzeit wird sie mit einem nonverbalen Intelligenztest (SON-R) und einem Screeningverfahren zur Lautsprache, dem „Sprachscreening für das Vorschulalter“ (SSV) getestet und weist einen Intelligenzquotienten (IQ) von 80 und eine unterdurchschnittliche sprachliche Entwicklung auf.

Zu Beginn der 1. Klasse zeigt eine wiederholte Testung mit dem SON-R einen IQ von 104 und eine Überprüfung der lautsprachlichen Kompetenz mit dem „Sprachstandserhebungstest für Kinder im Alter zwischen 5 und 10 Jahren“ (SET 5–10) zeigt altersgemäße Ergebnisse, außer in den Bereichen Verarbeitungsgeschwindigkeit und im **phonologischen Arbeitsgedächtnis.** Insgesamt kann Petra also ihre sprachlichen und weiteren Entwicklungsrückstände gut aufholen.

Fallbeispiel: Jonas

Jonas ist ein gehörlos geborener Junge mit einem beidseitigen Hörverlust von über 100 dB HL, der aufgrund von optimal eingestellten digitalen Hörgeräten eine erstaunlich gute Aufblähkurve von 68 dB HL erreicht. Da sich seine aus Deutschland stammenden Eltern zum Zeitpunkt der Geburt beruflich im Ausland befinden, findet kein NHS statt.

Seine Hörschädigung wird von den hörenden Eltern mit 1;6 Jahren aufgrund der ausbleibenden Lautsprachentwicklung vermutet und danach medizinisch diagnostiziert. Im Anschluss wird die Frühförderung durch eine Fachkraft durchgeführt, die sowohl Gebärdensprache als auch Lautsprache bei dem Kind anbahnt; die Eltern lernen ebenfalls die DGS.

Im Alter von 2;5 Jahren wird Jonas in einen bimodal-bilingualen Integrationskindergarten aufgenommen, in dem eine gehörlose und eine hörende Erzieherin im Team arbeiten und mit knapp 6 Jahren kommt er in eine Schule, in der ebenfalls eine bimodal-bilinguale Bildung durch DGS und Lautsprache vermittelt wird.

Insgesamt wird Jonas von den Erzieherinnen und den Lehrerinnen im Vergleich zu anderen gehörlosen Kindern hörender Eltern sowohl in Bezug auf die

Gebärdensprache als auch auf die Lautsprache als überdurchschnittlich entwickelt eingeschätzt, was aber aufgrund der fehlenden diagnostischen Verfahren für gebärdensprachliche Kinder vor der Einschulung nicht durch Testergebnisse untermauert werden kann.

Eine Überprüfung seines Wortschatzes mithilfe des Perlesko-Tests am Ende der 1. Klasse bestätigt diese Einschätzung, weil er im Subtest Gebärdensprache einen Prozentrang von 84 und im Subtest Lautsprache einen Prozentrang von 88 in Bezug auf die Normstichprobe von gehörlosen Dritt- bis Fünftklässlern erreicht und sogar im Subtest Schriftsprache trotz der erst kurzen Schulzeit mit einem Prozentrang von 30 recht gut abschneidet.

Jonas ist es über seinen primär gebärdensprachlichen Weg gelungen, auch die Lautsprache und die Anfänge der Schriftsprache auf einem guten Niveau zu erwerben.

19.6 Zusammenfassung

- Ein früher Zugang zu Sprache und kommunikativem Austausch ist von großer Bedeutung für die kognitive, soziale und emotionale Entwicklung von Kindern und hat einen hohen Stellenwert für deren schulischen und beruflichen Erfolg.
- Hörgeschädigte Kinder stehen in ihrer Entwicklung vor besonderen Herausforderungen, da die eingeschränkte Wahrnehmung und Verarbeitung von Sprache eine Reihe von Entwicklungsprozessen beeinflussen kann, die wichtig für eine effektive interaktive Welterschließung sind.
- Kinder mit einer Hörschädigung zeigen eine große Variabilität ihrer lautsprachlichen Entwicklung, die von zahlreichen Input- und Intake-Faktoren abhängt. Zentrale Einflussfaktoren sind hierbei das sprachliche Angebot durch die Eltern sowie die auditiven Möglichkeiten der Kinder. In ihrem Zusammenspiel kann es zu Schwierigkeiten auf allen Ebenen der Lautsprache kommen, die je nach Gewichtung der verschiedenen Faktoren unterschiedlich stark ausgeprägt sein können.
- Der Erwerb von Gebärdensprachen, die vollwertige und natürliche Sprachen sind, folgt im Wesentlichen den gleichen Entwicklungsschritten wie der Lautspracherwerb, nur in räumlich-visueller Modalität. Der Aufbau einer räumlichen Grammatik ist ein zentraler Aspekt des Gebärdenspracherwerbs.
- Obwohl Kinder mit einer Hörschädigung Gebärdensprachen im Prinzip barrierefrei erwerben können, steht den wenigsten von Anfang an ein gebärdensprachliches Angebot zur Verfügung, da die große Mehrheit der Kinder gut hörende Eltern hat, die über keine gebärdensprachlichen Kompetenzen verfügen.
- Es gibt sowohl für den Lautspracherwerb wie auch für den Gebärdenspracherwerb hörgeschädigter Kinder kaum normierte Testverfahren. Deshalb ist in der Diagnostik sprachlicher Fähigkeiten dieser Kinder ein umfassendes und kenntnisreiches Vorgehen notwendig, das verschiedene, u. a. informelle Verfahren einbezieht.
- Die Frühförderung bezieht heute zunehmend neben der Lautsprache zumindest lautsprachbegleitende Gebärden ein oder bietet ein bimodal-bilinguales Konzept mit Laut- und Gebärdensprache an.
- Zentrale Elemente einer modernen Frühförderung hörgeschädigter Kinder sind eine abgesicherte Diagnostik, eine sorgfältige multiprofessionelle

Begleitung der betroffenen Familien und eine ergebnisoffene methodische Beratung.

19.7 Weiterführende Literatur

Eine grundlegende Einführung in die Hörgeschädigtenpädagogik, in der Grundlagen mit ihrem historischen Hintergrund, die spezifischen Herausforderungen für Pädagoginnen und Pädagogen in den verschiedenen Handlungsfeldern sowie die aktuelle Bildungslandschaft mit ihren vielfältigen Angeboten dargestellt werden, findet sich in:

- Hennies, J., Hintermair, M., & Bogner, B. (2020). *Pädagogik bei Hörbehinderung.* Stuttgart: Kohlhammer.

Einen auf aktuellen empirischen Studien beruhenden Überblick über relevante psychologische Aspekte der Entwicklung hörgeschädigter Kinder, die insbesondere für die Förderung und Unterrichtung der Kinder von Bedeutung sind, findet sich in:

- Hintermair, M., Knoors, H., & Marschark, M. (2014). *Gehörlose und schwerhörige Kinder unterrichten – Psychologische und entwicklungsbezogene Grundlagen.* Heidelberg: Median-Verlag.

Literatur

American Speech, Language and Hearing Association. (2005). Guidelines for addressing acoustics in educational settings. ► https://www.asha.org/uploadedFiles/elearning/jss/6173/6173Article4.pdf. Zugegriffen: 17. Nov. 2017.

Aschendorff, A., Gollner, K., Maier, W., Beck, R., Wesarg, T., Kröger, S., Arndt, S., & Laszig, R. (2009). Technologisch-chirurgischer Fortschritt bei der Cochlear Implantation. In A. Ernst, R-D. Battmer, & I. Todt (Hrsg.), *Cochlear Implant Heute* (S. 40–46). Heidelberg: Springer.

Baker, A., & Woll, B. (Hrsg.). (2008). *Sign language acquisition.* Amsterdam: John Benjamins.

Bizer, S., & Karl, A-K. (2002). Entwicklung eines Wortschatztests für gehörlose Kinder im Grundschulalter in Gebärden-, Schrift- und Lautsprache. Dissertation, Universität Hamburg. ► http://www.sub.uni-hamburg.de/opus/frontdoor.php?source_opus=881. Zugegriffen: 5. Mai 2006.

Blumenthal, M. (2009). *Adviezen over meertalige opvoeding bijeen auditief/communicatieve beperking.* Leuven: ACCO.

Boudreault, P., & Mayberry, R. (2006). Grammatical processing in American Sign Language: Age of first-language acquisition effects in relation to syntactic structure. *Language and Cognitive Processes, 21*(5), 608–635.

Butzkamm, W., & Butzkamm, J. (2004). *Wie Kinder sprechen lernen: Kindliche Entwicklung und die Sprachlichkeit des Menschen.* Tübingen: Francke.

Calderon, R. (2000). Parental Involvement in deaf children's education programs as a predictor of child's language, early reading, and social-emotional development. *Journal of Deaf Studies and Deaf Education, 5,* 140–155.

Calderon, R., & Greenberg, M. (2011). Social and emotional development of deaf children: Family, school, and program effects. In M. Marschark & P. E. Spencer (Hrsg.), *The Oxford handbook of deaf studies, language, and education (Band 1)* (2. Aufl., S. 188–199). Oxford: Oxford University Press.

Cawthon, S. (2011). Test item linguistic complexity and assessments for deaf students. *American Annals of the Deaf, 156,* 255–269.

Chamberlain, C., & Mayberry, R. I. (2000). Theorizing about the relationship between American Sign Language and reading. In C. Chamberlain, J. Morford, & R. Mayberry (Hrsg.), *Language acquisition by eye* (S. 221–259). Mahwah: Lawrence Erlbaum.

Demmig, B. (2017). *Vermittlung von Grundlagen der Deutschen Gebärdensprache an hörende Sprachanfänger.* Pädagogische Hochschule Heidelberg: Unveröffentlichte Wissenschaftliche Arbeit.

Diller, G. (2009). Hörgerichtete Früherziehung und Förderung in Theorie und Praxis. *Frühförderung Interdisziplinär, 28,* 169–179.

Diller, G., Graser, P., & Schmalbrock, C. (2000). *Hörgerichtete Frühförderung hochgradig hörgeschädigter Kleinkinder.* Heidelberg: Winter (Edition S).

Eisenberg, L. S. (2007). Current state of knowledge: Speech recognition and production in children with hearing impairment. *Ear and Hearing, 28,* 766–772.

Engen, E., & Engen, T. (1984). *Rhode Island test of language structure.* Baltimore: University Park Press.

Finckh-Krämer, U., Spormann-Lagodzinski, M., & Gross, M. (2000). German registry for hearing loss in children: Results after 4 years. *International*

Journal of Pediatric Otorhinolaryngol, 56(2), 113–127.

Fleischer, S., & Hess, M. (2008). Hörstörungen im Kinderalter – FAQs an die Pädaudiologie. *Kinder- und Jugendarzt, 39,* 327–336.

Geers, A. E. (2006). Spoken language in children with cochlear implants. In P. E. Spencer & M. Marschark (Hrsg.), *Advances in the spoken language development of deaf and hard-of-hearing children* (S. 244–270). Oxford: Oxford University Press.

Günther, K.-B., Hänel-Faulhaber, B., & Hennies, J. (2009). Bilinguale Frühförderung hochgradig hörgeschädigter Kinder – Entwicklungstheoretische Grundlagen und frühpädagogische Bildungspraxis. *Frühförderung Interdisziplinär, 28,* 179–186.

Happ, D., & Vorköper, M.-O. (2006). *Deutsche Gebärdensprache: Ein Lehr- und Arbeitsbuch.* Frankfurt a. M.: Fachhochschulverlag.

Hart, B., & Risley, T. (1995). *Meaningful differences in the everyday experience of young American children.* Baltimore: Paul H. Brookes.

Haug, T. (2011). *Adaptation and evaluation of a German sign language test.* Hamburg: Hamburg University Press.

Haug, T., & Hintermair, M. (2003). Ermittlung des Bedarfs von Gebärdensprachtests für gehörlose Kinder. *Das Zeichen, 64,* 220–229.

Haug, T., & Mann, W. (2008). Developing tests for sign language assessment: A review of common problems and other related issues. *Journal of Deaf Studies and Deaf Education, 13,* 138–147.

Hauser, P. C., Lukomski, J., & Hillman, T. (2008). Development of deaf and hard-of-hearing students' executive function. In M. Marschark & P. C. Hauser (Hrsg.), *Deaf cognition: Foundations and outcomes* (S. 286–308). Oxford: Oxford University Press.

Hennies, J. (2010). Frühförderung hörgeschädigter Kinder: Ein aktueller Überblick. *Hörgeschädigte kinder – Erwachsene hörgeschädigte, 47,* 3–7.

Hennies, J. (2014). Laut- und Schriftspracherwerb von gehörlosen und schwerhörigen Kindern. In S. Chilla & S. Haberzettl (Hrsg.), *Handbuch Spracherwerb und Sprachentwicklungsstörungen. Mehrsprachigkeit* (S. 225–237). München: Elsevier.

Hennies, J., Penke, M., Rothweiler, M., Wimmer, E., & Hess, M. (2012). Testing the phonemes relevant for German verb morphology in hard-of-hearing children: The finkon-test. *Logopedics Phoniatrics Vocology, 37*(2), 83–93.

19

Hennies, J., Hänel-Faulhaber, B., & Chilla, S. (2016). Gebärdenspracherwerb. In U. Domahs & B. Primus (Hrsg.), *Handbuch Laut-Gebärde-Buchstabe* (S. 283–301). Berlin: De Gruyter.

Herman, R., Holmes, S., & Woll, B. (1999). *Assessing British Sign Language development: Receptive Skills Test. Gloucestershire.* UK: Forest Bookshop.

Hermans, D., Knoors, H., & Verhoeven, L. (2009). Assessment of sign language development: The case of deaf children in the Netherlands. *Journal of Deaf Studies and Deaf Education, 15,* 107–119.

Hintermair, M. (2014). Psychosocial development of deaf and hard of hearing children in the 21th century. Opportunities and challenges. In M. Marschark, G. Tang, & H. Knoors (Hrsg.), *Bilingualism and bilingual deaf education* (S. 152–186). Oxford: Oxford University Press.

Hintermair, M. (2015). The role of language in deaf and hard of hearing children's social-emotional development. In M. Marschark & P. E. Spencer (Hrsg.), *The Oxford handbook of deaf studies in language: Research, policy and practice* (S. 62–75). Oxford: Oxford University Press.

Hintermair, M., & Strauß, H.C. (2008). Internetportal IMH – Information zur beruflichen Bildung gehörloser und schwerhöriger Menschen mit zusätzlichem Handicap – barrierefrei präsentiert. Hintergründe – Ergebnisse – Probleme. *Hörgeschädigte kinder – erwachsene hörgeschädigte, 45,* 181–187.

Hintermair, M., Knoors, H., & Marschark, M. (2014). *Gehörlose und schwerhörige Schüler unterrichten: Psychologische und entwicklungsbezogene Grundlagen.* Heidelberg: Median-Verlag.

Hofmann, K., & Hennies, J. (2015). Bimodal-bilinguale Frühförderung: Ein Modell zur Evaluation von Input, Sprachnutzung und Kompetenz (EvISK). *Hörgeschädigtenpädagogik, 69*(5), 138–144.

Jamieson, J. R., & Simmons, N. R. (2011). Formal and informal approaches to the language assessment of deaf children. In M. Marschark & P. E. Spencer (Hrsg.), *The Oxford handbook of deaf studies, language, and education* (Bd. 1, 2. Aufl., S. 290–305). Oxford: Oxford University Press.

Jeanes, R. C., Nienhuys, T. G. W. M., & Rickards, F. W. (2000). The pragmatic skills of profoundly deaf children. *Journal of Deaf Studies and Deaf Education, 5*(3), 237–247.

Jerger, S. (2007). Current state of knowledge: Perceptual processing by children with hearing impairment. *Ear and Hearing, 28,* 754–765.

Kany, W., & Schöler, H. (2007). *Fokus: Sprachdiagnostik. Leitfaden zur Sprachstandsbestimmung im Kindergarten.* Berlin: Cornelsen.

Kiese-Himmel, C. (2006). *Eine Dekade Göttinger Hörsprachregister: Persistierende periphere Hörstörung und Sprachentwicklung im Kindesalter.* Heidelberg: Median.

Lenhard, A., Lenhard, W., Segerer, R., & Suggate, S. (2015). *Peabody picture vocabulary test-revision*

IV (Deutsche Adaption). Pearson Assessment: Frankfurt a. M.

Luckner, J. L., & Cooke, C. (2010). A summary of the vocabulary research with students who are deaf or hard of hearing. *American Annals of the Deaf, 155*, 38–67.

Marentette, P. F., & Mayberry, R. (2000). Principles of an emerging phonological System: A case study of early ASL acquisition. In C. Chamberlain, J. P. Morford, & R. Mayberry (Hrsg.), *Language acquisition by eye* (S. 71–90). Mahwah: Lawrence Erlbaum.

Marschark, M., & Wauters, L. (2011). Cognitive functioning in deaf adults and children. In M. Marschark & P. E. Spencer (Hrsg.), *The Oxford handbook of deaf studies, language, and education* (Bd. 1, 2. Aufl., S. 486–499). Oxford: Oxford University Press.

Mayberry, R., & Lock, E. (2003). Age constraints on first versus second language acquisition: evidence for linguistic plasticity and epigenesist. *Brain and Language, 87*, 369–384.

Mayberry, R., & Squires, B. (2006). Sign language acquisition. In E. Lieven (Hrsg.), *Language acquisition: Encyclopedia of language and linguistics* (2. Aufl., S. 291–296). Oxford: Elsevier.

Mayberry, R., Lock, E., & Kazmi, H. (2002). Development: Linguistic ability and early language exposure. *Nature, 417*, 38.

Mitchell, R., & Karchmer, M. (2004). Chasing the Mythical Ten Percent: Parental hearing status of deaf and hard of hearing students in the United States. *Sign Language Studies, 4*, 138–163.

Müller, M., & Leonhardt, A. (2012). Frühe Sprachförderung. In A. Leonhardt (Hrsg.), *Frühes Hören: Hörschädigungen ab dem ersten Lebenstag erkennen und therapieren* (S. 170–177). München: Reinhardt.

Niparko, J. K., Tobey, E. A., Thal, D. J., Eisenberg, L. S., Wang, N.-Y., Quittner, A. L., & Fink, N. E. (2010). Spoken language development in children following cochlear implantation. *JAMA, 303*(1), 498–506.

Nutsch, C., Rothweiler, M., Tönjes, M., & Penke, M. (2015). The acquisition of verbal morphology in German children with hearing impairment – A follow up study at age 7. *Proceedings of the 22nd International Congress on the Education of the Deaf*, Athen, 6–9 July 2015.

Papaspyrou, C., von Meyenn, A., Matthaei, M., & Herrmann, B. (2008). *Grammatik der Deutschen Gebärdensprache aus Sicht gehörloser Fachleute*. Hamburg: Signum.

Penke, M., Wimmer, E., Hennies, J., Hess, M., & Rothweiler, M. (2014). Inflectional morphology in German hearing-impaired children. *Logopedics Phoniatrics Vocology*. ► https://doi.org/10.3109/14015439.2014.940382.

Petitto, L. A. (1984). From gesture to symbol: The relationship between form and meaning in the acquisition of personal pronouns in American Sign Language. Boston: Harvard University

Petitto, L. A., & Marentette, P. F. (1991). Babbling in the manual mode: Evidence for the ontogeny of language. *Science, 251*, 1483–1496.

Preisler, G., Tvingstedt, A.-L., & Ahlström, M. (2002). A psychosocial follow-up study of deaf preschool children using cochlear implants. *Child: Care, Health and Development, 28*, 403–418.

Prillwitz, S. (1995). Gebärdensprache in Erziehung und Bildung Gehörloser – Versuch einer Standortbestimmung. *Das Zeichen, 32*, 166–169.

Qi, S., & Mitchell, R. E. (2012). Large-scaled academic achievement testing of deaf and hard-of-hearing students: Past, present, and future. *Journal of Deaf Studies and Deaf Education, 17*, 1–18.

Reichmuth, K., Glanemann, R., & Embacher, R. J. (2013). Kurzvorstellung des Münsteraner Elternprogramms zur Kommunikationsförderung bei Säuglingen und Kleinkindern mit Hörschädigung. *Sprachförderung und Sprachtherapie, 2*, 140–142.

Roberts, J. E., Rosenfeld, R. M., & Zeisel, S. A. (2004). Otitis media and speech and language: A meta-analysis of prospective studies. *Pediatrics, 113*, 238–248.

Rohlfs, A.-K., Wiesner, T., Drews, H., Müller, F., Breitfuß, A., Schiller, R., & Hess, M. (2010). Interdisciplinary approach to design, performance and quality management in a multicentre newborn hearing screening project. Introduction, methods and results of the newborn hearing screening in Hamburg (Part I). *European Journal of Pediatrics, 169*, 1353–1360.

Schattke, R. (2012). Frühe Hörgeräte- und CI-Versorgung aus Sicht der Krankenkassen und des Medizinischen Dienstes. In A. Leonhardt (Hrsg.), *Frühes Hören: Hörschädigungen ab dem ersten Lebenstag erkennen und therapieren* (S. 147–162). München: Reinhardt.

Singleton, J. L., & Supalla, S. (2011). Assessing children's proficiency of natural signed languages. In M. Marschark & P. E. Spencer (Hrsg.), *The Oxford handbook of deaf studies, language, and education* (Bd. 1, 2. Aufl., S. 306–321). Oxford: Oxford University Press.

Skotara, N., Kügow, M., Salden, U., Hänel-Faulhaber, B., & Röder, B. (2011). ERP correlates of intramodal and crossmodal L2 acquisition. *BMC Neuroscience, 12*, 48.

Spencer, P. E. (2010). Play and theory of mind: Indicators and engines of early cognitive growth. In M. Marschark & P. E. Spencer (Hrsg.), *The*

Oxford handbook of deaf studies, language, and education (Bd. 1, 2. Aufl., S. 407–424). Oxford: Oxford University Press.

Spencer, P. E., & Marschark, M. (2010). *Evidence-based practice in education deaf and hard-of-hearing students*. Oxford: Oxford University Press.

Spencer, P. E., Meadow-Orlans, K., Sanford, Koester L., & Ludwig, J. L. (2004). Relationships across developmental domains and over time. In K. Meadow-Orlans, P. E. Spencer, & L. S. Koester (Hrsg.), *The world of deaf infants: A longitudinal study* (S. 205–217). Washington: University Gallaudet Press.

Svirsky, M. A., Stallings, L. M., Lento, C. L., Ying, E., & Leonard, L. B. (2002). Grammatical morphologic development in pediatric cochlear implant users may be affected by the perceptual prominence of the relevant markers. *The Annals of Otology, Rhinology & Laryngology, Supplement, 189,* 109–112.

Szagun, G. (2001). *Wie Sprache entsteht: Spracherwerb bei Kindern mit beeinträchtigtem und normalem Hören*. Weinheim: Beltz.

Szagun, G. (2010). Einflüsse auf den Spracherwerb bei Kindern mit Cochlea Implantat: Implantationsalter, soziale Faktoren und die Sprache der Eltern. *Hörgeschädigte kinder – erwachsene hörgeschädigte, 47*(1), 8–36.

Teschendorf, M., Janeschik, S., Bagus, H., Lang, S., & Arweiler-Harbeck, D. (2011). Speech development after cochlear implantation in children from bilingual homes. *Otology & Neurotology, 32*(2), 229–235.

Trezek, B., Wang, Y., & Paul, P. V. (2011). Processes and components of reading. In M. Marschark & P. E. Spencer (Hrsg.), *The Oxford handbook of deaf studies, language, and education* (Bd. 1, 2. Aufl., S. 99–114). Oxford: Oxford University Press.

Tur-Kaspa, H., & Dromi, E. (2001). Grammatical deviations in the spoken and written language of Hebrew-speaking children with hearing impairments. *Language, Speech, and Hearing Services in Schools, 32,* 79–89.

Ullherr, A.-K., & Ludwig, K. (2014). Die Lautsprachentwicklung hörgeschädigter Kinder im deutschen Sprachraum – eine systematische Überblicksarbeit (Teil IV). *Hörgeschädigtenpädagogik, 68*(6), 226–229.

Vohr, B., Jodoin-Krauzyk, J., Tucker, R., Johnson, M. J., Topol, D., & Ahlgren, M. (2008). Early language outcomes of early-identified infants with permanent hearing loss at 12 to 16 months of age. *Pediatrics, 122,* 535–544.

Volpato, F., & Adani, F. (2009). The subject/object relative clause asymmetry in Italian hearing-impaired children: evidence from a comprehension task. *University of Siena CISCL Working Papers, 3,* 269–281.

Wiegand, E., & Hintermair, M. (2011). Einseitige Hörschädigungen und ihre Bedeutung für die kindliche Entwicklung. *Hörgeschädigte kinder – Erwachsene hörgeschädigte, 47*(3), 126–133.

Wimmer, E., Rothweiler, M., Hennies, J., Hess, M., & Penke, M. (2015). Comprehension of who questions in German children with hearing impairment. In C. Hamann & E. Ruigendijk (Hrsg.), *Language Acquisition and Development: Proceedings of GALA (Generative Approaches to Language Acquisition)* (S. 584–603). Cambridge: Cambridge Scholars Publishing.

Wygotski, L. S. (1974). *Denken und Sprechen* (5. Aufl.) Frankfurt: Fischer.

Yoshinaga-Itano, C. (2003). From screening to early identification and intervention: Discovering predictors to successful outcomes for children with significant hearing loss. *Journal of Deaf Studies and Deaf Education, 8,* 11–30.

Yoshinaga-Itano, C. (2006). Early identification, communication modality, and the development of speech and spoken language skills: Patterns and considerations. In P. E. Spencer & M. Marschark (Hrsg.), *Advances in the spoken language development of deaf and hard-of-hearing children* (S. 298–327). Oxford: Oxford University Press.

Yoshinaga-Itano, C., & Sedey, A. L. (2000). Language, speech, and social-emotional development of children who are deaf or hard-of- hearing: The early years. *Volta Review, 100,* 1–297.

Serviceteil

© Springer-Verlag GmbH Deutschland, ein Teil von Springer Nature 2020
S. Sachse et al. (Hrsg.), *Sprachentwicklung*,
https://doi.org/10.1007/978-3-662-60498-4

Glossar

Age of Onset Das Alter, ab dem ein mehrsprachig aufwachsendes Kind beginnt, eine oder mehrere weitere Sprachen zu erwerben. Als grobe Unterscheidung in Abhängigkeit vom Alter erfolgt eine Einteilung in ▶ simultan-bilingual und ▶ sukzessiv-bilingual. Nähere Informationen hierzu enthält ▶ Kap. 5.

Allophon Verschiedene Versionen der Aussprache eines Sprachlautes, ohne dass es dadurch im jeweiligen Sprachsystem zu einer Bedeutungsveränderung des artikulierten Wortes kommt. Beispielsweise führen dialektale Unterschiede bei der Produktion des Lautes /r/ (z. B. das „rollende" [r] aus dem Fränkischen Dialekt) nicht zu einem Bedeutungsunterschied. Allophone sind somit ▶ phonetische Varianten desselben Phonems einer Sprache.

Aphasie Erworbene Sprachstörung, bei der es infolge einer Schädigung sprachrelevanter Hirnregionen, z. B. nach einem Schlaganfall oder einem Trauma, zum Verlust bzw. zu schwerwiegenden Beeinträchtigungen bereits vorhandener sprachlicher Fähigkeiten kommt. Betroffen sein können sämtliche sprachliche Fähigkeiten oder auch einzelne Teilbereiche, z. B. ein Verlust sprachproduktiver Fähigkeiten bei intaktem Sprachverständnis.

Apraxie Siehe ▶ Dyspraxie.

Artikulationsstörung Synonym auch als ▶ phonetische Störung oder Lautbildungsstörung bezeichnet. Form der Aussprachestörung, bei der einzelne oder mehrere Sprachlaute sprechmotorisch nicht korrekt gebildet werden können. Betroffene Laute werden auch bei isolierter Produktion fehlgebildet, beispielsweise beim Sigmatismus (Fehlbildung von [s], umgangssprachlich „Lispeln"). Im Gegensatz zu ▶ phonologischen Störungen ist bei einer reinen Artikulationsstörung ausschließlich die sprechmotorische Ausführung eingeschränkt, während die Organisation des Lautsystems ungestört entwickelt ist. Artikulationsstörungen können allerdings auch in Verbindung ▶ mit phonologischen Störungen auftreten.

Babbeln Synonym auch als ▶ Lallen bezeichnet. Meilenstein in der frühen Sprachentwicklung, bei dem Kinder beginnen, Silben aus Vokal-Konsonant-Folgen zu bilden (z. B. „ba"), die sie im weiteren Verlauf zu Silbenketten („bababa"; reduplizierendes Babbeln/Lallen) verknüpfen und schließlich mit anderen Silben verbinden („bataba"; variiertes Babbeln/Lallen). Nähere Informationen hierzu enthält ▶ Kap. 1.

Bimodal Gleichzeitiger Erwerb von Laut- und Gebärdensprache. Nähere Informationen hierzu enthält ▶ Kap. 19.

Bootstrapping Strategie beim Spracherwerb, bei der Kinder ihr implizites Wissen auf einer Sprachebene nutzen, um ihre Sprachfähigkeiten auf einer anderen Sprachebene auszubauen, z. B. indem die Bedeutung eines Satzes (semantisches Wissen) genutzt wird, um z. B. grammatische Regeln zur Wortstellung (syntaktisches Wissen) abzuleiten. Das Wort ist abgeleitet vom englischen Wort für Stiefelschlaufe („bootstrap"), die am hinteren Teil des Stiefels befestigt ist und als Hilfe beim Anziehen genutzt werden kann.

Dysathrie Erworbene Sprechstörung, die durch eine Schädigung des zentralen oder peripheren Nervensystems, z. B. als Folge von Traumata, Schlaganfällen oder degenerativen Erkrankungen, entsteht. Betroffene zeigen Bewegungsstörungen von Muskeln, die für die Steuerung und Ausführung von

Sprechbewegungen zuständig sind. Hieraus resultierende Beeinträchtigungen können die Artikulation, Sprechatmung und Stimmgebung sowie die Regulation von Lautstärke und Sprechtempo betreffen und zu einer eingeschränkten Verständlichkeit bis hin zur völligen Unverständlichkeit führen.

Dyspraxie Bewegungsstörung, bei der die Planung und Ausführung zielgerichteter Bewegungen, z. B. der Sprechorgane, beeinträchtigt ist, ohne dass eine Einschränkung der Beweglichkeit, z. B. eine Lähmung, feststellbar ist. Die verbale Entwicklungsdyspraxie (synonym auch kindliche Sprechapraxie) ist eine zentrale Störung der Planung und Programmierung von Sprechbewegungen, die zur Beeinträchtigung des Aufbaus des gesamten Sprachsystems (Wortschatz, Grammatik) führen kann. Betroffene Kinder zeigen eine stark eingeschränkte Verständlichkeit und Suchbewegungen bei der Artikulation. Begleitend können auch willkürliche nichtsprachliche Bewegungen der Sprechorgane auftreten.

Exekutive Funktionen Kognitive Fähigkeiten, die dafür erforderlich sind, das eigene Denken und Handeln zu planen und zu steuern. Exekutive Funktionen sind vor allem bei komplexeren Aufgaben, z. B. mehrere Handlungsschritte voraussetzende Aufgaben, erforderlich oder dann, wenn z. B. Ablenkungen ausgeblendet oder mit unvorhergesehenen Ereignissen umgegangen werden muss. Unter exekutiven Funktionen im engeren Sinne werden Inhibition/Impulskontrolle, kognitive Flexibilität (Einstellenkönnen auf neue Aufgaben) sowie die Aktualisierung von Informationen im Arbeitsgedächtnis gefasst.

Fast Mapping Strategie beim frühen Wortschatzerwerb, bei der Kinder Wörtern, die sie erst wenige Male gehört haben, eine erste Bedeutung zuschreiben. Diese Bedeutungszuschreibung ist zunächst noch sehr undifferenziert, ermöglicht es dem Kind aber, das Wort bereits schnell in seinen rezeptiven und evtl. expressiven Wortschatz aufzunehmen und diesen dadurch zügig auszubauen. Im weiteren Verlauf des Spracherwerbs wird die vorläufige Abbildung der Wortbedeutung zunehmend ausdifferenziert (sog. „Slow Mapping“). Nähere Informationen hierzu enthält ▶ Kap. 1.

Fremdsprachenerwerb Erwerb einer 2. bzw. weiterer Sprachen durch expliziten (Schul-) Unterricht. Im Gegensatz dazu wird der Begriff „Zweitspracherwerb“ zumeist verwendet, wenn der Erwerb einer weiteren Sprache durch Kontakt zu dieser und aufgrund der Relevanz der Sprache im Alltag von Lernenden erfolgt.

GAP-Verben General-all-Purpose-Verben. Vielzweckverben wie „tun“ oder „machen“, die wenig spezifisch sind und sich in verschiedenen Kontexten einsetzen lassen.

Geteilte Aufmerksamkeit Synonym auch als Joint Attention oder Triangulierung bezeichnet. Wichtige ▶ Vorläuferfertigkeit für den Spracherwerb, die Ende des 1. Lebensjahres ausgebildet wird und die die Fähigkeit meint, die eigene Aufmerksamkeit für einen Gegenstand willentlich und bewusst mit einer weiteren Person zu teilen. Zu Beginn wird dieser gemeinsame Aufmerksamkeitsfokus z. B. durch Zeigen auf ein Objekt von der Bezugsperson des Kindes hergestellt, während das Kind der Aufmerksamkeitslenkung folgt. Im weiteren Verlauf beginnt das Kind selbst, die Aufmerksamkeit von Bezugspersonen auf einen es interessierenden Gegenstand zu lenken. Nähere Informationen enthalten ▶ Kap. 1 sowie ▶ Kap. 2.

Kindgerichtete Sprache Sprachstil, den Erwachsene, aber auch schon Kinder ab 4 Jahren im Gespräch mit jungen Kindern nutzen und bei dem sie ihre Sprache intuitiv an die sprachlichen Fähigkeiten des adressierten Kindes anpassen. Unterschieden werden in der Regel die 3 Stadien Ammensprache, stützende Sprache und lehrende Sprache, die für unterschiedliche Sprachniveaus der Kinder relevant sind und die durch jeweils spezifische Modifikationen der Sprechweise gekennzeichnet sind. Nähere Informationen hierzu enthält ► Kap. 2.

Komorbidität Zeitgleiches Auftreten von mehreren psychischen oder Entwicklungsstörungen bei einer Person, wobei die Art des Zusammenhangs zunächst nicht spezifiziert ist. Im deutschen Sprachraum in Bezug auf ► Sprachentwicklungsstörungen (SES) in 2 unterschiedlichen Bedeutungen verwendet: 1. Komorbidität als das die SES verursachendes Störungsbild (z. B. Hörstörung, Intelligenzminderung), 2. häufig gemeinsam mit SES auftretende Störungsbilder, deren genauer Zusammenhang zu SES bislang nicht hinreichend geklärt ist (z. B. sozial-emotionale oder motorische Störungen). Weitere Informationen hierzu sind in ► Kap. 12 zu finden.

Korrektives Feedback Von Eltern intuitiv verwendete sowie in der Sprachtherapie als Methode eingesetzte Technik, bei der eine sprachlich fehlerhafte Äußerungen des Kindes in korrigierter Form wiedergegeben wird, wobei inhaltlich an das vom Kind Gesagte angeknüpft wird.

Lallen Synonym auch als ► Babbeln bezeichnet. Meilenstein in der frühen Sprachentwicklung, bei dem Kinder beginnen, Silben aus Vokal-Konsonant-Folgen zu bilden (z. B. „ba"), die sie im weiteren Verlauf zu Silbenketten („bababa"; reduplizierendes Babbeln/Lallen) verknüpfen und schließlich mit anderen Silben verbinden („bataba"; variiertes Babbeln/Lallen).

Landau-Kleffner-Syndrom Auch: Aphasie mit Epilepsie. Form von Aphasie im Kindesalter, die typischerweise zwischen dem Alter von 3 und 7 Jahren einsetzt und bei der es zu einem Verlust bereits erworbener Sprachfähigkeiten kommt. Betroffene Kinder zeigen im Schlaf epilepsieähnliche Veränderungen der Gehirnaktivität. Die genaue Ursache des Störungsbildes ist bislang unbekannt. Abzugrenzen ist ein Sprachverlust infolge von Hirntraumata, Tumorerkrankungen, Autismus-Spektrum-Störungen oder kindlicher Demenz. Der Grad des Sprachverlusts sowie der Verlauf der Erkrankung sind sehr heterogen und variieren von leichten Defiziten bis zum vollkommenen Verlust expressiver und rezeptiver Sprachfähigkeiten sowie von der Normalisierung bis zum dauerhaften Fortbestand der Symptomatik.

Late Bloomer Wörtlich: „Spätblüher", Kinder mit einer ► Sprachentwicklungsverzögerung (Late Talker), die ihren sprachlichen Rückstand zu Gleichaltrigen bis zum Alter von 3 Jahren aufgeholt haben.

Late Talker Wörtlich: „Spätsprecher". Kinder, die im Alter von 24 Monaten einen expressiven Wortschatz von weniger als 50 Wörtern aufweisen und/oder noch keine Zwei- oder Mehrwortäußerungen produzieren bzw. die vor dem Alter von 3 Jahren hinsichtlich ihres Spracherwerbs zu den langsamsten 10 % ihres Jahrgangs gehören. Bei diesen Kindern liegt somit eine ► Sprachentwicklungsverzögerung vor. Nähere Informationen hierzu enthält ► Kap. 9.

Lexikalisch Den Wortschatz einer Person oder Sprache betreffend.

Lexikon Der Wortschatz einer Sprache oder einer Person. Der Wortschatz einer Person wird auch als mentales Lexikon bezeichnet. Das Konstrukt des mentalen Lexikons ist als Teil des Langzeitgedächtnisses konzipiert, wobei verschiedene Modelle dazu existieren, in welcher Form das Wortinventar eines Sprechers/einer Sprecherin im mentalen Lexikon gespeichert ist.

Metasprache „Sprechen über Sprache", d. h. die explizite, bewusste Betrachtung von

Merkmalen einer Sprache und deren Reflexion. Voraussetzung für das Reflektieren über Sprache ist Sprachbewusstsein, eine Unterform z. B. die ▶ phonologische Bewusstheit.

Metasprachlich Die ▶ Metasprache betreffend.

MLU (Mean Length of Utterance) Mittlere Äußerungslänge, die über die Anzahl der pro Äußerung durchschnittlich verwendeten Wörter oder ▶ Morpheme gemessen werden kann.

Modellierungstechniken Techniken in der Sprachtherapie, bei denen der Therapeut bzw. die Therapeutin in einer natürlichen Kommunikationssituation mit dem Kind dessen fehlerhafte oder unvollständige Äußerungen inhaltlich aufgreift und in korrigierter oder erweiterter Form wiedergibt. Die Korrektur oder Erweiterung erfolgt dabei dergestalt, dass das Kind nicht explizit darauf hingewiesen wird. Es wird jedoch angenommen, dass durch das Ansetzen an der Äußerung des Kindes eine für die Aufnahme der Korrektur durch das Kind besonders günstige Situation geschaffen wird. Als Sprachlehrstrategien finden sich diese auch in Kommunikationsmustern zwischen Bezugspersonen und Kindern mit normalem Spracherwerb. Sie werden meist im Rahmen der ▶ kindgerichteten Sprache beschrieben.

Morphem Wortbaustein, kleinste bedeutungstragende Einheit einer Sprache. Morpheme werden in geschweiften Klammern { } notiert. Es können Morpheme, die eine inhaltliche Bedeutung tragen wie {Hund} oder {schwimm}, und grammatische Morpheme wie beispielsweise das Morphem {-e} im Wort „Hunde“, das die Bedeutung „Plural, mehr als eins davon“ trägt, unterschieden werden.

Morphologie Wortbau- und Wortformenlehre. Teilgebiet der Grammatik, das sich mit dem Aufbau von Wörtern aus ▶ Morphemen ▶ beschäftigt. Unterschieden wird zwischen der Wortbildung (= Derivation, z. B. Ableitung des Wortes „glücklich“ aus den Morphemen {Glück} und {-lich}) und der grammatischen Veränderung von Wörtern im Satzkontext (= Flexion, z. B. Anpassung des Verbs an das entsprechende Subjekt durch Wahl des entsprechenden Flexionsmorphems, z. B. ich {geh}{e}, du {geh}{st} etc.).

Morphologisch Die ▶ Morphologie betreffend.

Morphosyntaktisch Die ▶ Morphologie und die ▶ Syntax betreffend. Synonym: grammatisch.

Mutismus Emotional bedingte Störung des Kommunikationsverhaltens, bei der Betroffene trotz vorhandener Sprachfähigkeit entweder in bestimmten Situationen bzw. mit bestimmten Personen (selektiver/elektiver Mutismus) oder grundsätzlich (totaler Mutismus) nicht sprechen.

Normierung Psychometrisches (Neben-) Gütekriterium von Testverfahren. Im Zuge der Normierung wird das Testverfahrens mit einer möglichst umfangreichen und repräsentativen Stichprobe durchgeführt und anschließend die Verteilung der durch diese Normstichprobe erzielten Testwerte ermittelt. Anhand dieser Verteilung können innerhalb der Diagnostik die Leistungen eines Kindes eingeschätzt werden, z. B. ob bzw. wie weit die Leistungen des untersuchten Kindes unterhalb des Normbereichs für seine Altersgruppe liegen. Nähere Informationen hierzu enthält ▶ Kap. 7.

Objektivität Psychometrisches Gütekriterium von Testverfahren. Ausmaß, in dem ein Verfahren die zu erfassende Leistung unabhängig von dem/der jeweiligen Testleiter/-in misst. Unterschieden werden die Durchführungs-, die Auswertungs- und die Interpretationsobjektivität. Nähere Informationen hierzu enthält ▶ Kap. 7.

Peers Diese aus dem Englischen überwiegend nicht übersetzte Bezeichnung steht für eine Gruppe von ähnlichen Personen; im Kontext dieses Buches sind zumeist Gleichaltrige gemeint.

Phon Sprachlaut, der hinsichtlich seiner akustischen, auditiven oder artikulatorischen (z. B. Artikulationsart und Artikulationsort) Eigenschaften betrachtet und klassifiziert werden kann, jedoch noch nicht im Hinblick auf seine Funktion in einem bestimmten Sprachsystem klassifiziert wurde. Phone werden in eckigen Klammern [ ] notiert und sind Gegenstand der ► Phonetik.

Phonem Sprachlaut, der im Hinblick auf seine Funktion in einem bestimmten Sprachsystem (z. B. des Deutschen) betrachtet und klassifiziert wird. Phoneme sind die kleinste bedeutungsunterscheidende Einheit einer Sprache. Sie werden in Schrägstrichen notiert / / und sind Gegenstand der ► Phonologie.

Phonetik Lautlehre, die sich mit den artikulatorischen, akustischen sowie auditiven Eigenschaften von Sprachlauten beschäftigt. Unterschieden werden entsprechend die artikulatorische, akustische und auditive Phonetik. Im Kontext von Sprachtherapie ist vor allem die artikulatorische Phonetik von Bedeutung, die sich damit beschäftigt, wie Sprachlaute sprechmotorisch gebildet werden.

Phonetisch Die ► Phonetik betreffend.

Phonetische Störung Synonym auch als Artikulationsstörung bzw. Lautbildungsstörung bezeichnet. Aussprachestörung, bei der einzelne oder mehrere Sprachlaute sprechmotorisch nicht korrekt gebildet werden können. Betroffene Laute werden auch bei isolierter Produktion fehlgebildet, beispielsweise beim Sigmatismus (Fehlbildung von [s], umgangssprachlich: „Lispeln"). Im Gegensatz zu ► phonologischen Störungen ist bei einer rein phonetischen Störung ausschließlich die sprechmotorische Ausführung eingeschränkt, während die Organisation des Lautsystems ungestört entwickelt ist. Phonetische Störungen können allerdings auch in Verbindung mit phonologischen Störungen auftreten.

Phonologie Lehre vom Lautsystem einer Sprache, die sich damit befasst, welche Sprachlaute innerhalb einer Einzelsprache bedeutungsunterscheidend sind und somit ► Phoneme dieser Sprache darstellen.

Phonologisch Die ► Phonologie betreffend.

Phonologisches Arbeitsgedächtnis Teil des Arbeitsgedächtnisses, der für die kurzfristige Speicherung und Verarbeitung von auditivem/verbalem Material entscheidend ist. Die Kapazität des phonologischen Arbeitsgedächtnisses kann über das Nachsprechen von Pseudowörtern oder Zahlen- bzw. Wortfolgen ermittelt werden. Nähere Informationen hierzu enthält ► Kap. 6.

Phonologische Bewusstheit ► Metasprachliche Fähigkeit, Bewusstsein für die Lautstruktur von Wörtern. Fähigkeit, sich von der Bedeutung von Wörtern zu lösen und deren lautliche Eigenschaften, z. B. Wortlänge, Silbenstruktur oder enthaltene Sprachlaute, zu betrachten. Unterschieden werden können die phonologische Bewusstheit im weiteren (größere Einheiten wie Reime und Silben) und im engeren Sinne (Lautebene, z. B. Identifizieren von Anfangslauten). Phonologische Bewusstheit stellt eine zentrale Vorläuferfähigkeit für den Schriftspracherwerb dar.

Phonologische Prozesse Systematische Vereinfachungen der Aussprache, die von Kindern beim Ausspracheerwerb vorgenommen werden. Unterteilt werden Strukturprozesse (Veränderung der Wortstruktur, z. B. durch Reduktion von Mehrfachkonsonanz wie in „Necke" statt „Schnecke"), Substitutionsprozesse

(Ersetzung von Lauten durch einfacher zu produzierende Laute, z. B. „Tinderdarten“ statt „Kindergarten“) und Assimilationsprozesse (Angleichung von Lauten an andere Laute im Wort, z. B. „Babel“ statt „Gabel“).

Phonologische Störung Lautverwendungsstörung. Aussprachestörung, bei der die Organisation des Lautsystems betroffen ist. Betroffene Kinder zeigen nicht altersentsprechende oder bei ungestörtem Spracherwerb nicht vorkommende ► phonologische Prozesse. Die motorische Bildung betroffener Laute oder Lautgruppen auf Einzellautebene ist bei rein phonologischen Störungen nicht betroffen. Phonologische Störungen können jedoch auch in Kombination mit ► phonetischen Störungen auftreten.

Phonotaktik System von Regeln, wie Sprachlaute in einer bestimmten Sprache in Wörtern kombiniert sein dürfen. Beispielsweise ist die Lautkombination „schw“ im Deutschen am Wortanfang, nicht jedoch am Wortende zulässig.

Phonotaktisch Die ► Phonotaktik betreffend.

Poltern Redeflussstörung, bei der Betroffene überhastet bzw. mit innerhalb von Äußerungen wechselndem Sprechtempo sprechen und Laute oder ganze Wortteile auslassen bzw. miteinander verschmelzen lassen, sodass es zu einer Beeinträchtigung der Verständlichkeit kommt.

Pragmatik Lehre vom kommunikativen Gebrauch von Sprache. Zum Bereich der Pragmatik gehören die situationsangemessene Verwendung von Sprache, z. B. die Anpassung an den Gesprächspartner, sprachliche Konventionen wie Bitten oder Grüßen, Kommunikationsregeln, die Verwendung des indirekten Sprachgebrauchs wie Metaphern oder Ironie sowie die Ausführung verschiedener Sprachhandlungen, z. B. Erzählen oder Argumentieren.

Pragmatisch Die ► Pragmatik betreffend.

Prosodie Lehre von der melodischen Gliederung der Rede. Zur Prosodie gehören u. a. Sprechtempo und Sprechrhythmus, Intonation, Tonlage und Lautstärke.

Prosodisch Die ► Prosodie betreffend.

Reliabilität Psychometrisches Gütekriterium von Testverfahren. Gibt das Ausmaß der Zuverlässigkeit und Messgenauigkeit eines Verfahrens an und erlaubt Aussagen darüber, wie hoch der Einfluss von Messfehlern auf das Testergebnis ist und wie stabil (d. h. z. B. unabhängig von der Tagesform) die zu messende Eigenschaft durch das Verfahren erfasst wird. Nähere Informationen hierzu enthält ► Kap. 7.

Schallempfindungsschwerhörigkeit Hörschädigung, deren Ursache auf Ebene der Umwandlung der aufgenommenen Schallwellen in neuronale Impulse innerhalb der Cochlea (Hörschnecke) liegt. In sehr seltenen Fällen ist die Weiterleitung im Gehirn betroffen. Weitere Informationen hierzu sind in ► Kap. 19 zu finden.

Schallleitungsschwerhörigkeit Hörschädigung, bei der die Weiterleitung des Schalls im Mittelohr eingeschränkt ist. Diese Form der Hörschädigung tritt häufig nur vorübergehend auf. Weitere Informationen hierzu sind in ► Kap. 19 zu finden.

Screening Diagnostisches Verfahren, dass zur Identifikation von Risikokindern für das Vorliegen oder das spätere Ausbilden von Entwicklungsproblemen, z. B. bei der Sprachentwicklung oder beim Schriftspracherwerb, herangezogen wird. Im Gegensatz zu Testverfahren sind Screenings kürzer bzw. weniger aufwendig durchzuführen und häufig für eine ganze Kindergruppe gleichzeitig einsetzbar. Sie liefern zunächst Anhaltspunkte darüber, ob bei einem Kind der Verdacht auf bzw. das Risiko eines bestimmten Entwicklungsproblems besteht. Kinder, die im Screening auffällige Werte erzielen, sollten im Rahmen einer genaueren Diagnostik untersucht werden, um zu ermitteln, ob eine klinisch relevante Störung, z. B. der Sprachentwicklung, vorliegt und sie entsprechende (therapeutische) Maßnahmen benötigen. Nähere Informationen enthalten ► Kap. 7 sowie ► Kap. 8.

Semantik Lehre von der Bedeutung sprachlicher Zeichen. Unterschieden werden können die Wort-, die Satz- und die Textsemantik.

Semantisch Die ► Semantik betreffend.

Sensitivität Anteil der Kinder, die durch ein ► Screening korrekt als Kinder identifiziert werden, bei denen das zu ermittelnde Entwicklungsproblem vorliegt. Beispielsweise hätte ein Verfahren zur Identifikation von Kindern mit erhöhtem Risiko auf spätere Lese-Rechtschreib-Störungen eine Sensitivität von 80 %, wenn 80 % jener Kinder, die mit dem Verfahren als auffällig eingestuft wurden, später eine Lese-Rechtschreib-Störung haben.

Simultan-bilingual Mehrsprachig aufwachsende Kinder, die von Geburt an mit mindestens 2 Sprachen aufwachsen. Auch wenn hinsichtlich genauer Altersgrenzen keine Einigkeit besteht, werden von den meisten Autoren auch noch jene Kinder als simultan mehrsprachig bezeichnet, bei denen der Erwerb einer weiteren Sprache innerhalb der ersten beiden Lebensjahre beginnt. Nähere Informationen enthalten ► Kap. 5 sowie ► Kap. 10.

Spezifität Anteil der Kinder, die durch ein ► Screening korrekt als Kinder identifiziert werden, bei denen das zu ermittelnde Entwicklungsproblem nicht vorliegt. Beispielsweise hätte ein Verfahren zur Identifikation von Kindern mit erhöhtem Risiko auf spätere Lese-Rechtschreib-Störungen eine Spezifität von 90 %, wenn 90 % jener Kinder, die mit dem Verfahren als unauffällig eingestuft wurden, später auch tatsächlich keine Lese-Rechtschreib-Störung ausbilden.

Sprachentwicklungsstörung Abkürzung: SES. Gravierende Verzögerungen bzw. Abweichungen der Entwicklung sprachlicher Fähigkeiten. Eine Diagnosestellung ist ab dem Alter von 3 Jahren möglich. Störungen der Sprachentwicklung können im Rahmen anderer Störungsbilder (z. B. einer geistigen Behinderung oder Hörstörung) auftreten. Bei 6–8 % aller Kinder eines Jahrgangs treten Störungen der Sprachentwicklung jedoch ohne (bislang) eindeutig bekannte Ursache auf (► spezifische/umschriebene Sprachentwicklungsstörung). Nähere Informationen hierzu enthält ► Kap. 11.

Sprachentwicklungsverzögerung Abkürzung: SEV. Bei Kindern vor dem Alter von 3 Jahren, die sich hinsichtlich ihrer Sprachentwicklung unter den langsamsten 10–15 % ihres Jahrgangs befinden, liegt eine SEV vor. Ein wichtiges Kriterium ist das Nichterreichen eines produktiven Wortschatzes von mindestens 50 Wörtern und/oder die ausbleibende Produktion von Zwei- und Mehrwortäußerungen im Alter von 24 Monaten (► Late Talker). Kinder mit SEV haben ein erhöhtes Risiko für das spätere Ausbilden einer ► Sprachentwicklungsstörung. Nähere Informationen hierzu enthält ► Kap. 9.

Sprachförderung Maßnahme zur Verbesserung sprachlicher Fähigkeiten, die sich speziell an Kinder mit geringen sprachlichen Fähigkeiten (im Deutschen) richten und die durch pädagogische Fachkräfte wie Erzieher/-innen oder Lehrer/-innen durchgeführt wird. Zielgruppen von Sprachförderung bilden z. B. Kinder aus einem anregungsarmen Umfeld und mehrsprachig aufwachsende Kinder mit noch geringen Deutschfähigkeiten. Sprachförderung kann zudem begleitend zur ► Sprachtherapie bei Kindern mit Sprachentwicklungsstörungen durchgeführt werden.

Sprachliche Bildung Maßnahmen zur Unterstützung des Ausbaus sprachlicher Fähigkeiten bei allen Kindern. Sprachliche Bildung ist Aufgabe aller Bildungseinrichtungen und wird entsprechend durch pädagogische Fachkräfte umgesetzt.

Sprachtherapie Maßnahmen zur Verbesserung sprachlicher Fähigkeiten für Kinder mit diagnostizierten Störungen der Sprachentwicklung, die von speziell hierfür ausgebildeten Personen, z. B. Logopäden und Logopädinnen oder akademischen Sprachtherapeuten und Sprachtherapeutinnen, durchgeführt werden. Bei der Sprachtherapie wird abgeleitet aus einer differenzierten Diagnostik mit dem Kind an dem Verständnis und/oder der Produktion von spezifischen sprachlichen Zielstrukturen (z. B. einer bestimmten grammatischen Struktur) gearbeitet. Die Verordnung einer Sprachtherapie ist durch die Heilmittelrichtlinien geregelt. Nähere Informationen enthalten ► Kap. 7 sowie vor allem ► Kap. 15.

Spezifische Sprachentwicklungsstörung Abkürzung: SSES; synonym als ► umschriebene Sprachentwicklungsstörung bezeichnet. Störung der Sprachentwicklung, ohne (bislang) eindeutig bekannte Ursache, die ca. 6–8 % aller Kinder eines Jahrgangs betrifft. Die Störung ist nicht zurückzuführen auf eine zugrunde liegende Primärstörung, z. B. eine geistige Behinderung, eine Hörstörung oder eine Autismus-Spektrum-Störung, jedoch zeigen betroffene Kinder häufig begleitende bzw. Folgeprobleme in anderen Bereichen, z. B. in der sozial-emotionalen Entwicklung. Da das Attribut „spezifisch" suggerieren könnte, dass sich die Schwierigkeiten betroffener Kinder auf die Sprachentwicklung beschränken, steht in der aktuellen wissenschaftlichen Diskussion eine Umbenennung des Störungsbildes zur Debatte. Der ursprüngliche Terminus „umschrieben" oder „spezifisch" bezieht sich zumeist darauf, dass die Sprachentwicklung im Vergleich zur allgemeinen kognitiven/nonverbalen kognitiven Entwicklung deutlich beeinträchtigt ist. Nähere Informationen hierzu enthält ► Kap. 11.

Standardabweichung Die Standardabweichung ist ein Maß für die Streuung der Werte einer Verteilung. Sie errechnet sich aus der Wurzel der Varianz und gibt an, wie weit die einzelnen Messwerte vom Mittelwert der jeweiligen Stichprobe abweichen. Bei normalverteilten Variablen liegt der Durchschnitts- bzw. Normbereich zwischen einer Standardabweichung über dem Mittelwert und einer Standardabweichung unter dem Mittelwert. Bei der Verwendung von ► T-Werten entspricht der Mittelwert 50 und die Standardabweichung dem Wert 10. Bei Kindern mit Testwerten zwischen 40 und 60 ist somit von durchschnittlichen (Sprach-) Leistungen bzw. Leistungen im Normbereich auszugehen.

Stottern Redeflussstörung, die durch unfreiwillige Dehnungen und Wiederholungen von Lauten sowie Blockierungen charakterisiert ist. Darüber hinaus zeigen Betroffene häufig Begleitsymptome wie Mitbewegungen, Schweißausbrüche, Herzrasen oder das Vermeiden bestimmter Situationen oder Gesprächsthemen.

Subjekt-Verb-Kongruenz Übereinstimmung des Subjekts eines Satzes mit dem zugehörigen Verb in Bezug auf die Person und den Numerus, z. B. „ich geh-e", „du geh-st", „er/sie/es geh-t" etc.

Sukzessiv-bilingual Mehrsprachig aufwachsende Kinder, bei denen der Erwerb von 2 oder mehr Sprachen nicht von Geburt an gleichzeitig erfolgt, sondern das Kind zunächst einige Zeit mit nur einer Sprache aufwächst und erst zu einem späteren Zeitpunkt eine oder mehrere weitere Sprachen hinzukommen. In Abgrenzung zum ► simultan-bilingualen bzw. mehrsprachigen Erwerb wird von einem sukzessiv mehrsprachigen Erwerb oft beim Hinzukommen der 2. Sprache nach dem 2. Geburtstag gesprochen. Altersgrenzen werden jedoch diskutiert und entsprechend nicht einheitlich verwendet, sodass teilweise auch schon das Hinzukommen der 2. Sprache nach dem 1. Geburtstag als sukzessiver Erwerb bezeichnet wird. Nähere Informationen enthalten ► Kap. 5 sowie ► Kap. 10.

Syntax Lehre vom Satzbau. Teilgebiet der Grammatik, das sich damit beschäftigt, nach welchen Regeln Wörter zu größeren Einheiten wie Satzteilen, Phrasen und Sätzen angeordnet werden. Zum Bereich der Syntax gehören z. B. Regeln in Bezug darauf, welche Wörter an welcher Satzposition stehen dürfen.

Syntaktisch Die ► Syntax betreffend.

Theory of Mind Fähigkeit, sich selbst und anderen mentale Prozesse wie Denken, Fühlen und Wahrnehmen zuzuschreiben. Hierzu gehört auch, die Perspektive anderer Personen einnehmen zu können, d. h., etwa zu verstehen, dass andere Personen über weniger Informationen zu einem Sachverhalt verfügen oder andere Ansichten zu einem Thema haben können als man selbst. Nähere Informationen hierzu enthält ► Kap. 6.

T-Wert Standardwert, der häufig in Sprachentwicklungstests/psychometrischen Tests verwendet wird. Der entsprechende T-Wert für das Testergebnis eines Kindes (z. B. die Anzahl korrekt benannter Wörter) kann anhand der Normtabelle abgelesen werden. Auf diese Weise kann eingeschätzt werden, ob das Testergebnis des Kindes innerhalb der Altersnorm liegt. Bei der Verwendung von T-Werten wird diese meist innerhalb der 1. Standardabweichung definiert, also zwischen T-Werten von 40 und 60 (Mittelwert der T-Wert Skala: 50, ► Standardabweichung: 10). Anhand von T-Werten können auch Ergebnisse verschiedener Testverfahren miteinander verglichen werden.

Umschriebene Sprachentwicklungsstörung Abkürzung: USES; synonym als ► spezifische Sprachentwicklungsstörung bezeichnet. Störung der Sprachentwicklung, ohne (bislang) eindeutig bekannte Ursache, die ca. 6–8 % aller Kinder eines Jahrgangs betrifft. Die Störung ist nicht zurückzuführen auf eine zugrunde liegende Primärstörung, z. B. eine geistige Behinderung, eine Hörstörung oder eine Autismus-Spektrum-Störung, jedoch zeigen betroffene Kinder häufig begleitende bzw. Folgeprobleme in anderen Bereichen, z. B. in der sozial-emotionalen Entwicklung. Da das Attribut „umschrieben" suggerieren könnte, dass sich die Schwierigkeiten betroffener Kinder allein auf die Sprachentwicklung beschränken, steht in der aktuellen wissenschaftlichen Diskussion eine Umbenennung des Störungsbildes zur Debatte. Der ursprüngliche Terminus „umschrieben" oder „spezifisch" bezieht sich meist darauf, dass die Sprachentwicklung im Vergleich zu allgemeinen kognitiven/nonverbalen kognitiven Entwicklung deutlich beeinträchtigt ist. Nähere Informationen hierzu enthält ► Kap. 11.

Validität Psychometrisches Gütekriterium von Testverfahren. Es gibt an, inwiefern ein Testverfahren das Konstrukt misst, dass es zu messen beabsichtigt. Beispielsweise sollte bei der Durchführung eines Sprachtests sichergestellt werden, dass dieser tatsächlich die sprachlichen Fähigkeiten eines Kindes erfasst und nicht andere Konstrukte, z. B. Aufmerksamkeit. Nähere Informationen hierzu enthält ► Kap. 7.

Verbendstellung Im deutschen Nebensatz steht das finite, d. h. das nach Person und Numerus an das Subjekt angepasste Verb an letzter Satzposition.

Verbzweitstellung Im deutschen Hauptsatz steht das finite, d. h. das nach Person und Numerus an das Subjekt angepasste Verb an 2. Satzposition.

Vorläuferfähigkeiten Fähigkeiten, die entscheidende Voraussetzungen für den Erwerb einer komplexeren Fähigkeit, z. B. den Spracherwerb oder den Schriftspracherwerb, darstellen. Vorläuferfähigkeiten für den Spracherwerb sind z. B. Interesse für Sprache und für menschliche Gesichter, ► geteilte Aufmerksamkeit, Imitationsbereitschaft und intentionales Handeln.

Zone der nächsten Entwicklung Von Wygotski geprägter Begriff. Wird ein Förder- bzw. Therapieangebot an den beim aktuellen Entwicklungsstand eines Kindes als nächstes zu erwartenden Entwicklungsschritt angepasst, so liegt dieses Angebot in der Zone der nächsten Entwicklung des Kindes.

Stichwortverzeichnis

A

B

C

D